1 MONTH OF
FREE
READING

at
www.ForgottenBooks.com

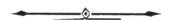

By purchasing this book you are eligible for one month membership to ForgottenBooks.com, giving you unlimited access to our entire collection of over 1,000,000 titles via our web site and mobile apps.

To claim your free month visit:
www.forgottenbooks.com/free1282798

ISBN 978-0-364-90842-6
PIBN 11282798

LEHRBUCH

DER

HAUT- und GESCHLECHTSKRANKHEITEN

FÜR STUDIRENDE UND ÄRZTE.

VON

DR. EDMUND LESSER,

PRIVATDOCENT AN DER UNIVERSITÄT LEIPZIG.

ERSTER THEIL.

HAUT-KRANKHEITEN.

MIT 24 ABBILDUNGEN IM TEXT UND 4 TAFELN.

SECHSTE AUFLAGE.

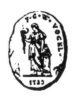

LEIPZIG,

VERLAG VON F. C. W. VOGEL.

1890.

Vorwort zur sechsten Auflage.

Der grösste Vortheil, welchen die rasche Aufeinanderfolge neuer Auflagen für ein Buch bringt, ist der, dass der Autor im Stande ist, sein Werk stets zu verbessern. Ich habe von dieser mir ja in hohem Maasse zu Theil gewordenen Begünstigung den besten Gebrauch zu machen gesucht. Und so sind auch dieser neuen Auflage ausser zahlreichen kleineren Verbesserungen und Nachträgen vier neue Krankheitsschilderungen zugefügt, nämlich die Pityriasis rubra pilaris und die Hauterkrankungen bei Milzbrand, Rotz und Actinomykosis.

Leipzig, im October 1890.

Dr. Edmund Lesser.

Vorwort zur ersten Auflage.

Indem ich hiermit den ersten Theil eines Lehrbuches der Haut- und Geschlechtskrankheiten, die Hautkrankheiten enthaltend, der Oeffentlichkeit übergebe, erscheint es mir nothwendig, einige Abweichungen von den bisher üblichen Darstellungsweisen dieses Stoffes zu motiviren.

Was zunächst die Eintheilung des Stoffes betrifft, bin ich keinem der bisher aufgestellten Systeme der Hautkrankheiten gefolgt, weil ich der Ansicht bin, dass es zur Zeit noch nicht möglich ist, ein wirklich nach allen Richtungen hin befriedigendes System der Erkrankungen des Hautorgans aufzustellen, da uns bei einer ganzen Reihe der wichtigsten Hautkrankheiten die Kenntniss der Aetiologie noch fast vollständig fehlt. Und das ätiologische Princip wird stets bei der Gruppirung der Krankheiten von allerwesentlichster Bedeutung sein.

Ich bin daher eklektisch verfahren und habe, soweit unsere momentanen Kenntnisse dies ermöglichen, das Zusammengehörige in den einzelnen Abschnitten zusammengefasst, habe mich aber andererseits auch nicht gescheut, mehr dem Utilitätsprincip huldigend, in dem ersten Abschnitt eine Reihe der wichtigsten, aber in ihrer Aetiologie grossentheils noch nicht hinreichend aufgeklärten Hautkrankheiten zu vereinigen, die später, nach gewonnener Einsicht der ätiologischen Verhältnisse, sicher in verschiedene Kategorien unterzubringen sein werden. Ich denke, abgesehen hiervon, wird sich bei einem Blick auf das Inhaltsverzeichniss das Eintheilungsprincip von selbst ergeben und es wird mir nicht verdacht werden, dass ich es vermieden habe, den einzelnen Gruppen besondere Ueberschriften zu geben.

Bezüglich der Auswahl des Stoffes musste es für mich massgebend sein, Alles irgend entbehrliche fortzulassen, um das für ein wirklich practisches Buch Erforderliche in möglichster Ausführlichkeit bringen zu können. Ich habe daher auf historische Erörterungen und Literaturangaben so gut wie völlig verzichtet und nur bei den wichtigsten Entdeckungen und therapeutischen Angaben durch die hinzugesetzten Autorennamen das auch für den Lernenden in dieser Hinsicht Wissenswerthe hervorzuheben mich bemüht. Ich habe ferner, mit Rücksicht auf die wünschenswerthe Kürze des Buches, die sonst übliche allgemeine Einleitung fortgelassen und bin mit der Besprechung des Eczems gleich in medias res eingetreten. Ich habe geglaubt, auf diese Weise den Mangel einer allgemeinen Nosologie der Hautkrankheiten am besten ausgleichen zu können, weil der Leser in dem Capitel über Eczem gleich die Besprechung einer ganzen Reihe der wichtigsten Efflorescenzenformen findet.

Die Besprechung der anatomischen Verhältnisse habe ich auf das allerbescheidenste Maass zurückgeführt, wozu ich mich berechtigt glaubte, da leider unsere bisherigen Kenntnisse in dieser Hinsicht noch vielfach lückenhaft und vor der Hand von nur untergeordneter Bedeutung für das eigentliche Verständniss des Krankheitsvorganges wenigstens bei einer grossen Anzahl von Hautkrankheiten sind. Andererseits habe ich mich bemüht, die vom practischen Standpunkte aus wichtigsten Abschnitte, die Symptomatologie, die Diagnose und die Therapie möglichst ausführlich darzustellen. Daher hoffe ich, dass das Buch, wenn es auch zunächst für den Studirenden als Einführung in das Studium der Hautkrankheiten dienen soll, doch auch vom Practiker, der sich nicht speciell mit Hautkrankheiten beschäftigt, hier und da mit Vortheil wird benutzt werden können. —

Es ist mir ein Bedürfniss, an dieser Stelle noch desjenigen Mannes zu gedenken, dem ich im Wesentlichen die Ausbildung in dem von mir vertretenen Fach zu verdanken habe, des leider so früh verstorbenen Oscar Simon. Manches in diesem Buche muss ich auf die Unterweisung dieses ausgezeichneten Lehrers zurückführen, der es verstand, so anschaulich wie selten ein Anderer zu unterrichten.

Der zweite, die Geschlechtskrankheiten umfassende Theil wird, in ungefähr gleichem Umfange wie der erste Theil, noch im Laufe dieses Jahres erscheinen.

Leipzig, im Mai 1885.   **Dr. Edmund Lesser.**

Vorwort zur zweiten Auflage.

Es ist für mich eine grosse Freude gewesen, dass schon nach so kurzer Zeit mir die Gelegenheit geboten wurde, eine neue Auflage dieses Lehrbuches zu veranstalten. Ich habe durch Einfügung einiger vollständig neuer Capitel mehrere nicht unwesentliche Lücken der ersten Auflage ausgefüllt und habe auch sonst durch zahlreiche kleinere Verbesserungen und Zusätze mich dem mir vorschwebenden Ziele zu nähern gesucht, ein kurzes und doch alles für den vorliegenden Zweck Wesentliche enthaltendas Lehrbuch zu schaffen. — Durch das freundliche Entgegenkommen des Herrn Verlegers ist es mir möglich gewesen, dieser Auflage einige Lichtdrucktafeln, welche sämmtlich auf photographischem Wege hergestellt sind und daher jedenfalls den Vorzug der absoluten Naturtreue haben, hinzuzufügen und ohne den Werth derselben zu überschätzen, glaube ich doch, dass sie den Lesern eine nicht unwillkommene Beigabe sein werden. Die bildliche Darstellung von Hautkrankheiten ist im Allgemeinen in befriedigender Weise nur durch grosse colorirte Tafeln, nicht durch kleine einfarbige Abbildungen möglich und dem Bedürfniss nach derselben kann daher nur durch grosse und kostspielige Atlanten genügt werden. In einem Buche, wie dem vorliegenden, kann überhaupt nur eine beschränkte Anzahl ganz besonders prägnanter Krankheitsbilder gebracht werden und die Mehrzahl gerade der häufigsten und wichtigsten Hautkrankheiten eignet sich nicht für die hier allein mögliche Darstellungsweise. Ich halte es andererseits aber für keinen Nachtheil, dass einige der Abbildungen seltenere Erkrankungen betreffen, denn gerade bei diesen wird gelegentlich die Erinnerung an das Bild für die Erkennung von Wichtigkeit sein.

Ich kann nur den Wunsch hegen, dass diese neue Auflage eine ebenso freundliche Aufnahme finden möge, wie die erste.

Leipzig, im Juni 1886.

Dr. Edmund Lesser.

Vorwort zur dritten Auflage.

Die Verbesserungen und allerdings nicht sehr umfangreichen Zusätze dieser neuer Auflage werden mein Bestreben erkennen lassen, überall die inzwischen neu gewonnenen Erfahrungen zu berücksichtigen. Auch in den Abschnitten über die Behandlung der Hautkrankheiten sind eine Reihe neuer Angaben aufgenommen worden, aber ich habe mich bemüht, gerade hier nur wirklich Erprobtes anzuführen. Bei dem in jüngster Zeit hervorgetretenen Streben, immer neue Mittel nach wenigen Erfahrungen anzupreisen, scheint mir mit Rücksicht auf den Zweck dieses Buches eine gewisse Zurückhaltung durchaus angezeigt zu sein, denn ich glaube, dass es für meine Leser förderlicher ist, bei der Behandlung einer Krankheit einige wenige zuverlässige Methoden kennen zu lernen, als wenn die ganze Reihe der empfohlenen Mittel aufgeführt wird, von denen so Manches schon nach kurzer Zeit wieder der wohlverdienten Vergessenheit anheimfällt.

Auch dieser Auflage sind sechs Lichtdrucktafeln beigefügt, von denen drei aus der zweiten Auflage übernommen wurden, während die drei anderen neu hinzugekommen sind und wie ich denke recht instructive Krankheitsbilder darstellen.

Leipzig, im Juni 1887.

Dr. Edmund Lesser.

Vorwort zur vierten Auflage.

Ich habe dieser neuen Auflage eine kurze Einleitung, welche eine Erklärung der wichtigsten in der Dermatologie üblichen Fachausdrücke giebt, hinzugefügt, weil ich den von verschiedenen Seiten geäusserten Wunsch nach einer solchen, für den Anfänger allerdings wohl meist erforderlichen Belehrung über die Grundbegriffe des Specialfaches, in welches er eingeführt werden soll, schliesslich als nicht unberechtigten anerkennen musste. Aber ich möchte diese Einleitung im Wesentlichen auch nur als eine Erklärung der Nomenclatur aufgefasst wissen und aus diesem Grunde erschien es mir als das einzig Richtige, mich im Ganzen an das von HEBRA gegebene Schema zu halten, denn dieser geniale Forscher hat doch ohne jeden Zweifel vor allen Anderen den grössten Einfluss auf die Entwickelung der Dermatologie in Deutschland und weit über Deutschlands Grenzen ausgeübt.

Die Nachricht, dass nach so kurzer Zeit schon wieder eine neue Auflage erforderlich sei, kam für mich so überraschend, dass ich, um das Erscheinen nicht zu verzögern, erst nach dem Beginn des Druckes die Einleitung fertig stellen konnte, und aus diesem Grunde ist dieselbe besonders paginirt, was hoffentlich meine Leser nicht davon abhalten wird, sie als wesentlichen Bestandtheil des Buches anzusehen.

Leipzig, im Juni 1888.

Dr. Edmund Lesser.

Vorwort zur fünften Auflage.

Ich darf wohl mit einer gewissen Genugthuung darauf zurückblicken, dass in wenig mehr als vier Jahren vier starke Auflagen dieses Lehrbuches vergriffen wurden und dass jetzt die fünfte Auflage, noch um die Hälfte stärker als die früheren, die Presse verlässt. Dieser Erfolg beweist mir, dass ich das mir vorschwebende Ziel, ein practisches Buch zu schreiben, in welchem trotz seiner Kürze alles Wesentliche zu finden ist, im Ganzen und Grossen erreicht habe. Und so hoffe ich denn, dass auch dieser neuen, vielfach verbesserten Auflage dasselbe freundliche Geschick beschieden sei wie den früheren.

Leipzig, im Juli 1889.

Dr. Edmund Lesser.

INHALTSVERZEICHNISS.

VERZEICHNISS DER ABBILDUNGEN.

EINLEITUNG.

Die objectiv wahrnehmbaren Veränderungen, welche durch einen Krankheitsprocess an der Haut hervorgerufen werden, bezeichnen wir als *Efflorescenzen* und wir unterscheiden weiter zwischen *primären Efflorescenzen*, welche unmittelbar durch die Krankheit hervorgerufen werden, und *secundären Efflorescenzen*, welche entweder durch die weitere Entwickelung aus den ersteren hervorgehen oder in Folge äusserer Einwirkungen entstehen.

Die *primären Efflorescenzen* lassen sich in 8 Typen eintheilen:

1) Der Fleck, Macula,
2) Das Knötchen, Papula,
3) Der Knoten, Tuberculum,
4) Der Knollen, Phyma,
5) Die Quaddel, Urtica,
6) Das Bläschen, Vesicula,
7) Die Blase, Bulla,
8) Die Pustel, Pustula.

Als *Fleck* (*Macula*) wird eine Efflorescenz bezeichnet, welche durch eine umschriebene Farbenveränderung der Haut ohne jede oder jedenfalls ohne stärkere Erhebung der gefärbten Stelle über das normale Hautniveau bedingt ist.

Flecken können durch die allerverschiedensten Vorgänge hervorgerufen werden, so durch *abnorme Füllung der Gefässe*, entweder vorübergehender Natur, durch Hyperämie (Erythem, Roseola), oder durch *bleibende Gefässausdehnung* (Teleangiectasie, Naevus vasculosus), ferner durch *Blutaustritt aus den Gefässen*, Hämorrhagie (Petechien, Vibices, Ecchymosen), durch *Pigmentanhäufung* (Naevus, Lentigo, Ephelis) oder umgekehrt durch *Pigmentschwund* (Leukopathia) oder schliesslich durch die *Anwesenheit fremdartiger Bestandtheile* in der Haut (Parasiten, Tätowirung, Siderosis, Anthracosis).

Knötchen (*Papula*) wird eine Erhebung über das Hautniveau genannt, von kleinsten Dimensionen bis zu etwa Linsengrösse, welche nicht lediglich durch seröse Durchtränkung der Gewebe, sondern durch eine Zellenanhäufung, Zelleninfiltration zu Stande kommt.

Die Zellenanhäufungen, wecho das Knötchen bilden, können in den verschiedenen Hautschichten ihren Sitz haben, so entstehen die Knötchen

des Lichen pilaris durch *Anhäufung von Epidermiszellen* in den Follikelmündungen, während andere Knötchen, z. B. die des Lupus und gewisser
syphilitischer Exantheme, im Wesentlichen durch *Zellenanhäufungen im
bindegewebigen Theile der Haut*, im Corium, gebildet werden.

Der *Knoten* (*Tuberculum*) unterscheidet sich nur durch seine Dimensionen — bis etwa zu Haselnussgrösse — von dem Knötchen, und ebenso
ist *Knollen* (*Phyma*) lediglich eine Bezeichnung für noch grössere Geschwülste.

Den bisher beschriebenen Efflorescenzen steht nun eine Reihe anderer gegenüber, welche im Wesentlichen durch den *Austritt von Blut-
serum in die Gewebe* hervorgerufen werden.

Die *Quaddel* (*Urtica*) wird durch eine seröse Durchtränkung der
Gewebe, durch ein ganz circumscriptes Oedem der Haut hervorgerufen
und stellt eine mehr oder weniger hohe, rothe oder blasse und dann
etwas durchscheinende Erhebung über die normale Hautoberfläche dar,
deren wesentlichste Eigenthümlichkeit es ist, dass sie nach ganz kurzem
Bestande, ohne eine Spur zu hinterlassen, wieder verschwindet. Es
erklärt sich dies daraus, dass es bei der Quaddelbildung zu keiner Zer-
reissung oder Zerstörung von Gewebstheilen kommt, sondern dass die
ganze Erscheinung lediglich auf einer serösen Durchtränkung beruht.

Anders liegen die Verhältnisse bei dem *Bläschen* (*Vesicula*). Hier
wird durch die seröse Exsudation die oberste Schicht der Epidermis, die
Hornschicht, von den unteren Schichten abgetrennt und emporgewölbt.
Das Bläschen stellt demnach eine bis etwa hanfkorngrosse, halbkugelige
Emporwölbung dar, bei welcher der wasserklare Inhalt durch die durch-
sichtige Bläschendecke hindurchschimmert. Nach längerem Bestande
wird der Inhalt oft trübe, in anderen Fällen kann er durch Beimengung
von Blut schwärzlichroth gefärbt sein.

Als *Blase* (*Bulla*) wird eine grössere, bis höhnereigrosse Abhebung
der obersten Epidermisschichten durch Exsudatflüssigkeit bezeichnet.
Auch bei dieser ist der Inhalt zunächst wasserhell, rein serös, wird
aber oft später durch Zunahme der zelligen Elemente eiterig.

Die *Pustel* (*Pustula*) endlich unterscheidet sich von dem Bläschen
nur dadurch, dass der Inhalt von vornherein eiterig ist.

Die Haupttypen der *secundären Efflorescenzen* sind folgende:

    1) Schuppe, Squama,
    2) Kruste oder Borke, Crusta,
    3) Erosion und Excoriation,
    4) Rhagade, Rhagas,
    5) Geschwür, Ulcus.

Schuppen (*Squamae*) sind Anhäufungen abgestorbener Epidermiszellen auf der Hautoberfläche, die entweder in kleineren Partikeln der erkrankten Haut aufliegen (kleienförmige Abschuppung, *Desquamatio furfuracea*) oder sich in grösseren zusammenhängenden Blättern, Lamellen, ablösen lassen (*Desquamatio membranacea*).

Krusten, Borken (*Crustae*) entstehen durch die Eintrocknung von flüssigem Secrete auf der Haut und bilden Auflagerungen von verschiedener, oft sehr erheblicher Dicke, die, je nachdem sie aus rein serösen, eiterigen oder mit Blut vermischten Absonderungen herstammen, durchsichtig und honiggelb, weissgelb oder grünlichgelb und undurchsichtig oder schwärzlich gefärbt sind.

Als *Erosion* oder *Excoriation* werden Substanzverluste der Oberhaut bezeichnet, welche entweder nur die Hornschicht betreffen (Erosion) oder bis auf das Corium reichen (Excoriation) und welche entweder durch äussere Einwirkungen z. B. Kratzen, oder durch das Bersten von Bläschen, Blasen oder Pusteln zu Stande kommen.

Schrunden oder Rhagaden werden Einrisse in die Haut genannt, welche bei der Dehnung einer abnorm spröde gewordenen Haut entstehen und die sich aus diesem Grunde ganz besonders über den Gelenken vorfinden und eine der Bewegungsachse des Gelenks parallele Richtung zeigen.

Als *Geschwür* (*Ulcus*) endlich wird ein durch Gewebszerfall entstandener, tieferer Substanzverlust der Haut bezeichnet, welcher bindegewebige Theile der Haut, also mindestens den Papillarkörper oder ausserdem noch mehr oder weniger erhebliche Theile des Corium betrifft und daher nur durch Narbenbildung heilen kann.

Aus diesen verschiedenen Efflorescenzentypen setzen sich die *Hautausschläge* (*Exantheme*) zusammen, und die schon in Folge der Verschiedenartigkeit der Einzelefflorescenzen so grosse Mannigfaltigkeit der Exantheme wird noch dadurch erhöht, dass die Einzelefflorescenzen in verschiedener Gruppirung und Verbreitung auftreten. Entweder sind die Einzelefflorescenzen ganz regellos angeordnet, *disseminirt*, oder sie treten *gruppirt*, in Haufen oder Kreisen auf. Auch die weitere Entwickelung der Einzelefflorescenzen ist für das Bild der Ausschläge von grosser Bedeutung. Hier ist ganz besonders die Eigenthümlichkeit vieler Efflorescenzen hervorzuheben, dass sie sich in *centrifugaler Richtung vergrössern*. Findet dieses centrifugale Wachsthum nach allen Richtungen gleichmässig statt, so bilden sich natürlich aus dem ursprünglich punktförmigen Anfang immer grösser werdende regelmässig kreisförmige Scheiben. Sind mehrere Efflorescenzen einander benachbart, so berühren sie sich schliesslich und *verschmelzen, confluiren* miteinander. Auf diese Weise werden grössere Herde gebildet, die an ihrer Peripherie durch convexe Kreissegments, die Reste der Einzelkreise, begrenzt sind. Durch immer weitere Vergrösserung und Verschmelzung der Efflorescenzen kann auf diese Weise schliesslich ein grosser Theil der Körperoberfläche oder selbst der ganze Körper von einem Ausschlage überzogen werden.

In vielen Fällen tritt bei diesem peripherischen Wachsthum eine spontane Heilung im Centrum ein und es werden dadurch *ringförmige, annuläre oder circinäre Efflorescenzen* gebildet. Die Verschmelzung der ringförmigen Efflorescenzen, welcher Krankheitsursache immer sie ihre Entstehung verdanken mögen, findet stets nach einem eigenthümlichen Gesetze statt, welches daher an dieser Stelle ein für alle Mal besprochen werden soll. Wenn zwei Kreise durch Grösserwerden sich

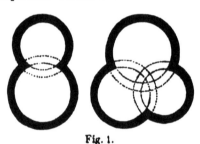

zunächst berühren und schliesslich in einander übergreifen, so *verschwinden die Theile eines jeden von ihnen*, die sich auf dem *Territorium des anderen* befinden würden, wie dies die Zeichnung erläutert. Der Krankheitsprocess *erlischt* auf den Stellen, die *schon einmal von ihm berührt sind*, die Haut ist an diesen Stellen von der Krank-

Fig. 1.

Confluenz ringförmiger Efflorescenzen. Schematische Zeichnung.

heit gewissermassen schon abgeweidet. Es entstehen durch Confluenz zweier Kreise 8-Figuren, dreier Kreise Trefffiguren und bei mehreren eigenthümliche guirlandenartige Zeichnungen, aus lauter nach aussen convexen Bogenabschnitten (*Gyrus*) bestehend.

Auch die *Ausbreitung und Anordnung der Exantheme* im Ganzen zeigt die grössten Mannigfaltigkeiten. In einer Reihe von Fällen ist eine kleinere oder grössere Partieder Körperoberfläche mit Efflorescenzen bedeckt, ohne dass für die Begrenzung oder Anordnung derselben irgend eine Regelmässigkeit aufzufinden wäre. In anderen Fällen sehen wir dagegen, dass die Anordnung eine gewisse Regelmässigkeit erkennen lässt, indem die Efflorescenzen entweder auf beiden Körperhälften in völlig gleichmässiger, *symmetrischer Weise* angeordnet sind oder indem sich die Exantheme an gewisse gegebene Grenzen, z. B. die *Grenzen der Hautnervenbezirke*, halten.

Diese Anordnung, die *Localisation* eines Exanthems ist von grosser Wichtigkeit für die Diagnose, zumal dieselbe bei der Betrachtung eines Hautkranken ohne weiteres in die Augen fällt.

ERSTER ABSCHNITT.

Eczema.

Das Eczem ist für den praktischen Arzt bei weitem die wichtigste Erkrankung der Haut. Einmal ist das Eczem an und für sich entschieden die absolut häufigste Hautkrankheit, andererseits giebt es eine ganze Reihe anderer Hautkrankheiten, die sich ausserordentlich häufig mit Eczem compliciren, welches letztere bei der Behandlung dieser Krankheiten selbstverständlich auch berücksichtigt werden muss; es sind dies vor Allem die Jucken erregenden Hautkrankheiten.

Die Bilder, unter denen das Eczem auftritt, sind von einander so wesentlich verschieden, dass dieselben früher als verschiedene Krankheiten angesprochen und von einander getrennt wurden. Erst HEBRA hat das Gemeinsame dieser verschiedenen Krankheitsbilder zusammenzufassen gewusst und hat so den Krankheitsbegriff *Eczem* eigentlich erst geschaffen. Die wichtigste Erkenntniss in dieser Beziehung war, dass das Eczem *verschiedene Entwickelungsstadien* zeigt, und dass diese Stadien gesondert oder sich in verschiedener Reihenfolge an einander anschliessend auftreten können. Aus dieser Eigenthümlichkeit des Verlaufes erklärt sich ohne Weiteres die grosse Mannigfaltigkeit der daraus resultirenden Krankheitsbilder und ergiebt sich ferner die Nothwendigkeit, erst diese verschiedenen Stadien des Eczems kennen zu lernen, ehe die Besprechung der Krankheit im Einzelnen auszuführen ist.

Das Eczem ist so recht eigentlich der Typus für die einfache *Entzündung* der Haut und wir finden sowohl anatomisch wie klinisch alle Erscheinungen, welche diesem Krankheitsvorgange entsprechen, beim Eczem wieder. Als erstes Symptom des Eczems tritt eine Schwellung und Röthung der Haut auf, welche auf Hyperämie, Auswanderung weisser Blutkörperchen und seröser Durchtränkung der Gewebe beruht und welche zunächst, wenigstens in der Regel, auf ganz kleinere ab, fast immer multipel auftretende Herde beschränkt ist. Dementsprechend ist das Eczem in diesem Stadium durch zahlreiche kleine, hirsekorn- bis stecknadelkopfgrosse, selten grössere Knötchen, *Papulae*, von rother Farbe und derber Consistenz charakterisirt. In der Anordnung dieser Knötchen lässt sich eine bestimmte Regelmässigkeit nicht erkennen. Durch Confluenz der einzelnen Efflorescenzen kann es zur Bildung grösserer, flach erhabener Papeln oder Platten kommen. — Subjectiv ist das Aufschiessen dieser Knötchen mit mehr oder weniger starkem *Juck- reis* verbunden, welcher der Zerrung der feinsten Nervenendigungen in der Haut oder dem auf dieselben ausgeübten Druck seine Entstehung verdankt.

Diese Erscheinungen bilden das *erste Stadium des Eczems*, das *Stadium papulosum*.

Nimmt nun die seröse Exsudation in den Eczemknötchen zu, so geben schliesslich diejenigen Theile der Haut, die unter sich am wenig- sten fest aneinandergefügt sind, nämlich die Zellen des Rete muco- sum, nach, die viel fester zusammengefügte Hornschicht wird von ihnen getrennt und durch das nachdringende flüssige Exsudat empor- gehoben, es kommt zur Bildung eines *Bläschens*, einer *Vesicula*. Diese Bläschen sind zunächst auch von der geringen, oben angeführten Grösse, nehmen aber schon häufiger grössere Dimensionen an. Die Art ihrer Entstehung lässt sich oft noch daraus erkennen, dass sie von einem schmalen, über das Niveau der normalen Haut etwas erhabenen, rothen Saum eingefasst sind, dem Rest der früheren Papel. In dem wasser- hellen Inhalt lassen sich mikroskopisch spärliche lymphoide Zellen nach- weisen.

Dieses *Stadium* des Eczems ist als *zweites*, als *Stadium vesicu- losum* zu bezeichnen.

Bei einer weiteren Steigerung der entzündlichen Erscheinungen, z. B. in Folge eines stärkeren äusseren Reizes, nimmt die Auswande- rung weisser Blutkörperchen zu und entsprechend dem stärkeren Gehalt an diesen trübt sich der vorher wasserklare Inhalt der Bläschen immer mehr und wird schliesslich vollständig eiterig, es werden aus den Bläs- chen *Pusteln, Pustulae*, und daher nennen wir dieses *dritte Stadium* des Eczems das *Stadium pustulosum*.

Es mag schon hier angeführt werden, dass die Pusteln im All- gemeinen etwas grösser sind, als die Bläschen, ein Umstand, der sich leicht daraus erklärt, dass ceteris paribus eben nur Pusteln entstehen, wenn ein stärkerer Reiz auf die Haut ausgeübt wird, als zur Bildung der Bläschen erforderlich ist.

Die weitere Entwickelung des Stadium vesiculosum kann aber auch unter gewissen Umständen noch einen anderen Verlauf nehmen. Einmal bei geringer Festigkeit der Bläschendecke, andere Male bei besonders starkem Druck der von unten nachdringenden Flüssigkeit platzen die Bläschen schon nach ganz kurzem Bestande und an ihrer Stelle entstehen kleine runde Substanzverluste der Hornschicht, deren Boden von den tieferen Lagen des Rete mucosum gebildet wird und auf denen sich das aus der Tiefe nachrückende Exsudat in Gestalt eines Tropfens ansammelt. In diesem Stadium präsentirt sich die Haut in der Regel auf grösseren Strecken diffus geschwellt und geröthet und mit zahllosen kleinen runden, oberflächlichen Erosionen besät, die hochroth gefärbt sind und feucht erscheinen. Diese Erosionen stellen lauter kleine Oeffnungen der Hornschicht dar, aus denen fortwährend mehr oder weniger reichliche seröse Flüssigkeit hervorsickert. Dieselben können schliesslich so dicht an einander rücken, dass kaum noch intacte Hornschicht zwischen ihnen vorhanden ist, ja ein ganz gewöhnliches Ereigniss ist es, dass auch diese kleinen Inseln oder Brücken von trockener Hornschicht schliesslich abgelöst werden und so die ganze eczematöse Fläche ihrer Hornschicht entblösst wird und in ihrer ganzen Ausdehnung nässt. Dabei ist die Haut verdickt, zum Theil durch seröse Durchtränkung, mehr noch aber, besonders bei den chronischen Eczemen, durch eine gewaltige Zunahme der zelligen Elemente im bindegewebigen Theil der Haut. — Diese Zustände können sich ebenso auch aus dem pustulösen Stadium entwickeln.

Dieses *vierte Stadium* ist entsprechend seiner am meisten hervortretenden Eigenthümlichkeit, dem *Nässen*, als *Stadium madidans* bezeichnet worden oder von den französischen Autoren nach dem eigenthümlich punktirten Aussehen, so lange noch nicht die ganze Hornschicht zu Grunde gegangen ist, als *état ponctueux*. Es ist insofern das wichtigste Stadium des Eczems, als eine grosse Anzahl von chronischen Eczemen lange Zeit in demselben verharrt.

Falls die aus der Haut aussickernde Flüssigkeit nicht entfernt wird, so trocknet dieselbe bei freiem Luftzutritt natürlich sehr bald ein und giebt zur Bildung von *Krusten* Veranlassung, die je nach der Natur der aussickernden Flüssigkeit ein sehr verschiedenartiges Aussehen haben. Enthält die Flüssigkeit nur wenig zellige Elemente, so sind die sich bildenden Krusten meist intensiv gelb, honiggelb, und dabei durchsichtig oder jedenfalls durchscheinend. Bei stärkerem Gehalt an Zellen werden die Krusten mehr weisslich oder grünlichgelb und undurchsichtig. — Sehr leicht kommt es in diesem Stadium des

Eczems, da die schützende Hornschicht fehlt, zu kleinen Blutungen
aus den noch dazu abnorm gefüllten Capillarschlingen der Papillen
und durch die Beimischung des Blutes kann die Farbe der Krusten
die verschiedensten Nuancen bis zu fast schwarzen Färbungen zeigen.
Entfernen wir aber die Krusten, so finden wir unter denselben immer
das oben beschriebene Bild des Stadium madidans in einer seiner
Formen, so dass es eigentlich unnöthig ist, ein besonderes *Stadium
crustosum* aufzustellen, es ist vielmehr richtiger, diese Krankheitsbilder
als eine besondere Erscheinungsform dem *Stadium madidans* hinzu-
zurechnen.

Nehmen im weiteren Verlauf die entzündlichen Erscheinungen ab,
so wird nach und nach die Exsudation und dementsprechend auch
die Krustenbildung geringer, allmälig beginnen die Erosionen sich zu
überhäuten und schliesslich finden wir die ganze eczematöse Stelle zwar
noch mehr oder weniger stark infiltrirt und geröthet, aber nirgends
mehr erodirt und nirgends mehr nässend. Dagegen findet immer noch
eine übermässige Zellbildung statt, es werden an der Oberfläche mehr
verhornte Zellen abgestossen, als dies normaler Weise der Fall ist, und
es kommt hierdurch zur Bildung von weisslichen, gewöhnlich nicht
sehr fest haftenden *Schuppen, Squamae,* die eben lediglich aus übermässig gebildeter und abgestorbener Epidermis bestehen.   Dieser Zustand ist das Endstadium des Eczems, das *Stadium squamosum*, aus
dem durch allmälige Abnahme der Infiltration und Hyperämie und
ebenso der übermässigen Epidermisbildung und der dadurch bedingten
Ansammlung von Schuppen auf der Oberfläche die Heilung hervorgeht,
durch welche es für die erkrankte Hautpartie zu einer vollständigen
restitutio ad integrum kommt, niemals, unter keinen Umständen tritt
bei Abheilung eines reinen, uncomplicirten Eczems Narbenbildung auf.
Wir wiederholen noch einmal die verschiedenen Stadien:

1. *Stadium papulosum;*
2. *Stadium vesiculosum;*
3. *Stadium pustulosum;*
4. *Stadium madidans;*
   (*Stadium crustosum*);
5. *Stadium squamosum.*

Ein Eczem kann nun in der That alle diese fünf Stadien der Reihe
nach durchlaufen, und es ist dies, wir möchten sagen, das ideale Schema
für den Verlauf des Eczems. Aber in der Wirklichkeit finden wir, dass
in einer grossen Reihe von Fällen dieses Schema nicht vollständig

befolgt wird. Wir finden viele Eczeme, die nur einzelne dieser Stadien durchlaufen, z. B. Eczeme, die aus dem ersten gleich in das letzte Stadium übergehen, und in ähnlicher Weise könnten noch andere Variationen aufgezählt werden.

Schon diese schematische Darstellung lässt erkennen, dass die Bilder, unter denen das Eczem auftritt, ausserordentlich verschiedene sein müssen, je nach dem Stadium, in dem die Krankheit gerade zur Beobachtung kommt, und dies ist wesentlich die Veranlassung dafür gewesen, dass man früher eine jede dieser verschiedenen Krankheitsformen für eine Krankheit *sui generis* gehalten und dementsprechend benannt hat. Nur die Feststellung, dass diese Krankheitszustände sich auseinander entwickeln, dass der eine in den anderen übergeht, hat es ermöglicht, dieselben nur als *verschiedene Phasen einer und derselben Krankheit zu erkennen*, eine Erkenntniss, die wir in erster Linie HEBRA zu verdanken haben. — Noch zwei andere Gesichtspunkte sind es, die HEBRA zu dieser Vereinigung früher getrennter Krankheitsbilder veranlasst haben. Einmal nämlich lässt sich leicht feststellen, dass durch gleiche äussere Reize bei dem einen Individuum z. B. ein pustulöser, bei dem anderen nur ein papulöser Ausschlag hervorgerufen wird, je nach der Empfindlichkeit des betreffenden Hautorgans. Dann aber lässt sich im einzelnen Fall beobachten, dass die Haut an einer bestimmten Stelle Krankheitserscheinungen zeigt, die dem einen Stadium angehören, an einer anderen Stelle dagegen Erscheinungen eines anderen Stadiums, und es lässt sich auch hier leicht constatiren, dass dieses Verhalten jedesmal, sei es durch Verschiedenartigkeit der anatomischen Structur der Haut an den betreffenden Stellen, sei es durch Verschiedenartigkeit der äusseren Bedingungen hervorgerufen ist. Das Hauptargument bleibt aber selbstverständlich die Beobachtung, dass an einer und derselben Stelle die Effloreseenzen in mehr oder weniger regelmässiger Reihenfolge den oben geschilderten Verlauf durchmachen, eine Beobachtung, die in jedem einzelnen Falle unschwer zu machen ist.

Die Eczeme lassen sich ihrem Verlauf nach zunächst in zwei Gruppen eintheilen, in *acute* und *chronische Eczeme*, die auch abgesehen von den zeitlichen Unterschieden des Verlaufes noch andere Differenzen ihrer Erscheinungsformen zeigen. Selbstverständlich lässt sich indess eine strenge Trennung schon aus dem Grunde nicht vollständig durchführen, weil die eine Form oft in die andere übergeht, indem sich ausserordentlich häufig aus dem acuten Eczem ein chronisches entwickelt.

Das acute Eczem entspricht am meisten dem oben gegebenen Schema, und es findet in der That häufig genug ein Durchlaufenwerden sämmtlicher fünf Stadien statt. Nur eine Erscheinung, welche bisher noch nicht geschildert ist, tritt besonders beim Beginn des acuten Eczems in der Regel noch hinzu, es ist dies eine starke diffuse Röthung und ödematöse Schwellung der Haut.

Der Verlauf des acuten Eczems gestaltet sich derartig, dass an den gleich zu erwähnenden Prädilectionsstellen in acuter Weise eine Röthung und Schwellung der Haut auftritt, die in der Regel keine Schmerzen, sondern nur das Gefühl von Jucken und Brennen und einer gewissen Spannung hervorruft. Weiter kommt es dann entweder zur Bildung von Knötchen, oder es schiessen auf der geröteten Haut sofort kleine Bläschen mit zunächst wasserhellem Inhalt auf, der sich später trübt und eiterig wird. In der oben geschilderten Weise entwickelt sich nun rasch das nässende Stadium, und zwar findet beim acuten Eczem sehr häufig die Ablösung der gesammten Hornschicht statt, so dass die ganze erkrankte Stelle in eine nässende Fläche umgewandelt wird. Schon in diesem Stadium hat die Schwellung der Haut gewöhnlich wieder abgenommen. Indem dann die Secretion spärlicher wird, hat das Secret Gelegenheit, zu festen Krusten einzutrocknen, deren Farbe je nach dem fehlenden oder vorhandenen Gehalt an Eiterkörperchen und Blut durchsichtig honiggelb, undurchsichtig gelb, grünlich, braun oder bei starkem Blutgehalt ganz dunkel, fast schwarz sein kann (*Eczema impetiginosum*). Nach wieder eingetretener Ueberhäutung der nässenden Stellen hört im weiteren Verlauf die Secretion völlig auf, die immer noch geröthete Haut schuppt nur noch ab und unter allmäliger Abnahme der Röthung kehrt die Haut wieder zur Norm zurück. Aber keineswegs alle acuten Eczeme machen diesen vollständigen Decursus durch, bei vielen kommt es im Wesentlichen nur zur Entwickelung der diffusen Röthung und Schwellung und nur an einzelnen beschränkten Stellen schiessen einige Bläschen auf, nach deren Eintrocknen dann die erkrankte Haut gleich in das letzte Stadium, das Stadium squamosum, übergeht.

Die *Ausbreitung* des Processes geschieht in der Regel per contiguitatem, indem am Rande die Affection weiter fortschreitet, ausserdem aber entwickeln sich sehr häufig an von den ursprünglich ergriffenen Partien getrennten Stellen, gewissermassen sprungweise, neue Herde, und hierbei tritt gewöhnlich die auffallende Erscheinung ein, dass die den zuerst ergriffenen Stellen *symmetrischen Körperregionen* erkranken. Es ist schwer, diese „sympathische" Erkrankung correspon-

dirender Hautstellen, die von dem Reize gar nicht getroffen sind und
übrigens in der Regel auch eine geringere Intensität der Erkrankung
darbieten, als die ursprünglich afficirten Stellen, zu erklären. Es liegt
nahe, an eine vermittelnde Wirkung des Nervensystems zu denken, doch
sind irgend welche thatsächlichen Beweise hierfür noch nicht beizubringen.

Die *subjectiven Erscheinungen* sind, wie schon gesagt, sehr mässige,
wenigstens bei den beschränkten Eruptionen; es ist gewöhnlich nur ein
Gefühl der Spannung und ein mässiges Jucken vorhanden. Nur an den
Theilen, die fortwährender Berührung und Reibung mit der Kleidung
oder mit der Haut gegenüberliegender Körpertheile ausgesetzt sind, kann
es zu Schmerzempfindungen kommen, so besonders in den Gelenkbeugen,
an den Genitalien und dem After und unter Hängebrüsten.

Die *Allgemeinerscheinungen* sind in der Regel ebenfalls unbedeutend. Bei einigermassen umschriebenem acuten Eczem ist entweder gar
kein Fieber vorhanden, oder es findet unter leichtem Frösteln eine geringe und kurzdauernde Temperaturerhebung statt. Nur bei den über
einen grossen Theil der Körperoberfläche oder über den ganzen Körper
ausgebreiteten acuten Eczemen kommt es zu stärkerem und länger
dauerndem Fieber und den entsprechenden subjectiven Symptomen.

Die *Zeit*, welche das acute Eczem zu seinem Ablauf braucht,
wechselt von einer bis zu mehreren Wochen, und als äusserste Grenze
lassen sich 4—6 Wochen angeben, nur die universellen acuten Eczeme
bedürfen zu ihrer Abheilung gewöhnlich einer noch längeren Zeit. Besonders wird der Verlauf oft durch rasch sich folgende Nachschübe verlängert, andererseits ist derselbe bei der Ausbreitung über grössere Hautgebiete langwieriger, als bei circumscripten Affectionen. Besteht aber
ein Ecsem länger, oder folgen sich immer wieder neue Nachschübe, so
ändert die Krankheit schliesslich ihre Eigenschaften und nimmt den
Charakter des chronischen Eczems an. — Eine Eigenthümlichkeit des
acuten Eczems ist hier noch zu erwähnen, nämlich, dass dasselbe häufig
in ziemlich regelmässigen Intervallen bei demselben Individuum wieder-
kehrt, ohne dass eine bestimmte äussere Veranlassung dafür aufzufinden
wäre. Derartige recidivirende Eczeme halten oft längere Zeit hindurch
einen *Typus semiannuus* oder *annuus* inne.

Localisation. Das acute Eczem breitet sich in selteneren Fällen
über die Haut der *ganzen Körperoberfläche* aus, häufiger ist es auf
einzelne Partien derselben beschränkt und zwar bei weitem am häufigsten auf das *Gesicht, die Genitalien, die Hände und Füsse.* — Das
universelle acute Eczem ist entsprechend der grossen Ausbreitung des

Krankheitsprocesses mit intensiven Störungen des allgemeinen Wohlbefindens, meist auch mit höherem Fieber verbunden. Die Schwellung der Haut ist in der Regel am Kopf, an den Genitalien und an den Händen und Füssen am stärksten, an welchen letzteren Theilen es in Folge der Dicke der Hornschicht zur reichlichsten Ausbildung von Bläschen kommt, am Rumpf dagegen ebenso wie an den übrigen Theilen der Extremitäten überwiegen wenig erhabene, geröthete Hautstellen. Die subjectiven Beschwerden der an universellem Eczem leidenden Kranken sind natürlich sehr erhebliche. Jede Bewegung ist schmerzhaft, die Kranken sind zur Bettlage gezwungen, aber auch im Liegen rufen der nicht zu vermeidende Druck und die Reibung der erkrankten Haut die unangenehmsten Empfindungen hervor. — Das *acute Eczem des Gesichtes* bietet gewisse Aehnlichkeiten mit dem Erysipel dar. Es tritt gewöhnlich eine sehr starke ödematöse Schwellung, besonders der Theile mit lockerem Unterhautbindegewebe ein, so der Augenlider, bis zum vollständigen Verschluss der Augenspalte, und der Wangen. Aber auch anders Partien können beträchtliche Schwellung zeigen, so erscheinen die Ohren stark verdickt, unbeweglich und rothglänzend; gerade an ihnen macht sich auch das Gefühl der Spannung am unangenehmsten bemerklich. Dabei ist die Haut, soweit sie erkrankt ist, stark geröthet und fühlt sich wärmer an, als die normale Haut. Manchmal können Bläschenbildungen gänzlich fehlen, gewöhnlich aber ist eine kleinere Anzahl unregelmässig zerstreuter Bläschen vorhanden. Im weiteren Verlauf kann das Eczem auch im Gesicht in das nässende Stadium übergehen, ganz regelmässig geschieht dies aber, wenn das Eczem sich auf *behaarte Theile* des Kopfes erstreckt. Hier tritt das Nüssen stets bald nach dem Beginn der Krankheit auf, und die aussickernde seröse Flüssigkeit trocknet zu Borken ein, welche die Haare mit einander verkleben. — Das *acute Eczem der Genitalien* kommt hauptsächlich bei Männern vor und zwar können sowohl Penis wie Scrotum von demselben ergriffen werden. Am *Penis* tritt entsprechend der lockeren Beschaffenheit des Unterhautgewebes gewöhnlich eine enorme ödematöse Schwellung ein und gleichzeitig erscheinen reichliche Bläscheneruptionen. Am *Scrotum* dagegen, ebenso übrigens auch an der hinteren Fläche des Penis, stellt sich sehr bald Nässen ein und wird die ganze ergriffene Hautpartie in eine excoriirte, hochrothe und grosse Quantitäten von Flüssigkeit absondernde Fläche umgewandelt.

Das *acute Eczem der Hände und Füsse* geht ebenfalls mit beträchtlicher Anschwellung der Haut einher, so dass besonders die Hände ganz unförmlich erscheinen. Die Finger sind stark geschwollen, werden gespreizt gehalten, und nur mit Mühe und unter Schmerzen sind geringe Bewegungen derselben möglich. Eine weitere Eigenthümlichkeit des an diesen Stellen localisirten Eczems ist die sehr reichliche Bildung von Bläschen, die in Folge der beträchtlichen Dicke der Epidermis oft einen längeren Bestand haben und grössere Dimensionen erreichen, als die Eczembläschen an anderen Körperstellen. Dann kommt es gewöhnlich an den Händen zur Bildung von mehr oder weniger tiefen Einrissen in die Haut, von *Rhagaden*, die durch die Unnachgiebigkeit der geschwellten und infiltrirten Haut bei Bewegungen entstehen und die daher hauptsächlich an der Haut über den Gelenken localisirt sind. Noch häufiger werden wir diesen Rhagadenbildungen beim chronischen Eczem begegnen.

Die Aetiologie der acuten Eczeme soll, um Wiederholungen zu vermeiden, gemeinschaftlich mit der Aetiologie der chronischen Eczeme besprochen werden, hier möge nur bemerkt werden, dass eine grosse Reihe von acuten Eczemen *artificieller Natur* sind und dass es ferner für eine andere Reihe nicht möglich ist, irgend ein ätiologisches Moment aufzufinden. Weder Constitution, noch Alter oder Geschlecht geben einen Anhaltspunkt, weshalb dieses oder jenes Individuum plötzlich ein acutes Eczem bekommt. Gerade diese ätiologisch nicht zu erklärenden Eczeme treten häufig in regelmässigen Intervallen recidivirend auf.

Die Diagnose des acuten Eczems ist im Ganzen genommen eine leichte, sich auf die oben geschilderten Symptome stützend. Eigentlich nur eine Affection kann häufiger zu Verwechselungen Anlass geben, nämlich das *Erysipel*. Besonders das acute Gesichtseczem kann mit der Gesichtsrose grosse Aehnlichkeit haben. Die wesentlichsten Unterscheidungsmerkmale sind die viel festere, teigige Schwellung, die schärfere Begrenzung und die Schmerzhaftigkeit der ergriffenen Theile beim Erysipel, während das Fehlen oder Vorhandensein von Bläschen nicht immer den Ausschlag giebt, da manche Eczeme völlig ohne Blasenbildung verlaufen, andere nur ganz wenige Bläschen aufweisen, und andererseits auch beim Erysipel blasige Abhebungen der Hornschicht vorkommen. Am meisten und sichersten wird zur Entscheidung die Berücksichtigung des Allgemeinbefindens beitragen. Denn während beim Erysipel regelmässig hohes, meist sogar sehr hohes, mit einem Schüttelfrost einsetzendes Fieber vorhanden ist, verläuft das Gesichtseczem entweder ganz fieberlos oder mit nur geringen Temperatursteigerungen und dementsprechend ohne oder mit nur sehr geringer Beeinträchtigung des Allgemeinbefindens.

Die Prognose des acuten Eczems kann in der Regel gut gestellt werden. Gewöhnlich gelingt es, freilich nur bei zweckmässiger Therapie, das acute Eczem in verhältnissmässig kurzer Zeit zur Heilung zu bringen, ohne dass es in die chronische Form übergeht. Doch ist bei der Vorhersage das häufige Recidiviren der acuten Eczeme zu berücksichtigen.

Bei der Behandlung des acuten Eczems kommt in erster Linie natürlich die Beseitigung der Reize, welche die Krankheit hervorgerufen haben, in Betracht und dann die Fernhaltung weiterer Irritationen der Haut. Werden diese Erfordernisse erfüllt, so heilt die Mehrzahl der acuten Eczeme schon unter einer ganz indifferenten Behandlung, die in der Application von *Streupulvern* (aus Zincum oxyd. alb., Weizen- oder Bohnenmehl, Talc oder einem ähnlichen Stoffe) besteht. — Bei grösserer Ausbreitung des Eczems werden die Kranken am besten ins Bett gelegt und die erkrankten Hautstellen täglich mehrmals eingepudert, vor Allem aber ist stets die Fernhaltung neuer Reize nothwendig. Als solche müssen in erster Linie die vielfach gegen jeden Hautausschlag sofort angewandten Waschungen mit Theer- oder Schwefelseife oder mit grüner Seife genannt werden. Auch schon die häufigen Waschungen an und für sich können auf ein acutes Eczem einen sehr nachtheiligen Einfluss ausüben. Selbst die einfachste und indifferenteste Salbe wirkt in diesen Fällen oft irritirend. Nur bei den acuten Eczemen, die sehr stark nässen und bei denen es daher auch zur Bildung grosser Krustenmengen kommt, empfiehlt sich die *Behandlung mit Salben*, mit Wismuth- oder Diachylonsalbe, in der beim chronischen Eczem noch zu besprechenden Weise. Diese Behandlung ist am meisten bei den acuten Eczemen des behaarten Kopfes angezeigt, bei denen ja fast regelmässig von vornherein starkes Nässen eintritt. Recht gute Erfolge giebt bei den acuten nässenden Eczemen auch die Anwendung festerer, *pastenartiger Salben* (Zinc. oxyd. alb., Amyl. Trit. ana 5,0, Vaselin. flav. 10,0, oder noch mit Zusatz von Acid. salicyl. 0,4, LASSAR), welche ohne jeden Verband einfach auf die eczematöse Haut aufgetragen werden. — Von irgend welcher inneren Behandlung der acuten Eczeme ist ein Erfolg nicht zu erwarten.

Das *chronische Eczem* ist in seinen Erscheinungen und Localisationen noch mannigfaltiger, als das acute. Es lassen sich von vornherein zwei Gruppen von einander trennen, die wesentliche Verschiedenheiten des Verlaufes zeigen, auf der einen Seite die *trockenen, nur schuppenden*, auf der anderen Seite die *nässenden chronischen Eczeme*.

Die *chronischen Eczeme*, welche während ihres ganzen Verlaufes im *squamösen Stadium* verharren, sind im Ganzen selten. Sie treten in der Regel in zahlreichen, unregelmässig zerstreuten, kleineren Herden auf und nur auf der behaarten Kopfhaut breiten sie sich öfter in diffuser Weise aus. Die ergriffene Haut ist nur wenig infiltrirt und daher nur wenig über das normale Niveau erhaben, geröthet und mit lockeren, unter einander nicht zusammenhängenden Schuppen bedeckt. Der Verlauf dieser Eczeme ist ein sehr chronischer. Nur langsam vergrössern sich die bestehenden Stellen, während an anderen Punkten neue Eruptionen auftreten.

Um so häufiger sind dagegen diejenigen Eczeme, welche oben schlechtweg als *nässende* bezeichnet wurden, weil sie jedenfalls zeitweise, sehr häufig bei weitem die längste Zeit ihres Bestehens in diesem Stadium sich befinden. Die Erscheinungen im Allgemeinen entsprechen ganz dem in der Einleitung gesagten, häufig kommt der dort erwähnte état ponctueux zur Beobachtung, ebenso aber auch in ihrer ganzen Ausdehnung nässende Flächen. Hier mag nur noch hinzugefügt werden, dass die ödematöse Schwellung im Gegensatz zu dem Verhalten der acuten Eczeme in der Regel ganz zurücktritt, dass dagegen um so häufiger sich eine starke, festere Infiltration der Haut bemerkbar macht, durch welche dieselbe spröde und unnachgiebig wird und durch die Zerrung bei Bewegungen der Glieder einreisst, wodurch die beim chronischen Eczem so häufigen *Rhagaden* hervorgerufen werden. In einzelnen Fällen führt diese chronische Infiltration zu einer bleibenden Vermehrung der festen Bestandtheile, besonders des Unterhautbindegewebes, zur *Elephantiasis*. Da indess die Krankheitsbilder je nach der ergriffenen Oertlichkeit sehr verschiedene sind, ist es zweckmässiger, gleich die Hauptlocalisationen dieser Eczeme und daran anknüpfend die jedesmaligen Krankheitsformen zu besprechen.

Bei dem *chronischen nässenden Eczem des behaarten Kopfes* treten entweder einzelne zerstreute kleinere oder grössere, unregelmässig begrenzte und ohne bestimmte Regel angeordnete nässende, resp. mit Borken bedeckte Stellen auf, oder die ganze Kopfhaut wird von dem Erkrankungsprocess ergriffen. Das Bild, welches diese Eczeme darbieten, ist sehr verschieden, je nach der Beschaffenheit der Haare. Bei kurz geschorenen Haaren treten die Borken zu Tage und· ebenso nach ihrer Ablösung die nässende, der Hornschicht beraubte Haut. Bei längeren Haaren tritt aber durch das Eintrocknen des Secretes regelmässig eine mehr oder weniger ausgedehnte Verklebung der Haare untereinander ein, bei deren höchstem Grade die gesammten Haare eine unentwirrbare, von eingetrocknetem Secret durchsetzte Masse darstellen, die eine Besichtigung der eigentlichen Kopfhaut vollständig unmöglich macht.

Der Eczemflüssigkeit mischen sich die Secrete der Talgdrüsen bei, und da in diesen Fällen, die nur bei Leuten vorkommen, welche die Körperpflege und die Vorschriften der Reinlichkeit sehr vernachlässigen, die abgesonderten Massen nicht vom Kopfe entfernt werden, so treten schliesslich Zersetzungsvorgänge in denselben ein, die einen sehr intensiven, charakteristischen, moderigen oder muffligen Geruch hervorrufen, welcher die Erkrankung oft schon par distance erkennen lässt. Und schliesslich wird das Bild fast regelmässig durch die Anwesenheit von oft unglaublich zahlreichen Kopfläusen vervollständigt, die meist als die ursprünglichen Veranlasser der Erkrankung anzusehen sind. Dieser Symptomencomplex hat früher, ehe man ihn als ein einfaches, durch Läuse hervorgerufenes Kopfeczem zu analysiren verstand, als *Plica polonica* — *Weichselzopf* — unendlich viel von sich reden gemacht und eine umfangreiche Literatur hervorgerufen. Jetzt kommt er in dieser excessiven Ausbildung in Deutschland nur noch in den östlichen Landestheilen häufiger zur Beobachtung, wo die geistige Bildung und die davon unzertrennliche bessere Pflege des Körpers, vor Allem durch Reinlichkeit, bei den unteren Schichten des Volkes vielfach noch auf einer niedrigeren Stufe steht, öfter noch in unseren östlichen Nachbarländern, in Oesterreich und Russland. — Nach langdauerndem Kopfeczem tritt oft *Defluvium capillorum* ein.

Das *Eczem des Gesichtes* verbreitet sich in einer Reihe von Fällen über die gesammte Gesichtshaut. Es sind dies besonders jene so hartnäckigen, oft allen Bemühungen des Arztes und der Mutter spottenden Gesichtseczeme der Kinder im ersten oder in den ersten Lebensjahren. Die erkrankte Haut ist geschwollen und infiltrirt, dabei entweder in ihrer ganzen Ausdehnung oder doch grösstentheils nässend, resp. mit Borken bedeckt, die entweder gelb oder in Folge der durch das Kratzen und durch die tiefen Rhagadenbildungen, zu denen die Sprödigkeit der Haut Veranlassung giebt, bedingten Blutungen dunkel, röthlichschwarz gefärbt sind. Wenn die Gesichtshaut auch manchmal nicht vollständig erkrankt ist, so ist das Bild im Wesentlichen doch das gleiche, da meist nur kleine, symmetrische Partien, am häufigsten die Nase und die Umgebung der Augen' frei bleiben. Oft besteht gleichzeitig Eczem der behaarten Kopfhaut, so dass die gesammte Haut des Kopfes erkrankt ist. Bei Erwachsenen zeigt das Eczem selten diese universelle Ausbreitung über den ganzen Kopf, um so häufiger finden sich bei diesen auf einzelne Stellen des Gesichtes localisirte Eczeme, die übrigens auch bei kleinen Kindern vorkommen. Die Erscheinungen sind im Allgemeinen denen der chronischen Eczeme anderer Körpertheile gleich und nur einige Localisationen erfordern eine besondere Besprechung. Zunächst sind dies die Stellen, an denen die Haut in die Schleimhaut übergeht, die also gewissermassen Oeffnungen der äusseren Haut darstellen, *die Augenlider, die Umgebung der Nasenöffnungen und die Lippen.* An diesen treten sehr häufig Rhagadenbildungen auf, an den Augen meist dem äusseren Winkel entsprechend, an der Nase am häufigsten am nach hinten gelegenen Ende der Nasenlöcher und in der Nasolabialfurche, am Munde in der ganzen Peripherie vorkommend und dann radiär gestellt, oft aber auch auf die Mundwinkel beschränkt. Es liegt auf der Hand, wie diese Rhagadenbildungen durch die Bewegung der betreffenden Hautpartien zu Stande kommen. An den Lippen kommt es manchmal zu jenen elephantiastischen Formen, die durch starke Infiltration und Wucherung des Unterhautbindegewebes hervorgerufen werden. Ganz besonders häufig ist die Combination von Eczem der Nasenöffnungen mit Eczem der Oberlippe bei scrophulösen Kindern und ist hier offenbar das durch die chronische Rhinitis gelieferte Secret der Reiz, welcher das Eczem hervorruft. — An den *Ohren* tritt ebenso wie beim acuten Eczem eine starke und sehr lästige Schwellung der Haut auf, falls das ganze Ohr ergriffen ist; sehr häufig beschränkt sich das Eczem aber auf einzelne Theile, besonders auf die Furchen zwischen Tragus und Antitragus im Grunde der Ohrmuschel, zwischen der Hinterfläche der Ohrmuschel und der Haut über dem Warzenfortsatz und an der Anheftungsstelle des Ohrläppchens. An diesen Punkten stellt sich das Eczem oft in Gestalt einer einzigen, der betreffenden Hautfurche entsprechenden Rhagade dar. — An den mit starken Haaren besetzten Theilen der Gesichtshaut, den Augenbrauen und Lidrändern, bei Erwachsenen den inneren Theilen der Nasenöffnungen und dem Barte treten zu chronischen Eczemen sehr häufig tiefere Entzündungserscheinungen in den Follikeln und Pustelbildung hinzu, wodurch der Acne entsprechende Krankheitsbilder hervorgerufen werden. So gesellt sich zum chronischen Eczem der Augenlider sehr häufig eine Blepharadenitis mit theilweisem oder gänzlichem Verlust der Cilien, an ein chronisches Eczem des Bartes kann sich eine Sycosis anschliessen.

Auch am *Rumpf* verdienen zwei Stellen eine besondere Besprechung, die Umgebungen *der Brustwarse und des Nabels.* An beiden kommen runde scheibenförmige Eczemherde vor, oft mit Rhagadenbildung, besonders an den Brustwarzen selbst. Das Eczem der Brustwarzen tritt in der Regel nur bei Frauen auf und kommt bei stillenden Frauen, ganz besonders häufig aber als Complication oder als Nachkrankheit

des Scabies vor und kann seinerseits manchmal die Ursache für eine
Mastitis werden, gewissermassen ein Analogon der oben erwähnten
Sycosisformen. — An den Brustwarzen und ihrer Umgebung kommt
ferner bei Frauen in den klimacterischen Jahren und jenseits derselben
eine eigenthümliche, äusserst hartnäckige Form des Eczems vor, welche
von den englichen Autoren als „PAGET's *Disease*" bezeichnet und als
eigenartige Krankheit vom Eczem getrennt wird. Es bilden sich infiltrirte Herde mit hochrother, granulirter und stark secernirender Oberfläche, welche von scharfen, bogenförmigen und etwas erhabenen Rändern begrenzt sind. Die Herde vergrössern sich nur sehr langsam und
in der Mehrzahl der beobachteten Fälle entwickelte sich nach jahrelangem Bestands — bis zu zehn Jahren — Carcinom. — Im Uebrigen
kann die Haut des Rumpfes an jeder Stelle oder im Ganzen von Eczem
befallen werden.

Die chronischen Eczeme *der Genitalien und der Umgebung des
Afters* bilden für die davon Befallenen durch das heftige Jucken eine
ganz ausserordentliche Plage. Bei Männern erkranken *Penis* und *Scrotum;* am ersteren finden sich häufiger mehr trockene Formen mit Rhagadenbildung, während am Hodensack gewöhnlich starkes Nässen eintritt, nach längerem Bestande starke Verdickung des Unterhautgewebes.
Bei Weibern erkranken am häufigsten die *grossen Labien.* Bei der
Erkrankung der *Analgegend* finden sich häufig sehr schmerzhafte Rhagaden. Ausser der unmittelbaren Umgebung der Analöffnung erkrankt
am häufigsten die nach vorn über das Perineum und die nach hinten
in die Analfurche sich erstreckende Haut.

Bei weitem häufiger als an den zuletzt erwähnten Körperstellen
sind die *chronischen Eczeme der Extremitäten*, die in dieser Richtung
den Kopfeczemen mindestens gleich stehen. Die Haut der Extremitäten
kann im Ganzen erkranken, viel häufiger ist aber das Eczem an bestimmten Stellen localisirt. Als solche sind zunächst die Gelenkbeugen
im Allgemeinen zu erwähnen, vor Allem die *Knie- und die Ellenbogenbeuge.* Von diesen Punkten ausgehend verbreiten sich die Eczeme oft
auf grössere Strecken der benachbarten Haut und treten ausserordentlich häufig in symmetrischer Weise an den beiderseitigen Extremitäten
auf. Es handelt sich meist um nässende, Borken bildende Eczeme
mit starker Rhagadenbildung. Diese Rhagaden, die entsprechend der
Dehnung der Haut bei Bewegungen in querer Richtung über das Gelenk ziehen, sind oft sehr tief, bluten leicht und sind bei der geringsten
Bewegung oft so schmerzhaft, dass die Patienten bei Erkrankung der
Beine geradezu ans Bett gefesselt sind, weil es ihnen vor Schmerzen ganz

unmöglich ist, zu gehen. Die *Hände* erkranken sehr häufig an Eczem, weil sie gerade von den mannigfachsten, Eczem hervorrufenden Schädlichkeiten getroffen werden. Am häufigsten werden die Handrücken oder die Haut über den Streckseiten mehrerer, oft nur eines Fingers und die Interdigitalfurchen ergriffen. Die Finger sind dabei stark geschwollen, die Haut geröthet, an vielen Stellen oder im Ganzen nässend und an den Gelenken von Schrunden und tiefen Rhagaden durchsetzt. An Stellen beginnender Erkrankung befinden sich einzelne Knötchen- oder Bläscheneruptionen, die dann confluirend das vorher beschriebene Krankheitsbild hervorrufen. Der Gebrauch der Hand wird natürlich im höchsten Grade erschwert oder völlig unmöglich gemacht. An den *Flachhänden* und ebenso an den *Fusssohlen* herrschen die trockenen schuppenden Eczeme, die meist zu tiefen, den Hautfurchen entsprechenden Rhagadenbildungen führen, vor. — Und schliesslich sind noch die *Unterschenkel* als besonderer Lieblingssitz der chronischen Eczeme zu erwähnen, eine Localisation, die durch gewisse ätiologische Momente leicht zu erklären ist. Die gerade am Unterschenkel so häufigen Varicen und das durch diese gewöhnlich bedingte Kratzen werden sehr oft die Ursache für die Entstehung eines Eczems, welches, da das veranlassende Moment fortbesteht, natürlich ebenfalls chronisch wird. Diese Eczeme sind gewöhnlich über grössere Strecken der Unterschenkel ausgebreitet und nässen stark (daher ihr früherer Name: *fluxus salinus, Salzfluss*). An vernachlässigte Unterschenkeleczeme schliessen sich oft Ulcerationen der Haut, die sogenannten *Unterschenkel- oder Fussgeschwüre* an, doch sind die letzteren nicht die directe Folge der ersteren, sondern nur durch dieselben Ursachen hervorgerufen, wie jene. An den Unterschenkeln tritt in seltenen Fällen, begünstigt durch die an und für sich schon und noch mehr bei Anwesenheit von Varicen ungünstigen Circulationsverhältnisse eine Vermehrung des cutanen und besonders des subcutanen Bindegewebes ein, die schliesslich zur *Elephantiasis* führt, natürlich nur nach sehr langem, viele Jahre währendem Bestande des Leidens.

Ich habe dasselbe Ereigniss einmal bei einem chronischen Eczem der Hohlhand und eines Fingers beobachtet, welches durch Jahre als Psoriasis syphilitica mit allen möglichen reizenden und ätzenden Mitteln, ganz abgesehen von den Allgemeinkuren, behandelt war. Eine einfache Ecsemtherapie brachte in drei Monaten völlige Heilung des Eczems zu Stande, eine mässige Verdickung des Fingers blieb allerdings zurück.

Schliesslich ist noch die Localisation an den Stellen zu erwähnen, wo die Haut *Falten* bildet, so dass eine unmittelbare Berührung zweier

sich gegenüberliegenden Hautflächen eintritt. Es kann dies an den verschiedensten Körperstellen statthaben und einige derartige Fälle sind
bereits genannt, so die Eczeme des Nabels, der Genitalien, der Umgebung des Afters. Ferner gehören hierher die so häufigen *Halseczeme*
der Kinder im ersten Lebensjahr, überhaupt die Eczeme in den Hautfalten bei gut genährten Kindern und fettleibigen Erwachsenen, die an
den verschiedensten Stellen, u. A. in der Achselhöhle, in der Analfurche,
in den Inguinalfalten, bei Frauen in der Falte unter den Hängebrüsten
so oft zur Beobachtung kommen (*Eczema intertriginosum, Intertrigo*).
In allen diesen Fällen verwandelt sich in der Regel in ganz kurzer Zeit,
begünstigt durch die Stagnation des Hautsecretes, die ganze erkrankte
Partie in eine in toto nässende, hochrothe Fläche. Diese intertriginösen
Eczeme zeigen übrigens öfter einen mehr acuten Charakter, so das in
der Analfurche localisirte Eczem, der sogenannte Wolf, und bei Kindern
sieht man manchmal bei Mangel an Pflege und Reinlichkeit acute Verschlimmerungen eintreten, bei denen die erkrankte Hautpartie sich mit
einem festhaftenden grauen, croupösen Exsudat bedeckt.

Eine besondere Besprechung erheischt noch das *parasitäre Eczem*
(*seborrhoisches Eczem* — UNNA), welches allen Erscheinungen nach
zu urtheilen durch pflanzliche Parasiten hervorgerufen wird. Nach
endgültiger Erkenntniss dieser parasitären Ursache wird diese Form
des Eczems aus dieser Gruppe ganz herausgenommen und den parasitären Hautkrankheiten zugetheilt werden müssen.

Das parasitäre Eczem beginnt meist am behaarten Kopf unter
dem Bilde einer Seborrhoea sicca und breitet sich häufig über den
ganzen Kopf aus. Gelegentlich entwickeln sich nässende Stellen, verhältnissmässig am häufigsten oberhalb der Ohren. Vom Kopfe schreitet
das parasitäre Eczem oft auf die Stirn und die anderen Theile des
Gesichtes fort. Auf der Stirn zeigen sich manchmal zarte, matt rothbräunliche, in Bogenformen fortschreitende, mit dünnen Krüstchen bedeckte Ringe. Die Nasolabialfalten und die Furchen hinter den Ohren
werden oft ergriffen. Aber auch auf dem Rumpf und den Extremitäten kommen parasitäre Eczeme häufig genug vor, meist sind es trockene
schuppende Formen, doch tritt in manchen Fällen auch Nässen ein.
Auf der Brust bei stark behaarten Männern kommen oft scheiben- oder
ringförmige, manchmal mit auffallend gelbbräunlicher Kruste bedeckte
Herde vor. Sehr häufig zeigt Ring- und Guirlandenform der Efflorescenzen den serpiginösen Charakter der Krankheit aufs deutlichste. —
Grade diese Form des Eczems zeichnet sich durch lange Dauer oder
durch häufiges Recidiviren, oft während einer langen Reihe von Jahren, aus.

Als wichtigstes *subjectives Symptom* der chronischen Eczeme tritt ein mehr oder weniger heftiges Jucken auf, welches oft, besonders an den Genitalien und dem After, geradezu unerträglich werden kann und die Patienten zwingt, sich bis „aufs Blut" zu kratzen. Selbst die stärkste Energie erlahmt diesem Triebe gegenüber und die verständigsten Kranken, obwohl sie wissen, dass sie durch das Kratzen das Eczem schliesslich nur verschlimmern, können es nicht unterlassen, sich hierdurch wenigstens für Momente Ruhe zu verschaffen. Bei den durch Varicen veranlassten Unterschenkeleczemen treten neben dem Jucken oft intensive Schmerzen in der Haut auf.

Allgemeinerscheinungen ruft dagegen das chronische Eczem nicht hervor und ebenso wenig übt dasselbe an und für sich irgend welchen Einfluss auf den allgemeinen Gesundheitszustand aus. Nur in den Fällen, wo durch starke Rhagadenbildungen die Kranken an Bewegungen verhindert, ans Bett gefesselt werden, könnte in einer mehr mittelbaren Weise hiervon die Rede sein. Noch mehr aber tritt eine solche Wirkung bei den stark juckenden, besonders bei den Genital- und Analeczemen ein. Die an diesen leidenden Kranken kommen in der That durch die andauernde Schlaflosigkeit oft körperlich sehr herunter, und nicht minder gerathen sie in Zustände tiefer psychischer Depression, da ihr Leiden, durch welches sie fortwährend zum Kratzen an wenig ästhetischen Körperstellen gezwungen werden, bewirkt, dass sie sich aus der menschlichen Gesellschaft gänzlich zurückziehen, ihre Stellung aufgeben und dass sie schliesslich jede Lust und Freude am Leben verlieren.

Der Verlauf der chronischen Eczeme ist je nach den im einzelnen Falle massgebenden Umständen ein ausserordentlich verschiedenartiger und es ist daher schwer, eine allgemeine Darstellung von demselben zu geben. Im Beginn treten die Eczemerscheinungen entweder von vornherein in einer chronischen Weise auf, oder aber — und dies ist ausserordentlich häufig der Fall — es entwickelt sich das chronische Eczem aus einem acuten Eczem besonders in Folge unzweckmässiger Behandlung der Krankheit oder fortdauernder Einwirkung der Reize, welche anfänglich das acute Eczem hervorriefen. Als Eigenthümlichkeit sehr vieler chronischer Eczeme — abgesehen natürlich von den anfangs erwähnten, nur schuppenden Formen — kann angeführt werden, dass sie lange Zeit, ja eigentlich ganz beliebig lange Zeit in ihrem Höhestadium, dem nässenden, verweilen, ohne dass irgend eine wesentliche Aenderung des Krankheitsbildes eintritt oder irgend welche Complicationen auftreten. Nur bei den Eczemen behaarter Theile, besonders des Bartes,

kommt es dann manchmal zu Erkrankungen des Drüsenapparates, zur
Entwickelung von Sycosis. Niemals aber kommt es bei noch so langer
Dauer zu tiefer greifenden Störungen der Haut, zu geschwürigen Processen, und die häufig gleichzeitig mit chronischem Eczem bestehenden
Unterschenkelgeschwüre sind nicht die Folge des Eczems, sondern ebenso
wie dieses die Folge der in diesen Fällen stets vorhandenen Varicen und
des durch diese bedingten Kratzens. Bei langdauernden Eczemen tritt
gewöhnlich *Schwellung der entsprechenden Lymphdrüsen* ein und als
Nachkrankheit treten nach der Abheilung von Eczemen manchmal multiple *Furunkelbildungen* auf.

Die *Dauer* der Krankheit ist eine völlig unbegrenzte und unter
Umständen können Eczeme durch Jahrzehnte persistiren. Selbstverständlich ist bei den durch äussere Reize hervorgerufenen Eczemen das Fortbestehen oder Fortfallen des ätiologischen Momentes von entscheidender
Bedeutung.

Die Prognose des chronischen Eczems ist zunächst durchaus günstig
zu stellen. Denn einmal wird die allgemeine Gesundheit in unmittelbarer Weise wenigstens nie beeinträchtigt — nur in mittelbarer Weise
in den oben erwähnten Fällen — und dann tritt nach noch so langer
Dauer eines Eczems, wenn es eben überhaupt beseitigt wird, stets eine
vollständige restitutio ad integrum ein, die Haut kehrt völlig zur Norm
zurück. Und schliesslich — es ist dies der wichtigste Punkt in dieser
Beziehung — gelingt es fast stets durch die richtige und consequent
durchgeführte Therapie ein jedes chronische Eczem zur Heilung zu bringen.
Eine Einschränkung muss hier nun aber doch gemacht werden, es gelingt
nämlich in vielen Fällen nicht, die nothwendige Therapie consequent
durchzuführen, theils durch den Unverstand der Patienten, so bei kleinen
Kindern, theils aus mehr socialen Gründen, weil die Kranken sich nicht
hinreichend lange in der erforderlichen Weise schonen können. In diese
letztere Kategorie gehören dann auch jene häufigen Fälle, in denen es
aus ähnlichen Gründen nicht möglich ist, die ätiologischen Momente zu
beseitigen, die das Eczem andauernd erhalten oder immer und immer
wieder hervorrufen.

Bei der Diagnose des chronischen Eczems kommen, da die Krankheit unter so verschiedenartigen Bildern verläuft, natürlich auch eine
ganze Reihe von anderen Hauterkrankungen in Betracht, und es ist daher
zweckmässiger, die specielle Differentialdiagnose erst bei der Besprechung
der betreffenden Krankheiten zu behandeln. Nur zwei allgemeine Gesichtspunkte, die bei der Diagnose des chronischen Eczems stets von der
allergrössten Bedeutung sind, sollen an dieser Stelle erörtert werden. Ein-

mal nämlich ist hier der Umstand zu berücksichtigen, dass ein chronisches Eczem fast niemals auf allen Stellen die gleichen Erscheinungen zeigt, dass wir vielmehr fast immer gleichzeitig bei demselben Individuum *mehrere Stadien* des Eczems beobachten, indem dasselbe an einzelnen Stellen nässt, an anderen bereits in das schuppende Stadium eingetreten ist, während andererseits an den Stellen frischester Eruption sich vielleicht Knötchen und Bläschen finden. Diese Eigenthümlichkeit, das *gleichzeitige Vorhandensein verschiedener Stadien*, lässt das Eczem selbstverständlich auf das leichteste von den Krankheiten unterscheiden, bei denen überhaupt eine derartige Entwickelung verschiedener Stadien gar nicht vorkommt, sondern die wesentlich stets gleichartige Erscheinungen der einzelnen Efflorescenzen aufweisen, so vor Allem von *Psoriasis* und den *Lichenarten*, bei denen nur Knötchenbildung, Infiltration der Haut, Schuppung und die entsprechenden regressiven Erscheinungen, niemals Bläschenbildung oder Nässen vorkommen.

Der zweite Punkt von wichtigster differential-diagnostischer Bedeutung ist die Eigenschaft des Eczems, bei noch so langem Bestehen *niemals zu tieferen Zerstörungen, zu Ulcerationen* und im Anschluss daran zu *Vernarbungen* zu führen. Hierdurch wird sofort die Unterscheidung gegen jene Krankheitsprocesse gegeben, die regelmässig zu Zerstörungen des Corium, zu Geschwüren und dementsprechend zu Narbenbildung führen, und zwar kommen hier wesentlich die *tertiären Syphilide* und der *Lupus* in Betracht. Hinterlässt ein Krankheitsprocess Narben, so lässt sich eben Eczem mit vollster Sicherheit ausschliessen. — Im Uebrigen sei hier nochmals auf die späteren Besprechungen hingewiesen.

Die anatomische Untersuchung der eczematösen Haut giebt natürlich je nach dem Stadium, in welchem sich die Krankheit befindet, sehr verschiedene Bilder. Zunächst findet sich eine Schwellung der Zellen des Rete mucosum und kleinzellige Infiltration der ganzen erkrankten Haut. Dann kommt es zur Exsudatbildung, durch welche das Rete theilweise zerstört und die darüber befindliche Hornschicht als Bläschendecke abgehoben wird. In den späteren Stadien der chronischen Eczeme tritt die kleinzellige Infiltration immer stärker hervor und schliesslich kommt es manchmal zu beträchtlicher Vermehrung der bindegewebigen Theile der Haut.

Die Aetiologie des Eczems ist für die richtige Auffassung und Behandlung des einzelnen Falles von der grössten Bedeutung, da natürlich ohne Beseitigung der Ursache die Heilung nicht eintreten kann. — Eine ausserordentlich grosse Anzahl von Eczemen werden durch *äussere Reize* hervorgerufen.

In erster Linie kommen *chemische Irritamente* in Betracht und zwar die verschiedensten, in starker Concentration die organischen Gebilde zerstörenden Stoffe, so die *Säuren und Alkalien*, ferner *Quecksilber* und dessen Verbindungen, *Tartarus stibiatus*, letztere gewöhnlich in Form von Salben applicirt u. A. m. Es sind einerseits besonders die Handwerker, die bei ihren gewerblichen Manipulationen mit diesen Stoffen in Berührung kommen, die ein grosses Contingent zu den *artificiellen Eczemerkrankungen* stellen, andererseits sind die Fälle recht häufig, wo einer dieser in therapeutischer Absicht angewendeten Stoffe zu einer Eczemeruption führt. Hier mag nur an die so häufigen *Carbolecseme* erinnert werden. — In dieselbe Kategorie von Stoffen gehören die *Seifen*, die besonders dann irritirend wirken, wenn sie viel überschüssiges Alkali enthalten. Aber auch die länger dauernde Einwirkung des *Wassers* an und für sich kann unter Umständen Eczeme hervorrufen; um so mehr die combinirte Wirkung der beiden letztgenannten Agentien bei den Wäscherinnen, die so häufig an Eczem der Hände und Vorderarme erkranken. In ganz analoger Weise ist der *Schweiss* an den Stellen, wo er nicht verdunstet und so länger seine macerirende Wirkung auf die Haut ausüben kann, in den Hautfalten, als wesentlichste Ursache für die Entstehung des Eczema intertriginosum anzusehen. *Petroleum* und die aus diesem oder ähnlichen Oelen hergestellten *Schmieröle* führen häufig Erkrankungen der damit hantirenden Arbeiter herbei. — Von pflanzlichen Stoffen sind als eczemerregende besonders zu nennen: *Arnica, Crotonöl, Senföl, Terpenthinöl, Cardol* (aus der in manchen Gegenden als Amulet gegen Krankheiten getragenen Frucht von Anacardium, Elephantenlaus), überhaupt die verschiedensten *ätherischen Oele*, die besonders in reizenden Salben (Ung. Mezerei, Rosmarini comp., „Nervensalbe") zur Verwendung kommen. Die Einreibung eines dieser Mittel auf einer kleinen Hautstelle genügt unter Umständen, um ein über den ganzen Körper sich verbreitendes Eczem hervorzurufen. Am häufigsten kommt wohl das durch Terpenthin hervorgerufene Eczem zur Beobachtung, bei den vielen mit diesem Stoff hantirenden Arbeitern, Buchdruckern, Setzern, Lithographen, Lackirern u. s. w.

Als zweite Gruppe der eczemerregenden Schädlichkeiten sind die *thermischen Reize* zu nennen und zwar kommen hier weit häufiger übermässig hohe, als niedere Temperaturen in Betracht. So entstehen, besonders oft Eczeme bei Arbeitern, die an offenem Feuer arbeiten müssen, bei Bäckern („Bäckerkrätze"), Schmieden, Maschinisten u. s. w., und häufig lässt die scharfe Localisation des Eczems an den offen getragenen, der strahlenden Wärme ausgesetzten Theilen, dem Gesicht und Hals, den Händen und Vorderarmen und dem mittleren Theile der Brust das ursächliche Verhältniss auf das klarste erkennen. Aber auch durch übermässige Einwirkung der Sonne werden Eczeme hervorgerufen, besonders in den Tropen, und tritt hierbei gleichzeitig als weiterer eczem-erzeugender Reiz eine stärkere Schweisssecretion in Wirkung (Lichen tropicus, Prickly heat).

Als dritte Gruppe sind dann endlich die *mechanischen Reize* an-zuführen. Bei den verschiedensten Handwerkern kommt es durch die bei ihrem Gewerbe nöthigen Manipulationen zu den mannigfachsten mechanischen Insulten der Haut, meist der Hände, daher die massen-haften Handeczeme der Schuster, Schneider, Näherinnen u. A. m. Diesen mechanischen Reizen gesellen sich oft gleichzeitig chemische Reize hinzu. Weiter können aber auch drückende Kleidungsstücke, wie Hosen-träger, Leibgurte, Strumpfbänder zur Entstehung von Eczemen Veran-lassung geben. Am wichtigsten in dieser Hinsicht sind aber die Läsionen, die der Haut von den Kranken selbst durch das *Kratzen* zugefügt werden. So sehen wir bei allen juckenden Hautkrankheiten, bei denen anhaltend dieselben Stellen zerkratzt werden, Eczeme von oft grosser, ja allgemeiner Ausbreitung auftreten. Es sind dies einmal die Fälle, wo das Jucken durch die *Anwesenheit von Parasiten* bedingt wird. So rufen die Pediculi capitis nach einer gewissen Dauer ihrer Anwesenheit unaus-bleiblich ein Eczem der Haut des behaarten Kopfes und des Nackens, und ebenso die Phthirii und die Pediculi vestimenti entsprechend locali-sirte Eczeme hervor. Ganz besonders ist hier aber die Scabies zu er-wähnen, bei der das „secundäre" Eczem eigentlich immer das am meisten in die Augen fallende objective Symptom ist. Dann aber tritt Eczem in Folge des Kratzens auch bei den an und für sich *juckenerregenden Hautkrankheiten* auf, so bei Prurigo, bei lange anhaltendem Pruritus. Auch die Unterschenkeleczeme bei Varicen gehören hierher, wie schon oben erwähnt ist.

Wenn wir nun auf der anderen Seite auch keine directe *innere Ursache* für die Entstehung von Eczemen kennen, das Eczem also nie-mals als directes Symptom irgend einer Constitutionsveränderung an-zusehen ist, so giebt es doch eine Reihe von Zuständen, die ebenso wie den übrigen Körper, so auch die Haut in ihrem Ernährungszustande und damit in ihrer Widerstandsfähigkeit gegen äussere Reize herab-setzen. Es ist leicht verständlich, dass in solchen Fällen Reize, welche eine normale Haut ohne Weiteres erträgt und welche die betreffen-den Individuen, so lange sie gesund waren, ebenfalls ohne Nachtheil ertrugen, nach der Herabsetzung der Widerstandsfähigkeit dieser Individuen Eczeme hervorrufen und so die Allgemeinerkrankung als *mittelbare Ursache* für das Eczem in Wirkung tritt. Solche Allgemeinleiden sind *die Scrophulose, die Rachitis, die durch chronische Verdauungsstörungen hervorgerufenen Schwächezustände* und vor allen Dingen das grosse Gebiet der *Anämie*. Die grosse Wichtigkeit dieses, wenn auch nur mittelbaren ätiologischen Zusammenhanges erhellt sofort aus dem Umstands, dass in diesen Fällen eine Heilung des Eczems ohne Rücksichtnahme auf die Allgemeinerkrankung entweder schwer oder gar nicht zu erzielen ist. Aehnlich liegen die Verhältnisse bei den Eczemen, welche nicht selten bei Kindern im Anschluss an die *Vaccination* auftreten, und wohl auch bei den sogenannten *klimakterischen Eczemen* der Frauen, die zur Zeit der Cessatio mensium auftreten und sich durch eine besondere Vorliebe für den behaarten Kopf und die Ohren auszeichnen (Bohn, Bulkley).

Schliesslich bleibt aber noch eine gewisse Anzahl von Eczemen übrig, bei welchen sich weder eine äussere noch eine innere Ursache auffinden lässt, deren Aetiologie uns daher zur Zeit noch völlig unbekannt ist. Es ist wohl anzunehmen, dass manche jetzt noch als einfache Eczeme betrachtete Krankheitsformen, so vor Allem das „seborrhoische" Eczem, sich als parasitäre und zwar durch pflanzliche Parasiten hervorgerufene Erkrankungen ausweisen werden.

Bei der **Behandlung** der chronischen Eczeme ist das einzuschlagende Verfahren ein sehr wesentlich verschiedenes, je nachdem sich die Krankheit im nässenden oder schuppenden Stadium befindet. Bei den nässenden chronischen Eczemen ist trotz aller neuen Methoden die durch tausendfältige Erfahrung bewährte, besonders von Hebra ausgebildete *Salbenbehandlung* die sicherste und bei weitem empfehlenswertheste Methode, deren Unbequemlichkeiten durch die Sicherheit des Erfolges viel mehr als aufgewogen werden. Die Wahl der Salbe ist zunächst von einer untergeordneten Bedeutung und giebt schliesslich jede nicht irritirende Salbe unter Umständen gute Resultate; trotzdem sind natürlich einzelne Salben mehr als andere zu empfehlen. Allen anderen voran, bezüglich der Sicherheit des Erfolges, steht weitaus die Hebra'*sche Diachylonsalbe* (Empl. litharg. simpl., Ol. Oliv. opt. — oder besser wegen der weit grösseren Haltbarkeit der Salbe — Vaselin. flav. ana part. aequ.). In der Mehrzahl der Fälle wird man mit dieser Salbe allein auskommen. Recht zweckmässig sind ferner die *Wismuthsalbe* (Bismuth. suhnitr. 3,0, Vaselin. flav. 30,0) und die Wilson'*sche Salbe* (Zinc. oxyd. alb. 6,0, Adip. benzoin. 30,0), und um die oft aus individuellen Rücksichten theils psychischer, theils somatischer Art nicht zu

umgehende Abwechselung nicht ausser Acht zu lassen, sind im Recept-
verzeichniss noch einige andere brauchbare Vorschriften mitgetheilt.
Von grosser Bedeutung ist die Bereitung der Salben, die selbstverständlich aus absolut reinem, unverdorbenem Material in sorgfältigster Weise
hergestellt sein müssen, so dass eine wirklich gleichmässige Salbenmasse erzielt wird. Von der allergrössten Wichtigkeit ist aber die *Art
der Anwendung* und gerade hiergegen wird am allerhäufigsten gefehlt,
woher sich die vielen Misserfolge bei scheinbar richtiger Medication erklären. Die Salben dürfen nämlich nicht nur eingerieben werden, sondern es muss ein richtiger *Salbenverband* in der Weise angelegt werden,
dass die auf Leinwand aufgestrichene Salbenmasse durch eine aus Flanell
oder einem ähnlichen Stoffe bestehende Binde auf die Haut aufgedrückt
wird. Am besten wird die messerrückendick mit Salbe bestrichene Leinwand in Streifen geschnitten, die je nach dem zu bedeckenden Körpertheil schmäler oder breiter sind, die für die Finger z. B. nicht über
2 Cm., für voluminösere und weniger bewegliche Körpertheile dagegen
breiter sein dürfen. Diese Streifen werden nun, nachdem die etwa vorhandenen Krusten mit reinem Olivenöl erweicht und entfernt sind und
die Haut mit trockener Leinwand oder Watte möglichst gereinigt ist,
in der Weise aufgelegt, dass jeder Streifen von dem nächstfolgenden
noch theilweise überdeckt ist („dachziegelartig“). Nur hierdurch lässt
es sich erreichen, dass bei den in Folge der Bewegungen nicht zu vermeidenden Verschiebungen der Streifen nicht einzelne Theile von dem
Verband ganz entblösst werden. Nachdem auf diese Weise die ganze
erkrankte Hautstelle bedeckt ist, wird lege artis ein Verband mit einer
Flanellbinde über die Salbenstreifen gelegt und muss natürlich die Breite
der Binde ebenfalls entsprechend der Form des zu verbindenden Theiles
gewählt werden. Für das Gesicht werden die Verbände am besten mit
entsprechend geschnittenen Flanellmasken fixirt. Für einzelne Stellen,
das Innere der Ohrmuschel, die Umgebung des Afters, wird die Salbe
am besten auf feste Charpie- oder Wattetampons aufgestrichen und
durch geeignete Verbände fixirt. Beim Eczem des Scrotum empfiehlt
sich zum Fixiren am meisten das Tragen eines passenden Suspensorium.
Der Verband wird bei starkem Nässen oder bei häufigen Verschiebungen
in Folge der Bewegungen des verbundenen Theiles zweimal in 24 Stunden, bei geringerem Nässen und besserer Haltbarkeit nur einmal in derselben Zeit erneuert. Die Haut wird dabei am besten nur trocken mit
Leinwand oder Watte oder allenfalls mit reinem Olivenöl gereinigt,
nur in gewissen, unten zu erwähnenden Fällen gewaschen. Nur bei
den nässenden Eczemen des behaarten Kopfes und der Hautfalten, so

am Scrotum, Anus, unter den Brüsten u. s. w. ist das regelmässige
Waschen mit warmem Wasser nicht zu umgehen, da das an diesen
Stellen sonst nicht zu entfernende Secret leicht in Zersetzung über-
geht und so die Ursache neuer Irritationen wird.

Die Wirkung dieses Salbenverbandes zeigt sich zunächst darin,
dass jede Krustenbildung sofort aufhört, einmal freilich, weil unter dem
Verbande ein Eintrocknen des Secretes überhaupt unmöglich ist, dann
aber auch, weil die Secretion sehr bald erheblich abnimmt. Die augen-
fälligste Wirkung zeigt sich aber bei den Eczemen mit starker Rhagadenbildung, z. B. an den Händen oder den Extremitäten überhaupt,
bei denen in Folge der Schmerzen, welche die tief in das Corium eindringenden, blutenden Einrisse verursachten und in Folge der gewöhnlich bestehenden starken Schwellung die Patienten die erkrankten Glieder
nicht zu bewegen wagten oder sie effectiv nicht bewegen konnten, so
dass sie bei Erkrankung der Unterextremitäten nicht im Stande waren,
auch nur einen Schritt zu gehen. Nach 24 stündiger Anwendung des
Salbenverbandes ist die Schwellung erheblich zurückgegangen, die Rhagaden sind überhäutet und völlig verschwunden und die Kranken bewegen ihre Gliedmassen mit vollständiger Leichtigkeit und Schmerzlosigkeit. Wenn dieser wahrhaft überraschende Erfolg auch nicht immer
in so kurzer Zeit eintritt, so bleibt er doch nie lange aus, wenn.die
Verbände in der oben geschilderten Weise gemacht werden. Uebrigens
wird ausser den Schmerzen auch das andere höchst belästigende subjective Symptom der chronischen Eczeme, das Jucken, wenn auch nicht
ebenso prompt wie jene, durch den Salbenverband in günstiger Weise
beeinflusst. Im weiteren Verlauf nehmen Schwellung und Nässen immer
mehr ab, bei anfangs in toto nässenden Eczemflächen treten überall
Ueberhäutungen auf, so dass dann nur noch einzelne Stellen Flüssigkeit absondern, die erkrankte Haut also das Bild des état ponctueux
darbietet. Auch diese Stellen schliessen sich eine nach der anderen
durch Regeneration der Hornschicht und schliesslich ist die ganze
Eczemfläche überhäutet. Lässt man jetzt den Verband fort, so erscheint die erkrankte Haut noch infiltrirt, geröthet und schuppend,
aber nirgends mehr nässend; sie ist in das Stadium squamosum übergeführt und damit das eigentliche Ziel der Salbenbehandlung erreicht.
Denn wenn es auch in vielen Fällen gelingt, durch fortgesetzte Salbenverbände die Haut völlig zur Norm zurückzuführen, so sind doch andere
Methoden hierzu zweckmässiger, weil schneller wirkend, nämlich dieselben, die bei den von vornherein schuppenden, niemals nässenden Eczemen
anzuwenden sind, und die weiter unten besprochen werden sollen.

Ein auch bei chronischen Eczemen sehr gut wirkendes Mittel ist ferner die *Zinkpaste* (Zinc. oxyd. alb., Amyl. ana 10,0, Vaselin. flav. 20,0), welche allenfalls auch ohne Verband noch leidliche Resultate giebt, weil sie der Haut fester anhaftet. Daher ist dieselbe besonders in Fällen, bei denen der Verband schlecht anwendbar ist, so oft bei Kindern, zu empfehlen. Ein Zusatz von *Carbolsäure* (2%), der übrigens auch bei den anderen Salben gemacht werden kann, leistet oft gegen das Jucken gute Dienste. Auch *Cocainsalben* (2—5%) werden bei umschriebenen juckenden oder schmerzenden Eczemen, so am Mund, an den Genitalien und dem After, oft mit Vortheil angewendet. — Gegen die parasitären Eczeme sind *Schwefelsalben* (1—3 : 30) ganz besonders wirksam.

Das etwas umständliche Verfahren des Salbenverbandes ist neuerdings durch die Einführung der Unna'schen *Salbenmulle* in zweckmässiger Weise vereinfacht worden, indem Mull reichlich mit Salbenmasse, der etwas Hammeltalg zugesetzt ist, getränkt, in passend geschnittenen Stücken auf die eczematöse Haut gelegt und durch einen Verband angedrückt wird. Auch die ebenfalls von Unna angegebenen *Guttaperchapflastermulle* — so der Zinkoxydpflastermull — sind bei wenig nässenden oder selbst ganz trockenen Eczemen vortheilhaft zu verwenden, zumal in Folge der ausgezeichneten Klebkraft dieser Mulle ein weiterer Verband überflüssig ist. Auch für die Bedeckung einzelner Rhagaden leisten diese Guttaperchapflastermulle gute Dienste. In ähnlicher Weise kann ferner auf Leinwand gestrichenes *Salicylpflaster* (Acid. salicyl. 1,5, Empl. sapon. 30,0) verwendet werden. In vielen Fällen nicht sehr ausgebreiteter chronischer Eczeme, die wenig nässen, wie dies besonders im Gesicht und an den Händen oft vorkommt, leistet die zweimal täglich zu wiederholende Einreibung einer *Carbol-Perubalsamsalbe* (Acid. carbol. 0,05—0,1, Bals. peruv. 2,0, Ung. Glycerin. 20,0) gute Dienste.

Aber nicht bei allen nässenden Eczemen führt diese Methode allein zum Ziel, einige und besonders die schon sehr lange bestehenden Eczeme, bei denen eine starke Infiltration der Haut vorhanden ist, verändern sich selbst bei richtiger Application der Salbenverbände so gut wie gar nicht. In diesen Fällen müssen energischere Mittel in Anwendung gebracht werden, entweder die mehrmals wiederholte, übrigens sehr schmerzhafte Einpinselung mit einer *concentrirten Lösung von Kali causticum* (1 : 2), nach vorheriger Cocainisirung, oder die weniger heroische, langsamer, aber viel sicherer wirkende regelmässige *Waschung* der eczematösen Hautpartie mit *Sapo kalinus* oder *Spiritus saponatokalinus*. Dabei werden die Salbenverbände in gleicher Weise fortgesetzt und bei dem

letzteren, empfehlenswertheren Verfahren einmal täglich die Haut mit
einem rauhen Lappen und lauwarmem Wasser tüchtig abgeseift, getrocknet und gleich wieder mit Salbe verbunden. Das Abreiben mit
der scharfen Seife ist den Kranken, trotzdem es gewöhnlich dabei zu
kleinen Blutungen kommt, sehr angenehm, da es das unerträgliche
Jucken lindert. — Diese Behandlung ist u. A. bei den oben als
PAGET's Disease beschriebenen Eczemen der weiblichen Brust angezeigt, für welche auch andere Aetzmittel, starke Sublimatlösungen (1 %),
Chlorzinkpaste, empfohlen sind. Trotzt das Eczem auch dieser Behandlung, so ist, zumal mit Rücksicht auf die Gefahr der Carcinomentwickelung, die Abtragung der Brust angezeigt.

Ist nun entweder durch die Salbenbehandlung ein nässendes Eczem
in das schuppende Stadium übergeführt worden oder handelt es sich
von vornherein um ein trockenes Eczem, so ist die *Theerbehandlung*
am Platze. Auch bei dieser kommt es sehr auf die tadellose Beschaffenheit des Medicamentes, weniger auf die Auswahl unter den hauptsächlich in Betracht kommenden Theersorten, *Pix liquida* (besonders empfehlenswerth ist der norwegische Theer), *Oleum Rusci, fagi* und *cadinum*,
aus verschiedenen Nadelholzarten, Birken, Buchen und Wachholder gewonnen, an. Ein guter Theer muss eine gleichmässige dicke Flüssigkeit
sein und darf keinen Bodensatz fester Bestandtheile fallen lassen. Der
Theer wird entweder rein oder in Alkohol (ana part. aequ.), Aether
oder Traumaticin (1 : 10) gelöst, mit einem Borstenpinsel 1—2mal täglich auf die erkrankten Stellen aufgetragen und werden dieselben nach
dem Eintrocknen ohne jede weitere Bedeckung gelassen. War der Zeitpunkt der Theerbehandlung richtig gewählt, so schwindet zunächst das
Jucken sehr bald und dann gehen Infiltration der Haut und Schuppung
schnell zurück, was am besten daran ermessen werden kann, dass der
Theer auf der Haut längere Zeit haftet, während er früher mit den
Schuppen schnell wieder abgestossen wurde. Hat die Haut dann ihre
normale Weichheit und Glätte wieder erreicht, so erscheint sie, wenn
nun die Theereinpinselung sistirt wird, nach der Abstossung der Theer-
schicht doch noch röther, als die normale Haut. Diese Erscheinung, die
zum Theil wohl auf einer grösseren Dünnheit der neugebildeten Hornschicht beruht, schwindet ohne jede Therapie in kurzer Zeit. So schnell
einerseits die gute Wirkung des Theers eintritt, wenn er zur richtigen
Zeit angewendet wird, so sehr kann andererseits eine zu frühe Anwendung desselben schaden. Sowie noch eine sehr starke Infiltration der
Haut und vor allen Dingen sowie noch nässende Stellen bestehen, wird
durch Anwendung des Theers fast stets eine acute Verschlimmerung

hervorgerufen; daher ist es zweckmässig, bei ausgedehnteren Eczemen nicht von vornherein die ganze Fläche mit Theer zu behandeln, sondern zunächst an einer kleinen Stelle zu versuchen, ob das Eczem den Theer auch schon verträgt, um nicht anderenfalls die Verschlimmerung auf der ganzen erkrankten Partie herbeizuführen.

Eine sehr zweckmässige Anwendungsweise des Theers ist die *Combination mit Zinkpaste* (Ol. rusci 1,5—3,0, Pasta zinci 30,0), bei welcher die irritirende Wirkung des Theers durch die Zinkpaste gemildert wird und die daher auch bei Vorhandensein einzelner kleiner nässender Stellen schon am Platze ist. In ähnlicher Weise ist der *Theer-Zinkpflastermull* zu verwenden.

Auch bei den trockenen parasitären Eczemen wirkt der Theer gut; in besonders hartnäckigen Fällen sind hier aber noch energischere Mittel nothwendig, unter denen das *Chrysarobin* (s. die Behandlung der Psoriasis) in erster Linie steht.

Von unangenehmen Nebenwirkungen der Theerbehandlung ist zunächst eine locale Erscheinung, die *Theeracne*, zu erwähnen, eine in Folge der Verstopfung der Ausführungsgänge durch Theerpartikelchen hervorgerufene Entzündung der Hautfollikel, die sich am häufigsten auf den — stärker behaarten — Streckseiten der Extremitäten entwickelt (cf. das Capitel über Acne). Wichtiger sind die bei ausgedehnter Anwendung des Theers gelegentlich auftretenden *Intoxicationserscheinungen*, die hauptsächlich auf die Aufnahme der im Theer enthaltenen *Carbolsäure* zu beziehen sind. Die Haupterscheinungen sind Uebelkeit, Erbrechen, Durchfälle, Kopfschmerzen und Schwindelgefühl und die selten fehlende Farbenveränderung des Urins, der olivengrün bis tiefschwarz erscheint, manchmal erst nach längerem Stehen (*Carbolharn*). Beim Eintreten dieser Erscheinungen ist Vorsicht geboten, ganz besonders bei Kindern, um schwere Folgen zu verhüten.

Auf behaarten Stellen wird der Theer am besten mit Oel gemischt (5 : 25) angewendet und ist hierbei zu bemerken, dass die chronischen Kopfeczeme, ähnlich wie die acuten Kopfeczeme die Salbenbehandlung, viel früher die Theerbehandlung vertragen, als die Eczeme der übrigen Haut, nämlich bereits im nässenden Stadium.

Von den *Derivaten des Theers* ist bei der Eczembehandlung nur die *Carbolsäure* erwähnenswerth, die als 2 proc. Carbolöl bei Eczemen behaarter Theile gute Dienste leistet.

Von grosser Wichtigkeit bei der Behandlung des Eczems ist natürlich die *Berücksichtigung der ätiologischen Momente*. So ist bei allen durch äussere Schädlichkeiten hervorgerufenen Eczemen möglichst die

Fernhaltung dieser Reize anzustreben, was dadurch oft genug erschwert oder ganz unmöglich gemacht wird, dass die betreffenden Patienten gezwungen sind, sich zur Erwerbung ihres Lebensunterhaltes jenen Schädlichkeiten weiter auszusetzen.

Und ebenso ist auf die oben besprochenen mittelbaren *inneren Ursachen* für die Entstehung von Eczemen Rücksicht zu nehmen, auf die Störungen des Allgemeinbefindens durch Erkrankungen des Verdauungsapparates oder durch die mannigfachen anämischen Zustände. In jedem Fall von Eczem ist, selbst wenn ein directer Zusammenhang gar nicht nachweisbar ist, eine etwa vorhandene derartige Erkrankung stets mit den jedesmal indicirten Mitteln zu behandeln, selbstverständlich bei gleichzeitiger sorgfältiger Localbehandlung. Daher wird in vielen Fällen von Eczem die innere Darreichung von *Eisen* oder *Leberthran* und eine entsprechende Diät sehr am Platze sein. Von der inneren Darreichung des *Arsen* ist bei der Behandlung der chronischen Eczeme nicht viel Nutzen zu erwarten und nur in ganz besonders hartnäckigen Fällen dürfte ein Versuch mit diesem Mittel angezeigt sein, unter Umständen in Verbindung mit Eisen. Die Art der Darreichung dieses Mittels wird in den Capiteln über Psoriasis und Lichen ruber besprochen werden.

Es ist nicht überflüssig, wenn hier zum Schluss darauf aufmerksam gemacht wird, dass bei der Behandlung des chronischen Eczems sowohl der Arzt wie der Patient *Geduld* und *Ausdauer* haben muss. Eine grosse Reihe von chronischen Eczemen, die mit an und für sich richtigen Methoden behandelt werden, heilen einfach deswegen nicht, weil der Arzt, der seiner Sache nicht hinreichend sicher ist, in Folge des zögernden Fortschrittes zum Besseren oder auch dem Drängen des Patienten nachgehend, immer und immer wieder neue Salben oder Methoden in Anwendung zieht. Wer seiner Sache sicher ist und die dem richtig erkannten Stadium der Krankheit entsprechende Behandlung eingeleitet hat und dieselbe, unbeirrt durch ein anfängliches, manchmal selbst wochenlanges Ausbleiben einer erheblichen Besserung, consequent fortführt, der wird schliesslich niemals vergeblich auf den Erfolg warten.

ZWEITES CAPITEL.

Psoriasis.

Die Psoriasis beginnt mit der Eruption kleinster rother Knötchen, die sich sehr bald mit einem aus verhornten Epithelien bestehenden

Schüppchen bedecken (*Psoriasis punctata*). Diese zunächst miliaren Efflorescenzen erreichen dann schnell Linsen- bis etwa Zwanzigpfennigstückgrösse und sind entweder von einer Schuppe vollständig bedeckt, oder diese Schuppe bedeckt die Efflorescenz nur in der Mitte, so dass an der Peripherie ein schmaler rother Saum sichtbar wird. Die Haut sieht in diesem Stadium der Psoriasis aus, als „ob sie mit Mörteltropfen bespritzt wäre" (*Psoriasis guttata*). Die Schuppen haften zunächst ziemlich fest auf ihrer Unterlage, sind weisslich oder gelblich, glänzend, besonders wenn sie von selbst oder durch Kratzen etwas gelockert werden, asbestartig erscheinend, und lassen sich bei kleineren Herden gewöhnlich als zusammenhängende Lamelle abnehmen. Hierbei kommt es fast regelmässig zu kleinen, capillären Blutungen. Wenn die Efflorescenzen älter werden, so haften die Schuppen zuweilen nicht mehr so fest und werden leichter durch irgend welche mechanischen Insulte abgestossen. Meist aber finden sich gerade auf den am längsten bestehenden Efflorescenzen die dicksten und festesten Schuppenauflagerungen, besonders an den Unterschenkeln und auf der Streckseite der Kniegelenke und manchmal auf der behaarten Kopfhaut. Werden von einer auf der Höhe der Entwickelung stehenden Efflorescenz die Schuppen entfernt, so kommt darunter eine mehr oder weniger infiltrirte, geröthete und, abgesehen natürlich von den Blutungen, niemals nässende Hautfläche zum Vorschein, die sich als eine flache, papulöse Erhabenheit von der jedesmaligen Form der Psoriasisherde darstellt.

Niemals erscheinen die Psoriasisefflorescenzen einzeln, sondern sie treten gewöhnlich gleichzeitig in grosser Anzahl auf, und während sie sich weiter entwickeln, kommen fortwährend neue Nachschübe, so lange die Krankheit sich noch in einem fortschreitenden Stadium befindet.

Die weiteren Erscheinungen sind nun je nach der Art der Entwickelung der einzelnen Efflorescenzen verschieden. Wir können zwei Arten dieser Entwickelung unterscheiden, die im einzelnen Falle das Bild der Psoriasis bestimmen; allerdings kommen sehr häufig auch beide Arten an demselben Individuum an verschiedenen Stellen der Haut gleichzeitig vor.

In der einen Reihe von Fällen vergrössern sich die Herde immer mehr, ohne an irgend einer Stelle regressive Vorgänge zu zeigen. Es kommt so zur Bildung von thalergrossen und grösseren rundlichen Efflorescenzen (*Psoriasis nummularis*), und da beim Grösserwerden schliesslich an vielen Stellen die Efflorescenzen sich mit den benach-

barten berühren und mit ihnen verschmelzen, so kommt es auf diese
Weise zur Bildung grösserer Psoriasisflächen, die durch bogige, nach
aussen convexe Linien, entsprechend den ursprünglichen Einzelherden,
begrenzt sind. Diese grossen Flächen zeigen die oben für die einzelnen
Efflorescenzen geschilderten Eigenschaften, sie sind in ihrer ganzen Ausdehnung mit Schuppen bedeckt und zeigen überall die infiltrirte, geröthete Haut. Durch immer weitere Vergrösserung der schon bestehenden Herde und Auftreten immer neuer Efflorescenzen auf den bis dahin
freien Hautstellen kann es schliesslich zur Erkrankung grosser Partien
der Körperoberfläche, ja der gesammten Hautdecke kommen (*Psoriasis
diffusa, universalis*).

In der anderen Reihe von Fällen zeigen dagegen die Psoriasisefflorescenzen, sowie sie ein gewisses Alter und demgemäss eine gewisse Grösse erreicht haben, eine Neigung zur Rückbildung, die sich
zunächst darin zeigt, dass die Schuppen lockerer werden und schliesslich von selbst abfallen, während die Haut an diesen Stellen zunächst
noch infiltrirt und geröthet bleibt. Da nun der centrale Theil der
Efflorescenzen natürlich der älteste ist, so zeigen sich dieselben in
diesem Entwickelungsstadium als Scheiben mit einem infiltrirten, rothen,
schuppenlosen Centrum, welches von einem ringförmigen, mit weissen,
glänzenden Schuppen bedeckten Saum eingefasst ist. Dann aber macht
die Rückbildung im Centrum noch weitere Fortschritte, Röthung und
Infiltration der Haut verschwinden vollständig und hieraus resultirt eine
Efflorescenz, bestehend aus einem infiltrirten, schuppentragenden Ring,
der einen kleineren oder grösseren Kreis vollständig normaler Haut einschliesst (*Psoriasis annularis*). Auch diese Efflorescenzen können sich
nun immer mehr vergrössern, indem sie an der Peripherie nach allen
Richtungen hin fortwachsen, während dementsprechend die nach innen
gelegenen Theile der Ringe wieder zur Norm zurückkehren.

Durch das Grösserwerden dieser ringförmigen Efflorescenzen kommt
es nun schliesslich auch zur Berührung und zum Verschmelzen der
benachbarten Herde, und diese Verschmelzung geht nach dem in der
Einleitung besprochenen Gesetz vor sich und führt zur Bildung der
eigenthümlichen guirlandenförmigen Efflorescenzen (*Psoriasis gyrata et
figurata*) [1].

Bei der Psoriasis werden die bisher geschilderten Bilder sehr häufig
durch consecutive Störungen der *Pigmentirung* complicirt. Besonders an
den Unterschenkeln hinterlassen sehr oft die zurückgebildeten Psoriasis-

---

[1] Taf. I stellt einen Fall von Psoriasis annularis, gyrata et figurata vor.

efflorescenzen dunkle Pigmentirungen, in manchen Fällen findet sich dieses eigenthümliche Verhalten auch bei den Herden an den übrigen Körperstellen und wird besonders in Fällen einer ausgebreiteten Psoriasis annularis et gyrata durch den lebhaften Contrast zwischen dem dunkelbraunen Centrum, dem dieses umgebenden weissen, glänzenden Schuppensaum der Efflorescenzen und den dazwischen liegenden hellen Inseln oder grösseren Strecken normaler Haut ein höchst eigenthümliches Bild hervorgerufen. Die Pigmentirungen treten gewöhnlich in den mit Arsen behandelten Fällen stärker auf.

Localisation. Psoriasisefflorescenzen können sich auf allen Stellen der Hautdecke bilden, aber gewisse Gegenden zeigen sich als sehr entschiedene Lieblingssitze dieser Krankheit. Am häufigsten werden die Haut der *Streckseiten des Ellenbogen- und Kniegelenks, der behaarte Kopf* und die unmittelbar angrenzenden Theile *der Stirnhaut und die Ohren* ergriffen. Dann folgen die übrigen Theile der *Extremitäten*, von denen überhaupt die Streckseiten gewöhnlich stärker ergriffen werden, als die Beugeseiten und die *Haut des Rumpfes.* Seltener ist das Gesicht betheiligt, während *Handteller und Fusssohlen* — abgesehen von sehr seltenen Ausnahmen — *frei bleiben.* Diese Vorliebe für gewisse Körpergegenden zeigt sich bei weitem in der Mehrzahl der Fälle, so dass entweder nur die obengenannten Lieblingssitze, meist in symmetrischer Weise, erkrankt sind, oder wenn auch andere Körpergegenden die Erkrankung zeigen, jene jedenfalls zuerst erkrankten und daher auch die am weitesten fortgeschrittenen Stadien zeigen. In verhältnissmässig wenigen Fällen und zwar nur bei ganz frischen Eruptionen fehlt diese regelmässige Anordnung und sind die Psoriasisherde in ganz regelloser und unsymmetrischer Weise über den Körper zerstreut. — Die *Schleimhäute* sind stets frei.

Die *subjectiven Symptome* sind in der Regel geringe. Gewöhnlich besteht nur ein mässiges Jucken zur Zeit der acuteren Eruptionen an den frischen Efflorescenzen. Nur in den Fällen von universeller Psoriasis kommt es in Folge der Sprödigkeit der Haut zu schmerzhaften Rhagadenbildungen besonders an den Beugeflächen der Gelenke und daher zu erheblichen Behinderungen im Gebrauch der Glieder.

Verlauf. Die Psoriasis tritt gewöhnlich im *jugendlichen oder mittleren Lebensalter* auf, seltener im kindlichen, und Psoriasisfälle in den ersten Lebensjahren gehören zu den grössten Ausnahmen. Den Anfang macht entweder eine allgemeine Eruption, oder, was häufiger der Fall ist, es zeigen sich zuerst an den Prädilectionsstellen einzelne Herde, die jahrelang allein bestehen können, nur sehr allmälig grösser werdend,

bis dann durch einen mehr acuten Allgemeinausbruch das Bild sehr
wesentlich verändert wird. Alle oder die Mehrzahl der Herde bilden
sich dann nach gewisser Zeit wieder zurück. Im letzteren Falle bleiben
auch wieder die Herde an den Ellenbogen und Knieen und auf dem
behaarten Kopf oft zurück, bis dann nach kürzerer oder längerer Zeit
wieder ein neuer reichlicher Ausbruch erfolgt. So wechseln Eruptionen
und ganz oder wenigstens grösstentheils freie Intervalle manchmal von
jahrelanger Dauer, mit einander ab, und die Krankheit begleitet oft
den von ihr Befallenen bis in das höchste Alter und bis zum Tode.
— Die Psoriasis verläuft fast stets vollständig fieberlos; nur in einzelnen Fällen bei sehr ausgebreitetem Ausschlage treten leichte Fiebererscheinungen auf. Abgesehen hiervon tritt nie eine Einwirkung auf
das Allgemeinbefinden ein. Psoriatiker können das höchste Alter erreichen, ohne dass sich je irgend eine mit dem Hautleiden in Verbindung stehende Erkrankung innerer Organe bei ihnen nachweisen
liesse. — In einigen ganz ausnahmsweisen Fällen ist *Entwickelung von
Carcinomen* aus Psoriasiseffiorescenzen beobachtet.

Die Prognose der Psoriasis ist daher — abgesehen von den letzterwähnten Fällen — quoad vitam stets gut. Dagegen kennen wir bis
jetzt kein Mittel, welches die Krankheit definitiv heilt, so dass auch
nach vollständiger Abheilung einer Eruption das Wiederauftreten eines
Recidivs nie mit Sicherheit ausgeschlossen werden kann, im Gegentheil,
nach dem gewöhnlichen Verlauf muss das Eintreten desselben als wahrscheinlich angesehen werden.

Die Diagnose der Psoriasis macht in den Fällen von Psoriasis nummularis, annularis und gyrata niemals besondere Schwierigkeiten. Dagegen können solche einmal bei den *frischen Fällen* mit über den
ganzen Körper ausgebreiteter Eruption kleiner Psoriasisherde entstehen, besonders wenn die Schuppenbildung nicht sehr stark ist oder
die Schuppen durch häufiges Waschen oder starkes Schwitzen grösstentheils entfernt sind. Hier kann vor Allem eine Verwechselung mit
einem *papulo-squamösen Syphilid* vorkommen. Bei Psoriasis gelingt
es in der Regel, ältere, grössere Herde an den erwähnten Prädilectionssitzen aufzufinden, bei Syphilis sind die Grössenunterschiede der einzelnen Papeln überhaupt nicht so erhebliche, wie bei Psoriasis, an jenen
Stellen finden sich nie besonders grosse Herde. Bei Psoriasis sind im
Allgemeinen die Streckseiten mehr ergriffen, beim papulösen Syphilid
mehr die Beugeseiten, besonders die Beugen des Ellenbogen- und Hand-
gelenks. Bei Psoriasis sind bei diesen Fällen, bei denen eine Verwechselung überhaupt möglich ist, so gut wie nie Handteller und Fussohlen

ergriffen, bei dem erwähnten Syphilid dagegen sehr häufig in Form der sogenannten Psoriasis palmaris et plantaris syphilitica. Bei Psoriasis finden sich auf dem behaarten Kopf gewöhnlich umfangreichere, schuppende, niemals nässende Stellen, bei Syphilis gewöhnlich kleinere, mit Borken und Krusten bedeckte und nach deren Entfernung nässende Stellen. Bei Psoriasis fehlt eine Erkrankung der Schleimhaut, bei Syphilis ist sie sehr häufig vorhanden. — Ferner kommt die *acute, disseminirte Form des Herpes tonsurans* in Betracht. Auch hier ist natürlich wieder zuerst die Localisation zu berücksichtigen. Dann ist die Schuppenbildung beim Herpes tonsurans eine andere. Die Schuppen sind viel zarter, lassen sich nie in grossen Lamellen ablösen, und da sie an der Peripherie in die normale Oberhaut übergehen, so lassen sie sich von der Peripherie her gar nicht, sondern nur durch Kratzen oder Einschieben eines Instrumentes vom Centrum her ablösen. Die Ausbreitung des Herpes tonsurans disseminatus ist eine viel acutere und gleichmässigere, als die der Psoriasis, dabei von einem Punkt zum anderen fortschreitend, so dass in der Regel zuerst der Rumpf, dann die Oberarme und Oberschenkel und zuletzt Vorderarme und Unterschenkel befallen werden, was bei Psoriasis niemals eintritt. Die sicherste Entscheidung gewährt natürlich das Auffinden von Pilzelementen, welches aber gerade in diesen Fällen von Herpes tonsurans recht schwierig ist und manchmal ein stundenlanges Suchen erfordert. — Schliesslich kommen, wenn auch selten, *schuppende Ecseme* in einzelnen zerstreuten Herden vor, die nirgends nässende Stellen zeigen, und bei denen, wenn die Localisation keine bestimmten Anhaltspunkte gewährt, die Entscheidung schwierig werden kann. Ganz besonders das oben geschilderte parasitäre Eczem kann grosse Aehnlichkeit mit Psoriasis haben, zumal bei demselben nicht selten ebenfalls ring- und guirlandenförmige Efflorescenzen vorkommen. Hier können anamnestische Angaben von Wichtigkeit sein, indem öfteres Verschwinden und Wiederauftreten des Ausschlages im Laufe der Jahre dann mehr für Psoriasis spricht.

Zweitens kann dann die Diagnose in Fällen von *universeller oder fast universeller Psoriasis* schwierig werden, bei denen entweder gar keine oder nur noch wenige normale Hautstellen aufzufinden sind. Vor der Verwechslung mit ausgebreiteten *Ecsemen* schützt immer der Umstand, dass bei letzteren stets nässende Stellen, wenn auch vielleicht manchmal von geringer Ausdehnung an gewissen Orten, z. B. an den Gelenkbeugen zu finden sind, während Psoriasis nie nässende Stellen producirt. Dann kommen *Lichen ruber* und *Pityriasis rubra* in Betracht und verweise ich hier auf die betreffenden Krankheitsbeschreibungen.

Die anatomische Untersuchung der psoriatischen Herde bestätigt zunächst, dass die Schuppen lediglich aus verhornten Epidermiszellen bestehen. Ferner findet sich regelmässig eine beträchtliche Veränderung des Papillarkörpers. Die Papillen sind ausserordentlich verlängert, erscheinen dabei wie gequollen, ödematös und hyperämisch, dementsprechend sind die interpapillären Zapfen des Rete Malpighii stark verlängert. Bei älteren Herden findet sich eine Zunahme des epidermidalen Pigmentes und Pigmentirung der obersten Schichten des Corium.

Aetiologie. Nur ein ätiologisches Moment lässt sich wenigstens für eine Anzahl von Psoriasisfällen mit Sicherheit angeben, das ist die *Heredität*. In vielen Fällen erkranken Geschwister, in anderen wird die Krankheit von Eltern auf Kinder, auch von Grosseltern auf Enkel übertragen, oder es bestehen noch entferntere Grade der Blutsverwandtschaft zwischen den Psoriatischen in einer Familie. Alle anderen angeführten ätiologischen Momente, äussere Schädlichkeiten oder Constitutionsanomalien, haben sich bei näherer Untersuchung als nicht stichhaltig erwiesen. In letzterer Beziehung ist besonders hervorzuheben, dass es gerade in der Regel kräftige, robuste Individuen sind, die an Psoriasis erkranken. — Ein Punkt giebt uns wenigstens nach einer Richtung einen gewissen Aufschluss über das Wesen der Krankheit, nämlich die Beobachtung (KÖBNER, WUTZDORFF), dass bei einem Psoriasiskranken durch irgend welche Verletzung der Haut, z. B. durch einen Pferdebiss, durch Tätowiren, durch Schröpfköpfe, Psoriasisefflorescenzen hervorgerufen werden, die in ihrer Form genau den verletzten Stellen entsprechen. Wir müssen daher annehmen, dass die Psoriasis auf einer *vererbten Prädisposition* der Haut zu jenen *Infiltrationen des Papillarkörpers* und *übermässigen Verhornungen* der darüberliegenden Epidermis beruht, und erklärt sich zum Theil wenigstens hieraus auch die oben erwähnte Prädilection für bestimmte Localitäten. Denn gerade Ellenbogen und Knie und in geringerem Grade die Streckseiten überhaupt sind am meisten und intensivsten der fortdauernden Reibung durch Kleidungsstücke und anderen Insulten ausgesetzt.

Schliesslich ist noch hervorzuheben, dass trotz mancher gegentheiligen Behauptungen die Psoriasis sicher *nicht ansteckend* ist. Das Vorkommen der Krankheit bei mehreren Geschwistern ist hierfür nicht beweisend, da dasselbe ebensogut auf erblicher Veranlagung beruhen kann, und noch nie ist die Uebertragung der Krankheit von einem Ehegatten auf den anderen nachgewiesen worden, die bei der grossen Häufigkeit der Psoriasis gelegentlich doch vorkommen müsste. Trotzdem ist nicht zu leugnen, dass manche Eigenthümlichkeiten der Krankheit, vor

Allem Form und Entwickelungsweise der Efflorescenzen, den Gedanken nahe legen, dass die Psoriasis doch möglicher Weise eine *parasitäre Affection* ist, und das Fehlen der Ansteckungsfähigkeit spricht nicht absolut hiergegen, denn z. B. die Pityriasis versicolor ist, obwohl Pilze die Ursache der Krankheit sind, auch in der Regel nicht ansteckend. Die bisher in dieser Richtung veröffentlichten Befunde haben allerdings noch nicht die allgemeine Anerkennung gefunden und wir müssen diese Frage als eine vor der Hand noch unentschiedene ansehen. Sollte sich die parasitäre Natur der Psoriasis bestätigen so würde die Heredität als Uebertragung der Disposition aufzufassen sein.

Bei der **Behandlung** sind zunächst die Mittel zu nennen, die wesentlich nur eine Entfernung der Schuppen bewirken. Obenan steht das *Wasser* in seinen verschiedenen Applicationsweisen, als nasse Umschläge, Bäder, Dampfbäder. Sehr wesentlich kann die Wirkung des Wassers als schuppenentfernenden Mittels durch gleichzeitige Anwendung von *alkalischen Substanzen* unterstützt werden, welche die aus Hornmassen bestehenden Psoriasisschuppen erweichen und so ihre Ablösung erleichtern. Das wichtigste dieser Mittel ist die *Kali- oder Schmierseife*. Entweder die Seife als solche oder *Spiritus saponato-kalinus* wird mit etwas warmen Wassers auf ein rauhes Läppchen aufgetragen und hiermit werden die Schuppenauflagerungen tüchtig bearbeitet. Bei sehr fest haftenden, alten psoriatischen Schuppen ist es oft nöthig, die Kaliseife wie eine Salbe in Gestalt eines Umschlages anzuwenden. — In ähnlicher Weise, nämlich die Schuppen erweichend, wirken die mehr *indifferenten Salben* (Diachylonsalbe, Wismuthsalbe) und die wohl eher schon günstig auf die Resorption einwirkende *weisse Präcipitatsalbe*. Letztere ist vor Allem bei Psoriasis des behaarten Kopfes und des Gesichtes zu empfehlen, leistet aber auch an anderen Stellen oft gute Dienste. Die Behandlung mit diesen Salben ist besonders bei ganz frischen Eruptionen und dann in den Fällen von inveterirter Psoriasis mit starker Rhagadenbildung indicirt. Bei ausgedehnter Anwendung der weissen Präcipitatsalbe ist stets der Mundpflege eine gewisse Aufmerksamkeit zu widmen, denn wenn auch die Quecksilberresorption nur eine sehr unbedeutende sein dürfte, so habe ich doch einige Male Mercurialstomatitis, ja in einem Falle Mercurialdysenterie auftreten sehen.

Wichtiger sind nun aber die Mittel, die wirklich einen *resorbirenden Einfluss* auf die Psoriasisherde ausüben, der *Theer* und das *Chrysarobin*, während die ursprünglich ebenfalls gegen Psoriasis warm empfohlene Pyrogallussäure bei dieser Krankheit nicht den gehegten Hoffnungen entsprochen hat. Der Theer wird in derselben Weise wie beim trockenen

Eczem angewendet und ist auch hier das Abnehmen und schliessliche
Verschwinden der Schuppenbildung das Kriterium der erreichten Wirkung, welches sich dadurch zeigt, dass der aufgetragene Theer haften
bleibt und nicht durch nachrückende neue Schuppen abgestossen wird.
Dann schwinden auch Infiltration und Röthung, so dass die Haut wieder völlig normal wird. Hierzu ist stets eine Behandlung von mehr-
wöchentlicher Dauer erforderlich. Von den Theerderivaten ist nur die
Carbolsäure zu empfehlen, die als 2 proc. Carbolöl, besonders bei Psoriasis des behaarten Kopfes, gute Verwendung findet. — Bei weitem das
vorzüglichste und in der grossen Mehrzahl der Fälle in schnellster Weise
zum Ziel führende Mittel ist aber das *Chrysarobin* (früher fälschlich
Chrysophansäure genannt), der Hauptbestandtheil des Goa- oder Araroba-
pulvers. Die Anwendung desselben ist folgende: Die durch Waschen
mit gewöhnlicher Seife oder Kaliseife von ihren Schuppen möglichst
befreiten Psoriasisstellen werden mit einem harten Borstenpinsel (oder
einer Zahnbürste) ein- bis zweimal täglich mit einer 25 proc. Chrysarobinsalbe eingerieben. Die sehr bald sich einstellende Wirkung zeigt
sich in schneller Abnahme der Schuppung und Blasswerden der Efflorescenzen, während die umgebende, normale Haut mehr oder weniger
stark geröthet wird und später eine braunrothe, schliesslich braune
Farbe annimmt. Manchmal steigert sich dieser Zustand zu einer recht
unangenehmen allgemeinen Entzündung der Haut, die sich ganz diffus
auch auf Stellen, die gar nicht mit dem Chrysarobin in Berührung gekommen sind, ausdehnt. Besonders gern betheiligt sich das Gesicht an
dieser Entzündung, selbst wenn die Chrysarobinanwendung gar nicht
in der Nähe des Gesichtes stattgefunden hat. Die Heilung ist erreicht,
wenn die Psoriasisherde als weisse, völlig glatte und schuppenlose, nicht
erhabene Flecke sich darstellen, die lebhaft mit der braunrothen Umgebung contrastiren. Hierzu gehören in einzelnen Fällen nur 3—4, in
anderen weit mehr, 10, 12 und noch mehr Einreibungen, je nach der
Intensität und besonders nach dem Stadium der Psoriasis. Dann ist
nur unter der Anwendung von Streupulvern der gewöhnlich unter einer
mässigen allgemeinen Abschuppung der Haut sich vollziehende Rückgang der entzündlichen Erscheinungen abzuwarten, und nachdem dann
auch die Pigmentirung verschwunden ist, wozu gewöhnlich einige Wochen
erforderlich sind, ist die Haut völlig zur Norm zurückgekehrt. So lange
stärkere Entzündungserscheinungen der Haut bestehen, ist die Anwendung von Bädern zu vermeiden. Die Chrysarobinsalbe kann durch *Chrys-
arobintraumaticin* (1 : 10) ersetzt werden, dessen Anwendung sehr viel
bequemer als die Salbenbehandlung ist, dessen Wirkung aber auch ge-

wöhnlich etwas langsamer und mit geringeren Reactionserscheinungen von Seiten der Haut eintritt. Aehnlich verhält sich der ebenfalls recht zweckmässige *Chrysarobinpflastermull.* — Bei der Chrysarobinbehandlung müssen nun einige unangenehme *Nebenwirkungen* berücksichtigt werden. Zunächst kann jene *Entzündung der Haut*, von der schon oben die Rede war, manchmal so heftig werden, dass sie die weitere Anwendung des Mittels unmöglich macht. Im Allgemeinen pflegt dies bei Personen mit zarter Haut leichter einzutreten, ebenso wie auch bei dem einzelnen Patienten die Körperstellen mit zarter Haut, die Beugen, stärker gereizt werden, als die anderen Hautstellen. Eine zweite sehr unangenehme Nebenwirkung des Chrysarobins ist das Hervorrufen intensiver *Conjunctivitiden*, die sogar in den schlimmsten Fällen zu Hornhautverschwärungen führen können. Dieselben entwickeln sich besonders dann, wenn Partikelchen des Medicaments in den Conjunctivalsack gelangen, wie es scheint, aber auch ohne dieses Ereigniss durch Fortschreiten der allgemeinen Dermatitis auf die Conjunctivalschleimhaut. Die Patienten müssen daher sorgfältig jede Berührung der Augen mit dem Medicament vermeiden und Nachts am besten Handschuhe tragen, damit sie nicht im Schlaf unbewusst hiergegen fehlen. Andererseits ist die Application des Chrysarobins in der Nähe der Augen überhaupt zu vermeiden, die Psoriasis des Gesichts und des behaarten Kopfes ist im Allgemeinen überhaupt nicht mit Chrysarobin, sondern mit den anderen Mitteln zu behandeln. — Und schliesslich ist wenigstens insofern, als die Patienten vorher darauf aufmerksam gemacht werden müssen, zu berücksichtigen, dass das Chrysarobin unaustilgbare, bräunlichviolette Flecken in die Wäsche macht. — Dagegen sind auch bei ausgedehntester Anwendung des Mittels keine *Intoxicationserscheinungen* zu befürchten.

In dieser Weise, bei Anwendung des Chrysarobins am Körper, des Theers oder der weissen Präcipitatsalbe am Kopfe, gelingt es in den meisten Fällen, besonders den schon länger bestehenden, eine vollständige Heilung zu erzielen, freilich nur eine momentane, denn auf etwaige spätere Recidive hat diese Behandlung keinen Einfluss. Aber auch dieser, sonst zuverlässigen Methode trotzt eine kleine Reihe von Fällen hartnäckig. Die Erfahrung zeigt, dass dies besonders Fälle von frischer, über den ganzen Körper verbreiteter Psoriasis sind, bei denen die Krankheit sich noch im Stadium der acuten Eruption befindet. Hier ist es besser, zunächst indifferentere Verfahren, häufige Bäder, Salbeneinreibungen anzuwenden und erst später zu den energisch wirkenden Mitteln zu greifen.

Die *Psoriasis* ist eine von den wenigen Hautkrankheiten, bei welchen das *Arsen* einen entschieden günstigen Einfluss ausübt, und es empfiehlt sich neben der zwar auch allein zum Ziel führenden äusseren Therapie innerlich dieses Mittel zu geben, am besten in Form der FOWLER'schen Solution, zunächst 6 Tropfen pro die, dann allmälig steigend bis 10—20 Tropfen pro die (Liqu. Kal. arsenic., Aq. dest. ana 10,0, 2 mal tägl. 6—10—20 [!] Tropfen). An Stelle des Liquor Kalii arsenicosi kann der etwa fünfzehnmal schwächere Liquor Natrii arsenicici (Liquor arsenicalis Pearsonii) oder das Acidum arsenicosum in Form der asiatischen Pillen (cf. das nächste Capitel) angewendet werden. Der Gebrauch des Arsens ist nach vollständiger Abheilung der Efflorescenzen noch fortzusetzen, jedenfalls muss dasselbe einige Monate genommen werden, da es das einzige Mittel ist, durch welches wir wenn auch nicht eine Verhütung, so doch eine Abschwächung und Hinausschiebung der Recidive erhoffen dürfen.

DRITTES CAPITEL.

Lichen ruber.

HEBRA hat zuerst (1860) unter dem Namen *Lichen ruber* eine seltene und wegen des letalen Ausganges, den sämmtliche zuerst beobachteten Fälle nahmen, wichtige Hautkrankheit beschrieben. Spätere Beobachtungen haben gezeigt, dass zwei verschiedene Formen dieser Krankheit zu unterscheiden sind, *Lichen ruber acuminatus* (die ersten Fälle HEBRA'S) und *Lichen ruber planus* (zuerst von WILSON, unabhängig von HEBRA, beschrieben).

1. **Lichen ruber acuminatus.** Es entstehen unregelmässig zerstreute derbe, conische Knötchen von rother oder rothbrauner Farbe, die sich alsbald an ihrer Spitze mit einem festen Epidermisschüppchen bedecken. Haben die Knötchen etwa Hanfkorngrösse erreicht, so tritt eine weitere Vergrösserung nicht ein, ebensowenig irgend eine andere Veränderung, etwa Bläschen- oder Pustelbildung, sondern die Knötchen persistiren als solche bis zu ihrer Involution. Zwischen den zuerst entstandenen Efflorescenzen treten im weiteren Verlauf immer neue Knötchen auf und zwar zeigen dieselben eine besondere Vorliebe für die Anordnung in Reihen, entsprechend den normalen Hautfurchen. Indem nun die Knötchen zunächst einer solchen Reihe zu einer erhabenen Leiste confluiren, weiterhin aber auch eine Anzahl solcher Leisten wieder unter sich verschmilzt, kommt es zur Bildung grösserer Infiltrate, an denen

die einzelnen Knötchen als solche nicht mehr kenntlich sind, wohl aber noch die reihenförmige Anordnung deutlich sichtbar ist, wodurch nach Hebra's treffendem Vergleich eine gewisse Aehnlichkeit mit Chagrinleder zu Stande kommt. Die in dieser Weise in toto infiltrirte Hautfläche ist rothbraun, mit spärlichen festen Schüppchen bedeckt und fühlt sich wegen ihrer Härte und der den ursprünglichen Knötchen und Leisten entsprechenden Hervorragungen wie ein Reibeisen an. Wird der weitere Verlauf der Krankheit nicht gestört, so werden immer mehr bis dahin freie Hautstellen ergriffen, während an den älteren Herden keine weitere Veränderung oder Rückbildung eintritt, und schliesslich kann die gesammte Hautdecke, ohne dass auch nur die geringste freie Stelle übrig bleibt, in den Bereich der Erkrankung gezogen werden. Die Haut ist durch die starke Infiltration starr und unnachgiebig geworden und an den Beugestellen entstehen tiefe, schmerzhafte Einrisse. An den Flachhänden und Fusssohlen ist gewöhnlich die Schuppung stärker und bilden hier die Schuppen grosse zusammenhängende Lamellen. Die *Nägel* sind in diesen hochgradigsten Fällen stets verändert, die Nagelplatte ist verdickt, undurchsichtig und brüchig, die *Haare* fallen aus. Auch auf der *Mund- und Zungenschleimhaut* zeigen sich Veränderungen in Gestalt weisslicher Knötchen oder umfangreicherer Epithelauflagerungen mit geröthetem Rande.

2. **Lichen ruber planus.** Auf der normalen Haut treten kleinste, nadelstichgrosse, farblose Pünktchen auf, die mit blossem Auge überhaupt nur durch ihren spiegelnden Glanz, besonders bei schräger Beleuchtung, erkennbar sind. Indem sich diese Pünktchen vergrössern, werden sie zu kleinen, wenig erhabenen, runden oder polygonalen, hellgelblichen oder röthlichen Knötchen, die, ohne die geringste Spur von Schuppung zu zeigen, in derselben Weise wie die ursprünglichen Pünktchen glänzen und da sie etwas durchscheinend sind, wie aus Wachs bestehend erscheinen. Indem die einzelnen Knötchen sich weiter, höchstens bis etwa Linsengrösse ausdehnen, nehmen sie eine entschieden rothe Farbe an, werden aber nur selten so dunkel, wie die Knötchen des Lichen ruber acuminatus, sondern zeigen meist ein mehr rosarothes Colorit. Die Knötchen sind im Ganzen nicht regelmässig angeordnet, abgesehen von den gleich zu erwähnenden Kreisbildungen; die reihenweise Anordnung, wie bei der anderen Form, kommt zwar in den meisten Fällen hier und da vor, aber keineswegs in allgemeinerer Ausbreitung. Sehr häufig tritt dagegen eine Veränderung der Knötchen durch regressive Vorgänge ein. Sowie dieselben nämlich eine gewisse Grösse, etwa die eines Hanfkorns erreicht haben, bildet sich im Cen-

trum eine rundliche kleine Delle, die mit dem Wachsen des Knötchens
an Grösse zunimmt und auf deren Grunde die Haut nach einiger Zeit
eine braune oder graubraune Verfärbung zeigt. So kommt es zur Bildung kleiner cocardenartiger Figuren mit dunklem Centrum und peripherischem, rothen glänzenden Wall. Schliesslich kommt es auch zur
Involution dieses äusseren Walles und Pigmentirung der Haut an seiner
Stelle, aber inzwischen haben sich an der äusseren Grenze wieder frische
Lichenknötchen entwickelt und indem weiterhin auch diese mit Hinterlassung von Pigment sich involviren und am Rande die Eruption fortschreitet, kommt es zur Bildung runder oder rundlicher grösserer,
zwanzigpfennigstück- bis thalergrosser Scheiben mit dunkler centraler
Partie und ganz schmalem, aus einzelnen oder zu einem continuir-
lichen Wall verschmolzenen Lichenknötchen bestehenden Saum. In
einzelnen Fällen zeigen die Knötchen keine Neigung zu centraler Rückbildung, sondern verschmelzen zu kleineren und grösseren meist unregelmässig gestalteten infiltrirten Platten, die in ausgezeichneter Weise
den oben erwähnten chagrinlederartigen Zustand zeigen, und die nach
aussen von einem Schwarm kleiner und kleinster glänzender Knötchen
umgeben sind. Nach meiner Erfahrung ist grade diesen Fällen eine
rasche Ausbreitung über grosse Strecken oder die ganze Körperoberfläche eigenthümlich. — In einem Falle beobachtete KAPOSI eine ganz
ausnahmsweise Anreihung der Knötchen zu dicken, mit einander ver-
flochtenen, korallenschnurartigen Strängen (Lichen ruber moniformis).
— Bei der Involution der Knötchen tritt übrigens auch hier und da
Abschuppung auf, aber nie in dem Masse, wie beim Lichen ruber
acuminatus. — Die ab und zu bei Lichen ruber, besonders an den
Füssen, beobachteten Blasenbildungen gehören nicht zum eigentlichen
Krankheitsbilde, sondern verdanken dem ausgiebigen Arsengebrauch
ihren Ursprung.

Wenn auch die Knötchen des Lichen ruber planus im Beginn der
Eruption in der Regel keine irgendwie regelmässige Anordnung erkennen
lassen, so tritt doch bei weiterer Entwickelung gewöhnlich eine mehr
oder weniger ausgesprochene *symmetrische Anordnung* und eine Prädilection für gewisse Stellen hervor. Am stärksten sind der Rumpf und
die Beugeseiten der Extremitäten, besonders Ellenbogen- und Handgelenkbeuge, ferner die männlichen Genitalien ergriffen, weniger die
Streckseiten, die Flachhände und Fussohlen und das Gesicht, doch
kommen besonders bei Fällen mit ausgebreiteter Eruption auch an
diesen Stellen zahlreiche Efflorescenzen vor. Sind Flachhände und
Fussohlen ergriffen, so zeigen sich hier gewöhnlich nicht distincte

Knötchen, sondern diffuse, rothe Infiltrate oder schwielenartige Verdickungen der Epidermis. Eine ebenfalls etwas abweichende Erscheinung zeigen die Knötchen an den Genitalien und den Handrücken, indem sie, ohne eigentlich zu schuppen, vielmehr einen Silber- oder Perlmutterglanz zeigen, nicht den Wachsglanz der durchscheinenderen Efflorescenzen der übrigen Hautpartien. An der Streckseite der Unterschenkel haben wir einige Male eigenthümliche, an der Oberfläche rauhe, etwa warzenartige Efflorescenzen bei Lichen planus beobachtet; in seltenen Fällen bilden sich an dieser Stelle umfangreiche Infiltrate von Thalergrösse und darüber, die das normale Hautniveau erheblich überragen und deren Oberfläche rauh, wie von kleinen Poren durchsetzt, siebartig erscheint (verrucöse Form des Lichen ruber). Meistens finden sich neben diesen warzigen Efflorescenzen an den Unterschenkeln gewöhnliche Licheneruptionen am übrigen Körper, dieselben können aber auch als alleinige Krankheitserscheinung auftreten. Jedenfalls leisten die verrucösen Efflorescenzen der gewöhnlichen Therapie einen sehr hartnäckigen Widerstand und weichen erst einer mit der Allgemeinbehandlung combinirten sehr energischen Localtherapie. — Dann ist noch zu erwähnen, dass ganz in derselben Weise wie bei Psoriasis manchmal an excoriirten oder sonstwie verletzten Stellen Lichenknötchen sich entwickeln, genau entsprechend der Form und Ausdehnung der Hautverletzung, welche letztere also in diesen Fällen als die occasionelle Ursache für das Auftreten der Knötchen gerade an diesen Stellen anzusehen ist. — Eine derartige allgemeine Ausbreitung, wie beim Lichen ruber acuminatus, ist beim Lichen ruber planus sehr selten beobachtet worden, dagegen kommen ähnliche Schleimhautaffectionen wie bei jener Form vor, einzelne weissliche Knötchen, grössere, sich rauh anfühlende Plaques, die z. B. einen grossen Theil der Zungenoberfläche in continuo einnehmen können, und manchmal, wie es scheint bei der Rückbildung der Affection, eigenthümliche netzwerkartig angeordnete graue Streifen.

Beiden Formen gemeinsam ist ein wichtiges *subjectives Symptom*, das *Juckgefühl*, welches in manchen Fällen schwächer, in anderen stärker ist, manchmal sogar anhaltende Schlaflosigkeit bewirken kann und häufig zum Zerkratzen der Efflorescenzen führt, die sich demgemäss mit kleinen Blutbörkchen bedecken. Sind Infiltrate der Fusssohlen vorhanden, so ist gewöhnlich das Auftreten schmerzhaft, auch die Schleimhautinfiltrate verursachen manchmal Schmerzen. — In vielen Fällen finden sich *Anschwellungen verschiedener Lymphdrüsen*, so der Inguinaldrüsen, die wohl ebenso, wie die Prurigobubonen, auf die durch das Kratzen hervorgerufenen Verletzungen zurückzuführen sind.

Dass diese in mancher Hinsicht verschiedenen Formen wirklich
derselben Krankheit angehören, zeigen neben anderen Thatsachen vor
allen Dingen jene Fälle, die gewissermassen Mittelglieder darstellen,
bei denen auf einzelnen Stellen des Körpers Efflorescenzen, entsprechend dem Lichen ruber acuminatus, auf anderen Stellen solche nach
dem Typus des Lichen ruber planus sich vorfinden.

Der Verlauf beider Formen ist ein chronischer, denn wenn auch
besonders im Beginn die Ausbreitung der Efflorescenzen oft in einer
mehr acuten Weise stattfindet, so erstreckt sich der weitere Verlauf
doch stets über eine Reihe von Monaten und, wenn die Therapie nicht
dazwischentritt, von Jahren. Während nun im Beginn der Erkrankung,
abgesehen etwa von der durch das Jucken hervorgerufenen Schlaflosigkeit, keine Störung des Allgemeinbefindens eintritt, so macht sich bei
dem Lichen ruber acuminatus bei der Ausbreitung der Erkrankung über
einen erheblichen Theil der Körperoberfläche ein Einfluss auf dasselbe
geltend, indem eine immer mehr zunehmende *Abmagerung* sich einstellt, die schliesslich, wenn die gesammte Hautdecke ergriffen ist, zu
dem hochgradigsten *Marasmus* und, ohne dass eine bestimmte Erkrankung innerer Organe hinzuzutreten braucht, zum *Tode* führt. —
Bei Lichen planus sind derartig schwere Erscheinungen nicht beobachtet, doch sind wir nicht im Stande, die Möglichkeit dieses Vorkommens definitiv in Abrede zu stellen, da jetzt ein jeder zur Kenntniss gekommene Fall von Lichen ruber selbstverständlich der stets
Heilung bringenden Therapie unterworfen wird. Immerhin ist nach
den Fällen von Lichen ruber planus, welche jahrelang nicht oder nicht
richtig behandelt werden und bei denen das Exanthem an der einen
Stelle spontan in Resorption übergeht, um an anderen Punkten wieder
aufzutreten, ohne dass eine Störung der allgemeinen Gesundheit eintritt, anzunehmen, dass der Lichen ruber planus jedenfalls an Bösartigkeit weit hinter dem Lichen ruber acuminatus zurücksteht.

Die Prognose würde daher mindestens bei Lichen acuminatus eine
schlechte oder jedenfalls sehr zweifelhafte sein — die nicht behandelten
14 ersten Fälle Hebra's gingen sämmtlich zu Grunde —, wenn wir
nicht durch die von Hebra angegebene Therapie in der Lage wären,
einen jeden Fall von Lichen ruber acuminatus sowohl wie planus mit
vollster Sicherheit zu heilen, abgesehen von den Fällen von Lichen
ruber acuminatus, die in den letzten Stadien, schon im Zustande des
höchsten Marasmus erst in Behandlung kommen. In diesen Fällen
kann der ungünstige Ausgang eintreten, ehe es möglich war, die Wirkung der Medication zur Entfaltung zu bringen. Im Uebrigen ist die

Prognose also bei richtiger Behandlung stets eine absolut gute. Nur in sehr seltenen Fällen sind nach vollständiger Abheilung Recidive beobachtet.

Die Diagnose ist eigentlich nur schwierig durch die Seltenheit der Affection und die dadurch bedingte Unbekanntschaft vieler Aerzte mit den an und für sich ausserordentlich charakteristischen Symptomen der Krankheit. Wirkliche diagnostische Schwierigkeiten machen eigentlich nur jene seltenen Fälle von allgemeiner Ausbreitung des Lichen ruber acuminatus, bei denen nirgends eine freie Stelle geblieben ist. Denn ist das letztere, bei sonst fast allgemeiner Ausbreitung, der Fall, so finden sich stets am Rande der confluirenden Infiltrate in die normale Haut einzelne Lichenknötchen mit ihren charakteristischen Eigenschaften und in der oben geschilderten typischen Anordnung eingesprengt. In jenen ersterwähnten Fällen wäre zunächst eine Verwechselung mit einer *Psoriasis universalis* möglich. Einmal aber kommt eine solche Ausbreitung bei Psoriasis nur äusserst selten vor, selbst bei den ausgebreitetsten Fällen finden sich gewöhnlich noch einzelne freie Hautinseln, und dann sind allerdings die anamnestischen Angaben über den Verlauf von grosser Bedeutung. Während Lichen ruber acuminatus ohne zeitweilige Unterbrechungen in stetig zunehmender Weise die Hautdecke überzieht, kommen bei Psoriasis im Laufe mehrerer Jahre stets Schwankungen, theilweise Abheilungen, andererseits wieder Exacerbationen vor. Bei über den ganzen Körper ausgebreiteten *Eczemen* finden sich stets hier und da nässende Stellen, die eine Verwechselung unmöglich machen, bei einer anderen mit Röthung und Schuppung der gesammten Haut einhergehenden Erkrankung, der *Pityriasis rubra*, fehlt die beim Lichen stets beträchtliche Infiltration. Demgegenüber machen die Fälle von Lichen ruber planus und von nicht allgemeinem Lichen ruber acuminatus in Folge der ausserordentlich charakteristischen Merkmale der einzelnen Efflorescenzen eigentlich keine diagnostischen Schwierigkeiten. Lichen planus könnte mit *Lichen scrophulosorum* und dem *kleinpapulösen Syphilid* verwechselt werden. Doch zeigen bei ersterer Krankheit die in rundlichen Gruppen oder in Kreisen angeordneten Knötchen meist eine leichte Schuppung, bei dem Syphilid kommen manchmal an einzelnen Stellen auch grössere Papeln vor, im Uebrigen sind alle Papeln annähernd gleich gross, es fehlen die verschiedenen Entwickelungsstufen von dem punktförmigen Anfang bis zur ausgebildeten Papel, es fehlt ferner — abgesehen von seltenen Ausnahmen — der Juckreiz. Beiden Krankheiten fehlen vollständig die beim Lichen so ausserordentlich charakteristischen centralen Depres-

sionen und Pigmentirungen, bei peripherischem Weiterschreiten der
Knötcheneruptionen. Auch die Farbe der Efflorescenzen ist von Wichtigkeit, indem die Knötchen des Lichen ruber meist eine entschiedener
rothe Farbe gegenüber der mehr braunen Färbung des Syphilids und
der viel matteren Farbe der Knötchen des Lichen scrophulosorum
zeigen. — Bei Ergriffensein der Mundschleimhaut ist die Verwechselung mit Syphilis natürlich noch leichter möglich, doch unterscheidet
sich der Lichen ruber der Schleimhaut von den Plaques opalines durch
das Vorhandensein einzelner kleiner Knötchen, durch unregelmässigere
Begrenzung der Lichenplaques gegenüber den rundlichen Formen der
syphilitischen Infiltrate, und durch die geringe Neigung zur Bildung
von Erosionen.

Die anatomischen Untersuchungen haben bisher keine Erklärung für
die Pathogenese der Krankheit zu erbringen vermocht und ich über-
gehe daher die Mittheilung der verschiedenen, übrigens keineswegs über-
einstimmenden Angaben.

Die Aetiologie des Lichen ruber ist vor der Hand noch völlig unaufgeklärt. Meist werden Individuen in den mittleren Jahren, zwischen
dem 20. und 50. Lebensjahr, befallen, doch kommt auch in jüngeren
Jahren die Erkrankung vor, KAPOSI hat sogar einen Fall bei einem
8 monatlichen Kinde beobachtet; nach den statistischen Zusammen-
stellungen kommen etwa $^2/_3$ der Erkrankungen auf das männliche,
$^1/_3$ auf das weibliche Geschlecht. — Ebenso fehlt uns jeder Anhaltspunkt für das Verständniss der Ursachen, aus denen im einen Falle
die schwere Form (Lichen acuminatus), im anderen die leichtere (Lichen
planus) zur Entwickelung kommt. Bezüglich der relativen Häufigkeit
der beiden Formen stimmt die Mehrzahl der Beobachter dahin überein, dass der Lichen planus bei weitem häufiger vorkommt, und auch
meine eigenen Erfahrungen bestätigen dieses Verhalten in vollem Masse;
bei uns in Deutschland gehört der Lichen ruber acuminatus jedenfalls
zu den allergrössten Seltenheiten.

Die durch HEBRA eingeführte Behandlung besteht in der inneren
Darreichung von *Arsenik* (Acid. arsenicosum), doch müssen, um die
Heilung sicher zu erzielen, einmal hohe Dosen gegeben werden und
zweitens muss der Gebrauch des Mittels hinreichend lange fortgesetzt
werden. Am bequemsten geschieht die Darreichung in Form der *asiati-
schen Pillen* (Acid. arsenicos. 0,5 [1], Pip. nig. 5,0, Pulv. Liquir. 3,0,
Mucil. Gumm. q. s. ad pil. No. 100). Um zu der erforderlichen hohen
Dosis zu gelangen, ist eine allmälige Steigerung nothwendig, in der
Weiss, dass die erste Woche 2 Pillen (z. B. nach obiger Vorschrift

à 5 Mgr. Acid. arsen.) täglich genommen werden, die zweite Woche 3 und so fort jede Woche um eine Pille steigend, zunächst bis zu der Anzahl von 6 Pillen (0,03 Acid. arsen.). Die Pillen werden jedesmal unmittelbar nach der Mahlzeit genommen und die tägliche Dosis am besten auf 2 oder 3 Zeiten vertheilt, so dass z. B. von der fünften Woche an 2 mal 3 oder 3 mal 2 Pillen genommen werden. In der Regel treten bei dieser Anwendungsart keine unangenehmen Nebenwirkungen auf, höchstens dass die Kranken ab und zu über leichte Magenschmerzen und über Beschleunigung des Stuhls klagen. Die Wirkung auf den Ausschlag zeigt sich in der Regel nicht vor Ablauf der ersten 4 bis 6 Wochen, im Gegentheil, in dieser Frist kommt häufig noch eine Vermehrung der Licheneruptionen zu Stande. Dann aber beginnen in der Mehrzahl der Fälle die Knötchen und Infiltrate Erscheinungen der Rückbildung zu zeigen, indem sie flacher werden und weniger derb erscheinen. Immerhin kommen auch zu dieser Zeit noch einzelne frische Nachschübe vor. Während die Knötchen weiter sich abflachen, nehmen sie ein heller oder dunkler braunes Colorit an und verschwinden schliesslich ganz mit Hinterlassung pigmentirter Stellen, welche manchmal längere Zeit persistiren. Wie lange Zeit die vollständige Resorption der Efflorescenzen erfordert, ist je nach der Ausbreitung der Eruption in den einzelnen Fällen sehr verschieden, in den weniger ausgebreiteten Fällen ist dieselbe schon nach 3—4 Monaten erfolgt, in anderen Fällen allgemeiner Eruption kann ein Jahr und mehr darüber vergehen. Stets soll das Arsen nach der vollständigen Resorption noch 1—2 Monate gegeben werden und dann ebenso allmälig, wie beim Beginn der Behandlung die Steigerung, auch jetzt die Verringerung der Dosis bis zum gänzlichen Aufhören der Medication geschehen. In besonders hartnäckigen Fällen kann mit der Tagesdosis bis 0,04 und 0,05 gestiegen werden, ohne dass, wenn dies vorsichtig geschieht, Intoxicationserscheinungen zu befürchten sind.[1]) Treten dieselben aber trotzdem auf, fangen die Patienten an, über Trockenheit im Halse, über Magenbeschwerden und stärkeren Durchfall zu klagen, so soll die Arsendarreichung nicht plötzlich unterbrochen werden, sondern allmälig ist die Dosis zu verringern, da eine vollständige Gewöhnung des Körpers an das Medicament eintritt, ähnlich etwa wie bei Morphiumgebrauch. Allerdings habe ich in einigen Fällen, in denen die Patienten aus eigenem Antriebe die Medication plötzlich unterbrachen, übele Folgen hiernach nicht eintreten

---

1) Ich habe einen Patienten beobachtet, bei dem die tägliche Dosis allmälig bis 0,09 gesteigert war und bei dem nach mehrwöchentlichem Gebrauch dieser Dosis allerdings leichte Intoxicationserscheinungen auftraten.

sehen. — Die bei lange fortgesetztem Arsengebrauch manchmal auftretenden *Arsnei-Exantheme* sollen in einem späteren Capitel angeführt werden; hier ist noch die nicht selten auftretende diffuse oder
fleckweise Pigmentirung und die Exfoliation der Oberhaut, besonders
an den Flachhänden und Fusssohlen, zu erwähnen (ROMBERG). — Durch
subcutane Einspritzung von Solutio Fowleri ist nach dem Verbrauch
verhältnissmässig sehr geringer Mengen des Mittels und nach viel
kürzerer Zeit Heilung beobachtet worden (KÖBNER). — Bei heftigem
Juckreiz ist es nothwendig, im Beginn der Behandlung, ehe die Arsen-
wirkung hervortritt, äusserlich *Carbol- oder Thymollösungen* oder ähnliche Mittel, welche das Jucken lindern, anzuwenden; später verschwindet
der Juckreiz unter der Einwirkung des Arsens vollständig. — Bei sehr
festen Infiltraten, so bei den schwieligen Efflorescenzen auf den Flachhänden und Fusssohlen und den derben und hochragenden Infiltraten
an den Unterschenkeln lässt sich die Resorption durch Auflegen von
Salicylguttaperchapflastermull (10 %) beschleunigen. — Neuerdings ist
auch noch eine ganz andere Behandlungsart des Lichen ruber vorgeschlagen worden (UNNA), nämlich die systematische Einreibung mit
einer *Sublimat und Carbolsäure enthaltenden Salbe* (0,5—1,0:20,0:500,0)
und ist den Angaben nach damit eine auffallend schnelle Heilung erzielt.

VIERTES CAPITEL.
Lichen scrophulosorum.

Der Lichen scrophulosorum ist durch das Auftreten kleiner, höchstens hanfkorngrosser, oft aber nur punktförmiger Knötchen charakterisirt, die entweder in ihrer Farbe von der normalen Haut sich nicht
unterscheiden, oder hell gelblichbraun oder röthlich gefärbt sind und
theils einen leichten Glanz, theils eine unbedeutende oberflächliche Abschuppung zeigen. Diese Knötchen sind stets entweder in rundlichen
Gruppen bis zu mehreren Centimetern im Durchmesser oder in oft auffallend regelmässigen Kreisen angeordnet. In einer Reihe von Fällen
lässt sich constatiren, dass ein jedes Knötchen im Beginn der Entwickelung einem vergrösserten Follikel entspricht, so dass die Knötchen an und für sich völlig denen des Lichen pilaris gleichen. Die
Knötchengruppen kommen am häufigsten auf dem Stamm, seltener im
Gesicht und auf den Extremitäten vor. Ausser einer mässigen oberflächlichen Abschuppung treten in dem weiteren, sehr trägen Verlauf
bis zur Involution keine Veränderungen der Knötchen ein. Im Gesicht

und auf den Handrücken und Vorderarmen kommen manchmal gleichzeitig acneartige Efflorescenzen mit lividem Hof vor. — Subjective Empfindungen werden durch das Exanthem nicht hervorgerufen, ausser
einem ab und zu auftretenden, ganz unbedeutenden Juckreiz. — Der
Verlauf ist ein sehr chronischer, die Knötchen können monatelang bestehen, ohne spontan resorbirt zu werden.

In fast allen Fällen finden sich gleichzeitig mit diesem Exanthem
deutliche Zeichen der *Scrophulose,* Schwellungen und Vereiterungen
von Drüsen, oder die von diesen zurückgebliebenen Narben, scrophulöse
Augen- oder Knochenerkrankungen u. dgl., so dass hieraus mit Sicherheit geschlossen werden kann, dass die scrophulöse Diathese das wichtigste ätiologische Moment dieser Hauterkrankung ist. In den wenigen
Fällen, wo sichere Anzeichen der Scrophulose fehlen, weisen manchmal
langdauernde Lungenaffectionen auf jedenfalls ähnliche ätiologische Verhältnisse hin. Hiermit steht nun auch im Zusammenhang, dass der
Lichen scrophulosorum fast ausschliesslich bei *Kindern und jugendlichen Personen,* sehr selten jenseits der zwanziger Jahre auftritt, also
gerade in dem Alter, welchem so recht eigentlich die scrophulösen Erkrankungen angehören. Immerhin müssen noch andere, uns unbekannte
ätiologische Momente vorhanden sein, da der Lichen scrophulosorum
trotz der grossen Häufigkeit der Scrophulose eine nur sehr selten vorkommende Hautkrankheit ist.

Die anatomische Untersuchung hat übereinstimmend mit den klinischen Erscheinungen in der That eine wesentlich in und um die
Follikel stattfindende Infiltration nachgewiesen. — Die Diagnose ist im
Ganzen leicht, nur die Seltenheit der Krankheit und die daraus resultirende Unbekanntschaft mit den Symptomen kann sie schwierig machen.
Vor Verwechselung mit *Lichen pilaris* schützt das Auftreten der Knötchen in rundlichen Gruppen oder Kreisen meist am Stamm, während
bei jener Krankheit die Knötchen ohne regelmässige Anordnung vorzugs-
weise auf den Streckseiten der Extremitäten sich vorfinden. Bei dem
kleinpapulösen Syphilid, welches überdies doch nur ausnahmsweise bei
so jugendlichen Personen zur Beobachtung kommen dürfte, finden sich
manchmal an einzelnen Stellen auch grössere Papeln — sonst kann
allerdings unter Umständen die Aehnlichkeit des Exanthems an sich
eine sehr grosse sein —, jedenfalls aber wird mit Berücksichtigung der
concomitirenden Erscheinungen einerseits der Syphilis, andererseits der
Scrophulose die Unterscheidung kaum erhebliche Schwierigkeiten machen.
Lichen ruber, sowohl *acuminatus* wie *planus*, unterscheidet sich hinlänglich durch die charakteristischen Eigenschaften des Exanthems.

4*

Die **Prognose** ist, abgesehen natürlich von der Prognose der Scrophulose im Allgemeinen und nur mit Bezug auf den Ausschlag, eine gute, denn bei geeigneter **Behandlung**, die in der Ueberführung in gute hygienische und diätetische Verhältnisse, falls solche nöthig ist, und in der inneren Darreichung des Leberthrans besteht, am besten in Verbindung mit gleichzeitigen regelmässigen Einreibungen der Haut mit demselben Mittel, tritt stets nach einer Reihe von Wochen eine vollständige Resorption des Ausschlages ein.

<hr>

FÜNFTES CAPITEL.

Pityriasis rubra.

Henra hat zuerst das Bild dieser ganz ausserordentlich seltenen Krankheit gezeichnet. Bei den in frühen Stadien zu Beobachtung gekommenen Fällen beginnt an umschriebenen Stellen, an den Gelenkbeugen oder auch an anderen Punkten die Haut sich zu röthen und mässig abzuschuppen, so dass diese Stellen sehr grosse Aehnlichkeit mit einem chronischen trockenen Eczem haben, abgesehen von dem Fehlen der Hautinfiltration bei Pityriasis. Allmälig breiten sich diese schuppenden Flächen weiter aus und überziehen grosse Körperstrecken oder die ganze Hautoberfläche. Nach längerem Bestande tritt eine weitere Veränderung der Haut hinzu, nämlich eine *Atrophie*, in Folge deren die Haut dünn, glänzend und straff gespannt erscheint. Ihre Farbe ist lebhaft roth, an den Unterextremitäten lividroth und in Folge der Dünnheit der Haut scheinen kleinere und grössere Gefässe überall mit grösster Deutlichkeit durch. In Folge der Spannung kommt es zu *schmerzhaften Rhagadenbildungen* an den Gelenken, ja es sind umschriebene *Gangränescirungen* der Haut beobachtet. — Anfänglich empfinden die Kranken nur mässiges Jucken, später kommen in Folge der Spannung Functionsbehinderungen der Glieder hinzu. Die Krankheit verläuft zunächst fieberlos und anfänglich leidet auch das Allgemeinbefinden in keiner Weise. Später aber tritt *allgemeine Abmagerung* ein und unter einem sich immer steigernden *Marasmus* geben die Kranken nach jahrelanger Dauer des Leidens zu Grunde, welcher Ausgang oft durch intercurrente Erkrankungen beschleunigt wird.

Die **Diagnose** ist stets schwierig, da die Pityriasis rubra wenig charakteristische Symptome zeigt. Anfänglich macht nur die Unterscheidung von *chronischem Eczem* Schwierigkeiten, später aber bei Ausbreitung über den ganzen Körper oder den grössten Theil desselben ist eine Verwechselung mit den universell ausgebreiteten Formen des *Eczems*, des *Lichen ruber* und der *Psoriasis* möglich. Abgesehen von dem Fehlen der für diese Krankheiten typischen Erscheinungen, dem wenigstens stellenweise auftretenden Nässen bei Eczem, den charakteristischen Einzelefflorescenzen bei den beiden anderen Krankheiten, die sich in der Regel auf kleinen, von dem allgemeinen Erkrankungsprocess noch verschonten Hautstellen erkennen lassen, ist hier das Hauptgewicht auf den *Mangel einer Infiltration* oder die im Gegentheil vorhandene *Atrophie der Haut* mit deutlich durchscheinenden Venen zu legen, während bei jenen Krankheiten die Haut stets infiltrirt, verdickt ist.

Weder die *klinischen Erscheinungen* noch die *anatomischen Untersuchungen* haben über die Aetiologie dieses seltenen Leidens bisher einen Aufschluss zu bringen vermocht. Es ist hier lediglich anzuführen, dass bei weitem die Mehrzahl der Erkrankten dem männlichen Geschlecht und den mittleren Jahren angehörte. — Auch die Therapie muss sich leider nach unseren heutigen Kenntnissen auf eine *symptomatische Behandlung*, Linderung der subjectiven Beschwerden der Kranken durch Anwendung lauwarmer Bäder und indifferenter Salben beschränken. KAPOSI hat in einem Fall unter dem internen Gebrauch der *Carbolsäure* Heilung eintreten sehen.

─────────

Als *Pityriasis pilaris* ist zuerst von DEVERGIE eine Affection der Haut beschrieben worden, deren Eigenartigkeit nach den neueren Arbeiten, ganz besonders von C. BOECK und BESNIER, nicht mehr angezweifelt werden kann. Der letzterwähnte Autor hat auch in zweckmässiger Weise die ursprüngliche Benennung der Krankheit erweitert, indem er sie Pityriasis rubra pilaris nannte. — Wenn auch eine gewisse Aehnlichkeit einzelner Symptome mit den Erscheinungen des *Lichen ruber acuminatus* nicht in Abrede gestellt werden kann, so handelt es sich auch nach unserer Meinung sicher um zwei verschiedene Krankheiten, die nicht indentificirt werden dürfen.

Nach BESNIER lassen sich drei Gruppen von Symptomen unterscheiden. Das am meisten charakteristische Symptom der Krankheit sind kleine, stets von den Hautfollikeln ausgehende *Hornbildungen* — erste Gruppe BESNIER's —, welche zur Bildung kleiner, harter spitzer oder flacher Erhabenheiten führen, die, wenn sie reichlich auftreten, einen reibeisenartigen Zustand der Haut hervorrufen. Dieselben entsprechen stets den Follikeln, sind weiss oder grau, seltener röthlich oder bräunlich, sie sind oft von einem Haar durchbohrt, welches ganz kurz abgebrochen ist und so einen kleinen centralen dunklen Punkt bildet. Manchmal confluiren die einander benachbarten Hornbildungen zu grösseren Schuppen, an denen aber mit der Loupe die Centren der einzelnen Herde deutlich kenntlich sind. Diese kleinen Hornbildungen treten meist symmetrisch auf, befallen mit besonderer Vorliebe die Streckseiten der Extremitäten, zumal der Vorderarme, der Hände und der ersten Phalangen, können aber am ganzen Körper vorkommen mit Ausnahme des behaarten Kopfes. Auch auf Flachhänden und Fusssohlen kommen sie nach BESNIER vor, wenn auch nur selten und vorübergehend; hier entsprechen sie den Mündungen der Schweissdrüsen.

Das zweite Symptom ist eine *Abschuppung der Haut*, die theils kleienförmig ist (Pityriasis im früheren Sinne des Wortes), theils zur Bildung grösserer Schuppenmengen führt, so auf dem behaarten Kopf oder — auf den Flachhänden und Fusssohlen — zusammenhängende, lamellöse Auflagerungen bildet. Manchmal sind die erkrankten Hautstellen mit einem dünnen, weisslichen, gypsartigen Ueberzug bedeckt.

Das dritte Symptom endlich ist die *Hyperämie, Röthung der Haut*, welche anfänglich an die Umgebung der einzelnen Hornbildungen gebunden, im weiteren Verlauf mit der Ausbreitung dieser auch grössere Strecken überzieht und schliesslich zu einer Röthung und mässigen Infiltration der Haut ganzer Körperregionen und der ganzen Körperoberfläche führen kann.

Die *Haare* bleiben in manchen Fällen intact oder zeigen sogar ein gesteigertes Wachsthum, in anderen tritt mehr oder weniger starke Alopecie ein. — Die *Nägel* werden etwas afficirt und zeigen longitudinale oder transversale Furchen oder werden durch Bildung lockerer Hornmassen emporgehoben.

Das klinische Bild der Krankheit in den einzelnen Fällen ist ein sehr wechselndes, je nach dem Vorwiegen des einen oder des anderen dieser Symptome, jedenfalls dürften aber die folliculären Hornbildungen und die Abschuppung als die constantesten Symptome anzusehen sein.

Die *subjectiven Symptome* bestehen in Hautjucken, das in einzelnen Fällen sehr unbedeutend, in anderen sehr heftig sein kann, und einer gewissen Empfindlichkeit der Haut gegen Berührungen, die sich besonders an Händen und Füssen manchmal bis zu intensiver Schmerzhaftigkeit steigert. — Das *Allgemeinbefinden* leidet direct niemals; nur in den Fällen mit starkem Pruritus wird es durch diesen natürlich wesentlich beeinträchtigt.

Die Krankheit kann in jedem Lebensalter auftreten, beginnt aber gewöhnlich im kindlichen oder jugendlichen Alter; sie ist häufiger beim männlichen Geschlecht, als beim weiblichen beobachtet.

Der Verlauf der Pityriasis rubra pilaris ähnelt in mancher Hinsicht dem der Psoriasis. Meist beginnt die Erkrankung an einzelnen circumscripten Stellen, am häufigsten im Gesicht oder an den Händen, um sich dann später in subacuter oder auch mehr chronischer Weise über grössere Strecken oder den ganzen Körper auszubreiten. Auf diesem Höhestadium verharrt die Krankheit dann stets längere Zeit, Monate und selbst Jahre, um dann allmälig zu verschwinden. Aber von einer definitiven Heilung kann eigentlich nicht die Rede sein, in der Regel tritt nach längerer oder kürzerer Zwischenzeit ein Recidiv auf.

Die Aetiologie ist noch völlig unaufgeklärt und auch die Therapie lässt noch zu wünschen übrig. Während BESNIER sich über die Erfolge der inneren Behandlung (Arsen, Leberthran) mit grosser Reserve ausspricht, berichtet C. BOECK über einen günstigen Erfolg nach längerem *Arsengebrauch.* Auch ich habe in zwei ganz typischen Fällen eine entschieden günstige Beeinflussung der Krankheit durch lange fortgesetzten Gebrauch von Arsen in hohen Dosen beobachtet, doch warnt BESNIER vielleicht nicht mit Unrecht vor einer zu raschen Schlussfolgerung in dieser Richtung bei einer Krankheit, die unter Umständen auch spontan abheilt. — Aeusserlich sind im acuteren Stadium *indifferente Salben* und *warme Bäder,* später *Salicylsäure, Schwefel, Theer* in geeigneter Form anzuwenden. In einem Fall habe ich Schwefelbäder mit ganz gutem Erfolg angewendet. Bei starkem Pruritus sind *Carbolsäure, Thymol* oder *Menthol* in Lösungen oder Salben anzuwenden.

SECHSTES CAPITEL.

Prurigo.

Die **Prurigo** (*Juckblattern*) beginnt fast ausnahmslos in frühester Kindheit, in der Regel *im Laufe des zweiten Lebensjahres.* Die ersten Erscheinungen bestehen lediglich in fort und fort sich wiederholenden Eruptionen von *Urticariaquaddeln* und den durch das hiermit verbundene Jucken veranlassten *Kratzeffecten.* Sind schon diese unaufhörlichen Urticaria-Eruptionen an und für sich auffallend, so beginnt nach gewisser Zeit, nach einigen Monaten auch bereits eine *bestimmte Localisation* der Quaddeln und der Kratzeffecte bemerkbar zu werden, die gerade der Localisation der späteren, typischen Prurigo-Erscheinungen entspricht, und allmälig stellen sich immer deutlicher werdend die für die Prurigo charakteristischen Symptome ein.

Das erste Symptom ist das eigentliche *Prurigo-Exanthem*, welches aus *kleinen, stecknadelkopfgrossen, blassen oder blassrothen Knötchen* besteht, die nur wenig über das normale Hautniveau hervorragen und sich besonders durch die Erregung *heftigen Juckens* auszeichnen. Die Folge hiervon ist, dass die Knötchen bald nach ihrem Entstehen zerkratzt werden und sich daher an ihrer Spitze mit einem Blutbörkchen bedeckt zeigen. Aber immer und immer wieder bilden sich neue Knötchen, die ebenfalls nach kurzem Bestande stets wieder zerkratzt werden. Die Prurigoknötchen stellen sowohl ihrer Erscheinung wie dem anatomischen Befunde nach nichts als kleinste Urticariaquaddeln dar und in der That lässt sich der allmälige Uebergang der anfänglichen Quaddeln zu den Prurigoknötchen beobachten RIEHL).

Diese Knötcheneruptionen und demgemäss auch deren Folgeerscheinungen, von denen bisher nur die Kratzeffecte erwähnt sind, zeigen eine sehr ausgesprochene Neigung zu einer ganz bestimmten Localisation, indem stets zuerst und am stärksten die *Streckseiten der Unterextremitäten*, besonders der *Unterschenkel*, die *Kreuzbeingegend* und die Haut der *Nates*, in geringerem Grade die *Streckseiten der Arme* und die *seitlichen und vorderen Portien des Abdomen* befallen werden. Das *Gesicht*, die *Knie- und Ellenbogenbeugen* bleiben dagegen *stets frei*.

Im weiteren Verlaufe treten eine Reihe von *Folgeerscheinungen* auf, die in ihrer Gesammtheit das Bild der Prurigo erst zu einem recht charakteristischen machen. Zunächst sind hier die *Pigmentirungen* zu nennen, die überall da zurückbleiben, wo durch das Kratzen ein kleines Blutextravasat im Corium hervorgerufen war, welches sich nach gewisser Zeit in einen kleinen Pigmentherd oder in eine kleine Narbe mit pigmentirter Umgebung umwandelt. Da nun die Kratzeffecte sich immer an denselben, vorhin genannten Stellen wiederholen, so nehmen diese eine allmälig immer dunkler werdende Färbung an, während die verschonten Theile, die Beugen und das Gesicht, ihre normale Farbe behalten, ja das letztere sich gewöhnlich durch eine blasse, fahle Färbung auszeichnet. In den schwersten Prurigofällen wird die Haut fast des ganzen Körpers tief braun pigmentirt.

Eine zweite Folgeerscheinung sind die *Anschwellungen der Lymphdrüsen*, die *Prurigobubonen*, die schon in den ersten Jahren der Krankheit sich zu entwickeln beginnen, aber erst nach einem mehrjährigen Bestande zu betrachtlicher Ausdehnung gelangen. Die Entstehung derselben beruht darauf, dass in die Excoriationen fort und fort irritirende

Stoffe von aussen hineingelangen, die von den Lymphbahnen aufgenommen, bis zu den nächstgelegenen Lymphdrüsen transportirt werden und hier Entzündungszustände hervorrufen. Es scheint dies nur selten in acuter Weise vor sich zu gehen, wenigstens gehört die Vereiterung der Prurigobubonen zu den Ausnahmen, gewöhnlich findet eine langsame, schmerzlose Vergrösserung der Drüsen statt, die in den hochgradigsten Fällen die Drüsen zu *faustgrossen Tumoren* anschwellen lassen kann. Da die Unterextremitäten fast stets am intensivsten ergriffen sind, so zeigen selbstverständlich die *Inguinaldrüsen* diese Veränderung am stärksten, doch schwellen auch die Axillardrüsen, wenn auch in geringerem Grade, an.

Eine weitere Folge der sich immer wieder an verschiedenen Punkten derselben Territorien abspielenden, durch das Kratzen hervorgerufenen circumscripten Entzündungsvorgänge ist eine allmälig zunehmende *Infiltration und Verdickung der Haut*, die an den Unterschenkeln stets am stärksten ist und hier das Aufheben einer Falte beinahe oder völlig unmöglich macht; in absteigender Reihe sind dann Oberschenkel und Arme von dieser Veränderung ergriffen. An den Streckseiten der Gelenke zeigt sich diese Hautverdickung in einer sehr erheblichen *Vertiefung der normalen Hautfurchen*, die besonders am Knie- und Fussgelenk hervortritt. — Auch von diesen Veränderungen bleiben dagegen die Knie- und Ellenbogenbeugen frei, deren Haut auch in hochgradigen und lange bestehenden Prurigofällen stets weich und von normaler Dicke bleibt.

Die durch das Kratzen bedingte *oberflächliche, kleienförmige Abschilferung* der verdickten Hautpartien und das *Fehlen der Lanugohärchen*, die meistens dicht über dem Austritt aus der Haut durch die kratzenden Nägel abgebrochen werden, vervollständigen das ausserordentlich charakteristische Krankheitsbild.

Während die bisher geschilderten Veränderungen nothwendige und regelmässige Begleiterscheinungen bilden, treten andere Erscheinungen nur in manchen Fällen oder nur zeitweise auf, so vor Allem das *Eczem*, welches sich, wie zu allen chronischen juckenden Krankheiten, so auch zur Prurigo gesellen kann. Es sind gewöhnlich nässende und borkenbildende Eczemformen, die nicht nur an den Prädilectionsstellen der Prurigo auftreten, sondern auch auf die von der Prurigo verschonten Gebiete, auf Gesicht und Gelenkbeugen übergreifen können. Als seltenere Complication ist eine in den späteren Stadien der Krankheit bei den Exacerbationen auftretende typische *Urticaria* zu nennen.

Verlauf. Nachdem die Krankheit, wie schon oben gesagt, meist

vor Ablauf des zweiten Lebensjahres in einer zunächst insignificanten
Weise begonnen hat, treten dann in den nächsten Jahren die der Prurigo
eigenthümlichen Symptome immer deutlicher hervor und schon nach
wenigen Jahren ist der ganze charakteristische Symptomencomplex vollständig ausgebildet. Ist die Krankheit erst bis zu diesem Stadium vorgeschritten, so ist sie nach unseren heutigen Kenntnissen unheilbar und
begleitet die Kranken bis zum Tode, welcher in den schwereren Fällen
die Erlösung von einem elenden und qualvollen Leben ist. Indess ist
der *Intensitätsgrad*, welchen die Krankheitserscheinungen in den verschiedenen Fällen erreichen, keineswegs derselbe, wohl aber bleibt derselbe im einzelnen Falle während des ganzen Verlaufes annähernd sich
gleich, so dass bei denjenigen Pruriginösen, bei denen sich in den ersten
Jahren nur mässige Erscheinungen zeigen, auch im späteren Verlauf
eine wesentliche Verschlimmerung nicht zu befürchten ist, während in
den schweren Fällen schon nach einem Bestande von wenigen Jahren
sehr intensive Krankheitserscheinungen zu constatiren sind. Hiernach
hat man zwei Unterarten, *Prurigo mitis* und *Prurigo ferox* oder *agria*
aufgestellt, deren Trennung aber eben nur auf einem graduellen Unterschied beruht. Der Verlauf ist ferner kein gleichmässiger, sondern es
wechseln *Remissionen*, die oft an den Wechsel der Jahreszeiten gebunden
sind, mit *Exacerbationen* ab, und besonders die milderen Fälle haben
auch ohne Behandlung häufig, zumal in der warmen Jahreszeit, vollständig freie Intervalle, abgesehen natürlich von den bleibenden Veränderungen, den Pigmentirungen, der Hautverdickung und den Drüsenschwellungen. — Das schwerwiegendste Symptom bildet stets der
unaufhörliche heftige Juckreiz, und schon die durch denselben bedingte Schlaflosigkeit schädigt die Kranken körperlich aufs schwerste.
Aber weiter werden sie durch denselben in der Schule, in ihrer Stellung im socialen Leben fortwährend beeinträchtigt, der Pruriginöse
ist, wie KAPOSI treffend bemerkt, *verrehmt*, Niemand will mit ihm
zu thun haben, und so ist es nicht zu verwundern, dass die Mehrzahl
der Pruriginösen auch ohne Hinzutreten anderweitiger Erkrankungen
frühzeitig zu Grunde geht.

Das Leiden ist daher, wenn es erst einmal zu einer stärkeren Entwickelung gediehen ist, ein sehr schweres und verhängnissvolles für
den damit Behafteten und die Prognose ist in diesen Fällen bezüglich
der dauernden Heilung durchaus schlecht. Nur im Beginn der Krkran-
kung ist die Möglichkeit einer vollständigen Heilung vorhanden, und
bei den milderen Fällen vermögen wir wenigstens durch die Therapie
den Zustand der Kranken erträglich zu machen, während wir bei den

schweren Fällen gewöhnlich nur kurzdauernde Remissionen zu erzielen im Stande sind.

Die Diagnose macht in ausgesprochenen Fällen niemals die geringsten Schwierigkeiten: die *typische Localisation*, die eigenthümlichen *Folgeerscheinungen* schützen vor jeder Verwechselung. Vor allen Dingen ist die Verwechselung mit *Scabies* — die oft genug vorkommt — auch bei oberflächlicher Untersuchung eigentlich undenkbar. Zu berücksichtigen ist indess, dass Pruriginöse selbstredend gelegentlich Scabies acquiriren können und dass bei der Combination der Symptome beider Krankheiten bei ungenauer Untersuchung die Prurigo wohl übersehen werden kann, woraus unangenehme Täuschungen hinsichtlich der Prognose entstehen. Ebenso kann auch durch stärkere Entwickelung eines complicirenden Eczems die Diagnose manchmal erschwert werden. Dagegen ist es *im Beginn der Krankheit* stets schwierig und oft sogar unmöglich, eine sichere Diagnose zu stellen, da die ersten Erscheinungen nichts charakteristisches haben und Folgeerscheinungen selbstverständlich noch fehlen. So können die manchmal sich längere Zeit immer wiederholenden *urticaria-artigen Eruptionen*, die durch das *Zahnen* bedingt sind, einen unbegründeten Verdacht auf beginnende Prurigo wachrufen. Immerhin ist bei allen hartnäckigen Urticaria-Eruptionen bei 1—2 jährigen Kindern, ohne dass andere Ursachen vorhanden sind, stets an die Möglichkeit einer sich entwickelnden Prurigo zu denken und daher die Prognose vorsichtig zu stellen.

Die anatomischen Untersuchungen der Prurigohaut haben bisher nur Befunde, wie sie auch bei anderen chronischen entzündlichen Hautkrankheiten vorkommen, geliefert; auch die bei Prurigo vorkommenden Ausbuchtungen der Haarwurzelscheiden und die Hypertrophie der Arrectores pilorum sind keineswegs für diese Krankheit charakteristisch und geben keinen wesentlichen Anhaltspunkt für die Erklärung der Symptome. Die Untersuchung der Prurigoknötchen hat ergeben, dass die Veränderung nicht die Epidermis, sondern die oberen Schichten der Cutis, besonders den Papillarkörper betrifft und in geringer zelliger Infiltration, Erweiterung der Gefässe und Auseinanderdrängung der Bindegewebsbündel, wahrscheinlich durch seröse Durchtränkung — Oedem — des Gewebes besteht, Erscheinungen, welche in ähnlicher Weise bei den gewöhnlichen Urticariaquaddeln gefunden sind.

Ueber die Aetiologie lässt sich zur Zeit nur wenig Bestimmtes sagen. Sicher ist, dass die *Vererbung* von wesentlicher Bedeutung ist, denn einmal spricht hierfür das constante Auftreten der Krankheit in einer *bestimmten Periode des frühesten Kindesalters* und das oft vor-

kommende *Erkranken von Geschwistern*. HENRA hat besonders auf das
Bestehen eines Zusammenhanges zwischen *Tuberkulose der Eltern und*
Prurigo der Kinder aufmerksam gemacht, doch ist dieses Verhältniss
keineswegs ein constantes. Im Ganzen scheinen die ärmeren Schichten
der Bevölkerung häufiger von der Krankheit befallen zu werden, als die
besser situirten Klassen und jedenfalls stellt das männliche Geschlecht
ein grösseres Contingent von Pruriginösen als das weibliche.

Bei der Behandlung der Prurigo ist zunächst die *allgemeine Pflege*
der Haut vor Allem durch *Bäder* und überhaupt durch *Reinlichkeit*
von der grössten Bedeutung. Dies wird am besten durch den Umstand
bewiesen, dass Prurigokranke, die, wie es so häufig der Fall ist, aus
elenden socialen Verhältnissen in eine geordnete Hospitalpflege kommen,
auch ohne jede besondere äussere oder innere Behandlung, nur durch
die ihnen zu Theil werdende allgemeine Pflege der Haut und daneben
wohl auch durch die in jeder Richtung besseren hygienischen Verhältnisse nach einiger Zeit von den subjectiven Beschwerden der Krankheit
viel weniger oder gar nicht mehr geplagt werden, während auch objectiv die Prurigosymptome sehr erheblich zurückgehen. Wir vermögen
aber durch locale Anwendung einiger Mittel diesen Rückgang der
Krankheitserscheinungen in hohem Grade zu beschleunigen. Zunächst
sind hier *Theer*, *Schwefel* und *grüne Seife* zu nennen. Die Application des Theers geschieht in ganz derselben Weise, wie beim
schuppenden Eczem und wird bei Prurigo sehr zweckmässig mit der
Anwendung der Bäder combinirt, indem die Kranken, bevor sie in
das möglichst protrahirte ($\frac{1}{2}$—1 Stunde) Bad gesetzt werden, an allen
mit Prurigo-Eruptionen bedeckten Stellen eingetheert werden (Theer-
bäder). Von sehr gutem Erfolge sind ferner die methodischen Einreibungen mit WILKINSON'*scher Salbe*, welche eine Combination der
obengenannten drei Mittel darstellt (Ol. Rusci, Flor. sulf. ana 10,0,
Sap. virid., Vaselin. flav. ana 20,0). Weniger empfehlenswerth ist die
Anwendung des Schwefels allein, die besonders früher in Gestalt der
VLEMINXK'schen Schwefelcalciumlösung vielfach in Gebrauch war. Dagegen hat in neuerer Zeit KAPOSI in dem *Naphtol* ein auch gegen
Prurigo sehr wirksames Mittel kennen gelehrt, das am besten als 5 proc.
Salbe angewendet wird. Alle diese Mittel müssen bei intensiveren
Fällen eine Reihe von Wochen, etwa 4—6, angewendet werden, ehe
eine wenigstens einige Zeit vorhaltende Heilung erzielt werden kann.
Aber dieselbe ist sicher zu erwarten, die Nachschübe der Prurigo-
knötchen werden spärlicher und hören schliesslich ganz auf, damit
schwindet der Juckreiz, die Bildung frischer Kratzeffecte hört auf und

die bestehenden heilen ab. Auch die Infiltration der Haut wird geringer, während selbstredend die Pigmentirungen bestehen bleiben und auch die Drüsenschwellungen entweder gar nicht oder nur wenig zurückgehen. Das Allgemeinbefinden wird bei heruntergekommenen Kranken stets erheblich gebessert. Aber leider hält dieser Erfolg gewöhnlich nicht lange vor. Kommen die Kranken nach ihrer Entlassung wieder in ihre in hygienischer und diätetischer Beziehung ungünstigen häuslichen Verhältnisse zurück, so stellt sich regelmässig nach kürzerer oder längerer Zeit ein Recidiv ein, welches sie wieder zwingt, das Krankenhaus aufzusuchen.

Schliesslich haben wir durch O. SIMON in dem aus den Folia Jaborandi dargestellten *Pilocarpin* ein Mittel kennen gelernt, welches in günstigster Weise die Prurigo zu beeinflussen vermag. Dasselbe wird am besten subcutan Erwachsenen in der täglichen Dosis von 0,01—0,02 gegeben und bewirkt gewöhnlich schneller, als die oben erwähnten Methoden einen vollständigen Rückgang. Nach der Einspritzung werden die Kranken in wollene Decken eingehüllt und müssen 1—2 Stunden schwitzen. Bei Kindern ist die subcutane Anwendung mit etwas kleineren Dosen in der Regel auch durchführbar, sonst ist an ihrer Stelle der *Syrupus Jaborandi* zu verwenden, bei kleinen Kindern mit einem Theelöffel beginnend und bis zu der Dosis, die reichlichen Schweiss hervorruft, steigend, und empfiehlt sich dieses Mittel auch für die ambulante Behandlung. Unangenehme Nebenwirkungen, übermässige Steigerung der zwar meist in geringerem Grade sich einstellenden Salivation und Erbrechen, treten im Ganzen selten auf, das letztere relativ am häufigsten noch bei der internen Darreichung, während Collapserscheinungen bei den obigen Dosirungen nicht zu befürchten sind. Wenn nun auch das Pilocarpin in Fällen, die schon länger bestehen, nicht viel mehr leistet, als die anderen Mittel, indem auch bei dieser Behandlung die Recidive nicht ausbleiben, wenn sie auch, wie es scheint, später erfolgen, als sonst, so ist doch einmal die Behandlung eine viel einfachere und angenehmere, als die bisherigen Methoden, dann aber scheint in den Fällen, die frühzeitig in Behandlung kommen, also in den ersten Jahren der Krankheit, manchmal wenigstens eine vollständige, dauernde Heilung durch dieselbe erzielt werden zu können. Neben einer jeden dieser Methoden ist aber unter allen Umständen stets mit der grössten Sorgfalt und Ausdauer die *allgemeine Pflege der Haut* zu berücksichtigen, nicht nur während der Exacerbationen, sondern auch in den freien Intervallen. In erster Linie stehen hier unbedingt die möglichst täglich anzuwendenden *Bäder*. Nur wenn die sociale Stellung des Patienten diese Massnahmen ermöglicht, wird es gelingen, ihn wenn auch nicht dauernd von seinen Beschwerden zu befreien — abgesehen von den wenigen, frühzeitig genug in Behandlung gekommenen Fällen —, so doch wenigstens dieselben niemals die unerträgliche Höhe erreichen zu lassen, die schliesslich seinen weniger günstig situirten Leidensgefährten in der Regel ein frühes Ende bereitet.

SIEBENTES CAPITEL.

Pemphigus.

Unter dem Namen Pemphigus werden mehrere Krankheiten zusammengefasst, von denen nur zwei, der *Pemphigus vulgaris* und der *Pemphigus foliaceus*, wirklich zusammengehörig sind, während zwei andere Krankheiten, der *Pemphigus neonatorum* und der *Pemphigus acutus*, ätiologisch von jenen völlig zu trennen sind. Da aber die Aetiologie dieser Krankheitszustände überhaupt erst zum kleinsten Theile aufgeklärt ist, so wollen wir, der alten Eintheilung folgend, diese Krankheiten vor der Hand noch zusammen besprechen.

Der Pemphigus neonatorum (*Schälblattern*) befällt, wie schon der Name sagt, nur *Neugeborene* und tritt in der Regel in der zweiten Hälfte der ersten Lebenswoche, selten früher oder einige Tage später auf. Es erscheinen auf sonst normaler Haut *kleine Bläschen oder flache Blasen* bis Linsengrösse, mit wasserhellem, später eiterig werdendem Inhalt, die sich rasch vergrössern und die Grösse eines Zehnpfennigstückes und darüber erreichen können. Gewöhnlich platzt aber die sehr zarte Blasendecke schon vorher und bleibt entweder als weisses dünnes Häutchen an ihrem Ort liegen oder wird abgestossen und nun erscheint die Efflorescenz als runde rothe, wenig oder gar nicht nässende Scheibe, deren Rand von den Resten der Blasendecke, die unmittelbar in die normale Epidermis übergehen, gebildet wird. Oft hängen auch unregelmässige Fetzen vertrockneter Epidermis diesem Rande noch an. Derartige Abhebungen der obersten Epidermisschichten finden sich auch manchmal auf grösseren Flächen, während auf der übrigen Haut kleinere ebensolche Herde oder Blasen vorhanden sind. Die Localisation ist ganz unregelmässig, es kann jede Körperstelle ergriffen werden. Im weiteren Verlauf überhäuten sich die erstbefallenen Stellen sehr rasch wieder vollständig, nur erscheinen sie eine Zeit lang noch etwas roth, später livide und bräunlich. Inzwischen erfolgen aber gewöhnlich an bis dahin freien Stellen frische Nachschübe und so kann sich die Krankheit über 1—3 Wochen hinziehen. Das *Allgemeinbefinden* leidet in der Regel gar nicht, es besteht weder Fieber noch eine sonstige Störung. In einigen ausnahmsweisen Fällen brachten die Kinder schon einige Blasen mit zur Welt und ebenso sind abweichend von dem gewöhnlichen Verhalten manchmal schwere Allgemeinerscheinungen, hohes Fieber und selbst ein tödtlicher Verlauf beobachtet worden. Es ist indess mindestens fraglich, ob diese Fälle zu dem eigentlichen Pemphigus neonatorum zu rechnen sind. Die Diagnose ist nicht zu verfehlen. An eine Verwechselung mit dem sogenannten *Pemphigus syphiliticus neonatorum* ist nicht zu denken, da bei letzterem, abgesehen von den übrigen Zeichen der congenitalen Syphilis, entweder die einzigen blasigen Effiorescenzen, neben einem maculösen oder papulösen Exanthem am übrigen Körper, sich stets symmetrisch auf beiden *Handtellern oder Fusssohlen* finden, oder die letztgenannten Punkte bei bullösen Efflorescenzen auch am Körper jedenfalls am reichlichsten damit besetzt sind, während der gewöhnliche Pemphigus der Neugeborenen nur ganz ausnahmsweise auf diesen Stellen überhaupt vorkommt.

Die Aetiologie ist noch nicht genügend aufgeklärt. Einerseits spricht das epidemie-artige Auftreten in Findelhäusern, in geburtshülflichen Kliniken, in der Praxis einzelner Hebammen und ferner das wenn auch selten beobachtete Auftreten von Blasen auf den Brüsten der Mütter, welche die an Pemphigus neonatorum leidenden Kinder sängen, für eine *contagiöse Ursache* der Krankheit. Andererseits ist bei dem in der Regel zu constatirenden Fehlen der Allgemeinerscheinungen, bei dem fast stets günstigen Verlauf an eine Erkrankung nach Art der acuten Infectionskrankheiten kaum zu denken, sondern vielmehr an eine *rein äusserliche, parasitäre Ursache* der Krankheit. In dieser Hinsicht ist der bisher allerdings erst einmal erbrachte Nachweis von Pilzelementen, die dem Pilze des *Herpes tonsurans*, dem *Trichophyton tonsurans* glichen, bei einer nach Art eines Pemphigus verlaufenden Krankheit bei einem neugeborenen Kinde von Wichtigkeit (RIEHL), womit natürlich nicht im entferntesten gesagt sein soll, dass der Pemphigus neonatorum etwa mit Herpes tonsurans identisch sein könnte.

Die Prognose ist abgesehen von jenen seltenen Fällen gut und die Therapie hat lediglich in reichlicher Anwendung von *Streupulver* zu bestehen, um die Irritation durch Reibung und das Festkleben der Wäsche an den excoriirten Hautstellen zu verhüten.

Der **Pemphigus acutus** (*Febris bullosa*) ist eine ausserordentlich seltene Erkrankung, welche ganz nach Art der *acuten Infectionskrank-*

heiten verläuft. Nach einem kurzen Prodromalstadium tritt mit einem
Schüttelfrost eine Temperatursteigerung bis zu 40° und darüber auf,
mit den entsprechenden Allgemeinerscheinungen. Gleichzeitig zeigt sich
auf der Haut ein aus rothen, etwas erhabenen Flecken bestehendes
Exanthem, welches keinerlei bestimmte Anordnung zeigt, sondern unregelmässig über den ganzen Körper zerstreut ist. Nach kurzer Zeit
bilden sich in der Mitte der Flecken kleine, mit wasserheller Flüssigkeit gefüllte *Bläschen*, die sich ausserordentlich rasch vergrössern und
in einigen Tagen *tauben- bis hühnereigross* werden können, wenn sie
nicht vorher platzen. Die nach dem Platzen der Blasendecken zurückbleibenden excoriirten Stellen bedecken sich mit Krusten, unter denen
bald eine Regeneration der Epidermis stattfindet. Ein gelblichrother,
später bräunlicher Fleck bezeichnet noch einige Zeit die Stelle der
Blase. Inzwischen erfolgen unter continuirlichem hohen Fieber fortwährend *frische Exanthemnachschübe*, die denselben Verlauf durchmachen. Gleichzeitig treten auf den sichtbaren *Schleimhäuten* ähnliche
Eruptionen auf, die sich sehr schnell in leicht blutende, bei jeder Bewegung schmerzende, eiterig belegte Erosionen und Rhagaden umwandeln. Bronchitis und Durchfälle lassen ferner auf eine Betheiligung
der Bronchial- und Intestinalschleimhaut an dem Krankheitsprocess
schliessen. Ohne besondere Complicationen oder nach Auftreten einer
Lungenentzündung kann dann der Tod auf der Höhe des Krankheitsprocesses eintreten. In den günstig verlaufenden Fällen hören nach
8—14 Tagen die weiteren Nachschübe auf, das Fieber nimmt an Intensität ab und zeigt starke Morgenremissionen, um dann völlig zu verschwinden, während auch an den zuletzt von Bläseneruptionen befallenen
Stellen Ueberhäutung eingetreten ist. Nach einem längeren Reconvalescenzstadium, gerade wie nach den schweren acuten Infectionskrankheiten, tritt dann völlige Genesung ein; gerade wie nach den letzteren
ist auch Defluvium capillorum beobachtet. — In einzelnen Fällen ist
im Anschluss an die Bläseneruptionen das Auftreten von umfangreichen
gangränösen Schorfen beobachtet, die eine Tendenz zu serpiginöser
Ausbreitung zeigten (*Pemphigus acutus gangraenosus*). Diese Fälle
scheinen die prognostisch ungünstigsten zu sein, doch ist in jedem Fall
von acutem Pemphigus die Prognose zweifelhaft.

Ueber die **Aetiologie** lässt sich zur Zeit nur sagen, dass der *Pemphigus acutus* nichts mit der eigentlichen Hautkrankheit „*Pemphigus*"
(*Pemphigus chronicus*) zu thun hat, sondern sicher den *acuten Infectionskrankheiten* zuzurechnen ist. Ob und welche Zusammengehörigkeit mit einer dieser Klasse angehörenden bekannten Krankheit etwa

besteht oder ob der Pemphigus acutus eine ganz *eigenartige Krankheit ist*, lässt sich zur Zeit noch nicht sicher entscheiden.

Die Behandlung ist zunächst natürlich nach den bei den acuten Infectionskrankheiten geltenden Principien einzuleiten. Die Hautaffection erfordert nur den Schutz der excoriirten Stellen durch reichliches *Einstreuen mit Streupulver* nach *Entleerung des Inhaltes* der grössten Blasen. Zur Linderung der Schmerzen bei Affection der Mundschleimhaut lässt man Eisstückchen im Munde schmelzen. Für die Fälle von gangränösem Pemphigus dürfte sich die Anwendung des permanenten *Wasserbades* empfehlen, die aber nur unter den allergünstigsten äusseren Bedingungen oder im Krankenhause durchführbar sein wird.

Pemphigus chronicus. Unter diesem Namen sind diejenigen Krankheitsformen zusammenzufassen, welche den eigentlichen *Pemphigus* repräsentiren, und es lassen sich nach HEBRA'S Vorgangs weiter zwei Hauptgruppen unterscheiden, der *Pemphigus vulgaris* und der *Pemphigus foliaceus.*

Pemphigus vulgaris. Auf normaler oder gerötheter Haut erheben sich prall gespannte *Blasen* mit wasserklarem oder gelblichem Inhalt von Linsen- bis Hühnereigrösse und ebenso von sehr verschiedenen Formen, wenn auch im Allgemeinen rundliche Formen vorherrschen. Die Localisation der Blasen ist eine ganz *unregelmässige*, es kann jede Körperstelle befallen werden und ebenso kann eine irgendwie regelmässige Gruppirung der einzelnen Blasen untereinander vollständig fehlen. In anderen Fällen wieder finden sich die Blasen in *Kreislinien* angeordnet, und es lässt sich ein *serpiginöses Fortschreiten* der Efflorescenzen constatiren. Die schon hierdurch bedingte Verschiedenheit der einzelnen Krankheitsbilder wird noch dadurch erhöht, dass in dem einen Fall nur einige wenige Blasen zur Ausbildung kommen, während im anderen der ganze Körper damit übersäet ist. Der *weitere Entwickelungsgang* der einzelnen Efflorescenzen gestaltet sich so, dass der Inhalt sich trübt; bei ruhiger Lage des Patienten sammeln sich die eiterigen Massen zunächst immer im abhängigsten Theile der Blasen an, während die oberen Schichten des Blaseninhaltes noch klar bleiben, gleichzeitig verdunstet etwas von dem Inhalt, so dass die Blasendecken schlaffer werden. Ab und zu ist dem Blaseninhalt auch Blut beigemischt. Dann kommt es gewöhnlich durch irgend eine äussere Einwirkung zum Bersten der Blasen, der Inhalt fliesst aus, die Blasendecken trocknen mit dem spärlichen Secret der excoriirten Flächen zu einer dünnen Kruste ein und in kurzer Zeit erfolgt vollständige *Restitution der Epidermis*, stets

ohne Narbenbildung. Eine Zeit lang bleiben an Stelle der Blasen noch
pigmentirte Flecken zurück, später aber verschwindet jede Spur derselben. Ausnahmsweise ist nach dem Abheilen der Pemphigusblasen
die Eruption zahlreicher *Milien* an den befallen gewesenen Hautstrecken
beobachtet worden. — Auf der *Schleimhaut* der Lippen, der Zunge, des
Gaumens kommen ganz ähnliche Eruptionen vor, nur dass hier wegen
der sehr viel zarteren Beschaffenheit des Epithels die Blasen als solche
kaum zur Beobachtung gelangen, sondern nur die nach ihrem Bersten
zurückgebliebenen, mit Epithelfetzen und einer gelben eiterigen Masse
bedeckten *Erosionen*. Die im Verlauf des Pemphigus manchmal auftretende *Stimmlosigkeit*, ferner *Suffocationserscheinungen* beweisen, dass
ähnliche Veränderungen sich bis zum Kehlkopf fortsetzen können. —
Der ebenfalls vorkommende *Pemphigus Conjunctivae* hinterlässt ausgedehnte Trübungen der Cornea und manchmal vollständige Verwachsung der Augenlider (*Symblepharon*).

. In sehr seltenen Fällen weichen die Erscheinungen von dem bisher geschilderten Verlauf insofern ab, als der Blaseninhalt nach kurzem
Bestande zu einer grauen croupösen Masse gerinnt, die flache, sich
peripherisch noch vergrössernde Auflagerungen auf der Haut bildet,
während die centralen Partien sich in braune Borken umwandeln, unter
denen Ueberhäutung oder in anderen Fällen ein Zerfall der oberen
Schichten der Cutis eintritt (*Pemphigus crouposus* und *diphtheriticus*).

Subjective Empfindungen an den ergriffenen Hautstellen können,
besonders bei nur geringer Entwickelung des Exanthems, ganz fehlen;
bei Vorhandensein grösserer excoriirter Stellen empfinden die Kranken
natürlich bei Berührungen, durch Zerrung der anklebenden Wäsche
Schmerzen. Die Schleimhautaffectionen sind stets schmerzhaft. In
manchen Fällen von Pemphigus besteht heftiges Hautjucken (*Pemphigus
pruriginosus*). — Manche Pemphigusfälle mit nicht sehr ausgebreitetem
Exanthem verlaufen ganz *fieberlos*, dagegen sind umfangreichere Eruptionen und ebensolche Nachschübe in der Regel von *Fieber* begleitet.

Verlauf. Auch dem Verlaufe nach sind die einzelnen Pemphigusfälle ausserordentlich von einander verschieden. In den mildesten Fällen
folgen sich einige Wochen hindurch eine Reihe wenig ausgebreiteter
Blaseneruptionen ohne jede Störung des Allgemeinbefindens. Es tritt
völlige Genesung ein und allerdings oft, manchmal erst nach Jahren,
folgen Recidive, die denselben günstigen Verlauf nehmen können (*Pemphigus vulgaris benignus*). Dem gegenüber steht eine Reihe anderer
Fälle, in denen ausgedehnte Eruptionen sich dauernd unter mehr oder
weniger intensiven Fieberbewegungen folgen. Während anfänglich auch

in diesen Fällen das *Allgemeinbefinden* im Ganzen ein gutes ist, so treten im weiteren Verlaufe dauernde Appetitlosigkeit und Diarrhöen — nach Henra stets ein schlechtes Zeichen — und Abmagerung ein. Auch die Erscheinungen des Exanthems verändern sich insofern, als die Stellen, an denen Blasen aufgeplatzt sind, sich nicht mehr so schnell oder gar nicht mehr überhäuten, so dass schliesslich immer grössere Körperstrecken excoriirt werden und ein eiteriges, sich leicht zersetzendes Secret absondern. Diese Fälle können schliesslich ganz ähnliche Erscheinungen darbieten, wie der weiter unten zu besprechende Pemphigus foliaceus. Die Kranken befinden sich in diesem Stadium in einem wirklich bejammernswerthen Zustande. Abgesehen von den oben erwähnten Erscheinungen leiden sie ausserordentlich an *Schlaflosigkeit*, da sie bei jeder Lage Schmerzen haben. Jede Bewegung ruft eine schmerzhafte Zerrung oder Reibung excoriirter Hautstellen hervor und die Zersetzung der Secrete, welche nur durch die peinlichste Sorgfalt und die oft wegen der am ganzen Körper in zahlloser Menge zerstreuten Excoriationen schwer durchführbare antiseptische Localbehandlung vermieden werden kann, belästigt den Kranken und die Umgebung aufs höchste. Im weiteren Verlauf treten dann *Erscheinungen* von Seiten des *Centralnervensystems* auf, soporöse Zustände wechseln mit Aufregungen, manchmal mit geradezu maniakalischen Anfällen ab, und nachdem auch dieses Endstadium sich über Wochen ausgedehnt haben kann, erlöst der Tod die Kranken von ihrem qualvollen, oft jahrelangen Leiden (*Pemphigus vulgaris malignus*).

Die Prognose des Pemphigus muss im Anfang zweifelhaft gestellt werden, da sich die gutartig verlaufenden Fälle anfänglich in gar nichts von den malignen unterscheiden. Je länger die Eruption andauert, ohne eine Neigung zum Erlöschen zu zeigen, um so schlechter wird die Prognose und bei einer Dauer von mehreren Monaten, zumal wenn nicht mehr vollständige Ueberhäutung eintritt, wenn sich eine deutliche Verschlechterung des Allgemeinbefindens einstellt, ist die Prognose als schlechte zu bezeichnen.

Bei der Diagnose sind diejenigen Hautkrankheiten, bei denen in seltenen Fällen auch Blasenbildungen vorkommen, *Urticaria, Erythema exsudativum, Erysipel* zu berücksichtigen, indess werden sich in diesen Fällen stets ausserdem andere, für jene Krankheiten charakteristische Efflorescenzen finden. Die in seltenen Fällen bei *Impetigo contagiosa* auch auf dem Rumpf vorkommenden grösseren Blasen könnten zu Verwechselungen mit Pemphigus Veranlassung geben. Doch kommt es bei der ersteren Krankheit wegen der Zartheit der Blasendecken nie zur

5*

Bildung so grosser, prall gefüllter Blasen, wie bei Pemphigus, die Krankheit befällt hauptsächlich Kinder, und meist lässt sich die Uebertragung von Anderen oder auf Andere nachweisen. Ferner kommen Blasenbildungen, die durch *äussere Einwirkungen*, *Verbrennungen*, *chemische Irritantien* (*Canthariden*, *ätzende Stoffe*) entstanden sind, in Betracht. Manchmal verdanken diese Bildungen der Absicht der *Simulation* ihre Entstehung, was wohl bei manchen Fällen von Pemphigus bei Hysterischen (sogenanntem *Pemphigus hystericus*) zutreffen dürfte. Auch das bei *Jodkaliumgebrauch* in seltenen Fällen vorkommende *bullöse Exanthem* könnte einen Pemphigus vortäuschen. Die Unterscheidung von *Pemphigus acutus* macht bei Berücksichtigung des Verlaufes keine Schwierigkeiten.

Die anatomischen Untersuchungen haben bisher nur ergeben, dass die Blasenbildung durch Trennung der Epidermis in den oberen Schichten des Rete mucosum zu Stande kommt. Die Pemphigusblasen sind stets einkammerig. Der Blaseninhalt enthält anfangs spärliche, später reichliche lymphoide Zellen. Auch die *chemischen Untersuchungen des Blaseninhaltes*, der sich als eiweisshaltige, meist neutral oder alkalisch reagirende Flüssigkeit erwiesen hat, haben bisher keine für die Erkenntniss der Krankheit werthvollen Beiträge geliefert. — Irgend welche sicher mit dem Hautleiden in Verbindung zu bringende Veränderungen innerer Organe haben sich bei den Sectionen nicht gefunden.

Die Aetiologie des Pemphigus ist noch völlig unaufgeklärt und mag die grosse Seltenheit der Krankheit bis zu einem gewissen Grade die Ursache unserer Unkenntniss sein. Die *mittleren Lebensjahre* stellen ein grösseres Contingent von Erkrankungen, als die jugendlichen und die Greisenjahre, und ausserdem scheint eine gewisse Prävalenz des *männlichen Geschlechtes* zu bestehen.

Mit der Therapie stehen wir leider der Krankheit ganz ohnmächtig gegenüber, indem kein Mittel bekannt ist, welches auch nur den geringsten Einfluss auf den Verlauf der Krankheit ausübt, und wir uns daher beschränken müssen, die örtlichen Beschwerden der Kranken zu lindern. In den Fällen mit wenig ausgebreitetem Exanthem gelingt dies leicht durch *Einpudern* oder *trockene Watteverbände*. Bei starkem Juckreiz sind *Eintheerungen* von günstiger Wirkung. Je mehr sich aber das Exanthem ausbreitet, desto schwieriger wird die Erfüllung auch dieser Aufgabe, indem das dann nöthig werdende häufige Verbinden selbst eine grosse Qual für die Patienten wird. Um die Zersetzung des Secretes möglichst zu verhindern, ist dem Streupulver *Salicylsäure* zuzufügen. Ist schliesslich der grösste Theil der Körperoberfläche ergriffen, so giebt es nur noch ein Mittel, welches den Zustand der Kranken einigermassen erträglich macht, das von HEBRA zuerst für die Behandlung von manchen Hautkrankheiten eingeführte *permanente Wasserbad.* Ehe man aber zu dieser ultima ratio seine Zuflucht nimmt, muss man sich darüber klar geworden sein, dass einmal die Kranken dann nicht ohne ausserordentliche Verschlechterung ihres subjectiven Befindens wieder aus dem Bade genommen werden können, und dass andererseits sich die Krankheit oft in ganz unberechenbarer Weise noch über lange Zeit hinzieht, ehe der in diesen Fällen wirklich ersehnte Tod dem traurigen Zustande ein Ende bereitet. — Selbstverständlich wird man besonders anfänglich bemüht sein müssen, durch Diät und Medicamente dem Herabgehen des allgemeinen Ernährungszustandes vorzubeugen und ebenso wird zumal in den späteren Stadien der ausgiebigste Gebrauch der *Narcotica* indicirt sein.

Pemphigus foliaceus. Seine Fälle dieser Art sind noch ungleich seltener, als die vorher beschriebenen. Schon im Beginn macht sich in der *Form der Blasen* ein Unterschied bemerklich, indem dieselben nicht so prall erscheinen, wie beim Pemphigus vulgaris, sondern ein matsches Aussehen darbieten. Der Hauptunterschied besteht aber darin, dass an den Hautstellen, wo sich einmal Blasen gebildet haben, keine Ueberhäutung eintritt, sondern die Haut in einen excoriirten Zustand übergeht und mit Epidermisfetzen oder bei reichlicher Secretion mit Krusten bedeckt ist. Die Affection zeigt ein peripherisches Fortschreiten, indem am Rande sich neue Blaseneruptionen zeigen oder ein förmlicher Blasenwall gegen die normale Haut fortschreitet. Auf diese Weise werden immer grössere Hautstrecken ergriffen, die geröthet und mit Krusten oder mit lamellösen Epidermisschuppen bedeckt sind. Die Schuppen werden in reichlichster Menge abgestossen, so dass die Betten der Kranken ganz mit denselben bedeckt sind. Treffend ist die Aehnlichkeit der Schuppen mit *Blätterteig* hervorgehoben und stammt auch daher die von CAZENAVE zuerst gebrauchte Bezeichnung *Pemphigus foliaceus.* Manchmal kommt es an bereits erkrankten Stellen zu einer scheinbaren Heilung durch Ueberhäutung, doch ist die neugebildete Epidermis von ausserordentlich geringer Haltbarkeit, schon das Reiben mit dem Finger genügt, um sie zu entfernen und den Zustand der Excoriation wieder herzustellen.

Im weiteren **Verlauf** werden die normalen Hautinseln immer kleiner durch das Vorrücken der erkrankten, überall confluirenden Stellen, damit werden auch die eigentlichen Blaseneruptionen spärlicher und schliesslich ist die gesammte Hautdecke vom Scheitel bis zu den Fusszehen in den Erkrankungsprocess einbegriffen. Hiermit hat die Bruption von Blasen, die sich stets nur auf noch mit Hornschicht bedeckter Haut bilden können, völlig aufgehört. — In ausserordentlich seltenen Fällen entwickeln sich nach dem Platzen der Blasen auf den excoriirten Flächen papilläre nässende Wucherungen, die sich unter gleichzeitigem Fortschreiten des an der Peripherie noch erhaltenen Blasenwalles serpiginös ausbreiten. Die Erkrankung beginnt in der Regel in der Anal- oder Genitalgegend, an den Lippen, in der Achselhöhle, überzieht aber im weiteren Verlauf auch andere Körperstellen (*Pemphigus vegetans*, NEUMANN). Diese Form des Pemphigus führt stets in relativ kurzer Zeit zum Tode. — Die *Haare* fallen aus, die *Nägel* werden bröckelig und durch die Schrumpfung der Haut kommt es zur Bildung von *Ectropium*. An hierfür geeigneten Stellen treten *schmerzhafte Rhagaden, Ulcerationen* und manchmal umfangreichere *Verschorfungen* auf. — Die *Allgemeinerscheinungen* sind dieselben, wie in den schweren Fällen von Pemphigus vulgaris.

Der Zustand der Patienten ist in den letzten Stadien einer der denkbar schrecklichsten, indem sie in der That wie geschunden am ganzen Körper sind und die geringste Bewegung irgend eines Körpertheiles die heftigsten *Schmerzen* verursacht. Aber auch in diesen Fällen zeigt der Pemphigus seine chronische Natur und die Kranken können noch Monate in diesem Zustande am Leben bleiben. — Die Prognose des Pemphigus foliaceus ist von vornherein als schlechte anzusehen.

Es soll hier noch einmal daran erinnert werden, dass eine strenge Trennung zwischen den beiden Formen des Pemphigus chronicus nicht besteht und dass es sich ganz sicher nur um *zwei verschiedene Modificationen derselben Krankheit* handelt, denn in einzelnen Fällen entwickelt sich aus ursprünglich unter dem Bilde des vulgären Pemphigus verlaufenden Fällen ein typischer Pemphigus foliaceus, ja es ist sogar beobachtet, wie ein Pemphigus vulgaris die Form des Pemphigus foliaceus annahm, um dann bei eintretender Besserung des Allgemeinbefindens wieder die Erscheinungen des Pemphigus vulgaris zu zeigen (O. SIMON). Bezüglich der Aetiologie und Therapie ist auf das oben Gesagte zu verweisen und nur betreffs der Diagnose ist noch zu erwähnen, dass in den Fällen, wo die *gesammte Hautdecke* ergriffen ist und jede Blasenbildung fehlt, dieselbe sehr schwierig sein kann, wenn man nicht die vorhergegangenen Stadien der Krankheit beobachtet hat. Besonders kann mit *Dermatitis exfoliativa* und einem *universellen Eczem* grosse Aehnlichkeit vorhanden sein, doch fehlt bei Pem-

phigus die beim Eczem in einer derartigen Ausbreitung stets vorhandene beträchtliche Infiltration der Haut. — Die Fälle von Pemphigus
vegetans sind mehrfach fälschlich als Syphilis (Framboësia syphilitica)
aufgefasst worden.

_____

Am Anschluss hieran soll noch eine mit dem Pemphigus allerdings
in gar keinem Zusammenhang stehende, sehr eigenthümliche und bisher
nur selten beobachtete Erkrankung erwähnt werden, die auf einer *angeborenen*, von der Jugend bis zum höchsten Alter bestehenden *Neigung
der Haut zu Blasenbildungen* beruht. Reibung oder Druck der Haut
rufen bei den mit dieser *hereditären Neigung zur Blasenbildung (Epi-
dermolysis bullosa hereditaria*, KÖNNER) behafteten Individuen Blasen
hervor, beim Gehen bekommen sie Blasen an den Fusssohlen, ebenso
an den Stellen, wo Kleidungsstücke die Haut drücken. Diese Neigung
zur Blasenbildung ist *exquisit erblich* und in den bekannten Fällen
durch mehrere Generationen verfolgt worden. — Die *anatomische Untersuchung* der Haut hat nur ergeben, dass die Ablösung der Epidermis
in der Stachelschicht erfolgt.

Ferner mag hier die von DUHRING aufgestellte *Dermatitis herpetiformis* kurze Erwähnung finden. Das Krankheitsbild ist ein sehr
wechselndes, die Exantheme werden durch hyperämische Flecken oder
Papeln, gruppirte oder in Kreisen stehende Bläschen, Pusteln oder Blasen
gebildet, zeigen keine bestimmte Localisation, sondern sind unregelmässig
über den ganzen Körper ausgebreitet. Stets ist sehr heftiger Juckreiz
vorhanden. Die Krankheit zeigt einen sehr langwierigen Verlauf, bei
welchem längere oder kürzere freie Intervalle mit acut sich entwickelnden Recidiven abwechseln.

ACHTES CAPITEL.

Dermatitis exfoliativa.

Als **Dermatitis exfoliativa infantum** hat v. RITTEN eine schon früher
mehrfach beschriebene eigenthümliche Erkrankung der Neugeborenen
bezeichnet, die mit einer *Abschälung der obersten Epidermislagen* an
irgend einer Körperstelle, meist am Kopfe, beginnend und oft mit unregelmässig zerstreuten *Bläschen- und Blaseneruptionen* einhergehend in
kurzer Zeit die ganze *Körperoberfläche* oder einen grossen Theil derselben überzieht. Die Haut erscheint meist trocken, nur selten wenig
nässend, glatt, hochroth und hier und da hängen derselben noch ver-

trocknete· Epidermisfetzen an. Die Kinder sehen aus, als ob sie ver-
brüht wären. Gleichzeitig stellt sich Injection der Mund-, Nasen- und
Conjunctivalschleimhaut ein. Die Krankheit tritt in der ersten oder
den nächstfolgenden Lebenswochen auf und hat einen kurzen, wenige
Wochen dauernden Verlauf. Das *Allgemeinbefinden* der Kinder leidet
in der Regel gar nicht und nach Regeneration der Epidermis tritt *vollständige Genesung* ein. Nur bei schwächlichen Kindern kann der Ausgang auch ein ungünstiger sein, doch scheint die Hautaffection an und
für sich nie die Todesursache zu sein. — Ueber die Aetiologie lässt
sich nur sagen, dass ein epidemieartiges Auftreten mehrfach beobachtet
ist. Ferner ist auf die Analogien mit dem Pemphigus neonatorum hinzuweisen und wird die Dermatitis exfoliativa ebenso wie der Pemphigus
der Neugeborenen mit der normalen Epidermisabschilferung in den ersten
Lebenswochen, gewissermassen als excessive, vielleicht durch äussere,
parasitäre Ursachen bedingte Steigerung derselben, in Verbindung gebracht. — Die *Behandlung* ·braucht in der Regel nur im *Einstreuen
mit Streupulver* zu bestehen.

Bei *Erwachsenen* ist in sehr seltenen Fällen eine chronische Hauterkrankung beobachtet und ebenfalls als Dermatitis exfoliativa bezeichnet
worden, deren wesentlichstes Symptom eine *übermässige Bildung von
Epidermis* und deren Abstossung in Gestalt grösserer und kleinerer
lamellöser Schuppen ist. Besonders auffällig wird diese Abschuppung
an den *Flachhänden und Fusssohlen*, überzieht aber schliesslich den
ganzen Körper und das daraus resultirende Bild ähnelt sehr dem Endstadium des Pemphigus foliaceus, so dass die Unterscheidung, wenn
nicht die vorhergehenden Phasen der Krankheit beobachtet sind, ausserordentliche Schwierigkeiten bieten kann. Mit der Dermatitis exfoliativa
infantum sind diese Fälle jedenfalls gar nicht in Zusammenhang zu
bringen. — Die Prognose dieser Fälle ist ungünstig, indem unter allmäliger Zunahme der Krankheitserscheinungen der Haut *Marasmus*
und schliesslich der *Tod* eintritt. — Eine andere als eine symptomatische *Behandlung* ist zur Zeit nicht bekannt.

NEUNTES CAPITEL.
Lupus erythematodes.

Der Lupus erythematodes beginnt mit der Bildung von derben
rothen, flachen Papeln, die sich nach einiger Zeit mit einem fest haf-

tenden weissen Schüppchen bedecken. Wird dieses Schüppchen abgelöst, so zeigen sich an seiner der Haut aufliegenden Fläche ein oder mehrere Zäpfchen, die erweiterten Follikelmündungen entsprechen. Im weiteren Verlaufe lassen sich *zwei Varietäten* unterscheiden, die KAPOSI zuerst in zweckmässiger Weise von einander getrennt hat.

1. **Lupus erythematodes discoides.** In sehr langsamer Weise vergrössern sich die vorhin geschilderten, gewöhnlich einzeln oder in nur geringer Anzahl an den gleich zu nennenden Prädilectionssitzen vorhandenen Primärefflorescenzen und wachsen so im Laufe von Monaten oder Jahren zu Scheiben bis etwa Thalergrösse heran. Inzwischen sind aber Veränderungen der centralen Partien eingetreten, indem an diesen die Infiltration geschwunden ist und eine flache glatte *Narbe* sich entwickelt hat, die meist zahlreiche *Teleangiectasien* enthält, oft von so feinen Gefässen gebildet, dass sie diffus roth erscheint, oft sind auch die erweiterten Gefässe mit blossem Auge deutlich wahrnehmbar. Die Peripherie dagegen bildet ein derber infiltrirter, rother, ringförmiger Wall, der mit sehr fest haftenden, weisslichen Schuppen mehr oder weniger bedeckt ist und erweiterte Follikelmündungen, die oft mit dunklen Massen erfüllt sind und daher comedonenartig erscheinen, besonders an den äusseren Theilen zeigt. Nach der normalen Haut zu findet sich manchmal noch eine *Anhäufung von Pigment*, so dass sich ein äusserer brauner Ring um die Lupusefflorescenzen herumzieht. — Durch Confluiren benachbarter Kreise können bis flachhandgrosse Herde entstehen, die nach aussen convexe Grenzlinien zeigen, wie alle aus der Confluenz von Kreisen hervorgegangenen Efflorescenzen, und deren innere Partie vollständig von vernarbter Haut eingenommen wird. — *Ulcerationen* treten an den Efflorescenzen spontan *niemals* auf.

Die **Localisation** dieser *Scheibenform des Lupus erythematodes* ist eine ausserordentlich typische, indem am häufigsten das *Gesicht* und auch hier wieder mit besonderer Vorliebe die *Nase* und die *angrenzenden Partien der Wangen* ergriffen werden. Oft geschieht dies in ganz *symmetrischer Weise*, so dass dadurch die schon von HEBRA hervorgehobene Schmetterlingsform zu Stande kommt, indem die Nase den Körper des Schmetterlings, die Herde auf den Wangen die Flügel darstellen. Nächstdem werden am häufigsten die *Ohrmuscheln*, besonders die inneren Partien derselben ergriffen. In einer sehr grossen Anzahl von Fällen finden sich hier neben Herden an anderen Stellen des Gesichtes kleine Efflorescenzen. Dann folgen die *anderen Theile des Gesichtes* und der *behaarte Kopf*, wo im Bereich der Herde vollständiger und dauernder Verlust der Haare eintritt. Auch das *Lippenroth* und einige

Male die *Mundschleimhaut* sind erkrankt befunden worden. Sehr selten ist die Localisation der Scheibenform auf anderen Stellen, am Rumpf, an der Glans penis, an den Extremitäten, den Streckseiten der Finger und Zehen.

2. Die ungleich seltenere Form ist der Lupus erythematodes disseminatus. ˙Die gewöhnlich in grösserer Anzahl auftretenden Efflorescenzen von der im Eingange geschilderten Beschaffenheit erreichen nur Linsen- oder Bohnengrösse und bilden sich dann, ohne weitere Veränderungen durchzumachen, nach einiger Zeit wieder zurück, während inzwischen auf anderen Stellen neue Efflorescenzen zum Vorschein gekommen sind. Die Eruption kann auch auf das *Gesicht* beschränkt bleiben, doch kommt es viel häufiger zu Ausbrüchen auch auf *anderen Körperstellen*, oft sogar zur *universellen* Ausbreitung über den ganzen Körper. Auch *Flachhände und Fusssohlen* werden befallen. Manchmal sind im späteren Verlauf eines Lupus erythematodes discoides Eruptionen der zweiten Form beobachtet worden.

Subjective Empfindungen werden durch die Efflorescenzen des Lupus erythematodes in keiner Weise hervorgerufen, es bestehen weder Schmerzen noch Jucken an denselben. Die erste Form, der Lupus erythematodes discoides, verläuft auch ohne jede Allgemeinerscheinung, die Gesundheit der von dem Uebel Ergriffenen leidet in keiner Weise. Ganz anders verhält sich in dieser Hinsicht die zweite Form, wie gleich ausgeführt werden soll.

Der **Verlauf** des Lupus erythematodes ist in der Mehrzahl der Fälle, und zwar bei der ersten Form stets, ein *äusserst chronischer*. Die Efflorescenzen persistiren Jahre und oft 15—20 Jahre auf derselben Stelle, nur ganz langsam in der Peripherie fortschreitend. Bei der disseminirten Form treten dagegen die Eruptionen viel häufiger von vornherein und bei späteren Nachschüben in *acuter Weise* auf und ganz besonders ist dies bei den Eruptionen über den ganzen Körper der Fall. Hier sind diese Eruptionen dann auch stets von *Fieber* und entsprechenden *Störungen des Allgemeinbefindens* begleitet. Oefter treten gleichzeitig auch heftige Knochenschmerzen, schmerzhafte Drüsenschwellungen und erysipelartige Entzündungen der Haut auf, welche letztere sogar den Exitus letalis herbeiführen können.

Die **Prognose** ist demgemäss, abgesehen von diesen letzterwähnten Fällen, *quoad vitam* stets gut, dagegen zeigt sich der Lupus erythematodes unserer Therapie gegenüber oft sehr rebellisch und ist die völlige Heilung im einzelnen Falle nicht mit Sicherheit vorherzusagen.

Diagnose. Die Verwechselung der *discoiden Form* mit *Herpes ton-*

surens ist nur bei allerflüchtigster Betrachtung denkbar, da, abgesehen von allen anderen Unterschieden, bei dieser letzteren Affection niemals die geringste Narbenbildung auftritt. Gegen eine Verwechselung mit *tertiären serpiginösen, nicht ulcerirenden Syphiliden* schützt das Fehlen zahlreicherer Teleangiectasien bei den letzteren, ferner das Fehlen von erheblichen Schuppenbildungen und vor Allem der verhältnissmässig rasche Verlauf gegenüber dem äusserst langsamen Verlaufe des Lupus erythematodes. An eine Verwechselung mit dem eigentlichen *Lupus* (*L. vulgaris*) kann bei der discoiden Form gar nicht gedacht werden, da ausser der oft gleichen Localisation keine Aehnlichkeit zwischen diesen beiden Krankheiten besteht. Eher möglich wäre die Verwechselung der disseminirten Form mit Lupus vulgaris, doch sind die eigenthümlichen Schuppenbildungen, das vollständige Fehlen ulceröser Vorgänge und meist auch die Farbe der Efflorescenzen hinreichend charakteristische Unterscheidungsmerkmale. Dagegen können die allgemein ausgebreiteten Fälle der *disseminirten Form* Aehnlichkeit mit frischen *Psoriasiseruptionen* haben, indess, selbst wenn nicht von vornherein an einzelnen Stellen vorhandene ältere Herde die Diagnose sichern, wie es meist der Fall ist, wird stets im weiteren Verlauf das Fehlen der für die Psoriasis charakteristischen weiteren Entwickelungen der Efflorescenzen die Unterscheidung leicht machen.

Ueber die Aetiologie dieser nicht häufigen Hautkrankheit ist nur wenig sicheres bekannt. Auch die *anatomischen Befunde* haben bisher keine wesentliche Aufklärung in dieser Richtung zu geben vermocht. Die Krankheit befällt am häufigsten Personen in den *mittleren Jahren*, etwa vom 20.—40. Jahre, frühere oder spätere Erkrankungen sind selten. Dann ist der überwiegende Theil der Erkrankten *weiblichen Geschlechtes* und ganz besonders gilt dies für die acute disseminirte Form (KAPOSI). In manchen Fällen ist das Auftreten von Lupus erythematodes nach *Seborrhoe*, so nach Seborrhoe der Nase im Gefolge von Variola, ferner nach *Acne rosacea* beobachtet. Ein irgendwie regelmässiger Zusammenhang mit Constitutionsanomalien, Chlorose, Anämie, scheint nicht zu bestehen. — Vom *Lupus vulgaris* ist der *Lupus erythematodes* jedenfalls *vollständig zu trennen*, da er nicht zur Gruppe der durch die Invasion der Tuberkelbacillen hervorgerufenen Krankheiten gehört.

Bei der Behandlung ist zunächst zu berücksichtigen, dass die Efflorescenzen des Lupus erythematodes bei ihrer spontanen Rückbildung sehr oberflächliche, glatte Narben hinterlassen und dass daher Mittel, welche eine stärkere Narbenbildung hervorrufen, wenn möglich ver-

mieden werden müssen. In der That kommt man in manchen Fällen
auch mit sehr wenig energischen Mitteln zum Ziel. Manchmal genügen längere Zeit fortgeführte Waschungen mit *Sapo kalinus* oder
Seifenspiritus, um die Efflorescenzen zur Heilung zu bringen. Von
sehr günstiger Wirkung ist ferner das Auflegen von *Empl. Hydrargyri*. Auch Pinselungen mit *Jodglycerin, Jodoform* als Salbe oder
in Traumaticin suspendirt sind empfohlen. Ferner habe ich von starken
Resorcinsalben (Resorcin. resublim. 5,0, Lanolin. 10,0 — zuerst empfohlen von A. BERTARELLI) gute Erfolge gesehen und ebenso leistet
Ichthyolsalbe (10 — 20%) manchmal gute Dienste. Nur in besonders
widerspenstigen Fällen wird man von den beim Lupus vulgaris so sehr
indicirten stärkeren Aetzmitteln, *Arsenikpaste, Pyrogallussäure*, Gebrauch machen. Die *Auskratzung* mit dem scharfen Löffel ist *nicht
empfehlenswerth*, dagegen giebt die *multiple Scarification* und darauf-
folgendes *Einstreuen mit Jodoform* günstige Resultate (TH. VEIEL).
LASSAR empfiehlt die oberflächliche Kauterisation mit dem Thermokauter. — In jedem Falle von Lupus erythematodes muss die Vorhersage in Bezug auf die Zeit der Heilung vorsichtig gestellt werden, da
es sich gar nicht vorausbestimmen lässt, welches der vorhererwähnten
Mittel im einzelnen Falle die Heilung bewirkt und in wie langer Zeit
dieses geschehen wird. — In den *schweren acuten Fällen* ist natürlich
eine *symptomatische interne Behandlung* nothwendig, abgesehen hiervon ist von der internen Medication beim Lupus erythematodes nichts
günstiges zu erwarten.

ZWEITER ABSCHNITT.

ERSTES CAPITEL.
Combustio.

Je nach der *Intensität* der Wärme, welche auf den Körper eingewirkt hat, und nach der *Dauer*, in welcher diese Einwirkung stattgefunden hat, entstehen verschiedenartige Veränderungen der Haut,
die gewöhnlich in *drei Kategorien* eingetheilt werden. Diese Trennung
entspricht natürlich nur den Haupttypen der Erscheinungen und ferner
kommen selbstredend oft die verschiedenen Verbrennungsgrade im einzelnen Falle neben einander vor, je nach der Intensität der Hitzewir-
kung an den verschiedenen Stellen.

1. *Verbrennung ersten Grades, Combustio erythematosa.*

Die Haut ist geröthet, etwas geschwollen und der Sitz lebhaften Brennens. Im weiteren Verlauf verschwindet die Röthe ziemlich rasch und unter geringer Abschuppung der Epidermis kehrt die Haut wieder *völlig zur Norm zurück.* Dieser Grad der Verbrennung entsteht durch *kurze* Einwirkung mässig heisser Flüssigkeiten oder Dämpfe, momentane Einwirkung einer Flamme oder durch strahlende Wärme (Sonnenstrahlen, offenes Feuer u. s. w.).

2. *Verbrennung zweiten Grades, Combustio bullosa.*

Auf der gerötheten Haut erheben sich entweder unmittelbar oder einige Stunden nach der Verbrennung Bläschen oder Blasen bis zu sehr beträchtlichen Dimensionen, mit wasserklarem Inhalt, der an den Stellen, wo die Epidermis dünner ist, gelblich durchscheint, während an den Stellen mit dickerer Epidermis (Beugefläche der Finger, Handteller, Fusssohlen) die dann meist flacheren Blasen mehr weisslich erscheinen. Manchmal gerinnt der Inhalt der Blasen. Unter günstigen Umständen tritt nach Entleerung des Inhaltes unter der Blasendecke oder nach deren Entfernung unter einer dünnen, durch Eintrocknung der von der Oberfläche secernirten Flüssigkeit entstandenen Kruste vollständige Heilung ein, oder es kommt erst nach stärkerer Eiterung zur Heilung, hier und da mit Bildung ganz flacher Narben.

Die *Schmerzen* bei Verbrennungen zweiten Grades sind erhebliche, ganz besonders wenn nach der Abstossung der Blasendecke der nur noch von einer ganz dünnen Reteschicht bedeckte oder an einzelnen Stellen vielleicht ganz unbedeckte Papillarkörper frei zu Tage liegt.

3. *Verbrennung dritten Grades, Combustio escharotica.*

In Folge intensiverer Hitzeeinwirkung kommt es zur *Verschorfung* in grösserem oder geringerem Umfange, sowohl in Bezug auf die Flächenausdehnung, wie auf die Tiefe, so dass in den schwersten Fällen nicht nur die Haut, sondern auch die darunterliegenden Theile, subcutanes Gewebe, Muskeln, selbst die Knochen betheiligt sein können und gelegentlich ein ganzer Körpertheil verschorft wird. Die Schorfe erscheinen je nach der Art der Verbrennung gelblichweiss, wie auch bei anderen Formen der Hautgangrän, oder dunkelbraun oder schwarz. Die Schorfe selbst sind vollständig empfindungslos, trotzdem leiden die Kranken, sofern sie bei Besinnung sind, an den heftigsten Schmerzen bei Berührungen oder Bewegungen der verbrannten Theile. Nach einigen Tagen bildet sich rings um den Schorf eine *demarkirende Entzündung* und in einem der Ausdehnung der Verschorfung entsprechenden Zeitraum kommt es zur *Abstossung der Schorfe durch Eiterung.* Die *Hei-*

lung erfolgt durch *Narbenbildung* von der Peripherie und oft von kleinen, sich innerhalb der granulirenden Flächen bildenden Epidermisinseln, die von unzerstört gebliebenen Epidermiszapfen, besonders von den Haut- drüsen und Haarbälgen, herrühren, und kann dieselbe bei sehr aus- gedehnten Verbrennungen viele Monate und selbst Jahre in Anspruch nehmen. — Dieser Grad der Verbrennung kommt durch längere Ein- wirkung von heissen Flüssigkeiten oder Flammen oder von glühendem oder geschmolzenem Metall zu Stande.

Von grösster Wichtigkeit sind die *Allgemeinerscheinungen*, welche bei den leichteren Verbrennungen nur eintreten, wenn sie über grössere Körperstrecken ausgedehnt sind, bei den schweren aber auch schon bei geringerer Ausbreitung, und sich in der Regel innerhalb der ersten zwei- mal 24 Stunden nach der Verbrennung, manchmal auch später zeigen. Unter beträchtlicher Temperaturerhöhung wechseln *soporöse Zustände* mit *Aufregung, Unruhe und Delirien ab*. Der Kranke entleert keinen oder wenig Urin, der manchmal Eiweiss, auch Blut enthält. Auch Blutungen aus verschiedenen Schleimhäuten sind beobachtet. In den schwersten Fällen erfolgt in diesem Stadium, also innerhalb der ersten Tage, der Tod und ist als Todesursache der *Untergang grosser Mengen von rothen Blutkörperchen* und die *Ueberfüllung des Blutes mit den Zerfallsproducten* derselben angesehen worden (PONFICK). Von anderer Seite wird dagegen eine *reflectorische Herabsetzung des Gefässtonus* (SONNENBURG) oder überhaupt der *Nervenshok* (KAPOSI) für das wesent- liche Moment gehalten. Auch in einem späteren Stadium, nachdem sich die reactive Eiterung eingestellt hat, tritt oft noch der tödtliche Ausgang ein, entweder durch Erschöpfung oder durch Thrombosen, Em- bolien, accidentelle Wundkrankheiten, so durch Tetanus, oder durch inter- currente Affectionen.

Auch nach der Heilung bleiben bei ausgedehnten Verbrennungen, ganz abgesehen von der Entstellung bei Betroffensein des Gesichtes, des Halses und der Hände, oft genug schwere Schädigungen zurück in Folge des Mangels an Elasticität und der starken Retraction gerade der Ver- brennungsnarben. Es kommt zu Verunstaltungen der Körperöffnungen, zur Bildung von Ectropium, an den Extremitäten werden einzelne Gelenke mehr oder weniger immobilisirt und die schwersten Folgezustände werden durch abnorme Verwachsungen hervorgerufen. So werden die Oberarme an den Thorax, das Kinn an die Brust angeheftet, die Finger und Zehen werden durch schwimmhautartige Narbenbrücken verbun- den u. A. m.

Die bisher geschilderten Erscheinungen treten annähernd in derselben Weise auf bei Einwirkung *stark ätzender Stoffe* (*Mineralsäuren, starke alkalische Lösungen, gelöschter Kalk*), abgesehen natürlich von den durch die chemische Natur des betreffenden Stoffes bedingten Verschiedenheiten.

Die **Prognose** ist bei leichten Verbrennungen von geringer Ausbreitung gut. Bei den ausgedehnteren, bei denen der Natur der Sache nach in der Regel an verschiedenen Stellen die Verbrennung verschiedene Grade erreicht hat, ist die Prognose stets zweifelhaft und bei den Fällen, wo eine Verbrennung dritten Grades ein Drittel oder mehr der Körperoberfläche einnimmt, ist dieselbe von vornherein schlecht zu stellen.

Die **Behandlung** hat in den leichtesten Fällen am besten in Anwendung *kühlender Umschläge* zu bestehen. Bei Verbrennungen mit Blasenbildung werden *Streupulver,* die mit der aussickernden Flüssigkeit zusammentrocknen und eine schützende Decke bilden, oder Einhüllung des verbrannten Theiles mit *Verbandwatte* angewendet. Grosse Brandblasen werden am abhängigsten Punkte angestochen, dagegen ist die Blasendecke möglichst zu erhalten. Bei schweren Verbrennungen sind, falls die Localisation dies ermöglicht, *antiseptische Verbände* mit Salicyllösungen anzulegen, sehr zweckmässig sind auch *Umschläge mit Oleum Lini und Aqua Calcariae* zu gleichen Theilen, bei grösserer Ausdehnung ist das *permanente Wasserbad* die bequemste und für den Patienten weitaus angenehmste Behandlung, welche im Eiterungsstadium besser wie jede andere Methode die Reinhaltung der Wunden ermöglicht. Nach Abstossung der Schorfe sind Verbände mit *Bor-* oder *Jodoformsalbe, Argentum nitricum* in Salbe oder Lösung, oder Aetzungen mit Höllenstein in Substanz anzuwenden und ist an den betreffenden Localitäten durch Einlegen von Wattetampons der abnormen Verwachsung zweier Theile vorzubeugen. Bei ausgedehnten Verbrennungen sind zur Beschleunigung der Heilung Hauttransplantationen vorzunehmen. — Innerlich sind starke *Alcoholica* oder andere *Excitantien* und bei grosser Aufregung *Morphium* in kleinen Dosen zu geben.

ZWEITES CAPITEL.
Congelatio.

Ganz ähnlich den durch hohe Wärmegrade hervorgerufenen Veränderungen der Haut sind die durch übermässig niedrige Temperaturen bewirkten Erscheinungen. Auch hier lassen sich drei Grade, die Congelatio erythematosa, bullosa und escharotica unterscheiden. Bei den

Erfrierungen ersten Grades treten an den der Kälte am meisten ausgesetzten Theilen, *den Ohren, der Nase, den Händen und Füssen*, an welchen letzteren noch ungünstige Circulationsverhältnisse das Zustandekommen der Erfrierung erleichtern, hyperämische, blaurothe, gegen die Umgebung nicht scharf abgesetzte Stellen auf, welche der Sitz eines sehr lebhaften Brennen und Juckens oder selbst schmerzhafter Empfindungen sind, besonders bei Erwärmung der erfrorenen Theile. Die Haut ist an diesen Stellen geschwollen, es tritt, wenn es sich um chronische Zustände handelt, schliesslich eine ziemlich derbe Infiltration ein, so dass die erfrorenen Stellen als flache, nicht scharf begrenzte Knoten erscheinen (*Perniones, Frostbeulen*). Sehr häufig treten in der Mitte dieser Knoten *Ulcerationen* von äusserst torpidem Charakter auf, die, wenn die Knoten über Gelenken oder zwischen zwei Fingern sitzen, sich gern in tiefe, sehr schmerzhafte *Rhagaden* umwandeln.

Die *Temperaturen*, bei welchen Frostbeulen entstehen, sind für verschiedene Menschen sehr verschieden. Während einzelne Menschen, selbst bei der stärksten bei uns für gewöhnlich vorkommenden Kälte, überhaupt keine Erfrierungen bekommen, genügen bei dazu Disponirten bereits Temperaturgrade, die noch oberhalb des Nullpunktes liegen. Es sind ganz besonders *jugendliche* und dann *anämische Individuen*, welche das Hauptcontingent stellen. Selbstverständlich hat auch die Beschäftigung einen grossen Einfluss und besonders das *Hantiren mit kalten oder sonst irritirenden Flüssigkeiten* wirkt in dieser Richtung begünstigend ein. Bekannt sind die fast regelmässigen Erfrierungen der Hände bei Kaufmannslehrlingen, die viel mit Heringslake in Berührung kommen, bei Fleischern u. A. m. Hat Jemand aber einmal Erfrierungen davongetragen, so pflegen dieselben sich eine Reihe von Jahren regelmässig wieder einzustellen.

Bei den *schwereren Erfrierungen* bilden sich entweder auf der geröteten Haut Blasen mit serösem oder blutigem Inhalt oder es tritt eine vollständige Necrotisirung der Haut, der unterliegenden Theile bis zu den Knochen, welche auch noch betheiligt sein können, ein. Bei den Verschorfungen bestehen oft gleichzeitig Blasenbildungen. Am harmlosesten sind diese Grade der Erfrierung an den *Ohren*, wo besonders leicht in Folge der straffen Beschaffenheit des Unterhautgewebes intensive Ernährungsstörungen eintreten können und wo kleinere oder grössere Theile der Ohrmuschel gar nicht so selten necrotisch abgestossen werden. Ernster liegen die Verhältnisse an den *Extremitäten*, wo bei der ausserordentlich langsamen Ablösung der necrotischen Theile die Gefahr der Aufnahme putrider Stoffe in die Blutbahn und der hierdurch bedingten

Pyämie nahe liegt. Diese schweren Erfrierungen kommen nur nach langem Aufenthalt im Freien bei sehr niedriger Temperatur vor, bei vom Wege Verirrten, die im Schnee stecken geblieben sind, oder bei sinnlos Betrunkenen.

Für die leichtesten Grade der Erfrierung sind ganz besonders *Hand- resp. Fussbäder* in heissem, mit Essig (2—3 Esslöffel) angesäuertem Wasser oder unter Zusatz von *Chlorkalk* (ein Esslöffel auf ein Handbad) zu empfehlen. Ferner sind Einreibungen mit *Petroleum*, Einpinselungen mit *Collodium* oder *Jodtinctur* von guter Wirkung. Bei Ulcerationen und Rhagadenbildungen sind Aetzungen mit *Arg. nitricum* oder *Salben* mit diesen Mittel und *Perubalsam* anzuwenden. Von der grössten Wichtigkeit ist aber einerseits die *Berücksichtigung des Allgemeinzustandes* und andererseits die *Prophylaxe*. Daher sind vor Allem die anämischen Zustände durch eine entsprechende Therapie zu behandeln. Die Vorbeugung wird am besten durch *Abhärtung in der wärmeren Jahreszeit*, kalte Waschungen und Abreibungen, und durch *Schutz*, durch *Warmhalten* in der *kalten Jahreszeit* erreicht. — Bei den *schweren Erfrierungen* ist zunächst für eine *allmälige Erwärmung* durch Transport in einen kalten, langsam zu erwärmenden Raum, durch Abreibungen mit Schnee zu sorgen. Bei schweren Erfrierungen der Extremitäten ist die *Suspension* empfohlen, um die Wiederherstellung der Circulation zu erleichtern, ist es aber zu einer die Finger oder Zehen überschreitenden Necrotisirung gekommen, so wird nach eingetretener Demarcation am besten an entsprechender Stelle die *Amputation* vorgenommen.

DRITTES CAPITEL.

Gangraena cutis.

Die Gangrän der Haut kann entweder durch *äussere Einwirkungen* hervorgerufen werden, so durch *Verbrennung*, durch *Erfrierung*, durch *Trauma*, welche entweder durch unmittelbare Zerstörung oder durch Sistirung der Circulation das Absterben der Haut veranlassen, oder es können *krankhafte Vorgänge in der Haut oder in unmittelbarer Nähe derselben* die Ursache der Gangrän werden, so bei den verschiedensten schweren, meist „infectiösen" Erkrankungen der Haut oder des subcutanen Gewebes, bei dem *Carbunkel*, bei *Phlegmone*, bei *Erysipel*, bei *Wundinfectionen*, bei gewissen Formen des *Ulcus molle* u. A. m. Auch in diesen Fällen kann es sich entweder um eine Desorganisation des Hautgewebes durch den Krankheitsvorgang selbst handeln oder es kann

die Gangrän in indirecter Weise durch die Aufhebung der Circulation
in Folge der Schwellung und Infiltration der Gewebe zu Stande kommen.
— In einer dritten Reihe von Fällen sind es schliesslich *innere Ursachen*,
welche die Gangrän der Haut bedingen, nämlich entweder die Aufhebung
der Blutcirculation in Folge des *Verschlusses einer grösseren Arterie*
durch *Embolie* oder *Thrombose*, in welchen Fällen natürlich nicht nur
die Haut, sondern auch alle anderen von den betreffenden Gefässen versorgten Theile gangränös werden, oder Einflüsse, welche vom *Nervensystem* ausgehen.   Zu der ersterwähnten Gruppe ist auch die *senile
Gangrän* zu rechnen, wenn es sich auch bei derselben nicht um völlige
Aufhebung der Circulation, sondern meist nur um mehr oder weniger
starke Beeinträchtigung derselben durch Sclerose der Arterienwandungen
handelt und zum Zustandekommen der Gangrän noch eine äussere Schä-
digung, Druck oder eine an sich geringfügige Verletzung der in ihrer
Ernährung gestörten Theile nöthig ist.   Ueber die Natur der in zweiter
Linie erwähnten Nerveneinflüsse, über die hierbei in Betracht kommenden Nervencentren und Nervenbahnen ist es zur Zeit noch nicht möglich, eine bestimmte Ansicht auszusprechen, aber an der Thatsache ist
nicht zu zweifeln, dass durch bestimmte nervöse Einflüsse oder vielleicht
durch den Fortfall gewisser Nervenfunctionen, welche für die Erhaltung
der Haut und anderer Theile nothwendig sind, ein Absterben dieser
Theile eintritt.   Wir wollen an dieser Stelle die so verschieden beant-
wortete Streitfrage nach dem Vorhandensein *trophischer Nerven* nicht
weiter discutiren, für das Verständniss der obigen Vorgänge ist es ja auch
zunächst von geringer Bedeutung, ob die betreffenden Nervenimpulse
auf besonderen oder auf den gewöhnlichen Bahnen — und dann wahrscheinlich auf den Bahnen der sensiblen Nerven — verlaufen.

Es würde zu weit führen, wenn wir an dieser Stelle alle die verschiedenen Formen der Hautgangrän besprechen wollten, die übrigens
theilweise in anderen Capiteln dieses Lehrbuches gelegentlich erwähnt
werden, theilweise gar nicht mehr in das Gebiet der Hautkrankheiten
hineingehören, und wir wollen uns daher auf einige wenige Bemerkungen
beschränken.

Zunächst ist zu erwähnen, dass in manchen Fällen bestimmte *constitutionelle Veränderungen* das Auftreten der Gangrän bedingen oder
jedenfalls begünstigen.   Die wichtigste hier zu nennende Erkrankung ist
der *Diabetes mellitus*, bei welchem Leiden so häufig *Furunkel, Carbunkel* oder *umfangreichere Gangränescirungen* der Haut beobachtet
werden, welche letztere gelegentlich ein serpiginöses Fortschreiten zeigen.
— In dieselbe Kategorie gehört auch die *Noma* (*Wasserkrebs*) der kleinen

Kinder, welche gewöhnlich von der Mundschleimhaut ausgehend die Lippen, Wangen und die weiteren benachbarten Theile zerstört, gelegentlich auch an den Genitalien auftritt und sich stets an Schwächezustände anschliesst, welche durch mangelhafte Ernährung oder Erkrankungen des Intestinaltractus, acute Infectionskrankheiten, Syphilis u. dgl. mehr bedingt sind. — Und schliesslich ist hier noch die *multiple cachectische Hautgangrän* (O. SIMON) zu erwähnen, bei welcher bei kleinen Kindern in Folge ähnlicher prädisponirender Momente, wie bei der Noma, am ganzen Körper zerstreute Gangränherde auftreten, die sich aus Pusteln oder Blasen entwickeln und die Haut und das Unterhautgewebe und selbst das Periost zerstören können. Am reichlichsten bilden sich diese Gangränherde gewöhnlich auf den beim Liegen gedrückten Stellen — Rücken, Hinterkopf — und es liegt nahe, an die Analogie mit dem gewöhnlichen *Decubitus (Druckbrand)* zu denken, bei welchem ja auch die durch irgend welche Erkrankung bedingte Cachexie das constitutionelle, der Druck das occasionelle Moment für die Gangrän bildet. In einem Falle von multipler cachectischer Hautgangrän wurden dem Trichophyton tonsurans ähnliche *Pilze* im Eiter der Geschwüre gefunden (EICHHOFF). — In allen diesen Fällen hat die *Behandlung* möglichst beiden Indicationen gerecht zu werden und so muss versucht werden, einerseits die inneren Ursachen zu beseitigen, andererseits alle äusseren Schädlichkeiten, welche das Auftreten der Gangrän begünstigen können, zu vermeiden. Die speciellen Indicationen der Allgemeinbehandlung richten sich natürlich nach den jedesmaligen Verhältnissen und bezüglich der Localbehandlung möge nur hervorgehoben werden, dass bei der multiplen cachectischen Hautgangrän Bäder, Verbände mit Borvaseline, Chlorzinklösung (¹/₄ Proc.) oder Jodoform bei Besserung des Allgemeinbefindens schnell die Abstossung der Schorfe und die Heilung der Wunden bewirken.

Von ganz besonderem Interesse ist die durch Nerveneinflüsse zu Stande gekommene Gangrän, die *spontane,* besser *neurotische Gangrän.* Bei der Besprechung des *Herpes zoster* werden wir eine derartige Krankheitsform kennen lernen, eine fernere ist der *Decubitus acutus* bei gewissen Rückenmarkserkrankungen, besonders bei schweren Verletzungen, der nach der Meinung einiger der erfahrensten Autoren eine Folge dieser nervösen Erkrankung, nicht allein des Druckes ist. Etwas ausführlicher wollen wir aber nur zwei seltenere Erkrankungen besprechen, die *symmetrische Gangrän* und das *Malum perforans pedis.*

Die symmetrische Gangrän (RAYNAUD) steht in nahen Beziehungen zu zwei anderen Krankheitszuständen, der *localen Syncope* und der

localen Asphyxie. Bei weitem am häufigsten sind die Finger und Zehen
ergriffen, sehr viel seltener die Nase, die Ohren oder andere Körpertheile.   Bei der localen Syncope erscheint die Haut vollständig blass,
leichenartig, kühl, dabei bestehen Parästhesien und Anästhesie, während
bei der localen Asphyxie die Haut tief cyanotisch, blauroth bis geradezu
schwarz erscheint und dabei anschwillt.   Beide Erscheinungen treten
plötzlich nach irgend einem äusseren Reiz oder einer psychischen Erregung auf.   Die offenbar durch *Arterienkrampf* bedingte Syncope verschwindet auch wieder plötzlich, während die *venöse Stase*, welche die
Asphyxie bedingt, allmälig wieder ausgeglichen wird.   Während es in
einer Reihe von Fällen zu keinen weiteren Erscheinungen kommt, tritt
in anderen *Gangrän* hinzu, die übrigens auch ohne jene Vorboten als
erstes Symptom auftreten kann.   Die Gangrän kommt fast nur an den
Fingern und Zehen und zwar gewöhnlich an den Endphalangen vor
und führt entweder zu oberflächlichen Verschorfungen, die nur die Haut
betreffen, oder zu einer Mumification eines Theiles des Fingergliedes oder
der ganzen Phalanx.   Blasige Abhebungen der Oberhaut gehen öfters
der Gangrän voraus.   Schon vor dem Eintreten derselben bestehen oft
heftige *Neuralgien* in den betreffenden Theilen. — Es ist nicht anzunehmen, dass die vasomotorischen Störungen allein die Ursache der Gangrän sind, doch giebt möglicher Weise die durch Arterienkrampf bedingte
„spastische Ischämie“, indem sie in ihrer Nutrition gestörte, eine Oppor-
tunität zur Necrose (VIRCHOW) zeigende Gewebe betrifft, den schliesslichen
Anlass zum Absterben der Theile.   Die Veränderungen treten gewöhnlich,
aber keineswegs immer, *symmetrisch* auf.   Ausser diesen typischen Erscheinungen sind noch *Gelenkergüsse, ödematöse Schwellungen* und *Atrophien der Muskeln* und des *Fettgewebes* beobachtet.   Meist wiederholen
sich die Anfälle lange Zeit hindurch immer wieder, seltener erlischt die
Krankheit nach einem oder nach einigen wenigen Anfällen.[1])

Die symmetrische Gangrän ist meist bei *neuropathisch belasteten
Individuen* beobachtet worden, die zum Theil auch noch an anderen nervösen Störungen litten, seltener kam dieselbe nach dem Ueberstehen
schwerer Krankheiten (Typhus, Pneumonie u. s. w.) vor.   Es ist nicht
daran zu zweifeln, dass nervöse Störungen, höchst wahrscheinlich centraler Natur, die Ursache der symmetrischen Gangrän sind, wenn uns

---

1) Taf. II stellt die Hände einer 43jährigen Frau dar, welche seit längerer
Zeit an Sclerodermie litt; die Gangrän der Fingerspitzen ist erst in den letzten
Monaten hinzugetreten, der rechte Zeigefinger ist wegen Gangrän der Spitze im
Gelenk zwischen erster und zweiter Phalanx exarticulirt.

auch bis jetzt eine nähere Erkenntniss derselben noch abgebt.[1] Nicht unwichtig in dieser Beziehung ist der Vergleich mit der *Kriebelkrankheit* (*Ergotismus, Intoxication mit Secale cornutum*), deren Erscheinungen in mancher Hinsicht denen der symmetrischen Gangrän analog sind, denn auch hier treten neben den Erscheinungen des arteriellen Krampfes zweifellose nervöse Störungen, Parästhesien, Anästhesien u. A. m. und ferner ebenfalls meist die Extremitätenenden betreffende Gangränescirungen auf.

Die *Behandlung* muss in erster Linie eine allgemeine sein und je nach den Umständen ist eine zweckmässige *Electrotherapie*, die Anwendung von Roborantien, die Anordnung einer entsprechenden körperlichen und auch psychischen Diät im allgemeinsten Sinne des Wortes indicirt. Local scheint gegen die vasomotorischen Störungen (Syncope, Asphyxie) die *Massage* eine sehr günstige Wirkung zu zeigen (WEISS), auch die Anwendung der *Wärme* (Watteverband) wird empfohlen, bei eingetretener Gangrän ist vor der Demarcation vor jedem chirurgischen Eingriff zu warnen.

Im Anschluss an die symmetrische Gangrän sind die bisher nur einige wenige Male beobachteten Fälle von *spontaner Gangrän* zu erwähnen, bei welchen ohne irgend welche äussere Ursache bald hier bald dort kleinere und grössere Gangränescirungen der Haut auftreten, nach deren Demarcation und Abstossung Narben, manchmal hypertrophische Narben (Narbenkeloide) zurückbleiben. Auch in diesen Fällen sind höchst wahrscheinlich nervöse Störungen die Ursache der Hautgangrän.

Das **Malum perforans pedis** (*Mal perforant du pied*) ist weniger sicher als eine Folge nervöser Störungen zu bezeichnen, von verschiedenen Autoren wird die neurotische Natur des Leidens direct in Abrede gestellt und eine durch die mehrfach bei Mal perforant gefundene *Endarteriitis obliterans* bedingte Ernährungsstörung für das wesentlichste ätiologische Moment gehalten (DUPLAY, ENGLISCH). Auffallend ist andererseits das häufige Vorkommen des Mal perforant bei Tabes, aber freilich kann dasselbe nach beiden Richtungen gedeutet werden, da die Tabes so ausserordentlich häufig bei Syphilitischen auftritt und die Syphilis wieder eine der wichtigsten Ursachen für die Endarteriitis obliterans ist. Jedenfalls handelt es sich auch hier wohl um eine Combination mehrerer ursächlicher Momente, vor Allem der Wirkungen des Druckes und einer

---

1) In einem von HOCHHAUS veröffentlichten Falle fand sich bei der Section Hydrocephalus und Syringomyelie.

durch Nerveneinfluss oder anderweitig zu Stande gekommenen Ernährungsstörung. Am häufigsten an der Beugefläche der grossen Zehe,
über dem Metatarso-Phalangealgelenk, seltener an anderen Stellen der
Fusssohle, z. B. an der Ferse, entwickelt sich meist aus einer Schwiele
durch einen unter derselben sich bildenden Eiterungsprocess ein kraterförmiges, von schwieliger Haut umgebenes Geschwür, welches durch
seine Neigung, in die Tiefe fortzuschreiten und hier zur Zerstörung der
Weichtheile und schliesslich zur Necrose des Knochens zu führen, ausgezeichnet ist. Bemerkenswerth ist noch die meist beobachtete auffallend geringe Empfindlichkeit der Geschwüre. Die Affection kann einseitig sein, tritt aber häufiger symmetrisch auf. Der *Verlauf* ist äusserst
chronisch und oft treten Recidive auf. — Der *Behandlung* setzen diese
torpiden Geschwüre einen hartnäckigen Widerstand entgegen, und ist
es erst zur Necrose des Knochens gekommen, so ist natürlich nur durch
Abnahme der Zehen, Resection oder selbst Amputation des Fusses die
Heilung zu erzielen.

VIERTES CAPITEL.

Ulcera cutanea.

Als **Hautgeschwüre** werden durch *Gewebszerfall* entstandene *Substanzverluste* bezeichnet, welche *bindegewebige Theile der Haut*, also
mindestens den Papillarkörper oder ausser diesem noch tiefere Theile
und schliesslich das Corium in seiner ganzen Dicke betreffen, und an
ihrer Oberfläche eine *eiterige Secretion* zeigen. Die Heilung des Haut-
geschwürs geht nur durch *Narbenbildung* vor sich, indem der einmal
zerstörte Papillarkörper nicht als solcher, sondern nur durch einfaches
Bindegewebe wieder ersetzt wird, und dementsprechend ist auch die bei
der vom Rande und von einzelnen im Inneren erhalten gebliebenen
Epidermisinseln ausgehenden Ueberhäutung sich bildende Epidermis gewissermassen verkümmert und besteht nur aus wenigen parallelen Zellschichten.

Die *Ursachen*, welche die Bildung von Hautgeschwüren hervorrufen
können, lassen sich am einfachsten in drei Kategorien eintheilen, indem
einmal *äussere, traumatische Einflüsse,* zweitens *durch innere Ursachen
bedingte Ernährungsstörungen der Haut* und schliesslich *in der Haut
selbst stattfindende Krankheitsprocesse* die Entstehung eines Haut-
geschwürs veranlassen können.

Zur ersten Kategorie sind die mannigfachen *mechanischen Insulte,*

Verletzungen durch äussere Gewalten oder durch Kratzen, Verbrennungen, Erfrierungen, Aetzungen u. A. m. zu rechnen. — Zur zweiten Kategorie gehören diejenigen im Körperinneren vor sich gehenden Processe, welche zum Absterben von Theilen der Haut führen, so *Gefässverschliessungen* oder *nervöse Störungen*, wie bei der spontanen Gangrän und beim Herpes zoster. — Bei der dritten Kategorie kommen eine Reihe *infectiöser Erkrankungen*, *Lupus* oder überhaupt *Tuberculose* im Allgemeinen, *Lepra*, *Syphilis*, *Ulcus molle* u. A. m. und auf der anderen Seite gewisse zum Zerfall neigende *Geschwülste*, besonders die *Sarcome* und *Carcinome*, in Betracht. Aber zwischen diesen beiden Reihen von Krankheiten besteht rücksichtlich der Geschwürsbildung eigentlich kein wesentlicher Unterschied, denn der durch atypische, heterologe Gewebswucherung gebildete Carcinomknoten ist für das normale Hautgewebe ebenso ein fremder Eindringling, wie der durch von aussen stammende Parasiten hervorgerufene Lupusknoten.

Von einer Schilderung der einzelnen durch diese verschiedenen Ursachen hervorgerufenen Geschwürsformen können wir an dieser Stelle ganz absehen, da dieselben in den betreffenden Capiteln dieses Lehrbuches besprochen sind. Nur eine Geschwürsform wollen wir hier noch etwas ausführlicher schildern, das *Ulcus cruris*.

Das **Fussgeschwür** (*Ulcus cruris, Unterschenkelgeschwür*) wird wie übrigens auch so manche der anderen Geschwürsformen meist durch eine Combination mehrerer ursächlicher Momente hervorgerufen, nämlich durch *mechanische Insulte*, vor Allem durch das Kratzen, und andererseits durch gewissermassen vorbereitende *Ernährungsstörungen der Haut*, durch ungünstige Circulationsverhältnisse, besonders bei Anwesenheit von *Varicen* und da diese wiederum das zum Kratzen führende Jucken hervorrufen, so sind sie die eigentliche, letzte Ursache der Geschwürsbildung (daher der etwas zu complexe Name: *variköses Geschwür*). Es ist wohl anzunehmen, dass auch *Infectionskeime*, welche in die Excoriationen hineingelangen, durch Anregung länger dauernder Entzündungen eine gewisse Rolle bei der Entstehung dieser Geschwüre spielen.

Aus diesen Gründen sehen wir ausserordentlich häufig bei Frauen, die in Folge mehrfacher Schwangerschaften variköse Erweiterungen der Unterschenkelvenen zeigen, aber auch bei Männern mit Varicen, besonders bei solchen, die im Stehen schwere Arbeit verrichten, diese Geschwüre auftreten, die meist am *unteren Drittel des Unterschenkels*, sehr häufig in der Gegend der Malleolen, besonders des Malleolus internus, localisirt sind. Anfänglich sind die Geschwüre von kleineren

Dimensionen, der Grund ist nicht besonders tief, von mässig secernirendem Granulationsgewebe gebildet. Bei Fortdauer der Schädlichkeiten und Vernachlässigung der Geschwüre durch Unreinlichkeit vergrössern sich dieselben, es kommt weiterhin zur Confluenz der oft zu mehreren sich bildenden Ulcerationen, der Geschwürsgrund vertieft sich und bedeckt sich mit schmutzig grau-grünlichen oder geradezu necrotischen Massen. Die Bänder werden stärker infiltrirt, aufgeworfen, callös. Die *Form* der Geschwüre ist unregelmässig, manchmal aber auch ziemlich regelmässig rundlich. *Subjectiv* sind oft schon bei kleinen Geschwüren heftige Schmerzen vorhanden, bei den grösseren steigern sich dieselben natürlich, die Kranken sind nicht im Stande, eine festanliegende Fussbekleidung zu tragen und können nur mit Mühe oder gar nicht gehen. Bei vollständiger Vernachlässigung können die Geschwüre schliesslich circulär um den ganzen Unterschenkel herumgehen.

Als *Begleit- und Folgeerscheinungen* finden sich ausserordentlich häufig *Eczeme,* die theils von demselben ursächlichen Moment, wie die Geschwüre, den Varicen, abhängig sind, theils durch das Secret der Geschwüre und wohl auch durch irritirende Verbände hervorgerufen sind und *ödematöse Schwellungen.* Nach sehr langer Dauer der Unterschenkelgeschwüre führt die chronische entzündliche Infiltration der Gewebe schliesslich zu einer nicht mehr rückgängig zu machenden Schwellung, die theils auf seröser Durchtränkung, theils auf Bindegewebsneubildung beruht, zur *Elephantiasis,* Auch das *Periost* kann in Mitleidenschaft gezogen werden und es treten Verdickungen des Knochens, *Exostosenbildungen*, meist an der Tibia, auf.

Der Verlauf ist stets ein sehr chronischer, selbst kleine Geschwüre bestehen oft lange Zeit, vor allen Dingen deswegen, weil sich die Patienten nicht den fortwirkenden schädlichen Einflüssen entziehen können. Bei zweckmässigem Verhalten tritt indess doch die Heilung ein, mit Hinterlassung einer von stark pigmentirter Haut umgebenen Narbe. Die Gefahr des Wiederaufbruchs, des Recidivirens ist allerdings sehr gross, denn die Narbe zerfällt leichter als die normale Haut, und die ursächlichen Momente — Varicen, Arbeiten im Stehen — bestehen gewöhnlich unverändert fort. Bei grossen Geschwüren berechnet sich die Dauer meist nach Jahren und manchmal ist sie geradezu unbegrenzt, d. h. die Geschwüre erweisen sich als unheilbar. Besondere Complicationen fehlen in der Regel, nur *Blutungen* und gelegentlich von den Geschwüren ausgehende *Lymphangitiden* und *Erysipele,* die dann meist häufig recidiviren und zur Elephantiasisbildung führen, sind hier zu erwähnen.

Bei der Diagnose ist manchmal die Möglichkeit einer Verwechselung mit *syphilitischen Geschwüren* zu berücksichtigen, wenn auch im Allgemeinen die gewöhnlichen Fussgeschwüre durch ihre relative Flachheit, durch das Fehlen des steilen, scharf geschnittenen Randes und der runden, „serpiginösen" Formen sich leicht von jenen unterscheiden lassen. In zweifelhaften Fällen bringt die versuchsweise eingeleitete Jodkaliumdarreichung bald sicheren Aufschluss.

Die Therapie sollte in erster Linie für die *Entfernung der causalen Momente* Sorge tragen, aber leider müssen wir uns in dieser Hinsicht meist mit der Erfüllung geringer Ansprüche begnügen. Die durch Varicen bedingten Circulationsstörungen lassen sich nur bis zu einem gewissen Grade durch comprimirende Verbände (*Gummistrümpfe, Gummibinden*) ausgleichen und die in der socialen Stellung des Patienten liegenden Schädlichkeiten können gewöhnlich überhaupt nicht auf die Dauer ferngehalten werden. In sehr zweckmässiger Weise ist die Erfüllung der eben angedeuteten Indicationen mit der *Localbehandlung* durch den zuerst von MARTIN und BUUNS empfohlenen Verband mit Binden aus reinem Gummi (MARTIN'sche *Binden*) vereinigt, indem ohne jedes weitere Verbandmittel die Gummibinde direct über das gut gereinigte Geschwür vom Fuss bis zum Knie hinauf angelegt wird. Abends wird die Binde abgenommen und sorgfältig gereinigt und Nachts ein einfacher Verband angelegt. Unangenehm ist, besonders wenn die Patienten die Binde nicht ganz sorgfältig reinigen, der höchst widerwärtige Geruch, den das Gummi durch die dauernde Berührung mit Secret und Schweiss entwickelt. In ähnlicher Weise wirkt der früher viel gebrauchte *Heftpflasterverband*, indem durch kreuzweise angelegte und sich dachziegelartig deckende Heftpflasterstreifen die Geschwürsränder einander genähert werden und gleichzeitig auf die Geschwürsfläche eine Compression ausgeübt wird. Auch mit *desinficirenden* oder die *Narbenbildung anregenden Mitteln* lassen sich gute Erfolge erzielen, so mit Verbänden mit *Jodoform, Argentum nitricum* (Arg. nitr. 0,2, Bals. peruv. 2,0, Vaselin. flav. 20,0) und ¼ proc. *Chlorzinklösung*. Umschläge mit der letztgenannten Lösung wirken ganz besonders günstig bei Geschwüren mit necrotischem Grund, bei denen sie schnell die Bildung guter Granulationen veranlassen. Bei nicht zu grossen Geschwüren lässt sich mit diesen Behandlungsmethoden meist die Heilung erzielen, selbst wenn die Patienten, natürlich stets mit einem regulären Verbande des Unterschenkels bis zum Knie mit einer elastischen Binde, dabei herumgehen. Die Heilung erfolgt selbstverständlich schneller bei Bettlage der Kranken, da vor Allem die

Hochlagerung des Beines ein sehr wesentlicher Factor für die Herabsetzung der Circulationsstörung ist. Aber grosse Geschwüre leisten selbst der zweckmässigsten Therapie oft einen äusserst hartnäckigen Widerstand, ganz besonders, wenn es sich um Processe von jahrelanger Dauer handelt, in welchen Fällen auch die umgebende Haut nicht mehr normal, sondern durch vorausgegangene Verschwärungen vielfach in Narbengewebe umgewandelt ist. In diesen Fällen ist nur durch andere Massnahmen, *Abtragung der Ränder*, *Umschneiden des Geschwüres*, um die Spannung zu vermindern, ganz besonders aber durch die von REVERDIN zuerst geübte *Transplantation* normaler Hautstückchen auf die Geschwürsfläche die Vernarbung zu erzielen. Lassen aber auch diese Verfahren im Stich, erweist sich das Unterschenkelgeschwür wirklich als unheilbar, so bleibt nur noch die *Amputation* übrig, durch welche dem vorher zu jeder Arbeit unfähigen, bettlägerigen Patienten doch der Gebrauch der Extremität, wenn auch in beschränkterem Masse, wieder ermöglicht und so wenigstens eine relative Erwerbsfähigkeit hergestellt wird.

DRITTER ABSCHNITT.

ERSTES CAPITEL.
Striae atrophicae.

Als Striae atrophicae werden ein bis mehrere Centimeter lange, schmale, gewöhnlich leicht gebogene oder geschlängelte Streifen bezeichnet, an denen die Haut gegen die Umgebung etwas vertieft, glänzend weiss erscheint, die daher dem Aussehen nach eine gewisse Aehnlichkeit mit *Narben* haben, keineswegs aber dem Gefühl nach, da sie sich völlig weich anfühlen. Sie kommen in der Regel in grosser Zahl an demselben Individuum vor, und die einander benachbarten zeigen einen annähernd parallelen Verlauf. Am Rumpfe stehen sie in mehr oder weniger spitzem Winkel zur Mittellinie, an den Extremitäten verlaufen sie meist circulär. Die Entstehungsursache dieser Streifen ist eine *Ausdehnung der Haut*, die schneller stattgefunden hat oder übermässiger war, als dass die Haut derselben hätte folgen können. Hierdurch erklärt sich einmal das Auftreten der Striae atrophicae bei *schnellem Wachsthum*, bei *starker Fettleibigkeit*, bei *Schwangerschaft* (sogenannte *Schwangerschaftsnarben*) und bei Ausdehnung des Abdomens durch *Tumoren* oder *Ascites*, bei schnell wachsenden *Geschwülsten* an anderen

Stellen, und andererseits ergeben sich daraus von selbst die *Hauptlocali-*
sationen und die *Richtungsverhältnisse*. Daher finden sich nämlich diese
atrophischen Streifen am häufigsten bei *Frauen*, hauptsächlich in Folge
vorhergegangener *Graviditäten*, aber auch abgesehen hiervon noch häufiger als bei Männern in Folge der grösseren Neigung des weiblichen
Geschlechtes zur *Fettablagerung*. Ebenso erklärt es sich, dass die atrophischen Streifen am häufigsten am *Abdomen*, an den *Nates* und *Oberschenkeln* und etwa noch an der *Schulter* vorkommen. Bei anderweiter
Localisation wird stets ein besonderer Grund für dieselbe leicht nachweisbar sein. Die Richtung der Striae entspricht den *Langer'schen*
Spaltlinien und wird durch die *Spannungsverhältnisse* der Haut bestimmt, die ihrerseits durch die anatomische Beschaffenheit, Hauptrich-
tung der Bindegewebszüge u. s. w. und durch *Form und Lage* der unter
der Haut befindlichen Theile bedingt sind. Diese Verhältnisse sind für
grössere Hautbezirke annähernd gleich und ergiebt sich daher die parallele Anordnung der Striae. — Die *anatomische Untersuchung* (KAPOSI)
hat in der That ein Auseinanderweichen der Bindegewebszüge, Verstreichen des Papillarkörpers und dementsprechend auch Verschwinden
der Retezapfen erkennen lassen. Diese rein mechanische Entstehung
der Striae wird weiter bestätigt durch die bei der Bildung oft entstehenden *Hämorrhagien*, durch welche die Streifen anfangs blauroth
erscheinen und erst nach Resorption des Blutfarbstoffs ihre weisse Farbe
annehmen.

ZWEITES CAPITEL.
Atrophia cutis.

Zunächst möge hier an die *consecutive Atrophie* der Haut erinnert
werden, die sich als *Endstadium* verschiedener Krankheitsprocesse der
Haut einstellt, so bei *Sclerodermie*, bei *Pityriasis rubra*, ferner an die
im *Greisenalter* an der Haut ebenso wie an anderen Organen auftretende
Atrophie. Dem gegenüber stehen die seltenen Fälle von *Hautatrophie*,
die nicht Folgeerscheinungen einer anderen Hauterkrankung sind, und
die entweder *erworben* oder *congenital* auftreten können.

1. **Atrophia cutis acquisita.** An beliebigen Stellen der Körperoberfläche erscheint die Haut manchmal in beträchtlicher Ausdehnung dünn,
unter das normale Niveau etwas eingesunken, von eigenthümlich hell
bräunlichvioletter oder weisslicher Farbe. Kleinere Herde erscheinen
glatt, bei grösseren legt sich die ausserordentlich verdünnte Haut in
Falten, die durch Streckung ausgeglichen werden können. Sehr auf-

fallend ist das durch die Dünnheit der Haut bedingte deutliche Durchscheinen aller kleineren und grösseren Blutgefässe. Die grösseren Venen
erscheinen besonders bei Stauung (bei Ergriffensein der Unterextremität beim Stehen) als dicke, das Hautniveau erheblich hervorwölbende
dunkle Stränge.   Die Grenze gegen die normale Haut ist scharf, bildet
eine unregelmässige Linie und ist zum Theil vollständig unvermittelt;
das Durchscheinen der Gefässe hört gleichzeitig mit den übrigen Veränderungen plötzlich auf.   An einzelnen Stellen findet sich aber zwischen
die atrophische und die normale Haut ein bis zu 1 Cm. breiter *Grenzwall* eingeschoben, an dem die Haut sehr derb, weissglänzend und das
normale Niveau etwas überragend erscheint.   Die Haut dieses Grenzwalles zeigt eine nicht zu verkennende Aehnlichkeit mit den durch die
Sclerodermie im Stadium der eigentlichen Sclerosirung gesetzten Veränderungen.   An diesen Stellen findet das *sehr langsame Fortschreiten*
des Processes statt, indem der Grenzwall sich gegen die normale Haut
vorschiebt, hinter sich atrophische Haut zurücklassend.

Die *Functionen* der atrophischen Haut sind normal, die *Sensibilität*
ist intact, im Gegentheil geben die Patienten sogar an, dass sie an
diesen Stellen feiner und intensiver empfinden, als an den normalen
Hautstellen, eine Erscheinung, die durch die Verdünnung der Haut bei
normalem Nervenapparat ohne Weiteres ihre Erklärung findet. — Das
Wesen des Krankheitsprocesses, dessen Schwerpunkt in dem sclerosirten
Grenzwall zu suchen ist, ist völlig unaufgeklärt, und es wäre möglich,
dass es sich hier eigentlich auch nur um eine *consecutive Atrophie*
handelt und die Krankheit vielleicht der *Sclerodermie* zuzurechnen ist,
mit deren Erscheinungen, wie schon erwähnt, die Veränderungen an
den Stellen, wo der eigentliche Krankheitsprocess sich abspielt, grosse
Aehnlichkeit haben.

Ferner ist hierher die als Glossy skin beschriebene Hautveränderung
zu rechnen, bei der im Anschluss an eine *Nervenverletzung* (ohne völlige
Trennung des Nerven vom Centralorgan) in der von dem betreffenden
Nerv versorgten Haut atrophische Veränderungen, Schrumpfung, Glatt-
werden der Oberfläche, auftreten.   Auch hier wird die rothe oder livide
Färbung in Folge des Durchscheinens der Gefässe erwähnt.   An den
Händen kommt es durch die Schrumpfung zu Contracturen.

Schliesslich ist hier an die Hemiatrophia facialis progressiva zu er-
innern, bei welcher im jugendlichen Alter eine Atrophie nicht nur der
Haut, sondern auch der tieferen Gebilde, des Unterhautgewebes und der
Knochen der einen Gesichtshälfte, sehr selten beider Seiten auftritt.
Auf manche Aehnlichkeiten dieser Form der Gesichtsatrophie mit Sclero-

dermie ist kürzlich von EULENBURG hingewiesen worden und in der That sind Fälle beobachtet, bei denen halbseitige Gesichtsatrophie mit Sclerodermie vereint auftrat.

2. **Atrophia cutis congenita.** Die Haut zeigt ganz die Erscheinungen, wie sie oben für die acquirirte Hautatrophie geschildert sind, geht aber unmittelbar, ohne Dazwischentreten eines Grenzwalles in die normale Haut über und es tritt kein Grösserwerden der atrophischen Stellen ein, abgesehen natürlich von der dem Wachsthum des Organismus entsprechenden Vergrösserung. Liegen behaarte Stellen im Bereich der Atrophie, so können die Haare fehlen. Diese Form der Atrophie scheint sich — die Kenntnisse über dieselbe sind zur Zeit noch sehr unzureichende — an die Ausbreitungsgebiete der Hautnerven zu halten.[1])

DRITTES CAPITEL.

Cicatrix.

Ein Substanzverlust der Haut, welcher nur die oberen Schichten der Epidermis betrifft, wird stets mit vollständiger *Restitutio ad integrum* ersetzt, so dass *keine bleibende Veränderung* an der betreffenden Stelle hinterlassen wird. Sowie aber ein Theil des Papillarkörpers und die tieferen Theile des Rete mucosum zerstört sind oder durch noch tiefer reichende Defecte Theile des Corium verloren gegangen sind, tritt der Ersatz der zerstörten Theile durch einfaches *Bindegewebe,* welches nur mit einem dünnen Epidermisüberzug versehen ist, durch eine *Narbe,* ein.

Die Narben erscheinen unter den mannigfachsten Formen, die einmal natürlich durch Form und Umfang der sie bedingenden Substanzverluste, dann aber auch durch dem Narbengewebe selbst innewohnende Eigenschaften bedingt werden. Die einfache, fertig ausgebildete Narbe erscheint als eine unter das Niveau der Haut eingesunkene (*Cicatrix atrophica*) oder im Niveau der Haut liegende oder dasselbe überragende (*Cicatrix hypertrophica*), dementsprechend dünnere oder dickere, feste Membran von weisser Farbe und glänzendem Aussehen. Drüsen und Follikelmündungen, Haare und die Linien und Furchen der Haut fehlen vollständig auf der Narbe. Frische Narben sehen hyperämisch aus und sind oft von starken *Pigmenthöfen* umgeben oder erscheinen selbst *pigmentirt,* besonders an den Unterschenkeln, wo diese Pigmentirungen oft sehr lange bestehen bleiben. Allmälig wird das Pigment resorbirt, die

---

1) Ich beobachtete einen Fall von angeborener Atrophie im Gebiet des *Ramus frontalis* vom *N. trigeminus.*

Hyperämie verschwindet, nur bleiben oft Gefässectasien in den Narben zurück. In Folge der fehlenden Schweiss- und Fettsecretion sind die Narben stets *vollkommen trocken*. Die *Sensibilität* ist auf grösseren Narben herabgesetzt, dabei bestehen manchmal neuralgische Schmerzen, die offenbar durch Zerrung der in die Narbe eingeheilten Nervenfasern hervorgerufen werden.

Durch die dem Narbengewebe innewohnende *Neigung zur Retraction* kommt es häufig zur Bildung sternförmiger oder andere Theile ganz oder theilweise überbrückender Narben. Bei übermässiger Hypertrophie des Narbengewebes entstehen knollige, förmlich geschwulstartige Bildungen (*Narbenkeloid, falsches Keloid*). Manche Individuen scheinen zu diesen letzterwähnten Bildungen eine Prädisposition zu haben, indem sich bei ihnen jede Narbe, aus welcher Ursache sie auch entstanden sei, zu einem solchen Narbenkeloid entwickelt. Ferner werden die Formen der Narben dadurch modificirt, dass sie oft mit tieferen Gebilden, eben nach tiefgreifenden Substanzverlusten, verwachsen sind, ganz besonders mit den Knochen, und es kommt hierdurch zur Bildung trichterförmig eingezogener Narben.

Die Nachtheile der Narben bestehen einmal in der durch dieselben gesetzten *Entstellung* und betrifft dies natürlich hauptsächlich die Narben im Bereich des Gesichtes. Von noch schwererer Bedeutung ist aber die vorhin schon erwähnte *Neigung zur Retraction*. Es kommt durch dieselbe je nach der Localisation zu den mannigfachsten und oft schwersten Functionsstörungen. So wird durch Narben in der Gegend der Augenlider Ectropium mit seinen weiteren Folgen veranlasst, es kann andererseits durch Verschmelzung der Lider zur Verkleinerung, ja zum völligen Verschluss der Lidspalte kommen. Aehnliche Erscheinungen kommen am Mund und an den Genitalien vor. Entwickeln sich Narben über Gelenken, so kommt es durch die Retraction zu einer *Contractur* und oft zu einer völligen *Pseudankylose der Gelenke in Contracturstellung*. Am häufigsten tritt dieses Ereigniss an den Fingern ein. Ebenso wie an den Körperöffnungen kommen auch an anderen Theilen *abnorme Verwachsungen* durch Narbenbildung zu Stande, am häufigsten an den Fingern und Zehen, indessen sind auch Anheftungen des Oberarms an den Thorax, des Kinnes an die Brust beobachtet worden.

Die *Bildung der Narben* geschieht in der Weise, dass der irgendwie gesetzte Substanzverlust der Haut sich zunächst mit *Granulationsgewebe*, einem dem embryonalen Bindegewebe ähnlichen, sehr blutgefässreichen Gewebe füllt, welches dauernd an seiner Oberfläche Eiter secernirt. Im weiteren Verlauf nimmt die Eiterung ab, die Granulationen werden trockener und nun beginnt die *Ueberhäutung*, entweder nur vom Rande her, indem sich von der erhaltenen Epidermis ausgehend ein graubläulicher Epidermissaum immer weiter vorschiebt, bis die ganze granulirende Fläche überzogen ist, oder es geht die Ueberhäutung gleichzeitig auch von Epidermisinseln, die sich in der Mitte der Granulationen bilden, aus. Diese Epidermisinseln verdanken einzelnen stehengebliebenen Resten des Rets mucosum oder Hautdrüsen oder Haarbälgen, jedenfalls stets epidermidalen Gebilden ihre Entstehung. Die Dauer der Vollendung der Ueberhäutung schwankt je nach der Grösse des Defectes von ganz kurzer Zeit bis zu Jahren. — Die *fertige Narbe* besteht aus faserigem, blutgefäss- und zellenarmem Bindegewebe mit einzelnen Pigmenteinlagerungen, welches an seiner glatten Oberfläche von einer dünnen, nur wenige Zellschichten enthaltenden Epidermis überzogen wird. Jede Andeutung des Papillarkörpers und natürlich ebenso auch der sich zwischen die Papillen einsenkenden Retezapfen fehlt vollständig.

Behandlung. In erster Linie kommt ˙hier die *Fürsorge für eine regelmässige Narbenbildung* in Betracht, besonders die Verhütung des Zusammenwachsens sich gegenüberliegender granulirender Flächen durch regelmässige *Aetzungen* mit Arg. nitricum oder *Einlegen von Wattebäuschen*, die mit Argentumsalbe bestrichen sind. Sind die Narben einmal fertig ausgebildet, so kann es sich einmal um Beseitigung der Entstellung, besonders durch keloidartige Narben, und zweitens um Beseitigung der durch die Narbenretraction gesetzten Functionsstörungen handeln. Am besten wird bei kleineren Narben der erste Zweck durch sorgfältig ausgeführte *Excisionen* erreicht, doch wird dies um so schwieriger, je grösser die Narbe ist, da hiermit die Aussicht auf Heilung per primam intentionem geringer und demgemäss auf etwa sich wieder einstellende Hypertrophie der neuen Narbe grösser wird. Bei narbigen Verwachsungen ist das *operative Verfahren* natürlich das einzig mögliche. — Ist eine Operation aus dem einen oder dem anderen Grunde nicht rathsam oder nicht durchführbar, so gelingt es wenigstens bis zu einem gewissen Grade, die Narben durch Auflegen von *Empl. Hydrargyri* und durch *protrahirte warme Wasserbäder* geschmeidiger und weicher zu machen.

VIERTES CAPITEL.
Scleroderma.

Von der eigentlichen *Sclerodermie* ist zunächst das Sclerema neonatorum vollständig abzutrennen. Diese letztere Krankheit tritt stets

wenige Tage nach der Geburt auf und manifestirt sich durch einer zunächst teigig ödematöse Schwellung des Unterhautbindegewebes, die
aber bald in eine harte Infiltration übergeht, meist an den Unterextremitäten beginnend sich schnell über die Haut des ganzen Körpers ausdehnt und unter Abnahme aller vitalen Functionen fast regelmässig in
kurzer Zeit zum *Tode* führt.

· Die der eigentlichen *Sclerodermie* angehörigen Krankheitsformen
lassen sich in *zwei Gruppen*, das *Scleroderma diffusum* und das *Scleroderma circumscriptum* (*Sclérodermie en plaques* der Franzosen, *Morphaea* der Engländer) trennen, die sich nicht nur durch die im Namen
angedeutete Verschiedenheit der Ausbreitung, sondern auch noch durch
andere Eigenthümlichkeiten der Krankheitserscheinungen und des Verlaufes unterscheiden.

Scleroderma diffusum. Die Haut erscheint im *ersten Stadium*, welches übrigens nur selten zur Beobachtung kommt, da die Fälle meist
erst in voller Ausbildung zur Cognition des Arztes kommen, ödematös,
doch unterscheidet sich dieses Oedem bereits durch seine auffallende
Festigkeit von der einfachen ödematösen Schwellung des Unterhautbindegewebes.

Sehr bald, manchmal nach auffallend kurzer Zeit, treten die Veränderungen ein, welche dem *zweiten Stadium*, dem der *eigentlichen
Sclerosirung der Haut* angehören. In diesem Stadium erscheint die
Haut verdickt, durch Ausgleichung der normalen Furchen glänzend und
vor Allem fest und hart, so dass es fast oder ganz unmöglich ist, dieselbe in eine Falte zu erheben. Es kann dabei anfänglich noch ein geringer Rest der ödematösen Durchtränkung des Gewebes zurückbleiben,
so dass auch in diesem Stadium noch Eindrücke, die mit einem harten
Körper (Messerrücken, Fingernagel) in die Haut gemacht werden, lange
Zeit stehen bleiben. — Regelmässig tritt ferner eine *Veränderung der
Pigmentirung* ein, indem eine *starke Zunahme des Pigmentes* der Haut
ganzer Körperregionen stattfindet. Während nun in einigen Fällen diese
Pigmentzunahme ausschliesslich in den Vordergrund tritt, zeigt sich in
der Regel gleichzeitig an anderen Stellen eine *Abnahme des Pigmentes*,
so dass auffallend braune mit auffallend weissen, alabasterartig erscheinenden Stellen abwechseln. Die *Grenzen* zwischen beiden sind ganz
unregelmässig und oft sind an der Grenze kleine, regellos oder strich-
weise angeordnete braune Flecken in die weissen Partien eingestreut.

Die Krankheit ergreift am häufigsten und jedenfalls meist am
stärksten die *obern Theile des Körpers, Gesicht, Hals, die oberen
Partien der Brust und des Rückens, die Hände und Arme*, während die

Beine in der Regel verschont bleiben oder doch weniger stark ergriffen sind. An den Stellen, wo die Haut dem Knochen dicht aufliegt, so über den Jochbögen und über den Handgelenken, tritt die eigenthümliche Härte am stärksten hervor. Hier erscheint die Haut wie auf die Unterlage „aufgelöthet" und es ist absolut unmöglich, sie auf derselben zu verschieben oder eine Falte aufzuheben. Aber auch an den anderen Theilen werden durch die Schwellung und Starrheit der Haut die auffallendsten Erscheinungen hervorgerufen. In den ausgebildeten Fällen erscheint das Gesicht starr und unbeweglich, das Mienenspiel ist völlig erloschen, der Mund kann nur wenig geöffnet, die Augenlider können nicht völlig geschlossen werden, die Nase ist spitz und verschmächtigt. Ist der Hals ergriffen, so ist Drehung und Beugung des Kopfes behindert. Ebenso ist an den Gelenken der Extremitäten die Bewegung aufs äusserste erschwert oder unmöglich gemacht. Die Finger werden gespreizt und in geringer Beugestellung gehalten, die vollständige Streckung ist unmöglich, ebenso die weitere Beugung. Die Handgelenke sind unbeweglich und ebenso die Ellenbogengelenke, falls die Affection über dieselben hinausgeht. Die Patienten empfinden selbst in unangenehmster Weise diese Spannung der Haut, sie haben das Gefühl, als ob die Haut ihnen „zu eng geworden wäre". Jeder Versuch, die Glieder passiv zu bewegen, ruft Schmerzen hervor.

Eine weitere Erscheinung wird offenbar durch die *Beeinträchtigung der Blutcirculation* in den Hautgefässen hervorgerufen, die *Kälte der Haut*, die sich subjectiv bemerkbar macht und auch objectiv nachweisbar ist. Schon bei gewöhnlichen Temperaturverhältnissen frösteln die Kranken und ihre Haut fühlt sich kalt an, sie fühlen sich an „*wie ein gefrorener Leichnam*". Ganz geringe Erniedrigung der Aussentemperatur genügt, um *Cyanose* hervorzurufen, besonders an den Händen, die dann wohl mit in Folge des Glanzes der Haut ein eigenthümlich irisirendes Farbenspiel zeigen.

Die *übrigen Functionen* der Haut scheinen aber durch die Krankheit, in der Mehrzahl der Fälle wenigstens, nicht wesentlich beeinflusst zu werden. Die *Sensibilität* der Haut ist erhalten und auch die *Schweisssecretion* ist in vielen Fällen vorhanden, in anderen freilich ist das völlige Fehlen derselben an sclerosirten Partien beobachtet.

Aus diesem Stadium, welches die *Acme* des Processes darstellt, kann nun die Krankheit, wie in einzelnen Fällen sicher constatirt ist, in *vollständige Heilung* übergeben, indem Härte und Pigmentirung verschwinden und die Haut wieder vollständig ihre normalen Eigenschaften annimmt. In der Mehrzahl der Fälle aber geht die Krankheit, wenn auch erst nach jahrelangem Bestande, in das *dritte Stadium*, das als *atrophisches Stadium* zu bezeichnen ist, über, aus dem eine Rückkehr zur Norm nicht mehr möglich ist.

In diesem Stadium der Krankheit, im *Stadium atrophicum*, wird die vorher verdickte Haut allmälig immer *dünner*, so dass sie schliesslich papierdünn werden kann. Dabei tritt natürlich die eigenthümliche Härte mehr und mehr zurück, doch bleibt die Haut an den Stellen, wo sie dicht über dem Knochen liegt, fest auf die Unterlage aufgeheftet, so dass es hier nicht gelingt, eine Falte aufzuheben. Die übrigen Eigenschaften, die Pigmentirung oder umgekehrt die alabasterartige Weisse, der Glanz, die Kälte und Cyanose bleiben bestehen oder treten noch deutlicher hervor. — Es treten nun aber weitere Veränderungen hinzu, zunächst eine *Atrophie der Muskeln*, die in der Regel schon im zweiten Stadium beginnt und die wesentlich wohl durch den Nichtgebrauch der Muskeln bedingt ist. Nach jahrelangem Bestande kann diese Atrophie, besonders an den Extremitäten, die höchsten Grade erreichen. Die Finger werden durch die zunehmende Verkürzung der Haut immer stärker flectirt und sind schliesslich nahezu unbeweglich in die Hohlhand eingeschlagen oder sie können in Klauenstellung fixirt sein, wobei ähnlich wie bei anderen Schrumpfungsprocessen der Haut Subluxationen einzelner Gelenke beobachtet sind (*Sclerodactylie*). An den Streckseiten der Finger kommt es häufig zu kleinen *Ulcerationen*, die erst nach langer Zeit unter Narbenbildung heilen. Ob diese Ulcerationsprocesse lediglich durch die localen ungünstigen Ernährungsverhältnisse der Haut und durch die stets vorkommenden zufälligen kleinen Verletzungen bedingt sind, oder ob hierbei noch ein anderes, durch *Störungen der Innervation* bedingtes Moment mitwirkt, muss vorläufig noch dahingestellt bleiben, doch ist das letztere wahrscheinlich. Ebenso ist die manchmal auftretende *Atrophie der Phalangen*, durch welche die Finger verkürzt und verschmächtigt werden und die Hände erwachsener Patienten den Eindruck von Kinderhänden machen, wahrscheinlich auch eine durch nervöse Einflüsse bedingte Ernährungsstörung. Es mag freilich bei den oben erwähnten Ulcerationen gelegentlich wohl auch zu *Erkrankungen des Periostes* und *Exfoliationen von Knochentheilen* kommen, doch findet sicher auch abgesehen hiervon ein wirklicher Schwund von Knochenmasse statt. In einem Falle beobachtete ich das Auftreten *spontaner Gangrän* mehrerer Endphalangen bei Sclerodermie und diese Analogie mit der symmetrischen Gangrän, an welche übrigens auch schon die Erscheinungen der Cyanose erinnern — locale Asphyxie — sowie die früher erwähnte Combi-

nation von Sclerodermie mit halbseitiger Gesichtsatrophie geben der
Annahme, dass die Ursache der Sclerodermie in einer Erkrankung nervöser Theile zu suchen sei, eine weitere Stütze.

Während im Anfang der Krankheit das *Allgemeinbefinden* nicht
wesentlich beeinträchtigt ist, tritt nach längerem Bestands regelmässig
eine *allgemeine Abmagerung* ein, die schliesslich in einen *hochgradigen
Marasmus* übergeht, dem die Kranken entweder direct erliegen, oder
der den durch irgend eine intercurrente Krankheit erfolgenden Tod in
einer mehr mittelbaren Weise veranlasst.

In einer ganzen Anzahl von Sclerodermiefällen sind *Gelenkaffectionen* beobachtet worden, seltener dem Rheumatismus acutus ähnelnd
und in mehrfachen Wiederholungen auftretend, häufiger chronisch verlaufend und zu Verdickungen der Gelenkenden, besonders der Finger-
knochen, führend. Wohl mit Recht ist auf die Aehnlichkeit dieser
Gelenkaffectionen mit den trophoneurotischen Arthropathien bei Rückenmarkserkrankungen — so den spinalen Arthropathien der Tabiker —
hingewiesen worden (AUSPITZ, MELLER).

Der Verlauf der Sclerodermie ist nur in seltenen Fällen ein rascher
und zwar scheinen gerade die in Heilung übergehenden Fälle diesen
rascheren Ablauf zu zeigen. In der Mehrzahl der Fälle ist er *sehr
chronisch* und erstreckt sich über *Jahre und Jahrzehnte.*

Die Prognose ist im Beginn des Leidens eine zweifelhafte, da die
Heilung, wenn auch selten, so doch nicht unmöglich ist. Je länger die
Krankheit dagegen besteht, desto schlechter wird die Prognose, und in
den Fällen, wo die Sclerodermie bereits in das atrophische Stadium
eingetreten ist, muss dieselbe als absolut ungünstig bezeichnet werden.

Die Diagnose der Sclerodermie macht in Folge der ausserordentlich charakteristischen Erscheinungen der Krankheit niemals Schwierigkeiten. Mehrfach sind Fälle von Sclerodermie mit starker Pigmentirung
der Haut für *Morbus Addisonii* gehalten worden; die Unterscheidung
ist leicht, denn bei letzterer Krankheit fehlt die Sclerosirung der Haut.
Nur in den Fällen, die schon vollständig in das atrophische Stadium
übergegangen sind, könnte an eine Verwechselung mit *Xeroderma pigmentosum* gedacht werden. Doch fehlen bei der ersteren Krankheit die
für die letztere charakteristischen Teleangiectasien, die wenigstens häufigen Carcinombildungen, das Auftreten bei mehreren Geschwistern.

Die anatomischen Untersuchungen haben bisher keine Ergebnisse,
welche für das Verständniss der Krankheit wesentlich sein könnten, zu
Tage gefördert. Auf Durchschnitten durch die sclerosirte Haut findet
sich eine *Vermehrung der Bindegewebssüge* im subcutanen Gewebe, vor

Allem eine *Vermehrung der elastischen Fasern* und eine *Verengerung der Gefässe* durch perivasculäre Infiltration.

Auch über die Aetiologie der Sclerodermie haben die klinischen Erfahrungen bisher nicht die wünschenswerthe Aufklärung gebracht, wenn es auch aus den schon oben erwähnten Gründen wenigstens als wahrscheinlich angesehen werden kann, dass die Sclerodermie in das Gebiet der *Trophoneurosen* gehört. Zum Theil ist unsere Unkenntniss jedenfalls durch die grosse Seltenheit der Krankheit bedingt. Meist trat die Krankheit in den *mittleren Lebensjahren* auf, doch sind auch im *jugendlichen und kindlichen Alter* Erkrankungen vorgekommen. Sehr auffallend ist das *Ueberwiegen der weiblichen Patienten*, indem etwa ³/₄ der bekannten Fälle Personen weiblichen Geschlechtes betreffen. Es mag nicht unerwähnt bleiben, dass in manchen Fällen eine *sehr intensive Erkältung*, Liegen im Schnee u. dgl. der Erkrankung voraufging, wenn auch vorläufig ein ursächlicher Zusammenhang hierbei mit Sicherheit noch nicht nachweisbar ist.

Leider ist es mit der Therapie zur Zeit noch dürftig bestellt, indem wir kein Mittel kennen, welches nachweisbar einen günstigen Einfluss auf die Krankheit hat. Mit Rücksicht auf den vorhandenen oder zu befürchtenden Marasmus werden stets *Roborantia, Leberthran, Eisen* und *entsprechende Diät* indicirt sein. Die subjectiven, durch die Spannung der Haut hervorgerufenen Beschwerden können durch häufige *warme Bäder* oder *Dampfbäder* und durch Anwendung *indifferenter Salben* etwas gelindert werden. Von einigen Seiten ist eine günstige Wirkung des *constanten Stromes* behauptet worden, doch fehlt auch hierfür noch der sichere Nachweis, dagegen ist vor Eintritt des atrophischen Stadiums vielleicht die Anwendung der *Massage* von Nutzen. Auch der Gebrauch des *Natrium salicylicum* ist empfohlen worden.

Scleroderma circumscriptum. Diese Krankheit scheint noch seltener zu sein, als die diffuse Sclerodermie, und es liegen erst aus neuerer Zeit einige wenige genaue Beobachtungen über den klinischen Verlauf des Leidens vor; bezüglich der Aetiologie fehlt vor der Hand noch jeder Anhaltspunkt. Im Beginn des Leidens treten an verschiedenen Körperstellen zerstreute rundliche oder ovale, eigenthümlich mattbräunliche oder violette Flecken auf, bei deren Grösserwerden im weiteren Verlauf in den centralen Partien die *Sclerosirung* der Haut sich einstellt. Die ausgebildete Efflorescenz präsentirt sich daher als thaler- bis flachhandgrosser Herd mit ziemlich schmalem, nicht indurirtem, hellbräunlich oder matt violett gefärbtem Saum, während die Haut im Centrum hart, unverschieblich, weiss und glänzend wie eine Verbrennungsnarbe erscheint.

Die verhärtete Partie hat ein eigenthümlich durchscheinendes Ansehen, so dass der gewählte Vergleich mit einer *Speckschwarte* nicht unzutreffend ist. Die Follikelmündungen in der so veränderten Haut sind nicht mehr sichtbar, ebenso fallen die Haare an diesen Stellen vollständig aus. In der Mitte dieser weissen centralen Partien kommen manchmal auch wieder kleine *Pigmentanhäufungen* in Gestalt von hellbräunlichen Punkten und Strichen vor. Ferner sind *oberflächliche Ulcerationen* dieser mittleren Theile beobachtet. In einzelnen, länger beobachteten Fällen trat eine *vollständige Rückkehr zur Norm* an den veränderten Stellen ein, indess kann auch bei der circumscripten Sclerodermie schliesslich *Atrophie* der befallenen Hautstellen eintreten. Das *Allgemeinbefinden* leidet nicht, so dass in dieser Hinsicht wenigstens die Prognose als günstige angesehen werden kann. — Die Diagnose ist leicht. Eine Verwechselung ist nur bei oberflächlicher Betrachtung mit *Vitiligo* möglich, denn die abgesehen von der Entfärbung vollständig normale Beschaffenheit der Haut bei letzterer Krankheit gegenüber der narbenartigen Härte bei Scleroderma circumscriptum lässt bei einigermassen genauer Untersuchung diese Verwechselung, die freilich mehrfach vorgekommen ist, mit Leichtigkeit vermeiden. — Ueber *therapeutische Erfahrungen* ist kaum etwas zu berichten; ich habe in einem Fall durch Massage der indurirten Stellen einen leidlich günstigen Erfolg erzielt.

FÜNFTES CAPITEL.

Elephantiasis.

Als Elephantiasis ist die *erworbene Vergrösserung einzelner Körpertheile* zu bezeichnen, die im Wesentlichen auf einer *ödematösen Durchtränkung der Gewebe* und *Vermehrung der bindegewebigen Bestandtheile* beruht, und zwar in der Weise, dass in den späteren Stadien die erstgenannte Veränderung hinter der letzterwähnten immer mehr zurücktritt. In selteneren Fällen tragen *Erweiterungen der Lymphgefässe* auch noch wesentlich zu der Volumsvergrösserung bei.

Nach dieser Definition sind von der Elephantiasis die bisher meist als *Elephantiasis teleangiectodes* und *lymphangiectodes congenita* bezeichneten Zustände zu trennen, die in der That richtiger als *angeborene Angiome*, resp. *Lymphangiome* zu benennen sind. Und ebenso sind die in ihrer Anlage ebenfalls *stets angeborenen*, oft colossalen *geschwulstartigen Bindegewebshypertrophien*, die meist mit *multiplen kleineren und kleinsten Fibromen* gleichzeitig bestehen und sich wenigstens in

vielen Fällen ursprünglich aus den Scheiden der peripherischen Nerven
entwickeln (v. RECKLINHAUSEN: *Elephantiasis neuromatosa, Pachy-
dermatocele*), vollständig von der eigentlichen Elephantiasis, einem stets
erworbenen Zustande zu trennen und den Fibromen zuzurechnen. Maas-
gehend hierfür ist die *ätiologische Differenz* beider Krankheitsformen,
während allerdings das schliessliche Product seiner Form wie seiner
feineren Zusammensetzung nach ein sehr ähnliches oder sogar das gleiche
Bild geben kann.

Nicht unerwähnt darf hier der Umstand bleiben, dass unglücklicher
Weise mit dem Namen „Elephantiasis" *zwei toto coelo verschiedene
Krankheiten* bezeichnet und hierdurch die mannigfachsten Verwechselungen hervorgerufen sind.   Die Uebersetzer der Arabisten nahmen nämlich die Bezeichnung *Dâ-al fil, Elephantenkrankheit*, für die hier zu
schildernden Krankheitszustände auf und übersetzten sie mit *Elephantiasis*, während die griechischen medicinischen Schriftsteller diesen Namen
schon viel früher einer ganz anderen *constitutionellen Krankheit, dem
Aussatz*, zuertheilt hatten, welche von den Araberübersetzern als *Lepra*
bezeichnet wurde.   Daher standen sich also *Elephantiasis Arabum* (i. e.
scriptorum) = *Dâ-al fil, Vergrösserung einzelner Körpertheile, rein
locale Erkrankung*, und *Elephantiasis Graecorum* = *Lepra Arabum,
Aussatz, allgemeine Infectionskrankheit*, gegenüber.   Am zweckmässigsten ist es, wie es jetzt auch fast allgemein geschieht, die Bezeichnung
Elephantiasis Graecorum für *Aussatz* ganz fallen zu lassen und für dieses
Leiden ebenfalls die Benennung der Arabisten, *Lepra*, zu adoptiren,
während es *nicht angezeigt* erscheint, die so treffende Benennung *Elephantiasis* für die *Volumszunahme einzelner Körpertheile* durch einen
anderen Namen, etwa wie vorgeschlagen wurde, „*Pachydermie*" zu
ersetzen.

Die Elephantiasis tritt *niemals als primäre Krankheit auf*, sondern
sie bildet den *Folgezustand* einer ganzen Reihe verschiedener Krankheiten, die bei der Aetiologie näher besprochen werden und die natürlich im einzelnen Falle den Verlauf zu einem sehr verschiedenartigen
gestalten.   Weiter wird das Krankheitsbild sehr wesentlich durch die
Localisation des Processes modificirt und es erscheint daher zweckmässiger, hier die an den verschiedenen Körpertheilen auftretenden Veränderungen zu besprechen.

Elephantiasis cruris.   Der *Unterschenkel* ist der am häufigsten ergriffene Theil.   Den *Beginn* der Erkrankung bezeichnet eine *ödematöse
Schwellung*, die unter vielfachen Exacerbationen und Remissionen schliesslich zu einer *stationären Verdickung* des Unterschenkels führt, welche

zum Theil allerdings auch noch auf einem Oedem des Unterhautbindegewebes beruht. Aber der Umstand, dass dieses Oedem sich durch die
geeigneten Massregeln, Compression, Hochlagerung, nur noch zu einem
geringen Theil beseitigen lässt und dass ferner die verdickten Theile
dem Gefühle nach viel härter erscheinen, als bei einem gewöhnlichen
Oedem, beweist, dass hier schon eine *Vermehrung des subcutanen Bindegewebes* stattgefunden hat. Bei völliger Ausbildung des Krankheitsprocesses erscheint der Unterschenkel um das zwei- und dreifache verdickt,

dabei von gleichmässig
walzenartiger Form in
Folge der Ausgleichung der
Wadenanschwellung. Der
gleichfalls *verdickte Fuss*
setzt sich direct an das
untere Ende der Walze an,
die dem Sprunggelenk ent-
sprechende Verschmächti-
gung fehlt, so dass hier-
durch in der That die
Aehnlichkeit mit einem
Elephantenbein eine sehr
grosse wird. Dabei er-
scheint die Haut gespannt,
glänzend, glatt (*Elephantiasis laevis*) oder unregelmässig höckerig (*Elephantiasis tuberosa*) oder mit
zahlreichen, dicht aneinander gereihten, oberfläch-
lich verhornten papillären
Wucherungen bis zur Höhe

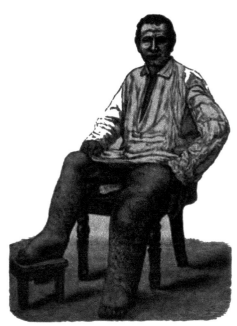

Fig. 2.
Elephantiasis cruris.[1]

mehrerer Millimeter bedeckt, so dass das Krankheitsbild an eine Ichthyosis hystrix erinnert (*Elephantiasis papillaris, verrucosa*). Zwischen
Fuss und Unterschenkel gehen oft Falten tief in das Gewebe hinein,
in denen es zur Anhäufung und zur Zersetzung der Hautsecrete kommt.
Die Haut ist dabei entweder blass oder cyanotisch, im späteren Stadium oft stark pigmentirt, ganz abgesehen natürlich von den Verände-

---

1) Die Photographie, nach welcher die obenstehende Abbildung angefertigt
wurde, verdanke ich der Freundlichkeit des Herrn Dr. Epxstein in Berlin.

rungen, Infiltraten, Ulcerationen, Narben, welche im speciellen Falle
der ursächlichen Krankheit angehören.

In der Mehrzahl der Fälle überschreitet die Verdickung das Knie
nicht, selten ist der *Oberschenkel* auch noch ergriffen und dann gewöhnlich in geringerem Grade als der Unterschenkel. Meistens ist nur
das *eine Bein* erkrankt, doch kommen Fälle einer *doppelseitigen Elephantiasis* auch vor, wie die Abbildung zeigt. — Diese Verunstaltung
hat natürlich nicht unerhebliche *Functionsstörungen* im Gefolge, indem
einmal durch die Last der vergrösserten Extremität und durch die Beschränkung der Beweglichkeit der Gelenke, dann aber auch durch eine
secundäre Atrophie der Musculatur den Kranken der Gebrauch der
Extremität mehr oder weniger erschwert ist. Doch ist diese Behinderung meist nicht so gross, als man von vornherein erwarten sollte, und
es ist oft erstaunlich, wie die Kranken trotz enormer Vergrösserung eines
Unterschenkels durch Elephantiasis noch im Stande sind, verhältnissmässig weite Wege zu Fuss zurückzulegen.

Elephantiasis genitalium. Nächst dem Unterschenkel sind die *Genitalien* am häufigsten betroffen und zwar *häufiger das Scrotum und die
grossen Schamlippen, seltener Penis, Clitoris und die kleinen Schamlippen.* Das *Scrotum* vergrössert sich bis zu einem über die Knie herabhängenden Tumor, der bis über 100 Pfund schwer werden kann. Der
Penis verschwindet dabei vollständig, indem die Haut desselben zur Bedeckung des sich immer mehr vergrössernden Scrotum mit einbezogen
wird. An seiner Stelle bleibt eine trichterförmige Einziehung, aus
welcher der Urin natürlich nicht mehr im Strahle entleert werden kann,
sondern an der vorderen Fläche der Geschwulst herunterfliesst und hier
zur *Reizung der Haut*, zur Bildung von *Eczemen* Veranlassung giebt.
Zu ähnlichen Tumoren können die *grossen Labien* heranwachsen und
dann natürlich ebenso wie das vergrösserte Scrotum den Patienten sehr
beschwerlich fallen. In unserem Klima kommen diese in den Tropen
häufigen, excessiven Elephantiasisbildungen der Genitalien kaum vor,
dagegen sind elephantiastische Vergrösserungen der grossen Labien etwa
bis zu Faustgrösse nicht so selten und werden am häufigsten bei Prostituirten angetroffen. Oft werden bei Elephantiasis der grossen Labien
nicht diffuse Vergrösserungen, sondern in grösserer Anzahl auftretende
polypöse oder papillomatöse Wucherungen beobachtet.

An den *Genitalien* ist häufig das neugebildete Bindegewebe nicht
so straff und fest, wie bei der Elephantiasis des Unterschenkels, die
vergrösserten Gebilde erscheinen daher weich (*Elephantiasis mollis* im
Gegensatz zur *Elephantiasis dura*). Häufig kommt es ferner an den

Genitalien, in selteneren Fällen übrigens auch an den Extremitäten, zu *Ausdehnungen der Lymphgefässe*, die, wenn sie oberflächlich gelegen sind, als kleine, mit klarer, an der Luft gerinnender Flüssigkeit erfüllte Bläschen auf der Haut erscheinen, welche leicht platzen und dann zu einem Ausfluss von Lymphe, bei dem oft ganz colossale Mengen entleert werden, Veranlassung geben (*Lymphscrotum, Elephantiasis lymphorrhagica*). Derartige mit *Lymphorrhoe* einhergehende *Lymphangiectasien* treten ganz besonders häufig bei den *tropischen Elephantiasisformen* auf, bei denen oft auch die von derselben, gleich zu besprechenden Ursache abhängige *Chylurie* beobachtet wird.

Fast stes sind bei Elephantiasis sowohl des Unterschenkels als auch der Genitalien mehr oder weniger erhebliche *Schwellungen der Inguinaldrüsen* zu constatiren, die meist als *Folgezustand* zu betrachten sind, manchmal aber auch als *ursächliches Moment* der Elephantiasisbildung eine Rolle spielen können.

An *anderen Körpertheilen* kommen elephantiastische Verdickungen im Ganzen selten zur Beobachtung, doch treten auch an der *oberen Extremität* partielle oder umfangreichere Verdickungen im Gefolge einiger Erkrankungen (*Eczem, Lupus, Syphilis*) auf und kommen im *Gesicht*, besonders an den *Ohrläppchen*, an der *Wangengegend* und an den *Lippen*, ferner an den *weiblichen Brüsten* ebenfalls manchmal Elephantiasisbildungen vor. Ein Theil des Gesichtes ist nun allerdings noch häufiger betroffen, die *Nase*, denn die im Verlauf der *Acne rosacea* auftretenden Verdickungen dieses Organs entsprechen in der That völlig den Elephantiasisbildungen anderer Körpertheile. Doch sollen diese Formen entsprechend den dabei obwaltenden ursächlichen Verhältnissen bei den Gefässausdehnungen Erwähnung finden.

Die anatomischen Untersuchungen ergeben, dass bei der Elephantiasis die *eigentliche Haut* am allerwenigsten verändert ist. Oft finden sich starke *Pigmentirungen*, ferner bei den warzigen Formen auch erhebliche *Hypertrophien des Papillarkörpers*. Natürlich ist hierbei ganz von den Veränderungen der Haut abgesehen, welche den die Elephantiasis hervorrufenden Krankheitsprocessen angehören. Dagegen finden sich die Hauptveränderungen im *Unterhautbindegewebe*, die im Wesentlichen in einer *enormen Zunahme des Bindegewebes* bestehen. Im Beginn des Processes und bei manchen Formen auch später noch (Elephantiasis mollis) ist dieses neugebildete Bindegewebe locker, die Zwischenräume sind mit lymphatischer Flüssigkeit gefüllt, in der Mehrzahl der Fälle aber wird im Verlaufe der Krankheit das Bindegewebe immer fester und derber, so dass es schliesslich in eine dicke, auf dem Durchschnitt wie Speck erscheinende, feste Schwarte umgewandelt wird. Häufig finden sich *Erweiterungen der Venen* und — ganz besonders bei den tropischen Elephantiasisformen — der *Lymphgefässe*. Schliesslich werden auch die tieferen Gebilde, vor Allem *Muskeln* und *Knochen* in Mitleidenschaft gezogen. An den Muskeln tritt eine *Wucherung des interstitiellen Bindegewebes* und *Atrophie der eigentlichen Muskelsubstanz*, an den Knochen treten *Neubildung der Knochensubstanz*, *osteophytische Auflagerungen* in Gestalt oft sehr zahlreicher und mannigfach geformter *Exostosen* auf.

Aetiologie. Die Elephantiasis tritt als *Folgezustand* einer ganzen Reihe von verschiedenen Krankheiten auf, als deren wesentlichste gemeinsame Eigenschaft anzuführen ist, dass sie zu *chronischen Stauungen*, besonders im Gebiete des *Lymphgefässsystems* führen. Am klarsten tritt dieses Verhältniss in den Fällen hervor, wo nach *ganz besonders umfangreichen Vereiterungen der Inguinaldrüsen* und dementsprechend tiefgreifenden, einen mehr oder weniger vollständigen Verschluss der Lymphbahnen bedingenden *Narbenbildungen* Elephantiasis der Genitalien auftritt. In dieselbe Kategorie gehören jene Fälle von tropischer Elephantiasis, bei denen die Lymphwege durch *Parasiten*, durch die Embryonen oder die ausgebildeten Thiere der *Filaria sanguinis*, verstopft sind, jene Fälle, bei denen häufig gleichzeitig Lymphorrhoe und Chylurie vorkommen. Vor Allem sind hier aber die Fälle, die bei uns ein sehr grosses Contingent stellen, anzuführen, in denen die Elephantiasis fortdauernd sich wiederholenden *Lymphangitiden* und *Erysipelen* folgt. Denn wie die neueren Erfahrungen zeigen, tritt auch beim Erysipel eine *Verlegung der Lymphbahnen* durch Microorganismen ein und noch einfacher liegen die Verhältnisse bei der Lymphangitis. Es ist verständlich, wie nach den ersten Attaquen die Haut völlig zur Norm zurückkehrt, während bei den sich immer und immer wiederholenden weiteren Erysipelen oder Lymphangitiden und der durch nicht vollständige Rückbildung sich immer mehr steigernden Einschränkung der Wegsamkeit des Lymphgefässsystems, besonders bei nicht genügender Behandlung und Pflege, schliesslich die ödematöse Schwellung dauernd wird und sich nun aus dieser in ganz allmäliger Weise die durch die Bindegewebshypertrophie bedingte Elephantiasis ausbildet. Hierher dürften auch wohl jene im Ganzen nicht häufigen Fälle von *Lupus hypertrophicus* mit elephantiastischen Bildungen gehören, in denen die lupösen Infiltrate, die mit Vorliebe den Blut- und Lymphbahnen folgen, die Ursache der Stauung abgeben. Auch nach *Phlegmasia alba dolens* entwickelt sich manchmal Elephantiasis.

Ueberhaupt sind aber schliesslich *chronische Entzündungsprocesse*, gleichgültig ob specifischer oder nicht specifischer Natur, im Stande, ganz besonders an der unteren Extremität Elephantiasisbildungen hervorzurufen. So sehen wir im Gefolge von *chronischen Ecsemen, varikösen Geschwüren*, lange Zeit durch Fontanellen unterhaltenen *Eiterungen*, sich wiederholenden *Erfrierungen*, umfangreichen und langdauernden *syphilitischen Ulcerationen, leprösen Affectionen, Knochenerkrankungen* in Folge von *Tuberculose* oder *Syphilis*, Elephantiasis der unteren Extremität, in sehr seltenen Fällen auch anderer Körpertheile, der Oberextremität, der Lippen, auftreten.

An dieser Stelle ist noch ganz kurz der *geographischen Verbreitung* der Elephantiasis zu gedenken, da dieselbe auch in Hinsicht auf die Aetiologie uns manche Aufschlüsse giebt. Während bei uns und überhaupt in der gemässigten Zone die Elephantiasis nur sporadisch und im Ganzen genommen als seltene Krankheit auftritt, kommt dieselbe in vielen tropischen Gegenden endemisch und theilweise ausserordentlich häufig vor. Hauptsächlich betrifft das endemische Vorkommen *Vorderindien* und die *Inseln des indischen Archipels, Arabien*, viele *Provinzen des afrikanischen Continents* und eine Anzahl der zugehörigen Inseln und *Centralamerika* (HIRSCH). Nach manchen stark befallenen Orten sind der Krankheit besondere Namen gegeben worden, so Barbadosbein, Drüsenkrankheit von Barbados, Cochinbein, Mal de Cayenne, Rosbeen von Surinam u. A. m. Hauptsächlich werden Orte befallen, die an der Küste, an grossen Stromläufen oder an stagnirenden Wässern gelegen sind, und es ist nicht unwahrscheinlich, dass wenigstens vielfach der Beschaffenheit des *Trinkwassers* eine gewisse Mitwirkung für die Entstehung der Elephantiasis zuzuschreiben ist, indem durch dasselbe die Infection mit Filarien zu Stande kommt. Aber sicher ist dies nicht das einzige ätiologische Moment, da viele Fälle auch der tropischen Elephantiasis überhaupt nicht auf der Anwesenheit der Filarien beruhen.

Der Verlauf der Elephantiasis richtet sich natürlich in erster Linie nach dem im einzelnen Falle vorhandenen Grundleiden. Im Allgemeinen ist über denselben zu bemerken, dass er stets *ausserordentlich chronisch* ist, dass daher die Elephantiasis fast *nie in der Jugend* zur Ausbildung gelangt, weil hierzu viele Jahre erforderlich sind, überdies fällt der Beginn der Krankheit mit seltenen Ausnahmen erst in die Zeit nach der Pubertätsentwickelung. Am häufigsten entwickelt sich die Elephantiasis, wie schon erwähnt, aus einer Reihe von *attaquenweise* auftretenden, mit Fieber verbundenen *entzündlichen Localerkrankungen* (Erysipel, Lymphangitis) und begleiten diese immer häufiger werdenden, aber damit auch immer weniger typische Charaktere zeigenden Attaquen auch den weiteren Verlauf. Ist dann die Elephantiasis zur vollen Ausbildung gelangt, so können weitere Veränderungen vollständig fehlen.

Die Prognose ist *quoad vitam* im Allgemeinen gut, da für den Organismus gefahrbringende Erscheinungen durch die Elephantiasis nicht bedingt werden. Dagegen ist bei einmal fertig ausgebildeter Elephantiasis die *Prognose quoad sanationem* ungünstig, da eine Rückbildung des neugebildeten Bindegewebes nur in geringem Grade möglich ist. Nur die einer operativen Behandlung leicht zugänglichen Fälle, besonders die Fälle von Elephantiasis genitalium, geben die Möglichkeit einer völligen Heilung durch Entfernung der Tumoren auf chirurgischem Wege.

Die Therapie hat in erster Linie in *prophylactischem Sinne* zu wirken, indem an gefährdeten Theilen chronische Stauungen möglichst beseitigt oder überhaupt vermieden werden müssen. So sind bei habituellem Erysipel oder stets recidivirenden Lymphangitiden die Eingangspforten, durch welche die Infectionskeime eindringen, Ulcerationen, Rhagaden, möglichst zu schliessen und das Wiederaufbrechen derselben ist zu verhüten. Bei sehr langwierigem Eczem, bei variкösen Ulcerationen der Unterextremität sind stets *regelmässige comprimirende Einwickelungen* und *Hochlagerung* anzuwenden. Auch bei schon bestehender Elephantiasis wird die Durchführung dieser Massregeln immer noch günstig wirken, indem der Umfang des Gliedes verkleinert und ein weiteres Anschwellen verhindert wird. Sehr empfohlen wird die *Massage*, welches Mittel sowohl auf die Blut- und Lymphcirculation, als auf die Zertheilung und Resorption der Flüssigkeitsansammlungen und entzündlichen Infiltrate günstig einwirkt. — Bei völlig ausgebildeter Elephantiasis hat man versucht, durch *Unterbindung der Hauptarterien des* betreffenden Theiles die Blutzufuhr einzuschränken und dadurch einen Gewebsschwund herbeizuführen. Indess sind die Resultate dieser Versuche nicht sehr ermuthigende gewesen, dagegen hat die *Compression der Arterien* bessere Erfolge gebracht. Von der *Amputation* des elephantiastischen Unterschenkels kann im Allgemeinen nur abgerathen werden, da einmal die Behinderung durch die Krankheit meist verhältnissmässig gering ist, andererseits die *Gefahren* dieser Amputation für das Leben der Patienten sehr grosse sind, indem in Folge der Veränderung der Gewebe Blutungen und Unregelmässigkeiten der Wundheilung häufig auftreten. Dagegen ist bei den Fällen von Elephantiasis genitalium die nach einer den jedesmaligen Verhältnissen angepassten Methode vorzunehmende *chirurgische Entfernung* der Wucherungen zu empfehlen.

VIERTER ABSCHNITT. ·

ERSTES CAPITEL.

Pruritus cutaneus.

Als **Pruritus** werden diejenigen Krankheitszustände der Haut bezeichnet, bei denen ein *Juckreiz* besteht, ohne dass derselbe durch irgend welche *äussere Ursachen*, durch Parasiten, oder durch Bildung von Efflorescenzen, Quaddeln, Knötchen u. s. w. hervorgerufen wäre. *Objectiv* ist daher an der Haut der an Pruritus leidenden Menschen zunächst gar nichts abnormes zu constatiren, sehr bald allerdings zeigen sich dann *secundäre Erscheinungen*, nämlich *Excoriationen*, entstanden durch das in Folge des Juckreizes stattfindende Kratzen. Diese meist striemenförmigen Excoriationen heilen mit Hinterlassung von *Pigmentirungen* oder von *Narben mit pigmentirter Umgebung*, und da der Pruritus meist in chronischer Weise auftritt, so findet man gewöhnlich alle Stadien von den frischen Excoriationen bis zu den schliesslich bleibenden Veränderungen nebeneinander vor. Ausserdem gesellen sich manchmal zu einem ursprünglich reinen Pruritus Eruptionen von *Urticaria* hinzu. Ferner kommt es in Folge des Kratzens, wenn der Juckreiz längere Zeit auf einer und derselben Stelle besteht, oft zur Bildung von *Eczemen*.

Die **Localisation** dieser *secundären Efflorescenzen* richtet sich selbstverständlich nach der *Localisation des Juckreizes*, und da dieser in vielen Fällen ganz unregelmässig bald hier, bald da am Körper auftritt, so zeigen in diesen Fällen auch die Excoriationen keine bestimmte Anordnung. In vielen Fällen ist aber eine bestimmte Localisation vorhanden, indem *nur die Streckseiten der Extremitäten* oder *nur die Handteller und Fusssohlen*, häufiger noch *letztere allein* oder *nur die Genitalien und die Umgebung des Afters* betroffen sind. Die letzteren Fälle, die für die Kranken einen äusserst peinlichen Zustand bilden, compliciren sich sehr häufig mit Eczemen.

Am wichtigsten ist natürlich das *subjective Symptom*, der *Juckreiz*. Dieser besteht gewöhnlich nicht continuirlich, sondern tritt in einzelnen Anfällen auf, die entweder durch irgend eine bestimmte Ursache, durch die Bettwärme, durch psychische Erregungen, durch das die Patienten peinigende Gefühl, sich eigentlich nicht kratzen zu dürfen, z. B. in Gesellschaften, ausgelöst werden, oder die auch ohne jede nachweisbare Veranlassung auftreten. Der Juckreiz nimmt sehr bald eine derartige

Heftigkeit an, dass es den Kranken schlechterdings unmöglich ist, selbst
bei vorhandener grösster Energie, demselben zu widerstehen. Sie kratzen
sich mit den Nägeln oder, wenn ihnen dies nicht genügt, mit anderen
Dingen, mit Bürsten u. dgl., in der That „bis aufs Blut", bis das Jucken
in Brennen und schliesslich in wirklichen Schmerz übergegangen ist.
Erst dann empfinden sie eine gewisse Beruhigung, bis beim nächsten
Anfall dasselbe Spiel von Neuem beginnt.

Dass hieraus erhebliche *Störungen des allgemeinen Wohlbefindens*
resultiren, ist leicht verständlich. Zunächst besteht in schwereren Fällen
eine mehr oder weniger hochgradige *Schlaflosigkeit*, die besonders durch
den begünstigenden Einfluss der Bettwärme auf die Anfälle gesteigert
wird. Und von keineswegs geringer Bedeutung ist die *psychische Einwirkung* dieses Zustandes. Die Kranken, ganz besonders die an Pruritus
genitalium et ani Leidenden, sehen sich mehr und mehr genöthigt, sich
von jeder Gesellschaft und von jedem Berufsgeschäft zurückzuziehen, da
die wieder und immer wieder auftretende Nothwendigkeit des Kratzens
es ihnen unmöglich macht, mit Fremden zusammen zu sein, denen sie
sonst widerwärtig und ekelhaft erscheinen müssten, und ihnen ferner
jede Ruhe zu irgend einer Thätigkeit raubt. So kommen diese Kranken
körperlich und geistig immer mehr herunter und können, wenn eine
Besserung des Zustandes nicht herbeigeführt wird oder nicht herbeigeführt werden kann, schliesslich in einen ganz desolaten Zustand gerathen.

Die Ursachen des Pruritus sind sehr mannigfaltige und nur zum
Theil unserer Erkenntniss zugänglich. Am leichtesten verständlich sind
diejenigen Fälle, bei denen ein in das Blut und die Gewebe gelangender
fremder Stoff den Juckreiz, höchst wahrscheinlich durch directe Irritation der Nervenenden in der Haut, hervorruft. Das bekannteste derartige Vorkommniss ist der Pruritus bei *Icterus*, der in der Regel nur
bei intensiverem Icterus, aber keineswegs in allen Fällen, auftritt, und
ebenso gehört in dieselbe Kategorie wohl zweifellos der Pruritus bei
Diabetes mellitus und bei *chronischen Nierenleiden*. Besonders das häufige Vorkommen von Pruritus bei Diabetes mellitus, welche Krankheit
oft so wenige ohne Weiteres auffallende Symptome zeigt, macht es dem
Arzte zur Pflicht, in jedem Fall von Pruritus den Urin genau zu untersuchen. Auf diesem Wege kommen in der That eine Reihe von Dia-
betesfällen überhaupt erst zur Kenntniss des Arztes. — Hieran schliessen
sich die Fälle, in denen Pruritus nach Aufnahme *medicamentöser Stoffe*
eintritt, besonders bei *Morphiumgebrauch*. — *Chronische venöse Stauungen* geben ferner eine häufige Ursache für Pruritus ab und daher ist

bei Varicen der Unterschenkel Pruritus und durch denselben bedingtes Kratzecsem eine gewöhnliche Erscheinung. Ebenso ist Pruritus ani eine häufige Begleiterscheinung der *Hämorrhoiden.*

Eine sehr häufige und prognostisch natürlich ganz ungünstige Ursache des Pruritus sind die *senilen Veränderungen der Haut (Pruritus senilis),* denen sich vielleicht die Ernährungsstörungen der Haut, wie sie bei *vorgeschrittener Krebscachexie* eintreten, zur Seite stellen lassen, indem auch in diesen Fällen oft Pruritus auftritt. Vollständig dunkel dagegen sind die Beziehungen, welche zwischen gewissen *physiologischen und pathologischen Veränderungen der weiblichen Genitalorgane* und dem Auftreten von Pruritus bestehen. So sehen wir in manchen Fällen bei *Gravidität* Pruritus auftreten, der sich bei späteren Graviditäten wiederholt, ferner aber auch bei verschiedenen *krankhaften Störungen des weiblichen Genitalsystems.* — Dann zeigt sich eine Abhängigkeit des Pruritus von der *äusseren Temperatur,* ganz besonders giebt es Fälle, bei denen in jedem Winter Pruritus auftritt (*Pruritus hiemalis*), um im Sommer wieder zu verschwinden, in selteneren Fällen beginnt der Pruritus mit *Eintritt der wärmeren Jahreszeit* und verschwindet im Beginn des Winters (*Pruritus aestivus*). — Schliesslich bleibt noch eine Reihe von Fällen übrig, in denen es nicht möglich ist, irgend eine Ursache zu eruiren. — Dem *Lebensalter* nach sind, selbst ganz abgesehen vom Pruritus senilis, die *mittleren und höheren Jahre* bevorzugt, im jugendlichen Alter ist das Auftreten eines reinen Pruritus äusserst selten. — Die **Prognose** richtet sich zunächst nach dem ätiologischen Moment und ist bei dem stets chronischen Verlauf des hartnäckigen Uebels vorsichtig zu stellen, wenn es nicht möglich ist, die Ursache zu beseitigen. Eine Heilung des Pruritus senilis ist natürlich ganz unmöglich.

Die **Diagnose** ist keineswegs leicht, da nur nach sorgfältigster Ausschliessung aller übrigen juckenerregenden Krankheiten dieselbe auf Pruritus gestellt werden kann. So müssen vor Allem *Anwesenheit von Parasiten, Läusen, Wanzen,* von *Oxyuris vermicularis* bei Pruritus ani, ferner *Scabies, Urticaria* zunächst ausgeschlossen werden. An eine Verwechselung mit *Prurigo* ist am allerwenigsten zu denken bei dem in die Zeit der frühesten Jugend fallenden Beginn dieser Krankheit und den so typischen Symptomen in den späteren Jahren.

Therapie. Zunächst ist, wenn irgend möglich, die *Ursache* des Pruritus zu beseitigen, aber wie aus dem oben gesagten schon hervorgeht, werden wir uns in der Mehrzahl der Fälle auf eine *palliative Behandlung* des Hautjuckens beschränken müssen. Dies ist um so bedauer-

licher, als wir kaum ein wirklich stets zuverlässiges Mittel kennen und
daher meist nichts übrig bleibt, als eine Reihe von Mitteln durch-
zuprobiren und dann das am besten wirkende beizubehalten. Von günstiger Wirkung sind oft *kühle Bäder oder Umschläge*, bei Pruritus ani
et genitalium *Sitzbäder*, Ausspülungen der Vagina mit Alaunlösungen,
Douchen, Abreibungen. Dann wären zu nennen Befeuchtung der Haut
mit Lösungen von *Carbolsäure* (2 Proc.) oder *Thymol* (1 auf 100 Spiritus), Einreibungen mit *Carbolsalbe* (2 : 50), *Creosotsalbe* (0,5 : 50) oder
Mentholsalbe (2,5 : 50,0), Einpinselungen von *Chloralhydrat und Campher* zu gleichen Theilen. Die Application des *Theers* ist auch zu versuchen, gewährt indess selten erheblichen Vortheil. — Intern sind ausser
vielen anderen Mitteln *Atropin* und *Pilocarpin* versucht worden und ist
die Anwendung des ersteren Mittels in der That ab und zu von einigem
Erfolg begleitet. Die Anwendung der *Narcotica* ist *möglichst zu vermeiden*, da auch diese einem heftigen Pruritus gegenüber ziemlich
machtlos sind und die Gefahr der Gewöhnung an die Mittel sehr
nahe liegt. Am ehesten ist noch die Anwendung des *Chloralhydrat*
zu empfehlen.

ZWEITES CAPITEL.

Herpes zoster.

Das Exanthem des **Herpes zoster** (*Gürtelrose, Zona*) besteht aus
gruppenförmig angeordneten Bläschen, die sich in sehr acuter Weise
aus kleinen rothen Knötchen entwickeln. Die Gruppen sind von sehr
variabler Grösse und Form und enthalten dementsprechend auch eine
sehr verschieden grosse Anzahl von einzelnen Bläschen, von einigen
wenigen bis zu beträchtlichen Mengen. Die Haut, welche die Basis
einer Bläschengruppe bildet, ist in den ersten Tagen der Eruption
hyperämisch und zwar noch eine kleine Strecke über die Bläschen
hinaus, so dass die Ränder dieser rothen, gegen die normale Haut
scharf abgegrenzten Stellen stets die auf ihnen befindlichen Bläschengruppen nach allen Richtungen hin etwas überschreiten. Die zu einer
Gruppe gehörigen Bläschen entwickeln sich stets *gleichzeitig*, sind
etwa stecknadelkopf- bis hanfkorngross und enthalten in den ersten
Tagen ihres Bestehens eine wasserklare Flüssigkeit, welche sich, falls
das Bläschen nicht schon vorher platzt und an seiner Stelle sich eine
kleine Kruste bildet, eiterig trübt, so dass aus den Bläschen kleine
Pusteln werden. Nach einigen Tagen trocknet der Pustelinhalt dann

zu einer Kruste ein und nach kurzer Zeit fällt dieselbe ab, eine überhäutete, zunächst noch rothe, später braun werdende Stelle zurücklassend, die nach einigen Wochen wieder vollständig normal erscheint.

Das auffälligste Merkmal ist die *Anordnung der Bläschengruppen*,
welche stets dem *Verbreitungsgebiet eines Hautnerven* und zwar in der
Regel eines ganzen Nervenstammes, seltener eines einzelnen Astes oder
andererseits eines ganzen Nervenplexus entspricht. Und zwar tritt die
Eruption, abgesehen von ganz verschwindenden Ausnahmen, *stets einseitig* auf; wenn das Gebiet mehrerer Nervenstämme ergriffen ist, so sind
dies fast ausnahmslos a u f e i n a n d e r f o l g e n d e Nerven d e r s e l b e n
Seite, fast niemals durch Zwischengebiete getrennte Nerven oder Nerven
der einen u n d der anderen Seite. Hieraus ergiebt sich, dass für alle
diejenigen Nervengebiete, welche bis an die *Mittellinie des Körpers*
heranreichen, diese sowohl vorn wie hinten auch die Grenze der Zostereruption gegen die normale andere Seite bildet. Die *doppelseitigen
Zosteren* gehören in der That zu den allerseltensten Vorkommnissen,
zumal bei den noch verhältnissmässig am häufigsten beobachteten doppelseitigen *Gesichtszosteren* die Vermuthung nicht ganz von der Hand zu
weisen ist, dass es sich um ausnahmsweise ausgebreitete Eruptionen
von *Herpes facialis* gehandelt hat. Einen sehr interessanten Fall von
doppelseitigem Zoster im Gebiet des 4. und 5. Intercostalnerven hat
Henoch bei einem Tabiker beobachtet; die Doppelseitigkeit.des Zoster
erklärt sich hier leicht, da das ursächliche Nervenleiden, die Tabes,
natürlich b e i d e Hälften des Rückenmarks betroffen hatte. In vielen
Fällen überschreiten allerdings die Efflorescenzen an einzelnen Stellen
die Medianlinie um ein geringes, indess erklärt sich dieser Umstand
leicht dadurch, dass die Nervengebiete einmal sich nicht an mathe-
matische Grenzlinien halten und andererseits vielfache Anastomosen
zwischen den Nerven von Grenzgebieten bestehen.

Während man früher die Zosteren je nach ihrer Localisation besonders benannte als *Herpes zoster faciei, capillitii, nuchae* u. s. f.,
erscheint es uns zweckmässiger, hiervon ganz abzusehen und den Sitz
des Herpes zoster jedesmal nur durch Hinzufügung des Nerven, in dessen
Bereich die Eruption stattfindet, zu bezeichnen und so von einem Zoster
im Bereich des Trigeminus oder des ersten, zweiten oder dritten Trigeminusastes, eines bestimmten Intercostalnerven u. s. w. zu sprechen.
Hierdurch wird die jedesmalige Localisation des Exanthems am aller-
bestimmtesten bezeichnet.

Für das Gesicht und die vordere Partie des behaarten Kopfes ist
es der *N. trigeminus*, dessen Ausbreitung sich die Zostereruption an-

schliesst, und zwar ist entweder das Gebiet des ganzen Nerven oder eines einzelnen oder zweier Zweige desselben ergriffen. — Der Zoster im Bereich der Ausbreitung des *Cervicalplexus* befällt, entsprechend dem Gebiet des dritten und vierten Cervicalnerven, die hinteren Partien des behaarten Kopfes, den Nacken, den Hals, die Schultergegend, die obersten Theile der Brust und des Rückens und die innere obere Partie des Oberarms. — Es folgen dann die Gebiete der Hautnerven des *Plexus brachialis* an der oberen Extremität, mit denen sich die Hautäste des *ersten* und *zweiten Intercostalnerven* vereinigen. — Die Gebiete des *dritten* bis *zwölften Intercostalnerven* umgeben als schmale Halbgürtel den Thorax von der hinteren bis zur vorderen Medianlinie. — Die Gebiete der Hautnerven des *Plexus lumbalis* nehmen dann die unteren Theile des Rückens, die Nates, das Abdomen, die Haut der Genitalien und die oberen Theile der inneren, vorderen und äusseren Oberschenkelfläche und die vom *N. cruralis* versorgten Theile des Unterschenkels ein. — Und schliesslich nehmen die Hautnervenbezirke des *Plexus sacralis* die Haut des Dammes und einiger Theile der Genitalien, die Haut der hinteren Oberschenkelfläche von der Hinterbacke an und die noch übrigen Theile der Unterextremität ein.

Die *Zahl* und *Anordnung* der einzelnen Bläschengruppen innerhalb dieser Bezirke ist den mannigfachsten Schwankungen unterworfen. In den ausgebildetsten Fällen ist die Haut des gesammten Nervengebietes geröthet und mit Bläschen bedeckt, ohne dass die kleinste normale Hautstelle innerhalb desselben sichtbar ist. Demgegenüber stehen jene Fälle, wo nur einzelne Gruppen das Gebiet gewissermassen *markiren*. So kommen oft genug Fälle von Intercostalzoster zur Beobachtung, bei denen überhaupt nur drei Bläschengruppen vorhanden sind, eine hinten neben der Wirbelsäule, die zweite in der Axillarlinie und die dritte vorn neben der Medianlinie. Zwischen diesen beiden Extremen kommen die verschiedensten Abstufungen vor.

Wenn nun schon diese eigenthümliche Localisation des Exanthems mit Sicherheit auf eine *Abhängigkeit der Krankheit von dem Nervensystem* schliessen lässt, so kommt ein weiteres, sehr wichtiges Symptom, welches diesen Zusammenhang bestätigt, hinzu, nämlich die in keinem Fall von Zoster fehlende *Neuralgie* des oder der Nerven, in deren Gebiet die Eruption stattfindet. Die *neuralgischen Schmerzen*, die der Eruption entweder um einige Tage, manchmal um Wochen, vorausgehen oder gleichzeitig mit ihr auftreten, sind von sehr wechselnder Intensität, indem in den leichtesten Fällen nur ein mässiges Brennen in der Haut vorhanden ist, während in anderen die intensivsten

Schmerzen die Patienten Tag und Nacht quälen, ihnen den Schlaf rauben und so die Krankheit auch das allgemeine Wohlbefinden im höchsten Grade stört. Dabei besteht gleichzeitig fast stets eine *Hyperästhesie der Haut* an den Stellen der Bläschengruppen, so dass durch Berührungen, durch die Reibung der Kleidungsstücke die Schmerzen sehr gesteigert werden. Im Allgemeinen entspricht die Schmerzhaftigkeit der Entwickelung des Exanthems, so dass bei reichlicher Eruption starke Schmerzen, bei der Entwickelung nur weniger Bläschengruppen auch nur unbedeutende subjective Empfindungen vorhanden sind. Indess kommen auch ausgebreitete Zosteren mit relativ unbedeutenden Schmerzen und ganz circumscripte Eruptionen mit heftigen Neuralgien zur Beobachtung. — Nur bei Kindern fehlen in der Regel die Neuralgien, aber hierbei ist zu beachten, dass bei Kindern sensible Störungen überhaupt selten auftreten (HENOCH).

Ein ganz constantes und bisher nur wenig gewürdigtes Symptom des Zoster ist eine *acute schmerzhafte Schwellung derjenigen Lymphdrüsen*, welche die Lymphgefässe des betroffenen Hautgebietes aufnehmen. Selbst bei den circumscriptesten Zostereruptionen fehlt diese sich fast gleichzeitig mit dem Exanthem einstellende Drüsenschwellung niemals. Bei den Eruptionen im Gebiet des Trigeminus sind es die Lymphdrüsen vor dem Ohr, unter dem Kieferwinkel und unter dem Kinn, für die Cervicalzosteren die Jugular- und Cervicaldrüsen, für die Zosteren des Armes und des Thorax die Axillardrüsen, und für die Zosteren der unteren Körperhälfte die Inguinaldrüsen, welche diese Schwellung zeigen. Die Drüsen können bis zu Taubeneigrösse angeschwollen sein, sind spontan und auf Druck schmerzhaft, bilden sich aber regelmässig schnell wieder zurück, wenigstens habe ich niemals eine Vereiterung beobachtet. Diese Drüsenschwellungen sind offenbar symptomatischer Natur und entstehen durch die Aufnahme entzündungserregender Stoffe an den erkrankten Hautstellen.

Von diesen so zu sagen *typischen Erscheinungen* kommen nun manche Abweichungen vor. Zunächst kommt es in manchen Fällen nicht zur vollen Ausbildung der Efflorescenzen, dieselben verharren im *Knötchenstadium*, es kommt nirgends zur Entwickelung von Bläschen. Auch bei sonst typisch ausgebildeten Zosteren findet man oft, besonders am Rande der Eruption, derartige, gewissermassen *abortive* Knötchengruppen. In anderen Fällen übersteigt wieder die seröse Exsudation das gewöhnliche Mass, es kommt durch Confluenz zahlreicher Bläschen zur Bildung grosser Blasen bis zu Taubeneigrösse (*Herpes zoster bullosus*). In diesen Fällen ist das Exanthem stets sehr reichlich, das

ganze Nervengebiet ist in continuirlicher Weise ergriffen. Eine andere
Abweichung zeigt der *Blaseninhalt*, indem derselbe häufig in Folge klei-
ner Blutungen aus den Capillarschlingen der Papillen blutig ist (*Herpes
zoster haemorrhagicus*) und demgemäss auch die beim Eintrocknen sich
bildenden Krusten eine dunkle, braun- oder schwarzrothe Farbe zeigen.
In vielen Fällen von ausgebreiteter Zostereruption finden sich einzelne
Bläschengruppen mit blutigem Inhalt neben einer grossen Mehrzahl von
Bläschen mit serösem Inhalt.

An diese hämorrhagischen Zosteren schliesst sich eine andere Reihe
von Zosteren an, bei welchen aus den meist mit sanguinolentem Inhalt
gefüllten Bläschen *gangränöse Schorfe* von dunkler, schwarzer Farbe
in einer acuten, für jede einzelne Gruppe stets, oft aber auch für die
ganze Eruption gleichmässigen Weise sich entwickeln, ohne dass irgend
eine äussere Ursache, eine Irritation oder ein Trauma auf die Haut
eingewirkt hätte (*Herpes zoster gangraenosus*). Die Ausdehnung dieser
Schorfe ist sehr verschieden, sowohl bezüglich der Fläche wie der Tiefe.
Während in den leichteren Fällen nur in einzelnen Gruppen, der Grösse
der Bläschen entsprechende, oberflächliche Schorfe entstehen, wird in
den schwersten Fällen die Haut des gesammten Nervengebietes vollständig verschorft. In diesen Fällen sind stets die neuralgischen Erscheinungen besonders heftig. Die Heilung kann hier nur durch Vernarbung eintreten, nachdem der Schorf durch die reactive Entzündung
abgestossen ist. Hierdurch wird der Verlauf natürlich sehr verzögert
und es dauert stets Wochen, ja manchmal Monate bis zur vollständigen
Heilung. Die Narben, die im Anfang oft sehr tief sind, bleiben natürlich für immer bestehen und lassen auch später noch durch ihre
eigenthümliche Localisation die Diagnose auf abgelaufenen Herpes zoster
stellen.

In Bezug auf die Localisation sind noch diejenigen Fälle besonders
zu bemerken, bei denen nicht das Gebiet eines ganzen Nerven, sondern
nur *eines einzelnen Nervenastes* ergriffen ist. Hier lässt sich aus der
Localisation, da oft nur eine einzige Efflorescenzengruppe vorhanden ist,
der Zusammenhang mit der Nervenausbreitung nicht direct nachweisen.
Indess die neuralgischen Schmerzen, die gleichzeitige schmerzhafte Drüsenschwellung werden auch in diesen Fällen den Symptomencomplex als
Herpes zoster stets leicht erkennen lassen.

Von selteneren Nebenerscheinungen ist noch zu erwähnen, dass
bei Zoster im Bereich des ersten Trigeminusastes durch Vermittelung der
langen Wurzel des Ciliarganglions *Thränenträufeln, Injection der Conjunctiva und Entzündungen der Iris und Cornea* vorkommen, und ebenso

bei Zosteren im Bereich des zweiten und dritten Astes *Schwellungen, Epithelablösungen und Ulcerationen der Schleimhaut des Mundes, des Rachens und der Zunge (Hemiglossitis)* auftreten können, die sich ebenfalls auf das genaueste der Nervenausbreitung anschliessen, vor Allem also auch halbseitig sind. Ganz ausserordentlich selten verbinden sich *motorische Störungen* mit Zoster, Paresen oder Paralysen, denen manchmal später Atrophien einzelner Muskelgruppen folgen. Die motorischen Störungen können mit dem Zoster gleichzeitig auftreten, demselben folgen oder vorausgehen. — Gleichzeitig mit dem Ausbruch eines Zoster im Bereich der Hautäste des N. cruralis sah ich einen *Erguss* in dem entsprechenden *Kniegelenk* auftreten und erinnert diese Beobachtung an andere von nervösen Einflüssen abhängige Gelenkergüsse, so bei Tabes, bei symmetrischer Gangrän.

Verlauf. Die *Bildung der Zostereefflorescenzen* geht stets in einer ganz *acuten Weise* vor sich, aber meist erscheinen nicht alle Bläschengruppen gleichzeitig, sondern in einzelnen Schüben. Gewöhnlich ist nach 3—4 Tagen die ganze Eruption vollendet und nur in selteneren Fällen kommen noch spätere Nachzügler, so dass 8—14 Tage bis zur Beendigung der Eruption verstreichen. Sämmtliche Bläschen *jeder einzelnen Gruppe* entstehen dabei *immer gleichzeitig, sie sind coaevi.* In den einfachen Fällen nimmt die Eintrocknung und Abheilung der Bläschen auch nur kurze Zeit in Anspruch, so dass in etwa 3 Wochen in der Regel der ganze Process abgelaufen ist. Die *neuralgischen Schmerzen,* die, wie schon oben erwähnt, der Eruption in manchen Fällen vorausgehen, in der Mehrzahl gleichzeitig mit derselben auftreten, nehmen gewöhnlich sehr bald wieder an Intensität ab und sind meist schon, ehe die Abheilung vollständig erfolgt ist, wieder gänzlich verschwunden. In einer Reihe von Fällen, besonders bei den schwereren Formen des Zoster gangraenosus und bei älteren Personen können dieselben aber persistiren und die Abheilung der Hauteruption um Monate und Jahre überdauern. In diesen Fällen tritt oft nach der Abheilung des Zoster eine mehr oder weniger vollständige *Anästhesie* des betreffenden Hautgebietes ein. — Die schmerzhaften Drüsenschwellungen bilden sich stets rasch wieder zurück. — Viele Zosteren verlaufen *ohne Fiebererscheinungen;* bei manchen, besonders bei den schweren Formen kommen dagegen *mässige Temperaturerhebungen* in der Eruptionsperiode vor.

Die **Prognose** des Herpes zoster ist daher stets eine gute, abgesehen von den verhältnissmässig seltenen Fällen, bei denen sie durch die *zurückbleibende Neuralgie* getrübt wird. Bei älteren Personen ist in dieser Hinsicht die Prognose stets etwas vorsichtig zu stellen.

Die **Diagnose** ist bei den ausserordentlich charakteristischen Erscheinungen der Krankheit stets leicht; selbst in den Fällen, wo nur eine Gruppe zur Ausbildung gelangt ist, wird die gleichzeitige Neuralgie und Drüsenschwellung jede Verwechselung unmöglich machen.

Die **anatomischen Untersuchungen** der Zosterbläschen haben ergeben, dass dieselben *entzündlichen Veränderungen* in den tieferen Schichten des Rete mucosum, die mit Vermehrung, Schwellung und schliesslichem Untergang der Retezellen einhergehen, ihre Entstehung verdanken. Die Veränderungen des Nervensystems bei Zoster werden weiter unten besprochen werden.

Aetiologie. Die Localisation und die gleichzeitigen nervösen Störungen liessen als Ursache des Herpes zoster eine *Affection des Nervensystems* vermuthen. v. BAERENSPRUNG hat zuerst versucht, die Localisation dieser Affection genauer zu bestimmen. Ausgehend von der Erfahrung, dass in den typischen Fällen von Zoster motorische Störungen fehlen, dass bei den Intercostalzosteren vorderer und hinterer Ast betheiligt sind und dass in der Regel nur ein Nervenstamm ergriffen ist, vermuthete er, dass in dem zwischen Rückenmark und der Vereinigungsstelle der vorderen und hinteren Wurzeln gelegenen Abschnitte der *sensiblen Nerven*, in den *hinteren Wurzeln* oder dem *Intervertebralganglion* die den Zoster bedingende Affection zu suchen sei. Die bisherigen Sectionsbefunde haben diese Vermuthung, wenigstens bis zu einem gewissen Grade, vollständig bestätigt. In der Mehrzahl der Fälle haben sich in der That Veränderungen der dem Hautgebiet entsprechenden *Intervertebralganglien*, resp. bei Zosteren im Trigeminusgebiet des *Ganglion Gasseri* gefunden und zwar *entzündliche Veränderungen*, meist mit *Blutungen*, oder bei älteren Fällen die Residuen dieser Processe, *Narbenbildungen* und von den Blutungen zurückgebliebene *Pigmentreste*. Durch diese Veränderungen war stets ein mehr oder weniger ausgedehnter *Untergang der nervösen Elemente* der Ganglien bedingt. Aber sowohl anatomische wie klinische Thatsachen beweisen, dass in einer kleineren Reihe von Zosteren auch *Erkrankungen peripherischer Nerven (Verletzungen, Entzündungen)* oder *Erkrankungen des Centralnervensystems (Herderkrankungen des Gehirns, Tabes)* die Ursache für die Zostereruption abgeben können.

Es handelt sich nun weiter um die Feststellung der *Ursachen*, welche die Erkrankung des betreffenden Theiles des Nervensystems veranlassen. Abgesehen von den hier nicht weiter zu erörternden Erkrankungen von Theilen des Centralnervensystems liegen diese Verhältnisse am einfachsten bei den *traumatischen Zosteren*, bei denen eine *Ver-

letzung, ein *Stoss* u. dgl. einen Nerv oder ein Ganglion getroffen hat. Auch der durch *Verkrümmung der Wirbelsäule* oder durch eine *Exostose* auf nervöse Theile ausgeübte Druck kann unter Umständen die Ursache einer Zostereruption werden. Sehr nahe schliessen sich diesen die Fälle an, wo eine *Erkrankung benachbarter Organe* bis an die Ganglien oder Nerven sich erstreckt und nun in denselben Störungen auslöst (*Pleuritis, Carcinom* und *Caries der Wirbelsäule, Periostitis der Rippen*). — Als *toxische Zosteren* sind die Zostereruptionen bei *Kohlenoxydvergiftung* und nach langdauerndem *Arsengebrauch* — daher nicht selten bei Lichen ruber — zu bezeichnen. Auch im Anschluss an *Malaria,* von welcher Krankheit es ja längst bekannt ist, dass sie Nervenaffectionen, Neuralgien, verursachen kann, kommt manchmal Zoster vor. — Schliesslich bleibt nun aber noch eine grosse Reihe und zwar bei weitem die Mehrzahl von Zosteren übrig, bei denen sich eine bestimmte, die Erkrankung des Nervensystems bedingende Ursache nicht eruiren lässt und die daher als *spontane Zosteren* bezeichnet sind. Für diese Fälle ist eine Erklärung dadurch zu geben versucht worden, dass der Zoster als *acute Infectionskrankheit* aufgefasst ist und so durch Uebertragung des hypothetischen Contagiums die Erkrankung sonst völlig gesunder Menschen erklärt wird. Besonders zwei durch Beobachtung festgestellte Thatsachen sind als Stützen für diese Hypothese herangezogen worden, einmal nämlich das *cumulirte, epidemieartige Auftreten* von Zosterfällen und zweitens der Umstand, dass abgesehen von sehr seltenen Ausnahmen ein Individuum stets *nur einmal im Leben* von Zoster befallen wird, ein Umstand, der also für eine Art *Immunität nach einmaliger Durchseuchung* zu sprechen scheint. Die erste Thatsache ist unbestreitbar, denn bei jedem grösseren Krankenmaterial wechseln stets Zeiten, in denen gar keine Zosterfälle zur Beobachtung kommen, mit solchen ab, in denen dieselben sich in ganz auffälliger Weise häufen[1], doch kann diese Erscheinung auch durch andere Ursachen, z. B. durch klimatische Einflüsse bedingt sein. Der Werth der zweiten Thatsache scheint mir aber überschätzt zu werden, denn, abgesehen von den allerdings nur wenige Male beobachteten *Zosterrecidiven,* werden bei einer verhältnissmässig nicht so häufigen Krankheit zweimalige Erkrankungen überhaupt selten vorkommen und natürlich noch viel seltener zur Cognition kommen, wenn jahre- und jahrzehntelange Zeiträume zwischen den einzelnen Erkrankungen liegen. Vor der Hand muss die Frage nach

---

1) In seltenen Fällen ist das Auftreten von Zoster *bei mehreren Mitgliedern derselben Familie* beobachtet (Erb).

den Ursachen der spontanen Zosteren meiner Ansicht nach daher noch als offene betrachtet werden.

Bezüglich der Aetiologie des Zoster ist nun aber weiter noch zu er-. klären, auf welche Weise die *Erkrankung der Haut* durch die *Erkrankung der Spinalganglien, der Nerven oder des Gehirns und Rückenmarks* ausgelöst wird. Am wahrscheinlichsten ist es, dass durch Ernährungs-störungen der Haut, die durch die Erkrankung des Nervensystems be-dingt sind, *multiple Necrosen* in verschiedenartiger Ausbreitung in der Haut auftreten und dass die hierdurch hervorgerufenen *reactiven Ent-zündungserscheinungen* einen wesentlichen Antheil an der Bildung des Exanthems nehmen. Bei geringen Dimensionen dieser Necrosen sind dieselben *makroskopisch gar nicht sichtbar*, es zeigen sich nur die *Reactionserscheinungen*, Hyperämie und die durch entzündliche Exsu-dation gebildeten Bläschen. Bei grösserer Ausdehnung sind die Necrosen als *Schorfe* sichtbar und es schliesst sich daran die *reactive Entzün-dung* der Umgebung, die mit der Abstossung der Schorfe und danach erfolgender Narbenbildung endigt, an. Diese Vorgänge sind nicht ohne Analogien, indem auch in anderen Fällen Necrotisirungen der Haut in Folge nervöser Erkrankungen beobachtet werden (Decubitus acutus, sym-metrische Gangrän). Die Nervenimpulse, welche diese Wirkungen her-vorrufen, oder — was noch wahrscheinlicher ist — deren Fortfall die Ernährungsstörungen der Haut bedingt, verlaufen entweder auf der Bahn besonderer Nerven, der bis jetzt allerdings noch völlig hypothetischen *trophischen Nerven*, oder auf den sensiblen Bahnen. Die seltenen Fälle von Combination des Zoster mit motorischen Störungen lassen sich durch Erkrankung gemischter Nerven erklären oder bei Combination von Zoster im Bereich des Trigeminus mit Facialisparalyse dadurch, dass entweder dieselbe Ursache, z. B. Erkältung, die Erkrankung der motorischen und sensiblen Nerven hervorrief oder die Erkrankung auf dem Wege der zahlreichen Anastomosen von dem einen Nerven auf den anderen in der einen oder anderen Richtung fortschritt. Manchmal mag es sich schliess-lich um ein zufälliges Zusammentreffen von einander ganz unabhängiger Krankheitsprocesse handeln.

Der Zoster kommt in *jedem Alter*, vom jugendlichen bis zum Greisenalter, mit ziemlich gleichmässiger Häufigkeit vor; bei Kindern ist die Krankheit dagegen entschieden seltener.

Die Therapie ist nicht im Stande, den typischen Verlauf des Herpes zoster irgendwie zu beeinflussen. Daher sind wir darauf beschränkt, bei starken neuralgischen Beschwerden *Morphium*, besonders wegen der Schlaflosigkeit, zu geben, ausserdem ist es vortheilhaft, durch reichliches

Einstreuen der afficirten Hautstellen mit *Streupulver* und Anbringen eines *leichten Verbandes* mit einer *Wattetafel* die Haut möglichst vor den bei der fast stets vorhandenen Hyperästhesie sehr unangenehmen Berührungen durch die Kleidungsstücke zu schützen. Bei der Bildung gangränöser Schorfe sind Verbände mit *Jodoform* oder *Borvaseline* in Anwendung zu ziehen. Eine nach einem Zoster zurückbleibende *Neuralgie* ist nach den für diese Krankheit sonst gültigen Principien zu behandeln.

<hr>

DRITTES CAPITEL.

Herpes facialis et genitalis.

Im *Gesicht* und an den *Genitalien* kommen *Herpeseruptionen* vor, die nicht dem Ausbreitungsgebiete von Hautnerven oder einzelnen Nervenästen entsprechend localisirt sind und in ihrer Anordnung eher ein gewisses Abhängigkeitsverhältniss von den *natürlichen Körperöffnungen* zeigen, in deren unmittelbarer Umgebung sie am häufigsten vorkommen. Unter dem Gefühle mässigen Brennens oder Juckens, nur an zarteren, mit mehr schleimhautartiger Haut überzogenen Theilen unter wirklichen Schmerzempfindungen schiessen in *Gruppen angeordnete, auf geröteter Basis stehende wasserhelle Bläschen* von etwa Stecknadelkopfgrösse, selten von grösseren Dimensionen, auf. Die Bläschengruppen sind von rundlicher, oft aber auch von ganz unregelmässiger Form und von sehr verschiedener Grösse. Manchmal wird die Gruppe nur von ganz wenigen Bläschen gebildet, andere Male kommen thalergrosse, aus entsprechend zahlreichen Bläschen bestehende Gruppen vor. Nach ganz kurzer Zeit, nach 1—2 Tagen trübt sich der Inhalt der Bläschen und wird bei noch längerem Bestande derselben vollständig eiterig. Je nach der Grösse der Bläschen trocknen dieselben früher oder später zu kleinen, in der Mitte etwas deprimirten, gelben oder bräunlichen Börkchen ein, die meist zu grösseren, der ganzen Gruppe entsprechenden Borken confluiren, am Rande aber doch durch die aus kleinen Kreissegmenten gebildete Grenzlinie ihre Entstehungsart erkennen lassen. Etwas anders gestaltet sich diese Entwickelung auf den mehr schleimhautartigen Partien (*Lippenroth, Glans penis, inneres Präputialblatt, kleine Labien*) oder auf den angrenzenden *Schleimhäuten* selbst, wo die Bläschen nur einen sehr kurzen Bestand haben, da die Bläschendecke schnell der Maceration anheimfällt und nun aus den Bläschen kleine runde Erosionen oder durch Confluenz derselben grössere Defecte entstehen, die einen leichten eiterigen Belag zeigen. Aber auch in diesen Fällen lässt sich aus der

Form der äusseren Grenzlinien stets die Entstehung aus kleinen Kreisen
erschliessen, es lässt sich stets die *polycyklische Form* der Herpeseffflores-
cenzen erkennen. Eine geringe, etwas empfindliche Schwellung der
nächstgelegenen Lymphdrüse begleitet öfters die Herpeseruptionen. —
Wenn nicht störende äussere Einflüsse, so eine unzweckmässige Behandlung, dazwischentreten, so ist in längstens einer Woche der ganze
Process abgelaufen und vollständige Heilung eingetreten.

Localisation. 1. *Herpes facialis.* Am häufigsten ist die Umgebung
des *Mundes (Herpes labialis) und der Nasenöffnung* betroffen, weniger
häufig *die Wangen, die Stirn, die Augenlider und die Ohren.* Ferner
kommen Herpeseruptionen auf den verschiedensten Stellen der *Mund-
und Rachenschleimhaut,* auf der *Nasenschleimhaut* und auf der *Conjunctiva* vor. Meist entstehen auf einer dieser Stellen nur wenige Gruppen, oft nur eine einzige, in seltenen Fällen sind zahlreiche Gruppen
über das ganze Gebiet zerstreut, so dass man versucht ist, an einen
doppelseitigen Herpes zoster zu denken.

2. *Herpes genitalis.* Beim Mann sind am häufigsten die *Eichel
und die Vorhaut,* seltener die hinteren Theile der *Haut des Penis* ergriffen. Gleichzeitig mit Herpeseruptionen auf diesen Theilen auftretende
Schmerzen beim Uriniren und geringe Secretion aus der Harnröhre lassen
auf ähnliche Proruptionen auf der *Harnröhrenschleimhaut* schliessen.
Beim Weibe sind am häufigsten die *kleinen,* seltener die *grossen Labien* betroffen. Vielfach sind die Herpeseruptionen an diesen Theilen
von ödematösen Schwellungen begleitet. Der Herpes genitalis ist bei
Frauen fast immer einseitig, bei Männern oft doppelseitig.

Die Diagnose ist bei aufmerksamer Beobachtung stets leicht. Gegen
Verwechselung mit *Herpes zoster* schützt die Berücksichtigung der
Localisation, das Uebergreifen über die Mittellinie, das Vorkommen in
verschiedenen Nervengebieten, kurz die *Unabhängigkeit von der Nervenausbreitung,* ferner die relativ unbedeutenden Schmerzen, welche nie
den neuralgischen Charakter zeigen, wie beim Zoster. Sehr wichtig ist
die Differentialdiagnose des *Herpes genitalis* gegenüber dem *Ulcus molle.*
Hier giebt der fehlende oder doch nur geringe eiterige Belag, vor Allem
aber die *polycyklische Form* des Herpes gegenüber der *monocyklischen
Form* des weichen Schankers den Ausschlag. Bei sorgfältiger Berücksichtigung dieses Unterscheidungsmerkmals kann ein Irrthum eigentlich
kaum vorkommen, ausser in den allerdings nicht seltenen Fällen, in
denen durch voraufgegangene intensive Aetzungen die Affection ihrer
charakteristischen Eigenschaften beraubt ist. Hier ist die Entscheidung
oft erst durch die Beobachtung des weiteren Verlaufes möglich.

Aetiologie. Die beschriebenen Herpeseruptionen kommen einmal bei sonst vollständig gesunden Menschen zur Beobachtung, ohne dass wir irgend eine Ursache dafür anzugeben im Stande wären. In diesen Fällen hat der Herpes oft die Eigenthümlichkeit, mehrfach zu recidiviren, manchmal in ganz bestimmten, regelmässigen Intervallen und vielfach jedesmal an derselben Stelle, eine Erscheinung, die am häufigsten an den männlichen Genitalien zur Beobachtung kommt. Manche Menschen bekommen einige Tage nach jedem Coitus eine Herpeseruption. Neuerdings ist auf ein gewisses Abhängigkeitsverhältniss dieser Herpeseruptionen an den Genitalien von venerischen Affectionen hingewiesen worden und in der That kommen dieselben meist bei Menschen vor, welche früher an Ulcus molle oder Syphilis gelitten hatten, oft sogar an den Stellen, an welchen diese Läsionen (Ulcus molle, Primäraffect) sich befunden hatten. Möglicherweise haben diese dem Herpes voraufgehenden Erkrankungen nur die Bedeutung eines Trauma (*Herpès traumatique,* FOURNIER), auffallend ist immerhin, dass nach gewöhnlichen Verletzungen der Haut Herpes nicht häufiger auftritt. Von einzelnen Autoren ist in diesen Fällen als Ursache des Herpes eine von jenem ursprünglichen Trauma ausgehende Entzündung kleiner Nervenästchen angesehen worden (VERNEUIL), ebenso wie auch für den Herpes facialis eine Compression der in engen Kanälen verlaufenden Trigeminusästchen durch abnorme Füllung der Arterien in fieberhaften Zuständen als ursächliches Moment angenommen ist (GERHARDT). Dass nervöse Einflüsse bei diesen Herpeseruptionen eine Rolle spielen können, beweist ein von mir bei einer Dame beobachteter Fall, welche dreimal, wenige Stunden nachdem sie eine Leiche gesehen hatte, einen Herpes der Unterlippe, jedesmal an derselben Stelle, bekam, während sie sonst niemals an Herpes litt. Die im Anschluss an die Menstruation auftretenden Herpeseruptionen werden bei den Menstrualexanthemen besprochen werden. Dann tritt häufig ein Herpes facialis gleichzeitig mit unbedeutenden, schnell vorübergehenden Fiebererscheinungen ohne bestimmt localisirbare ernstere Erkrankungen auf (*Febris herpetica*), Fälle, die manchmal epidemie-artig gehäuft vorkommen. Und schliesslich treten im Beginn einer ganzen Anzahl schwerer, mit Fieber verbundener Krankheiten, ganz besonders bei gewissen *Infectionskrankheiten*, so bei *Pneumonie, Intermittens, Cerebrospinalmeningitis* u. A. Herpeseruptionen auf.

Die **Behandlung** hat nur in der *Fernhaltung äusserer Reize* durch Einstreuen mit Streupulver, Einlegen von trockener, mit Streupulver eingepuderter Watte zwischen zwei sich berührende Hautflächen oder Auflegen von *Borvaseline* zu bestehen, um in kurzer Zeit die Heilung

zu erzielen. Bei stärkerer Schwellung, so bei Genitalherpes bei Frauen,
sind *Bleiwasserumschläge* anzuwenden. Gegen die Wiederkehr des
Uebels vermögen wir nichts zu thun. Patienten mit einem oft recidivirenden Herpes genitalis sind auf die *Infectionsgefahr,* der sie sich
bei einem *vor völliger Abheilung* der Eruption ausgeübten Coitus aussetzen, aufmerksam zu machen.

FÜNFTER ABSCHNITT.

ERSTES CAPITEL.

Anaemia et Hyperaemia cutis.

Anämie der Haut tritt zunächst selbstverständlich bei allen denjenigen Zuständen auf, bei denen das Blutgefässsystem im Ganzen
mangelhaft gefüllt ist, einmal bei *mangelhafter Blutbildung (Chlorose,
Anämie* im Gefolge erschöpfender Krankheiten) und dann bei erheblichen und nicht sofort wieder auszugleichenden *Blutverlusten.* Die
Haut erscheint blass, bei schwereren Fällen mit einem Stich ins gelbliche oder grünlich-gelbe. Diesen gegenüber stehen die Fälle von Hautanämie, in denen eine *vorübergehende Verengerung der kleinsten Blutgefässe* die Ursache der geringen Blutfülle der Haut ist. Diese Constriction
der Blutgefässe kann durch *locale Ursachen* oder auf *reflectorischem
Wege,* durch *Vermittelung des Nervensystems,* hervorgerufen werden.
In ersterer Hinsicht ist am allerwichtigsten der Einfluss der *Kälte* auf
die Haut, in der zweiten sind eine Reihe *psychischer Erregungen*
(Schreck, Zorn und überhaupt starke psychische Affecte) und dann besonders von den *Unterleibsorganen* ausgehende Einwirkungen zu nennen.
In die letztgenannte Kategorie gehört das Blasswerden bei Uebelkeit,
Erbrechen, bei Koliken und bei Traumen des Unterleibes. Auf alle
durch diese Ursachen hervorgerufenen Gefässverengerungen folgt in der
Regel eine Erschlaffung der Gefässmusculatur, eine übermässige Erweiterung der Gefässe und daher *Hyperämie der Haut,* so dass wir denselben Ursachen auch bei der Aetiologie der Hyperämie wieder begegnen.
— Bei den stärkeren Graden der localen Hautanämie, besonders den
durch Kälte hervorgerufenen, ist das Gefühl von Kribeln und Einge-
schlafensein an dem betreffenden Theile vorhanden.

Hyperämie der Haut und dadurch bedingte diffuse oder fleckweise
Röthung (*Erythema*) tritt, wie schon erwähnt, zunächst als *Folgezustand* vielfach nach Anämie auf, indem der Verengerung der kleinsten

Gefässe eine Relaxation derselben folgt. In den erweiterten Gefässen geht die Circulation langsamer von Statten und daher gleichen diese Hyperämien völlig den durch *mechanische Behinderung* der Blutcirculation in den Venen zu Stande gekommenen Hyperämien. Die Haut erscheint livide roth und bei längerer Dauer des Zustandes treten hellzinnoberrothe Flecken in der lividen Grundfärbung auf, die wahrscheinlich auf einer Diffusion des Blutfarbstoffes durch die Gefässwände beruhen (AUSPITZ).

Eine Reihe von *äusseren Reizen* bewirkt ferner von vornherein eine Erweiterung der Gefässe und vermehrte Blutfülle der Haut, vor Allem *Traumen, Wärme, chemische Reize*, wie Senföl, Chloroform u. s. w. (*Erythema traumaticum, caloricum, toxicum*).

Und schliesslich kommt ebenfalls auf *reflectorischem Wege* durch Vermittelung der vasomotorischen Nerven eine Erweiterung der Gefässe und Hyperämie der Haut zu Stande. Scham, Zorn, Freude, bei manchen Individuen überhaupt jede intensivere psychische Erregung sind geeignet, ein Erythem hervorzurufen, welches sich in der Regel auf *Gesicht, Hals* und die *oberen Partien der Brust* beschränkt und ebenso schnell wie es gekommen ist, wieder verschwindet (*Erythema fugax*).

Lästig und daher eine Beseitigung wünschenswerth machend sind nur jene Fälle von Erythemen, bei denen auch schon bei ganz geringen Temperaturerniedrigungen länger andauernde Stauungshyperämien an den am meisten ausgesetzten Körpertheilen, dem *Gesicht und den Händen*, auftreten. Zumal die „rothen Hände" sind jungen Damen oft eine recht unangenehme Erscheinung. Es sind meist Individuen in den jüngeren Jahren, die an „Frost" leiden, bei welchen diese Hyperämien am häufigsten auftreten. *Regelung der Circulation* durch regelmässige Bewegung und geeignete kräftige Diät sind die einzigen Handhaben zur Beseitigung des meist nach einiger Zeit spontan verschwindenden Uebels.

ZWEITES CAPITEL.
Urticaria.

Die für die Urticaria charakteristische Efflorescenz ist die *Quaddel* oder *Nessel* (Urtica). Als Quaddel wird eine flache Erhebung der Haut bezeichnet, welche entweder hyperämisch, roth erscheint (*Urticaria rubra*), oder im Gegentheil anämisch, blass, manchmal mit einem leicht rosarothen Schimmer (*Urticaria porcellanea*), in diesem Falle stets von einem mehr oder weniger breiten hyperämischen Hof umgeben, deren auffallendste Eigenthümlichkeit es ist, dass sie nur von *ausser-ordentlich kurzem Bestande* ist. Oft nach weniger als einer Stunde, in anderen Fällen nach einer Reihe von Stunden ist die einzelne Efflo-rescenz stets wieder verschwunden, ohne irgend welche Spuren ihres Daseins zu hinterlassen.

Die *Grösse* der Urticariaquaddeln schwankt sehr erheblich. Meist sind dieselben etwa linsen- bis daumennagelgross und 1—2 Mm. über die normale Haut erhaben. In anderen Fällen ist die Erhebung über das normale Niveau kaum bemerkbar, die einzelnen Quaddeln sind kleiner, als oben angegeben, hochroth und confluiren sehr häufig, so dass sie fast scarlatina-artige, diffuse Röthungen bilden. An den Ohren z. B. zeigen sich in der Regel nicht einzelne Quaddeln, sondern die-selben werden von diffuser Röthe übergossen und erscheinen in Folge der Spannung der Haut glänzend. In selteneren Fällen werden die Quaddeln bedeutend grösser, bis fünfmarkstückgross und darüber und beträchtlich höher als gewöhnlich (*Riesen-Urticaria*).

Die *Form* der Quaddeln ist meist eine rundliche, abgesehen natür-lich von den Formen der gleich zu besprechenden *Urticaria factitia*. Oft aber bilden sich durch Einsinken des Centrums Ringe oder durch Fortschreiten des Processes nur nach einer Seite Halbkreise, durch deren Confluiren es dann zur Bildung guirlandenförmiger Figuren kommt, wie bei allen „serpiginösen" Hautkrankheiten.

In seltenen Fällen, wenn die die Quaddelbildung bedingende seröse Durchtränkung des Gewebes eine excessive Höhe erreicht, wird durch dieses seröse Exsudat die Epidermis in Gestalt einer Blase emporge-hoben, und die Quaddeln erscheinen mit Bläschen oder Blasen bis zu Taubeneigrösse und darüber besetzt (*Urticaria bullosa*).

Eine sehr häufige Begleiterscheinung der Eruption von Urticaria-quaddeln ist die *ödematöse Schwellung* gewisser Hautpartien, so vor Allem des *Gesichtes* und der *Genitalien*, an welchen Stellen die lockere Beschaffenheit des Unterhautbindegewebes das Zustandekommen des Oedems begünstigt. Aber auch an anderen Körperstellen, z. B. an den *Händen*, können solche ödematöse Schwellungen auftreten. Auch die *Schleimhäute* betheiligen sich gelegentlich an dem Processe und kommt es bei diesen im Wesentlichen nur zu ödematösen Schwellungen, die, falls die *Rachengebilde* oder besonders der *Kehlkopf* betroffen werden, zu sehr unangenehmen und sogar bedenklichen Erscheinungen, zu Er-stickungsanfällen führen können. Doch gehören diese Vorkommnisse glücklicherweise zu den Seltenheiten.

Das subjective Symptom, welches constant die Eruption von Quaddeln begleitet, ist ein *heftiges Jucken*, welches vielfach ein Aufkratzen zur Folge hat, so dass sich im Centrum der Quaddeln kleine Blutbörkchen bilden, die nach dem Verschwinden der Quaddeln persistiren. Das durch dieses Jucken verursachte Kratzen wirkt nun oft wieder als ein Reiz, der neue Quaddeleruptionen hervorruft, denn bei vielen Urticariakranken wird durch *jeden auf die Haut ausgeübten Reiz ein Quaddelausbruch* hervorgerufen. Bei diesen Kranken gelingt es, durch stärkeres Streichen der Haut mit irgend einem harten Gegenstande (Fingernagel, Metallsonde u. dgl.) Quaddeleruptionen entsprechend diesen Strichen hervorzurufen (*Urticaria factitia*) und auf diese Weise beliebige Zeichnungen oder Buchstaben zu bilden (*l'homme autographe* der Franzosen). So bilden sich auch durch das Kratzen der Patienten selbst striemenförmige Quaddeln, entsprechend der Action der Fingernägel, und da nun auch diese Quaddeln ihrerseits wieder Jucken hervorrufen, so ist damit ein völliger Circulus vitiosus gegeben. Uebrigens kommen auch Fälle von Urticaria factitia vor, bei welchen keine eigentliche Urticaria, kein spontanes Auftreten von Quaddeln besteht.

Für die Localisation der Urticaria-Eruptionen lassen sich keine bestimmten Regeln aufstellen. An jedem Theile der Körperoberfläche kann es zur Bildung von Quaddeln kommen und kein Theil besitzt hierfür eine besondere Prädilection. Nur der Umstand, dass bei einem an Urticaria Leidenden mechanische Irritation der Haut Quaddeln hervorrufen kann, bewirkt, dass oft an den Hautstellen, die durch Kleidungsstücke oder aus anderen Ursachen dauernd einem Druck ausgesetzt sind, sich Quaddeln in einer regelmässigen und symmetrischen Weise vorfinden, z. B. an den *Achselfalten* und am *Hals*, wo das Hemd die Haut einschnürt, in der Hüftgegend, in Folge des Druckes des Leibgurtes, oder an den *Nates* über den Sitzknorren.

Die anatomische Untersuchung der Quaddeln zeigt, dass es sich lediglich um eine seröse Durchtränkung, ein locales Oedem, hauptsächlich des Corium und des Papillarkörpers, eventuell um eine stärkere Füllung der Gefässe, dagegen nicht um stärkere Anhäufung zolliger Elemente handelt. Diese Befunde erklären die Flüchtigkeit und das spurlose Verschwinden der Quaddeln.

Der Verlauf der Urticaria ist in den einzelnen Fällen ganz ausserordentlich verschieden und richtet sich besonders nach dem jedesmaligen *ätiologischem Moment*. In den Fällen, wo ein schnell vorübergehender Reiz eine Urticaria-Eruption veranlasst, verschwindet dieselbe ebenso schnell wie der Reiz (*Urticaria evanida*). In anderen Fällen dagegen, wo die Ursache für die Urticaria dauernd unterhalten wird, hat zwar

die einzelne Quaddel auch nur ein kurzes Dasein, aber es kommt fort
und fort zu neuen Eruptionen, die sich durch Wochen und Monate, ja
durch Jahre hinziehen können (*Urticaria perstans oder chronica*). Während jene Fälle für den Kranken ein höchst unbedeutendes Leiden darstellen, kann in diesen letzteren die Krankheit einen recht ernsten
Charakter annehmen, indem das fortwährende Jucken und die hierdurch bedingte Schlaflosigkeit die Kranken ausserordentlich belästigen
und ihr körperliches und geistiges Wohlbefinden oft in hohem Grade
beeinträchtigen.

Von *Begleiterscheinungen* ist bei Urticaria nicht viel zu erwähnen,
ausser häufigen Störungen der *Magen- und Darmfunctionen*, die aber
dann stets als mit dem ursächlichen Moment zusammenhängend und
nicht als eigentliche Complication aufzufassen sind. Obwohl die Urticaria eine so heftiges Jucken erregende Krankheit ist, kommt es doch
fast nie, selbst in den chronischen Fällen nicht, zur Entstehung von
Eczemen, wie so oft bei anderen chronischen juckenden Hautkrankheiten.
Der Grund ist wohl der, dass bei der Urticaria der Ort des Juckreizes
fortwährend wechselt und dieselbe Stelle nie längere Zeit hindurch gekratzt wird.

In sehr seltenen Fällen ist ein von der gegebenen Schilderung
wesentlich abweichender Verlauf beobachtet worden, indem die Quaddeln
nicht schnell wieder verschwanden, sondern sich in derbe weisse oder
gelbliche Knötchen und Papeln umwandelten, die nach längerem Bestande mit Hinterlassung von Pigmentflecken resorbirt wurden. Die
Quaddeleruptionen traten in diesen Fällen bald nach der Geburt auf
und wiederholten sich durch Jahre und selbst Jahrzehnte immer wieder,
eine sich immer mehr ausbreitende Pigmentirung der Haut hervorrufend.
Hiernach sind diese Fälle als *Urticaria pigmentosa* oder nach der Aehnlichkeit der lange persistirenden Quaddeln mit Xanthelasmen als *Urticaria xanthelasmoidea* bezeichnet worden.

Die Prognose der Urticaria richtet sich in erster Linie nach dem
ätiologischen Moment. In den Fällen, wo dieses vorübergehender Natur
ist oder wir im Stande sind, es zu beseitigen, ist die Prognose eine
gute, während dieselbe in anderen Fällen, wo wir das ursächliche
Moment entweder nicht kennen oder dasselbe nicht zu beseitigen vermögen, bezüglich der Heilung sehr zweifelhaft werden kann.

Die Diagnose der Urticaria ist fast stets eine sehr leichte. Abgesehen von den charakteristischen Erscheinungen der Quaddeln selbst
ist es besonders die *ausserordentliche Flüchtigkeit* des Exanthems, das
Verschwinden der alten und das Auftreten neuer Efflorescenzen an

anderen Orten im Laufe weniger Stunden, die eine Verwechselung mit
anderen Hautaffectionen nicht zulässt. Am ehesten kann noch das *Erythema exsudativum multiforme* in Frage kommen, doch schützen auch
hier der rasche Erscheinungswechsel der Urticaria, sowie die bei dieser
Krankheit fehlende und bei dem Erythem so charakteristische Localisation auf bestimmten Körperstellen vor Verwechselung. Aber andererseits kann auch gerade die *Flüchtigkeit der Quaddeln* zu diagnostischen
Schwierigkeiten führen, indem oft genug Urticariafälle vorkommen, die
gerade zur Zeit der Untersuchung gar keine Efflorescenzen aufweisen,
so dass wir auf die etwa vorhandenen, unregelmässig zerstreuten Kratzeffecte, sowie auf die anamnestischen Angaben angewiesen sind.

Aetiologie. Die Urticaria ist eine *Angioneurose der Haut,* sie beruht auf *Innervationsstörungen der vasomotorischen Nerven der Haut-
gefässe* und den durch diese bedingten *Veränderungen der Gefässwände.*
Nur durch Vermittelung des Nervensystems ist das schnelle Auftreten
von Urticaria-Eruptionen unmittelbar nach Reizen, die an ganz entfernten, gar nicht mit der Haut in directem Zusammenhang stehenden
Körpertheilen einwirken, zu erklären. Es liegt als directer Beweis die
von mir gemachte Beobachtung vor, dass unmittelbar nach dem Durchschneiden eines kleinen Hautnerven in dem von diesem versorgten
Gebiet Quaddeln auftraten. Wir müssen annehmen, dass eine Reihe
von Personen eine gewisse *Prädisposition* haben, dass bei ihnen das
vasomotorische Centrum eben auf die gleich zu besprechenden Reize
mit einer Urticaria-Eruption antwortet, während bei anderen dieselben
Reize nach dieser Richtung hin ganz wirkungslos sind. Als Analogon
ist anzuführen, dass manche Menschen, bei den geringfügigsten An-
lässen, sowie sie vor Anderen sprechen u. dgl., stets von tiefer Röthe
übergossen werden, während bei der Mehrzahl diese Erscheinung nicht
auftritt. Andererseits erfolgt oft bei dem einzelnen Individuum nur
zu gewissen Zeiten diese Reaction — die Urticaria-Eruption —, zu
anderen Zeiten nicht. Die tieferen Ursachen hierfür sind uns unbekannt.

Die Reize, welche unter Umständen Urticaria hervorrufen, lassen
sich in zwei Reihen eintheilen, indem sie entweder den Körper *von
aussen* treffen oder auf Vorgängen *im Körperinnern* beruhen.

Als *äussere Reize* sind in erster Linie die *Stiche oder Bisse einer
Reihe von Thieren* zu nennen, hauptsächlich der Flöhe, Läuse, Wanzen,
Mücken, die Berührung mit gewissen behaarten Raupen, besonders den
Processionsraupen. — Es entsteht an der Stelle des Bisses eine Quaddel,
die in der Mitte einen kleinen Blutpunkt zeigt, und es lässt sich die

Entstehung dieser Quaddel ja auf den localen Reiz zurückführen. Aber ein einziger Flohstich genügt, um bei einem prädisponirten Menschen eine Urticaria-Eruption über den ganzen Körper hervorzurufen, und hierfür müssen wir in der That eine reflectorische, durch das Nervensystem vermittelte Wirkung annehmen. — In dieselbe Kategorie gehören auch die durch die Berührung mit der *Brennnessel* (Urtica urens) hervorgerufenen Quaddeleruptionen, von denen die Krankheit ihren Namen erhalten hat.

Hieran schliessen sich die Fälle an, wo anderweitige, an und für sich schon *juckende Hautkrankheiten* Urticaria hervorrufen. Am häufigsten kommt dies bei *Prurigo* vor, seltener bei gewissen Formen des *Pemphigus*, bei *Pruritus* in Folge von *Diabetes*, bei *Icterus*. Bei der letzteren Krankheit ist allerdings oft das Verhältniss insofern ein anderes, als die den Icterus hervorrufende Schädlichkeit gleichzeitig auch die Ursache für die Urticaria abgeben kann, und dies führt uns zu der zweiten Kategorie von Ursachen über, zu den von *innen wirkenden*.

Vor Allem sind hier die *Veränderungen oder Erkrankungen der weiblichen Geschlechtsorgane* und des *Intestinaltractus* zu nennen. So sind die verschiedensten Störungen der Menstruation, Erkrankungen des Uterus, aber auch manchmal physiologische Veränderungen im Zustand dieser Theile, die Menstruation selbst, die Gravidität, Ursache für Urticaria-Eruptionen. Sehr viel häufiger wird aber die Urticaria durch Reize ausgelöst, welche den *Verdauungskanal* treffen. Es sind besonders gewisse Speisen, die bei einzelnen prädisponirten Personen — nach dem oben gesagten — Urticaria hervorrufen, so eine ganze Reihe von Früchten — Erdbeeren, Himbeeren, Johannisbeeren, Ananas, Fruchteis — dann Krebse, Hummern, Austern, Seefische, ferner *medicamentöse Stoffe*, Terpenthin, Copaivbalsam, Chinin, Morphium u. A. m. (*Urticaria ex ingestis*). Gewöhnlich rufen nun diese Speisen oder Stoffe bei den prädisponirten Individuen ausser der Urticaria auch *ganz auffallend heftige, gastrische und enterische Erscheinungen* hervor, Uebelkeit, Erbrechen, heftige Durchfälle, die in gar keinem Verhältniss zu der Menge und Art der eingeführten Stoffe stehen, so dass wir eine Art *Idiosynkrasie* bei den Betreffenden annehmen müssen. In der Regel sind es im einzelnen Falle ganz bestimmte Dinge, die alle diese Erscheinungen hervorrufen, so z. B. nur Erdbeeren oder nur Krebse und keiner der anderen, bei anderen Personen ebenso schädlich wirkenden Stoffe. — In ähnlicher Weise wirkt unter Umständen das Vorhandensein von *Eingeweidewürmern* und ferner *andere Erkrankungen des Magens und Darmes*, so besonders aus anderen Ursachen entstandene Katarrhe, und auch bei

hartnäckiger *Obstipation* kommt Urticaria vor. — Bei *zahnenden Kindern* sieht man nicht selten Eruptionen, bei denen die Efflorescenzen
entweder als gewöhnliche Quaddeln oder als kleine, von einem breiten
hyperämischen Hof umgebene Knötchen erscheinen; manchmal entwickeln
sich in diesen Fällen auch einzelne Bläschen und Bläschengruppen auf
den Efflorescenzen. — Ferner kommt Urticaria bei *Intermittens* und in
der *Reconvalescenz nach acuten Infectionskrankheiten* vor, z. B. nach
Typhus. — Dann werden öfters *psychische Affecte und Depressions-
zustände* die Veranlassung für das Auftreten von Urticaria. — Schliesslich bleiben aber noch eine Reihe von Urticariafällen übrig, für die
selbst beim sorgfältigsten Nachforschen kein ätiologisches Moment gefunden werden kann.

Therapie. Bei der Behandlung ist selbstverständlich zunächst stets,
wenn irgend möglich, das ätiologische Moment zu beseitigen. So einfach dieses nun auch in vielen Fällen erscheint, z. B. bei einer Urticaria e cimicibus, so schwer ist es oft in praxi, dieser Indication zu
genügen, also, um bei dem Beispiel zu bleiben, einmal die Wanzen aufzufinden und dann sie zu beseitigen. Es können hier natürlich nicht
die in dieser Hinsicht im einzelnen Falle anzuwendenden therapeutischen Massnahmen aufgeführt werden, es sei nur noch einmal darauf
hingewiesen, dass in jedem Fall von Urticaria zuerst mit der grössten
Sorgfalt nach dem ätiologischen Moment gefahndet und dann die Beseitigung desselben angestrebt werden muss.

Gleichzeitig sind nun aber auch *Mittel gegen den Ausschlag selbst*,
vor Allem gegen seine lästige Beigabe, das *Jucken*, in jedem Fall
anzuwenden, zumal wenn die Beseitigung der Ursache nicht so schnell
zu bewerkstelligen ist. Solche Mittel gegen das Jucken sind kalte
Umschläge mit reinem oder etwas angesäuertem *Wasser* oder mit
Milch, Abreiben mit *Citronenscheiben*, Befeuchtung mit *Thymolspiritus*
(1 Proc.) *oder Carbollösung* (2 Proc.), Einreibung mit Carbolsalbe
(1,0 : 50,0), *Mentholsalbe* (2,5 : 50,0), Einpinselung mit *Chloralhydrat-
Campher* (ana part. aequ.). Die Wirkung aller dieser Mittel ist in der
Regel nur eine kurzdauernde und dieselben müssen daher fortdauernd
bei den sich erneuernden Urticarianachschüben angewendet werden, bis
mit der Beseitigung der Ursache die Eruptionen verschwinden. Sind
wir nun aber nicht im Stande, die Ursache zu beseitigen oder lässt
sich dieselbe überhaupt nicht auffinden, so sind wir zunächst auf jene
rein palliative Therapie angewiesen. In neuerer Zeit sind in diesen
Fällen wenigstens einigermassen befriedigende Erfolge von der innerlichen Darreichung des *Atropin* gesehen worden, und zwar in der

Dosis von ¹/₂—1—2 Mgr. pro die. Jedenfalls muss dasselbe längere
Zeit hindurch gegeben werden, was in dieser Dosis auch ohne Nachtheil geschehen kann.

DRITTES CAPITEL.

Oedema cutis circumscriptum.

Eine der Urticaria sehr nahe stehende, im Ganzen seltene und erst
seit neuerer Zeit bekannte Krankheit ist das Oedema cutis circumscriptum
(QUINCKE). Ganz plötzlich treten an verschiedenen Stellen der Haut
ödematöse Schwellungen bis zu Handtellergrösse und darüber auf, deren
Farbe durchscheinend blass, seltener röthlich ist, und die ohne scharfe
Grenze in die normale Haut übergeben. Die Anschwellungen verschwinden nach ganz kurzer Zeit, nach wenigen Stunden wieder, während an
anderen Stellen neue Schwellungen auftreten. Auf diese Weise kann
sich das Leiden Tage und Wochen hinziehen und es kommen auch nach
gänzlichem Aufhören häufig Recidive vor. In ganz ähnlicher Weise
wie bei der Urticaria können sich auch die *Schleimhäute* betheiligen
und es kann durch Schwellung der *Zunge* zu sehr erheblichen Beschwerden beim Sprechen und Schlucken und durch Schwellung des
Kehlkopfeinganges zur Erstickungsgefahr kommen. Von ganz besonderem Interesse ist es, dass bei manchen dieser Fälle auch *Affectionen
der Magen- und Darmschleimhaut* beobachtet worden sind — kolik-
artige Schmerzen, vielfach sich wiederholendes, massenhaftes Erbrechen
zunächst des Mageninhaltes, dann wässeriger, galliggefärbter Flüssigkeit —, die auf der einen Seite den bei manchen Urticariafällen auftretenden Erscheinungen, andererseits den bei verschiedenen Rückenmarkserkrankungen, so bei Tabes, beobachteten *gastrischen Krisen* sehr
ähnlich sind (STRÜBING). Das *Allgemeinbefinden* ist, abgesehen von
den letzterwähnten Zufällen, in der Regel nicht erheblich gestört. Die
Erscheinungen und die Analogien mit Urticaria machen es von vornherein wahrscheinlich, dass das acute umschriebene Hautödem eine
Angioneurose ist, eine Vermuthung, die in der Beobachtung der *hereditären Uebertragung* der Krankheit eine weitere Stütze findet. — Auch
gegen diese Krankheit scheint sich das *Atropin* manchmal wirksam zu
erweisen; im Uebrigen ist die Widerstandsfähigkeit des Körpers durch
Diät, kalte Abreibungen, Bäder u. s. w. zu erhöhen, bei den gastrischen
Anfällen ist *Morphium* von guter Wirkung.

VIERTES CAPITEL.

Erythema exsudativum multiforme.

Die frischen Efflorescenzen des Erythema exsudativum multiforme zeigen sich als kleine runde Papeln, die mehr oder weniger hoch und derb und von lebhaft rother Farbe sind (*Erythema papulatum*). Indem in wenigen Tagen die Papeln sich zu etwa zehnpfennigstückgrossen Scheiben vergrössern, zeigt ihr peripherischer, fortschreitender Theil zwar die oben geschilderten Eigenschaften, die centrale, ältere Partie dagegen sinkt ein, oft bis zum normalen Hautniveau und nimmt dabei eine livide, blaurothe Farbe an. In diesem Stadium besteht die Efflorescenz also aus einem kreisförmigen, lebhaft rothen Wall und einem deprimirten blaurothen Centrum (*Erythema annulare*). In dieser Weise können sich die einzelnen Efflorescenzen bis zu Thaler- und Fünfmarkstückgrösse ausdehnen. Hierbeit tritt nun aber, da stets von vornherein mehrere und oft viele Efflorescenzen entstehen, eine Berührung und Verschmelzung der benachbarten Herde ein, wodurch bis flachhandgrosse Stellen mit blaurothem Centrum und mit einem aus lauter nach aussen convexen Bogenlinien bestehenden, erhabenen, intensiv rothen Saum gebildet werden (*Erythema gyratum et figuratum*). — Manchmal tritt auch in dem bereits deprimirten Centrum von Neuem eine frische Papelbildung auf, woraus dann cocardenartige Formen resultiren (*Erythema iris*).

Eine andere Veränderung der Efflorescenzen tritt ein, wenn die Menge des flüssigen Exsudates eine so grosse ist, dass dadurch die Epidermis zu einem *Bläschen* emporgehoben wird. In diesem Fall zeigen sich die Papeln oder kreisförmigen Wälle mit wasserhellen Bläschen besetzt, die oft in zierlicher Weise ganz regelmässig kreisförmig angeordnet sind, manchmal auch unter sich zu einem einzigen blasigen Wall verschmelzen (*Erythema vesiculosum*, *Herpes circinatus*, *Herpes iris*). Früher wurden diese Formen als besondere Krankheiten betrachtet; die Erkenntniss des gleichzeitigen Vorkommens an demselben Individuum und der Entwickelung der bläschentragenden Efflorescenzen aus den papulösen zeigte, dass es sich nur um *verschiedene Intensitätsgrade desselben Krankheitsprocesses* handelt. — In seltenen Fällen ist die Menge des Exsudates eine so grosse, dass die Epidermis zu grossen Blasen emporgehoben wird (*Erythema bullosum*). — Auch an der *Schleimhaut* der Lippen, der Wangen, des Gaumens und Rachens und der weiblichen Genitalien sind gleichzeitig mit Eruptionen auf der Haut Erythemeffo-

rescenzen beobachtet worden, die sich an diesen Stellen meist rasch in
eiterig belegte Erosionen umwandeln.

Localisation. In fast allen Fällen lässt sich eine ganz bestimmte
Anordnung der Efflorescenzen erkennen, indem als ganz besonders be-
vorzugte Prädilectionsstellen *Hand- und Fussrücken* erscheinen. In
manchen Fällen treten die Herde nur an diesen Stellen und oft überhaupt nur an den Händen auf, in anderen zeigen sich auch auf den
übrigen Theilen der Extremitäten, meist auf der *Streckseite*, in der
Gegend der *Ellenbogen und Kniegelenke* und an den *Fingern* Eruptionen, aber auch in diesen Fällen sind die ersterwähnten Punkte gewöhnlich die zuerst und am stärksten ergriffenen. Auch auf *Flachhänden und Fusssohlen* entwickeln sich bei reichlicheren Eruptionen
oft zahlreiche Efflorescenzen. Schliesslich kann auch der Rumpf und
das Gesicht befallen werden und werden auf letzterem relativ am
häufigsten die bläschenbildenden Formen beobachtet, was wohl auf die
grössere Zartheit der Epidermis an dieser Stelle zurückzuführen ist. Stets
zeigen die Efflorescenzen des Erythema exsudativum multiforme eine
symmetrische Anordnung.

Die *subjectiven Symptome*, die der Ausschlag an und für sich hervorruft, sind äusserst geringfügige und bestehen in unbedeutendem
Gefühl von Jucken oder Brennen oder dieselben fehlen ganz. Nur wenn
auch an den Fingern oder den Flachhänden Papeln entstehen, stellt
sich in Folge der stärkeren Spannung der Haut an diesen Theilen oft
intensiveres Jucken oder selbst Schmerz ein. In der Regel besteht
nicht die geringste Störung des *Allgemeinbefindens*, nur bei sehr ausgebreiteten Erythemen tritt mässige Temperaturerhöhung auf. In sehr
seltenen Fällen, in denen das Exanthem gewöhnlich sehr reichlich ist,
sind *intensive Fiebererscheinungen und schwere Erkrankungen innerer
Organe, heftiger Durchfall, Lungen- und Brustfellentzündungen* beobachtet, ja es hat die Krankheit sogar ab und zu einen *letalen Verlauf* genommen, indess wird mit Recht in diesen Fällen, bei denen es
sich offenbar um *schwere acute Infectionskrankheiten* handelt, das
Erythem als ein *symptomatischer Ausschlag* angesehen und dieselben
sind daher gar nicht dem eigentlichen Erythema exsudativum zuzurechnen.

Der Verlauf ist, abgesehen von diesen, hier ganz auszuschliessenden
Fällen, stets ein guter. Gewöhnlich kommt es zwar noch im Laufe einer
oder einiger Wochen zu frischen Nachschüben, während sich die älteren
Efflorescenzen vergrössern, dann aber hört die Bildung frischer Herde
und die Vergrösserung der älteren auf, die eventuell vorhandenen Bläs-

chen trocknen zu kleinen Krusten ein, die papulösen Erhebungen flachen sich ab, und nachdem die zunächst livide, dann mehr bräunliche Haut eine ganz leichte Abschuppung gezeigt hat, ist die Krankheit, ohne irgend eine Veränderung zu hinterlassen, verschwunden. Nur in sehr seltenen Fällen können sich die Eruptionen über längere, selbst jahrelange Zeiträume erstrecken, bei welchen dann auch die Efflorescenzen derber erscheinen und in langsamerer Weise als gewöhnlich ihren Entwickelungsgang durchmachen (*Erythema perstans*). Häufig dagegen ist bei demselben Individuum eine Wiederkehr der Krankheit in regelmässigen Intervallen von einem halben Jahr oder einem Jahr oft durch längere Zeit zu beobachten. Besonders die *Erytheme an den Fingern* zeigen diese Neigung zu Recidiven.

Die **Prognose** ergiebt sich hiernach als eine, abgesehen von der Möglichkeit des Recidivirens, stets gute.

Die **Diagnose** stützt sich in erster Linie auf die kaum je fehlende symmetrische Anordnung der Efflorescenzen an den erwähnten Prädilectionsstellen; diese fehlt der *Urticaria*, deren Efflorescenzen an und für sich manchmal denen des Erythems sehr ähnlich sind. Andererseits erleichtert die grosse Flüchtigkeit der Urticariaquaddeln gegenüber der relativen Beständigkeit der Erythemherde die Unterscheidung. Eine gewisse Aehnlichkeit mit dem Erythem können auch die Efflorescenzen des *Herpes tonsurans* haben, doch fehlt selbstverständlich auch diesen die bestimmte Localisation und ausserdem ist stets eine verhältnissmässig reichliche Schuppenbildung der peripherischen Theile zu constatiren, während beim Erythem höchstens die centralen Theile und auch diese nur in sehr geringem Grade schuppen. Die Erytheme an den Fingern haben oft grosse Aehnlichkeit mit *Frostbeulen*.

Bezüglich der **Aetiologie** des multiformen Erythems ist zunächst anzuführen, dass bei weitem am häufigsten *jugendliche Personen*, etwa bis zu 25 Jahren, selten ältere befallen werden. Dann ist ein sehr auffälliger Einfluss der *Jahreszeit* zu constatiren, indem in den *Frühjahrsund Herbstmonaten* (März, April und October, November) die Erythemfälle sich ganz entschieden häufen. Die Fingererytheme kommen am häufigsten bei jungen Mädchen, zumal bei anämischen, vor. — Der acute cyklische Verlauf, die ganze Art des Auftretens machen es wahrscheinlich, dass das multiforme Erythem den *acuten Infectionskrankheiten* zuzurechnen ist.

Die **Therapie** ist bei dem cyklischen Verlauf des Erythems von geringer Bedeutung. Zuzugeben ist allerdings, dass wir auch kein Mittel kennen, welches auf den Verlauf oder die Wiederkehr der Krankheit

auch nur den geringsten Einfluss ausübt. Es genügt, die ergriffenen
Hautstellen, besonders bei Bläscheneruptionen, vor äusseren Reizen
durch *Einstreuen mit Streupulver* zu schützen, bei starkem Jucken
oder Schmerzen werden mit Vortheil *kühlende Umschläge*, z. B. mit
Bleiwasser, verwendet. Bei *anämischen Personen* ist mit den geeigneten
Mitteln die Anämie zu behandeln, ohne dass damit der Wiederkehr der
Krankheit sicher vorgebeugt werden könnte.

FÜNFTES CAPITEL.
Erythema nodosum.

Das Erythema nodosum ist von dem Erythema exsudativum multiforme streng zu trennen. Combinationen der beiden Exantheme kommen nicht vor, ausser in Fällen, in denen dieselben als symptomatische
Ausschläge, hervorgerufen durch eine andere Erkrankung, z. B. durch
Syphilis, auftreten. Indessen gehören beide Krankheiten derselben Gruppe
an, das Erythema nodosum ist jedenfalls den acuten Infectionskrankheiten
zuzurechnen.

Bei dem Erythema nodosum treten in ganz acuter Weise linsen-
bis wallnussgrosse, halbkugelförmige, oder noch grössere und dann mehr
flache Knoten von derber Consistenz auf, über denen die Haut nicht
verschieblich, von blassrother, später von intensiv rother und weiter von
mehr livider, blaurother Färbung ist. Selbst die kleinsten Knötchen,
die in Folge der nur sehr blassen Röthung der sie bedeckenden Haut
sehr leicht übersehen werden können, sind vermöge ihrer derben Consistenz dem zufühlenden Finger sofort erkenntlich. Ueber den grösseren
Knoten erscheint die Haut glatt, gespannt. Die *Zahl* der Knoten ist
ausserordentlich wechselnd von einigen wenigen bis zu einer beträchtlichen Anzahl. Hiernach richtet sich auch die Localisation, indem bei
der Eruption von wenigen Knoten diese sich stets an den *Unterschenkels*
oder Fussrücken finden. Bei reichlicheren Eruptionen werden der
Reihe nach die *Vorderarme, die Oberschenkel und Oberarme* und am
seltensten *Rumpf und Gesicht* ergriffen, in allen Fällen aber, selbst in
den ausgebreitetsten finden sich auf den Unterschenkeln die zahlreichsten
Knoten. Die kleineren Knoten rufen an und für sich gewöhnlich keine
subjectiven Empfindungen hervor, sind dagegen auf Druck mehr oder
weniger schmerzhaft; die grösseren Knoten sind auch spontan schmerzhaft, auf Berührung und Druck oft in so hohem Grade, dass die Patienten,
bei der gewöhnlichen Localisation an den Unterextremitäten, nicht im
Stande sind, zu gehen.

Die einzelnen Knoten beginnen schon nach wenigen Tagen in Resorption überzugehen, sie verkleinern sich und verlieren an Resistenz. Gleichzeitig verändert sich die Farbe der Haut, welche die *sämmtlichen Farbenveränderungen sich resorbirender Blutextravasate* zeigt, also zuerst bläulich wird, dann grüne, gelbe und schliesslich braune Nuancen annimmt. In 1—2 Wochen ist dann, abgesehen von einer leichten braunen Pigmentirung jede Spur des Knotens verschwunden. Anderweitige Veränderungen, etwa eiteriger Zerfall, werden bei den Knoten des Erythema nodosum niemals beobachtet.

Wenn nun in einzelnen Fällen mit beschränkter Eruption *Allgemeinerscheinungen* auch fehlen können, so sind in der Mehrzahl der Fälle doch Temperaturerhebungen, unter Umständen sogar von beträchtlicher Intensität, vorhanden mit anfänglichem und bei Exacerbationen sich wiederholendem Frost und mit den entsprechenden Störungen des Allgemeinbefindens. Ein ausserordentlich häufiges Symptom sind ferner *Schmerzen in den Gelenken,* besonders in den Fuss- und Kniegelenken, ohne oder mit nachweisbarem Erguss in dieselben. In sehr seltenen Fällen sind im Gefolge eines Erythema nodosum *Erkrankungen des Herzens,* Endo- und Pericarditis, beobachtet.

Der Verlauf des Erythema nodosum gestaltet sich in der Regel so, dass während einer oder einiger Wochen schubweise mehrere Eruptionen von Knoten auftreten, jedesmal von den erwähnten anderen Krankheitserscheinungen begleitet. Nach 3—4 Wochen ist aber selbst in Fällen sehr ausgebreiteter Eruptionen der Krankheitsprocess erloschen und es treten keine neuen Nachschübe mehr auf, die bestehenden Knoten gehen in Resorption über, das Fieber und die Gelenkschmerzen verschwinden.

Die Prognose ist daher eine gute, wenn auch das Erythema nodosum eine viel erheblichere Krankheit ist, als das Erythema exsudativum multiforme. Selbst die seltenen Fälle von Complicationen mit Erkrankung des Herzens scheinen eine günstige Prognose zu· gestatten.

Die Diagnose ist stets leicht. Die so charakteristischen Efflorescenzen könnten höchstens mit *subcutanen Blutextravasaten nach Traumen* verwechselt werden (wegen dieser Aehnlichkeit ist das Erythema nodosum auch als *Dermatitis contusiformis* bezeichnet), doch werden die Localisation und die begleitenden Erscheinungen wohl stets vor diesem Irrthum schützen. Dann kämen noch etwa *nicht ulcerirte Gummiknoten* des Unterhautgewebes in Betracht, doch stellen diese viel schärfer begrenzte, wirkliche Geschwülste dar und zeigen einen völlig anderen Verlauf.

Aetiologie. Wie schon aus der Schilderung der klinischen Erschei-

nungen hervorgeht, besteht eine ganz entschiedene Verwandtschaft des
Erythema nodosum mit dem *acuten Gelenkrheumatismus*. Als weiterer
wesentlicher Beweis für das Vorhandensein dieses Zusammenhanges
kommt die Beobachtung hinzu, dass bei manchen Fällen von typischem
acuten Gelenkrheumatismus mit starken Localaffectionen der Gelenke
Erythema nodosum als *Complication* hinzutritt, und dass von diesen
Fällen bis zu den Fällen von Erythema nodosum mit minimalen Gelenk-
erscheinungen oder ganz ohne dieselben sich eine ununterbrochene Reihe
herstellen lässt. Aus diesem allen dürfen wir mit grosser Wahrscheinlichkeit schliessen, dass das Erythema nodosum eine *acute Infectionskrankheit* ist, die in sehr nahen Beziehungen zum *Rheumatismus articulorum acutus* steht. Im Uebrigen ist noch zu bemerken, dass das
Erythema nodosum mit Vorliebe *jugendliche Personen*, besonders *weiblichen Geschlechtes* befällt und in den *Frühjahrs- und Herbstmonaten*
gehäuft auftritt.

Die Therapie hat von dem oben angegebenen Standpunkte aus in
der Darreichung von *Salicylsäure* zu bestehen und scheint dieses Mittel
von unzweifelhaftem Nutzen zu sein. Freilich ist es bei einer Affection,
die auch spontan in relativ so kurzer Zeit verläuft, wie das Erythema
nodosum, nicht leicht, einen derartigen Einfluss stricte zu beweisen.
Local sind bei stärkeren Schmerzen *kühle Umschläge* oder, falls diese
nicht vertragen werden, *warme Umschläge* zu appliciren. Bei Bestehen
von Fieber ist es selbstredend geboten, die Kranken im Bette zu halten;
gewöhnlich sind sie ohnehin schon bei reichlicheren Eruptionen durch
die Schmerzen im Gehen sehr behindert.

SECHSTES CAPITEL.
Purpura rheumatica.

Die Purpura oder Peliosis rheumatica (SCHÖNLEIN) steht in sehr
nahen Beziehungen zu den Erythemen. Auch bei diesen findet ein
Austritt von rothen Blutkörperchen in das Haut- oder Unterhautgewebe
statt, wie in unzweideutigster Weise durch die Farbenveränderungen
bei der Resorption der Efflorescenzen bewiesen wird. Bei der Purpura
tritt dieser Blutaustritt so sehr in den Vordergrund, dass die Efflorescenzen sich lediglich als cutane Hämorrhagien präsentiren, als *Petechien*,
Vibices oder *Ecchymosen*, je nachdem es sich um kleine rundliche, um
streifenförmige oder um umfangreichere Blutungen handelt.

Die einzelnen Blutungen schwanken ihrem Umfange nach zwischen

Stecknadelkopf- und Linsengrösse, sind meist von rundlicher Form, im frischen Zustande von tief rother oder schwarzrother Farbe und überragen das normale Hautniveau nicht. Oft confluiren dieselben und bilden dann bis flachhandgrosse, ganz unregelmässig begrenzte Herde, in deren Umgebung stets isolirte Blutungen sich finden. Auf Fingerdruck verändern die Efflorescenzen ihre Farbe nicht. Manchmal schliessen sich die Blutungen auf einzelnen Stellen genau an die Follikel an, jedes Haar ist von einer kleinen Hämorrhagie umgeben.

Die ganz typische Localisation der Hämorrhagien ist an den *Unterschenkeln*; oft finden sich nur an diesen Hämorrhagien, während der übrige Körper vollständig frei ist. In Fällen reichlicherer Eruption sind auch *Oberschenkel und Arme* ergriffen und am seltensten Rumpf und Gesicht. In allen Fällen sind aber die Unterschenkel die am stärksten afficirten Theile. Sehr häufig treten gleichzeitig *ödematöse Schwellungen* an den Füssen, besonders um die Malleolen, in seltenen Fällen auch an den Händen auf. — In einzelnen Fällen typischer Purpura der Unterschenkel kommen an den übrigen Körpertheilen *erythematöse oder urticaria-artige Exanthemformen* zur Beobachtung, die ausnahmsweise auch hämorrhagisch werden können.

Gewöhnlich erfolgt die Eruption unter leichten *Fiebererscheinungen* und gleichzeitig treten *Schmerzen* auf, die meist in einzelnen *Gelenken*, besonders in den Knie- und Sprunggelenken localisirt sind, oft mit nachweisbarer Schwellung derselben, oder aber auch als vage, herumziehende Schmerzempfindungen erscheinen können.

Der Verlauf gestaltet sich in der Weise, dass nach der ganz plötzlich auftretenden ersten Eruption meist noch mehrere Nachschübe von Hämorrhagien mit gleichzeitiger Recrudescenz der Fiebererscheinungen und der Schmerzen erfolgen, während die ersten Hämorrhagien unter den gewöhnlichen Farbenveränderungen zur Resorption gelangen. Nach einer bis höchstens einigen Wochen hören dann die weiteren Nachschübe auf; nur sehr selten erstreckt sich der Verlauf über längere Zeit, meist handelt es sich dann um Kranke, die sich nicht hinreichend schonen können.

Die Prognose ist demgemäss als gute zu bezeichnen.

Bei der Diagnose kommen zunächst die *hämorrhagischen Formen anderer acuter Infectionskrankheiten* in Betracht, doch fehlen einerseits, im Gegensatze zur Purpura, hier bestimmte Localisationen, andererseits machen andersartige Prädilectionssitze der Hämorrhagien, wie z. B. beim *Prodromalexanthem der Pocken* die Inguinal- und Achselhöhlengegend, die Unterscheidung leicht. Ferner sind die Allgemeinerscheinungen bei

Purpura im Verhältniss zu den hier in Betracht kommenden Krankheiten stets sehr leichter Natur. Der *Morbus maculosus Werlhofii* — die sogenannte *Purpura haemorrhagica* — unterscheidet sich dadurch von der Purpura rheumatica, dass die Petechien ohne bestimmte Anordnung über die ganze Haut zerstreut sind und dass gleichzeitig *Schleimhautblutungen*, oft von gefahrbringender Stärke, auftreten. — Schliesslich sind die *Hämorrhagien* nach *Flohstichen*, die sogenannte *Purpura pulicosa*, zu erwähnen. Die Flohstiche präsentiren sich nach dem Verschwinden des anfänglich stets· vorhandenen hyperämischen Hofes in der That als punktförmige bis stecknadelkopfgrosse Hämorrhagien. Aber einmal kommen dieselben hauptsächlich am Rumpf, sehr viel spärlicher an den Extremitäten vor und dann findet sich bei sorgfältigem Suchen stets noch der eine oder andere ganz frische Stich, bei dem der noch vorhandene hyperämische Hof die Entscheidung nicht zweifelhaft lässt.

Die anatomische Untersuchung der Purpuraflecken zeigt, dass die Hämorrhagien am reichlichsten im Papillarkörper, dann aber auch in den tieferen Theilen des Corium, in der Umgebung der Drüsen und Follikel liegen. Hiernach dürfen wir schliessen, was ja auch an und für sich schon das wahrscheinlichste ist, dass die Blutungen hauptsächlich aus dem *capillaren Theil des Gefässnetzes der Haut* erfolgen.

Bei der Aetiologie ist zunächst darauf hinzuweisen, dass die Purpura rheumatica wohl auch den · *acuten Infectionskrankheiten* zuzurechnen ist und höchst wahrscheinlich auch in nahen verwandtschaftlichen Beziehungen zum *acuten Gelenkrheumatismus* steht. Einen kleinen Theil der Purpurafälle, bei denen die Allgemeinerscheinungen und Gelenkaffectionen fehlen, hat man zwar von dieser Gruppe als *Purpura simplex* vollständig trennen wollen, doch erscheint diese Trennung unbegründet, da sich zwischen diesen Fällen und denen mit ausgesprochenen Gelenkaffectionen, ähnlich wie beim Erythema nodosum, in der That eine ganz allmälige Abstufung beobachten lässt. — Die Purpura rheumatica kommt am häufigsten bei *jüngeren Personen*, etwa bis zum 30. Lebensjahre, und zwar häufiger beim *männlichen Geschlechte* als beim *weiblichen* vor.

Bei der Behandlung muss dem oben gesagten entsprechend in erster Linie die Darreichung der *Salicylsäure* in Betracht kommen. Bei ruhigem Verhalten, am besten bei Bettlage, tritt stets rasche Resorption der ödematösen Schwellungen ein, während die übrigens auch schnell vor sich gehende Aufsaugung der vorhandenen Blutergüsse durch irgend welche äusseren Mittel nicht beschleunigt werden kann. Die Kranken sind auch nach der Resorption der Hämorrhagien noch einige Zeit im Bett zu halten, da oft nach zu frühem Aufstehen sofort ein Nachschub von Blutungen auftritt.

SIEBENTES CAPITEL.
Symptomatische Exantheme bei Infections-krankheiten.

Zwar sind das Erythema nodosum, die Peliosis rheumatica und wahrscheinlich auch das Erythema exsudativum gewissermassen auch nur als *symptomatische Hauteruptionen* bei einer Allgemeininfection des Körpers aufzufassen und sollten daher eigentlich diesem Capitel eingefügt werden, indessen geschah aus praktischen Gründen ihre gesonderte Besprechung, weil bei jenen Krankheiten die Hautsymptome die übrigen Erscheinungen weit überwiegen. Dagegen möge hier nochmals die vom rein wissenschaftlichen Standpunkte aus unbedingt zu postulirende Zusammengehörigkeit dieser Erkrankungen mit der grossen Gruppe der *Infectionskrankheiten* betont werden.

Bei den an dieser Stelle in Betracht kommenden Krankheiten, den *acuten Exanthemen* (*Masern, Scharlach, Pocken*) und fast der ganzen Reihe der übrigen *acuten Infectionskrankheiten* überwiegen nun aber die übrigen Krankheitssymptome an Wichtigkeit so sehr die Hauterscheinungen, dass von einer zusammenhängenden Schilderung derselben in diesem Lehrbuch abgesehen werden kann und auf die Lehrbücher der speciellen Pathologie verwiesen werden muss.

Nur einige, im Ganzen weniger bekannte, derartige Ausschlagsformen mögen hier erwähnt werden. Schon oben wurde ein dem *Erythema nodosum* völlig entsprechender symptomatischer Ausschlag bei *acutem Gelenkrheumatismus* angeführt, auch bei *Tripperrheumatismus* sind verschiedenartige, manchmal hämorrhagische Erytheme beobachtet. In ähnlicher Weise kommen bei *Diphtheritis* Ausschläge vor, die entweder als *Petechien* oder in der Form der *Urticaria* oder des *Erythema exsudativum multiforme* auftreten. Diese Exantheme treten gewöhnlich bei den schweren, septischen Formen der Diphtheritis auf und wird daher bei ihrem Erscheinen die Prognose eine sehr ernste. Aehnliche Exantheme treten bei *Puerperalerkrankungen* auf.

Ferner sind an dieser Stelle die *Vaccinations- oder Impfausschläge* (BEHREND) zu erwähnen, welche von den der Impfung folgenden Localerkrankungen, Erysipelen, Lymphangitiden, Phlegmonen, streng zu trennen sind, da sie ganz unabhängig von den Impfstellen an ausgedehnten

Hautstrecken, oft über den ganzen Körper, meist in symmetrischer Anordnung auftreten und als Aeusserung des im Blute circulirenden Virus
aufzufassen sind. Die Eruption erfolgt meist unter Fieber in den ersten
Tagen oder am 8.—9. Tage nach der Impfung. Die *Form* dieser Exantheme ist wechselnd, es sind einfache hyperämische Flecken (*Erythema
vaccinicum* oder *Roseola vaccinica*), Urticaria-Eruptionen, Exantheme
nach Art des Erythema exsudativum multiforme und vesiculöse Eruptionen beobachtet. Die Impfexantheme sind im Ganzen seiten, sie
scheinen weniger von der Beschaffenheit der Lymphs, als von einer bestimmten Prädisposition abhängig zu sein. In der Regel tritt rasche
Heilung ein.

Von den *chronischen Infectionskrankheiten* kommen besonders
Lepra und *Syphilis* in Betracht, von denen die erstere Krankheit in
einem späteren Capitel und die letztere im zweiten Theile dieses Lehrbuches ausführlich erörtert werden wird.

ACHTES CAPITEL.
Arznei-Exantheme.

Unter Arznei-Exanthemen verstehen wir diejenigen Ausschläge,
welche durch den *internen Gebrauch gewisser Medicamente* hervorgerufen werden, nicht die durch den Reiz äusserlich auf die Haut wirkender Stoffe hervorgerufenen Exantheme.[1] Die Arznei-Exantheme zerfallen weiter in zwei Gruppen, von denen die eine gewissermassen eine
Allgemeinwirkung des in das Blut aufgenommenen Medicamentes darstellt, während die zweite — wenigstens höchst wahrscheinlich — durch
den localen Reiz des durch die *Hautdrüsen wieder aus dem Blute ausgeschiedenen Medicamentes* entsteht.

Das Gemeinsame der Exantheme der *ersten Gruppe* ist, dass sie
bei den hierzu disponirten Individuen sehr schnell nach der Aufnahme
des Mittels und auch schon nach ganz kleinen Dosen in scuter Weiss
zum Ausbruch kommen, manchmal unter nicht unbeträchtlichen Fiebererscheinungen und dementsprechenden Störungen des Allgemeinbefin-

---

1) Vielleicht wird allerdings doch bei äusserer Application gewisser Medicamente durch das Eindringen derselben in die Haut eine ähnliche Wirkung auf
die Gefässe, resp. die Gefässnerven ausgeübt, wie bei der internen Aufnahme und
so die Veranlassung zum Auftreten ähnlicher Ausschläge, wie bei letzterer, gegeben.
Falls sich diese Annahme bestätigt, müsste natürlich die oben gegebene Definition
in diesem Sinne erweitert werden.

dem. Stets müssen wir eine *Prädisposition* für diese Erkrankungen annehmen, indem die Mehrzahl der Menschen die betreffenden Mittel nimmt, ohne jemals jene Nebenwirkungen zu zeigen, während im einzelnen Fall das Medicament stets wieder die gleichen Nebenwirkungen hervorruft. Doch kommen auch Fälle vor, bei denen eine *zeitliche Prädisposition* angenommen werden muss, indem das Mittel zeitweilig ohne Nebenwirkung genommen wird, während andere Male eine solche auftritt.

Die Formen dieser Exantheme sind sehr mannigfaltige. Es sind entweder fleckweise auftretende oder diffuse Röthungen der Haut, *Erytheme*, manchmal ganz dem Typus des Erythema exsudativum multiforme entsprechend, im Centrum verblassend und an der Peripherie weiter fortschreitend, *Urticaria-Eruptionen, ödematöse Anschwellungen, vesiculöse und bullöse Eruptionen* und schliesslich *Hauthämorrhagien, der Purpura entsprechende Ausschläge.* Kurz, es sind diejenigen Exanthemformen, welche wir auch sonst als durch Functionsstörungen der *vasomotorischen Nerven* hervorgerufen ansehen, und daher ist die Annahme wohl gerechtfertigt, dass es sich bei dieser Gruppe der Arznei-Exantheme auch um *Reizungen der vasomotorischen Nerven* durch das betreffende Medicament handelt. Fast immer treten die Arznei-Exantheme in *symmetrischer Anordnung* auf; die Ausbreitung ist eine sehr wechselnde, oft geht das Exanthem über die ganze Körperoberfläche, in anderen Fällen ist es auf einzelne Stellen, z. B. Hände und Vorderarme, beschränkt.

Die Formen der Exantheme sind nun keineswegs bei demselben Mittel immer die gleichen, ja das einzelne Exanthem zeigt oft verschiedenartige Formen, indem vielfach Erythemflecken, Quaddeln und selbst Blutungen gleichzeitig bei demselben Individuum auftreten. Diese *Polymorphie* der Exantheme ist es gerade, welche in diagnostischer Hinsicht zuerst auf die Vermuthung eines Arznei-Exanthems hinlenken muss, während allerdings die sichere Diagnose stets erst nach mehrfacher Beobachtung des Ausschlages nach Aufnahme des betreffenden Medicamentes gestellt werden kann.

Ausser mit den entsprechenden *idiopathischen Hautausschlägen* wird besonders eine Verwechselung mit *Scarlatina* oft in Frage kommen und ist wohl auch manchmal bei „mehrfachen Scharlachrecidiven" wirklich gemacht worden. In den Fällen von Arznei-Exanthemen ohne oder mit nur geringem Fieber ist die Unterscheidung natürlich eine sehr einfache, ist aber bei einem Arznei-Exanthem hohes Fieber vorhanden, so wird wesentlich auf das Fehlen der für Scharlach charakteristischen Erscheinungen an der Zungen- und Rachenschleimhaut zu achten sein.

Von den weiteren Erscheinungen ist das oft auftretende *Fieber*
schon erwähnt. Ausserdem sind *Uebelkeit, Erbrechen,* kurz ähnliche
Zustände beobachtet, wie sie bei der *Urticaria ex ingestis* vorkommen,
wenn der Kranke die Speise, gegen welche die Idiosynkrasie besteht,
zu sich genommen hat, und in der That handelt es sich ja um sehr
verwandte, wenn nicht identische Zustände.

Die *Abheilung,* die bei ausgebreitetem Exanthem eine Woche und
längere Zeit in Anspruch nehmen kann, meist aber schneller erfolgt,
tritt nach Aussetzen des Medicamentes prompt ein, ohne oder mit Abschuppung der Oberhaut, die manchmal zur Bildung grosser lamellöser
Fetzen führt.

Es sollen nun im folgenden die wichtigsten Mittel angeführt werden, nach denen derartige Arznei-Exantheme beobachtet sind.

Zunächst sind hier *Chinin,* Opium, *Morphium, Digitalis, Atropin,*
Chloralhydrat, Salicylsäure, Antipyrin, Phenacetin, Sulfonal zu nennen,
nach denen am häufigsten Ausschläge erythematösen Charakters beobachtet sind. Auch nach *Strychnin* ist Erythem gesehen worden. Bei
Salicylgebrauch sind auch bullöse Exantheme beobachtet. Nach dem
inneren Gebrauch des *Arsens* treten manchmal juckende papulöse Ausschläge, gelegentlich auch Bläschen- oder Blaseneruptionen auf. Die
Pigmentirungen und Desquamationen nach Arsengebrauch, ebenso den
Arsenzoster haben wir schon früher erwähnt. In sehr seltenen Fällen
ist nach der inneren Darreichung von *Quecksilberpräparaten* ein ery-
themartiges Exanthem beobachtet; wir sahen nach einer subcutanen
Calomelinjection und ebenso nach Injectionen von gelbem Quecksilber-
oxyd ein scharlachähnliches Erythem auftreten.

Nach *balsamischen Mitteln,* wie *Terpenthin,* ganz besonders aber
nach *Copaivbalsam,* treten masernähnliche oder urticaria-artige Exanthemformen, oft mit ödematösen Schwellungen einzelner Theile, auf (*Urticaria balsamica*). Nach der Einführung von *Jod* und *Brom* — die hier
anzuführenden Exantheme sind wohl zu unterscheiden von der der zweiten
Gruppe der Arznei-Exantheme angehörigen Jod- und Bromacne — sind
in seltenen Fällen ebenfalls *Erytheme, Quaddeleruptionen,* Bildung von
Knoten oder *diffusen Schwellungen* im Unterhautgewebe ähnlich dem
Erythema nodosum, *Hautblutungen* an den unteren Extremitäten und
bullöse Exantheme beobachtet worden. Auch nach *Chinin* ist das Auftreten von *Petechien* beobachtet. Hiermit ist nun aber selbstverständlich
die Zahl der Arznei-Exantheme hervorrufenden Medicamente keineswegs
erschöpft, denn wir dürfen wohl annehmen, dass gegen jedes differente
Mittel dieses oder jenes Individuum eine Idiosynkrasie besitzt, so dass

es unter Umständen in Folge der Application eines solchen Mittels zur Entstehung eines Arznei-Exanthems kommen kann.

Die wichtigsten Vertreter der *zweiten Gruppe* der Arznei-Exantheme sind die *Jod- und Bromacne*. Da diese Exantheme durch den Reiz des durch die Hautdrüsen ausgeschiedenen Medicamentes entstehen — es ist der Nachweis von Jod und Brom in dem eiterigen Inhalt der Pusteln gelungen —, so ist es leicht verständlich, dass sie *nicht unmittelbar nach der Aufnahme kleinster Dosen*, sondern erst nach grösseren Dosen, nachdem das Medicament schon einige Zeit gebraucht ist, auftreten. Besonders die Bromacne zeigt sich erst bei längere Zeit fortgesetztem Gebrauch grösserer Mengen von Bromkalium. Bei weitem am häufigsten ist *Jod- resp. Bromkalium* das den Ausschlag hervorrufende Mittel.

Die **Jodacne** tritt in der Regel in ziemlich acuter Weise auf und besteht aus grösseren und kleineren Pusteln mit infiltrirter Basis, ganz ähnlich den gewöhnlichen Acneknoten, nur sind dieselben meist von einem den Verhältnissen der Acne vulgaris gegenüber auffallend grossen hyperämischen Hof umgeben. Die meisten und grössten Acnepusteln finden sich zwar auch gewöhnlich an den von der einfachen Acne bevorzugten Stellen, im *Gesicht*, besonders an der *Stirn und der Umgebung der Nase*, auf der *Brust und dem Rücken*, doch kommen sie auch an anderen Körperstellen vor und manchmal sind fast *universelle Eruptionen* von Jodacne beobachtet. Bei der *Differentialdiagnose* gegenüber der *einfachen Acne* ist das acute gleichzeitige Auftreten vieler Efflorescenzen, das Fehlen der ganzen Reihe gleichzeitig vorhandener Entwickelungsstadien vom Comedo bis zur Narbe, das Fehlen der Comedonen überhaupt zu berücksichtigen. Dann ist, abgesehen von den Angaben des Kranken über das Einnehmen von Jodpräparaten, der durch Untersuchung des Urins zu erbringende Nachweis der Einführung von Jod in den Organismus von der grössten Wichtigkeit. Der Nachweis von Jod im Urin gelingt am leichtesten dadurch, dass einige Tropfen desselben auf Stärkekleisterpapier gebracht werden und dieses nun den Dämpfen von rauchender Salpetersäure ausgesetzt wird. Bei Anwesenheit von Jod zeigt sich sofort die blaue oder violette Färbung der betropften Stellen.

Die Efflorescenzen der **Bromacne** gleichen zunächst denen der Jodacne, nur dass der hyperämische Hof noch grösser zu sein pflegt. Dann sind aber gerade bei Bromacne oft durch Confluenz der einzelnen Acnepusteln entstandene grössere, das Hautniveau beträchtlich überragende Herde beobachtet, die an der Oberfläche mit Krusten bedeckt sind, unter denen eine granulirende, reichlich Eiter absondernde Fläche liegt.

Auch centrales Ausheilen und peripherisches Fortschreiten dieser Efflorescenzen ist beobachtet, so dass kreisförmige und bogenförmige Bildungen zu Stande kommen.   In schweren Fällen sind grosse Körperstrecken von dem Exanthem eingenommen.   Der anamnestische Nachweis
der Bromeinnahme — es handelt sich fast stets um Bromkalium — ist
schon schwieriger, als bei Jodkalium, da das Mittel oft ohne Wissen
des Arztes genommen wird.   Der Nachweis im Harn ist ebenfalls um-
ständlicher, als der des Jod.   Am besten ist es, den Urin zur Trockne
einzudampfen, den schwach geglühten Rückstand mit Wasser auszuziehen
und diese Lösung nach Zusatz einiger Tropfen Chlorwasser mit Chloroform zu schütteln, welches sich bei Anwesenheit von Brom schön
orangeroth färbt.

Als Therapie genügt es in der Regel, die Medication auszusetzen.
Die bestehenden Efflorescenzen trocknen dann schnell ein und es bilden
sich natürlich keine neuen.   Nur in den schweren Formen der Bromacne empfiehlt sich ausserdem noch eine *locale Behandlung* der Efflorescenzen durch *Schwefelbäder* und Bedecken der Infiltrate mit *Empl.
Hydrargyri.*

NEUNTES CAPITEL.

Menstrualexantheme.

Eine Reihe verschiedener Hautaffectionen steht in Beziehung zu
gewissen physiologischen und pathologischen Veränderungen der weiblichen Genitalorgane, zur Menstruation, zur Gravidität und zu den verschiedenartigsten Erkrankungen dieser Organe.   Wir begegnen in verschiedenen Capiteln dieses Buches bei der Aufzählung der ätiologischen
Momente der betreffenden Hauterkrankungen der Erwähnung dieses
Causalnexus.   An dieser Stelle sollen nur diejenigen Hautaffectionen
geschildert werden, welche in Zusammenhang mit der Menstruation
stehen, die Menstrualexantheme, ein Begriff, welcher allerdings besser
etwas erweitert würde, da wir ganz analoge Hautaffectionen auch bei
anderen Veränderungen der weiblichen Genitalorgane auftreten sehen.
So gehören die bei Frauen während der Gravidität oder kurz nach der
Entbindung auftretenden, meist herpesartigen Exantheme hierher, die
sich oft bei jeder Schwangerschaft wiederholen (*Herpes gestationis*).

Diese Exantheme zeigen in einer Reihe von Fällen eine grössere
Ausbreitung und verlaufen unter dem Bilde symmetrisch auftretender
Erytheme, die manchmal dem Erythema exsudativum multiforme oder

dem Erythema nodosum völlig analog erscheinen und auch wie jenes gelegentlich mit Bläscheneruptionen einhergehen, oder als *Urticaria-eruptionen*, oder sie führen zu stärkeren diffusen Schwellungen der Haut, die an *acute Eczeme* oder an *Erysipele* (*Erysipèle cataménial* der französischen Autoren) erinnern und meist unter Abschuppung heilen, oder zu *Hautblutungen*. In anderen Fällen entstehen nur ganz *umschriebene Eruptionen*, einzelne rothe Flecke oder eine einzelne Bläschengruppe, eine einzelne Acnepustel, die oft immer an derselben Stelle wieder auftreten.

Diese Ausschläge treten manchmal überhaupt nur bei der ersten Menstruation auf, um später nie wiederzukehren, oder sie wiederholen sich bei manchen völlig gesunden Frauen bei jeder Menstruation, oft dem Eintritt derselben um einige Tage voraufgehend, oder sie erscheinen erst, wenn durch irgend eine Erkrankung eine Störung der Menstruation eingetreten ist. Gerade diese letzterwähnten Fälle sind am meisten geeignet, den Zusammenhang zwischen den Vorgängen in der Genitalsphäre und den Hauteruptionen auf das Unzweideutigste zu beweisen, denn hier bleiben nach Beseitigung der localen Störungen, z. B. nach Heilung eines Uterinkatarrhes, nach Aufrichtung des flectirten Uterus, auch die Hauteruptionen aus.

Ueber das Wesen dieses Zusammenhanges lassen sich zur Zeit allerdings nur Vermuthungen aussprechen, indem es für die allgemeinen Eruptionen am wahrscheinlichsten ist, dass es sich um *reflectorisch ausgelöste Störungen der vasomotorischen Centren* handelt, während diese Erklärung allerdings für jene Fälle kaum herangezogen werden kann, in denen nur ganz circumscripte Eruptionen entstehen, ein Punkt, auf welchen Behrend bereits hingewiesen hat.

Die *Behandlung* wird in denjenigen Fällen stets auf guten Erfolg rechnen können, in welchen ein zu beseitigendes Sexualleiden als Ursache erkannt ist, anderenfalls ist gegen die Wiederkehr der Ausschläge wenig auszurichten, nur die interne Darreichung von *Atropin*, einige Tage vor dem vermuthlichen Exanthemausbruch beginnend, wird zu versuchen sein. Die Ausschläge selbst heilen ohne jede Therapie in der Regel in wenigen Tagen ab.

SECHSTER ABSCHNITT.

ERSTES CAPITEL.
Teleangiectasia.

Als **Teleangiectasien** bezeichnen wir die *bleibenden Erweiterungen kleiner und kleinster Blutgefässe* der Haut und der Schleimhäute — im Gegensatz zu den vorübergehenden Blutgefässerweiterungen, den Hyperämien —, wenn dieselben das normale Niveau nicht überragen, wenn keine Geschwulstbildung durch dieselben zu Stande kommt. Sowie aber durch die Gefässerweiterung eine Volumszunahme des Gewebes bedingt wird und die von erweiterten Gefässen durchsetzte Partie geschwulstartig das normale Hautniveau überragt, ist die Bildung als *Angiom* zu bezeichnen; der Unterschied ist also kein principieller, sondern nur ein gradueller. Nicht selten lässt sich auch die Entwickelung von Angiomen aus Teleangiectasien beobachten.

Ein grosser Theil der Teleangiectasien besteht gleich bei der Geburt oder wird bald nach derselben bemerkt; auch die letzteren sind als *angeboren* anzusehen (*Naevus vasculosus, Feuermal*). Bei diesen *angeborenen Teleangiectasien* handelt es sich meist um Ausdehnungen kleinster Gefässe, der Hautcapillaren, und erscheinen dieselben daher als diffuse rothe Flecken, in denen indess oft schon mit blossem Auge und noch besser mit der Loupe einzelne grössere ectasirte Gefässe erkennbar sind. Die *Farbe* dieser Teleangiectasien schwankt zwischen Zinnoberroth und dunklem Blauroth (*Tâches vineuses*) und ist für diese verschiedenen Nuancen wohl wesentlich die Dicke der die ausgedehnten Gefässe bedeckenden Theile massgebend. Diese Färbung wird lediglich durch das die erweiterten Gefässe erfüllende Blut hervorgerufen und lässt sich daher durch kräftigen Druck momentan beseitigen. Die *Grösse* ist ausserordentlich wechselnd, indem einerseits kleinste Naevi vasculosi vorkommen, während andererseits wieder das ganze Gesicht, eine ganze Extremität von ihnen eingenommen sein kann. Ja es giebt Fälle, in denen fast die gesammte Körperoberfläche mit Teleangiectasien bedeckt ist, zwischen denen nur ein kleiner Theil der Haut normal geblieben ist. Die *Grenzen* sind ganz unregelmässig, manchmal mit mehr allmäligem Uebergang, in anderen Fällen wieder eine scharfe Linie bildend.

Localisation. An allen Stellen der Körperoberfläche kommen angeborene Teleangiectasien vor und sind dieselben überdies nicht auf die Haut beschränkt, sondern gehen an den Körperöffnungen, an *Mund* und

Nase, auch auf die *Schleimhaut* über. Zwei eigenthümliche Vorkommnisse sind indess hier zu erwähnen, welche sich vor den sonst scheinbar
zufälligen Localisationsverhältnissen durch ihre Regelmässigkeit auszeichnen. Einmal nämlich finden sich ganz ausserordentlich häufig, so
häufig, dass der Zufall ausgeschlossen zu sein scheint, Gefässmäler im
Nacken an der Haargrenze und zwar stets in der *Mittellinie*. Ob hier
eine ähnliche Erklärung wie für die *fissuralen Angiome* (s. das nächste
Capitel) heranzuziehen ist, muss noch unentschieden bleiben. Und dann
entsprechen die Grenzen mancher Teleangiectasien genau dem *Ausbreitungsgebiet eines* oder *mehrerer Hautnerven* (O. SIMON). Diese Teleangiectasien sind daher stets *halbseitig*, und am auffälligsten sind natürlich diejenigen, welche das Gesicht occupiren und sich vollständig an
die Grenzen der *Ausbreitung des Trigeminus im Ganzen* oder *eines seiner
Aeste* halten. Mit einem Worte, die Localisation dieser Teleangiectasien
entspricht ganz derjenigen der *Zostereflorescenzen*, ja diese Analogie
wird noch vollständiger durch die Fälle, in denen den Zostergruppen
entsprechend nur einzelne wenige circumscripte Teleangiectasien sich
im Bereich eines Nervengebietes vorfinden, dieses Gebiet im Ganzen
markirend, so dass z. B. gerade wie die Bläschengruppen bei manchen
Fällen von Zoster intercostalis eine Teleangiectasie neben der Wirbelsäule, eine zweite in der Axillarlinie und die dritte neben dem Sternum
im Bereich des betreffenden Intercostalnerven sich vorfindet.

Die anatomische Untersuchung der Naevi vasculosi zeigt, dass es
sich bei ihnen um Ausdehnung der Gefässe der obersten Cutisschichten
und der Capillaren des Papillarkörpers handelt.

In vielen Fällen zeigen diese angeborenen Teleangiectasien später
ein *beträchtliches Wachsthum*, und zwar nicht nur der Fläche nach, so
dass aus ursprünglich flachen Gefässmälern sich *Angiome* mit Verdickung
der von ihnen ergriffenen Partien, mit Geschwulstbildung entwickeln.
In anderen Fällen aber findet ein Wachsthum nur entsprechend dem
allgemeinen Körperwachsthum statt und es gilt dies vor Allem für die
letzterwähnten Teleangiectasien, welche niemals die Grenzen des von
ihnen occupirten Nervengebietes überschreiten. — Der im Volke ausserordentlich verbreitete Glauben an die Entstehung dieser Gefässmäler
durch „Versehen" der Mütter der betreffenden Patienten während der
Gravidität braucht hier wohl nicht ernstlich discutirt zu werden.

Subjective Symptome werden durch die Teleangiectasien nicht hervorgerufen, abgesehen von den durch etwaiges schnelles Wachsthum
bedingten Störungen, und es ist daher eigentlich nur die oft allerdings
sehr erhebliche *Entstellung*, welche eine *Behandlung* erheischt.

lumina vor. Und nicht nur durch die oft enorme Entstellung sind die
Angiome lästig, sondern sie bedingen unter Umständen *wirkliche Gefahr* für den Organismus, indem es durch Aufkratzen oder sonstige
Traumen zu schwer stillbaren und bei kleinen Kindern sehr gefähr-
lichen *Blutungen* kommen kann.

Aus diesen Gründen ist daher beim Angiom eine möglichst frühe
Beseitigung wünschenswerth, da dieselbe um so schwieriger wird, je
mehr die Geschwulst anwächst. Die erfolgreiche Behandlung ist natürlich nur möglich durch *Obliteration der Blutwege*, abgesehen von den
Fällen, wo eine vollständige Exstirpation ausführbar ist. Es ist zu diesem
Zwecke die nur selten ausführbare *Unterbindung der zuführenden Gefässe*, ferner die nicht ungefährliche *Injection coagulirender Substanzen*
(*Liquor ferri sesquichlor.*) angewendet worden. Den Vorzug dürfte
auch hier wieder die völlig ungefährliche und bei nicht zu umfangreichen Bildungen leicht durchführbare *multiple Kauterisation* mit dem
Galvanokauter oder *Thermokauter* verdienen.

DRITTES CAPITEL.

Acne rosacea.

Die Acne rosacea (Kupferfinne, Couperose) beginnt stets mit einer
Erweiterung der Gefässe und zwar zeigen sich an den gleich zu erwähnenden Prädilectionsstellen des Gesichtes entweder zuerst diffus
rothe, auf Fingerdruck erblassende Flecken, oder es treten Erweiterungen einzelner Gefässe auf, die sich als rothe oder blaurothe geschlängelte und verzweigte Linien präsentiren, mit einem Wort, es
treten Teleangiectasien auf, welche ganz die oben geschilderten Eigenschaften gewöhnlicher Teleangiectasien haben. In einer Reihe von Fällen
tritt nun im weiteren Verlaufe lediglich eine graduelle Steigerung dieses
Zustandes ein, die Teleangiectasien vergrössern sich, die einzelnen sichtbaren Gefässe werden bis stricknadeldick.

In einer anderen, grösseren Anzahl von Fällen kommen aber weitere Veränderungen hinzu, welche auf einer von den Gefässen ausgehenden *bindegewebigen Wucherung* beruhen. Es treten kleine flache
Papeln auf, die in Folge der Gefässerweiterung ebenfalls eine intensiv
rothe, auf Fingerdruck verschwindende Farbe zeigen. Durch Confluenz
und Wachsthum der einzelnen Knötchen kommt es zur Bildung grösserer
Knoten von Kirsch- und Wallnussgrösse und selbst darüber. Dabei
tritt insofern eine Veränderung ein, als die im Anfange stets weichen

Knötchen späterhin hart und derb werden. In selteneren Fällen kommt es nicht zur Bildung einzelner Knoten, sondern es tritt eine diffuse Hypertrophie der ergriffenen Theile ein.

Die Localisation der bisher geschilderten Veränderungen ist eine sehr bestimmte, indem von denselben nur das *Gesicht,* und auch hier wieder am häufigsten die *Nase,* demnächst die *angrenzenden Theile der Wangen, der Stirn, der Oberlippe und das Kinn* ergriffen werden. Die letztgenannten Theile zeigen stets nur die leichteren Grade der Krankheit, während allein die Nase auch an den hochgradigeren Formen erkrankt. Es kommen an der Nase durch die mannigfachsten, oft multiplen Geschwulstbildungen, die manchmal gestielt sind und „glockenklöppelartig" herabhängen, und ebenso durch eine diffuse Grössenzunahme die hochgradigsten Entstellungen zu Stande (*Rhinophyma, Pfundnase*). Diese Vorgänge entsprechen völlig denen, durch welche die Elephantiasis anderer Körpertheile zu Stande kommt, und es ist daher ganz berechtigt, hier von einer *Elephantiasis nasi* zu sprechen.

Vervollständigt wird das Krankheitsbild durch die sehr häufig, besonders bei den Formen mit Knötchenbildung auftretende *Betheiligung der Talgdrüsen* am Krankheitsprocesse. Entweder wird die Acne rosacea von den Erscheinungen der *Seborrhoe* begleitet, oder es treten *entzündliche Infiltrationen* und *Vereiterungen der Hautfollikel* auf, die völlig dem Bilde der *Acne vulgaris* entsprechen, und zwar wird die zur Entzündung führende Stauung des Drüsensecretes wohl durch die Verlegung der Ausführungsgänge der Talgdrüsen durch das hyperämische oder hypertrophische Gewebe hervorgerufen. In manchen Fällen, besonders bei sehr starker Volumszunahme, sind die Drüsenausführungsgänge erweitert und erscheinen als grosse, tiefe Poren. — *Subjectiv* ist, abgesehen von den etwa durch die Acnepusteln hervorgerufenen Schmerzen, meist nur ein vermehrtes Wärmegefühl in den erkrankten Theilen vorhanden.

Der Verlauf der Acne rosacea ist ein eminent chronischer und bietet, abgesehen von einer etwaigen Zunahme der krankhaften Erscheinungen, kaum Abwechselungen dar. Eine Vereiterung und Ulceration der Knoten kommt niemals zu Stande, wohl dagegen ist ein spontanes Abfallen der gestielten Geschwulstbildungen beobachtet worden.

Die Prognose ist in Bezug auf die allgemeine Gesundheit stets gut, da niemals eine Störung derselben durch die Krankheit eintritt. Sehr viel zweifelhafter gestaltet sich indess die Prognose bezüglich der Heilung, da einmal die Beseitigung der ätiologischen Momente oft unmöglich und so selbst nach vollständiger Heilung ein Recidiv unvermeidlich ist, andererseits die Patienten die zur Durchführung der Behandlung nöthige Ausdauer oft nicht besitzen. Bei richtiger Behandlung ist indess in den meisten Fällen eine Heilung oder wenigstens eine erhebliche Verminderung der Entstellung erreichbar, die, wenn es gelingt, das ätiologische Moment zu beseitigen, auch dauernd ist.

Die Diagnose der Acne rosacea macht, trotz der sehr verschiedenen Bilder der einzelnen Stadien, im Ganzen und Grossen selten Schwierigkeiten. Die strenge Beschränkung der Krankheit auf das Gesicht, das Bestehenbleiben der hyperämischen Flecken und Knoten an demselben Orte macht die Unterscheidung von der *Acne vulgaris* leicht, selbst bei Complication der ersteren mit der letzteren Krankheit, denn Acne vulgaris findet sich meist auch auf anderen Stellen, auf Brust und Rücken, und es findet eine stete Rückbildung der Efflorescenzen an dem einen Ort und Neubildung frischer Knoten an dem anderen statt. Gegenüber der *Syphilis* und dem *Lupus vulgaris* und *erythematodes* ist die Unterscheidung leicht, weil bei Acne rosacea niemals *Ulcerationen* oder umfangreichere *Narbenbildungen* vorkommen. Die höchsten Grade der Acne rosacea können mit einer eigenthümlichen, nur an der Nase vorkommenden Geschwulstform, dem *Rhinosclerom,* verwechselt werden, doch sind die Erscheinungen der letzteren Krankheit (s. deren Beschreibung) so charakteristisch, dass auch hier die Entscheidung keine Schwierigkeiten machen wird.

Die anatomischen Untersuchungen, die begreiflicher Weise meist nur an exstirpirten Stücken, sehr selten an Leichen angestellt werden konnten, ergaben im Wesentlichen eine *enorme Vermehrung des Bindegewebes,* welches von sehr erweiterten Venen durchzogen ist, und eine Vergrösserung der Talgdrüsen.

Die Aetiologie der Acne rosacea ist eine sehr mannigfaltige. Am bekanntesten ist der Zusammenhang zwischen der „rothen Nase" und dem *übermässigen Genuss alcoholischer Getränke* und wird besonders von Laien dieses ätiologische Moment in einer den Betroffenen oft Unrecht thuenden Weise als häufigstes oder gar als ausschliessliches angenommen. Dass dem nicht so sei, wird später die Anführung der anderen Ursachen der Erkrankung lehren. Aber in einer ganzen Reihe von Fällen ist in der That der *Alcoholmissbrauch* die Ursache der Acne rosacea. Am wenigsten scheint der übermässige Biergenuss in dieser Richtung schädlich zu sein, viel mehr der Genuss von Wein, besonders von weissem, stärker säurehaltigem Wein und von Branntwein. Auch auf die *Form* der Krankheit scheint die Art des Nocens einen Einfluss zu haben, indem bei Branntweintrinkern häufiger livide Röthungen mit

stärkeren Teleangiectasien, aber ohne Bindegewebshypertrophie vorkommen, während bei Weintrinkern die geschwulstbildenden Formen
der Acne rosacea häufiger sind. — Ein zweites sehr wichtiges ätiologisches Moment sind *chronische Magen- und Darmkatarrhe*, die oft
genug ja freilich bei Trinkern vorkommen, so dass man in diesen Fällen
in Verlegenheit geräth, welches nun eigentlich die ursprüngliche Krankheitsursache ist. Aber auch ohne Alcoholismus kommen bei diesen
Leiden Erkrankungen an Acne rosacea häufig genug vor. — Dann ist
zu erwähnen, dass Menschen, die häufig und andauernd *niederen Temperaturen* ausgesetzt sind, häufiger an Acne rosacea erkranken, als
solche, die nicht unter dieser Schädlichkeit leiden, so dass wir auch der
Kälte einen Platz unter den ätiologischen Momenten der Acne rosacea
einräumen müssen. Hieraus ergiebt sich nun bereits, dass bei gewissen
Kategorien von Menschen, deren Beruf es mit sich bringt, dass sie
dauernd den Unbilden der Witterung ausgesetzt sind, und die sich durch
einen reichlichen Schnapsgenuss zu „erwärmen" gewohnt sind und in
Folge dessen oft noch an chronischem Magenkatarrh leiden, besonders
häufig Acne rosacea vorkommt, und so sehen wir in der That, dass z. B.
Kutscher, Dienstmänner, Hökerinnen u. dgl. m. ein ganz erhebliches
Contingent von Rosaceakranken stellen. — Dann sehen wir bei verschiedenen *Störungen* der *weiblichen Genitalorgane*, im Vereine mit
übermässiger oder zu geringer Menstruation, ferner zur Zeit der Cessatio mensium Acne rosacea auftreten. — Bei Männern tritt daher die
Acne rosacea, abgesehen von seltenen Ausnahmen, niemals im jugendlichen Alter auf, während beim weiblichen Geschlecht von der Entwickelung der Pubertät an Erkrankungen vorkommen. Merkwürdiger
Weise scheinen die Formen der Acne rosacea mit geschwulstartigen
Bindegewebshypertrophien (Pfundnase) sich ausschliesslich auf das männliche Geschlecht zu beschränken. Schliesslich ist eine wenn auch seltene, doch sicher vorhandene Ursache der Acne rosacea zu erwähnen,
die *Vererbung*.

Ich habe mehrere derartige Fälle beobachtet, einen, wo die Krankheit durch *drei Generationen* vererbt war und wo andere ätiologische
Momente nicht aufzufinden waren. Gerade in diesen Fällen tritt die Erkrankung auch beim *männlichen Geschlechte* bereits im *jugendlichen Alter*
auf, etwas, was sonst, wie oben bemerkt wurde, nicht vorkommt und daher
sehr zu Gunsten des Bestehens dieser Aetiologie spricht.

Die Therapie hat zunächst die *Beseitigung des ursächlichen Momentes* anzustreben, was am ehesten noch bei den nicht durch Alcoholismus bedingten Magen- und Darmkatarrhen und bei den Störungen

der weiblichen Sexualorgane gelingen wird. Sehr viel ungünstiger in
dieser Richtung sind die Fälle, bei welchen chronischer Alcoholismus und
die Witterungsunbilden, denen sich die Patienten in Folge ihres Berufes
aussetzen müssen, die Ursachen der Krankheit sind. Hier ist lediglich
eine *energische Localbehandlung* am Platze, die selbst in diesen Fällen,
wenn auch nicht immer völlige Heilung, so doch erhebliche Besserung
erreichen lässt und die stets auch bei den ätiologisch zu behandelnden
Fällen gleichzeitig mit in Wirksamkeit treten muss.

Für die leichteren Fälle und ganz besonders bei gleichzeitigem
Vorhandensein von Acnepusteln ist vor Allem der *Schwefel* zu verwenden, in Form von Salben (10 Proc.) oder Aufpinselungen, ganz in
derselben Weise, wie dies ausführlich bei Besprechung der Therapie der
Acne vulgaris erwähnt wird. Sehr günstig wirkt auch das von Unna
in die Praxis eingeführte stark schwefelhaltige *Ichthyol*, ebenfalls am
besten in Form einer 10procentigen Salbe, ferner *Resorcinzinkpaste*
(2:20). Zwischendurch sind indifferente Salben oder Ung. Hydrargyri
praecip. albi zu benutzen. Durch diese Mittel wird es aber natürlich
niemals gelingen, grössere und umfangreichere Gefässectasien zu beseitigen, welche nur auf *mechanischem Wege*, durch *multiple longitudinale*, bei grösseren Ectasien die einzelnen Gefässe spaltende *Scarificationen* zur Heilung gebracht werden können, und zwar ist es nöthig,
diese Scarificationen in mehrfachen Sitzungen, je nach der Intensität
des Falles etwa 5—10mal zu wiederholen.

Bei wirklichen Geschwulstbildungen ist natürlich die *chirurgische
Entfernung* der Geschwülste nöthig und empfiehlt sich hierzu mehr die
Anwendung der *galvanokaustischen Schlinge*, als die des Messers, wegen
der in der Regel beträchtlichen Blutung aus den ectasirten Gefässen.

VIERTES CAPITEL.
Lymphangioma.

Ausdehnungen der Lymphgefässe kommen zunächst *angeboren* vor
und können Geschwulstbildungen der allerverschiedensten Grössenverhältnisse vorursachen. So kommen sehr umfangreiche, entweder von
vornherein oder durch späteres Wachsthum ganze Körpertheile, eine
ganze Extremität einnehmende Geschwulstbildungen vor, bei denen die
durch die Lymphräume ausgedehnte Haut wie eine Wampo von dem
ergriffenen Körpertheil herabhängt (*Elephantiasis lymphangiectodes*),
ganz entsprechend den ähnlichen, durch Blutgefässerweiterungen her-

vorgerufenen Bildungen. Auf diesen grossen Tumoren finden sich öfter oberflächliche kleine, bläschenförmig erscheinende Lymphangiectasien, durch deren Platzen es zum Ausfluss von Lymphe, zur *Lymphorrhoe* kommen kann.

Eine äusserst seltene Erkrankung ist das bisher nur in wenigen Fällen beobachtete *Lymphangioma tuberosum multiplex* (KAPOSI), bei welchem zahlreiche braunrothe, bis linsengrosse Knötchen in der Haut liegen, die syphilitischen Papeln ähnlich sind, sich von denselben aber durch das Fehlen aller Rückbildungserscheinungen unterscheiden. Die mikroskopische Untersuchung ergiebt, dass das Corium wie siebartig durch die zahlreichen vergrösserten Lymphgefässe durchlöchert ist. — In dem Falle KAPOSI's bestanden die Knötchen seit frühester Kindheit, vermehrten sich aber Ende der zwanziger Jahre, ohne dass die älteren Knötchen irgend welche Veränderung zeigten. In einem von mir beobachteten Falle, der jenem auch bezüglich des mikroskopischen Befundes vollständig gleicht, gab der sehr zuverlässige Patient an, dass die ersten Knötchen sich im Alter von 41 Jahren zeigten.

Von den *erworbenen Lymphangiectasien*, die im Verlauf der *Elephantiasis* auftreten, war schon früher die Rede. Aber auch sonst kommen solche während des extrauterinen Lebens sich entwickelnde Lymphgefässausdehnungen zur Beobachtung, so z. B. ist an der durch ein Bruchband gedrückten Hautpartie die Entwickelung kleiner, compressibler und nach der Eröffnung lymphatische Flüssigkeit entleerender Geschwülste beobachtet worden. — Auch am Penis, in der Eichelfurche, werden manchmal vorübergehende Ausdehnungen der Lymphgefässe beobachtet, die als prall gespannte, weisslich durchscheinende Stränge erscheinen. Traumen, Quetschungen oder Stauung in Folge der Schwellung der Inguinaldrüsen sind als Ursachen derselben zu erwähnen.

SIEBENTER ABSCHNITT.

ERSTES CAPITEL.

Anidrosis.

Als **Anidrosis** sind hier lediglich diejenigen Zustände zu erwähnen, bei welchen im Gefolge anderer Hautkrankheiten eine mehr oder weniger auffällige Verminderung der Schweisssecretion eintritt. Zunächst sind *Prurigo* und *Ichthyosis* zu nennen, bei welchen Krankheiten die Haut sich stets trocken anfühlt. Auch bei *chronischem, schuppendem Eczem*

und *Psoriasis* ist an den befallenen Hautpartien in der Regel keine
Schweissabsonderung zu bemerken. Indess zum Theil ist die Anidrosis
bei diesen Krankheiten nur eine scheinbare, die rauhe, unebene Haut
bewirkt durch die Oberflächenvermehrung eine schnellere Verdunstung
und bei Anwendung schweisserregender Mittel sieht man in der That,
dass die Schweisssecretion auch bei diesen Krankheiten keineswegs erloschen ist. Es bedarf kaum der Erwähnung, dass auf *Narben* in Folge
der Zerstörung des secretorischen Apparates der Haut die Schweisssecretion erloschen ist, und dasselbe sehen wir bei der *idiopathischen
Hautatrophie*. Ganz ebenso ist wohl auch die in manchen Fällen von
Sclerodermie beobachtete Anidrosis zu erklären. — Von der halbseitigen Anidrosis wird weiter unten die Rede sein.

ZWEITES CAPITEL.
Hyperidrosis.

Eine *allgemeine übermässige Schweisssecretion* kommt in einer Anzahl von Zuständen, zum Theil *physiologischer*, zum Theil *pathologischer
Natur* vor, die aber, da sie in den Rahmen dieses Werkes nicht mehr
gehören, hier nur ganz kurz erwähnt werden sollen. Es sind die *regu-
latorischen Schweisse bei übermässigen Anstrengungen*, ferner bei der
Einwirkung *höherer Aussentemperaturen*, die Schweisse bei den verschiedensten *fieberhaften Erkrankungen*, besonders in der Deferves-
cenz, die Schweisse bei *Erregungen und bei Erkrankungen des Nervensystems* u. A. m.

Dagegen müssen wir uns ausführlicher mit der *localen übermässigen
Schweisssecretion*, die hauptsächlich die *Hände und Füsse*, die *Achselhöhlen*, die *Umgebung des Afters* und der *Genitalien* betrifft, und mit
der *Hyperidrosis unilateris* beschäftigen.

Die **Hyperidrosis manuum et pedum** ist trotz der scheinbar geringen
Bedeutung der Krankheit für die davon Betroffenen ein höchst lästiges
Uebel. Die *Hände*, besonders natürlich die *Handteller*, die, ebenso wie
die *Fusssohlen*, in Folge der reichen Ausstattung mit Schweissdrüsen
der eigentliche Sitz des Uebels sind, fühlen sich bei den geringeren
Graden des Leidens feucht an, zumal bei kühlerer Aussentemperatur.
In den höheren Graden rinnt aber der Schweiss in förmlichen Tropfen
herab, so dass die Kranken nicht nur durch das Abstossende ihres Zu-
standes im Verkehr mit Anderen — eine schweissige Hand mag, um
KAPOSI's treffendes Wort zu citiren, schon oft die Glut entgegengebrachter

Liebe abgekühlt haben —, sondern auch vielfach durch eine Behinderung bei Ausübung ihrer Thätigkeit leiden, da alles, was sie anfassen, durch die fettigen Bestandtheile des Schweisses Flecken bekommt. Bei körperlichen Anstrengungen ebenso wie bei geistigen Erregungen steigert sich auch diese locale Hyperidrosis. An den *Füssen* treten in Folge der Behinderung der Verdunstung durch die Fussbekleidung noch weitere Erscheinungen auf. Durch die lange Einwirkung der Feuchtigkeit auf die Haut kommt es zur Quellung und Maceration der Epidermis, die besonders an der Beugefläche der Zehen und zwischen den Zehen dann weisslich erscheint, es bilden sich *oberflächliche Erosionen* und *Rhagaden*, die durch die Schmerzen sehr hinderlich werden. Ferner gesellt sich, selbst bei einiger Reinlichkeit, stets eine *Zersetzung* des stagnirenden und vom Fusszeug aufgesogenen Schweisses hinzu, die einen höchst widerlichen und dabei penetranten Geruch producirt, der sowohl die Kranken selbst, als auch besonders ihre Umgebung im höchsten Grade belästigt.

Auch der übermässig abgesonderte Schweiss in den *Achselhöhlen*, in der *Umgebung des Anus* und der *Genitalien* fällt leicht der Zersetzung anheim, und es sind hier hauptsächlich die reichlicheren fettigen Beimengungen, welche der Schweiss an diesen Stellen enthält, die Ursache der dabei auftretenden üblen Gerüche, doch sind dieselben meist nicht so intensiv, wie beim „*stinkenden Fussschweiss*". Dagegen treten auch an diesen Stellen durch das Stagniren des Schweisses in Hautfalten, an Stellen, wo sich gegenüberliegende Hautflächen berühren, Erosionen auf, die durch die Fortdauer des Reizes leicht zu entzündlichen Erscheinungen, zu einem *Eczema intertriginosum* Veranlassung geben. Hierher gehört die unter dem Namen „*Wolf*" allbekannte Entzündung der Haut der Analfurche, die besonders bei fettleibigen Personen nach längerem Gehen so häufig auftritt.

Eine *specielle Ursache* dieser localen Hyperidrosis kennen wir nicht, es sind sonst meist ganz gesunde Menschen, die davon befallen sind.

Bei der Therapie ist zunächst des alten, längst zurückgewiesenen, trotzdem aber im Volke noch sehr verbreiteten Vorurtheils zu gedenken, dass durch „Vertreibung" von Fussschweissen irgend ein inneres Organ erkranken könne. Sorgfältige Beobachtungen haben die völlige Unhaltbarkeit dieser auch durch theoretische Erwägungen in keiner Weise zu stützenden Anschauung ergeben. — Die Behandlung erfordert in erster Linie die *möglichst schnelle Entfernung* des übermässig gebildeten Schweisses und ist hierzu neben der *regelmässigen Reinigung* der betreffenden Theile durch *Bäder* das *Einstreuen von Streupulver* das ge-

eignetste Verfahren. Das Pulver saugt den Schweiss auf und verhindert
so dessen nachtheilige Wirkung auf die Haut. Selbstredend muss das
Einstreuen häufig wiederholt werden. Für gewisse Fälle, besonders für
die leichteren Grade von Fussschweissen genügt dieses Verfahren sogar
zur völligen Beseitigung des Uebels und hat sich in dieser Hinsicht
besonders die Anwendung eines *salicylhaltigen Streupulvers*, des sogenannten *Militärfussstreupulvers* (Acid. salicyl. 1,5, Amyl. Trit. 5,0, Tals.
venet. 43,5), ausserordentlich bewährt. Es werden mit diesem Pulver
nicht nur die Füsse, besonders die Falten zwischen den Zehen, eingepudert, sondern es sind auch die — täglich zu wechselnden — Strümpfe
damit einzustreuen. Bei schwereren Fällen ist das Einstreuen von
pulverisirter *Weinsteinsäure* (Acid. tartaricum) in die Strümpfe ausserordentlich zu empfehlen, welches bei vorhandenen Erosionen allerdings
ein sehr unangenehmes Brennen hervorruft, wesshalb in diesen Fällen
besser vor dem Gebrauch der Weinsteinsäure durch Anwendung von
Streupulver die Erosionen zur Heilung gebracht werden. Meist pflegt
schon in einigen Tagen der Fussschweiss verschwunden zu sein. Neuerdings ist die Einpinselung der ergriffenen Stellen mit 10 proc. Chrom-
säurelösung warm empfohlen. Bei den gewöhnlich erfolgenden *Recidiven* ist durch dieselben Mittel, wenn sie frühzeitig zur Anwendung
kommen, eine stärkere Entwickelung des Uebels überhaupt zu verhüten.
— Als unfehlbares Mittel hat HEBRA die durch 8—12 Tage fortzu-
setzende *methodische Anlegung eines Verbandes mit Ung. diachylon*
empfohlen, bei welchem Verfahren der Kranke aber liegen muss. Ich
habe in einem Fall von sehr starkem Hand- und Fussschweiss von
diesem sehr umständlichen Verfahren trotz sorgfältigster Ausführung
einen nur geringen, rasch vorübergehenden Erfolg gesehen. — Die
bisher geschilderten Verfahren bezogen sich zunächst auf die Behandlung der Fussschweisse; dieselben sind indess mit den entsprechenden
Modificationen auch an den anderen Körperstellen anzuwenden, wenn
auch hier, besonders bei der Hyperidrosis manuum, der Erfolg sehr
viel unsicherer ist. Bei Handschweissen sind ferner noch Einreibungen
mit *Alcohol* (Eau de Cologne) oder *spirituöser Naphtollösung* (Naphtol.
10,0, Spir. vin. gall. 175,0 Spir. colon. 15,0 — KAPOSI) anzuwenden.
— Der innerliche Gebrauch von *Atropin* gewährt manchmal Nutzen,
meist indess nur vorübergehenden.

Die Erscheinung des halbseitigen Schweisses (*Hyperidrosis unilateralis*) kann einmal durch das *übermässige Schwitzen* der einen Seite,
während die andere Seite normal secernirt, hervorgerufen werden,
andererseits aber auch durch eine *Herabsetzung* oder *Aufhebung der*

Schweisssecretion der anderen Seite, bei normaler Secretion der scheinbar übermässig schwitzenden Seite. In diesen letzteren Fällen handelt es sich daher eigentlich um eine *Anidrosis unilateralis.* — Beim halbseitigen Schweiss erscheinen auf einer Gesichtshälfte, aber auch an anderen Körpertheilen — stets einseitig —, ja selbst an einer ganzen Körperhälfte nach Anstrengungen, Erregungen oder nach Anwendung schweisstreibender Mittel (Pilocarpin) zahlreiche Schweisströpfchen, die annähernd der Mittellinie entsprechend nach der anderen entweder trockenen oder nur wenig feuchten Seite zu begrenzt sind.

Wenn schon das *halbseitige* Auftreten des Schweisses auf einen nahen Zusammenhang dieser Affection mit dem *Nervensystem* schliessen lässt, so wird das Bestehen dieses Zusammenhanges direct durch diejenigen Fälle bewiesen, in denen halbseitiger Schweiss bei *Erkrankungen des Sympathicus* und dessen *Ganglien* (Traumen, Compression durch Tumoren, fortgeleitete Entzündung bei Wirbelcaries u. s. w.) und bei *einseitigen Erkrankungen im Gebiete des Centralnervensystems* beobachtet ist. Diese Beobachtungen stimmen in der That auch vollständig mit den *experimentellen Ergebnissen* überein, indem durch eine *Reizung peripherischer Nerven*, ferner durch *Durchschneidung des Sympathicus* Hyperidrosis der entsprechenden Gebiete hervorgerufen wird.

Als *Folgezustand* habe ich in einem Falle ein offenbar durch den Reiz des Schweisses hervorgerufenes *halbseitiges Eczem* des Gesichtes beobachtet.

Eine **Therapie** ist nur dann denkbar, wenn es möglich ist, das ursächliche Moment zu beseitigen.

DRITTES CAPITEL.
Dysidrosis.

Unter dem Namen **Dysidrosis** werden am besten jene Krankheitszustände vereinigt, bei welchen eine *Behinderung der Schweissexcretion* der wesentliche Krankheitsvorgang ist.

Zuerst ist hier an jenes, gewöhnlich als **Miliaria crystallina** bezeichnete Exanthem zu erinnern, welches aus kleinsten, bis höchstens etwa hirsekorngrossen Bläschen mit wasserklarem Inhalt besteht, die meist nur auf dem Rumpf auftreten. Die Haut erscheint wie mit kleinen klaren Thautropfen bedeckt. Dieser Ausschlag tritt bei *fieberhaften Erkrankungen*, besonders häufig bei *puerperalen Processen*, bei *acutem Gelenkrheumatismus*, bei *Typhus* u. A. m., gewöhnlich im Anschluss an

starke Schweisse auf. Durch die plötzlich einsetzende, übermässige
Schweisssecretion kommt es wahrscheinlich zu einer Knickung der
Drüsenausführungsgänge und Erhebung der obersten Epidermisschicht
durch das nachdrängende Secret. Aehnliche, rein *symptomatisch* bei
einer *acuten Infectionskrankheit* auftretende *Schweissbläschenexantheme*
sind es offenbar gewesen, welche in früheren Zeiten als *Englischer
Schweiss (Sudor anglicus, Suette des Picards)* beschrieben wurden.

Ferner ist hierher die zunächst als **Dysidrosis** (TILBURY FOX), später
als **Cheiropompholyx** (HUTCHINSON) beschriebene Affection zu rechnen,
die, wie schon der letztere Name andeutet, am häufigsten die *Handteller*, aber auch die *Fusssohlen* befällt. Es treten ohne irgend welche
entzündlichen Erscheinungen an den genannten Theilen stecknadelkopf-
bis erbsengrosse Bläschen, selten grössere Blasen auf, die mit einem
zunächst völlig wasserklaren, nach längerem Bestande oft eiterig werdenden Inhalt gefüllt sind. Nachdem in den ersten Wochen eine Vermehrung der Bläscheneruptionen stattgefunden hat, hört dann die
weitere Bläschenbildung auf und nach der Abstossung der Blasendecken
kehrt die Haut wieder völlig zur Norm zurück. HUTCHINSON hat ein
häufiges Recidiviren dieser Krankheitserscheinungen beobachtet.

Ich habe bei mehreren Personen, die an der Nase stark schwitzten,
an diesem Körpertheil mehrfach sich wiederholende Eruptionen kleiner
wasserheller Bläschen gesehen, die auf völlig unveränderter Haut auftraten, und ich zweifle nicht, dass diese Erscheinung ganz den eben erwähnten Krankheitsbildern entspricht, eine Beobachtung, die später auch
von anderer Seite bestätigt worden ist.

Die Behandlung hat lediglich in Eröffnung der grösseren Blasen
und Einstreuen mit Streupulver zu bestehen.

VIERTES CAPITEL.
Chromidrosis.

Besonders aus früherer Zeit sind uns, grossentheils gewiss nicht
glaubwürdige Beispiele von farbigem Schweiss überliefert. Immerhin
ist das Vorkommen von abnorm, meist roth oder blau gefärbtem Schweiss
nicht zu bezweifeln. Während einige Beobachter die abnorme Färbung
auf die *Beimengung gewisser chemischer Körper (Eisen- und Cyanver-
bindungen, Indican)* zurückführen wollen, ist es am wahrscheinlichsten,
dass dieselbe auf der Anwesenheit von *Mikroorganismen* beruht, ähnlich, wie dies ja für den blauen Eiter nachgewiesen ist. Jedenfalls ist
diese Frage noch nicht endgültig erledigt.

FÜNFTES CAPITEL.

Seborrhoea.

Je nachdem das durch übermässige Absonderung der Talgdrüsen gelieferte Secret mehr flüssige, fettige, oder mehr feste, hauptsächlich aus eingetrockneten Epidermiszellen gebildete Bestandtheile enthält, unterscheiden wir zwischen einer Seborrhoea oleosa und einer Seborrhoea sicca. Die *Seborrhoea oleosa* befällt am häufigsten die *Nase* und die *Stirn*. Die Haut erscheint bei dieser Affection glänzend, wie mit Oel eingerieben und mit einem Messerrücken lässt sich in der That eine ölige Masse von der Haut abstreifen, in der sich öfter der später zu erwähnende Follikelschmarotzer, der *Acarus folliculorum*, findet.

Bei der *Seborrhoea sicca* bilden sich im *Gesicht*, auf der *Nase*, in den *Augenbrauen*, auf der *Oberlippe*, viel häufiger aber auf dem *behaarten Kopfe* weissliche Schüppchen, die aus Fett und eingetrockneten Zellen bestehen. Je nach der Menge und dem Grade der Trockenheit der sich bildenden Schuppenmassen haften dieselben entweder fester oder fallen von selbst oder z. B. beim Kämmen vom Kopf herab und bedecken die Kleidungsstücke als weisslicher Staub. Bei den stärkeren Graden der *Seborrhoea sicca capitis* (*Pityriasis capitis*) ist gewöhnlich mässiges Jucken der Kopfhaut vorhanden. Die Krankheit tritt gewöhnlich in den jugendlichen Jahren, etwa zur Zeit der Pubertätsentwickelung auf und kann dann durch lange Zeiträume bestehen. Bei weitem am häufigsten werden *männliche Individuen* befallen und dies erklärt wohl auch, weshalb der wichtigste Folgezustand der Seborrhoe, die *Alopecia pityrodes*, fast ausschliesslich bei Männern angetroffen wird.

Bei der Diagnose ist gegenüber dem *trockenen schuppenden Eczem* der Kopfhaut zu bemerken, dass bei der Seborrhoe die Kopfhaut selbst ganz unverändert bleibt und nicht geröthet und infiltrirt erscheint, wie bei ersterer Krankheit. — Die Prognose ist bezüglich der Beseitigung der Schuppenbildung eine günstige.

Bei der Behandlung ist zunächst jede übermässige *mechanische Irritation* der Kopfhaut durch enge Kämme, Staubkämme, Drahtbürsten, ferner sogenannte amerikanische Bürsten sorgfältig zu vermeiden, während die Patienten in der Regel von diesen Schädlichkeiten den ausgiebigsten Gebrauch gemacht haben. Die Schuppenbildung wird am schnellsten durch zunächst täglich, später seltener, am besten Abends vorzunehmende gründliche Einreibung der Kopfhaut mit einer *alkalischen Flüssigkeit* beseitigt und sind hierzu Lösungen von *Natr. bicarbon.*

11*

(Sol. Natri bicarb. 3,0 : 170,0, Glycerin, Spirit. lavand. ana 15,0) oder
Ammoniak (Liqu. Ammon., Glycerin ana 10,0, Aqua rosar. 180,0), gleichzeitig mit wöchentlich ein- oder zweimaliger *Waschung des Kopfes*
mit lauwarmem Seifenwasser am meisten zu empfehlen.   Werden die
Haare sehr trocken und starr, so kann ein einfaches Haaröl angewendet werden.   Recht wirksam hat sich auch die Anwendung von
Schwefelsalben gezeigt.   Unter allen Umständen muss die Behandlung
lange — eine Reihe von Wochen — fortgeführt und auch später von
Zeit zu Zeit wieder aufgenommen werden, um der Wiederkehr des Uebels
vorzubeugen.

Bei der *Seborrhoe* gewisser Theile der *Genitalien* kommt es zu ganz
eigenthümlichen Erscheinungen, so dass die dadurch hervorgerufenen
Krankheitsbilder, die **Balanitis** und die **Vulvitis**, eine gesonderte Besprechung erheischen.   Während das Secret der Talgdrüsen der Eichel
und des inneren Präputialblattes normaler Weise diese Theile nur in
Gestalt eines ganz dünnen, festen Häutchens überzieht, kommt es bei
Steigerungen der Secretion zur Bildung eines mehr flüssigen Secretes
und besonders bei Retention des Secretes durch Enge der Vorhautöffnung und Mangel an Reinlichkeit zur Zersetzung desselben, die durch
die Körperwärme natürlich begünstigt wird.   Das zersetzte Secret übt
nun eine irritirende Wirkung auf die Eicheloberfläche und das innere
Präputialblatt aus, Hautpartien, die ja ohnedies viel zarter sind, als
die Körperhaut, und so kommt es zu einer Entzündung dieser Theile mit
Erosion der Oberfläche und Absonderung eines dünneiterigen Secretes
(*Balanitis* oder richtiger *Balanoposthitis*).   Indem sich dieses Secret
der Talgdrüsenabsonderung beimischt und indem gleichzeitig durch die
Schwellung der Vorhaut die etwa schon bestehende Verengerung der
Vorhautöffnung noch zunimmt, wird natürlich der Entzündungsprocess
immer mehr gesteigert.   In intensiven Fällen ist Eichelüberzug und
inneres Präputialblatt auf grössere Strecken oder vollständig der obersten
Epidermislagen entblösst, sieht hochroth aus, und ein höchst übel-
riechendes, eiteriges Secret wird fortdauernd in grösseren Mengen abgesondert (*Eicheltripper*).   Die Schwellung der Vorhaut ist manchmal
eine so beträchtliche, dass beim Zurückziehen derselben über die Eichel
die Umschlagstelle am Sulcus coronarius sich geradezu hart anfühlt
und so der Verdacht eines syphilitischen Primäraffectes wachgerufen
wird, oder es kann durch die Schwellung zu einer vollständigen Phimose
kommen, die Vorhaut ist absolut nicht mehr über die Eichel zurückzuziehen.   *Subjectiv* besteht im Anfang gewöhnlich nur Kitzelgefühl

oder Brennen, bei stärkeren Graden dagegen stellen sich spontan und besonders bei Berührungen und bei der Benetzung der erodirten Flächen mit Urin lebhafte Schmerzen ein. Bei empfindlichen Individuen gesellt sich nicht selten sogar eine mässige, schmerzhafte Schwellung der Inguinaldrüsen hinzu. Auch bei Frauen kommen, wenn auch in Folge des andersartigen Baues der Genitalien seltener, ähnliche Zustände an den *kleinen Labien* und der *Clitoris* vor (*Vulvitis*). — Zu erwähnen ist noch das nicht seltene Vorkommen von Balanitis und Vulvitis bei *Diabetes mellitus*. In diesen Fällen finden sich häufig weissliche Auflagerungen auf den entzündeten Theilen, die sich unter dem Mikroskop als aus Pilzen bestehend erweisen. In jedem Falle von längere Zeit bestehender Balanitis oder Vulvitis muss an Diabetes gedacht werden. — Aber auch ohne Diabetes kommt, wenn auch selten, eine *Balanitis* oder *Vulvitis mycotica* vor. Die entzündeten Partien sind mit weissen Pünktchen oder Scheibchen bedeckt, die sich rasch vergrössern und confluiren, während an der Peripherie frische Herde aufschiessen. Die mikroskopische Untersuchung ergiebt, dass diese weissen Massen lediglich aus dichten Pilzrasen (meist wohl Oidium albicans) bestehen. Bei Frauen können diese Auflagerungen sich so ausbreiten, dass schliesslich die ganze Vulva und Vagina mit einer weissen Membran gewissermassen austapezirt ist. Die Affection ruft sehr heftiges Jucken und Brennen, besonders bei Frauen, hervor, bleibt aber immer oberflächlich und heilt, ohne zu tieferen Entzündungen Veranlassung zu geben, unter dem Gebrauch desinficirender Waschungen oder Ausspülungen rasch ab.

Die **Diagnose** der Balanitis ist keineswegs stets eine leichte und es sind Verwechselungen mit *Herpes praeputialis, Ulcus molle, syphilitischem Primäraffect* und *secundären Erosionen*, bei *vollständiger Phimose* auch mit *Gonorrhoe* möglich. Bezüglich der Unterscheidung muss hier auf die betreffenden Capitel verwiesen werden.

Bei der **Therapie** sind *Reinlichkeit, Trokenhalten* und *Vermeidung der Berührung* der sich gegenüberliegenden Hautflächen die wesentlichsten und stets die Heilung in kurzer Zeit herbeiführenden Factoren. Am schnellsten und einfachsten wird diesen Anforderungen durch tägliches *Baden* des Penis in lauem Wasser, bei Frauen durch Sitzbäder, und durch zwei- bis dreimal täglich zu wiederholendes *Einstreuen* mit einem indifferenten *Streupulver* genügt. Auf diese Weise gelingt es fast ausnahmslos in einigen Tagen die Balanitis oder Vulvitis zu beseitigen. Nur bei stärkeren Schwellungen empfiehlt es sich, *Bleiwasserumschläge* machen zu lassen. Um die häufigen Wiederholungen des Zustandes zu verhüten, ist den Patienten zu empfehlen, die betreffenden Theile der Genitalien stets *sauber* und vor Allem *trocken* zu halten, welches letztere am leichtesten durch regelmässiges Einpudern erreicht wird.

SECHSTES CAPITEL.
Lichen pilaris.

Als **Lichen pilaris** wird derjenige Zustand der Haut bezeichnet, welcher durch *Anhäufung verhornter Epidermiszellen* an den *Follikelmündungen* hervorgerufen wird. Gewöhnlich auf grösseren Hautstrecken zeigt sich jeder Follikel in der Mitte mit einem kleinen, spitzen, von dem Haar durchbohrten Schüppchen besetzt. Oft fehlen auch die Haare und es findet sich nur das konische, die Follikelmündung bedeckende Schüppchen. Am häufigsten zeigen die *Streckseiten der Extremitäten*, besonders der *Oberarme* und *Oberschenkel*, diese Veränderung, die einerseits an die *Cutis anserina*, andererseits an die *Ichthyosis follicularis* erinnert. Die „Gänsehaut" ist aber ein durch Krampf der Arrectores pilorum hervorgerufener, stets rasch vorübergehender Zustand, während bei Ichthyosis follicularis Hornsäulchen von viel festerer Consistenz aus den Follikeln hervorragen. Als weiterer Unterschied ist zu bemerken, dass die Ichthyosis stets in *frühester Kindheit* beginnt, während der Lichen pilaris sich in der Regel *nicht vor der Pubertätsentwickelung* zeigt. — *Subjective Störungen* werden durch den Lichen pilaris gewöhnlich nicht hervorgerufen, höchstens besteht bei sehr starker Entwickelung desselben mässiges Jucken und so wird in der Regel von einer *Therapie*, die in der Anwendung epidermiserweichender und die Abstossung befördernder Mittel (*Kaliseife, Schwefel*) zu bestehen hätte, abgesehen werden können.

SIEBENTES CAPITEL.
Comedo.

Die **Comedonen** (*Mitesser*) entstehen durch Anhäufung und Eindickung des Secretes der Talgdrüsen. Dieselben erscheinen als schwarze oder bläulich-schwarze Punkte in den oft erweiterten Follikelmündungen, deren Ränder gewöhnlich etwas emporgewölbt sind, während der schwarze Punkt entweder über diesen Rand noch hervorragt und so die Spitze bildet oder aber auch in einer kleinen kraterförmigen Vertiefung liegt. Durch seitlichen Druck lässt sich der Comedopfropf stets leicht herausdrücken, der dann als dünner cylindrischer Körper von weisslicher oder schmutzig gelblicher Farbe, einen bis mehrere Millimeter lang, mit einem dunklen „Kopfe" erscheint. Nach dieser Aehnlichkeit mit einem Wurm ist die Benennung *Mitesser* gewählt worden. Die *mikroskopische Untersuchung* zeigt, dass diese Masse aus verhornten und verfetteten Zellen und freien Fetttröpfchen besteht, der in dem schwarzen Kopf Kohlenpartikelchen und andere von aussen hineingelangte Verunreinigungen (Leinenfasern, Ultramarinkörnchen u. s. w.) beigemengt sind. Ausserdem finden sich häufig zusammengerollte Lanugohärchen und der von Berger, Henle und G. Simon zuerst beschriebene Parasit, der *Acarus folliculorum*, letzterer oft in grossen Mengen. Da dieser Parasit aber auch in völlig gesunden Follikeln gefunden wird, so ist nicht anzunehmen, dass er von irgend welcher Bedeutung für die Entstehung der Comedonen ist. — Manchmal kommt es durch Stauung des Secretes bei wegsam gebliebenem Ausführungsgange zu einer *cystischen Erweiterung* des Follikels bis zu Kirschgrösse. Durch Druck auf die Geschwulst entleert sich dann zuerst der schwarze, die Mündung verstopfende Pfropf und dann das eingedickte Sebum in Gestalt eines langen Fadens aus der Follikelöffnung (*Riesencomedo*). — In einzelnen Fällen zeigen die Comedonenpfröpfe eine auffallend harte Beschaffenheit und bilden dunkelbräunliche spitze Hervorragungen, welche, da sie fast stets in Gruppen auftreten, die Haut reibeisenartig erscheinen lassen (*Acné sébacée cornée* der französischen Autoren). Entzündungserscheinungen fehlen stets. Ich habe diese seltene Comedonenform am häufigsten in der Umgebung des äusseren Augenwinkels, in der Schläfengegend gesehen, sie kommt aber auch auf Nacken, Hals und Hinterbacken vor.

Die Comedonen finden sich am häufigsten auf der *Nase*, in der *Nasolabialfurche*, auf den *seitlichen Partien der Wangen*, auf der *Stirn*, auf der Innenfläche der *Ohrmuschel*, aber auch auf anderen Theilen des Gesichtes und ferner sehr häufig auf dem *Rücken* und den *mittleren Theilen der Brust*. Manchmal sind zahlreiche Comedonen so dicht gruppirt, dass dadurch warzenförmige Hervorragungen entstehen (*Comedonenscheiben*). Die Comedonen treten gewöhnlich in den Jahren der *Pubertätsentwickelung* auf und hiernach dürfen wir vermuthen, dass in erster Linie die zu dieser Zeit eintretende Steigerung der Thätigkeit der Talgdrüsen die Ursache der Comedonenbildung ist.

Die Comedonen können sich zwar nach gewisser Zeit spontan entleeren, andererseits tritt oft durch den Reiz, den das sich stauende Secret auf die Drüse und deren Umgebung ausübt, eine Entzündung des Follikels auf, es bildet sich eine Acnepustel. Abgesehen hiervon lässt auch die Entstellung, die bei Anwesenheit zahlreicher Comedonen

im Gesicht nicht unbedeutend ist, die Entfernung der an und für sich
harmlosen Bildungen wünschenswerth erscheinen.

Die *Beseitigung* der einmal bestehenden Comedonen geschieht am
besten auf *mechanischem Wege* durch Ausdrücken mit den beiden
Daumennägeln oder mit einem Uhrschlüssel oder einem ganz zweckmässig construirten kleinen Instrument, dem *Comedonenquetscher*, welches aus einem kurzen, oben und unten offenen Metallröhrchen besteht,
das seitlich an einem kleinen Handgriff befestigt ist und vor dem Uhrschlüssel den Vorzug der bequemeren Entfernung der ausgequetschten
Comedonenmassen voraus hat. Um das Wiederauftreten der Comedonen
zu verhüten, sind Waschungen mit *Spiritus saponatokalinus*, noch mehr
aber die Anwendung des *Schwefels* in Form einer Salbe oder Emulsion
oder des *Resorcins* (s. die Vorschriften im nächsten Capitel) zu empfehlen. Durch die lebhaftere Abstossung der obersten Hornschichten,
die diese Mittel bewirken, kommt es zu einer Erweiterung der Follikelmündungen und dadurch zur Erleichterung der Entleerung des Drüsensecretes nach aussen.

ACHTES CAPITEL.
Acne.

Die unter dem Namen der Acne zusammenzufassenden Erkrankungen der Haut beruhen auf einer entzündlichen Infiltration der Hautfollikel, die meist in Eiterung übergeht. Daher ist aus dieser Gruppe
von vornherein die *Acne rosacea* auszuschliessen, welche auf einer Erweiterung der Gefäss und Hypertrophie des Bindegewebes beruht und
der sich erst secundär als Complication oft eine Vereiterung der Follikel, eine eigentliche Acne, anschliesst.

Die Acne entwickelt sich in Folge von *Secretstauungen der Talgdrüsen* (*Acne vulgaris, simplex*); sind diese Secretstauungen durch *von
aussen in die Follikel gebrachte Stoffe* verursacht, so sprechen wir von
einer *Acne artificialis* (*Theeracne, Paraffinacne, Petroleumacne* u. s. w.).
In anderen Fällen wird durch eine *allgemeine Cachexie* das Zustandekommen der Follikelentzündungen begünstigt (*Acne cachecticorum*). Ferner sind gewisse, bestimmt localisirte Acneformen durch das Auftreten
verhältnissmässig tiefer Verschorfungen ausgezeichnet (*Acne varioliformis*). Und schliesslich rufen gewisse *innerlich genommene Medicamente* (*Jod, Brom*) oft acneartige Ausschläge hervor (*Acne medicamen-
tosa*), deren ausführliche Besprechung in dem Capitel über Arznei-
Exantheme stattgefunden hat.

Acne vulgaris. Die Acne-Efflorescenzen zeigen sich zuerst in Gestalt kleiner, entzündlicher Knötchen, bei denen häufig die Entwickelung aus einem Comedo noch deutlich ersichtlich ist, indem der schwarze Comedopunkt sich in der Mitte einer kleinen gerötheten Papel befindet (*Acne punctata*). Diese Form der Acne zeigt eine ganz besondere Vorliebe für die Stirn und findet sich häufig bei Knaben oder Mädchen, die eben im Beginne der Pubertätsentwickelung stehen. Dadurch, dass die entzündliche Infiltration auch auf das den Follikel umgebende Gewebe mehr oder weniger übergreift, vergrössern sich diese Knötchen und können etwa erbsengross und noch grösser werden. Sie sind lebhaft roth, überragen die normale Haut und sind mehr oder weniger schmerzhaft, ganz besonders bei Berührungen. Eine weitere Veränderung erleiden diese Acneknoten durch die gewöhnlich in den centralen und tiefsten Partien zuerst eintretende eiterige Schmelzung. Selbst wenn äusserlich von dieser Vereiterung noch gar nichts zu sehen ist, enthält der Acneknoten doch schon im Inneren eine kleine Menge von Eiter, die beim Einstechen in den Knoten sich nach aussen entleert. Allmälig aber rückt durch Weiterschreiten der eiterigen Einschmelzung die Eiteransammlung der Oberfläche näher und ist nun durch die verdünnte Epidermis in der Mitte des Knotens sichtbar; aus dem Knoten hat sich eine Pustel mit infiltrirter, gerötheter Umgebung gebildet (*Acne pustulosa*). Der Eiter trocknet, falls er nicht durch therapeutische Massnahmen entleert wird, zu einer centralen Kruste ein, die entzündliche Schwellung des Knotens nimmt ab und nach dem Abfallen der Kruste ist die Heilung entweder durch vollständige Ueberhäutung ohne Narbenbildung, was nur bei den kleinsten Pusteln eintritt, oder durch Bildung einer kleinen Narbe vollendet. Das letztere ist die Regel, da bei der Mehrzahl der Acnepusteln Theile des Corium zerstört werden. Zu diesem spontanen Verlauf des einzelnen Acneknoten sind je nach der Grösse desselben einzelne Wochen oder längere Zeit erforderlich.

Das *klinische Bild* der Acne erhält sein charakteristisches Gepräge ganz besonders durch den Umstand, dass stets während längerer Zeiten *successive immer frische Acneknoten* auftreten und den oben beschriebenen Entwickelungsgang durchmachen. In Folge hiervon finden wir in jedem Fall von Acne alle die *verschiedenen Entwickelungsstadien* von den eben beginnenden Knötchen bis zu den nach der Abheilung zurückgebliebenen Narben *nebeneinander* vor. Bei länger bestehender Acne kommt es auch durch Confluenz benachbarter Knoten zur Bildung von umfangreicheren, mit Pusteln besetzten und im Inneren zahlreiche Eiterherde enthaltenden Infiltraten, deren Rückbildung natürlich eine entsprechend längere Zeit beansprucht, als die einzelner Acneknoten. Die nach solchen grösseren Infiltraten zurückbleibenden Narben sind oft unregelmässig und bilden Einbuchtungen und brückenartige Stränge. In der nächsten Umgebung der Narben finden sich oft bleibende Pigmentirungen. Und ferner wird das Krankheitsbild fast regelmässig durch das *gleichzeitige Bestehen anderer Erkrankungen der Talgdrüsen* complicirt. Besonders die *Comedonen*, die ja so häufig überhaupt den Ausgangspunkt der Acneknötchen bilden, fehlen niemals und ebenso macht sich eine Hypersecretion der Talgdrüsen durch *Seborrhoe*, durch fettige Beschaffenheit der erkrankten Hautgebiete geltend. Durch die Hindernisse der Drüsenexcretion kommt es weiter zur Bildung von *Milien*, in sehr chronischen Fällen von *Atheromen* und jenen cystischen Ausdehnungen der Talgdrüsen bei erhaltener Wegsamkeit des Ausführungsganges, die oben als Riesencomedonen beschrieben sind. Auch *Furunkel* treten nicht selten bei ausgebreiteten Acne-Eruptionen auf.

In den hochgradigsten Fällen ist die Haut der betroffenen Theile in der That vollständig bedeckt mit Narben, mit Knoten und Pusteln, dazwischen finden sich zahlreiche Milien und Comedonen und vielleicht einzelne grössere Balggeschwülste, so dass auch nicht ein Fleckchen Haut normal erscheint. Die Reizung der noch functionirenden Talgdrüsen, die Seborrhoea oleosa, trägt noch weiter dazu bei, das Aussehen der Kranken, da in erster Linie fast stets das Gesicht betroffen ist, zu einem im höchsten Grade abstossenden und geradezu widerlichen zu gestalten (*Acne inveterata*).

Bei der Localisation der Acneknoten ist es zunächst ganz selbstverständlich, dass an den Hautstellen, die keine Talgfollikel besitzen, sich auch keine Acneknoten entwickeln können, nämlich an *Handtellern* und *Fusssohlen*. Wenn nun auch, abgesehen von diesen Stellen, Acneknoten gelegentlich an jeder Körperstelle vorkommen, so zeigt die Acne doch eine sehr ausgesprochene *Prädilection* für gewisse Theile, vor Allem für das *Gesicht*, dessen einzelne Theile, mit Ausnahme der Augenlider, sämmtlich befallen werden können, für die *mittleren Partien* der *Brust* und des *Rückens*. Zum Theil ist diese Localisation sicher auf das Vorhandensein *besonders grosser Talgdrüsen* an diesen Stellen zurückzuführen. Auf der behaarten Kopfhaut kommen die Efflorescenzen der gewöhnlichen Acne nur ausnahmsweise vor, häufig dagegen auf den behaarten Stellen des Gesichtes. Das durch die letztere Localisation bedingte Krankheitsbild wird als *Sycosis* bezeichnet und erfordert eine gesonderte Besprechung.

Verlauf. Die Acne beginnt in der Regel in der Zeit der *Puber-*
tätsentwickelung, niemals vor derselben, am häufigsten ungefähr um das
20. Lebensjahr, spätere Erkrankungen kommen indess auch vor. Stets
ist dann der weitere Verlauf der Krankheit ein *chronischer,* indem durch
Jahre, in selteneren Fällen durch Jahrzehnte immer frische Pustel-
eruptionen auftreten, während die Haut durch die zurückbleibenden
Narben mehr und mehr verändert wird. In der Mehrzahl der Fälle
tritt auch ohne Behandlung, freilich erst nach längerer Zeit, ein Nachlass und schliesslich völliges Aufhören von neuen Eruptionen ein und
nur die allerausgebreitetsten Fälle pflegen sich durch die oben erwähnte, jahrzehntelange Dauer auszuzeichnen. Einen Einfluss auf das
Allgemeinbefinden hat die Krankheit niemals. — Demgemäss ist die
Prognose in dieser Beziehung stets eine absolut günstige. Dagegen kann
unter Umständen die Krankheit durch die *hochgradige Entstellung* des
Gesichtes und für das weibliche Geschlecht auch durch die der Brust
und des Rückens zu einem sehr lästigen Uebel werden. Auch bezüglich
der Heilung kann die Prognose *im Ganzen günstig* gestellt werden, aber
freilich nur dann, wenn eine consequente und langdauernde zweckmässige Behandlung möglich ist. Selbst in diesem Falle ist man indess vor Recidiven nie ganz sicher. Die einmal durch die bestehenden
Narben gesetzte Entstellung ist natürlich einer Besserung nicht fähig.

Bei der **Diagnose** ist vor Allem das *Nebeneinanderbestehen der verschiedenen Phasen* der Acne-Efflorescenzen und das Vorhandensein der
oben erwähnten *anderweitigen Erkrankungen der Talgdrüsen* zu berücksichtigen. Die Unterscheidung der Acne von den *pustulösen Syphiliden*
kann schwierig sein, da die Efflorescenzen beider Krankheiten an und
für sich sehr ähnlich sind; das Hauptgewicht ist auf die weitere Verbreitung, auf das acutere und gleichmässigere Auftreten des syphilitischen Exanthems und auf die anderen Erscheinungen der Syphilis
zu legen. Gegenüber den *tertiären Syphiliden* ist der Umstand massgebend, dass sich bei der Acne niemals eigentliche Ulcerationen, weiter-
greifende Geschwürsformen, wie bei jenen, entwickeln. Wegen der
Unterscheidung von *Acne rosacea* und von der *medicamentösen Acne*
ist auf die betreffenden Capitel zu verweisen.

Schon die klinischen Erscheinungen lassen in der Acne mit Sicherheit eine *Erkrankung der Hautfollikel* erkennen und die anatomischen
Untersuchungen (G. Simon u. A.) haben dies vollauf bestätigt. In den
untersuchten Acneknoten liess sich stets als Mittelpunkt der entzündlichen Infiltration ein Follikel nachweisen, falls derselbe nicht bei umfangreicherer Vereiterung bereits völlig zu Grunde gegangen war.

Aetiologie. Es darf als feststehend angesehen werden, dass der *Reiz des sich stauenden Secrets der Talgdrüsen* die Ursache der Entzündung des umliegenden Gewebes und so der Bildung des Acneknotens ist. Klinische wie anatomische Thatsachen sprechen mit grösster Deutlichkeit für diesen Hergang. Weniger klar ist die Ursache, aus welcher es bei dem einen Individuum zu dieser Secretstauung, zur Comedonenbildung und den weiter folgenden Entzündungserscheinungen kommt, bei dem anderen nicht. Das *Geschlecht* hat keinen Einfluss, denn es erkranken Männer und Weiber etwa im gleichen Verhältniss. Einen sehr wesentlichen Einfluss hat dagegen, wie schon oben erwähnt, das *Alter*, indem die Krankheit gewöhnlich zur Zeit der *Pubertätsentwickelung* beginnt. Es besteht ja nun ganz sicher ein Zusammenhang des Sexualsystems mit dem Follicularapparat der Haut und in der Zeit, wo jenes zur völligen Reife gelangt, zeigt sich auch bei diesem vermehrte Thätigkeit, die sich vor Allem beim männlichen Geschlechte in der zu dieser Zeit eintretenden Steigerung des Haarwuchses kund giebt. Es ist wohl verständlich, dass es in dieser Zeit bei der Steigerung der Talgdrüsensecretion auch leichter zu Verstopfungen der Ausführungsgänge und den weiteren Folgeerscheinungen der Secretstauung kommen kann. Hierfür spricht auch die Beobachtung, dass Acne, eine im Orient häufige Krankheit, bei Eunuchen höchst selten vorkommt. Beim weiblichen Geschlechte lässt sich oft das Auftreten von Acne bei *Chlorotischen* nachweisen. Dagegen hat der Genuss von fetten Speisen, besonders von Käse, und die zu grosse Enthaltsamkeit in Venere nicht im Geringsten einen Einfluss auf die Entstehung der Acne, wie er diesen Dingen von Laien gewöhnlich zugeschrieben wird.

Die Therapie hat als erste Aufgabe die *Entleerung* der einmal gebildeten Eitermassen zu erfüllen, denn nur nach deren Beseitigung ist eine schnellere Heilung der Acne-Efflorescenzen möglich. Diese Aufgabe ist am leichtesten durch *Scarification* der Acnepusteln und Knoten mit einem doppelschneidigen Bistouri zu erreichen, so zwar, dass in jeden Knoten, auch wo äusserlich die Eiterbildung noch nicht sichtbar ist, mehrere genügend tiefe Einstiche nebeneinander gemacht werden. Die zweite Aufgabe ist die *Beseitigung der Comedonen*, damit nicht weitere Acneknoten von diesen aus sich bilden, am besten durch Ausdrücken, und die *Verhütung weiterer Secretansammlungen*. Als beste Mittel für diese letzte Indication haben sich die Waschungen mit *stark alkalischen Seifen* (*Sapo kalinus*, *Spiritus saponatokalinus*), die *Schwefelpräparate*, *Sublimat* und *Resorcin* erwiesen, die eine oberflächliche Abstossung der Epidermis und dadurch eine Freilegung und Erweiterung der Follikel-

mündungen bewirken. Der Schwefel kann entweder in Form des Bodensatzes einer Mixtur (Sulfur. praecip., Aqu. amygd. am. ana 10,0, Aqu.
Calcar. 50,0) aufgepinselt oder noch einfacher als durchschnittlich 10 procentige Salbe aufgelegt werden. An Stelle des Schwefels kann auch
das *Ichthyol* in Salben mit gutem Erfolge verwendet werden (Ichthyol.
2,0, Lanolin. 20,0). Noch wirksamer, als diese beiden Mittel, ist aber
das Resorcin, am besten in Form der *Resorcinzinkpaste* (2 : 20) angewendet. Sehr zweckmässig ist die Vereinigung dieser beiden Methoden, indem Abends die Salbe auf die erkrankten Partien aufgetragen,
über Nacht liegen gelassen und am Morgen durch Abwaschen mit
warmem Wasser und Kaliseife oder Seifenspiritus wieder entfernt wird.
Da durch diese Verfahren aber die Haut stark gereizt wird, so ist es
zweckmässig, nach einigen Tagen, nach einer Woche, je nach der Empfindlichkeit der Haut im betreffenden Falle, eine Pause eintreten zu
lassen und unter Anwendung indifferenter Salben — *nicht bleihaltiger*
bei Anwendung von Schwefel, wegen der sonst erfolgenden Bildung von
schwarzem Schwefelblei — oder Streupulver oder des „Prinzessinnen-
wassers" (Bism. subnitr. 1,0, Talc. 15,0, Aqu. rosarum 150,0) das Verschwinden der Reizerscheinungen abzuwarten, um dann mit der Anwendung der ersterwähnten Mittel wieder zu beginnen. Neuerdings ist
die Anwendung einer *Naphtol-Schwefelpaste* (Naphtol. 2,5, Sulf. praecip.
12,0, Vaselin. flav., Sapon. virid. ana 6,0) empfohlen, welche messerrückendick aufgetragen 15—30 Minuten liegen bleibt und dann mit
einem weichen Lappen abgewischt wird. Die Procedur wird täglich
wiederholt, je nach der Reizbarkeit der Haut längere oder kürzere Zeit,
unter gleichzeitiger Anwendung von Streupulver oder Salicylzinkoxyd-
paste, bis zur Schälung der Haut (LASSAR). Sehr günstig wirkt oft die
täglich einmal vorzunehmende Betupfung mit 1 procentiger Sublimatlösung, die ebenfalls verschieden lange, bis zum Eintritt einer lebhafteren Reaction der Haut fortgesetzt wird. Alle diese Behandlungsmethoden müssen mehrfach wiederholt werden, ehe auf einen einigermassen dauernden Erfolg gerechnet werden kann. Inzwischen müssen
alle sich noch bildenden Knoten — in der ersten Zeit der Behandlung
treten in der Regel noch Nachschübe derselben auf — eröffnet werden.
Sehr feste Infiltrate, die bei der Scarification allein nicht weichen wollen,
werden am besten mit *Empl. Hydrarg.* bedeckt, welches die Resorption
derselben sehr beschleunigt. — Von grosser Wichtigkeit für die Verhütung der Recidive nach gelungener Beseitigung der Acne-Eruptionen
ist die *sorgfältige Pflege* der Haut, besonders die Reinhaltung derselben
durch regelmässige Seifenwaschungen, durch welche eben den Secret-

stauungen der Talgdrüsen sehr wesentlich vorgebeugt wird. — Bei vorhandener Chlorose sind selbstverständlich die entsprechenden internen Mittel anzuwenden.

Acne arteficialis. Ganz in derselben Weise, wie die Sebumpfröpfe bei der vulgären Acne, rufen bei der arteficiellen Acne von aussen in die Follikel gelangte Stoffe die Stauungs- und Entzündungserscheinungen hervor. Häufig kommen diese Verstopfungen der Follikel und Bildungen von Acneknoten bei der *Application des Theers*, besonders auf *stark behaarten Hautstellen* vor (*Theeracne*). Die Mitte eines jeden Knotens bildet ein schwarzer Punkt, die durch Theer verstopfte Follikelmündung. Die stärkere Entwickelung einer Theeracne macht den Weitergebrauch des Mittels unthunlich, da sonst eine dauernde Steigerung der Knotenbildung zu befürchten ist. Ganz ähnliche Acne-Eruptionen kommen bei den *Arbeitern in Paraffinfabriken* vor und ist diese besonders *Handrücken und Vorderarme* occupirende Affection in diesen Fabriken unter dem Namen *Paraffinkrätze* wohlbekannt. Und zwar übt nur das *Rohproduct* diesen irritirenden Einfluss auf die Haut aus, so dass diejenigen Arbeiter, welche nur mit dem bereits gereinigten Paraffin zu thun haben, nicht erkranken. VOLKMANN beschrieb zuerst die Entwickelung von Carcinomen aus diesen Reizzuständen der Haut und entspricht dieser merkwürdiger Weise auch meist am Scrotum vorkommende „*Paraffinkrebs*" vollständig dem Schornsteinfegerkrebs der Engländer. Ferner kann das *Petroleum* und besonders das aus rohem Petroleum hergestellte *Maschinenschmieröl* in derselben Weise acneartige Eruptionen veranlassen. — Bei allen diesen Erkrankungen ist selbstverständlich bei der *Behandlung* die *Entfernung der betreffenden Schädlichkeiten* von der grössten Bedeutung und genügt in der Regel allein, um die Heilung zu bewirken.

Acne cachecticorum. Weniger klar ist der Zusammenhang cachectischer Zustände mit Eruptionen von Acneknoten, die weniger im Gesicht, als auf dem *übrigen Körper* und ganz besonders an den *Unterextremitäten* auftreten und als *Acne cachecticorum* bezeichnet sind. Es stimmen diese Fälle allerdings mit der Thatsache überein, dass körperlich heruntergekommene Individuen überhaupt eine gewisse Neigung zu *pustulösen Exanthemen* haben. — In diesen Fällen ist natürlich bei der *Therapie* die *Aufbesserung des Allgemeinzustandes* in erster Linie zu berücksichtigen.

Acne varioliformis. Die Acne varioliformis (Acne necrotica, BOECK) zeigt in ihren Erscheinungen nicht unwesentliche Verschiedenheiten gegenüber der Acne vulgaris, so dass es zweifelhaft erscheinen kann, ob diese Krankheit zu der Gruppe der Acne zu rechnen ist. Da das Wesen dieser Krankheitsform aber vor der Hand noch unaufgeklärt ist, so soll sie zunächst noch an dieser Stelle besprochen werden. — Unglücklicher Weise wird der Name *Acne varioliformis* von französischen Autoren (zuerst von BAZIN) für eine ganz andere Krankheit, das *Molluscum contagiosum,* gebraucht.

Bei der in Deutschland als Acne varioliformis bezeichneten Krankheit treten Knötchen auf, deren Centrum im ersten Stadium von einem violetten, aus einer Menge feinster hämorrhagischer Pünktchen bestehenden Flecken eingenommen wird (C. BOECK). Sehr schnell wandelt sich der mittlere Theil in einen kleinen braunen Schorf um, der auffallend tief liegt und von einem schmalen und flachen rothen Wall umgeben ist. Diese durch eine mehr oder weniger tiefgehende Necrose der Cutis gebildeten Schorfe können linsengross und grösser werden. Nach einiger Zeit fällt der Schorf ab und hinterlässt eine seiner Grösse entsprechende, ebenfalls *stark vertiefte Narbe,* die ganz den nach Variolapusteln zurückbleibenden Narben gleicht.

Localisation. Die Acne varioliformis kommt fast nur auf der *Stirn und dem behaarten Kopfe* vor und zwar sind am häufigsten die obere Partie der Stirn nahe der Haargrenze und die an die Stirn grenzenden Theile der behaarten Kopfhaut ergriffen, wesshalb auch der Name *Acne frontalis* für die Krankheit vorgeschlagen ist. Von der Stirn kann sich der Process nach der *Schläfengegend* und bis nach dem *Wirbel über den behaarten Kopf* ausbreiten. Weniger häufig kommen Eruptionen auf anderen Theilen des Gesichtes, so auf der Nase und auf den Wangen, ferner auf dem Nacken vor und noch seltener sind dieselben auf dem Rücken, der Brust und den Oberarmen beobachtet worden.

Die Krankheit tritt gewöhnlich in *späteren Jahren* auf, als die Acne vulgaris, zeigt dann aber einen dieser ähnlichen Verlauf, indem stets wieder frische Eruptionen erfolgen, während die früheren mit Hinterlassung der oben beschriebenen Narbenbildungen abheilen, so dass gleichzeitig stets die verschiedenen Stadien zur Beobachtung gelangen. Wenn es nach längerem Bestande zur Bildung zahlreicher Narben gekommen ist, so ist allerdings die Aehnlichkeit mit einer mit Pockennarben bedeckten Haut eine grosse. — Bei der Diagnose ist die Möglichkeit einer Verwechselung mit *ulcerösem Syphilid* zu berücksichtigen; doch zeigen bei dem letzteren die Geschwüre einen fortschreitenden, serpiginösen Charakter, während bei Acne varioliformis die einzelnen Geschwüre nach Abstossung der Schorfe auch spontan stets heilen, ohne sich noch weiter zu vergrössern. — Ueber die Aetiologie der Acne varioliformis ist nichts bekannt. — Bei der Behandlung hat sich besonders die regelmässige Einreibung von *Ung. Hydrarg. praecip. albi* bewährt.

NEUNTES CAPITEL.

Sycosis.

Derselbe Krankheitsprocess, der auf nicht behaarten, resp. nur Lanugohärchen tragenden Hautstellen Acne hervorruft, bedingt auf den stark behaarten Körperstellen ein Krankheitsbild, welches schon seit alter Zeit mit dem Namen Sycosis (*Ficosis*) bezeichnet wird. Sowohl die klinische Erscheinung wie die anatomische Untersuchung lehrt, dass es sich bei letzterer Krankheit ebenfalls um eine gewöhnlich in Eiterung übergehende *Entzündung der Follikel und des perifolliculären Gewebes* handelt (*Folliculitis barbae*, KÖBNER). Immerhin muss es auffallend erscheinen, dass Acne sehr selten mit Sycosis combinirt vorkommt.

Die Sycosis befällt am häufigsten die behaarten Theile des *Gesichtes*, also *Oberlippe, Kinn und Wangen, Augenbrauen und Augenlidränder* (*Blepharadenitis ciliaris*), sehr viel seltener andere stark behaarte Stellen, die mit Vibrissen besetzten Theile der *Nasenlöcher*, die *Achsel- und Schamgegend* und am allerseltensten die *behaarte Kopfhaut*. Hieraus ergiebt sich bereits, dass, wenn wir von der Blepharadenitis absehen, fast ausschliesslich *Männer* von der Krankheit befallen werden. Es entstehen an den genannten Partien kleine, bis höchstens erbsengrosse, rothe, harte Knötchen, die stets von einem Haare durchbohrt sind und im Inneren eine kleine Eitermenge beherbergen. Indem die eiterige Schmelzung sich der Oberfläche nähert, bildet sich aus dem Knötchen eine *Pustel*, die ebenfalls noch von dem Haar in ihrer Mitte durchbohrt ist, vorausgesetzt, dass dasselbe nicht bereits ausgefallen ist. Der Eiter trocknet dann zu einer kleinen Kruste ein, nach deren Abstossung die Heilung mit Bildung einer kleinen Narbe eintritt, also genau derselbe Vorgang, wie wir ihn bei den Acneknoten kennen gelernt haben. Wird das Haar aus jüngeren Efflorescenzen ausgezogen, so zeigt sich die Wurzelscheide verdickt, oft sehr beträchtlich, und nicht glasig durchscheinend, wie beim normalen Haar, sondern undurchsichtig weisslich oder gelb in Folge starker Infiltration mit Eiterzellen.

Zuerst treten die Efflorescenzen einzeln und zerstreut auf. Dadurch aber, dass immer frische Knoten zwischen den älteren aufschiessen, rücken sich dieselben näher und bilden schliesslich zusammenhängende, mehr oder weniger umfangreiche Infiltrate, an denen die einzelnen

Knoten nicht mehr kenntlich sind und die an ihrer Oberfläche mit von Haaren durchbohrten Eiterbläschen und Krusten und mit Schuppen bedeckt sind. Derartige diffuse Infiltrate finden sich besonders häufig in der Mitte der Oberlippe, auf den direct unter der Nase gelegenen Theilen derselben. In seltenen Fällen sind auch papilläre Wucherungen beobachtet, relativ am häufigsten bei der ausnahmsweise vorkommenden *Sycosis capillitii*. — Indem durch die Vereiterung eine grosse Zahl von Follikeln verödet wird, ist nach sehr langem Bestande der Krankheit die befallene Hautpartie mit zahlreichen unregelmässigen Narben durchsetzt, die Haare sind meist verloren gegangen und nur hier und da ragt ein Haar aus einem intact gebliebenen Follikel hervor. In diesen Fällen ist selbstverständlich die bleibende Entstellung eine sehr beträchtliche. Aber auch schon im Beginne ist die Krankheit für die Patienten sehr lästig, da zumeist ja das Gesicht betroffen ist und ganz abgesehen von dem abstossenden Aussehen auch die Schmerzen, welche durch die Knoten und Infiltrate hervorgerufen werden, meist nicht unerhebliche sind. Diese steigern sich besonders, wenn sich umfangreichere *furunculöse Entzündungen* bilden, ein bei der gewöhnlichen Sycosis übrigens nicht sehr häufiges Vorkommniss.

Der Verlauf ist ein äusserst chronischer. Oft bleibt die Krankheit Jahre hindurch auf eine kleine Stelle beschränkt, jedenfalls vergeht stets eine längere Reihe von Jahren, ehe grössere Gebiete, etwa der ganze Bart, ergriffen werden. Dann kann das Leiden, wenn die Therapie nicht eingreift, durch Jahrzehnte bestehen bleiben, um schliesslich mit umfangreichen Narbenbildungen und Verödung fast sämmtlicher Follikel zu enden.

Die Prognose ist, falls die Verhältnisse eine energische und ausdauernde Behandlung gestatten, eine gute, da unter diesen Bedingungen wohl stets Heilung zu erzielen ist, wenn auch manchmal erst in einer längeren Zeit. Allerdings ist die Gefahr der häufigen Recidive im Auge zu behalten.

Die Diagnose hat sich, abgesehen von den Erscheinungen selbst, zunächst auf die Localisation zu stützen, indem die Sycosis nie die behaarten Stellen überschreitet. Schon hierdurch ist in vielen Fällen wenigstens von vornherein die Unterscheidung gegen eine Reihe anderer Krankheiten gegeben, welche sich nicht an diese Grenze halten, wie *Eczem, ulceröse Syphilis, Lupus, Herpes tonsurans*. Dann ist aber weiter zu berücksichtigen, dass einerseits grössere nässende Stellen, andererseits umfangreichere Ulcerationen bei der Sycosis stets fehlen, wodurch weitere Unterscheidungsmerkmale von den eben genannten Krankheiten gegeben sind. Von ganz besonderer Wichtigkeit ist die im Ganzen leichte Unterscheidung von *Herpes tonsurans*, besonders natürlich von der mit tiefen Infiltrationen einhergehenden Form desselben auf behaarten Stellen, der *Sycosis parasitaria* und dem *Kerion Celsi*. Bei der Besprechung dieser Krankheit soll näher hierauf eingegangen werden und an dieser Stelle sei nur erwähnt, dass schon der zeitliche Verlauf fast stets ein sicheres Unterscheidungsmerkmal abgiebt. Bei Sycosis parasitaria entstehen im Laufe einiger Wochen so umfangreiche und tiefgreifende Infiltrate, wie sie bei der eigentlichen, nicht parasitären Sycosis höchstens nach jahrelangem Bestande und selbst dann nur selten vorkommen.

Die **Aetiologie** ist für eine grosse Reihe von Sycosisfällen völlig unbekannt. In anderen Fällen ist ein voraufgegangenes *Ecsem* die Ursache der Krankheit. Aehnlich ist das Verhältniss in den nicht seltenen Fällen von *Sycosis der Oberlippe* bei *chronischer Rhinitis*, wo der dauernde Reiz des Secretes der Nasenschleimhaut die Ursache für die Follikelerkrankung abgiebt.

Therapie. Die erste Bedingung für eine möglichst schnelle Heilung des Uebels ist das *Rasiren des Bartes*, eine Procedur, vor welcher die Patienten gewöhnlich grosse, aber unberechtigte Furcht haben, denn die Schmerzen sind bei derselben in der Regel nicht erheblich, und die Eröffnung einiger Pusteln und Knoten durch das Messer ist nur von Vortheil. Nur bei wenig umfangreichen Erkrankungen kann man es versuchen, ohne Abnahme des Bartes durch Auflegen von *weisser Präcipitatsalbe* oder *Schwefelsalbe*, durch regelmässige energische *Seifenwaschungen* und *Epilation der Haare* aus den erkrankten Follikeln die Heilung herbeizuführen, die aber jedenfalls länger auf sich warten lässt, als wenn der Patient das Rasiren gestattet. Nach dem Rasiren ist ein *regulärer Salbenverband* mit *Ung. diachylon* oder einer ähnlichen Salbe anzulegen und durch eine Flanellkappe oder Maske gegen die Haut möglichst fest anzudrücken. Bei vielen Patienten kann man das Anlegen des Verbandes nur während der Nacht durchführen, da sie bei Tage nicht verbunden gehen können; natürlich wird dadurch die Heilung verzögert. Der Verband wird alle 12 oder 24 Stunden erneuert und dabei die Haut mit gewöhnlicher oder grüner Seife tüchtig abgeseift. Als drittes wichtigstes Heilmittel ist gleichzeitig stets die *Epilation* anzuwenden. Mit einer Cilienpincette werden die Haare einzeln gefasst und in der Richtung, in welcher sie aus der Haut hervorragen, hervorgezogen, welche Procedur, geschickt ausgeführt, nur mit mässigem Schmerz verbunden ist, während sie freilich, von ungeübter Hand gemacht, heftige Schmerzen erregen kann. Am besten wird täglich —

natürlich vor dem Rasiren — ein Bezirk von bestimmter Grösse, etwa thalergross, vollständig epilirt, so dass dann durch successives Weitergehen in einiger Zeit das ganze betroffene Hautgebiet von Haaren befreit ist. Die epilirten Haare werden stets wieder ersetzt. Die Epilation wirkt offenbar dadurch, dass die Follikel geöffnet werden und dem in ihnen angesammelten Eiter so ein Ausweg verschafft wird. Oft genug sieht man auch dem epilirten Haar ein Eitertröpfchen folgen. Grössere Knoten werden dabei noch zweckmässiger mit dem Messer geöffnet. — Unter dieser Behandlung sieht man in der Regel sehr schnell eine Besserung eintreten, die Infiltrate nehmen ab, es erscheinen nur noch wenige frische Pusteln; immerhin pflegen bis zur völligen Heilung selbst bei energischer und consequenter Anwendung der Kur etwa 1—3 Monate zu vergehen. Es treten oft spätere Recidive ein, besonders wenn die Patienten den Bart zu früh stehen lassen, was nie vor Ablauf eines Jahres nach der Heilung zu gestatten ist. — Auch die bei der Behandlung der Acne empfohlenen *Schwefel- und Resorcinsalben* sind bei Sycosis mit Vortheil zu verwenden; recht gut wirkt *Tannin-Schwefel-Vaseline* (1 : 2 : 20). — Von einigen Autoren ist bei Sycosis — übrigens auch bei Acne — die Anwendung des scharfen Löffels warm empfohlen.

ZEHNTES CAPITEL.
Furunculus.

Der **Furunkel** ist im Grunde genommen nichts weiter, als eine grosse Acnepustel und in der That entwickelt sich derselbe häufig genug aus einer solchen, so dass man in seinem Centrum eine von einem Haar durchbohrte Pustel findet. Oft ist aber anfänglich nichts von einer Pustel zu sehen, der Furunkel stellt dann eine rothe, harte, sehr empfindliche Anschwellung der Haut dar. Nach Verlauf von einigen Tagen zeigt sich auf der Spitze der Anschwellung unter der Oberhaut eine Eiteransammlung, nach deren spontaner oder künstlicher Eröffnung eine geringere oder grössere Menge von Eiter und bei den grösseren Furunkeln ein kleiner necrotischer Bindegewebspfropf entleert wird. Die hierdurch entstandene Höhle granulirt und es tritt in kurzer Zeit Heilung, stets mit Bildung einer Narbe, ein.

Die *Lieblingssitze* der Furunkel sind der *Nacken,* die *Achselhöhlen,* der *Rücken,* die *Umgebung der Analöffnung,* die *Nates* und *Oberschenkel,* es können aber, ausser auf den Flachhänden und Fusssohlen, gelegentlich an jeder Körperstelle Furunkel auftreten. — Bei empfindlichen Personen kommen in Folge eines Furunkels oft *Fiebererschei-nungen* vor, stets sind diese Bildungen aber wegen der *Schmerzen*, die manchmal sehr heftig sind und bei Bewegungen, durch Reibung an den Kleidern, vermehrt werden, sehr lästig.

Eine der häufigsten Ursachen der Furunkelbildung ist die *mecha-nische Irritation* der Haut durch die Kleidungsstücke und hierfür sprechen ja bereits die Prädilectionssitze, denn gerade an diesen Stellen ist die Haut diesen Einflüssen am meisten ausgesetzt. Ganz ähnlich verhält es sich mit den Furunkelbildungen bei mit Jucken und Kratzen verbundenen Hautkrankheiten, so bei *Scabies*, bei der Anwesenheit von *Kleiderläusen.* Auch nach der Abheilung dieser Krankheiten, ebenso nicht selten nach *Ecsemen*, tritt Furunkelbildung als Nachkrankheit auf. Häufig bilden sich auch bei ausgebreiteter *Acne*, besonders auf dem Rücken, einzelne Furunkel. Ferner treten oft Furunkel nach der Anwendung verschiedener, die Haut reizender Mittel auf, z. B. nach Anwendung von *Chrysarobin.* Dass aber ausserdem bei der Bildung der Furunkel ein *infectiöses Agens* eine wesentliche Rolle spielen muss, zeigt die manchmal beobachtete Uebertragung auf Familienmitglieder oder sonst zusammenlebende Personen und die gelegentlich fast epi-demieartig auftretende Häufung der Fälle. — Diesen äusseren Ursachen gegenüber steht die *Disposition* für Furunkelbildung, welche bei einigen inneren Erkrankungen auftritt, so bei *Diabetes,* bei *cachectischen Zu-ständen,* bei den *langwierigen Darmkatarrhen kleiner Kinder.* Dann tritt eine solche Neigung zu multiplen Furunkelbildungen, eine *Furun-culosis,* öfters auch bei scheinbar gesunden Individuen, besonders um die *Zeit der Pubertätsentwickelung* auf. In solchen Fällen kommt oft Monate und selbst Jahre lang ein Furunkel nach dem anderen, vielfach immer wieder in derselben Körpergegend, in anderen Fällen bald hier, bald dort auftretend. Schliesslich kommen solche Kranke durch das sich immer wiederholende Fieber, durch die in Folge von Schmerzen schlaflosen Nächte erheblich herunter.

Die **Therapie** hat natürlich zunächst eine Beseitigung der inneren Ursachen, falls solche vorhanden, anzustreben. Gleichzeitig mit dieser und in der Mehrzahl der Fälle allein ist aber die *locale Behandlung* von der grössten Wichtigkeit. Bei umfangreicherer eiteriger Schmel-zung im Centrum des Furunkels kürzt die *Eröffnung durch Schnitt* die schmerzhafte Periode erheblich ab und beschleunigt die Heilung, im Allgemeinen ist aber vor dem zu eifrigen Incidiren der Furunkel zu warnen, da die Heilungsdauer dadurch gewöhnlich keineswegs ab-gekürzt wird, dagegen ist die Anwendung *warmer Umschläge* sehr zu empfehlen. Das wichtigste ist die *Verhütung der Reibung* der Kleidungsstücke. Dies wird am besten durch Bedeckung der Furunkel mit einem indifferenten *Pflaster* (*Empl. saponatum*, auf weiches Leder gestrichen, *Empl. adhaesivum americanum*) erreicht. Bei mässig grossen Furunkeln hören die Schmerzen nach der Bedeckung gewöhnlich sofort auf, Infiltration und Entzündung nehmen rasch ab, und nach Entleerung einer kleinen Menge Eiters — natürlich muss das Pflaster öfters gewechselt werden — tritt Heilung ein. Besonders wichtig ist, dass die Furunkel *schon im Beginn ihrer Entwickelung* in dieser Weise behandelt werden und dass die Patienten sich daran gewöhnen, schon den kleinsten, sich eben bildenden Knoten mit Pflaster zu bedecken. So gelingt es in der Regel, die Entwickelung grösserer Furunkel vollständig zu verhindern. — Weniger zuverlässig sind die bei Neigung zu Furunkelbildung vielfach empfohlenen Bäder mit Alaun oder Soda (1—2 Pfund pro balneo), dagegen sind *Brunnenkuren* (Kissinger oder ähnliche Wässer) oft von guter Wirkung. — In einer nicht ganz kleinen Anzahl von Fällen hartnäckiger Furunkulose habe ich von der inneren Darreichung des *Arsen* (Sol. Fowl. 0,5—1,0 pro die) eine auffallend günstige Wirkung gesehen. So schwer es ist, hierfür eine Erklärung zu geben, so waren doch die Erfolge dieser Behandlung so eclatante, dass ich einen Zweifel an der Wirksamkeit derselben für ausgeschlossen halten möchte.

Als **Karbunkel** (*Carbunculus*) bezeichnen wir eine dem Furunkel ganz analoge Bildung, bei der es aber zu einer *umfangreicheren Necrotisirung* des Unterhautbindegewebes gekommen ist und bei der dann auch stets die Haut in geringerer oder grösserer Ausdehnung gangränös wird, oft an mehreren Stellen, so dass sie siebartig durchlöchert erscheint. Diese Bildungen, die stets *erhebliche Störungen der allgemeinen Gesundheit* hervorrufen und oft das *Leben in hohem Grade gefährden*, erfordern eine möglichst frühzeitige und sorgsame chirurgische Behandlung, ausgiebige kreuzweise oder multiple Incisionen, tiefgehende Auskratzung mit dem scharfen Löffel und energische Anwendung antiseptischer Mittel.

ELFTES CAPITEL.
Milium.

Durch temporäre oder dauernde Verschliessung der Ausführungsgänge der Hautfollikel entstehen *Retentionsgeschwülste,* die als *Milien* und *Atherome* bezeichnet werden und zwischen denen, wie seiner Zeit

Virchow nachgewiesen hat, ein anderer wesentlicher Unterschied, als der der Grösse, nicht besteht.

Milium oder *Hautgries* werden jene kleinen grieskorn- bis höchstens hanfkorngrossen Geschwülstchen genannt, die die Haut überragen und nur von Epidermis überlagert sind, durch welche ihre weisse Farbe deutlich durchscheint. Sie entwickeln sich besonders an Stellen, wo die Haut zart und mit feinsten Lanugohärchen besetzt ist, deren Haarbälge noch innerhalb der Haut und nicht im Unterhautgewebe liegen. Die *Lieblingssitze* der Milien sind daher die *Augenlider* und die *angrenzenden Theile* der *Wangen* und *Schläfen*, ferner die mit *zarter Haut bekleideten Theile der Genitalien*. An diesen Stellen finden sich die Milien oft in ausserordentlich grosser Anzahl, so dass die Haut vollständig damit besäet erscheint. Aber auch an anderen Körperstellen, natürlich ausser den Flachhänden und Fusssohlen, kommen Milien oft in grosser Anzahl vor, besonders auf *Brust* und *Rücken* bei gleichzeitig bestehender Acne. Vielfach entwickeln sich dieselben neben *Narben*, oft in regelmässiger Weise zu beiden Seiten der Narbe, was so zu erklären ist, dass durch die Verletzung Theile von Follikeln abgetrennt und durch die Narbe später verschlossen sind. Auch nach dem Abheilen von *Pemphigusblasen* ist das Auftreten zahlreicher Milien beobachtet worden.

Der *Inhalt der Milien* besteht im Wesentlichen aus geschichteten Epidermiszellen und Fettbestandtheilen; ab und zu finden sich in denselben auch Lanugohärchen. Andere Erscheinungen, als die bei sehr starkem Auftreten im Gesicht allerdings ganz beträchtliche Entstellung, werden durch die Milien nicht hervorgerufen.

Die Therapie kann nur in der mechanischen Entfernung bestehen, die ausserordentlich leicht dadurch zu bewerkstelligen ist, dass die über den kleinen Geschwülsten gelegene Epidermis mit einem spitzen Messer eingeritzt wird, wonach das Milium als kleines weisses Korn leicht ausdrückbar ist. Sehr oft üben die Kranken selbst diese Therapie aus, indem sie sich die Milien mit den Fingernägeln herauskratzen.

ZWÖLFTES CAPITEL.

Atheroma.

Das Atherom unterscheidet sich vom Milium zunächst dadurch, dass es unter der Haut liegt, so dass die Haut über demselben in der Regel verschieblich ist. Diese Eigenthümlichkeit wird dadurch bedingt, dass sich die Geschwulst aus Follikeln, welche die Haut bis in das Unterhautzellgewebe durchdringen, entwickelt. Die Atherome finden sich daher am häufigsten und oft in grösserer Anzahl auf dem *behaarten Kopfe,* weil die den Kopfhaaren angehörenden Follikel alle die eben erwähnte Eigenschaft besitzen. Bei der Präparation lässt sich stets ein Stiel, durch welchen die Geschwulst mit der Haut zusammenhängt, nachweisen, der meist obliterirte Ausführungsgang des ursprünglichen Follikels. Die Atherome können bis faustgross werden. Ihr *Inhalt* besteht ebenfalls grossentheils aus Epidermiszellen und Fetttheilen, Cholestearintafeln, und kann bei sehr langem Bestehen verkalken. Eingeschlossen wird derselbe von einer derben Bindegewebsmembran, welche die Wand des cystisch entarteten Follikels darstellt. — Eine dauernde Entfernung ist nur durch *Exstirpation des ganzen Sackes* möglich.

ACHTER ABSCHNITT.

ERSTES CAPITEL.
Alopecia congenita.

In sehr seltenen Fällen ist eine gewissermassen als Revers der später zu besprechenden Hypertrichosis zu betrachtende *angeborene vollständige Haarlosigkeit* beobachtet, die entweder nur einige Monate oder Jahre anhielt, um dann allmälig einem normalen Haarwachsthum Platz zu machen, oder in anderen Fällen dauernd bestehen blieb. Bei der angeborenen Kahlheit sind, ähnlich wie auch bei der Hypertrichosis, *Zahndefecte* beobachtet worden. Dass auch bei dieser Anomalie die *Erblichkeitsverhältnisse* eine grosse Rolle spielen, geht schon aus der Thatsache hervor, dass sie mehrfach bei *Geschwistern* constatirt wurde.

Weniger selten scheint eine *angeborene partielle Kahlheit* vorzukommen, die sich durch das Vorhandensein kleinerer oder grösserer haarloser Stellen manifestirt, welche nur entsprechend dem allgemeinen Wachsthum sich vergrössern.

ZWEITES CAPITEL.
Alopecia areata.

Bei der **Alopecia areata** (*Area celsi, Pelade* der Franzosen) treten auf behaarten Theilen, am häufigsten auf dem *behaarten Kopfe,* kahle

Stellen auf, die sich peripherisch vergrössern und nach einiger Zeit runde oder ovale haarlose Scheiben bilden. In manchen Fällen bilden sich nur einige wenige, in anderen zahlreiche kahle Stellen. So lange die Krankheit fortschreitet, erscheinen die im Uebrigen unveränderten Haare der dem kahlen Fleck unmittelbar angrenzenden Zone gelockert und folgen dem leichtesten Zuge. Manchmal finden sich im Bereich der kahlen Stellen einzelne kurze, leicht ausziehbare Haarstümpfe. Die Haut der haarlosen Stellen ist unverändert, nicht mit Schuppen be-

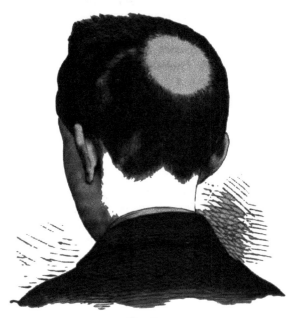

Fig. 3.

Alopecia areata.

deckt, sehr blass und manchmal etwas verdünnt. Nicht ohne Einfluss auf das Entstehen der letzterwähnten Erscheinungen ist jedenfalls das Fehlen der nicht unbeträchtlichen Antheile der Haare, die innerhalb der Haut liegen. — Die Sensibilität der haarlosen Stellen ist völlig intact.

Indem die kahlen Stellen sich allmälig vergrössern, werden sie zu thaler- und fünfmarkstückgrossen Scheiben, die nun häufig mit benachbarten Stellen sich berühren und mit diesen confluiren, wodurch dann Acht- und Kleeblattformen entstehen. Schliesslich kommt es durch die allmälige Vergrösserung und das Zusammenfliessen zahlreicher kahler

Stellen zur Bildung grosser, den halben oder fast den ganzen behaarten Kopf einnehmender kahler Herde, die aber an der Grenze gegen die noch behaarte Haut stets die nach *aussen convexen Linien*, die Theile der ursprünglichen Kreise erkennen lassen.

Die häufigste Localisation ist, wie schon oben erwähnt, der *behaarte Kopf*, doch kommen kahle Stellen auch auf anderen Theilen, so im *Barte*, entweder mit oder auch ohne ebensolche auf der Kopfhaut vor, und in einzelnen Fällen breitet sich die Krankheit über den *ganzen Körper* aus.

Der Verlauf der Alopecia areata gestaltet sich in der Mehrzahl der Fälle derart, dass, nachdem die kahlen Stellen eine gewisse, in den einzelnen Fällen sehr verschiedene Grösse erreicht haben, der weitere Haarausfall aufhört und nach einiger Zeit auf den kahlen Stellen theils am Rande, theils aber auch im Inneren „büschelförmig" (MICHELSON), frischer Haarwuchs auftritt, und zwar zunächst feine, helle, lanugoartige Haare, die später wieder durch starke und normal gefärbte Haare ersetzt werden.

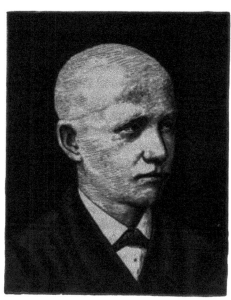

Fig. 4.
Totale Kahlheit, durch Alopecia areata entstanden.[1]
(Nach MICHELSON.)

Nach einer Zeit von einigen Monaten bis zu ein und zwei Jahren, je nach der Ausdehnung, welche der Haarausfall erreicht hatte, sind die kahl gewesenen Stellen wieder in völlig normaler Weise behaart und ist somit eine jede Spur des Leidens verschwunden. Sehr selten ist nach völliger Heilung, manchmal nach einer längeren Reihe von Jahren, nochmals ein *Recidiv* aufgetreten. — Diesen „*benignen*" Fällen steht die glücklicher Weise sehr seltene „*maligne*" Alopecia areata gegenüber, bei welcher der Haarausfall nicht zum Stillstand kommt, nach-

---

1) Bei diesem Patienten ist, laut freundlicher Mittheilung des Herrn Dr. MICHELSON, jetzt nach 15—16 jähriger Kahlheit der Haarwuchs wiedergekehrt.

dem er eine gewisse Ausdehnung erreicht hat, sondern unaufhaltsam
weiterschreitet, nicht nur den Kopf, sondern auch den Bart, die Augenbrauen, die Schamhaare, selbst die Cilien, kurz sämmtliche Haare
tragende Theile des Körpers betrifft und schliesslich zu einer *absoluten*
allgemeinen Kahlheit führt.

Diese Form der Krankheit stellt ein sehr schweres Leiden dar,
indem sie die Kranken, wie die vorstehende Fig. 4 besser als jede Beschreibung zeigt, aufs äusserste entstellt und sie durch ihr höchst auffallendes und widerwärtiges Aeussere vielfach spöttischen Bemerkungen
preisgiebt, so dass sie sich schliesslich von jedem Verkehr zurückziehen
und sogar bis zum Selbstmord getrieben werden können.   Von noch
schwererer Bedeutung wird das Leiden dadurch, dass die Wiederherstellung des Haarwuchses viel länger, als bei der milden Form, auf
sich warten lässt und in einzelnen Fällen vielleicht überhaupt nicht
eintritt.   Immerhin ist die Prognose nie absolut schlecht zu stellen,
denn nach 35 jährigem Bestehen vollständiger Kahlheit ist noch ein
völliger Wiederersatz der Behaarung gesehen worden (MICHELSON).
Bei der milderen Form ist die Prognose stets gut, doch ist es im
Beginne der Erkrankung eben unmöglich, zu sagen, ob es bei der
benignen Form bleiben wird, oder ob sich die maligne entwickeln wird,
erst beim Beginn des frischen Haarwachsthums auf den kahlen Stellen
ist die Entscheidung in ersterem Sinne möglich.

Die Diagnose ist nicht zu verfehlen.   Von *Herpes tonsurans* unterscheidet sich die Alopecia areata durch das Fehlen von Schuppen und
Krusten, von *Lupus erythematodes, Favus, kahlen Narben* nach *Syphilis*
und *anderen ulcerösen Processen*, ganz abgesehen von allen anderen
Unterschieden, allein schon dadurch, dass die Kopfhaut an und für
sich bei Alopecia areata *absolut normal* bleibt, abgesehen von der
manchmal hervortretenden, vielleicht mehr scheinbaren Verdünnung,
während sie bei allen diesen Krankheiten mehr oder weniger hochgradige
Veränderungen zeigt.   Im Stadium der wiederkehrenden Behaarung ist
manchmal eine Verwechselung mit *Vitiligo* (*Poliosis circumscripta*)
möglich, da die zuerst auf den kahlen Herden wiederwachsenden Haare
oft ganz hell sind.   Doch sind bei Alopecie die Haare gleichzeitig feiner
und spärlicher, als die Haare auf den intact gebliebenen Kopfpartien,
während bei Vitiligo auf den weissen Stellen die Behaarung im Ganzen
ebenso reichlich ist und die einzelnen Haare ebenso stark sind, wie auf
den umgebenden normalen Theilen der Kopfhaut.

Die Aetiologie ist noch nicht hinreichend aufgeklärt.   Mehrfach
hat man geglaubt, die Ursache der Krankheit in der Anwesenheit *pflanz-*

licher Parasiten zu finden und es sind eine Reihe verschiedener Pilze angeschuldigt worden, die Alopecia areata hervorzurufen. An der Richtigkeit dieser Pilzbefunde ist nicht zu zweifeln, wohl aber an der ihnen vindicirten Bedeutung für die Aetiologie der Alopecia areata, zum Theil ist bereits nachgewiesen, dass jene Pilze und Bacterien sich auch bei normalen oder anderweitig erkrankten Haaren finden. — Von anderer Seite ist die Alopecia areata als *Trophoneurose* angesehen worden und ist häufiges, oft prodromales Auftreten von Kopfschmerzen als Bestätigung hierfür angeführt worden. Nach unseren Erfahrungen fehlen allerdings in den meisten Fällen schmerzhafte Erscheinungen gänzlich. — Zu erwähnen ist noch, dass beim männlichen Geschlecht die Alopecia areata häufiger vorkommt, als beim weiblichen.

Von der grössten Bedeutung für die Beurtheilung der Aetiologie ist natürlich die Frage nach der *Contagiosität* der Alopecia areata. Während ich mich bisher nach meinen Erfahrungen auf das Entschiedenste gegen die Contagiosität aussprechen konnte — und ich muss bekennen, dass ich selbst auch heute noch keinen Fall von Uebertragung beobachtet habe —, so sind doch neuerdings so zahlreiche Beobachtungen von epidemieartigem, nur auf Uebertragung zurückzuführendem Auftreten veröffentlicht worden, dass an der Thatsache der Uebertragbarkeit einer unter dem Bilde der Alopecia areata verlaufenden Krankheit nicht mehr gezweifelt werden kann. Besonders aus Frankreich sind eine Reihe derartiger Vorkommnisse berichtet; so kamen bei den Soldaten eines französischen Regimentes in kurzer Frist 80 Fälle zur Beobachtung. Auch aus Deutschland ist über eine kleine Epidemie berichtet (EICHHOFF). Unter den Beobachtern sind Forscher ersten Ranges und an eine etwaige Verwechselung mit Herpes tonsurans ist in der That nicht mehr zu denken. Zur Zeit ist daher nur die Auffassung möglich, dass unter demselben, wenigstens nach den heutigen Kenntnissen nicht zu unterscheidenden klinischen Bilde zwei verschiedene Affectionen verlaufen, von denen die eine vielleicht trophoneurotischer, die andere parasitärer Natur ist.

Therapie. Wir sind durch kein Mittel im Stande, den Haarausfall zum Stillstand zu bringen und ebensowenig den neuen Nachwuchs zu beschleunigen, auch die in letzterem Sinne erfolgte Empfehlung des *Pilocarpin* hat sich als unbegründet erwiesen. Daher ist eine Behandlung eigentlich überflüssig, besonders da in der Mehrzahl der Fälle in nicht zu langer Zeit spontan eine völlige Heilung eintritt. In der Regel ist aber, ut aliquid fiat, etwas anzuwenden und wird gewöhnlich *Ol. Macidis* (Ol. Macidis 2,0, Ol. Oliv. opt. 25,0) oder ein ähnliches leicht

reizendes Mittel verordnet. Neuerdings sind *Abreibungen* mit *Salzlösung*
oder *Salzbäder* (5 Proc.) als günstig wirkend empfohlen (MICHELSON).
Bei Alopecia universalis ist natürlich das Tragen einer Perücke nothwendig. — Für die parasitäre Alopecia areata würden die entsprechenden Mittel, *Sublimatwaschungen* und Aehnliches, in Anwendung kommen
müssen. — Während beim Vorhandensein einer Epidemie natürlich
Isolirung der Kranken und Desinfection der etwa die Ansteckung ver-
mittelnden Gegenstände, Kämme, Bürsten, Scheren, Bettbezüge u. s. w.
am Platze sind, ist von der Durchführung dieser Massregeln, besonders der Isolirung, bei einzeln auftretenden Fällen wegen der darin
liegenden grossen Härte, z. B. bei Schulkindern, abzusehen.

DRITTES CAPITEL.
Alopecia pityrodes.

Die Alopecia pityrodes gehört zu den am häufigsten vorkommenden
Krankheiten der behaarten Kopfhaut und ist als wichtigste Ursache
der vorzeitigen Kahlheit von nicht geringer Bedeutung. Die Krankheit
beginnt fast nie vor dem Eintritt der Pubertätsentwickelung und macht
sich zunächst durch eine Anhäufung trockener weisslicher Schuppen
auf der Kopfhaut bemerklich, die beim Kämmen, Kratzen u. s. w. abfallen und in den hochgradigeren Fällen stets Kragen und Schultern
als grober weisser Staub bedecken (*Pityriasis capitis, Seborrhoea sicca*).
In anderen Fällen, zumal bei reichlicher Anwendung von Pomade und
Oel, bilden die Schuppen eine weichere, sich fettig anfühlende, der
Kopfhaut aufliegende gelbliche Schicht. Subjectiv besteht dabei gewöhnlich ein mässiges Juckgefühl. Nachdem diese Erscheinungen einige
Jahre bestanden haben, treten Störungen des Haarwachsthums hervor,
die sich zunächst in einer Zunahme des Haarausfalles documentiren.
Nach einiger Zeit beginnt das Kopfhaar sich in deutlicher Weise zu
lichten und zwar zuerst an den *mittleren Partien der Kopfhaut,* welche
Stelle überhaupt der Prädilectionsort der durch Pityriasis capitis bedingten Alopecie ist. Im weiteren Verlauf treten an Stelle der immer
spärlicheren starken Haare feinere, lanugoartige Haare unter gleichzeitiger Abnahme der Schuppung und schliesslich kommt es zur Bildung einer „Glatze“, die aber selbst in den hochgradigsten Fällen ebenfalls nur die *mittleren Partien der Kopfhaut* einnimmt, während die
seitlichen und hintersten Theile der Kopfhaut eine vielleicht etwas ge-
lichtete, aber doch noch mehr oder weniger ansehnliche Behaarung

zeigen. In diesem Stadium hat die Schuppenbildung gänzlich aufgehört, die Kopfhaut erscheint, soweit sie kahl ist, glatt, glänzend.

Die **Prognose** ist bezüglich des Wiederersatzes der einmal verlorenen Haare im Ganzen und Grossen ungünstig zu stellen. Dagegen gelingt es meist bei sorgfältiger und ausdauernder Behandlung, die Seborrhoe zu beseitigen und damit wenigstens das weitere Fortschreiten des Haarausfalles zu verhüten.

Die **Diagnose** hat sich zunächst auf die *Anwesenheit von Schuppen* zu stützen gegenüber den anderen, ohne Schuppenbildung auftretenden Alopecien. Ferner ist die *Localisation* des Haarausfalles von grosser Wichtigkeit, die ohne Weiteres die Unterscheidung z. B. von den *diffusen symptomatischen Alopecien* ermöglicht.

Aetiologie. Am häufigsten lässt sich als prädisponirendes Moment *Erblichkeit* nachweisen. Weiter ist hier noch die auffallende Thatsache anzuführen, dass hauptsächlich *Männer, verhältnissmässig selten Frauen* von dem Uebel befallen werden. Eine *Disposition* für die Alopecia pityrodes entsteht ferner durch das Ueberstehen von Infectionskrankheiten und anderen erschöpfenden Krankheiten (Typhus, Syphilis, schwere Puerperien) und durch Chlorose.

Therapie. Von der grössten Wichtigkeit ist die Behandlung der Seborrhoea capitis, bevor es zum Auftreten der Alopecie gekommen ist, und verweise ich hier auf das betreffende Capitel dieses Lehrbuches. Empfehlenswerth sind ferner regelmässige Waschungen mit *Spiritus saponatokalinus,* denen jedesmal eine gründliche Einfettung des Haarbodens mit Olivenöl zu folgen hat. Als Reizmittel ist das Abreiben der Kopfhaut mit einem mit Salzwasser getränkten Lappen empfohlen. Die Wirksamkeit des ebenfalls gegen diese Form der Alopecie wie gegen Alopecia areata angewandten *Pilocarpin* scheint dagegen zweifelhaft zu sein.

VIERTES CAPITEL.
Alopecia symptomatica.

Ein symptomatischer Haarschwund tritt zunächst bei einer Reihe von Erkrankungen der Kopfhaut auf und ist hier durch die Veränderung des Haarbodens direct bedingt. Als wichtigste dieser Krankheiten sind alle *ulcerösen Processe,* die die behaarte Kopfhaut treffen können, weiter auch die *nicht ulcerirenden tertiären Syphilide, Lupus vulgaris,* noch häufiger *Lupus erythematodes, Favus* zu nennen. Hier erklärt sich der Haarausfall einfach durch die Zerstörung der Haarfollikel.

Eine ganz andere Kategorie von Fällen bilden die Alopecien in Folge *allgemeiner, den Körper schwächender Einflüsse.* Vor Allem kommen hier die *Infectionskrankheiten* in Betracht, zunächst die *acuten Infectionskrankheiten, Typhus, Scharlach, Variola* u. s. w., dann aber auch die chronischen, besonders die *Syphilis.* In diesen Fällen ist die Alopecie die Folge der allgemeinen und daher auch die behaarte Haut treffenden Ernährungsstörung und steht auf derselben Stufe mit der unter denselben Bedingungen öfter auftretenden Alteration der Nagelbildung. Diese Alopecien betreffen meist die Kopfhaut in ganz *diffuser Weise,* so dass entweder — in selteneren Fällen — ein völliger Ausfall oder nur eine den ganzen Kopf betreffende Lichtung der Haare eintritt. Die Prognose ist bei den acuten Infectionskrankheiten meist günstig, bei Syphilis lässt der Ersatz der ausgefallenen Haare oft lange auf sich warten, tritt aber in der Regel doch ein. — Hier ist natürlich von den Fällen ganz abgesehen, in welchen nach diesen Krankheiten in mittelbarer Weise durch die als Folgeerscheinung auftretende Seborrhoea capitis eine Alopecie bedingt wird.

Im Anschluss hieran ist die **Alopecia senilis** zu erwähnen, bei der die *Altersveränderungen der Haut,* in erster Linie wohl die durch die Arterienverengerung bedingte Mangelhaftigkeit der Ernährung, den Haarschwund hervorrufen. Derselbe beginnt gewöhnlich auf der *Höhe des Scheitels* und dehnt sich von da allmälig nach vorn und hinten und nach den Seiten aus. Die Bart- und Schamhaare werden von der senilen Alopecie nur in geringem Grade betroffen.

Auch in viel früheren Jahren kommt schon ein Kahlwerden ohne irgend welche ersichtlichen Ursachen vor, welches man als **Alopecia praesenilis** bezeichnet hat. In diesen Fällen lässt sich fast immer *Heredität* nachweisen, so dass dieselben eigentlich besser der angeborenen Haarlosigkeit als auf *ererbter Prädisposition beruhende Alopecie* zugesellt werden.

<hr>

FÜNFTES CAPITEL.
Canities.

Das **Grau- und Weisswerden der Haare** ist bis zu einem gewissen Grade ein normaler Vorgang und tritt als eine der regelmässigen senilen Veränderungen im höheren Alter auf, entweder bei allen oder nur bei einer grösseren oder kleineren Anzahl von Haaren. Diese Farbenveränderung tritt gewöhnlich zuerst an den *Barthaaren* und den *Haaren der Schläfengegend* auf, um sich später auch über die anderen Theile zu verbreiten. Bedingt wird das Weisswerden durch das Verschwinden des Pigments und durch das Auftreten von Luft in der Marksubstanz.

Als pathologisch ist dieser Vorgang aber zu betrachten, wenn er in einem *früheren Alter* auftritt, was häufig vorkommt und wobei der Haarwuchs sonst völlig intact sein kann. Schon im Alter von dreissig Jahren ist das Haar oft vollständig grau melirt. Vielfach beruht diese Erscheinung auf *erblicher Anlage*, dann aber ist nicht zu bestreiten, dass lange anhaltende *psychische Depressionen, Kummer, Sorgen* u. s. w. das ja auch sprichwörtliche „*Bleichen der Haare*" verursachen können. Von ganz besonderem Interesse sind die Fälle von *plötzlichem Ergrauen der Kopfhaare*, zumal wegen der vielfach ihrer Glaubwürdigkeit entgegengebrachten Zweifel. Indess, es sind Fälle durch sicherste Beobachtung genau constatirt, bei denen in Folge irgend welcher *heftiger psychischer Eindrücke* in ganz kurzer Zeit, in *einer Nacht*, die Haare grau geworden sind. Derartige Fälle sind bei Menschen vorgekommen, die sich in unmittelbarste Lebensgefahr versetzt sahen, bei zum Tode Verurtheilten, bei tiefem psychischen Schmerz. Neuerdings ist z. B. berichtet, dass bei dem Erdbeben auf Ischia solche Fälle von plötzlichem Ergrauen vorgekommen seien. Hier ist eine andere Erklärung kaum möglich, als dass durch plötzlich auftretende Anfüllung der Marksubstanz mit Luft dieser Farbenwechsel hervorgerufen sei, und es entsprechen dieser Annahme auch die bei der Untersuchung derartiger Haare gewonnenen Befunde. — Sehr merkwürdig sind jene äusserst seltenen Fälle von *Ringelhaaren*, bei denen abwechselnd helle und dunkle Stellen sich folgen. Auch hier finden sich an den hellen Stellen Luftansammlungen im Inneren der Haare. Eine Erklärung für das Auftreten dieser Veränderung lässt sich nicht geben.

Das im Anschluss an die Pigmentatrophien der Haut auftretende Weisswerden der Haare soll bei diesen Krankheiten besprochen werden.

Die Therapie dieser Zustände, die *künstliche Haarfärbung*, gehört wohl mehr in den Wirkungskreis des Haarkünstlers, als in den des Arztes, zumal eine grosse Uebung erforderlich ist, um jedesmal die gewünschte Nuance hervorzubringen. Als bekannteste Mittel mögen nur das jedenfalls unschädliche, aber auch wenig wirksame *Ol. nuc. jugland.* und das *Argentum nitr.* in je nach dem gewünschten Farbeneffect verschieden concentrirter Lösung angeführt werden.

SECHSTES CAPITEL.

Trichorrhexis nodosa.

Sehr häufig kommen **Spaltungen des Haares** an seinem freien Ende vor, die offenbar durch den nicht mehr genügenden Zusammenhalt der Haarzellen in Folge mangelhafter Ernährung des Haares bedingt werden. Von grösserer Wichtigkeit sind die Spaltbildungen, die nicht nur am freien Ende, sondern auch im Verlauf des Haarschaftes auftreten und die eine zuerst von BEIGEL und WILKS beschriebene und dann von KAPOSI als **Trichorrhexis nodosa** bezeichnete Affection der Haare bedingen. Am häufigsten ist dieselbe an den *Barthaaren* beobachtet,

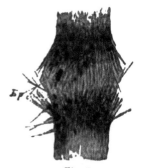

Fig. 5.

Auffaserung des Haarschaftes bei Trichorrhexis nodosa, 330fache Vergrösserung. *Kp*: Kohlenpartikelchen. (Nach MICHELSON.)

doch kommt sie auch an den Haaren anderer Körpergegenden vor und fällt an den ersteren wohl nur wegen der Dicke der Haare mehr auf. Gewöhnlich sind nur einzelne Stellen, und zwar meist symmetrisch gelegene, befallen. An den erkrankten Haaren zeigen sich weisslichgraue Knoten, welche den unteren, der Wurzel nächstgelegenen Theil des Haarschaftes frei lassen, während sie am oberen Theile oft zu mehreren, 5, 6 und darüber vorkommen. Sind viele Haare befallen, so ist die Erkrankung ohne Weiteres auffallend und es macht den Eindruck, als ob die Haare mit Schmutzpartikelchen oder Speiseresten oder mit Eiern von Läusen (Nissen) bedeckt wären, was natürlich für den Patienten höchst unangenehm ist. Vielfach sind die Haare an einer derartigen Auftreibung abgeknickt oder abgebrochen, und bildet in letzterem Falle die Anschwellung das Ende des Haares.

Die *mikroskopische Untersuchung* zeigt, dass an der Anschwellung die Haarsubstanz aufgefasert ist, in der Weise, dass das Bild zweier ineinander gesteckter Pinsel entsteht. Die Markzellen zeigen in der Gegend der Anschwellungen stärkere Fetteinlagerung. Ausserdem finden sich noch öfter auf grössere Strecken longitudinal gespaltene Haare. Der mikroskopische Befund erklärt zunächst die Knickung und weiter das Abbrechen der Haare an den aufgefaserten und daher weniger widerstandsfähigen Stellen. Ferner ist die starke Fetteinlagerung als wesentlich in ätiologischer Hinsicht angesehen worden (EICHHORST), indem durch dieselbe auf rein mechanischem Wege die Auftreibung der Rindensubstanz und Auseinandersprengung der Rindenzellen zu Stande kommen soll. Von anderer Seite (WOLFFBERG) sind *äussere Einflüsse*, Reiben der Barthaare, als geeignet zur Hervorrufung der Trichorrhexis angeführt worden, doch dürfte dies keineswegs für alle Fälle gelten. Einmal ist Erblichkeit des Leidens beobachtet worden.

Therapie. Das Rasiren ist nicht geeignet, eine dauernde Heilung herbeizuführen, wie vielfach angegeben wurde, indem die nach einiger Zeit wiederwachsenden Haare, nachdem sie eine gewisse Länge erreicht haben, auch wieder dieselben Knotenbildungen zeigen. Mehr Erfolg ist durch *sorgfältige Pflege der Haare*, regelmässige Waschungen mit Seife und darauf folgende Einfettung (mit irgend einer Fettsalbe oder Brillantine) zu erzielen.

SIEBENTES CAPITEL.
Hypertrichosis.

Die **abnorm starke Behaarung** ist entweder *angeboren*, resp. dieselbe beruht auf einer *angeborenen Anlage* oder sie wird in Folge von Ursachen, die sich erst während des extrauterinen Lebens geltend machen, *erworben.* — Die angeborene Hypertrichosis kann universell oder partiell sein, die erworbene Hypertrichosis tritt stets nur auf beschränkten Hautgebieten auf.

Bei der **Hypertrichosis congenita universalis** ist die ganze Körperoberfläche mit einem mehr oder weniger reichlichen Haarkleid versehen und nur die normal völlig haarlosen Stellen, Handteller, Fusssohlen, Nagelglieder, rother Lippensaum, Präputium und Glans penis oder die kleinen Labien bleiben natürlich auch in diesen Fällen haarlos. Die Haare sind weich, von verschiedener, den einzelnen Rassen entsprechender Farbe und folgen in ihrer Richtung den Richtungslinien des normalen Haarkleides. Am stärksten war der abnorme Haarwuchs gewöhnlich im *Gesicht* entwickelt. Bei der Mehrzahl der bisher beobachteten „*Haarmenschen*" waren gleichzeitig *Defecte oder Unregelmässigkeiten des Zahnsystems* vorhanden, indem nicht nur eine Reihe von Zähnen, sondern auch die entsprechenden Theile der Alveolarfortsätze fehlten. Auch eine Verbreiterung der Alveolarfortsätze bei normalem Gebiss ist in einzelnen Fällen beobachtet.

Die Affection ist exquisit *erblich* und fast in allen Fällen sind in zwei und drei Generationen der betreffenden Familien befallene Mitglieder bekannt geworden.

Als bekannteste Haarmenschen mögen hier die verschiedenen Mitglieder der hinterindischen Familie Shwe-Maong, das angeblich ebenfalls aus Hinterindien stammende Mädchen Krao, die „russischen Hundemenschen" (Vater und Sohn) und Julia Pastrana genannt werden, welche letztere ebenfalls einen hypertrichotischen, am zweiten Lebenstage gestorbenen Knaben geboren hat. Auch aus früherer Zeit sind in Schrift

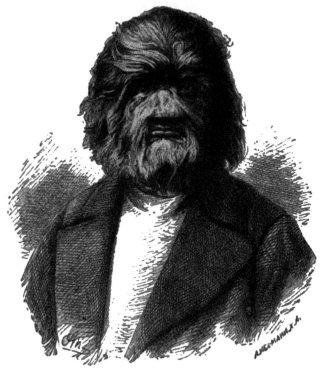

Fig. 6.
Andrian Jeftichjew, „der russische Hundemensch".

und Bild eine Reihe von Beispielen dieser merkwürdigen **Abnormität** überliefert.

Die angeborene partielle Hypertrichosis stellt sich entweder als eine *Heterochronie* oder als *Heterotopie* dar, d. h. an Stellen, an denen sich in der Norm erst in einem gewissen Alter stärkerer Haarwuchs entwickelt, tritt dieser schon lange vor dieser Zeit ein, oder an normal nur mit Lanugo oder spärlichen Härchen bedeckten Stellen entwickelt sich kräftiger Haarwuchs. Zu der ersten Kategorie gehören die Fälle von *frühzeitiger Entwickelung der Schamhaare* — schon bei Kindern von 5—6 Jahren —, zur zweiten die *Bärte bei Frauen*, die vom fast noch normal zu nennenden Flaum bis zu stattlichen, mehrere Centimeter langen Bärten beobachtet wurden, und die *Naevi pilosi.* Die letzteren, die in der verschiedensten Ausbreitung, oft ganze Körperstrecken überziehend, auftreten und meist nicht flach, sondern erhaben und höckerig sind (s. das betr. Capitel), zeigen einen abnorm starken, meist dunkel gefärbten Haarwuchs. Dass auch diese partielle Hypertrichosis lediglich eine übermässige Entwickelung der normalen Haaranlage darstellt, geht daraus hervor, dass auch hier die Richtung der Haare völlig den Richtungslinien des fötalen Haarkleides entspricht (MICHELSON).

Den bisher besprochenen Formen steht die stets partielle, erworbene Hypertrichosis gegenüber. Zunächst hat man bei *Verletzung peripherischer Nerven* abnorm starkes Haarwachsthum an den entsprechenden Hautgebieten gesehen und dann tritt dasselbe öfter nach lange auf dieselbe Stelle einwirkenden *chemischen oder mechanischen Reizen* auf.

So sah ich bei einem 18jährigen Violinisten, der im Uebrigen erst einen eben beginnenden Bartwuchs zeigte, eine kräftige Entwickelung des Bartes an der Stelle, wo er die Violine an den Hals legte.

Einer **Therapie** sind nur die Fälle von localer Hypertrichosis zugänglich und zwar kann dieselbe entweder nur palliativ sein oder sich bestreben, nicht nur die Haare zu entfernen, sondern auch ihr Wiederwachsen zu verhindern. Als lediglich palliative Mittel sind das *Rasiren, Epiliren* und vor Allem die Entfernung der Haare durch *ätzende Pasten,* meist *Calciumsulphhydrat* als wirksamen Stoff enthaltend, zu nennen, welche letztere Behandlung sich besonders im Orient, übrigens auch bei streng gläubigen Israeliten, einer weiten Verbreitung erfreut (Arsen. sulfur., Amyl. ana 2,5, Calcar. vivae 15,0 — *Rusma Turcorum*). Die mit warmem Wasser angerührte Paste lässt man circa 10 Minuten auf die betreffende Stelle einwirken, dann wird die Haut gut gewaschen und mit einer indifferenten Salbe eingerieben.

Zur *radicalen Behandlung* sind besonders von amerikanischen Dermatologen eine Reihe von Methoden empfohlen worden, welche die Verödung der Follikel bezwecken, entweder auf *mechanischem Wege*, durch Einbohren und mehrfaches Umdrehen einer scharfen, dreikantigen Nadel (BULKLEY) oder durch Einstechen glühender Nadeln oder durch *Electrolyse*, indem eine in den Follikel eingestochene feine Nadel mit dem negativen Pol einer mässig starken Batterie in Verbindung steht, während der positive Pol irgendwo auf die Haut aufgesetzt wird (HARDAWAY).

— Alle diese Methoden sind sehr umständlich, da natürlich an der zu enthaarenden Stelle jeder einzelne Follikel in Behandlung genommen werden muss.   Uebrigens kann nur die letzterwähnte Methode, die electrolytische, als zuverlässig empfohlen werden.

ACHTES CAPITEL.

Anomalien der Nägel.

Die Kenntniss der Nagelerkrankungen ist eine im Ganzen noch recht lückenhafte und besonders sind dieselben einer erfolgreichen Therapie bisher wenig zugänglich geworden.   Es mag daher entschuldigt werden, wenn an dieser Stelle nur die wichtigsten Nagelerkrankungen eine kurze Besprechung finden.

Eine der häufigsten Erkrankungen ist der sogenannte eingewachsene Nagel: Durch den Druck des Seitenrandes der Nagelplatte auf den seitlichen Nagelfalz wird eine entzündliche Schwellung des letzteren hervorgerufen, die sich bis zur Eiterbildung steigern kann (*Paronychia*).   Da die gewöhnlichste Veranlassung der Druck schlecht sitzenden Schuhzeuges ist, so kommt diese Erkrankung fast ausschliesslich an der *kleinen und grossen Zehe* vor, und zwar an letzterer bei weitem am häufigsten.   Die zunehmende Schwellung vermehrt natürlich den Druck wieder und so steigert sich, wenn keine Abhülfe geschafft wird, die Entzündung immer mehr.   Die Affection ist sehr schmerzhaft und kann die Patienten vollständig am Gehen verhindern.   Die Heilung gelingt in der Regel durch Einschieben eines Stückchens Empl. Litharg. oder einiger mit Ung. diachylon bestrichenen Charpiefädchen *zwischen Nagel und Nagelfalz* und möglichste *Seitwärtsziehung des Falzes* durch nach unten um die Zehe herumgelegte Heftpflasterstreifen.   Wenn der seitliche Nagelrand nicht besonders stark nach unten umgebogen ist, empfiehlt es sich nicht, ihn seitlich zu beschneiden.   Nur in den hochgradigsten Fällen ist die *Entfernung des Nagels*, eventuell nur der einen Seite, nach der bekannten Methode der sagittalen Durchschneidung in der Mitte und Herausreissung mit einer Kornzange indicirt.

Als Onychogryphosis wird eine übermässige Bildung der Nagelsubstanz bezeichnet, welche die Nägel oft um mehrere Centimeter die Finger- resp. Zehenkuppen überragen lässt.   Die Nägel sind dabei in einfacher Krümmung oder auch mehrfach, widderhornartig, gebogen, ihre Oberfläche ist von longitudinalen oder querverlaufenden Riffelungen durchzogen und ihre untere, dem Nagelbett zugekehrte Fläche mit lockeren Epidermismassen bedeckt. Solche *Krallennägel* finden sich am häufigsten an den *Zehen*, seltener an den *Fingern*. Als Ursachen sind auch wieder der Druck der Fussbekleidung, dann aber eine Reihe von Hauterkrankungen zu nennen, welche, wenn sie die Matrix des Nagels ergreifen, zu derartigen übermässigen Nagelbildungen führen können, so *Eczem, Psoriasis, Lichen ruber, Ichthyosis.* Auch bei *Syphilis* können tiefere Erkrankungen der Haut an Fingern und Zehen — *Dactylitis syphilitica* — derartige Veränderungen der Nägel hervorrufen. Die *Therapie* hat sich vor Allem dem ätiologischen Moment anzupassen; ist dieses zu beseitigen, so geht auch die Nagelbildung wieder in normaler Weise vor sich.

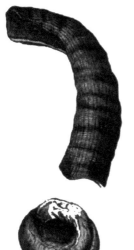

Bildungsanomalien des Nagels in Folge allgemeiner Ernährungsstörungen sind ausserordentlich häufig. Bei *acuten Krankheiten, Typhus, Morbillen* u. s. w. sieht man im Reconvalescenzstadium häufig eine Querfurche über den Nagel verlaufen, hinter welcher die Nagelplatte wieder normal gebildet ist und die allmälig bis zum freien Rande des Nagels vorrückt. Dauernde Verunstaltungen des Nagels treten bei *chronischen Krankheiten* auf, bei *Anämie*, ferner bei den verschiedensten zu *Circulationsstörungen führenden Erkrankungen.* In einer Reihe von Fällen ist die Oberfläche des Nagels nicht, wie normal, glatt und nur allerfeinste Längsfurchung zeigend, sondern diese Furchen sind tief ausgeprägt, die Nagelsubstanz ist trübe und wenig fest, so dass am freien Rande leicht durch die unvermeidlichen mechanischen Insulte Abbröckelung und Absplitterung

Fig. 7.
Onychogryphotischer Nagel einer grossen und einer kleinen Zehe (nach Gussa).

eintritt. Manchmal gesellen sich den Längsfurchen auch noch Querfurchen hinzu. (*Scabrities unguium.*) — Ganz ähnliche Verunstaltungen der Nägel entstehen aber auch durch *locale Ernährungsstörungen* in Folge von Erkrankungen der Nagelmatrix, so bei chronischen Fingerczemen.

Als Längswulstung des Nagelbettes mit secundärer Atrophie der Nagelplatte ist von UNNA eine, wie es scheint, nicht ganz seltene Affection beschrieben, bei welcher in der mittleren Partie des Nagelbettes ein longitudinaler Wulst auftritt, über welchem die Nagelsubstanz verdünnt wird, in Längsrissen aufplatzt und schliesslich beiderseits von dem Nagelbettwulst zurückweicht, so dass vom Nagel zwei kleine seitliche, durch den Wulst getrennte Rudimente übrig bleiben. Ja zuletzt verschwinden auch diese Reste und das Nagelbett liegt ohne jede Nagelbekleidung frei zu Tage. Die Veränderung tritt gewöhnlich an *allen Nägeln*, aber keineswegs an allen in gleichem Grade auf, sondern die verschiedenen Nägel des einzelnen Falles zeigen alle Intensitätsabstufungen von den geringsten Anfängen bis zu hochgradigen Veränderungen. Als *Ursache* haben sich mehrfach *innere, die Circulation behindernde Krankheiten* ergeben; vielfach litten die Kranken an Frost oder hatten daran gelitten.

Schliesslich seien noch die *eigenthümlichen Veränderungen* erwähnt, welche eintreten, wenn durch eine *Ernährungsstörung*, z. B. durch *Syphilis* bedingt, die Production von Nagelsubstanz *zeitweise sistirt* wird. Am freien Rande des Nagels tritt eine weisse Verfärbung auf, welche dadurch bedingt ist, dass der Nagel sich vom Nagelbett ablöst und Luft unter ihn tritt. Dieser weisse Flecken schreitet mit einer convexen Linie nach der Matrix zu fort, nimmt schliesslich den ganzen Nagel ein und es kann zum Abfallen der Nagelplatte kommen, wenn nicht inzwischen die Nagelbildung wieder beginnt. Der Process befällt nicht immer alle, aber stets mehrere Nägel, und zwar nicht gleichzeitig, sondern einen Finger nach dem anderen ergreifend, und die Patienten bemerken bei genauer Beobachtung, dass die ergriffenen Nägel *aufgehört haben zu wachsen*, so dass sie nicht beschnitten zu werden brauchen.

Die Therapie dieser Zustände ist leider bisher noch wenig erfolgreich. Durch locale Behandlung ist in der Regel gar nichts zu erreichen, nur wirkt *Schutz des Nagels* durch dauernd getragene Handschuhe oder Fingerlinge oft insofern günstig, als wenigstens die auf Rechnung der mechanischen Insulte kommenden Beschädigungen der abnorm brüchigen Nägel fortfallen. Dagegen bietet eine *innere Therapie* in den Fällen Aussicht auf Erfolg, in welchen irgend ein unserer Behandlung zugängliches Allgemeinleiden als Ursache der Nagelerkrankung eruirbar ist. — In manchen Fällen verschwindet die Nagelveränderung nach einiger Zeit von selbst.

NEUNTER ABSCHNITT.

ERSTES CAPITEL.

Pigmentatrophie.

Wir unterscheiden zunächst zwei Gruppen, *angeborene* und *erworbene Pigmentatrophien*, von denen die erste wieder in zwei Unterabtheilungen zerfällt, je nachdem der Pigmentschwund die ganze Körperoberfläche oder nur circumscripte Partien der Haut betrifft — *Leucopathia congenita s. Albinismus universalis* und *partialis* und *Leucopathia acquisita s. Vitiligo.*

Am längsten und besten bekannt von diesen drei Anomalien ist der **Albinismus universalis**, schon aus dem Grunde, weil die davon Betroffenen ein im höchsten Grade auch für Laien auffälliges Aeussere besitzen und sogar vielfach als Objecte der Schaustellung gedient haben und noch dienen. Mannigfache Bezeichnungen sind für diese Individuen gebraucht (*Albinos*, *Kakerlaken*, *Dondos*, *Leukaethiopes*). Die **von dieser** Anomalie Betroffenen sind *vollständig pigmentlos*, ihre Haut ist vollkommen weiss und durch die mehr oder weniger durchschimmernden Blutgefässe erhält dieselbe stellenweise einen röthlichen Teint. Sämmtliche Functionen der Haut sind völlig intact; auch die anderweiten Erkrankungen der Haut scheinen ganz in derselben Weise zu **verlaufen**, wie bei normalen Menschen, abgesehen natürlich von den **sonst** im Verlaufe vieler Hautkrankheiten so häufig auftretenden, bei **Albinos** aber vollständig fehlenden Pigmentirungen.
Die *Haare* sind ebenfalls entweder weiss oder haben eine eigenthümlich hellweissgelbliche Farbe, dabei einen seidenartigen Glanz und sind gewöhnlich von auffallender Feinheit. Auch die *Chorioidea* und die *Iris* sind pigmentlos, so dass die letztere in Folge des Durchscheinens **der** Blutgefässe roth aussieht. Indess nicht ganz selten erscheint dieselbe doch blau, aber auch in diesen Fällen nur beim Anblick von der **Seite**; lässt man dagegen den Albino das Auge des Beobachters fixiren so geben stets die durchschimmernden Blutgefässe der Iris eine rothe Farbe. Die blaue Farbe der Iris ist übrigens ja auch nicht durch **Pigment** bedingt, sondern dieselbe ist lediglich ein Interferenzphänomen. **Der Pigmentmangel** der Membranen des Auges bei den Albinos bedingt die bekannten Folgen, vor Allem Lichtscheu und Nystagmus. — Die **Mehrzahl** der Albinos ist von schwächlicher Constitution, doch ist diese

Regel keineswegs ohne Ausnahme, und man trifft ab und zu wohlgebaute, selbst robuste Albinos an.

Die anatomische Untersuchung der Haut ergiebt ausser einer vollständigen Pigmentlosigkeit keine Veränderungen.

Als ätiologisches Moment kennen wir nur ein einziges, die *Heredität*. Directe Vererbung scheint zwar sehr selten zu sein, denn es ist ausdrücklich bei der Mehrzahl der Beobachtungen hervorgehoben, dass die Eltern der betreffenden Albinos normal-pigmentirte Menschen seien, und es fehlen andererseits zuverlässige Angaben über die Nachkommenschaft der Albinos. Aber ein anderer Umstand beweist ganz unzweifelhaft, dass es sich um eine durch uns freilich noch unbekannte Anomalien der Zeugenden bewirkte Veränderung des kindlichen Organismus handelt, nämlich die Thatsache, dass ganz ausserordentlich häufig Geschwister albinotisch sind, ja dass das Vorkommen n u r e i n e s Albino unter vielen Geschwistern geradezu als Ausnahme zu bezeichnen ist.

Als **Albinismus partialis** bezeichnen wir die angeborene Pigmentlosigkeit einzelner Theile der Haut, die sich in Form weisser, meist unregelmässig begrenzter Flecken darstellt, an denen die Haut im Uebrigen sich völlig normal verhält. Dieselben sind entweder von normal pigmentirter Haut begrenzt, oder aber es befindet sich um dieselben noch eine Zone einer etwas weniger als normal pigmentirten Haut, so dass ein allmäliger Uebergang stattfindet. In keinem Fall ist die an die weissen Herde unmittelbar angrenzende Haut stärker als normal pigmentirt. Kurz, in jeder Beziehung bildet der Albinismus partialis ein vollständiges Analogon, die „Reversseite" (KAPOSI) zu den angeborenen flachen Pigmentmälern. Ja, um diese Analogie noch zu vervollständigen, kennen wir auch Fälle, in denen die angeborene Pigmentatrophie, gerade wie die Pigmenthypertrophie bei den Nervennaevis, genau dem *Ausbreitungsgebiet eines Nerven* entspricht.

Die nebenstehende, nach einer Photographie angefertigte Abbildung zeigt einen solchen Fall, bei dem die seit der Geburt bestehende Pigmentatrophie genau dem Verbreitungsgebiet des Ramus hypogastricus aus dem N. ileohypogastricus entspricht. Ausserdem bestand noch Pigmentatrophie im Gebiete des rechten N. subcutaneus colli med. et inf.

Eine ganz besondere Berücksichtigung verdient noch die *Farbenveränderung der Haare*. Einmal nämlich sind sehr häufig, wenn auch nicht immer, die Haare auf den pigmentlosen Hautstellen ebenfalls weiss. So waren in dem oben mitgetheilten Falle die auf der nicht pigmentirten Haut der rechten Hälfte des Mons Veneris befindlichen Haare weiss. Ferner sind aber die Fälle gar nicht so selten, bei denen einzelne Haarbüschel von Geburt an weiss gefärbt sind, ohne dass die dazu gehörigen Hautpartien einen auffallenden Pigmentmangel zeigen Etwas heller erscheint der Haarboden an diesen Stellen allerdings stets gegenüber den von dunklen Haaren besetzten Partien, aber hierbei ist zu berücksichtigen, dass durch das Durchschimmern der Haarwurzeln die letzteren schon an und für sich dunkler erscheinen, als mit weissen Haaren besetzte Stellen. — Diese Erscheinung ist als *Poliosis circumscripta* häufig beschrieben und verdient besonders deswegen unser Interesse, weil ganz sichere Fälle von *Vererbung* dieser Pigmentanomalie bis durch *sechs Generationen* beobachtet worden sind.

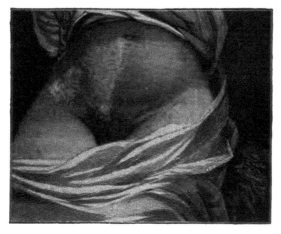

Fig. 8.

Albinismus partialis entsprechend dem Ausbreitungsgebiet eines Hautnerven.

Leucopathia acquisita s. Vitiligo. Die Krankheit beginnt meist in den mittleren Lebensjahren und zwar treten zuerst kleine, meist regelmässig runde weisse Flecken auf. Allmälig nehmen diese weissen Stellen an Grösse zu und verlieren dabei etwas von der Regelmässigkeit ihrer Form, dieselben werden mehr oval und vor allen Dingen werden durch das Confluiren solcher Stellen unregelmässige weisse Figuren gebildet. Aber selbst bei solchen grösseren, durch das Zusammenfliessen mehrerer Kreise oder Ovale entstandenen pigmentlosen Herden lässt sich gewöhnlich diese Art der Entstehung noch mit grosser Deutlichkeit erkennen. Die Begrenzungslinien sind nämlich immer *nach aussen convex,* während dementsprechend die pigmentirt gebliebene Haut mit concaven Linien begrenzt ist. Auf diese Weise kann durch allmälige Vergrösserung der einzelnen weissen Stellen und durch fortgesetztes Zusammenfliessen der benachbarten Herde schliesslich eine grosse Partie der Haut, ja in den am weitesten vorgeschrittenen Fällen fast die gesammte Haut ihres Pigmentes verlustig werden.

Während nun dieses Weisswerden, die partielle Pigmentatrophie offenbar der ursprüngliche pathologische Vorgang ist, so zeigt doch auch die Umgebung der weissen Stellen recht bemerkenswerthe Veränderungen, welche manchmal sogar mehr ins Auge fallen, als jene. Es tritt nämlich in der Umgebung der weissen Stellen eine *Vermehrung des Pigmentes* ein, welche um so stärker wird, je mehr die weissen Stellen an Grösse zunehmen. Es macht vollständig den Eindruck, als ob ein fortschreitender Verschiebungsprocess des Pigmentes in centrifugaler Richtung stattfände, wodurch natürlich die pigmentlosen Stellen grösser werden, andererseits das Pigment sich an der Grenze dieser Stellen immer mehr und mehr anhäufen muss. Dieser an und für sich nicht sehr wahrscheinliche Hergang würde doch am besten mit den Erscheinungen übereinstimmen.

Natürlich wird durch diese Pigmentanhäufung an der Peripherie der Gegensatz zwischen den pigmentlosen und den pigmentirten Stellen immer mehr verschärft, je grösser die ersteren werden, und wenn schliesslich bei den hochgradigsten Fällen das gesammte Pigment auf einzelne kleine Inseln so zu sagen zurückgedrängt ist, so erscheinen diese kleinen Stellen ganz intensiv dunkelbraun gefärbt, während der übrige Körper weiss ist. Manchmal befinden sich diese dunkel pigmentirten Inseln gerade an den am meisten peripherisch gelegenen Theilen des Körpers, im Gesicht, an den Händen und Füssen.

Eine weitere, höchst auffallende Erscheinung ist die, dass die entfärbten Herde gewöhnlich *symmetrisch* auftreten und auch in ihrer weiteren Entwickelung eine mehr oder weniger ausgesprochene symmetrische Anordnung beibehalten. Es kommen hierdurch ganz eigenthümliche Zeichnungen zu Stande, wie sie in deutlichster Weise durch die beigefügte Abbildung (Fig. 9) nach einer nach dem Leben aufgenommenen Photographie veranschaulicht werden. Wenn nun auch abgesehen von dieser symmetrischen Anordnung eine irgendwie regelmässige Localisation der Vitiligoflecken sich nicht zeigt, sondern auf allen Körperstellen mit Ausnahme der Flachhände und Fusssohlen dieselben vorkommen können, so ist doch hier auf eine sehr merkwürdige Erscheinung hinzuweisen, dass nämlich fast in allen Fällen, selbst in solchen von ganz geringer Entwickelung der Krankheit die *Genitalien* und in noch höherem Grade die *Analfurche* sich als Prädilectionssitze der Entfärbung zeigen, indem sich an diesen Stellen fast ausnahmslos weisse Herde finden, selbst wenn am übrigen Körper nur noch einige

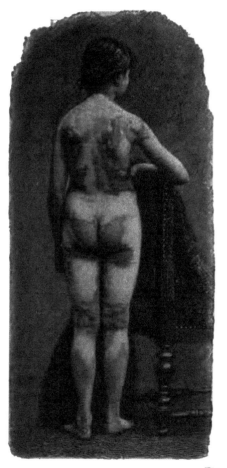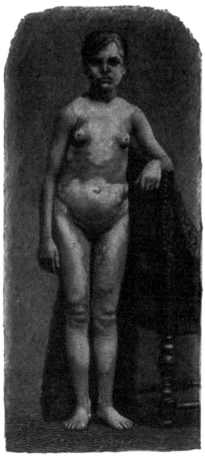

Fig. 9.
Leucopathia acquisita a. Vitiligo.

wenige Vitiligoflecken vorhanden sind. Ja, manchmal sind die Entfärbungen sogar auf jene Theile allein beschränkt.

Irgend welche andere Störung der Hautthätigkeit findet nicht statt, wenn wir von dem in seltenen Fällen vorhandenen *Pruritus* absehen,

die Sensibilität ist normal und die Hautdrüsen functioniren sowohl an
den farblosen wie an den dunklen Stellen in völlig normaler Weise.
— Auf das Gesammtbefinden hat die Krankheit nicht den geringsten
Einfluss.

Die *Betheiligung der Haare an dem Entfärbungsprocess* ist ganz
ausserordentlich häufig, so dass wohl in jedem Falle von etwas ausgebreiteter Vitiligo sich entweder einzelne Büschel entfärbter Haare
finden, oder aber weisse Haare in unregelmässiger Weise unter die pigmentirten eingestreut sind, so dass die Haare, wie bei älteren Personen,
grau melirt erscheinen. Manchmal finden sich auch schon bei wenig
vorgeschrittenen Fällen Entfärbungen der Haare, ja ab und zu tritt die
Leucopathie nur an den Haaren auf, während die Haut sonst keine
weissen Stellen zeigt, eine Erscheinung, die wir entsprechend den völlig
analogen Verhältnissen beim Albinismus partialis als *Poliosis circumscripta acquisita* bezeichnen können. Die nebenstehende Abbildung[1])
stellt einen 23jährigen Mann dar, bei dem im 15. Lebensjahre nach
einer schweren Scarlatina das Auftreten weisser Haare begann, und bei
dem am übrigen Körper nirgends eine Pigmentatrophie bestand.

Der Verlauf der Vitiligo ist, wie schon oben geschildert, ein progressiver, indem die weissen Flecken stetig an Grösse zunehmen und
schliesslich die ganze Hautoberfläche occupiren können. Aber die Pigmentatrophie kann auch auf jedem beliebigen Punkte innehalten und
dann für immer stationär bleiben. Nur ganz ausnahmsweise tritt an
einmal entfärbten Stellen wieder Pigmentirung ein.

Die **anatomische Untersuchung** zeigt, dass ausser absolutem Pigmentmangel an den entfärbten Stellen und mehr oder weniger starker
Pigmenthypertrophie an den dunklen Partien die Haut nichts abnormes
darbietet. Auffallend ist nur noch der sehr starke Pigmentreichthum
des Corium, besonders an der Grenzschicht der braunen Theile gegen
die weissen.

Die **Aetiologie** der Vitiligo ist im Ganzen noch ziemlich dunkel,
doch lassen sich immerhin wenigstens einige auf dieselbe bezügliche
Thatsachen feststellen. Eine grössere Disposition des einen oder des
anderen Geschlechtes scheint nicht vorhanden zu sein, dagegen ist das
Lebensalter von entschiedenem Einfluss. Bei weitem die Mehrzahl der
Erkrankungen beginnt zwischen dem 10. und 30. Jahre, sehr viel seltener später, und nur ganz ausnahmsweise früher. In vielen Fällen
folgt das Auftreten der Vitiligo einer *acuten Erkrankung* (Febris recur-

---

1) Ich verdanke dieselbe der Freundlichkeit des Herrn Dr. MICHELSON.

rens, Scarlatina, Typhus). Dieses Zusammentreffen ist ein relativ so häufiges, dass wir es nicht als ein rein zufälliges ansehen dürfen. Manchmal geht *Pruritus* dem Auftreten der Vitiligoflecken voraus oder bildet eine Begleiterscheinung der Krankheit. In einzelnen Fällen soll die Affection von einer Narbe ausgegangen sein. — Wenn nun hierdurch

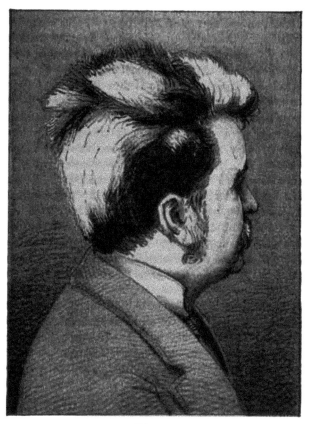

Fig. 10.
Poliosis circumscripta acquisita.

auch einige Anhaltspunkte gewonnen sind, so fehlt uns doch noch völlig die Erklärung dafür, wie diese Processe zu der so eigenthümlich localisirten Pigmentatrophie und der daneben an anderen Stellen auftretenden Pigmenthypertrophie führen.

Die Diagnose ist in der Mehrzahl der Fälle eine sehr leichte, wobei nur der eine Punkt zu berücksichtigen ist, dass man sich auf die

Angaben der Patienten sehr wenig verlassen darf. Gerade bei Krankheiten, die keine besonders auffälligen Symptome und besonders keine subjectiven Empfindungen hervorrufen, wie dies bei der Vitiligo fast stets der Fall ist, sind die Angaben von weniger auf sich aufmerksamen Kranken über den Beginn der Krankheit gewöhnlich sehr unzuverlässig. Eines Tages, bei einer zufälligen Gelegenheit, z. B. beim Baden, sehen sie die Flecken, wissen aber nicht, wie lange dieselben schon bestehen. Es bezieht sich dies besonders auf die Unterscheidung von *Albinismus partialis*, die aber auch ohne Zuhülfenahme der Zeitangaben der Kranken fast immer leicht zu machen ist, da einmal die *regelmässig runde Form* der ursprünglichen Herde und die aus dem Confluiren derselben hervorgehenden, ebenfalls ganz charakteristischen Zeichnungen, ferner die meist *symmetrische Anordnung* und vor Allem die bei einem auch nur einigermassen grösseren Umfang der entfärbten Partien nie fehlenden *starken Pigmentanhäufungen in der Umgebung* derselben vor einer Verwechselung schützen. Alle diese Eigenthümlichkeiten fehlen beim Albinismus partialis, die Formen sind nicht regelmässig, es fehlt die symmetrische Anordnung, und der Uebergang in die normale Haut ist oft durch eine intermediäre, ganz wenig pigmentirte Zone vermittelt, jedenfalls ist nie eine Anhäufung von Pigment am Rande vorhanden. — Von anderen Erkrankungen könnte nur noch *Morphaea* (*Sclérodermie en plaques*) und *Lepra* in Betracht kommen. Erstere unterscheidet sich hinreichend durch die Härte und narbenähnliche Beschaffenheit der erkrankten Hautstellen und die bei Lepra oft auftretenden weissen Flecken zeigen eine leichte Abschuppung, die bei Vitiligo nie vorkommt, und ausserdem ist an ihnen stets schon eine Abnahme der Sensibilität zu constatiren. — Bei ganz flüchtiger Betrachtung wäre vielleicht noch eine Verwechselung mit sehr ausgebreiteter *Pityriasis versicolor* möglich, indem bei letzterer die normalen Hautpartien als weisse Flecken, die mit Pilzwucherung bedeckte Haut als deren braune Umgebung imponiren. Es genügt, mit dem Fingernagel über die braunen Stellen hinzufahren, bei Vitiligo lösen sich keine Schuppen ab, wohl dagegen bei Pityriasis versicolor und überdies lassen sich in diesen Schuppen die Pilze aufs leichteste nachweisen. — Die Möglichkeit einer Verwechselung der Poliosis circumscripta mit *Alopecia areata* im Reparationsstadium ist schon bei der Besprechung der letzteren Krankheit erwähnt worden.

Die Prognose ergiebt sich von selbst nach dem oben gesagten, und unsere Therapie ist gegen den eigentlichen Krankheitsprocess bisher leider völlig machtlos. Wir vermögen die weiter fortschreitende Ent-

färbung nicht aufzuhalten und ebensowenig die entfärbten Stellen wieder
zur Norm zurückzubringen. Nur in den Fällen, wo die weissen Partien
sich so weit ausgebreitet haben, dass dazwischen nur kleine braune
Inseln sich vorfinden, vermögen wir die hierdurch hervorgerufene Entstellung wenigstens für einige Zeit zu beseitigen, indem wir nach der
weiter unten angegebenen Methode das Pigment dieser braunen Stellen
entfernen und so eine Gleichmässigkeit der Färbung herstellen. Aber
auch hier hält die Wirkung nur kurze Zeit an und nach einigen Wochen
stellt sich die Pigmentirung wieder in der früheren Weise her, so dass
die Behandlung immer wiederholt werden muss.

ZWEITES CAPITEL.
Pigmenthypertrophie.

Naevus. Wir fassen unter diesem Namen diejenigen *angeborenen*
Veränderungen zusammen, bei denen in erster Linie eine *umschriebene*
Vermehrung des Pigmentes vorliegt, bei denen aber auch andere Theile
der Haut, das Corium, der Papillarkörper, die Hornschicht hypertrophisch sein können. Hiernach sind zwei Gruppen von Naevis zu unterscheiden, die *flachen Naevi*, bei denen es sich wesentlich nur um Pigmenthypertrophie handelt, und die *warzigen Naevi*, bei denen auch
andere Theile der Haut hypertrophisch sind.

Die *flachen Naevi* stellen einfache Pigmentflecken dar, die zwischen
Stecknadelkopf- und Flachhandgrösse, ja noch grösseren Dimensionen
variiren. Sie zeigen im Ganzen eine scharfe, aber unregelmässige Begrenzung und sind manchmal noch von einem Saume umgeben, der
zwar dunkler ist, als die normale Haut, aber doch heller als die mittleren Theile des Naevus. Die flachen Naevi können sich an allen
Körperstellen vorfinden. Auch auf den Uebergangsstellen zwischen
Haut und Schleimhaut, auf dem *Lippenroth*, auf der *Glans penis*
kommen sie nicht selten vor. — Ihre *Farbe* ist gelblichbraun oder
braun und erreicht nur selten das dunkle, oft schwarzbraune Colorit
der warzigen Formen.

Die anatomische Untersuchung zeigt ausser einer abnorm starken
Pigmentirung der auch normaler Weise pigmentführenden tiefen Schicht
des Rete mucosum eine mehr oder weniger starke Anhäufung von Pigment im Corium.

Diese flachen Pigmentmäler, ebenso übrigens auch die anderen
Formen der Naevi, wachsen während des extrauterinen Lebens *nur im*

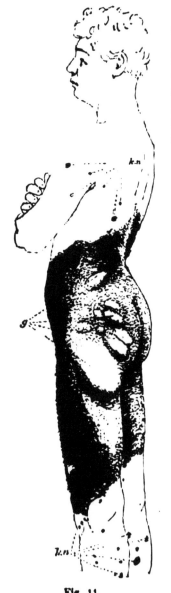

Fig. 11.

Grosser schwimmhosenartiger Naevus pilosus.
Im Bereich desselben gutartige Geschwülste
(Fibroma molluscum): *g*. Ausserdem zahlreiche
kleine Naevi: *k. n*; *k. n*. (nach MICHELSON).

*Verhältniss des einmal von ihnen
occupirten Terrains,* sie breiten sich
also nicht über die benachbarten Gebiete aus, sie wachsen, wie aufmerksame Träger dieser Anomalien treffend
sagen, nur „mit ihnen". Auch sonst
ist keine weitere Veränderung an diesen Flecken zu bemerken. Die Haut
functionirt an diesen Stellen vollständig normal und abgesehen von der
etwaigen Entstellung und der nachher zu besprechenden Gefahr der Entwickelung maligner Tumoren sind sie
für die damit Behafteten von gar
keiner weiteren Bedeutung.

Die zweite Gruppe, die *warsigen
Pigmentmäler* (*Naevi verrucosi*) bieten die mannigfaltigsten Erscheinungen dar. Bei nur geringer Entwickelung sind sie wenig über die normale
Haut erhaben, von unebener, höckeriger Oberfläche, hell bis dunkel
schwarzbraun gefärbt und meist mit
zahlreichen Haaren besetzt (*Naevus
pilosus*). Bei stärkerer Entwickelung
nehmen sie eine mehr *papillomartige
Beschaffenheit* an, indem die einzelnen Erhabenheiten höher werden und
durch tiefe Furchen von einander getrennt sind. Manchmal ist gleichzeitig eine bedeutende Hypertrophie der
Hornschicht vorhanden, so dass jede
einzelne Hervorragung von einer dicken
Lage von Hornmasse bedeckt ist. In
den Fällen hochgradigster Entwickelung, bei denen auch das Unterhautbindegewebe einen wesentlichen
Antheil nimmt, kommt es dann
schliesslich zur Bildung grösserer
Tumoren.

Die Grösse dieser Naevi schwankt ganz ausserordentlich. Einige sind klein, nicht grösser als eine Linse, andere erreichen die Grösse eines Thalers, einer Flachhand, ja oft sind ganze Körperregionen, der ganze Rücken, die Inguinalgegend, in einzelnen Fällen sogar beinahe die ganze Körperoberfläche von ihnen eingenommen. Die grösseren Naevi sind meist solitär, kommen aber auch manchmal zu mehreren vor und besonders finden sich nicht selten an demselben Individuum ein grosses und eine ganze Anzahl kleiner Warzenmäler vor.

Der anatomische Befund ist natürlich ein ausserordentlich verschiedener je nach der Betheiligung der verschiedenen Gewebe im einzelnen Falle, stets aber handelt es sich nur um *eigentliche Hyperplasien, nie um heteroplastische Gewebsbildungen*, so lange wenigstens der Naevus als solcher besteht.

Den bisher beschriebenen Formen steht eine dritte kleinere Gruppe von Naevis gegenüber, welche sich von jenen durch ihre in gewisser Hinsicht regelmässige *Localisation* unterscheidet, die Gruppe der Nervennaevi (*Naevus unius lateris*, v. BAERENSPRUNG; *Papilloma neuropathicum*, GERHARDT). Unter diesem Namen werden jene im Ganzen seltenen Naevi bezeichnet, deren Ausdehnung dem *Verbreitungsbezirk eines oder mehrerer Hautnerven* entspricht, genau in derselben Weise, wie die Efflorescenzen des Zoster. Entweder handelt es sich hierbei um flache oder um warzige, oft grosse Tumoren bildende Naevi, deren zunächst in die Augen fallendes Merkmal, die *Halbseitigkeit*, durch den von BAERENSPRUNG gewählten Namen bezeichnet wird. Sie kommen im Gebiet aller Hautnerven vor, häufig im einzelnen Falle die Gebiete mehrerer Nerven occupirend, ja in einem von NEUMANN beobachteten Falle war die *ganze eine Körperhälfte* dunkel pigmentirt und zum Theil mit papillären Wucherungen bedeckt. — Gerade wie bei Zoster meistens nicht auf dem gesammten Verbreitungsgebiet des afficirten Nerven Bläschen aufschiessen, so finden sich auch beim Nervennaevus gewöhnlich völlig normale Hautstellen zwischen den veränderten, ja oft bilden die letzteren nur kleine Inseln in der sonst normalen Haut, immer aber stimmt das Ausdehnungsgebiet im Ganzen mit dem Verbreitungsbezirk des Nerven überein. Auch diese Naevi zeigen, abgesehen von dem normalen Wachsthum, keine Veränderungen, wenigstens in Bezug auf ihre Flächenausdehnung. Wohl dagegen tritt oft bei den warzigen Formen — ebenso übrigens auch bei den gewöhnlichen Warzenmälern — eine Steigerung der Gewebshypertrophie, eine Grössenzunahme der Geschwülste ein. Als Ursache für die Bildung der Nervennaevi sind wir nach der Localisation und der Analogie mit Herpes zoster berechtigt, eine allerdings noch unbekannte *intrauterine Störung* eines Theiles des *Nervensystems* anzunehmen.

Lentigo. Als *Lentigines* oder *Linsenflecken* werden kleine — etwa linsengrosse — Pigmentflecken bezeichnet, die sich von den Naevis nur dadurch unterscheiden, dass sie *nicht angeboren* sind, sondern erst *während des späteren Lebens* auftreten; indess ist es wenigstens wahrscheinlich, dass auch die Lentigines sich aus angeborenen Anlagen entwickeln. Sie kommen an allen Körperstellen vor, fallen aber natürlich im Gesicht am meisten auf. Einige sind flach, andere mehr oder weniger erhaben und dann gewöhnlich mit einer Anzahl dunkler, starker Haare besetzt.

Ephelides, *Sommersprossen,* werden jene kleinen, die Grösse eines Hanfkornes selten überschreitenden Pigmentflecken genannt, die nie einzeln, sondern stets in grösserer, oft sehr grosser Anzahl vorkommen und meist eine ganz bestimmte Localisation zeigen. Ihre Form ist unregelmässig und die Conturen sind meist etwas gezackt. Sie finden sich fast ausschliesslich im *Gesicht,* auf den *Händen und Armen,* also den gewöhnlich *unbedeckten Körperstellen* und kommen nur ausserordentlich selten an bedeckten Körperstellen, so am Penis und Gesäss, zur Beobachtung. Stets haben in diesem Falle die betreffenden Individuen auch auf den gewöhnlichen Prädilectionsstellen zahlreiche Epheliden. Ihre *Farbe* ist gewöhnlich gelbbraun oder mässig dunkelbraun.

Die Epheliden sind *nie bei der Geburt* vorhanden, sondern entwickeln sich gewöhnlich erst im 6.—8. Lebensjahre, ausnahmsweise früher. Sie treten *nur im Sommer* deutlich hervor, während sie im Winter so abblassen, dass sie oft kaum bemerkbar sind. Im späteren Lebensalter pflegen sie dann wieder zu verschwinden. Die Sommersprossen treten ausserordentlich häufig bei *rothhaarigen Individuen* mit zartem Teint, seltener bei brünetten Individuen auf und es lässt sich oft ebenso wie überhaupt bei der Pigmentirung der Haut und des Haares ihre *Erblichkeit* direct constatiren. Bei rothhaarigen Menschen sind sie so häufig, dass man wenige derartige Menschen ohne Sommersprossen findet.

Die Epheliden beruhen auf einer *angeborenen Anlage,* bedürfen aber zu ihrer Entwickelung der *Einwirkung des Lichtes.* Hiermit sind am einfachsten das Auftreten bei Individuen von bestimmtem Teint, die Localisation und die Intensitätsschwankungen je nach den Jahreszeiten zu erklären.

Prognostisch sind die Naevi und die ihnen verwandten Bildungen im Allgemeinen von gar keiner Bedeutung und nur die durch ihre Grösse oder ihre grosse Anzahl bedingte Entstellung macht sie gelegentlich zu einem unangenehmen Uebel; nur in äusserst seltenen Fällen bedingen sie eine ungünstige Prognose, indem einerseits das Vorkommen *melanotischer Geschwülste* innerer Organe gleichzeitig mit zahlreichen Naevis, andererseits die *Entwickelung bösartiger Tumoren* aus den Naevis selbst beobachtet ist.

Die Therapie hat demgemäss zwei Aufgaben zu erfüllen, die Beseitigung der Entstellung und die Entfernung der Naevi wegen der Gefahr der Entwickelung von malignen Geschwülsten. — Von den Mitteln, welche geeignet sind, die pigmentführende Schicht der Epidermis zur Abstossung zu bringen und nach deren Anwendung die neugebildete Epidermis zunächst weniger Pigment enthält, als die frühere und somit der Zweck der Entfärbung erreicht wird, ist vor allen Dingen das *Sublimat* zu nennen. Bei flachen Naevis und bei Epheliden, ebenso übrigens bei den später zu besprechenden Chloasmen und anderen localen Pigmentirungen wird am besten Sublimat in 1—2 procentiger Lösung angewendet und zwar entweder in wiederholten Einpinselungen der betreffenden Stelle, oder in der Weise, dass ein mit der Lösung angefeuchtetes und während der Zeit der Anwendung feucht erhaltenes Leinwandläppchen von der Grösse der zu entfärbenden Stelle 4 Stunden auf derselben liegen bleibt (HEBRA). Die nach einer mehr oder weniger stürmischen Abstossung der Epidermis sich neubildende Oberhaut ist dann farblos oder jedenfalls weniger pigmentirt. Aber leider ist dieser Erfolg nur von kurzer Dauer und nach einer Reihe von Wochen ist die Pigmentirung genau wieder in demselben Grade wie vorher vorhanden. Eine definitive Entfernung ist nur auf *operativem Wege* möglich, was bei wenigen und kleinen Pigmentflecken keine Schwierigkeiten macht, bei sehr grossen und sehr zahlreichen aber völlig unmöglich ist. Bei warzigen Naevis kann selbstverständlich überhaupt nur die Operation oder allenfalls die Behandlung mit Aetzmitteln in Frage kommen. Für kleine Naevi ist neuerdings die *electrolytische Behandlung* empfohlen worden, welche darin besteht, dass zwei mit den Polen einer Batterie in Verbindung stehende Nadeln, ohne sich zu berühren, in die Geschwulst eingeführt werden und nun der Strom eine Zeit lang durchgeleitet wird (VOLTOLINI). Die hierbei stattfindende chemische Zersetzung der Gewebe macht sich durch Gasentwickelung kund.

Bezüglich der zweiten Indication, der *Verhütung* der Entwickelung *melanotischer Geschwülste*, wäre es ja eigentlich das zweckmässigste,

alle Naevi und Lentigines zu entfernen, indess wird dies in der Regel
durch den Umfang oder die grosse Anzahl derselben unmöglich gemacht. Jedenfalls ist es aber unter allen Umständen geboten, eine
derartige Bildung, die ein auffallendes Wachsthum zeigt, sofort und
durch ergiebige Excision zu entfernen, denn ist es erst einmal zur
Entwickelung melanotischer Geschwülste gekommen, so ist eine jede
Therapie vergeblich.

Den bisher betrachteten Pigmenthypertrophien steht nun eine Reihe
anderer gegenüber, welche in der That auf keinerlei angeborener Disposition beruhen und die daher als erworbene Pigmentirungen jenen
gegenüberzustellen sind. Es sind dies einmal die Pigmentirungen,
welche bei bestimmten *physiologischen und pathologischen Zuständen
des Organismus* auftreten, ferner die Pigmentirungen, welche in Folge
äusserer Reize entstehen, und schliesslich diejenigen, welche nach *Erkrankungen der Haut* zurückbleiben.

Als **Chloasma gravidarum** oder **Chloasma uterinum** werden jene fleckweise auftretenden Pigmentirungen bezeichnet, welche sich meist im
Gesicht, in selteneren Fällen auch auf anderen Körperstellen, bei
Schwangeren oder bei an *Genitalerkrankungen leidenden Frauen* einstellen. Die gewöhnlichste Localisation ist, wie gesagt, das *Gesicht*,
und hier ist wieder die *Stirn- und Schläfengegend* am häufigsten betroffen. Die Verfärbung bildet grosse, braune, unregelmässige, aber
scharf begrenzte Flecken, die auf der Stirn gewöhnlich bis dicht an
die Haargrenze heranreichen, von derselben aber durch einen schmalen
hellen Streifen getrennt bleiben, weniger häufig die Wangen, die Nase
und die Umgegend des Mundes einnehmen. Oft erreichen die Flecken
Flachhandgrösse, andere Male sind sie kleiner und treten dann gewöhnlich symmetrisch auf, innerhalb der grösseren befinden sich häufig
helle Streifen oder Inseln. Diese Verfärbung verleiht dem Gesicht
einen ganz eigenthümlich veränderten Ausdruck und stammt daher die
treffende französische Bezeichnung derselben als „Masque de la gros-
sesse". In selteneren Fällen treten auch an anderen Körperstellen
ähnliche Flecken auf, ja es kann unter Umständen eine dunklere Färbung der gesammten Körperoberfläche bei den oben genannten Zuständen eintreten.

Dass diese Pigmentanomalien wirklich mit den *Functionen des Ge-
nitalapparates* in Verbindung stehen, ist völlig sicher. Dieselben treten
nie bei noch nicht menstruirten Mädchen auf, wiederholen sich bei
vielen Frauen bei jeder Schwangerschaft, um nach deren Beendigung

zu erblassen, und verschwinden schliesslich bei der Cessatio mensium. Ebenso sieht man bei Frauen, die ein Uterinleiden haben und mit Chloasma behaftet sind, nach der Heilung des ersteren Leidens auch das Chloasma verschwinden.

Die näheren *Ursachen*, welche das Zustandekommen dieser Pigmentanhäufung veranlassen, sind uns allerdings unbekannt, aber es sind offenbar ganz dieselben, welche unter diesen Verhältnissen gewöhnlich ja auch gleichzeitig eine *stärkere Pigmentirung der Linea alba* und der *Warzenhöfe* hervorrufen.

Aehnliche locale Pigmentirungen sehen wir im Gefolge gewisser *erschöpfender Krankheiten*, ganz besonders häufig der *Phthisis pulmonum* auftreten und werden dieselben daher als Chloasma cachecticorum bezeichnet. Auch die besonders an der Gesichtshaut auftretenden Pigmentirungen bei *congenital syphilitischen Kindern* dürften hierher gehören. — Diese Formen kommen natürlich ebensowohl bei Männern wie bei Frauen zur Beobachtung.

Diesen Veränderungen schliessen sich die durch äussere Reize hervorgerufenen *Pigmentanhäufungen* an, welche als Chloasma caloricum, toxicum und traumaticum bezeichnet werden, je nach der Veranlassung, die zu denselben führt. Allgemein bekannt ist das „Verbrennen" von Körpertheilen, die lange und oft dem Sonnenlicht ausgesetzt werden, welche Färbung natürlich nur im Sommer stärker hervortritt, um dann im Winter wieder abzublassen.

Ausserordentlich häufig sind ferner die durch *chemische Reize* hervorgerufenen Pigmentirungen der Haut. Als bekannteste mögen hier die Pigmentirungen nach Anwendung von *Senfteigen, Canthariden, Jod* und nach dem in neuerer Zeit so vielfach in Gebrauch gezogenen *Chrysarobin* angeführt werden. Es ist eine oft genug nicht hinreichend gewürdigte Thatsache, dass auf eine einmalige nur wenige Minuten dauernde Application eines Senfteiges an der betreffenden Stelle eine Pigmentvermehrung entstehen kann, welche oft das ganze Leben hindurch bestehen bleibt und welche, wenn die Procedur an einem unter Umständen unbedeckt bleibenden Körpertheil, so bei Frauen auf den oberen Partien der Brust, stattgefunden hat, für die Betreffenden einen recht unangenehmen „Flecken" bilden kann. Ganz dasselbe gilt von der Anwendung des *Cantharidenpflasters*, welches ebenfalls zu diesen dauernden Pigmentirungen Veranlassung geben kann. Wesshalb auf einen so kurz dauernden und an und für sich so geringfügigen Reiz eine so hartnäckige Veränderung der pigmentführenden Schicht erfolgt, darüber fehlt zur Zeit noch jeder Aufschluss.

Als *Chloasma traumaticum* sind schliesslich jene Pigmentirungen
der Haut zu bezeichnen, welche durch *äussere Einwirkungen mechani-*
scher Natur zu Stande kommen. Einmal können solche Pigmentirungen
an Stellen entstehen, die einem häufig wiederholten, aber nicht con-
tinuirlichen Druck durch Bekleidungsgegenstände, Handwerkszeuge oder
dergleichen ausgesetzt sind. Und dann hinterlassen alle die kleinen
Verletzungen, welche der Haut zugefügt werden, fast stets kleine pigmentirte Herde oder Narben mit stark pigmentirter Umgebung. Hier
sind als häufigste Ursachen jene Verletzungen anzuführen, welche durch
Parasiten hervorgerufen werden, und ferner diejenigen, welche die Menschen sich selbst durch das *Kratzen* zufügen. Daher sehen wir bei
den aus irgend welcher Ursache *juckenerregenden Hautkrankheiten*
an allen Stellen, welche durch die kratzenden Fingernägel excoriirt
waren, kleine Pigmentirungen zurückbleiben, welche, falls die Krankheit von langer Dauer ist, schliesslich so dicht neben einander liegen
können, dass fast die ganze Haut davon eingenommen wird und kaum
eine normale Stelle übrig bleibt. Diese Pigmentirungen gestatten
oft noch durch ihre Anordnung und Localisation einen Rückschluss
auf die jedesmalige Ursache, selbst wenn dieselbe schon längst beseitigt ist.

Es bedarf kaum der Erwähnung, dass bei den *chronischen jucken-*
erregenden Hautkrankheiten diese Pigmentirungen die höchsten Grade
erreichen, so vor allen Dingen bei *Prurigo*, welche Krankheit, wenn sie
einmal bis zu einer gewissen Entwickelung gediehen ist, nach unseren
heutigen Kenntnissen unheilbar ist, und dann bei der Anwesenheit von
Kleiderläusen, die unter Umständen wenigstens, freilich aus anderen
Gründen, ebenfalls nicht zu beseitigen sind, sondern ihre Träger durch
das ganze Leben begleiten. In diesen Fällen, also bei Kranken, die
seit langer Zeit an hochgradiger Prurigo leiden oder bei verkommenen
Individuen, die durch Jahrzehnte Kleiderläuse haben, bilden sich manchmal Pigmentirungen der Haut, die derselben fast das Colorit der Negerhaut verleihen (*Melasma, Melanodermie*).

Zu erwähnen sind hier ferner die Pigmentirungen, welche nach
Anwendung des *Baunscheidtismus* entstehen. Dieses Verfahren besteht
bekanntlich in der Application eines kleinen schröpfschnepperartigen
Instrumentes mit einer Anzahl feiner, in einen Kreis gestellter Nadeln
und in der Einreibung einer wesentlich aus Crotonöl bestehenden Substanz in die hierdurch gesetzten Wunden. Hiernach bleiben äusserst
zierliche kleine Kreise von braunen Punkten zurück, die dem mit der
Sache nicht Vertrauten höchst auffallend erscheinen können, und doch

kann gerade in diesen Fällen die sofortige Erkenntniss der fraglichen Erscheinung für den Arzt oft recht wünschenswerth sein.

Schliesslich giebt es noch eine ganze Reihe von *Krankheiten der Haut*, die als solche eine Vermehrung des Pigmentes hervorrufen. Es sind vor Allem diejenigen Erkrankungen, welche zu *chronischen Hyperämien* der Haut führen. Es ist nicht möglich, alle hierher gehörenden Krankheiten einzeln anzuführen, da unter Umständen fast jede chronische Hautkrankheit in dieser Weise übermässige Pigmentirungen hervorrufen kann. Nur das sei noch bemerkt, dass an den Körpertheilen, an denen schon an und für sich die Circulationsbedingungen am ungünstigsten sind, natürlich diese Hyperämien und deren Folgezustände, die Pigmentirungen, am stärksten auftreten, so also besonders an den *Unterschenkeln*, wo wir in der That die hochgradigsten Pigmentanhäufungen bei den verschiedensten Processen auftreten sehen, bei *Eczemen*, *varikösen* oder *syphilitischen Geschwüren* u. dgl. m. Die starken Pigmentirungen in der *Umgebung von Geschwüren* überhaupt, resp. von den nach diesen zurückbleibenden *Narben*, sind ebenfalls darauf zurückzuführen, dass an diesen Stellen längere Zeit hindurch ein *chronisch entzündlicher Zustand* bestanden hat. Durch welche Ursache diese Geschwüre hervorgerufen sind, ist bezüglich der consecutiven Pigmentirungen zunächst ganz gleichgültig. Bei diesen Processen beruht die Pigmentirung übrigens nicht allein auf einer Vermehrung des Pigmentes in der tiefsten Schicht des Rete mucosum, sondern es finden sich fast stets auch Pigmentanhäufungen im Corium vor.

Von den Krankheiten, die eine ganz besondere Neigung zur Pigmentbildung zeigen, mögen noch der *Morbus Addisonii*, die *Sclerodermie*, der *Lichen ruber* und die *Syphilis* erwähnt werden. Da bei der Addison'schen Krankheit, der *bronzed-skin* der Engländer, die Hautveränderung nur ein einzelnes und an Wichtigkeit hinter den übrigen Erscheinungen zurücktretendes Symptom darstellt, so ist von der Schilderung der Krankheit in diesem Lehrbuche abgesehen, bezüglich der anderen oben erwähnten Krankheiten verweise ich auf die betreffenden Capitel.

Von einer *Behandlung* dieser Zustände kann kaum die Rede sein, indess wird immerhin ein Versuch mit den oben angeführten pigmententfernenden Mitteln unter Umständen gemacht werden können. Auch bei Syphilis lässt sich selbst durch entsprechende *Allgemeinbehandlung* und *locale Application* von *Empl. Hydr.* die Resorption des Pigmentes kaum erheblich beschleunigen.

DRITTES CAPITEL.
Pigmentirung durch fremdartige Farbstoffe.

Eine Farbenveränderung der Haut kann durch die *Einführung des Silbers*, meist in Form des salpetersauren Salzes, in den Darmkanal und die Aufnahme dieses Stoffes in das Blut erfolgen, unter welchen Umständen auch Silberablagerungen in *inneren Organen* eintreten, Erscheinungen, welche als Argyria *universalis* zusammengefasst werden. Die Haut zeigt am frühesten im *Gesicht* und an den *Händen* eine *matt stahlgraue* oder *schwach bläuliche Färbung* und bleibt auch später an diesen Theilen die Färbung am intensivsten, nachdem auch die übrigen, bedeckten Theile der Körperoberfläche ergriffen sind. Bei weiterer Einfuhr des Medicamentes wird die Farbe dunkler und kann schliesslich intensiv graublau werden. An der Verfärbung nehmen gewöhnlich auch die *Nagelbetten* und die *Schleimhäute*, so die *Mund-* und *Conjunctivalschleimhaut*, Theil.

Die **mikroskopische Untersuchung** der Haut zeigt, dass die Epidermis völlig intact ist und dass die Silberablagerung nur im *bindegewebigen Theile* der Haut, am stärksten in den *obersten Schichten des Papillarkörpers*, in den *Membranae propriae der Schweissdrüsen* und der *Haarbälge* und in den *Hautmuskeln* stattgefunden hat.

Die Erscheinung tritt immer nur bei *sehr lange fortgesetztem Gebrauch* des Argentum nitricum oder bei *kürzerer Anwendung sehr hoher Dosen* auf, letzteres am häufigsten bei Patienten, die wegen Ulcus ventriculi mit Arg. nitricum behandelt sind, ersteres meist bei solchen, die wegen chronischer Nervenleiden (Tabes, Epilepsie) Jahre lang das Mittel genommen haben.

Die Argyrie ist nach unseren heutigen Kenntnissen ein *unheilbares Uebel*, da ein Rückgang der Färbung weder spontan einzutreten scheint, noch durch irgend welche Mittel hervorzurufen ist. — Die Krankheit ist eben wegen ihrer Unheilbarkeit und wegen der hochgradigen Entstellung ein *ausserordentlich schweres Uebel* für die davon Betroffenen.

Neuerdings hat Lewin als *locale Gewerbe-Argyrie* bläuliche oder bräunliche Flecken beschrieben, welche er an den Händen, selten auch an Vorderarmen, Ohr und Kinn bei Silberarbeitern beobachtete. Die mikroskopische Untersuchung zeigte, dass das Silber in feinsten Körnchen an der Grenze zwischen Epidermis und Corium und in einem Netzwerk vielfach verzweigter und communicirender dickerer und dünneuer Fäden im Corium abgelagert war. Die Epidermis war vollständig frei. Das Silber gelangt in diesen Fällen in grösseren Partikelchen bei Gelegenheit von Verletzungen in das Corium und werden nun durch Lymphströmung jene, sicher einem Saftkanalsystem entsprechenden netzwerkartigen Ablagerungen kleinster Körnchen gebildet, in derselben Weise, wie bei Tätowirungen derartige Netzwerke von Kohlen- oder Farbstoffpartikelchen zu Stande kommen. Allerdings ist noch Manches an diesen Vorgängen aufzuklären. — Bei Müllern kommt es bei Gelegenheit der Bearbeitung der Mühlsteine mit Stahlmeisseln zu Einsprengungen kleiner Eisentheilchen in die Haut, hauptsächlich der Hände, welche mit brauner Farbe durchschimmern (*Siderosis cutis*).

An diese Zustände schliessen sich die durch das Tätowiren hervorgerufenen Veränderungen aufs engste an, welches nicht nur von weniger civilisirten Raçen, sondern auch bei uns von einem grossen Theile der Bevölkerung, von Arbeitern und Handwerkern, Soldaten, Seeleuten und Prostituirten geübt wird.

Das Verfahren besteht im Wesentlichen darin, dass mit einer feinen Nadel die gewünschte Zeichnung durch dicht neben einander befindliche Stiche auf der Haut „*vorgestochen*“ wird, und dann der betreffende Farbstoff, *Indigo, Kohlenpulver, Zinnober, Carmin,* mit dem unter Umständen auch die zum Einstechen benutzte Nadel schon armirt werden kann, auf die so bearbeitete Haut fest eingerieben und ein Verband über die Stelle angelegt wird.

Das Tätowiren hat für den Arzt eigentlich nur insofern Interesse, als in Folge der Gewohnheit, die Nadel mit Speichel zu benetzen, damit der Farbstoff daran haften bleibe, mehrfach *Infectionen mit Syphilis* vorgekommen sind.

Die vielfach gemachten Versuche, das Tätowiren der Haut zu benutzen, um störende Färbungen bei Naevis u. dgl. zu beseitigen, sind leider nicht von dem gewünschten Erfolg begleitet gewesen, während bekanntlich das Tätowiren der Hornhaut bei Trübungen oft mit Vortheil angewendet wird.

Einen ähnlichen Effect haben die *Einsprengungen von kleinsten Kohlenpartikelchen* nach Verletzungen durch Kohlenstücke bei Heizern, Grubenarbeitern u. s. w. und nach *Verbrennungen mit Schiesspulver,* die theils absichtlich zu demselben Zweck, wie das Tätowiren, theils unabsichtlich bei Verletzungen durch Schusswaffen, bei Explosionen u. s. w. erfolgen (*Anthracosis cutis*). — Die *Farbe,* mit der diese Kohlen-

partikelchen durch die Haut durchschimmern, ist nicht rein schwarz,
sondern hat einen deutlich blauen Ton, der durch die über denselben
befindlichen Theile der Haut bedingt ist.

ZEHNTER ABSCHNITT.

ERSTES CAPITEL.

Ichthyosis.

Die Ichthyosis beruht auf einer *angeborenen Prädisposition der
Haut zu übermässiger Hornbildung*, die sich in der Regel erst während
des extrauterinen Lebens, wenn auch in einer frühen Periode desselben
bemerklich macht. Je nachdem die *Hautoberfläche im Ganzen* in
grösserer oder geringerer Ausdehnung oder *nur die Hautfollikel* ergriffen sind, resultiren hieraus zwei verschiedene Krankheitsbilder, die
Ichthyosis diffusa, bei weitem die häufigste Form, und die viel seltenere
Ichthyosis follicularis. In sehr seltenen Fällen tritt die Erkrankung
schon *während des intrauterinen Lebens* auf und die betreffenden Kinder
kommen bereits mit hochgradigen Veränderungen der Haut behaftet
zur Welt, *Ichthyosis congenita*.

Ichthyosis diffusa. Bei den geringsten Graden dieses Uebels ist
nur eine mässige Verdickung der Hornschicht zu constatiren, in Folge
deren die normalen Hautfurchen stärker als gewöhnlich ausgeprägt sind
und die Haut runzelig erscheint. Gleichzeitig findet eine etwas stärkere
Abschuppung statt und in Folge der verminderten Drüsensecretion,
vielleicht auch nur in Folge der Beschleunigung der Verdunstung durch
die Oberflächenvergrösserung erscheint die Haut auffallend trocken
(*Dryskin, Xeroderma* der englischen Autoren).

Bei den stärkeren Graden treten an Stelle der Furchen wirkliche
Einrisse in der verdickten Hornschicht auf, so dass nun die erkrankte
Haut mit kleinen Hornplättchen oder Schuppen bedeckt ist, die ihr
eine gewisse Aehnlichkeit mit der Fisch- oder Schlangenhaut verleihen
und die daher zu der Bezeichnung Ichthyosis überhaupt und weiter zu
den Namen Ichthyosis serpentina oder cyprina Veranlassung gegeben
haben. Die *Farbe* der Hornschuppen ist entweder weisslich glänzend
oder, wie stets bei den stärkeren Graden, dunkler, eigenthümlich grau-
grünlich, welche Farbe nicht etwa durch äussere Verunreinigungen,

sondern durch zahlreich in den Schuppen vorhandene Pigmenttheilchen hervorgerufen wird.[1]

Bei den intensivsten Graden entwickeln sich nun aus diesen Schuppen förmliche Hügelchen oder Stacheln von Hornsubstanz bis zu 1 Cm. Höhe und noch darüber, die durch entsprechend tiefe Furchen von einander getrennt sind. Entsprechend der stärkeren Hornbildung nimmt auch die Abschuppung in hohem Grade zu, so dass in Kleidern und Betten dieser Kranken stets grosse Mengen von abgestossenen Hornmassen zu finden sind. Abgesehen von der dunklen Farbe der Schuppen tritt in diesen Fällen auch stets eine sehr starke *Pigmentirung der Haut* ein, so dass dadurch der Anblick dieser Kranken ein höchst auffallender wird. Diese hochgradigsten Formen sind als *Ichthyosis hystrix* oder *Hystricismus* bezeichnet worden und boten die sogenannten Stachelschweinmenschen (mehrere Mitglieder der Familie LAMBERT, die im Anfang dieses Jahrhunderts ganz Europa durchreisten) ein ausgezeichnetes Beispiel dieser Krankheit dar.

Localisation. Die Ichthyosis befällt in der Regel in *symmetrischer Weise* grössere Partien des Körpers und oft fast die gesammte Hautoberfläche. Stets sind aber einzelne Stellen stärker afficirt, während andere weniger ergriffen sind oder ganz frei bleiben. Zu den ersteren gehören vor Allem die *Streckseiten der Extremitäten*, besonders entsprechend den *Gelenken*, während umgekehrt die Beugen entweder gar nicht oder doch weniger afficirt sind und *Gesicht, Genitalien, Flachhände und Fusssohlen* in der Regel *ganz frei* sind. — Demgegenüber ist eine kleine Reihe von Fällen zu erwähnen, bei denen die im Uebrigen ganz den verschiedenen Formen der Ichthyosis diffusa entsprechenden Krankheitserscheinungen *lediglich auf Handteller und Fusssohlen beschränkt sind*, während der ganze übrige Körper frei ist (*Ichthyosis palmaris et plantaris*). Schliesslich ist in ausserordentlich seltenen Fällen der Krankheitsprocess auf ein kleines Gebiet, z. B. eine Extremität beschränkt und zeigt daher nicht die sonst regelmässig zu constatirende symmetrische Anordnung. Es ist möglich, dass es sich in diesen — bisher noch wenig bekannten — Fällen um eine Abhängigkeit der Krankheit von der Ausbreitung gewisser Nerven, um eine *Trophoneurose* handelt, so dass dieselben ätiologisch anders als die gewöhnliche Ichthyosis diffusa zu beurtheilen wären.

Verlauf. Die Ichthyosis tritt stets in einer früheren Lebensperiode,

---

1) Tafel III stellt einen Fall von Ichthyosis diffusa bei einem ungefähr 10 jährigen Knaben dar (nach G. H. Fox, Photographic illustrations of skin diseases. p. 21).

in der Regel im ersten oder zweiten Lebensjahre, frühestens etwa im
zweiten Monat auf, abgesehen natürlich von der weiter unten zu besprechenden Ichthyosis congenita. Von da ab bleibt die Krankheit mit
gewissen Intensitätsschwankungen das ganze Leben hindurch bestehen,
denn die Fälle von vollständiger Heilung einer Ichthyosis sind als absolut
ausnahmsweise Vorkommnisse zu betrachten. Um die Zeit der Pubertät
ist in der Regel der Intensitätsgrad erreicht, den die Krankheit überhaupt im gegebenen Falle erlangt. Meist tritt in einer fast periodischen
Weise in jedem Sommer, dann auch im Anschluss an acute fieberhafte
Krankheiten ein mehr oder weniger vollständiger Abfall der ichthyo-
tischen Schuppen, eine Art „Mauserung" ein; nach einiger Zeit indessen
steigern sich diese Erscheinungen wieder bis zu der vorher bestandenen
Höhe. — *Subjective Empfindungen* fehlen bei den geringeren Graden der
Krankheit völlig, bei den höheren Intensitätsgraden kommt es in Folge
der Unnachgiebigkeit der Haut öfter zur Bildung tiefer, schmerzhafter
Rhagaden über den Gelenken. Irgend ein Einfluss auf die allgemeine
Gesundheit besteht gar nicht, selbst in den intensivsten Fällen ist eine
mit dem Hautleiden in Beziehung stehende innere Erkrankung oder
etwa eine schliesslich durch dasselbe hervorgerufene Cachexie niemals
beobachtet worden.

Die Prognose wird daher quoad vitam et valetudinem stets günstig
zu stellen sein, wenn auch in den schwereren Fällen das Leiden, ganz
abgesehen von den localen Störungen, in Folge der hochgradigen Entstellung der Kranken als ein schweres zu bezeichnen ist. Zu berücksichtigen ist ferner die Möglichkeit einer *erblichen Uebertragung*. Bezüglich der Möglichkeit einer vollständigen Heilung muss aber die Prognose
nach den bis jetzt vorliegenden Beobachtungen ungünstig gestellt werden.

Die Diagnose wird kaum jemals Schwierigkeiten machen, da die
Erscheinungen der Krankheit so ausserordentlich charakteristisch sind.
Nur bei den Fällen geringsten Intensitätsgrades könnten Zweifel ob-
walten, doch wird hier die Anamnese, das Auftreten in *frühester Kindheit* und das eventuelle *Vorkommen bei Geschwistern*, wovon unten
die Rede sein wird, Aufklärung geben.

Die anatomischen Untersuchungen haben bestätigt, dass es sich bei
der Ichthyosis wesentlich um eine geringere oder bedeutendere Verdickung
der Hornschicht handelt, mit gleichzeitiger Hypertrophie des Papillarkörpers und in den intensiveren Fällen mit Zunahme des Pigmentes.

Aetiologie. Die Ichthyosis ist eine durch *Vererbung* übertragene
Krankheit. Dies beweist nicht nur das so ausserordentlich häufige
Vorkommen bei mehreren Kindern derselben Familie, sondern in vielen

Fällen lässt sich auch die *Vererbung von Eltern auf Kinder*, oft *durch mehrere Generationen* nachweisen. Oft findet die Vererbung nur auf Nachkommen desselben Geschlechtes statt, so z. B. bei der oben erwähnten Familie LAMBERT, in anderen Fällen fehlt aber jede Regelmässigkeit in dieser Hinsicht. Eine Erklärung für dieses verschiedenartige Verhalten lässt sich nicht geben. — Durch die Erblichkeit der Krankheit wird wohl auch das in einzelnen vom Verkehr abgeschlossenen Gegenden, so auf den Molukken, beobachtete *endemische Vorkommen der Ichthyosis* erklärt.

Therapie. Zunächst liegt die Indication vor, die einmal vorhandenen Hornmassen zu entfernen, was am leichtesten durch Einreibungen mit *grüner Seife* oder durch häufige *Bäder* und damit verbundene Seifenwaschungen gelingt. Dann aber muss die Haut geschmeidig erhalten und die Wiederansammlung der Hornmassen möglichst eingeschränkt werden. Auch hier sind wieder regelmässige häufige *Bäder* in erster Linie zu empfehlen, denen zweckmässig Einreibungen mit *Vaseline* oder einer *indifferenten Salbe* angeschlossen werden. Sehr gut wirkt ferner die regelmässige Einreibung einer 10 procentigen *Schwefelsalbe*. — Jede *interne Therapie* hat sich bisher als völlig nutzlos erwiesen.

Ichthyosis follicularis (Keratosis follicularis). Sehr viel seltener sind die Fälle von Ichthyosis, bei denen die Hornbildung nicht von der ganzen Fläche der Haut auf kleineren oder grösseren Körperstrecken ausgeht, sondern lediglich auf die *Follikel* beschränkt ist. Es ragen aus zahlreichen, an den am stärksten ergriffenen Körpertheilen aus allen Follikeln kleine, harte Hornsäulchen hervor, bis zu 1 Mm. Länge und darüber. Streicht man mit der Hand über die erkrankte Haut, so wird etwa dasselbe Gefühl hervorgerufen, wie beim Berühren eines mit kleinen Dornen besetzten Blattes. Auf den behaarten Stellen fehlen die Haare mehr oder weniger vollständig und an ihrer Stelle ragen ebenfalls Hornsäulchen aus den Follikeln hervor. Alle Körperstellen, an denen Follikel vorkommen, können ergriffen sein, während selbstverständlich diejenigen Körperstellen, an denen die Haut keine Follikel besitzt, die Flachhände und Fusssohlen, frei bleiben. — Die Affection hat eine gewisse Aehnlichkeit mit *Lichen pilaris*, doch bestehen zwischen beiden Krankheiten wesentliche Unterschiede, indem es sich bei der letzteren nur um Ansammlung von zwar auch verhornten, aber doch nur lose zusammenhaftenden Epidermiszellen, bei der Ichthyosis follicularis dagegen um wirklich compacte Hornbildungen handelt, und indem die letztere Krankheit bald nach der Geburt zur Entwickelung kommt, während der Lichen pilaris erst zur Zeit der Pubertät oder später auftritt.

Ichthyosis congenita. Ein wesentlich von den bisher beschriebenen Formen abweichendes Bild bieten diejenigen Fälle dar, bei denen schon *während des intrauterinen Lebens* die übermässige Hornproduction begonnen hat. Die von dieser Form der Erkrankung befallenen Kinder kommen mit den hochgradigsten Veränderungen der gesammten Körperoberfläche zur Welt. Der ganze Körper ist mit verschieden grossen und verschieden gestalteten Schildern und Platten von Hornsubstanz bedeckt, die bis zu 5 Mm. dick sein können und die durch tiefe, nur mit dünner Epidermis überhäutete Furchen von einander getrennt sind. Die Hauptrichtungen dieser Furchen sind in allen bisher bekannt gewordenen Fällen annähernd dieselben gewesen, so dass alle diese Kinder sich fast völlig gleichen, und schon aus der Anordnung dieser Furchen lässt sich erkennen, wie der ursprünglich zu einer gewissen Zeit des intrauterinen Lebens den ganzen Körper offenbar gleichmässig überziehende Hornpanzer beim weiteren Wachsthum des Foetus überall an den Stellen der stärksten Ausdehnung platzte. Weiterhin kam es dann wieder zu einer dünnen Ueberhäutung dieser Einrisse, so dass bei der Geburt dann der oben beschriebene Zustand vorhanden ist. Dass die Entwickelung der Krankheit in dieser Weise stattfindet, wird durch das *Verhalten der Haarbälge* sicher bewiesen, die an den mittleren Partien der Einrisse stets völlig fehlen, während sie an den seitlichen Theilen derselben eine beiderseits nach aussen gehende, divergirende Richtung zeigen. Eine weitere Bestätigung hierfür liefert das Verhalten der *Körperöffnungen,* an denen durch die Spannung der dem wachsenden Foetus zu eng werdenden Haut die normaler Weise bestehenden Hautduplicaturen ausgeglichen sind. *Augenlider und Lippen* fehlen, die Augen sind nur von ectropionirter Conjunctivalschleimhaut bedeckt und ebenso geht die mit Hornplatten bedeckte Haut unmittelbar in die Schleimhaut der Alveolarfortsätze über. Auch an *Händen und Füssen* macht sich die durch den starren Hornpanzer bedingte Entwickelungshemmung geltend, die Finger und Zehen sind verkürzt und verkrümmt, die Füsse stehen in Klumpfussstellung.

Alle mit dieser Affection behafteten Kinder, die in der Regel 1 bis 2 Monate vor dem normalen Schwangerschaftsende geboren werden, sterben einige Tage nach der Geburt. Höchst wahrscheinlich verursacht schon die hochgradige Veränderung der gesammten Haut den Tod, andererseits ist auch die Ernährung dieser Kinder in Folge der Verunstaltung des Mundes, die das Saugen ganz unmöglich macht, aufs äusserste erschwert.

Die **Aetiologie** dieser sehr seltenen Affection ist noch völlig dunkel.

Von einer Vererbung derselben Krankheitsform kann natürlich keine
Rede sein, aber auch die gewöhnlichen Formen der Ichthyosis sind
bisher noch nie bei den Ascendenten dieser Kinder beobachtet worden.
Den einzigen Anhaltspunkt in dieser Richtung gewährt eine Beobachtung, nach welcher eine Frau im Laufe eines Jahres zwei mit Ichthyosis congenita behaftete Kinder gebar. LASSAR beobachtete kürzlich
einen weiteren derartigen Fall, der dadurch noch besonders interessant
ist, dass die betreffende Frau nach der Geburt von 6 völlig normalen
Kindern und einem Abort 3 ichthyotische Kinder gebar. — Bei Kälbern
ist eine völlig analoge und ebenfalls stets tödtliche Affection beobachtet
worden.

ZWEITES CAPITEL.
Cornu cutaneum.

Das Hauthorn stellt eine *circumscripte übermässige Hornbildung*
dar, und wir finden insofern eine Uebereinstimmung mit der Ichthyosis,
als diese Hornbildungen einmal von der *Epidermis im Ganzen*, entsprechend der Ichthyosis diffusa, ausgehen können, und zweitens in
einer kleineren Reihe von Fällen von den *Follikeln*, entsprechend der
Ichthyosis follicularis. In dem letzteren Falle können sich die Hörner
innerhalb einer geschlossenen Atheromcyste entwickeln und demgemäss
subcutan bleiben.

Die *Form* der Hauthörner ist eine sehr mannigfaltige. Diejenigen,
welche einen grösseren Flächendurchmesser haben, sind gewöhnlich
kurz, unregelmässig pyramidal oder cylindrisch. Die längeren haben
selten einen Durchmesser von mehr als 1—2 Cm. und sind meist cylindrisch, nicht zugespitzt, ihr oberes Ende ist überhaupt meist ganz
unregelmässig geformt, wie „verwittert". Dabei verlaufen die längeren
Hauthörner fast stets gewunden, manchmal sogar in mehreren Win-
dungen, so dass dadurch ganz eigenthümliche, widderhornähnliche Formen zu Stande kommen. Die *Oberfläche* ist nicht glatt, sondern bei
den meisten Hörnern mit der Längsachse parallelen Furchen versehen,
bei manchen finden sich auch Querfurchen oder eine Combination von
Längs- und Querfurchen. Die *Farbe* ist meist gelblichgrau oder braun.
Die *Consistenz* ist hart, aber nicht so hart wie die der Nagelsubstanz.

Die *mikroskopische Untersuchung* zeigt, dass die Hauthörner lediglich aus *verhornten Epidermiszellen* bestehen, dass aber wenigstens in
einer Reihe von Fällen ausserordentlich verlängerte Papillen weit in

die Hornmasse hinaufragen, und dass entsprechend diesen Papillen die Hornmasse in longitudinale Säulchen getheilt ist.

Prädilectionssitz der Hauthörner ist der *Kopf.* An den übrigen Theilen des Körpers kommen sie sehr viel seltener vor, relativ noch am häufigsten an den *männlichen Genitalien.* Sie treten gewöhnlich einzeln auf, in manchen Fällen aber sind multiple Hörner, bis 20 und mehr beobachtet worden. In der Regel bilden sie sich bei *älteren Personen.* — Im Ganzen ist das Vorkommen der Hauthörner ein ausserordentlich seltenes.

Abgesehen von der durch die Hörner verursachten, unter Umständen sehr grossen *Entstellung* und den durch Zerren oder Druck der Kleidungsstücke hervorgerufenen *Schmerzen* an der Insertionsstelle der Hörner ist ihre Entfernung auch noch aus dem Grunde räthlich, weil verhältnissmässig häufig — nach LEBERT in 12 Proc. der Fälle — eine Combination mit *Epithelialkrebs* beobachtet ist.

Die **Therapie** kann nur in der operativen Entfernung des Hornes und der den Boden desselben bildenden Hautpartie bestehen, da sonst stets Recidive zu befürchten sind. Bei gründlicher Excision ist ein Wiederwachsen der Hörner nicht beobachtet.

DRITTES CAPITEL.

Callus.

Die **Schwiele** (*Callus, Callositas, Tyloma*) wird ausschliesslich durch eine *Hypertrophie der Hornschicht* gebildet, ohne wesentliche Betheiligung eines anderen Gewebes der Haut. Daher erscheint dieselbe als einfache Verdickung der Hornschicht, die bis zu mehreren Millimetern Höhe haben kann und nach dem Rande zu allmälig dünner werdend ohne scharfe Grenze in die normale Haut übergeht. Die *Ausdehnung* und *Form* der Schwielen ist sehr verschieden, je nach dem veranlassenden Moment, unter Umständen kann die ganze Epidermis der Flachhände oder Fusssohlen schwielig verdickt sein.

Die *Ursache* der Schwielenbildung ist ein auf eine bestimmte Hautstelle lange Zeit, aber nicht continuirlich, sondern mit Unterbrechungen wirkender *Druck.* Daher sehen wir an allen denjenigen Stellen Schwielen auftreten, die einem solchen Druck durch Kleidungsstücke oder Werkzeuge ausgesetzt sind, besonders wenn dieser von aussen wirkende Druck durch dicht unter der Haut liegende Knochen gesteigert wird. Am häufigsten kommen demgemäss die Schwielen an den *Füssen und*

Händen vor, an den Füssen besonders oft am Hacken und am Ballen der grossen Zehe, an den Händen dagegen an den verschiedensten Stellen der Finger, ganz besonders bei Handwerkern und hier wieder stets entsprechend den bei den einzelnen Beschäftigungen am meisten gedrückten Stellen. Der Sitz dieser Schwielen ist ein so constanter, dass es bei einiger Erfahrung stets leicht ist, aus demselben die betreffende Beschäftigung zu erkennen. Auch an anderen Stellen des Körpers kommen Schwielen vor, es möge hier nur die bekannte *Schusterschwiele*, dicht oberhalb der Patella erwähnt werden, die dadurch entsteht, dass die Schuster beim Einklopfen der Stifte den Schuh auf diese Stelle legen.

Die durch die Schwielen hervorgerufenen *Störungen* sind zunächst von ganz untergeordneter Bedeutung, ja die Schwielen stellen bis zu einem gewissen Grade sogar *schützende Decken* gegen die äusseren Insulte dar. Bei stärkerer Ausbildung kann aber doch die *Tastfähigkeit* der Haut beeinträchtigt werden und ebenso kann durch umfangreiche Schwielenbildung die *Beweglichkeit der Finger* behindert werden, so dass die Hände in solchem Fall zu feineren Arbeiten untauglich werden. Manchmal kommt es unter einer Schwiele zur *Entzündung*, besonders nach äusseren Insulten, und kann auf diese Weise die Schwiele in toto durch einen kleinen, unter ihr sich bildenden Abscess abgehoben werden.

Die **Therapie** erfordert in erster Linie *Beseitigung der ursächlichen Schädlichkeit*, doch ist dieses Postulat natürlich nur in den wenigsten Fällen zu erfüllen. Abgesehen hiervon macht die Entfernung der Schwielen keine Schwierigkeiten, da dieselbe durch *Abtragung mit dem Messer* oder durch Anwendung von Mitteln, die eine Erweichung und Abstossung der Epidermis hervorrufen, stets leicht zu bewerkstelligen ist. Als solche Mittel sind zu nennen *warme Umschläge, Sapo kalinus* bei weitem als zweckmässigstes aber die *Salicylsäure* entweder in Collodium gelöst (10 Proc.) oder in Form des *Salicylguttaperchapflastermulles*. Aber natürlich ist die auf diesem Wege erreichte Heilung, wenn nicht das veranlassende Moment beseitigt werden kann, stets nur von vorübergehender Dauer.

VIERTES CAPITEL.

Clavus.

Das **Hühnerauge** (*Leichdorn*) ist eine Schwiele, die nur in Folge der besonderen Bedingungen, unter welchen ihre Bildung zu Stande kommt,

gewisse Eigenthümlichkeiten gegenüber den gewöhnlichen Schwielen
zeigt. Dasselbe stellt eine kleine, ganz wie die Schwiele allmälig
zur normalen Haut abfallende *Verdickung der Hornschicht* dar, auf
deren Mitte aber und zwar auf der inneren Fläche ein kleiner, allmälig
sich verjüngender Hornkegel aufsitzt, welcher in eine entsprechende
Vertiefung im Corium sich einsenkt. Das Ganze hat daher in der That
eine gewisse Aehnlichkeit mit einem in die Haut eingeschlagenen Nagel.
Din anatomische Untersuchung zeigt, dass, während der Papillarkörper
und das Corium entsprechend den peripherischen Theilen des Hühner-
auges ganz intact, ja die Papillen sogar oft etwas hypertrophisch gefunden werden, in der Mitte, entsprechend dem sich in die Tiefe einsenkenden Hornkegel, die Papillen atrophisch werden und schliesslich
ganz verschwinden, das Corium wird verdünnt, ja es kann sogar ganz
durchbrochen werden. Die Erklärung hierfür liefert der Sitz und die
Entstehungsweise der Hühneraugen. Dieselben bilden sich nämlich
immer da, wo der durch *äussere Einwirkungen hervorgerufene Druck*
durch einen *Knochenvorsprung* auf einen besonders kleinen Raum localisirt wird oder wenigstens an diesem Punkte bei weitem am stärksten
auftritt. Es entspricht der centrale Hornkegel, der „Kern“ des Hühner-
auges stets dem Punkte des stärksten Druckes, und es ist klar, dass,
wenn durch äussere Einflüsse, meist durch unzweckmässige Fussbekleidung, an einem bestimmten Punkte eine stärkere Hornbildung
angeregt ist, dann gerade hier die Hornbildung ihrerseits dazu bei-
trägt, wieder den Druck zu erhöhen u. s. f., so dass an dem betreffenden Punkte selbst eine ganz übermässige Hornbildung hervorgerufen wird, während die Umgebung in Gestalt einer einfachen Schwiele
verdickt wird.

Die . Hühneraugen kommen entsprechend den Bedingungen ihrer
Bildung am häufigsten auf der *Rückenfläche der Zehen,* ganz besonders
an der *Aussenseite der kleinen Zehen* und an der *Fussohle,* seltener
zwischen den Zehen und an den Händen vor. Lästig werden die Hühneraugen durch den Schmerz, der so heftig werden kann, dass er das
Gehen sehr erschwert oder es selbst ganz unmöglich macht. — Die
Behandlung hat in erster Linie die *Entfernungen des ursächlichen Momentes,* also in der Mehrzahl der Fälle die Beschaffung eines gutsitzenden, nicht drückenden Schuhwerkes anzustreben, was besonders
bei verkrümmten oder sonst missgestalteten Zehen oft gar nicht so
leicht ist. Auch durch entsprechend geformte *Ringe aus Filz oder
Heftpflaster* lässt sich oft die dem Druck am meisten ausgesetzte Stelle
schützen und so der Wiederkehr der lästigen Bildungen vorbeugen.

Die Beseitigung der einmal gebildeten Hornmassen geschieht durch die bei der Behandlung der Schwielen genannten Mittel oder durch mechanische Entfernung mit dem Messer.

FÜNFTES CAPITEL.
Verruca.

Die Warzen bilden entweder flache, nur wenig die Oberfläche der Haut überragende oder stärker hervorragende und dann mehr halbkugelförmig erscheinende kleine Tumoren, welche die Grösse einer Erbse oder Bohne selten überschreiten, manchmal allerdings, bei sehr zahlreichem Vorhandensein, zu grösseren Plaques confluiren können. Ihre Oberfläche ist anfangs glatt und kann auch während der ganzen Dauer ihres Bestehens, besonders bei kleineren Warzen, diese Beschaffenheit beibehalten. Bei grösseren pflegt dagegen nach längerem Bestande sich der Zusammenhang der obersten Schichten zu lösen, so dass dieselben zerfasern und sich etwa in der Gestalt eines ganz kurzen, groben Borstenpinsels präsentiren. Dabei nehmen sie häufig, während sie früher ungefärbt erschienen, eine dunklere schwärzlich-grüne Färbung an, die zum Theil wohl auf äussere Verunreinigungen zurückzuführen ist.

Die anatomische Untersuchung zeigt, dass die Warzen aus einem stark hypertrophischen Papillarkörper mit einer ebenfalls entsprechend verdickten Epidermisauflagerung bestehen. Die Papillen sind sehr verlängert, am meisten in den mittleren Partien, aber nicht verzweigt, wie bei den Papillomen. Das Verhalten der Epidermis bedingt die schon erwähnte Verschiedenheit des Aussehens. So lange der epidermidale Ueberzug im Ganzen zusammenhält, bewahrt auch die Warze ihre glatte Oberfläche. Dadurch, dass der Zusammenhalt aufhört und sich gewöhnlich nicht die einzelnen Papillen, sondern Gruppen derselben, meist 3—6, die ihrerseits von einer gemeinsamen Epidermisdecke überzogen sind, von einander ablösen, entstehen jene zerfaserten Bildungen.

Die Warzen kommen bei weitem am häufigsten auf den *Händen* vor, bedeutend seltener im *Gesicht* und andere Localisationen sind geradezu als Ausnahmen zu betrachten abgesehen von einer besonderen Form, die gleich erwähnt werden soll, der *Verruca senilis*. Sie entstehen gewöhnlich bei *Kindern und jugendlichen Individuen*, von Erwachsenen bekommen in der Regel nur solche, die mechanische Arbeiten verrichten, Warzen. Dies, sowie ihre Localisation geben einen

Anhaltspunkt dafür, dass bei ihrer Bildung *äussere Reize* jedenfalls mitwirken.

Nach kürzerem oder längerem Bestande pflegen die Warzen gewöhnlich von selbst abzufallen, um sich nicht wieder von Neuem zu bilden. Oft aber ist ihr Bestehen doch ein so hartnäckiges und die Verunzierung durch dieselben eine so bedeutende, dass das spontane Abfallen nicht abgewartet werden kann.

Manche Abweichungen hiervon zeigt die *Verruca senilis,* die, wie schon ihr Name sagt, nur bei *älteren Individuen* auftritt und flache, unregelmässig begrenzte, bis 1 Cm. und mehr im Durchmesser betragende Erhabenheiten bildet, welche meist eine mehr oder weniger dunkle, graue oder braune Färbung zeigen. Dieselben haben eine nur leicht rauhe, niemals stark zerklüftete Oberfläche und sind gewöhnlich in grosser Anzahl vorhanden. Ihre Prädilectionsstellen sind das *Gesicht,* besonders aber der *Nacken* und der *Rücken.* Die Entstehung dieser Gebilde, die anatomisch im Wesentlichen nur eine Hypertrophie der Epidermis ohne Betheiligung des Papillarkörpers zeigen, ist auf die im späteren Lebensalter auftretende Neigung der epithelialen Gewebe zu Hypertrophien zurückzuführen. Auch mit einer krankhaft gesteigerten Thätigkeit der Talgdrüsen (*senile Seborrhoe,* SCHUCHARDT) sind dieselben in Zusammenhang gebracht worden und hat man hierin die Erklärung dafür zu finden gemeint, dass diese Alterswarzen sich fast nur in den niederen Ständen finden, bei denen die Sorge für Reinlichkeit wenig entwickelt ist. Nicht so selten entwickeln sich aus diesen Warzen Carcinome (*seborrhagische Hautcarcinome,* VOLKMANN).

Die *Entfernung* der Warzen geschieht am besten durch *Auskratzen* mit dem *scharfen Löffel* und nachfolgende *Aetzung,* wobei es nicht sehr wesentlich auf die Wahl des Aetzmittels ankommt. Als eins der zuverlässigsten Mittel ist die *rauchende Salpetersäure* zu nennen; auch das *Acidum aceticum glaciale* ist zu empfehlen. Bei „operationsscheuen" Patienten kommt man auch mit alleiniger Anwendung des Aetzmittels zum Ziel, allerdings müssen dann die Aetzungen, besonders bei grösseren Warzen, eine Reihe von Tagen wiederholt werden, ehe dieselben eintrocknen und abfallen.

ELFTER ABSCHNITT.

ERSTES CAPITEL.
Papilloma.

Als **Papillome** werden eine Reihe von verschiedenartigen Geschwülsten bezeichnet, deren gemeinsames Merkmal der papilläre, aus einer Wucherung der Hautpapillen hervorgehende Bau ist. Hierher gehören erstens eine Reihe von *angeborenen Bildungen*, die bereits in einem anderen Capitel, unter den warzigen Naevis, ihre Würdigung gefunden haben. Ferner sind hier die sogenannten *spitzen Condylome* zu nennen, jene in Folge der Reizung der Haut der Schleimhaut durch Trippereiter, seltener durch andersartigen Eiter, entstehenden Wucherungen, die ebenfalls an einer anderen Stelle dieses Lehrbuches besprochen werden.

Zu erwähnen sind hier lediglich noch eine Reihe von papillären Geschwülsten, die, wie es scheint, am häufigsten auf dem behaarten Kopfe vorkommen und als *Framboësia* oder *Dermatitis papillomatosa capillitii* beschrieben sind. Dieselben sind wohl zu unterscheiden von ähnlichen, durch *Syphilis* hervorgerufenen Wucherungen (*Framboësia syphilitica*) und von der bei uns nicht vorkommenden *Framboësia tropica* (*Polypapilloma tropicum* — CHARLOUIS), einer nicht mit Syphilis identischen Infectionskrankheit, die auf den verschiedensten Körperstellen papilläre Wucherungen hervorrufen. — Die *anatomische Untersuchung* hat bei einigen dieser Geschwülste ergeben, dass die Hauptmasse derselben aus stark vergrösserten Talgdrüsen besteht. — Die Entfernung dieser Papillome hat entweder auf operativem Wege oder durch Anwendung geeigneter Aetzmittel zu geschehen.

ZWEITES CAPITEL.
Fibroma.

Die **Fibrome** der Haut (*Fibroma molluscum*) zeigen sehr verschiedene Eigenschaften, je nach der Beschaffenheit des Bindegewebes, aus welchem sie bestehen. Ist dieses Bindegewebe locker, so sind die Geschwülste weich, bei kleineren Tumoren erscheint der Inhalt wegdrückbar, die Geschwülste machen fast den Eindruck leerer Hautsäckchen (*weiche Fibrome*); bei derber Beschaffenheit des constituirenden Gewebes sind die Tumoren hart (*Desmoide*), es betrifft dies hauptsächlich die grösseren Bildungen, und natürlich bestehen alle möglichen Zwischen-

stufen zwischen diesen Extremen. Manchmal sind an demselben Tumor
an verschiedenen Stellen verschiedene Consistenzgrade vorhanden. Da
die Ursprungsstätte der Fibrome in der Regel in den tieferen Schichten
der Haut zu suchen ist, so ist die Haut, welche die äussere Decke der
Geschwulst bildet, zunächst unverändert. Erst bei übermässigem Wachsthum wird die Haut gespannt, geröthet und es kommt durch Druck
oder Traumen leicht zu Ulcerationen. Auch die *Grösse* und *Form* der
Fibrome zeigt die mannigfachsten Verschiedenheiten. Erstere schwankt
von den kleinsten Anfängen bis zu kopfgrossen und grösseren Tumoren,
die dann wie ein grosser Sack von dem betreffenden Körpertheil herabhängen und nicht nur durch die Entstellung, sondern auch durch ihr
Gewicht die Patienten ausserordentlich behindern. Der Form nach sind
die Fibrome entweder gestielt oder mehr halbkugelig und findet sich die
erstere Form nicht nur bei den grösseren, sondern auch bei ganz kleinen
weichen Fibromen (*Cutis pendula*). In manchen Fällen tritt der Charakter einer circumscripten Geschwulst mehr zurück und die Fibrome
hängen in Gestalt mächtiger Wampen von den ergriffenen Körpertheilen
herab. Diese Fälle sind vielfach als *Elephantiasis* (*Lappenelephantiasis*)
bezeichnet worden und in der That ist nach dem anatomischen Bau
der Neubildung eine strenge Trennung dieser Fälle von der Elephantiasis Arabum kaum möglich. Wohl aber ist diese Trennung mit Rücksicht auf die Aetiologie möglich und unserer Ansicht nach nothwendig,
denn wir haben es auf der einen Seite, bei den Fibromen, mit — jedenfalls der Anlage nach — meist oder vielleicht immer angeborenen Zuständen zu thun, während auf der anderen Seite die Elephantiasis eine
stets erworbene, durch gewisse locale Störungen hervorgerufene Krankheit ist.

Oft treten die Fibrome einzeln oder in geringer Anzahl auf, in
anderen Fällen dagegen sind sie in grosser Anzahl, bis zu mehreren
Tausenden vorhanden, die dann die ganze Körperoberfläche förmlich
bedecken.[1]) Die *einzelnen Fibrome* sind am häufigsten am *Kopf* und
an den *oberen Körpertheilen,* besonders am *Rücken* zu finden, während
die *multiplen Fibrome* in zunächst regellos erscheinender Weise über
den ganzen Körper zerstreut sind. Indessen zeigt sich doch eine gewisse Prädilection, eine Häufung der Geschwülste an den der Reibung
und anderen Insulten am meisten ausgesetzten Körperstellen, am Nacken,

---

1) Taf. IV stellt einen ausgezeichneten Fall von multiplen Fibromen bei
einem 52jährigen Manne (aus Stadtilm in Thüringen) dar. Der Vater des Patienten und die Schwester des Vaters waren den Angaben nach mit demselben
Neubildungen behaftet. Der Patient hat weder Geschwister noch Kinder.

über den Schulterblättern, in der Gegend des Gürtels bei Frauen u. s. w.
Bei den Fällen von multiplen Fibromen finden sich gleichzeitig die verschiedensten Grössen vor. Oft sind ausser der grossen Menge kleinster
bis mittelgrosser Tumoren einer oder einige wenige von ganz besonderer
Grösse vorhanden.

Eine *weitere Entwickelung* kommt ausser dem im Ganzen lang-
samen Wachsthum nur insofern zur Beobachtung, als manchmal durch
Traumen Ulcerationen der Geschwülste und bei gestielten Fibromen
Gangrän und spontaner Abfall eintritt. — In seltenen Fällen ist der
Uebergang in *Sarcom* beobachtet.

Während von den einzelnen Fibromen sicher viele erst während
des späteren Lebens entstehen, vielleicht freilich auch aus einer angeborenen Anlage, beruht die Entwickelung der multiplen Fibrome stets auf
einer angeborenen Anlage, und es werden die Geschwülste meist bereits
bei 'der Geburt oder in der ersten Lebenszeit bemerkt. Allerdings sind
in dieser frühen Epoche erst wenige und kleine Tumoren nachweisbar
und erst während des späteren Lebens vermehren sie sich an Zahl und
Grösse in so enormer Weise. Für die multiplen Fibrome hat sich ein
Zusammenhang mit dem Nervensystem insofern feststellen lassen, als
nachgewiesen wurde, dass die Tumoren aus den Nervenscheiden sich
entwickeln und daher, so lange durch ihr stärkeres Wachsthum dieses
Verhältniss noch nicht undeutlich geworden ist, auch beim Lebenden,
wenigstens bei einzelnen Geschwülsten ihre Anordnung entsprechend dem
Nervenverlauf constatirt werden kann (v. RECKLINGHAUSEN). Manchmal ist auch *plexiforme Gestaltung* dieser eingentlich also als *Neuro-
fibrome* zu bezeichnenden Geschwülste beobachtet worden. Auch von
den bindegewebigen Umhüllungen der *Hautdrüsen* und den Scheiden
der *Arterien* hat man multiple Fibrome ausgehen sehen. — In einzelnen
Fällen, wie in dem abgebildeten, ist eine *Vererbung* der multiplen Fibrome
durch mehrere Generationen beobachtet worden.

Die *Therapie* kann nur eine operative sein und bei den multiplen
Fibromen kann wegen der grossen Anzahl überhaupt wohl nur von
einer etwaigen Entfernung eines oder einiger besonders grosser Tumoren
die Rede sein.

————

DRITTES CAPITEL.

Lipoma.

Die Lipome (*Fettgeschwülste*) der Haut gehen vom Unterhautfett-
gewebe aus und kommen in den verschiedensten Formen und Grössen

vor. Vielfach sind sie flach, aus mehreren Lappen zusammengesetzt
und von völlig normaler Haut überzogen. Andere ragen stärker hervor und können in Folge des durch ihre Schwere bedingten Zuges
schliesslich gestielte Geschwülste bilden. Ueber diesen letzteren ist
die Haut oft straffer gespannt, es kann besonders bei Hinzutritt äusserer
Schädlichkeiten zur Entzündung und Gangrän derselben kommen. Die
Consistenz der Lipome ist eine prall-elastische. — Lipome können auf
allen Körperstellen vorkommen; häufig finden sich bei demselben Individuum mehrere Lipome. Am häufigsten treten die Lipome erst während der *späteren Lebensjahre* auf, in seltenen Fällen sind sie angeboren und dann gewöhnlich in grosser Anzahl vorhanden. — Diesen
circumscripten Lipomen sind die sehr viel selteneren *diffusen Lipome*
gegenüberzustellen, welche meist am Nacken localisirt sind, aber auch
an anderen Stellen vorkommen. — Beschwerden werden durch die
Lipome nicht hervorgerufen, abgesehen von der Entstellung und allenfalls
der Behinderung, die durch ganz besonders grosse Tumoren bedingt
werden können. — Die *Therapie* kann nur in der gewöhnlich leicht
ausführbaren Exstirpation der Geschwülste bestehen.

VIERTES CAPITEL.
Myoma.

Die aus glatten Muskelfasern bestehenden Geschwülste der Haut,
die **Dermatomyome**, gehören zu den seltensten Tumoren. Dieselben kommen verhältnissmässig am häufigsten an den Hautstellen vor, wo die
glatten Muskelfasern besonders reichlich angehäuft sind, in der *Um-*
gebung der Mamilla und am *Scrotum*, und können hier zu hühnerei-
grossen Tumoren anwachsen. Dann sind Fälle bekannt geworden, wo
über den ganzen Körper zerstreut eine grosse Anzahl kleiner **Myome**,
in Gestalt hellrother Knötchen sich vorfand, die offenbar ihren Ausgang von den Arrectores pilorum genommen hatten. In einzelnen dieser
Fälle litten die Kranken unter heftigen, von den Knötchen ausgehenden
Schmerzparoxysmen.

FÜNFTES CAPITEL.
Xanthoma.

Als **Xanthom** (*Xanthelasma*) wird eine Geschwulst bezeichnet, die
entweder in Gestalt flacher oder nur wenig erhabener, an ihrer Oberfläche glatter oder leicht höckeriger Einlagerungen in die Haut von
braungelber, schwefel- oder strohgelber Farbe (*Xanthoma planum*) oder

kleiner weisslichgelber Knötchen oder Knoten, die nur ganz ausnahmsweise zu grösseren Tumoren anwachsen (*Xanthoma tuberosum*), auftritt.
Bei weitem am häufigsten tritt das Xanthom und zwar die flache Form
desselben an den *Augenlidern* auf (*Xanthoma palpebrarum*) und bildet
daselbst, meist vom inneren, seltener vom äusseren Augenwinkel ausgehend, linsen- bis fingernagelgrosse Herde von der oben beschriebenen
Beschaffenheit. Sehr viel seltener finden sich dieselben Veränderungen
an den angrenzenden Theilen der *Wangen*, an der *Nase*, an den *Ohrmuscheln*. Das knötchenförmige Xanthom findet sich dagegen auch an
anderen Stellen, in manchen, allerdings seltenen Fällen in *universeller
Verbreitung* über den ganzen Körper. In diesen Fällen sind fast stets
auch an der gewöhnlichen Prädilectionsstelle, den Augenlidern, Xan-
thomknötchen vorhanden und an den Flachhänden und der Beugeseite
der Finger finden sich streifenförmige Xanthomeruptionen entsprechend
den Hautfurchen. — Auch auf *Schleimhäuten* (Mundhöhle, Larynx,
Trachea, Oesophagus) und *serösen Häuten* (Intima der Gefässe, Endo-
und Pericardium) sind Xanthome in seltenen Fällen beobachtet worden.

Irgend welche *weitere Veränderungen* zeigt das Xanthom nicht, es
fehlen ebenso alle *subjectiven Empfindungen* an den betroffenen Stellen.
Bezüglich der Diagnose wäre nur an eine Verwechselung des knötchen-
förmigen Xanthoms mit *Milien* zu denken, die sich aber leicht vermeiden lässt, da das Milium nach dem Einritzen der Oberhaut sich
leicht als compactes weisses Körnchen herausdrücken lässt, während
dies beim Xanthom ganz unmöglich ist. — Die Vergrösserung der einzelnen Xanthome bis zu höchstens etwa Zehnpfennigstück- oder Thalergrösse ist eine sehr langsame. Gewöhnlich sistirt der Process schon,
ehe diese Grössen erreicht sind, und bleibt dann der Zustand der kleinen
Geschwülste unverändert derselbe. Eine Involution scheint nicht vorzukommen.

Anatomie. Das Xanthom wird durch Anhäufung verschieden grosser,
ein- oder mehrkerniger Zellen gebildet, welche so reichlich Fett enthalten, dass ihre Membranen und Kerne erst nach künstlicher Ent-
fettung sichtbar gemacht werden können. Die Fetteinlagerung beruht
nicht etwa auf einer regressiven Metamorphose, einer fettigen Degene-
ration, sondern auf einer den Zellen von vornherein anhaftenden Neigung zur Fettbildung. Diese *Xanthomzellen* liegen in den Lymphspalten und grösseren Lymphräumen der Cutis, am reichlichsten in
der Adventitia der Blutgefässe und der Haarbälge. Auch Pigment
können die Xanthomzellen enthalten, jedenfalls ist aber das Fett derjenige Bestandtheil, welcher dem Xanthom die eigenthümliche Farbe

verleiht. Gelegentlich sind Mischgeschwülste des Xanthoms mit Fibromen oder Sarcomen beobachtet. Die hier gegebene Schilderung ist den sorgfältigen Untersuchungen TOUTON's entnommen.

Aetiologie: In vielen Fällen von universellem Xanthom ist ein Zusammenhang mit *chronischem Icterus*, meist bedingt durch schwere Lebererkrankungen, beobachtet, und es ist wahrscheinlich, dass diese in der Mehrzahl der bekannt gewordenen Beobachtungen gefundene Coincidenz keine zufällige ist. Auch bei dem auf das Gesicht und speciell auf die Augenlider localisirten Xanthom ist vielfach dem Auftreten der Geschwülste voraufgehender Icterus beobachtet worden, aber doch nicht in der Häufigkeit, dass für diese Fälle bisher eine sichere Entscheidung über einen etwaigen Causalnexus möglich wäre.

Die Therapie kann nur in der operativen Entfernung der Geschwülste bestehen, die bei dem universellen Xanthom wegen der grossen Anzahl der Knötchen kaum möglich ist. Dagegen ist die Entfernung einzelner Xanthome leicht ausführbar, nur muss dieselbe an der am häufigsten in Betracht kommenden Stelle, an den Augenlidern, natürlich durch eine möglichst oberflächliche Abtragung geschehen, damit nicht eine Verkürzung der Augenlider durch stärkere Narbenbildung und so Ectropium zu Stande kommt.

SECHSTES CAPITEL.
Keloid.

Der Name Keloid hat zu mannigfachen Missverständnissen Veranlassung gegeben, indem von den Autoren einigen ganz differenten Krankheitsprocessen dieser Name beigelegt worden ist. Wir bezeichnen als Keloid eine bestimmte Gruppe von Hautgeschwülsten, welche spontan entstehen, d. h. nicht durch Hypertrophie einer Narbe sich entwickeln. Dieselben sind daher auch als *spontane, wahre Keloide* bezeichnet worden, im Gegensatz zu den sogenannten *Narbenkeloiden, falschen Keloiden*. Aeusserlich freilich sehen diese Bildungen sich oft so ähnlich, dass die Unterscheidung ohne Weiteres unmöglich sein kann.

Das Keloid beginnt in Gestalt kleiner, derber Knoten, die sich sehr langsam, im Laufe einer Reihe von Jahren vergrössern, um dann, nachdem sie eine gewisse Grösse erreicht haben, gewöhnlich ganz unverändert fortzubestehen. Die ausgebildeten Keloide bilden flache, etwa $\frac{1}{2}$—1 Cm., selten höher sich erhebende Geschwülste von unregelmässig polygonaler oder noch häufiger langgestreckter Form. Dieselben fallen steil gegen die normale Haut ab, schicken aber oft gekrümmte und gegeneinander gebogene Fortsätze in die normale Haut hinein, welche eine gewisse Aehnlichkeit mit Krebsscheren haben (daher der Name, abgeleitet von χήλη). Auch die eigentliche Geschwulst ist oft durch sichelförmige Einziehungen gebuchtet. Die Oberfläche erscheint glänzend, ihre Farbe ist weiss oder hellroth, öfters zeigen sich kleine Teleangiectasien auf derselben. Die Geschwülste sind zwar an den verschiedensten Körperstellen beobachtet, allein sie zeigen doch eine ganz besondere und zunächst nicht zu erklärende Vorliebe für die *vordere Brustgegend*, hauptsächlich für die *Haut über dem Sternum*. Sie kommen einzeln vor, häufiger aber noch zu mehreren und zeigen dann an der eben erwähnten Prädilectionsstelle eine ganz eigenthümliche Anordnung. Es finden sich nämlich häufig mehrere langgestreckte Keloide, die parallel zu einander verlaufen und in ihrer Richtung ganz der Richtung der Rippen, resp. der Intercostalräume entsprechen.

Subjectiv rufen die Keloide meist brennende und juckende Empfindungen und besonders bei Berührungen und Reibung durch Kleidungsstücke Schmerzen hervor.

Differential-diagnostisch ist besonders die Unterscheidung von *hypertrophischen Narben* oft schwierig und in der That manchmal unmöglich, wenn nicht die Beobachtung der *spontanen Entstehung* oder die anatomische Untersuchung die Entscheidung möglich macht. — Die *mikroskopische Untersuchung* zeigt, dass die Geschwulst im Wesentlichen aus der Längsrichtung des Keloids entsprechend angeordneten Bündeln von derbem faserigen zellenarmen Bindegewebe besteht, in deren Umgebung starke Zellenanhäufungen sich finden. Der Papillarkörper und die Epidermis ziehen kaum verändert über die Geschwulst hinweg. Dieser letztere Punkt ist sehr wesentlich für die Unterscheidung von hypertrophischen Narben, bei denen der Papillarkörper fehlt und die Epidermis in dünner Schicht glatt über die Bindegewebsmassen hinwegzieht. Anatomisch schliesst sich daher die Geschwulst am meisten den *Fibromen* oder *Fibrosarcomen* an und in der That ist die Entwickelung von Sarcomen aus Keloiden beobachtet worden.

Eine Beseitigung der Geschwulst ist natürlich nur auf operativem Wege möglich und dürfte die vielfach ausgesprochene Besorgniss vor Recidiven zum Theil wohl auf Verwechselungen mit hypertrophischen Narben, die sich nach der Entfernung gewöhnlich wieder bilden, beruhen. Gegen die unangenehmen subjectiven Empfindungen erweist sich das Auflegen von Empl. Plumbi oder Empl. Hydrargyri wenigstens einigermassen wirksam.

SIEBENTES CAPITEL.

Rhinoscleroma.

Das **Rhinosclerom**, eine sehr seltene Geschwulstbildung der Haut, zeigt, wenigstens histologisch, mit den Sarcomen eine gewisse Aehnlichkeit, während es sich freilich durch manche Eigenthümlichkeiten des Verlaufes, durch seine constante Localisation an der Nase und deren nächster Umgebung wieder von ihnen unterscheidet.

Das Rhinosclerom beginnt fast stets an der *Nase,* und zwar, wie es scheint, meist von der Schleimhaut ausgehend, gewöhnlich an einem *Nasenflügel* in Gestalt einer derben Infiltration, über welcher die Haut normal gefärbt ist oder ein braunrothes oder blaurothes Colorit zeigt. Im weiteren, sehr chronischen Verlaufe nimmt dieses Infiltrat allmälig zu und greift auf die benachbarten Gebiete über. Nicht nur der Nasenflügel, sondern auch das *Septum* und die *Schleimhautauskleidung des Nasenganges* werden von der Geschwulstmasse, die eine glatte oder mehr höckerige Oberfläche zeigt, eingenommen, das Lumen des Nasenganges wird verengt und schliesslich vollständig verlegt, so dass, wenn beide Nasenhälften ergriffen sind, es den Patienten ganz unmöglich ist, durch die Nase zu athmen, und sie stets durch den Mund Luft holen müssen, was beim Schlafen lautes Schnarchen verursacht. Auch ihre Sprache erhält einen eigenthümlich nasalen Beiklang. Ganz besonders bemerkenswerth ist die in der That fast *knorpelartige Härte* der Geschwulst, welche auch HEBRA, den ersten Beschreiber der in Rede stehenden Krankheit, zur Wahl des Namens veranlasst hat. Die Oberfläche ist entweder trocken, die Haut erscheint, abgesehen von der oben erwähnten Farbenveränderung normal oder es findet ein mässiges Nässen statt, wodurch besonders die Nasenöffnungen oft mit Krusten bedeckt sind. Bei geringfügigen Verletzungen bluten diese nässenden Stellen leicht. Spontan ist die Geschwulst meist nicht schmerzhaft, dagegen werden auch durch leichten Druck gewöhnlich heftige Schmerzen verursacht. Ganz besonders aber werden die Patienten, abgesehen von den Athembeschwerden, durch die enorme Entstellung belästigt, welche die anfänglich nach allen Richtungen, später besonders im Breitendurchmesser stattfindende Vergrösserung der Nase bedingt.

Von der Nase kann die Geschwulstbildung durch die Nasengänge nach hinten auf den *weichen Gaumen* und auf die *hintere Pharynxwand,* selbst auf den *Kehlkopf,* durch die Eustachischen Tuben nach Perforation des Trommelfells selbst bis in den *äusseren Gehörgang,*

ferner auf die *Oberlippe*, auf die *inneren Augenwinkel* (durch die
Thränenkanäle), auf die unmittelbar an die Nase angrenzenden Theile
der *Wangen* und auf die *Glabella* fortschreiten. Es bilden sich dann
an diesen Stellen flache oder mehr hervorragende, an der Oberfläche
ebene oder durch Furchen in einzelne Höcker getheilte Geschwülste,
die in ihren Eigenschaften ganz den ursprünglichen Herden entsprechen.
Oft kommt es zur Anlöthung des weichen Gaumens an die hintere
Rachenwand und zur Retraction desselben, so dass die Communicationsöffnung zwischen Nasen- und Rachenhöhle sehr verengt wird. Damit
sind aber sämmtliche Localisationen erschöpft, an anderen Stellen ist
das Rhinosclerom bisher noch nicht beobachtet worden.

Das Rhinosclerom zeigt keine Neigung zur regressiven Metamorphose. Fast nie tritt spontane Involution oder eiteriger Zerfall und
Geschwürsbildung ein. Allenfalls kommt es zu ganz oberflächlichen
Erosionen mit Absonderung von mässigen Secretmengen. Selbst nach
Excisionen tritt auffallend schnell wieder Ueberhäutung auf. Dagegen
kann es durch das Fortschreiten der Geschwulstwucherung zur Arrosion
der sich entgegenstellenden Knorpel und Knochen kommen und so
z. B. zur Perforation des harten Gaumens, zu Zerstörungen des Nasengerüstes.

Der Verlauf ist ein ausserordentlich chronischer, es sind Fälle
bekannt geworden, in denen derselbe 10—20 Jahre gewährt hat. —
Irgend welchen Einfluss auf das Allgemeinbefinden hat das Rhinosclerom in keinem der beobachteten Fälle gezeigt.

Bei der Diagnose ist besonders die *Localisation*, die *auffallende
Härte*, das *Fehlen von Rückbildungsvorgängen, Geschwüren und Vernarbungen* zu berücksichtigen, welche Eigenschaften bei einem einige
Zeit bestehenden Rhinosclerom die Unterscheidung einerseits von *Syphilis*, andererseits von *Carcinom* leicht machen. Dagegen dürfte es
schwerer sein, ein eben sich entwickelndes Rhinosclerom von einem
frischen, noch nicht zerfallenen Gumma oder einem noch nicht ulcerirten Carcinomknoten zu unterscheiden. Gegenüber der Syphilis ist
auch in diesen Fällen der sehr viel *langsamere Verlauf* hervorzuheben,
jedenfalls bringt die weitere Entwickelung bald die sichere Entscheidung.

Die anatomische Untersuchung zeigt, dass das Rhinosclerom in
seinen oberen Schichten aus einem äusserst zellreichen und von zahlreichen Gefässen durchzogenen Gewebe besteht, welches in den unteren
Schichten von festen fibrösen Bindegewebszügen durchsetzt ist, die nach
der Tiefe zu an Zahl und Ausdehnung zunehmen und jedenfalls die
ausserordentliche Härte der Geschwulst bedingen.

Bezüglich der **Aetiologie** lässt sich der mehrfach vermuthete Zusammenhang mit Syphilis mit vollster Sicherheit zurückweisen. Weder ergiebt der Verlauf der Krankheit den geringsten Anhaltspunkt hierfür, noch haben die oft versuchten antisyphilitischen Kuren irgend einen Einfluss auf die Geschwulst ausgeübt. — Die an Rhinosclerom leidenden Patienten befanden sich meist in den *mittleren Jahren;* bezüglich des Geschlechtes stellt sich das Verhältniss für Männer und Frauen annähernd gleich. — Neuerdings ist die Anwesenheit bestimmter *Bacterien* im Gewebe des Rhinoscleroms constatirt worden.

Die **therapeutischen Erfolge** sind im Allgemeinen bisher wenig befriedigende gewesen. Eine vollständige Abtragung der Geschwulst wird durch die Localisation in der Regel unmöglich gemacht. In einem Fall hat O. Simon dadurch einen sehr günstigen Erfolg erzielt, dass zunächst durch eine keilförmige Excision der Anfangstheil des verschlossenen Nasenganges erweitert und dann in die so entstandene Lücke Watte mit 10—20 procentiger Pyrogallussalbe eingelegt wurde. Die Aetzungen mit Pyrogallussäure wurden von Zeit zu Zeit wiederholt und dadurch die vorher hochgradig vergrösserte Nase nicht nur sehr verkleinert, sondern es zeigte sich auch ein auffallendes Weicherwerden der vorher knorpelharten Geschwulstmassen. Neuerdings hat Doutre-lepont über eine Heilung durch Anwendung einer 1 procentigen Sublimat-Lanolinsalbe berichtet.

ACHTES CAPITEL.

Sarcoma.

An der Haut und im Unterhautbindegewebe kommen Sarcome der verschiedensten Art vor, die sich ebenso verschieden auch hinsichtlich ihres Verlaufes und ihrer Bösartigkeit verhalten. Vielfach entstehen dieselben aus einer Warze oder einem Naevus, einem Fussgeschwür, einer Paronychie. Oft lässt sich ein Trauma, ein länger einwirkender Reiz als occasionelle Ursache nachweisen. — Da die Behandlung der Sarcome vollständig in das Gebiet der Chirurgie gehört, so soll hier nicht näher auf die Schilderung dieser Geschwülste eingegangen werden. Nur eine seltene Form des Hautsarcoms soll etwas ausführlicher erwähnt werden, die *multiplen melanotischen Sarcome.*

In den bisher beobachteten Fällen dieser Art bildeten sich meist zuerst an der Fusssohle oder dem Fussrücken Knoten von braunrother, blaurother oder blauschwarzer Farbe, von derb-elastischer Consistenz, die sich schnell vermehrten, nach den Füssen am reichlichsten an den Händen und dann an der gesammten übrigen Hautoberfläche auftraten. In vielen Fällen geht die Entwickelung der melanotischen Sarcome von einem *Pigmentmal* aus, sowie ein solches daher sich zu vergrössern beginnt, ist schleunige und gründliche Entfernung dringend angezeigt. Die kleinsten Sarcomknötchen erscheinen oft ungefärbt, erst bei ihrem Grösserwerden stellt sich die charakteristische Färbung ein. Die Tumoren können bis hühnereigross werden. Die starke Schwellung und Infiltration der Haut der Füsse erschwert oder verhindert das Gehen, auch die Hände werden in ihren Bewegungen mehr oder weniger beeinträchtigt. Die Krankheit führt ausnahmslos zum Tode und zwar in kurzer, zwei bis drei Jahre nicht überschreitender Frist.

Bei den *Sectionen* fanden sich zahlreiche Eruptionen auf Schleimhäuten und in inneren Organen.

Den Sarcomen jedenfalls ausserordentlich nahestehend sind die sogenannten multiplen Granulationsgeschwülste der Haut (*Mycosis fungoides*, ALIBERT; *Granuloma fungoides*, AUSPITZ), die deshalb im Anschluss an die Sarcome besprochen werden sollen. In ziemlich übereinstimmender Weise zeigte sich bei den bekannt gewordenen Fällen dieser seltenen Hauterkrankung ein längeres, der Geschwulstbildung voraufgehendes Stadium, welches durch das Auftreten über den ganzen Körper zerstreuter rother, eczemartig erscheinender und stark juckender Flecken charakterisirt war, die an einem Punkte verschwanden, um an anderen wieder aufzutauchen. Die eigentliche Geschwulstbildung beginnt dann mit dem Auftreten derber, die Haut überragender Infiltrate von flacher oder mehr halbkugeliger, pilzähnlicher Form — daher der ALIBERT'sche Name —, die an der Oberfläche trocken, roth, oder nässend und mit Krusten bedeckt erscheinen. Die Infiltrate können bis flachhandgross werden und durch Confluenz noch grössere Hautstrecken einnehmen. Gelegentlich ist in der ersten Zeit der Geschwulsteruptionen an einzelnen Knoten eine völlige Rückbildung mit Hinterlassung einer normalen, nicht narbigen Hautstelle beobachtet, im Allgemeinen zeigt die Krankheit aber stets einen progressiven Charakter. Im letzten Stadium der Krankheit wird oft Ulceration der Knoten beobachtet. Nach KÖBNER können wir zwei Typen unterscheiden, indem in einer Reihe von Fällen sich nur wenige, sesshafte Tumoren entwickeln, die sich nur langsam vergrössern, während in einer grösseren Anzahl von Fällen die Tumoren in sehr grosser Anzahl auftreten und meist regellos über die ganze Körperoberfläche zerstreut sind, seltener einzelne Theile, z. B. das Gesicht, vorwiegend befallen. Die erste Varietät, bei der sich nur eine geringe Anzahl von Geschwülsten bildet, ist jedenfalls die bei weitem gutartigere.

Während die Kranken im Beginne, ausser schmerzhaften Empfindungen in den erkrankten Stellen, keine besonderen Symptome zeigen, tritt jedenfalls bei der zweiten Varietät im weiteren Verlaufe stets zum Tode führender Marasmus ein. Die Sectionen ergeben mit seltenen Ausnahmen keine entsprechenden Geschwulstbildungen innerer Organe. — Die *mikroskopische Untersuchung* der Geschwülste ergiebt den Sarcomen ausserordentlich ähnliche Bilder. Im Wesentlichen bestehen die Infiltrate aus kleinen runden Zellen, die in einem spärlichen Bindegewebsgerüste liegen. Neuerdings sind in den Geschwülsten *Mikrokokken* nachgewiesen worden (AUSPITZ, HOCHSINGER, RINDFLEISCH) und werden dieselben von diesen Autoren als Ursache der Krankheit angesehen. KÖBNER, der in nicht ulcerirten Knoten niemals Mikroorganismen fand, bestreitet die pathogene Bedeutung der von jenen Autoren gefundenen Bacterien, hält aber doch die zuerst von NEISSER angenommene Zusammengehörigkeit der Mycosis fungoides mit den chronischen Infectionskrankheiten für wahrscheinlich.

Bei der Diagnose ist gegenüber der *Syphilis* und zwar dem *Hautgumma* zu berücksichtigen, dass die letztere Geschwulst grosse Neigung zum eiterigen Zerfall zeigt, während bei den Granulationsgeschwülsten tiefer greifender Zerfall, abgesehen vom letzten Stadium der Krankheit, nicht vorkommt, wenn derselbe nicht durch äussere, zufällige Irritamente hervorgerufen wird. Gegenüber gewissen Formen der *Lepra* ist, ganz abgesehen davon, dass diese Krankheit in unseren Gegenden autochthon nicht vorkommt, auf die charakteristischen Erscheinungen dieser Krankheit, bestimmte *Localisation der Knoten (Augenbrauenbögen), Anästhesien*, und vor Allem auf den nicht schwer zu erbringenden *Nachweis der Leprabacillen* hinzuweisen.

Bei der Therapie der multiplen Sarcombildungen und der Granulationsgeschwülste ist nur von einem Mittel, dem *Arsen*, ein Erfolg zu erhoffen und in der That sind Besserungen und sogar Heilungen durch subcutane Injectionen der Solutio Fowleri beobachtet worden (KÖBNER).

NEUNTES CAPITEL.
Carcinoma.

Der Epithelialkrebs der Haut (*Epitheliom, Cancroid*) tritt in drei klinisch verschiedenen Formen auf, zwischen denen aber Uebergänge häufig vorkommen, schon da oft die Entwickelung der einen aus der anderen Form sich vollzieht.

Der *flache Hautkrebs* (*Ulcus rodens*) entwickelt sich in Form einer einzelnen, seltener mehrerer nebeneinander liegender derber, hellröthlicher oder weisslicher Papeln, die einen eigenthümlichen perlmutterartigen Glanz zeigen und durchscheinend sind. Bei der allmäligen Vergrösserung bildet sich zunächst in der Mitte eine mit einer kleinen Borke bedeckte Excoriation, die sich im weiteren Verlaufe in ein flaches, mit Granulationen bedecktes Geschwür umwandelt. Der äussere Rand dieses Geschwüres ist wallartig erhaben und zeigt die oben für die ursprünglichen Papeln geschilderten Eigenthümlichkeiten. Die *Form* des Geschwüres ist anfänglich stets rund, ausser bei Vorhandensein mehrerer Ausgangspunkte des Carcinoms, wo dieselbe durch Confluiren der einzelnen Kreise acht- und kleeblattförmig wird. Bei weiterem Wachsthum der Neubildung verwischt sich aber diese anfängliche Regelmässigkeit der Form mehr und mehr, immerhin lassen sich im Allgemeinen noch nach aussen convexe Begrenzungslinien erkennen. Der flache Hautkrebs verläuft ausserordentlich *chronisch* und es können 10 und 20 Jahre vergehen, bis das Geschwür Flachhandgrösse erreicht hat. Dabei besteht in der Regel keine Neigung, in die Tiefe zu wuchern, in diesen Fällen tritt auch keine Schwellung der nächstgelegenen Lymphdrüsen auf und zeigt die Krankheit überhaupt eigentlich keinen malignen Charakter. Manchmal treten sogar umfangreiche centrale *Vernarbungen* spontan ein, so dass nur in der Peripherie ein geschwüriger, nach aussen von dem erwähnten Wall umgebener Saum übrig bleibt. —

Anders ist der Verlauf in den Fällen, wo ein ursprünglich flacher Krebs nach einiger Zeit in die Tiefe übergreift oder wo der Krebs von vornherein grössere, bald in Ulceration übergehende Knoten bildet (*knotiger Hautkrebs*). Diese Fälle zeichnen sich durch einen viel schnelleren Verlauf aus, der local und allgemein viel deletärer ist, als bei den flachen Carcinomen. Es werden in kurzer Zeit die unter der Haut liegenden Gebilde, Knorpel, Knochen und andere Theile zerstört, die Lymphdrüsen schwellen an, brechen schliesslich auf und verwandeln sich ebenfalls in carcinomatöse Geschwüre und bald stellt sich *Cachexie* ein, die ausnahmslos zum Tode führt. Oft treten *Metastasen* und dadurch bedingte Complicationen an inneren Organen auf.

Die dritte Form des Hautkrebses ist die *papillomatöse* (*Blumenkohlgewächs*), die sich entweder aus einer der vorher erwähnten entwickelt, oder von vornherein als solche auftritt. Die Geschwülste können faustgross und grösser werden, gehen aber oft schon vor

Erreichung dieser Dimensionen in eiterigen Zerfall und Geschwürsbildung über.

Localisation. Am allerhäufigsten entwickelt sich das Epithelialcarcinom im *Gesicht*, demnächst an den *Genitalien*, sehr viel seltener
an den übrigen Theilen des Körpers. Eine Ursache für diese Localisation
liegt sicher in der Neigung des Hautkrebses, *die Uebergangsstellen der
Haut zur Schleimhaut*, die *Lippen*, die *Nasenflügel*, die *Glans penis*
und das *Praeputium* und die entsprechenden Theile der weiblichen Genitalien zu befallen.

Diagnose. Schwierig ist der eben erst beginnende flache Hautkrebs zu diagnosticiren, bevor Ulceration eingetreten ist. Das Durchscheinen, der Perlmutterglanz, die langsame Vergrösserung der Papeln
muss den Verdacht eines Carcinoms wachrufen. Bei eingetretener Ulceration ist eine Verwechselung mit *ulceröser Syphilis* möglich, doch
wird hier der charakteristische Wall, das Vorhandensein nur eines oder
einiger weniger Geschwüre, das wenigstens häufige Fehlen einer Vernarbung der älteren Partien und der sehr chronische Verlauf vor Verwechselung schützen. An den Genitalien ist noch ganz besonders auf die
Möglichkeit einer Verwechselung mit einem *syphilitischen Primäraffect*
zu achten. Auch hier sind die schon erwähnten charakteristischen Eigenschaften des Carcinoms, ferner das Auftreten dieser Geschwulst fast nur
bei älteren Leuten zu berücksichtigen, aber in manchen Fällen wird die
sichere Diagnose erst durch *Excision* eines kleinen Theiles des Geschwulst
und dessen *mikroskopische Untersuchung* zu stellen sein. In allen zweifelhaften Fällen muss, wenn irgend möglich, dieses Verfahren angewendet
werden, da beim Bestehen eines Carcinoms nicht früh genug die radicale
Entfernung vorgenommen werden kann. Ist eine Probe-Excision nicht
ausführbar, so ist in zweifelhaften Fällen zunächst stets eine antisyphilitische Therapie einzuleiten, damit nicht etwa wegen eines Schankers
die Amputatio penis vorgenommen werde.

Die **mikroskopische Untersuchung** zeigt, dass bei diesen Formen des
Hautkrebses das Neugebilde aus einer Wucherung der tieferen Schicht
der Epidermis hervorgegangen ist. Aus den einfachen Retezapfen haben
sich voluminöse, vielfach verzweigte Epithelzapfen gebildet, welche durch
entsprechend vermehrte Bindegewebssepta getrennt werden. In den
Epithelzapfen finden sich vielfach die sogenannten *Cancroidperlen*, aus
zwiebelartig geschichteten, verhornten Epithelien bestehende Gebilde,
die übrigens nicht für den Krebs charakteristisch sind, sondern sich
auch in anderen Epithelanhäufungen, z. B. in Milien, finden.

Aetiologie. Der Hautkrebs entwickelt sich meist erst in den *höheren*

Lebensjahren, etwa vom 50. Jahre ab; das frühere Vorkommen ist nicht häufig und das Auftreten von Hautkrebsen bei Kindern wird nur in ganz ausnahmsweisen Fällen — Xeroderma pigmentosum — beobachtet. Nicht selten lassen sich *äussere, lange Zeit die Haut treffende Reize* als Ursache der Krebsbildung nachweisen (*Lippenkrebse bei Rauchern, Schornsteinfegerkrebs, Paraffinkrebs*), oft bilden sich Krebse aus schon längere Zeit bestehenden *epidermidalen Wucherungen*, aus *Warzen*, besonders aus *Greisenwarzen*, aus *Hauthörnern*. Dann rufen gelegentlich auch Krankheitsvorgänge, die an und für sich nichts mit der Entwickelung des Carcinoms zu thun haben, Hautkrebse hervor, so *Fussgeschwüre, syphilitische Ulcerationen, Lupus*. Offenbar führt hier die krankhaft gesteigerte Thätigkeit der epidermidalen Gewebe bei Herabsetzung der Widerstandsfähigkeit des Bindegewebes schliesslich zur atypischen Wucherung, zur Krebsbildung. Auch auf *Narben* entwickeln sich manchmal Carcinome.

Die **Therapie** des Hautkrebses wird zumeist eine operative sein müssen und die Besprechung derselben gehört daher nicht in den Rahmen dieses Lehrbuches. Nur darauf soll hingewiesen werden, dass für gewisse Formen, besonders des flachen Hautkrebses, die bei dieser Krankheit obsolet gewordenen *Aetzmittel* wohl eine häufigere Anwendung verdienten, da der mit ihnen erzielte Erfolg zum mindesten dem mit der Excision erreichten gleichkommt. Dieselben Mittel, die auch bei der Behandlung des Lupus den ersten Rang einnehmen, sind hier zu empfehlen, *Argentum nitricum*, die *Arsenpaste, Acidum pyrogallicum*. Die letztgenannten Mittel haben auch hier den grossen Vorzug, dass nur das Kranke zerstört wird. Die Anwendung hat in derselben Weise zu geschehen, wie beim Lupus (s. die ausführliche Schilderung in dem Capitel über Lupus), nur muss sie etwas länger fortgesetzt, resp. mehrfach wiederholt werden, da das Carcinomgewebe viel widerstandsfähiger ist, als das lupöse Gewebe.

Kurze Erwähnung möge hier noch eine sehr seltene *carcinomatöse Erkrankung des bindegewebigen Theiles der Haut* finden, der infiltrirte Hautkrebs, der allerdings nicht primär in der Haut auftritt, sondern sich an carcinomatöse Degenerationen anderer Organe anschliesst, am häufigsten an den sogenannten *Scirrhus der Brustdrüsen*. Die erkrankte Haut erscheint stark verdickt, derb, fest auf der Unterlage aufgeheftet, so dass von der Erhebung einer Falte gar keine Rede sein kann. An der Peripherie sieht man in die angrenzenden Theile der normalen Haut zahlreiche etwa linsengrosse, flache Knoten von nor-

16*

maler Farbe eingestreut, die nach dem Erkrankungsherde zu immer dichter werden und schliesslich confluiren (*Carcinoma lenticulare*). Indem die Infiltration auf diese Weise fortschreitet, wird schliesslich die Haut der ganzen Brust, des Rückens, ja auch der angrenzenden Theile des Halses, der Oberarme und der unteren Körperhälfte starr und unnachgiebig und umgiebt den Körper wie ein Panzer (*Cancer en cuirasse*, VELPEAU). Die *mikroskopische Untersuchung* zeigt, dass die Epidermis ganz intact ist, dass dagegen das Corium und das enorm verdickte Unterhautbindegewebe von zahllosen Krebszellennestern und -strängen durchsetzt ist.

ZEHNTES CAPITEL.
Xeroderma pigmentosum.[1])

Als **Xeroderma pigmentosum** beschrieb zuerst KAPOSI eine eigenthümliche Erkrankung der Haut, die auf einer *angeborenen Anlage* beruhend, sich stets in der allerersten Zeit des extrauterinen Lebens entwickelt, in ganz analoger Weise, wie z. B. die Ichthyosis. Bei den mit normal erscheinender Haut geborenen Kindern treten zuerst im Laufe des ersten oder zweiten Lebensjahres im Anschluss an die Einwirkung der Sonnenstrahlen auf die Haut und auch nur auf den von diesen getroffenen Stellen, also nur im *Gesicht*, auf dem *Hals*, den *Händen und Vorderarmen*, bei barfuss gehenden Kindern auch an *Füssen und Unterschenkeln* umschriebene rothe Flecken auf, die nach kurzer Zeit unter geringer Abschuppung wieder verschwinden, aber nach einer jedesmaligen weiteren Einwirkung der Sonnenstrahlen immer wieder zum Vorschein kommen. Allmälig kommen nun bleibende Veränderungen hinzu, zunächst eine Veränderung der Pigmentirung. Es treten an den genannten Körperstellen zahlreiche, *sommersprossenähnliche Pigmentflecken* auf, während umgekehrt an den dazwischen gelegenen Partien die Pigmentirung abnimmt, ja an einzelnen Stellen sich manchmal grössere, vollständig pigmentfreie, weisse Inseln bilden. Im Ganzen aber überwiegt die Pigmentirung, so dass die ergriffenen Hautpartien gegenüber der normalen Haut der Oberarme, des Rumpfes, der Oberschenkel dunkel erscheinen; der Uebergang wird nicht durch eine scharfe Grenzlinie gebildet, sondern ist ein allmäliger. Eine weiter hinzukommende Ver-

----

1) Ich habe diesen ursprünglich von KAPOSI gewählten, freilich wenig zutreffenden Namen beibehalten, da mir keiner der von späteren Beobachtern gewählten Namen den Vorzug zu verdienen scheint; eine nach jeder Richtung gute Bezeichnung für diese Krankheit ist eben noch nicht gefunden.

änderung ist das Auftreten zahlreicher *Gefässausdehnungen*, von den kleinsten flachen Teleangiectasien bis zu angiomartigen Geschwülsten in allen Abstufungen vorkommend. Die Haut im Ganzen wird dabei atrophisch, glatt, die normalen Furchen und Falten verschwinden. Auch die *Schleimhäute* werden afficirt, vielfach ist Conjunctivitis und starke Lichtscheu beobachtet, ferner treten auch auf dem Lippenroth Teleangiectasien auf.

Zu den bisher geschilderten, schon ein sehr buntes Krankheitsbild bedingenden Veränderungen treten im weiteren Verlaufe noch andere Erscheinungen hinzu, die besonders deswegen von grösster Wichtigkeit sind, weil sie die Ursache zu dem schliesslichen letalen Ausgang der Krankheit werden. Es treten nämlich zunächst *warzenartige Gebilde* auf und aus diesen entwickeln sich, manchmal nur an einigen wenigen Stellen, andere Male an vielen Stellen, typische *Epithelialcarcinome*, die ganz ebenso wie die gewöhnlichen Epithelialcarcinome stets einen progredienten Charakter zeigen, durch Zerfall zu grossen Ulcerationen führen und durch die allmälig eintretende Cachexie, wie es scheint, ohne Metastasen in inneren Organen, den Tod herbeiführen.

Ganz besonders bemerkenswerth ist der Umstand, dass die Carcinome in einem *jugendlichen Alter* auftreten, welches sonst von Epithelialcarcinomen der Haut gänzlich verschont ist, schon im Alter von 5 Jahren sind dieselben bei Xeroderma pigmentosum beobachtet worden.

Schon oben war erwähnt, dass die Krankheit auf einer *angeborenen Anomalie* beruht. Der wesentlichste Beweis hierfür liegt in der Thatsache, dass die Krankheit fast in allen bisher bekannt gewordenen Fällen bei *mehreren Kindern derselben Familie* beobachtet wurde, so in einem Falle bei 7 Brüdern. Und zwar waren in einzelnen Fällen nur Kinder desselben Geschlechtes, andere Male aber auch wieder beide Geschlechter betroffen, wie wir dies ja in ähnlicher Weise auch bei anderen vererbten Krankheiten finden. — Bei den Eltern haben sich Krankheitszustände, die mit dem Leiden der Kinder in einen sicheren Zusammenhang zu bringen wären, bisher nicht nachweisen lassen.

Die Prognose des Leidens ist schlecht, die Mehrzahl der Erkrankten geht in noch jugendlichem Lebensalter an multiplen Carcinomen zu Grunde. — Die Diagnose der allerdings sehr seltenen Krankheit ist bei den so auffallenden Merkmalen nicht zu verfehlen, bezüglich der Therapie fehlt uns vorläufig noch jede Handhabe zu irgendwie erfolgreichem Eingreifen.

ZWÖLFTER ABSCHNITT.

ERSTES CAPITEL.

Erysipelas.

Das Erysipel (*Rose, Rothlauf*) ist eine durch das Eindringen eines infectiösen Stoffes in die Haut hervorgerufene Krankheit, welche fast stets von Allgemeinerscheinungen begleitet ist.

Die vom Erysipel ergriffene Haut ist geröthet und zwar meist lebhaft hellroth, geschwellt, die Oberhaut ist gespannt und glatt. Die Schwellung nimmt nur an den Theilen mit lockerem Unterhautgewebe, z. B. den Augenlidern, stärkere Dimensionen an. Spontan, ganz besonders aber bei Berührung ist die erkrankte Haut schmerzhaft. Die Erkrankung zeigt stets die Neigung, an der Peripherie fortzuschreiten, und bildet hier oft einen etwas erhabenen, noch mehr als die centralen Partien gerötheten Saum, der gegen die normale Haut scharf abgesetzt ist. Oefters treten nicht diffuse, sondern fleckförmige und streifenförmige Röthungen auf (*Erysipelas variegatum s. striatum*). Auf der gerötheten Haut schiessen manchmal mit Serum oder Eiter gefüllte Bläschen oder Blasen auf (*Erysipelas vesiculosum, bullosum*), in seltenen Fällen werden einzelne Hautpartien gangränös (*Erysipelas gangraenosum*) und auch die unter der Haut gelegenen Theile können der Zerstörung anheimfallen (*Erysipelas phlegmonosum*). — Auch typische *Lymphangitiden* und *schmerzhafte Schwellungen* der zu dem erkrankten Hautgebiet gehörigen *Lymphdrüsen* kommen bei Erysipel oft vor. Von der Haut geht das Erysipel nicht selten auf die Schleimhaut des Mundes, des Rachens, der Nase und der sich anschliessenden tieferen Organe, ferner der Genitalien über oder die Krankheit kann auch den umgekehrten Weg nehmen (*Schleimhauterysipele*).

Das Erysipel tritt am häufigsten im *Gesicht* auf und zwar ausgehend von der *Nase*. Dies hat seinen Grund in der Häufigkeit kleiner Rhagaden an dieser Stelle, die oft ohne Weiteres wahrnehmbar sind. Aber selbst in den Fällen, wo wir eine Rhagade nicht zu finden vermögen, dürfen wir doch eine solche als Ausgangspunkt des Erysipels annehmen, da erfahrungsgemäss das Erysipel am häufigsten Individuen mit chronischem Schnupfen befällt, bei welcher Affection die Rhagaden im Naseneingang so ausserordentlich oft vorkommen. Von der Nase breitet sich das Erysipel auf die angrenzenden Theile des *Gesichtes*, die *Ohren*, die *behaarte Kopfhaut* aus, in selteneren Fällen schreitet es über den *Hals* auf den *Rumpf* fort und kann nun, während es an den zuerst ergriffenen Stellen abheilt, successive über den *ganzen Körper* fortschreiten (*Erysipelas migrans*), wobei es auch vorkommt, dass bereits abgeheilte Stellen von Neuem von der Krankheit überzogen werden. — Das Erysipel kann aber auch an jeder beliebigen Körperstelle von irgend einer Continuitätstrennung der Oberhaut ausgehen und selbstverständlich ist die Localisation dieser Erysipele in jedem einzelnen Falle durch die besonderen Verhältnisse bedingt. Es mag hier nur kurz an die *Wunderysipele*, die sich an zufällige oder chirurgische Verletzungen anschliessen, an die von *Ulcerationen ausgehenden Erysipele* und an die *Puerperalerysipele*, die ebenfalls von den durch die Geburt entstandenen Wunden ihren Ausgang nehmen, erinnert werden.

An dieser Stelle möge eine mit dem Erysipel sicher nicht identische *infectiöse Dermatitis* erwähnt werden, welche häufig an den Händen von Leuten, die mit Fleisch oder anderen thierischen Theilen zu hantiren haben, Köchinnen, Fleischern etc. vorkommt. Es bilden sich unter Jucken an den Fingern oder Handrücken rothe Schwellungen der Haut, ohne jede Störung des Allgemeinbefindens, die peripherisch fortschreiten, während die centralen Partien abblassen, so dass es zur Bildung von Ringen oder Halbkreisen kommt. Nach einer bis einigen Wochen erlischt die Krankheit spontan. J. ROSENBACH ist es gelungen, den Mikroorganismus dieses „*Finger-Erysipeloids*" zu züchten und durch Impfung der Cultur die Krankheit experimentell hervorzurufen.

Verlauf. Das Erysipel tritt fast ausnahmslos mit *Fieber* auf, welches oft mit einem Schüttelfrost einsetzt und bis zu einer Temperatur von 40 und 41° steigen kann. In manchen Fällen treten die Fiebererscheinungen kurze Zeit vor dem Sichtbarwerden der Hautveränderung auf. Der Höhe des Fiebers entsprechen die übrigen *subjectiven* wie *objectiven Allgemeinerscheinungen*, auf die hier nicht näher eingegangen werden soll. Unter Weiterbestehen eines intermittirenden oder remittirenden Fiebers breitet sich dann die Hautaffection weiter aus, um in den leichten Fällen nach einigen Tagen, in anderen nach 1—2 Wochen zu erlöschen, und unter dem Rückgang der Allgemeinerscheinungen schwindet auch die Röthung und Schwellung der Haut und nach geringer Abschilferung kehrt dieselbe wieder völlig zur Norm zurück. Bei den schweren Fällen von Erysipelas migrans zieht sich aber der Verlauf oft über Wochen hin und bei diesen erfolgt auch relativ am häufigsten ein ungünstiger Ausgang der Krankheit.

Das Erysipel hinterlässt, entgegengesetzt dem Verhalten der meisten anderen Infectionskrankheiten, eine *Neigung zu Recidiven* und solche an „*habituellem Erysipel*" leidenden Patienten bekommen oft in kurzen Intervallen eine grosse Anzahl von Rückfällen. Meist lässt sich in diesen Fällen ein bleibendes, die Erkrankung begünstigendes Moment (chronischer Schnupfen, Fussgeschwüre) nachweisen. Von grosser Wichtigkeit sind ferner die nach diesen habituellen Erysipelen oft zurückbleibenden *elephantiastischen Veränderungen*. (S. das Capitel über Elephantiasis.)

An dieser Stelle ist auch noch einer sehr bemerkenswerthen Erscheinung zu gedenken, nämlich des *resorbirenden Einflusses,* den zufällig entstandene Erysipele auf lupöse oder syphilitische Infiltrate, aber auch auf eigentliche Geschwülste, Sarcome, Carcinome, ausüben. Mehrfach hat man selbst umfangreiche Geschwulstbildungen unter dem Einfluss eines Erysipels sich verkleinern oder völlig verschwinden gesehen. Auch andere Ulcerationsprocesse, Fussgeschwüre, serpiginöse Schanker, können durch ein Erysipel zur Heilung gebracht werden (*Erysipèle salutaire* der Franzosen). Der Versuch, in „curativer Absicht" ein Erysipel hervorzurufen, ist zwar gefährlich, aber unter Umständen — so bei inoperablen malignen Geschwülsten — gewiss manchmal gerechtfertigt.

Die **Prognose** ist meist günstig, nur bei kleinen Kindern, dann in den Fällen von weit ausgebreitetem Erysipel und bei heruntergekommenen Individuen, Potatoren, wird sie zweifelhaft. — Die **Diagnose** ist kaum zu verfehlen, nur mit dem acuten Gesichtseczem wäre bei oberflächlicher Untersuchung eine Verwechselung möglich (s. das Capitel über Eczem).

Aetiologie. Das Erysipel entsteht durch das Eindringen eines bestimmten *Mikrococcus* in den Körper und zwar durch irgend eine kleine Verletzung der Oberhaut, an welche sich dann die Hautaffection anschliesst, denn es finden sich nicht nur in der erysipelatösen Haut, ganz besonders in den Lymphgefässen, diese Mikroorganismen, sondern es ist auch gelungen, dieselben ausserhalb des Körpers rein zu züchten und durch Ueberimpfung dieser Reinculturen auf Thiere und auch auf Menschen typisches Erysipel zu erzeugen (Fehleisen).

Therapie. Die interne Behandlung soll hier nicht weiter berücksichtigt werden. Local genügt Einölen der kranken Haut mit Carbolöl oder Bestreuen mit Streupulver und Bedecken mit Watte. Weder das Umziehen mit Höllenstein, noch circuläre Carbolinjectionen vermögen mit Sicherheit das Fortschreiten des Processes zu verhindern, dagegen werden neuerdings multiplen Scarificationen, am besten vielleicht in der gesunden, das Erysipel begrenzenden Haut mit nachfolgender Carbolabspülung und Sublimatverband gute Erfolge nachgerühmt. Von der grössten Wichtigkeit ist bei den recidivirenden Erysipelen die *prophy-*

Inctische Behandlung des ursächlichen Momentes. Meist handelt es sich hier um die Beseitigung eines chronischen Schnupfens oder wenigstens um die möglichste Vermeidung der Rhagadenbildung der Nase durch häufiges Einreiben mit einer indifferenten Salbe oder schwachem Carbolöl oder um die Heilung torpider Ulcerationen, so bei Fussgeschwüren.

ZWEITES CAPITEL.

Impetigo herpetiformis.

Als **Impetigo herpetiformis** ist eine von HEBRA, auch schon von Anderen vorher unter anderen Namen beschriebene, ausserordentlich seltene Hautkrankheit bezeichnet worden, die, mit Ausnahme eines von KAPOSI beschriebenen Falles, bei welchem die Krankheit bei einem Manne auftrat, bisher nur bei *Schwangeren* oder bei *Wöchnerinnen* beobachtet ist. Gewöhnlich zuerst an der Innenfläche der Oberschenkel oder der Vorderseite des Rumpfes treten einfache oder mehrfache Kreise von Pusteln auf, in deren Mitte die Haut geröthet, nässend oder mit dicken Borken bedeckt ist. Indem die Kreise sich peripherisch vergrössern und benachbarte Herde confluiren, während in den centralen Theilen der Efflorescenzen Ueberhäutung, niemals Narbenbildung eintritt, breitet sich die Affection über immer grössere Hautpartien aus. Die Erkrankung wird ebenso wie etwaige Exacerbationen durch Schüttelfröste eingeleitet und von hohem Fieber begleitet.

Die **Prognose** ist ungünstig, jedenfalls ging bei weitem die Mehrzahl der bisher beobachteten Kranken zu Grunde, einzelne nach ein- oder zweimaliger Heilung an Recidiven, die jedesmal bei den folgenden Schwangerschaften auftraten. — Die Sectionen haben keine genügenden Aufschlüsse gegeben; in einigen Fällen waren gleichzeitig puerperale Processe zugegen. — Die **Therapie** kann nach unseren heutigen Kenntnissen nur eine symptomatische sein.

DREIZEHNTER ABSCHNITT.

ERSTES CAPITEL.

Lepra.

Der **Aussatz** (*Elephantiasis Graecorum*, *Lepra Arabum*, *Malum mortuum* der Salernitanischen Schule, *Maltsey* und *Ladrerie* des Mittelalters, *Spedalskhed* der Norweger, *Melaatschheid* der Holländer) ist eine

chronische Infectionskrankheit, welche nach einem im Allgemeinen
sehr langwierigen und von schweren localen und allgemeinen Krankheitserscheinungen begleiteten Verlauf fast stets direct oder indirect
zum Tode führt und nur in ganz ausnahmsweisen Fällen in Heilung
übergeht.

Je nachdem die Krankheitsvorgänge vorwiegend die Haut und die
Schleimhaut betreffen, oder aber zunächst in den peripherischen Nerven
zur Entwickelung gelangen, lassen sich zwei Formen der Krankheit
unterscheiden, *Lepra tuberculosa* und *Lepra anaesthetica* (DANIELSSEN
und BOECK), auch als *Lepra cutanea* und *Lepra nervorum* (VIRCHOW)
bezeichnet. Aber schon hier muss darauf hingewiesen werden, dass
eine strenge Trennung zwischen diesen beiden Formen nicht durchgeführt werden kann, schon aus dem Grunde, weil ganz ausserordentlich
häufig Combinationen derselben vorkommen, indem zu einer ursprünglich rein tuberculösen Form später Symptome hinzutreten, welche der
anästhetischen Form angehören. Die verschiedene Form der Krankheit wird lediglich durch die verschiedenartige *Localisation* des an und
für sich ganz gleichartigen Krankheitsprocesses bedingt.

Lepra tuberculosa (*Lepra tuberosa, Knotenaussatz*). Den eigentlichen Krankheitserscheinungen geht ein *Stadium prodromorum* voraus,
welches einige Monate bis ein und selbst zwei Jahre währen kann.
Die Kranken fühlen sich matt und schläfrig, ihr Appetit nimmt ab, sie
sind unlustig zu jeder Arbeit und überhaupt psychisch deprimirt. Constant scheinen Fieberbewegungen von verschiedenem Typus aufzutreten.
Diese Erscheinungen haben nichts für die Lepra absolut charakteristisches und die sichere Diagnose ist erst beim Auftreten des Exanthems
zu stellen. Dieses *erste Exanthem* besteht in einer Eruption von
Flecken von Linsen- bis Flachhandgrösse und darüber, die anfänglich
lebhaft roth sind, späterhin ein immer mehr braunes Colorit annehmen,
an der Oberfläche etwas schuppen und das Niveau der normalen Haut
deutlich überragen. Die Flecken sind anfänglich unregelmässig localisirt und können auf allen Körperstellen auftreten, erst im späteren
Verlauf tritt die Vorliebe für gewisse Theile, vor Allem für das Gesicht und die Extremitäten immer deutlicher hervor. Das *Allgemeinbefinden* bessert sich in der Regel bei dem Ausbruch des Exanthems.

In sehr langsamer Weise vergrössern sich an einzelnen Stellen die
Flecken, manchmal mit centraler Resorption und hierdurch bedingter
Ringbildung, confluiren mit einander, während sie an anderen Stellen
mit Hinterlassung von Pigment verschwinden. Monate und selbst erst
Jahre nach dem Beginn des Exanthems beginnt die *Knotenbildung* und

damit tritt die Krankheit in das für diese Form eigentlich charakteristische Stadium ein. Entweder wandeln sich die Flecken direct in derbe, oft umfangreiche Infiltrate von dunkler, braunrother Farbe um, oder es entstehen hier und da auf den Flecken kleinere Knötchen, die erst ganz allmälig grössere Dimensionen annehmen. Diese Infiltrate und Knoten entwickeln sich mit ganz besonderer Vorliebe im *Gesicht*, demnächst auf den *Extremitäten*, besonders an den Streckseiten, indess kann auch jede andere Körperstelle ergriffen werden, mit Ausnahme der behaarten Kopfhaut. Am charakteristischsten ist die Veränderung des Gesichtes. Die Stirn, besonders die Gegend der Augenbrauenbögen, wird von wulstigen, durch tiefe Furchen getheilten Infiltraten oder von Knoteneruptionen, bei denen die einzelnen Knoten noch mehr oder weniger deutlich von einander zu unterscheiden sind, eingenommen. Die Augenbrauen fallen aus, wie alle Haare auf leprösen Infiltraten. Die Backen schwellen an und hängen herab, die Lippen werden aufgeworfen, die Unterlippe hängt nach unten, die Ohrläppchen werden durch die leprösen Infiltrationen erheblich vergrössert und bilden ansehnliche Tumoren. Die hierdurch hervorgerufene ausser-

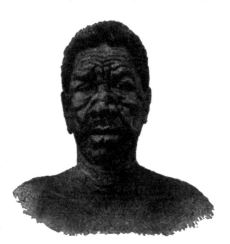

Fig. 12.
Lepra tuberculosa.[1)]

ordentlich charakteristische Entstellung des Gesichtes (*Facies leontina, Leontiasis*) wird oft noch durch Uebergreifen des Erkrankungsprocesses auf die *Conjunctiva* vermehrt, durch Knotenbildung auf derselben, durch Infiltration und Trübung der Cornea oder durch noch schlimmere, durch Perforation der Cornea bedingte Folgen, durch Phthisis des Augapfels. Auch auf die *anderen Schleimhäute* greift die Erkrankung über, auf der Mund- und Nasenschleimhaut bilden sich Geschwüre mit infiltrirter Basis, die Stimme wird heiser durch Affection der Kehlkopfschleimhaut, ja es kommt gelegentlich zu Suffocationserscheinungen. Auch tiefergreifende Zerstörungen, Exfoliationen von

1) Fig. 12 ist nach einer von Herrn Dr. E. Arning auf Hawai aufgenommenen und mir freundlichst zur Veröffentlichung überlassenen Photographie angefertigt.

Knorpeln und Knochen, werden an diesen Stellen durch die lepröse Erkrankung hervorgerufen.

Zu allen diesen Veränderungen gesellt sich in der Regel noch eine beträchtliche *Schwellung der Lymphdrüsen* am Hals und unter dem Unterkiefer.

An den übrigen Körpertheilen kommt es in der Regel nicht zu so massenhaften Knoteneruptionen, wie im Gesicht, immerhin kann z. B. auch an den Händen durch Anhäufung von Knoten eine starke Schwellung und völlige Unbeweglichkeit der Finger hervorgerufen werden. Auch die zu anderen Körperregionen gehörigen Lymphdrüsen schwellen an.

Die Knoten vermehren sich entweder in einer ganz allmäligen Weise oder es erfolgen unter lebhaftem Fieber und erysipelartigen Röthungen der Haut acute, über grössere Strecken ausgedehnte Eruptionen, während gleichzeitig vielfach eine Resorption älterer Herde stattfindet. Im Ganzen zeichnet sich jedenfalls die lepröse Neubildung durch eine sehr grosse Beständigkeit aus, der ulceröse Zerfall kommt selten vor, die durch denselben gebildeten, scharfgeschnittenen Geschwüre zeigen eine sehr geringe Tendenz zur Heilung.

Von *leprösen Erkrankungen innerer Organe* sind, abgesehen von den Nerven, bisher nur die des *Hoden*, der *Leber, Milz, Lunge*, des *Knochenmarks*, des *Ovarium* und des *Rückenmarks* sicher bekannt; eine Betheiligung auch der anderen Organe ist indess wohl wahrscheinlich.

Lepra nervorum. Auch bei dieser Form der Lepra geht dem Auftreten der charakteristischen Krankheitserscheinungen ein *Prodromalstadium* voraus, welches im Ganzen demjenigen der tuberculösen Form gleicht, nur dass schon im Beginn einzelne nervöse Symptome sich bemerklich machen, Hyperästhesien und schmerzhafte Empfindungen.

Eines der frühesten Symptome ist dann die Entwickelung von Blasen, der *Pemphigus leprosus*. Ohne jede Veranlassung bilden sich in sehr acuter Weise meist an den Extremitäten bis hühnereigrosse und grössere Blasen mit klarem, hellgelbem oder gelbgrünlichem Inhalt und zwar entstehen selten gleichzeitig mehrere Blasen, meist entwickelt sich nur eine einzige. Nach dem Platzen der Blasendecke bleibt eine erodirte nässende Fläche zurück, die sich sehr langsam überhäutet und eine helle, manchmal auch stärker pigmentirte, narbige und mehr oder weniger anästhetische Stelle hinterlässt. Diese Blaseneruptionen können sich Jahre hindurch wiederholen, werden aber in den späteren Phasen der Krankheit immer seltener. Die Blasenbildungen sind offenbar *trophische Störungen*, analog den manchmal bei Nervenverletzungen und bei progressiver Muskelatrophie beobachteten Blaseneruptionen, welche durch die gleich zu erwähnenden Erkrankungen der peripherischen Nerven hervorgerufen werden, und ihnen sind *Veränderungen der Hautpigmentirung*, Bildung dunkler und andererseits heller Flecken, an die Seite zu stellen, welche auch mit einer Abnahme der Sensibilität einhergehen. Diese Veränderungen sind vielfach als *Morphaea* bezeichnet worden und irrthümlicher Weise hat man die circumscripte Sclerodermie, der ebenfalls der Name Morphaea beigelegt worden ist, als lepröse Erkrankung beschrieben.

Die wichtigste trophische Störung betrifft aber die *Muskeln*, an denen eine immer mehr und bis zu den höchsten Graden zunehmende *Atrophie* und eine mit dieser gleichen Schritt haltende Functionsstörung bis zur völligen *Lähmung* eintritt. Eigentliche motorische Lähmungen bei intacten Muskeln sind dagegen bei Lepra selten. Die Ballen an der Hand und die Zwischenräume zwischen den Metacarpalknochen sinken ein, die Finger werden in Flexionsstellung fixirt — *Klauenhand* —, die Bewegungen der Beine werden immer weniger ausgiebig, durch die Atrophie der Gesichtsmusculatur und die cachectische Färbung der Haut erhält das Gesicht einen greisenhaften Ausdruck, die Unterlippe, das untere Augenlid hängen nach unten, Speichel und Thränen fliessen über dieselben herab und durch das dauernde Offenstehen der Lidspalte kommt es zu Trübungen und Ulcerationen der Hornhaut.

Von der grössten Wichtigkeit sind schliesslich die *Störungen der Sensibilität*, welche, wie schon erwähnt, mit Hyperästhesien und Parästhesien beginnend, allmälig zur *Anästhesie* führen, die entweder auf einzelne, unregelmässig begrenzte und sehr verschieden grosse Hautstellen localisirt bleibt oder schliesslich die ganze Körperoberfläche betrifft. Die Kranken haben in diesem Stadium jede Empfindung verloren, sie fühlen weder Berührungen noch Verletzungen der Haut, sie können sich an einen glühenden Ofen anlehnen und sich einen tiefen Schorf in die Haut brennen, ohne es zu merken. Zum Theil jedenfalls in Folge dieser Anästhesie, resp. der in Folge derselben stattfindenden Verletzungen kommt es besonders an den Händen und Füssen, meist über den Gelenken, zu *Ulcerationen*, die einen äusserst torpiden Verlauf nehmen, oft in die Tiefe greifen, die Gelenkhöhlen eröffnen und schliesslich zur Absetzung einzelner Theile, eines Fingers, einer Zehe, ja selbst der ganzen Hand oder des Fusses führen (*Lepra mutilans*).

Alle diese Veränderungen lassen den Sitz des Leidens in den peripherischen Nerven vermuthen und in der That lässt sich meist schon bei Lebzeiten eine *Schwellung* der der Betastung zugänglichen Nerven (N. ulnaris, Cervicalplexus, N. peroneus u. a.) nachweisen. Während anfänglich diese verdickten Nervenstämme auf Druck äusserst empfindlich sind, schwindet diese Schmerzhaftigkeit im weiteren Verlauf immer mehr, um schliesslich einer völligen Unempfindlichkeit zu weichen. Die lepröse Wucherung in den Nerven — durch diese werden die Anschwellungen gebildet, wie wir später sehen werden — bedingt anfänglich Reizerscheinungen und führt schliesslich zu einer Atrophie der Nervenfasern, Vorgänge, welche sich mit den klinischen Erscheinungen an den von den Nerven versorgten Organen auf das vollständigste decken.

Der Verlauf der Lepra ist meist ein sehr chronischer und führt fast ausnahmslos nach einer Reihe von Jahren, nach ein bis zwei Jahrzehnten und selbst erst nach noch längerer Zeit zum Tode. Die anästhetische Form ist die bei weitem langsamer verlaufende. Selten kommen acuter verlaufende, „galopirende" Fälle vor, doch bestehen in dieser Hinsicht unter den einzelnen Lepragegenden zum Theil erhebliche Verschiedenheiten. Die Krankheit beginnt selten in frühester Kindheit, die meisten Erkrankungen fallen nach DANIELSSEN und BOECK in die Zeit zwischen dem 10. und 20. Lebensjahre, doch sind die Erkrankungen etwa bis zum 40. Jahre immer noch häufig. Schon oben war erwähnt, dass sich zu der tuberculösen Form häufig im weiteren Verlauf Symptome der anästhetischen Form hinzugesellen und so *Mischformen* gebildet werden. Der tödtliche Ausgang wird keineswegs immer durch die Lepra selbst in directer Weise herbeigeführt, sehr häufig bedingen denselben mehr *indirecte Folgen der Krankheit, Marasmus, Erschöpfung* in Folge langdauernder Diarrhöen, intercurrente Erkrankungen, wie *Nephritis* und *Phthisis*. Der lepröse Krankheitsprocess ist, so paradox dies auch klingen mag, dem Leben des Organismus relativ wenig gefährlich — leider! müssen wir sagen, im Hinblicke auf jene Zerrbilder menschlicher Gestalt, die an Gesicht und Extremitäten auf das entsetzlichste verstümmelt, des Augenlichtes beraubt, empfindungslos, unfähig zu jeder Bewegung, vielleicht noch Jahre hinvegetiren, ehe sie der Tod erlöst.

Von besonderen *Complicationen* ist lediglich zu erwähnen, dass manchmal *elephantiastische Verdickungen* einzelner Körpertheile in Folge der Lepra vorkommen, und ferner ist hier an die eigenthümliche Form der Scabies zu erinnern, die bei Leprösen, aber auch bei anderen mit Hautanästhesie verbundenen Krankheitszuständen vorkommt, die *Scabies crustosa s. norwegica* (BOECK).

Die Prognose ist schlecht, unter günstigen Bedingungen gelingt es

vielleicht, den Verlauf aufzuhalten, aber wirkliche Heilungen sind nur
in äusserst seltenen Fällen beobachtet.

Bei der Diagnose ist zunächst zu berücksichtigen, dass bei uns —
ebenso wie in anderen völlig leprafreien Ländern — die Lepra *niemals
autochthon*, sondern nur in verschleppten, aus Lepragegenden stammenden Fällen vorkommt. Am leichtesten ist die ausgebildete anästhetische Form zu diagnosticiren, da ein derartiger Symptomencomplex bei
anderen Krankheiten nicht vorkommt. Bei der tuberculösen Form sind
dagegen Verwechselungen mit *Lupus*, mit *multiplen Sarcomen* oder *Granulationsgeschwülsten*, vor Allem aber mit *Syphilis* möglich. Früher
besonders sind diese Verwechselungen vielfach vorgekommen und in
den Leproserien sind Syphilitische und Kranke mit chronischen Hautausschlägen verschiedenster Art neben den Leprösen internirt worden.
Die Sarcome und Granulationsgeschwülste zeigen einen viel schnelleren
Verlauf, der Lupus bildet nur selten grössere Knoten und kommt gewöhnlich in umschriebeneren Eruptionen vor. Gewisse Formen der
Syphilis, besonders das *Knotensyphilid*, ferner das *ulceröse Syphilid*
haben aber gelegentlich nicht unbedeutende Aehnlichkeit mit Lepra und
ganz besonders bei dem ersteren sind die einzelnen Knoten oft nicht
ohne Weiteres von Lepraknoten zu unterscheiden. Hier ist zunächst
die bei der Lepra so charakteristische Localisation zu berücksichtigen
und ferner der Verlauf, welcher bei Syphilis ein ungleich rascherer ist.
Das ulceröse Syphilid unterscheidet sich durch die grössere Tiefe, besonders aber durch die serpiginösen Formen der Geschwüre hinreichend
von den übrigens ja seltener bei Lepra aus dem Zerfall der Knoten
hervorgehenden Ulcerationen. Zu bemerken ist übrigens noch, dass
auch bei Syphilis in ganz vernachlässigten Fällen manchmal förmliche
Mutilationen der Hände und Füsse vorkommen („*lepraähnliche Syphilide*"). In allen Fällen von tuberculöser Lepra lässt sich schliesslich die
Diagnose durch den leicht zu erbringenden *Bacillennachweis* (s. weiter
unten) stets absolut sicher stellen.

Die anatomischen Untersuchungen der leprösen Neubildung zeigen,
dass dieselbe im Wesentlichen auf Anhäufung von Granulationszellen —
daher die Zugehörigkeit zu den *Granulationsgeschwülsten* VIRCHOW's —
beruht. Diese Zellenanhäufungen zeigen zwar eine sehr lange, selbst
jahrelange Beständigkeit, schliesslich aber gehen sie doch in Zerfall
und Resorption mit Hinterlassung von Pigmentirungen über. Wenn wir
von dem gleich zu besprechenden, allerdings wichtigsten Bestandtheil
der leprösen Wucherung, den Leprabacillen, absehen, so ist anatomisch
eine gewisse Aehnlichkeit mit der lupösen und syphilitischen Neu-

bildung nicht zu verkennen. Diese Zellenanhäufungen finden sich nicht
nur in den Flecken und Knoten der Haut und der Schleimhäute, in den
Lymphdrüsen, im Hoden, in der Milz und Leber, sondern sie bilden
auch den eigentlichen Krankheitsherd bei der Lepra anaesthetica, die
spindelförmigen Anschwellungen der Nerven, welche ihrem Bau nach
völlig den Hautknoten entsprechen und im weiteren Verlauf mit Hinterlassung schwieliger Bindegewebsmassen und gleichzeitiger Atrophie der
Nervenfasern resorbirt werden.

Der wichtigste und die Aetiologie dieser Jahrtausende alten Krankheit endlich aufklärende Befund ist aber der *Nachweis von specifischen
Mikroorganismen, von Bacillen*, in der leprösen Neubildung. Der *Bacillus leprae* ist zuerst von HANSEN gesehen worden, aber erst die Untersuchungen NEISSER's (1879) haben die Anwesenheit dieses Bacillus in
allen leprösen Neubildungen auf unzweifelhafte Weise dargethan und
demselben seinen berechtigten Platz in der Pathologie geschaffen.

Die mit Fuchsin oder Gentianaviolett leicht zu färbenden *Bacillen*,
deren Länge die Hälfte eines rothen Blutkörperchens oder etwas mehr
beträgt, und die ihrer Form nach den Tuberkelbacillen ähnlich sind,
liegen hin und wieder frei, meist in Zellen entweder von gewöhnlicher
Grösse oder von das normale Mass um das vier- und fünffache und
mehr übersteigenden Dimensionen, den *Leprazellen* VIRCHOW's, welche
entweder einzelne, durch die Invasion der Bacillen gewucherte Zellen
darstellen oder durch das Verschmelzen mehrerer bacillengefüllter Zellen
gebildet sind. Nachdem anfänglich die Leprabacillen nur bei der tuberculösen Form der Krankheit gefunden wurden, ist es neuerdings gelungen, dieselben auch bei reiner anästhetischer Lepra in den geschwollenen Nerven nachzuweisen und so die allerdings ja schon vorher
angenommene Identität dieser Lepraform mit der klinisch von ihr so
abweichenden Lepra tuberculosa unzweifelhaft zu bestätigen (HANSEN,
ARNING).

Diese Bacillenbefunde sind von der allergrössten Bedeutung für
unsere Auffassung von der Aetiologie der Lepra geworden, denn wenn
auch der zu postulirende Nachweis, dass durch die Einimpfung einer
Reincultur dieser Bacillen Lepra hervorgerufen wird, noch nicht erbracht ist, so dürfen wir doch aus dem so massenhaften Vorkommen
eines specifischen Bacillus in den leprösen Neubildungen — und zwar
nur in diesen, aber auch in allen ohne Ausnahme — zum mindesten mit grösster Wahrscheinlichkeit schliessen, dass dieser Bacillus
die *Ursache der Krankheit* ist, dass die Lepra eine *bacilläre Infectionskrankheit* ist, welche mit der *Tuberculose* und der *Syphilis* in der-

selben Gruppe zu vereinigen ist. Hiermit stehen auch eine Reihe von Eigenthümlichkeiten des Verlaufes der Krankheit unter verschiedenartigen äusseren Bedingungen, auf die wir gleich noch zurückkommen werden, in vollstem Einklange. Die weitere Frage, ob die Krankheit im eigentlichen Sinne *contagiös* sei, ob das Virus etwa ähnlich wie bei der Syphilis von Person zu Person übertragen werde, ist vor der Hand noch nicht zu entscheiden, irgend eine Localerkrankung an der Eingangspforte des Virus, ein „Primäraffect", ist bei Lepra bisher noch nicht beobachtet.

Mit dieser Auffassung stehen auch die Ergebnisse, welche die Erforschung der *geographischen Verbreitung und der historischen Entwickelung* der Lepra geliefert hat, in vollstem Einklang, während dieselben mit den früheren Anschauungen über die Aetiologie der Lepra, nach welchen die Krankheit auf klimatische Verhältnisse, auf bestimmte Ernährungsweisen oder auf hereditäre Uebertragung zurückzuführen sei, nicht in Uebereinstimmung gebracht werden konnten. Denn die Gegenden, in denen heutzutage die Lepra heimisch ist, zeigen weder in Rücksicht auf die klimatischen Bedingungen, noch auf die culturellen Zustände irgendwie analoge Verhältnisse. In *Europa* sind vor Allem einige Theile Norwegens stark von der Krankheit heimgesucht, in geringerem Grade Island, die schwedische, finnische und russische Ostseeküste, ferner einige Küstengebiete der iberischen Halbinsel, die Riviera und einzelne Küstenstrecken Griechenlands und der Türkei. Von den Binnenländern sind nur Ungarn, Galizien und Rumänien zu nennen, in denen seltene Fälle von Lepra vorkommen. Alle übrigen europäischen Länder, also im Wesentlichen ganz Mitteleuropa ist vollständig leprafrei. Die hauptsächlichsten aussereuropäischen Lepraherde sind in *Asien* Vorder- und Hinterindien, China, die Inseln des indischen Archipels, einige Theile Kleinasiens, in *Afrika* Aegypten, Abessynien, Marokko, die Azoren, Madeira, Senegambien, Guinea, Capland und die Inseln an der Ostküste, in *Amerika* Californien, Mexiko, viele der westindischen Inseln, Venezuela, Guiana, die brasilianische Küste und schliesslich in *Australien* Neu-Süd-Wales, Victoria, Neu-Seeland, vor Allem aber die Sandwichinseln.

Wenn nun auch an allen diesen Orten die Krankheit im Wesentlichen die gleichen Formen zeigt, so bestehen doch andererseits nicht unbeträchtliche Verschiedenheiten des Verlaufes. Am wichtigsten ist die Beobachtung, dass in Ländern, in welche die Krankheit erst kürzlich eingeschleppt ist, die Lepra eine weit grössere Intensität und Extensität entwickelt, als an alten Lepraherden. Das beste Beispiel hierfür bilden die Sandwichinseln, nach welchen die Krankheit in den dreissiger Jahren

unseres Jahrhunderts durch eingewanderte Chinesen gebracht wurde und
wo sich dieselbe in einer viel rapideren Weise ausbreitete und auch im
einzelnen Fall durchschnittlich einen rascheren Verlauf zeigt, als z. B.
in den Lepragegenden Norwegens. Die Einschleppung der Lepra durch
Kranke aus Aussatzherden in bis dahin völlig freie Gegenden, in denen
sich nun trotz des vollständigen Gleichbleibens der klimatischen und
culturellen Verhältnisse eine intensive Lepra-Epidemie entwickelt, ist
anders als durch die Annahme einer infectiösen Natur der Krankheit
nicht zu erklären, nur durch erbliche Uebertragung würde eine Krankheit in so kurzer Zeit nicht so grosse Verbreitung erlangen können.
Nicht so sicher beweisend sind die häufigen Erkrankungen von Individuen, so auch von Europäern, die aus völlig leprafreien Orten stammen, nach längerem Aufenthalt in Lepragegenden. Noch einmal mag
hervorgehoben werden, dass sporadische Erkrankungen in leprafreien
Ländern nicht vorkommen, die angeblich gegentheiligen Beobachtungen
beruhen auf diagnostischen Irrthümern.

So wie wir auch jetzt in verhältnissmässig kurzen Zeiträumen die
Verbreitung der Lepra sich ändern sehen, so haben im Laufe der
historischen Zeit ganz gewaltige Aenderungen in der Ausbreitung der
Krankheit stattgefunden, die wir natürlich nur bis zu einem gewissen
Grade sicher verfolgen können. Ueber das Vorkommen der Krankheit
in Aegypten, in Indien, in China liegen Nachrichten vor, die bis zwei
Jahrtausende vor Christi Geburt zurückreichen. In Europa scheint dagegen eine stärkere Ausbreitung der Lepra erst in der zweiten Hälfte
des ersten Jahrtausends unserer Zeitrechnung erfolgt zu sein, wenigstens sind erst aus dem 7. und den folgenden Jahrhunderten Verordnungen bekannt, welche der Zunahme der Krankheit entgegentreten
sollten. Die grösste Verbreitung erreichte die Lepra aber erst gegen
Ende des 11. Jahrhunderts, von welcher Zeit ab sie durch mehrere
Jahrhunderte als furchtbarste Seuche ganz Europa beherrschte. Ueberall,
selbst in ganz kleinen Orten, wurden Leproserien errichtet, in denen
die Kranken eingesperrt, „ausgesetzt" wurden, ein eigener Orden wurde
zur Pflege der Aussätzigen gegründet, der Orden des heiligen Lazarus,
an dessen Thätigkeit auch heute der Name „Lazareth" noch erinnert,
die strengsten und grausamsten Gesetze wurden erlassen, um die Berührung der Aussätzigen mit den Gesunden zu verhüten. Aber diese
harten Massregeln sind nicht ohne Erfolg geblieben, denn wir dürfen
die Abnahme und das Erlöschen der Krankheit in den meisten Theilen
Europas im 16. Jahrhundert wohl in erster Linie auf jene Massnahmen
zurückführen.

Therapie. Es ist leider kein Mittel bekannt, welches die Lepra zur Heilung zu bringen vermag. Hunderte und aber Hunderte von Mitteln sind natürlich im Laufe der Zeiten gegen diese Geissel des Menschengeschlechtes angewendet worden bis zu den allermodernsten Medicamenten, aber der Beweis, dass durch eines derselben ein sicherer Erfolg zu erzielen sei, steht noch aus. Der einzige Weg, durch welchen wenigstens in der Regel eine relative Besserung, eine Verzögerung des Krankheitsverlaufes erzielt werden kann, ist die Uebersiedelung eines Kranken in eine leprafreie Gegend. Auf die allgemeinen Massregeln, die *Internirung der Leprösen* in Krankenhäusern oder Colonien und die *Absperrung der Länder* gegen die Einwanderung von Leprösen, mag an dieser Stelle nur hingewiesen werden, da diese Massnahmen für uns kein actuelles Interesse haben, während sie allerdings für Lepra- gegenden von der einschneidendsten Wichtigkeit sind.

ZWEITES CAPITEL.
Lupus.

Der **Lupus** (*Lupus vulgaris* im Gegensatz zum Lupus erythema- todes, *Lupus exedens, die fressende Flechte*) beginnt mit dem Auftreten kleiner, stecknadelkopf- bis hanfkorngrosser Knötchen von heller, gelb- brauner oder dunklerer, brauner oder braunrother Färbung und von derber Consistenz. Diese Knötchen liegen zunächst in der Tiefe der Haut, überragen das Niveau derselben nicht und sind nur dem zu- fühlenden Finger als solche erkenntlich, während sie sich dem Auge als Flecken von den oben genannten Farben präsentiren (*Lupus macu- losus*). Dann aber, grösser werdend, erheben sie sich als wirkliche Knötchen über das Hautniveau, von glatter, gespannter, glänzender Epidermis überzogen (*Lupus prominens, tuberculosus*). Die einzelnen Knötchen können dabei bis etwa erbsengross werden. Diese Vorgänge, wie überhaupt der ganze lupöse Krankheitsprocess sind von ausser- ordentlicher Chronicität.

Sehr häufig kommt es zum Confluiren benachbarter Knötchen, so dass grössere, meist rundliche, scheibenförmige, oft aber auch ganz un- regelmässig gestaltete Lupusinfiltrate entstehen, während an der Peri- pherie jüngere Knötchen in unregelmässiger Weise zerstreut sind (*Lupus disseminatus*), oder aber die Knötchen reihen sich in Bogenlinien an, welche nach der einen Richtung weiter fortschreiten, während anderer- seits in den älteren Partien die gleich zu erwähnenden regressiven Vor-

17*

gänge stattfinden (*Lupus serpiginosus*). In selteneren Fällen ruft der Lupus erhebliche Wucherungsvorgänge im cutanen und subcutanen Bindegewebe hervor und führt zu förmlichen elephantiastischen Bildungen (*Lupus hypertrophicus*).

Im weiteren Verlauf des Lupus kommt es regelmässig zu *regressiven Vorgängen*, die im Wesentlichen nach zwei Haupttypen auftreten. Einmal nämlich beginnen die Knötchen, nachdem sie lange Zeit als solche bestanden haben, allmälig in Resorption überzugehen. Sie verlieren ihre frühere Derbheit, die vorher glatt gespannte Epidermis wird runzelig und unter leichter oberflächlicher Abschuppung schrumpfen sie ein und verschwinden schliesslich gänzlich, an ihrer Stelle eine seichte, narbige Vertiefung zurücklassend (*Lupus exfoliativus*).

In einer zweiten, grösseren Reihe von Fällen geht die regressive Metamorphose in einer anderen, meist schnelleren Weise vor sich. Das Knötchen erweicht, es tritt Zerfall ein und es entwickelt sich so ein *Geschwür* (*Lupus exulcerans*). Diese kleineren oder, was gewöhnlich der Fall ist, grösseren Geschwüre, da meist grössere, aus vielen Knötchen zusammengesetzte Infiltrate dem geschwürigen Process anheimfallen, zeigen ganz bestimmte Eigenthümlichkeiten. Ihr Rand ist in der Regel zwar scharf, meist rundlichen Formen entsprechend, aber das Geschwür ist nur wenig oder gar nicht vertieft, so dass die den äusseren Geschwürsrand begrenzende nicht ulcerirte Haut, in demselben Niveau bleibend, in die Geschwürsfläche übergeht, ja manchmal ist der Geschwürsgrund sogar über das normale Hautniveau erhaben. Die Geschwüre sind meist mit dicken gelben oder durch Blutbeimengung dunkel gefärbten Krusten bedeckt. Werden die Krusten entfernt, so erscheint die Geschwürsfläche fast stets ohne stärkeren eiterigen Belag, entweder glatt roth, feuchtglänzend, oder von granulirter Beschaffenheit, ähnlich den Wundgranulationen, und sehr leicht blutend.

Diese *Lupusgeschwüre* zeigen, sich selbst überlassen, eine äusserst geringe Neigung zur Heilung. Sie können Monate und Jahre bestehen, ohne dass es zu einer spontanen Heilung kommt. Auch ihr peripherisches Wachsthum ist meist ein sehr langsames. Die Hauptgefahr liegt aber in ihrer Neigung, sich nicht nur in der Peripherie, sondern auch in die Tiefe auszubreiten, die tieferen Partien der Haut, sowie die darunter befindlichen Gebilde in den Ulcerationsprocess hineinzuziehen. So kommt es denn je nach ihrer Localisation, abgesehen von den ausgedehnten Zerstörungen der Haut selbst, durch Uebergreifen auf Perichondrium und Periost zur Necrose und Exfoliation von Knorpeln und Knochen, unter Umständen in recht umfangreichem Massstabe, und

dadurch oft zu den beträchtlichsten Verstümmelungen, die deswegen
um so schwerwiegender sind, weil bei weitem am häufigsten das Gesicht, demnächst die Extremitäten, besonders die Hände ergriffen
werden. Auch nach der Heilung der Geschwüre können durch die
Retraction der Narben Entstellungen und Functionsstörungen bedingt
werden.

Im einzelnen Fall kommen die mannigfachsten Combinationen aller
dieser verschiedenen Entwickelungsformen entweder neben einander oder
nach einander vor.

Localisation. Am häufigsten wird das *Gesicht* vom Lupus ergriffen
und auch hier wieder lassen sich noch besondere Prädilectionsstellen
nennen, es sind dies die *Wangen* und die *Nase* und etwa noch die unmittelbar angrenzenden Theile der *Stirnhaut* und der Glabella und die
Oberlippe. — Auf den *Wangen* wie im Gesicht überhaupt entwickelt
sich meist die disseminirte Form des Lupus. Es entstehen durch Confluenz scheibenförmige Infiltrate, die im Lauf von vielen Jahren, oft
von Jahrzehnten sich nur langsam vergrössern, während die centralen
Theile sich entweder involviren oder nach lang dauernder Ulceration
vernarben. Aber auch in den Narben kommt es fast stets zu Recidiven, zur Bildung frischer Knötchen, die nun denselben Verlauf wieder
durchmachen. Wenn die Narbenbildung grössere Dimensionen annimmt,
so bildet sich oft durch Retraction Ectropium des unteren Augenlides,
ein Ereigniss, welches natürlich noch leichter in den Fällen eintritt,
in denen der Lupus von der Wange bis zum Augenlid gelangt ist und
dieses mitergriffen hat. — An der *Nase* werden in der Regel die vordersten Partien, die Nasenspitze und die unteren Theile der Nasenflügel zuerst ergriffen. Kommt es ohne bedeutendere Substanzverluste
zur Heilung, so sieht die Nase durch die Retraction der Haut wie durch
einen festen Zügel nach hinten gezogen, spitz, verschmächtigt aus. Bei
länger dauerndem Lupus der Nase kommt es aber fast stets zum Fortschreiten des Processes in die Tiefe und in Folge der geringen Mächtigkeit des subcutanen Gewebes zur Zerstörung der tieferen Theile, und
zwar sind es auch wieder die vorderen Theile der Nase, die zuerst und
oft allein von der Zerstörung betroffen werden. Bei der durch Lupus
zerstörten Nase fehlt in der Regel die Spitze, das Septum cutaneum,
die unteren Theile der Flügel, so dass die Nase dadurch wie „abge-
griffen" erscheint. Das knöcherne Nasengerüst bleibt dagegen in der
Regel, gerade entgegengesetzt dem Verhalten bei Syphilis, erhalten und
zeigt eben daher auch die Lupusnase eine ganz andere Form, als die
durch syphilitische Zerstörungen gebildete „Sattelnase". Nur in ganz

vernachlässigten Fällen von Lupus kommt es auch zu umfangreicher Zerstörung des knöchernen Nasengerüstes.

Von der Nase breitet sich der Lupus oft einerseits nach der *Stirn*, andererseits nach der *Oberlippe* zu aus. Auch an den *Ohren* ist der Lupus häufig localisirt. An den Ohrläppchen kommt es in Folge des Lupus relativ oft zu jenen oben erwähnten elephantiastischen Bildungen, in Folge deren das Ohrläppchen zu einem beträchtlichen, bis wallnussgrossen und grösseren Tumor heranwachsen kann. Selten wird die behaarte Kopfhaut ergriffen.

Während im Gesicht der Lupus meist in disseminirter Form vorkommt, ändert sich dieses Verhalten, sowie der Lupus, gewöhnlich von den Wangen aus, auf die Haut des *Halses* übergreift. Hier ordnen sich gewöhnlich die Knötchen in nach aussen hin convexen Bogenlinien an, die nun auch in dieser Weise weiter fortkriechen, so dass hierdurch das Bild des Lupus serpiginosus entsteht. Ganz ebenso verhält sich der im Ganzen seltenere Lupus des *Stammes*. Fast stets sind es serpiginöse Formen, die manchmal grosse Körperstrecken überwandern, hinter sich Narben zurücklassend, in denen sich oft frische Eruptionen entwickeln. Häufiger kommt wieder der Lupus an den *Extremitäten* vor und zwar entweder in disseminirter oder in serpiginöser Form. Ganz besonders wichtig wird die lupöse Erkrankung der *Füsse* und noch mehr der *Hände* durch die Functionsbehinderungen und Zerstörungen, die an diesen Theilen oft auftreten. Zunächst kommt es schon bei Erkrankung der Haut allein zu eigenthümlichen Krallenstellungen, Dislocationen der Gelenke, die die Functionsfähigkeit der Finger sehr beeinträchtigen können. Häufiger aber greift der krankhafte Process in die Tiefe, es kommt zur Erkrankung der Sehnen, des Periostes und schliesslich zur Necrose und Exfoliation von Knochen. In der Regel sind die der Mittelhand nächstgelegenen Phalangen betroffen, während die Nagelglieder normal bleiben. Es kommt nach theilweisem oder vollständigem Verlust der Phalanx durch die Narbenretraction zu beträchtlicher Verkürzung der Finger, zu functioneller oder wirklicher Ankylose und so unter Umständen zu vollständiger Unbrauchbarmachung des erkrankten Gliedes. — An den Vorderarmen, besonders aber an den Unterschenkeln kommt es in seltenen Fällen, gewöhnlich combinirt mit den eben beschriebenen Veränderungen der Finger oder Zehen zu wirklicher Elephantiasis. — Eine seltene Form des Lupus kommt auch besonders an den Extremitäten zur Beobachtung, bei welcher die nicht ulcerirenden Lupusknötchen oder Infiltrate mit fester, horniger Epidermis bedeckt sind, so dass die Herde eine gewisse Aehnlichkeit mit

Warzen bekommen (*Lupus papillaris s. verrucosis*). — Die Haut der Genitalien erkrankt nur ganz ausnahmsweise an Lupus.

Es kommen nun die mannigfachsten Combinationen dieser Localisationen vor, und zwar am häufigsten gleichzeitige oder successive Erkrankung der verschiedenen oben angeführten Theile des Gesichtes. Häufig ist dann aber auch die Combination von Gesichtslupus mit Erkrankung anderer Körperstellen, seltener das Auftreten von Lupus an anderen Stellen, während das Gesicht frei bleibt.

Eine besondere Besprechung erfordert der Lupus der *Schleimhäute*, weil an diesen das Krankheitsbild ein wesentlich anderes ist, als auf der allgemeinen Decke. Es zeigen sich nämlich nicht jene circumscripten, braunen Knötchen, sondern es bilden sich diffuse Infiltrate, in deren Bereich die Schleimhaut grau, uneben, wie granulirt erscheint und in denen sich tiefe Rhagaden oder Ulcerationen bilden. Nach Ablauf des Processes entstehen auch hier, wie auf der Haut, Narben. Der Schleimhautlupus bildet fast stets eine unmittelbare Fortsetzung des Lupus der Haut — oder die Erkrankung nimmt vielleicht oft auch den umgekehrten Weg — und hieraus ergiebt sich sofort, dass am häufigsten die Schleimhaut der Nase und demnächst der Lippen ergriffen wird, da die benachbarten Hautpartien am häufigsten erkranken. Von den Lippen kann die Erkrankung sich dann aber weiter auf den harten und weichen Gaumen, den Racheneingang, ja bis auf den Kehlkopf, in sehr seltenen Fällen auch auf die Zunge fortsetzen. Bei diesem schon an und für sich nicht häufigen Vorkommniss tritt seltener eine Zerstörung der tieferen Theile, eine Exfoliation von Knochentheilen ein, auch wieder im Gegensatz zur Syphilis. — Von den Augenlidern kann sich die Erkrankung auf die Conjunctiva fortpflanzen und hier zu schweren Erkrankungen der Cornea und der inneren Theile des Auges führen. — Primäres Auftreten des Lupus an Schleimhäuten ist wahrscheinlich nicht so selten, als früher angenommen wurde, ganz besonders an der Nase scheint der Beginn der Erkrankung, die „Infection", oft von der Schleimhaut auszugehen und erst später auf die äussere Haut überzugreifen. Wenigstens sind die Fälle nicht selten, bei denen chronische Rhinitis, Erosionen und Ulcerationen der Nasenschleimhaut, denen keine besondere Bedeutung beigelegt wird, lange Zeit bestehen, bis die Entwickelung typischer Lupusknötchen auf der Haut der Nase jene Symptome in ihrem wahren Lichte erscheinen lässt (NEISSER).

Verlauf. Der Lupus beginnt fast stets im jugendlichen Alter, oft in den ersten Lebensjahren und zeigt von vornherein eine ausserordentliche Langsamkeit der Weiterentwickelung. Es vergehen oft Jahre, ehe

der primäre Lupusherd die Grösse eines Thalers erreicht hat. Auch
der weitere Verlauf ist stets ein ausserordentlich chronischer. Während
im Centrum durch Vernarbung nach Involution oder Ulceration, welche
Vorgänge auch an kleinen Herden ohne Eingreifen der Therapie Jahre
erfordern können, Heilung eintritt, werden durch peripherische Ausbreitung benachbarte Hautgebiete ergriffen, öfters treten auch an von dem
primären Herde entfernten Hautgebieten scheinbar ganz unabhängige
Lupuseruptionen auf. Inzwischen kommt es in den vernarbten Stellen
zu Recidiven, zu frischen Knötcheneruptionen, zu erneutem Zerfall, und
so können sich alle diese Vorgänge im Verlauf von Jahrzehnten immer
und immer wiederholen. Durch jedes einzelne Lupusknötchen geht ein
Theil des Gewebes, in dem es sich entwickelt, unwiederbringlich verloren und so kommt es schliesslich zu den ausgedehntesten Zerstörungen. — Oft betheiligen sich auch die nächstgelegenen *Lymphdrüsen*,
sie schwellen an, vereitern und geben Veranlassung zur Bildung fistu-
löser, ausserordentlich langwieriger Geschwüre.

In der Mehrzahl der Fälle übt der Lupus auf das *Allgemeinbefinden*
keinen Einfluss aus, Lupuskranke können nach Ausheilung oder unter
dem Fortbestehen und Weiterschreiten der Krankheit das höchste Alter
erreichen. Doch sind Fälle beobachtet, in denen an einen Lupus sich
tuberculöse Erkrankungen anderer Organe oder allgemeine *Miliartuberculose* anschlossen, manchmal im unmittelbaren Anschluss an blutige,
gegen den Lupus unternommene Operationen. — In sehr seltenen Fällen
entwickeln sich auf lange Zeit bestehenden Lupusherden *Carcinome*

Die Prognose ist demnach quoad valetudinem et vitam im Allgemeinen günstig zu stellen, wenn auch die letzterwähnten Fälle eine
durch unsere jüngst gewonnenen ätiologischen Erfahrungen wohl ge-
rechtfertigte Vorsicht in dieser Hinsicht gebieten. Eine dauernde Heilung der Krankheit als solcher ist dagegen nur in wenigen und zwar
nur in ganz frischen Fällen zu erhoffen. Bei schon länger bestehendem
Lupus werden auch bei der besten und sorgfältigsten Therapie Recidive
nicht ausbleiben, dagegen lässt sich die augenblicklich bestehende Erkrankung, falls dieselbe nicht zu ausgedehnt ist, durch zweckmässiges
Verfahren fast stets zur vollständigen Heilung bringen.

Die Diagnose stützt sich in erster Linie auf die charakteristischen
Erscheinungen der Lupusknötchen, der Lupusgeschwüre, auf die Localisation und den Verlauf des ganzen Krankheitsprocesses. Am leichtesten
kann die Verwechselung mit tertiären Erscheinungen der *Syphilis* und
zwar sowohl den papulösen, mit Narbenbildung heilenden, als den
ulcerösen Formen dieser Krankheit vorkommen. Am wichtigsten ist

hierbei der Unterschied der Geschwürsbildung; bei Lupus flacher oder sogar über das Hautniveau erhabener, rother, glatter oder granulirter, leicht blutender Grund, bei Syphilis tiefer, eiterig belegter Grund mit steil abfallenden Rändern. Die Zerstörungen der Nase, die ja auch von Syphilis mit Vorliebe befallen wird, bieten ebenfalls sehr wichtige differentielle Merkmale. Bei Syphilis betrifft die Erkrankung häufig nur die Schleimhaut und führt zur Zerstörung der Knochen des Nasengerüstes, die Haut bleibt oft ganz intact, bei Lupus erkrankt stets die Haut in ganz besonders hervorragendem Masse, auch die Knorpel werden oft zerstört, das knöcherne Gerüst bleibt gewöhnlich intact, daher ist die typische Form für Syphilis die Sattelnase, für Lupus die ihrer Spitze beraubte, abgegriffene Nase. Sehr wichtig ist ferner die *Differenz im zeitlichen Verlauf.* Die Syphilis, wenn auch an und für sich chronisch verlaufend, setzt ihre Veränderungen im Verhältniss zum Lupus in einer rapiden Weise. Umfangreiche Zerstörungen des Gesichtes, die im Verlauf von Monaten oder wenigen Jahren auftreten, gehören fast immer der Syphilis, nicht dem Lupus an, der hierzu eines viel längeren Zeitraumes, oft von Jahrzehnten bedarf. — Mit *Carcinom* werden nicht leicht Verwechselungen vorkommen. *Lupus erythematodes discoides* hat mit dem Lupus vulgaris gar keine Aehnlichkeit, abgesehen von der gleichen Localisation; eher schon wäre eine Verwechselung mit der *disseminirten Form* des Lupus erythematodes möglich. Die Unterscheidung von *Lepra* ist im vorigen Capitel besprochen. — Am schwierigsten sind manchmal jene ganz alten Fälle von Lupus zu beurtheilen, bei denen sich nur Narben und Geschwüre und gar keine Knötchen vorfinden. Hier kann sich die Diagnose nur auf das Aussehen der Geschwüre, auf die Localisation derselben und ebenso der Narben und auf die anamnestischen Daten stützen. — Die sicherste Bestätigung wird die Diagnose natürlich durch den Nachweis der Tuberkelbacillen im Geschwürssecret oder in excidirten Gewebsstückchen finden.

Anatomie. Die anatomische Untersuchung zeigt, dass die frischesten Lupusherde als kleine Nester oder Häufchen von Rundzellen in der Tiefe des Corium beginnen. Die grösseren Lupusknötchen enthalten constant Riesenzellen. Durch Zellenwucherung vergrössern sich diese Nester und folgen dabei zunächst den Blutgefässen. Auf diese Weise gelangt die Infiltration einmal bis an die Epidermis, andererseits in die Tiefe, wo besonders die Umgebungen der Drüsen und Follikel zuerst infiltrirt werden. Die Epidermis bleibt zunächst intact; schliesslich wird aber auch sie in den Process hineinbezogen, es kommt zur Infiltration und zum Untergang derselben. Oft treten zunächst hyperplastische

Vorgänge auf, beträchtliche Wucherungen der interpapillären Zapfen,
so dass ähnliche mikroskopische Bilder wie bei Epithelialcarcinom entstehen können. Schon früher ist auf die histologische Aehnlichkeit
zwischen dem Lupusknötchen und dem Tuberkel hingewiesen worden
(FRIEDLÄNDER). Die sich hieran und an die klinischen Erfahrungen
knüpfenden Vermuthungen über die *Zusammengehörigkeit des Lupus
mit den tuberculösen Affectionen* im allgemeinen Sinne haben in aller-
letzter Zeit ihre sichere Bestätigung durch den *Nachweis der Tuberkelbacillen im Lupusgewebe* gefunden (DEMME, PFEIFFER, SCHUCHARDT
und KRAUSE, DOUTRELEPONT, KOCH u. A.).

   Aetiologie. Durch die eben angeführten Befunde ist erwiesen, dass
der Lupus eine durch das *Eindringen und Weiterwuchern des Tuberkel-
giftes* hervorgerufene Erkrankung der Haut ist. Hiermit steht in voll-
ständigstem Einklang das schon früher sicher festgestellte häufige Co-
incidiren des Lupus mit Erscheinungen der *Scrophulose,* jener ebenfalls
dem weiten Gebiet der Tuberculose im Allgemeinen angehörigen Erkrankung. Ausser den schon erwähnten Drüsenvereiterungen sind es
besonders häufig scrophulöse Erkrankungen der Augen, resp. deren
Residuen, wie Cornealtrübungen und, wenn auch seltener, tuberculöse
Erkrankungen der Knochen und der Lungen, die bei Lupus zur Beobachtung kommen; in einzelnen Fällen ist, wie schon erwähnt, auch
Miliartuberculose im Anschluss an Lupus beobachtet. Ebenso verhält
es sich mit dem in einer Reihe von Lupusfällen nachweisbaren Vorkommen von Tuberculose in der Familie der Patienten. Allerdings sehen
wir auch eine ganze Anzahl von vollständig gesunden Menschen ohne
jede hereditäre Belastung an Lupus erkranken, aber ganz dasselbe ist
bei anderen Formen der Tuberculose zu beobachten und ist dies, da
es sich um eine im allgemeinen Sinne des Wortes übertragbare Krankheit handelt, ja auch ohne Weiteres verständlich. In manchen Fällen
entwickelt sich bei einem gesunden Individuum der Lupus von einer
Narbe aus, die sich nach einer Verletzung oder einer sonstigen Erkrankung der Haut gebildet hat, und müssen wir annehmen, dass hier
eine Infection der Wunde mit tuberculösem Virus stattgefunden hatte
(*Inoculationslupus*). Neuerdings sind Fälle beobachtet worden, bei denen
in der That dieser Hergang auf das sicherste nachgewiesen werden
konnte (JADASSOHN). Noch einfacher liegen die Verhältnisse in den
nicht so seltenen Fällen, in welchen der Lupus in einer nach Vereiterung scrophulöser Drüsen zurückgebliebenen Narbe beginnt. — Zu erwähnen ist noch, dass das weibliche Geschlecht eine erheblich grössere
Disposition zur Erkrankung an Lupus zeigt, als das männliche, das

Verhältniss der weiblichen zu den männlichen Lupuskranken stellt sich
etwa wie 2 : 1. Auffallend ist, dass nur selten mehrere Mitglieder derselben Familie an Lupus erkranken. — Irgend welcher Zusammenhang
des Lupus mit Syphilis, für dessen Bestehen auch nicht der geringste
Beweisgrund vorliegt, muss auf das Entschiedenste in Abrede gestellt
werden.

Therapie. Die vollkommenste Behandlung besteht in der *Excision*
der ganzen lupösen Hautpartie, denn nur auf diese Weise lässt sich
mit Sicherheit eine vollständige, dauernde Heilung erzielen. Aber leider
ist diese „ideale" Behandlung nur in den allerseltensten Fällen durchführbar, bei weitem in der Mehrzahl der Fälle verbietet sie sich entweder durch den Umfang oder die Localisation der lupösen Herde von
selbst. — Gewöhnlich sind wir auf die *Zerstörung der lupösen Infiltrate* angewiesen, denn hierdurch lässt sich eine wenigstens zeitweise
vollständige Heilung erzielen. Diese Zerstörung lässt sich auf *chemi-
schem Wege*, durch *Aetzmittel*, oder auf *mechanischem Wege* bewerkstelligen.

Von den ausserordentlich zahlreichen gegen den Lupus empfohlenen
Aetzmitteln sollen hier nur die bestwirkenden ausführlich besprochen
werden, das *Arsenik* und die *Pyrogallussäure*. Die Anwendung des
Arsenik geschieht in Form einer Paste (Acid. arsen. 1,0, Hydrarg. sulf.
rubr. 3,0, Vaselin. flav. oder Lanolin 15,0), welche messerrückendick
auf einen Leinenlappen von der Grösse der zu behandelnden Hautpartie
aufgetragen und durch einen leichten Verband auf dem Lupusherd befestigt wird. Nach 24 Stunden wird ein anderer, mit frischer Paste
bestrichener Lappen aufgelegt und in derselben Weise verbunden und
nach wieder 24 Stunden dieselbe Procedur noch einmal wiederholt.
Nach der Abnahme dieses dritten Verbandes ist mit fast absoluter Con-
stanz der gewünschte Zweck erreicht, sämmtliche lupöse Infiltrate, seien
es Knötchen oder grössere Herde, sind verschorft, während die zwischen
ihnen liegende normale Haut zwar etwas geröthet und geschwellt ist,
sonst aber vollständig intact bleibt und niemals wirklich angeätzt wird.
Unter einer indifferenten Salbe, z. B. Borvaseline, tritt in wenigen Tagen
die Abstossung der grauen necrotischen Schorfe und nach einiger Zeit
die völlige Ueberhäutung ein. Unangenehm sind bei diesem Verfahren
die am zweiten Tage auftretenden und am dritten gewöhnlich sehr heftig
werdenden Schmerzen. Ferner ist bei der Anwendung auf grösseren
Flächen die Gefahr einer Arsenikintoxication vorhanden, so dass es gerathen ist, gleichzeitig nie eine mehr als flachhandgrosse Stelle zu behandeln. — Denselben Vortheil, dass nämlich die normale Haut völlig

intact bleibt, abgesehen von schnell wieder verschwindenden Entzündungserscheinungen, bietet die *Pyrogallussäure*, bei deren Anwendung
die Schmerzen gewöhnlich geringer sind. Die Application geschieht in
derselben Weise mit einer 10procentigen Salbe, nur lässt sich die
nöthige Zeit nicht in einer so mathematischen Weise vorher bestimmen,
wie beim Arsenik. Bei ulcerirtem Lupus tritt die Wirkung schneller
ein, als bei Erhaltung der Epidermis über den Lupusknötchen. Die
volle Wirkung ist erzielt, wenn die lupösen Herde etwas eingesunken
und vollständig schwarz erscheinen, und tritt dies manchmal nach 3,
andere Male erst nach 5 und 6 Tagen ein, so dass die mit Pyrogallussäure behandelten Patienten auf das genaueste controlirt werden müssen.
Der weitere Verlauf ist derselbe, wie bei Anwendung der Arsenikpaste.
Eine Intoxication ist, da es sich meist um kleinere Flächen handelt,
nicht zu befürchten. — Die Anwendung dieser Aetzmittel ist besonders
in den Fällen angezeigt, wo zahlreiche einzelne Knötchen in normale
Haut oder Narben eingesprengt sind.

Bei nicht sehr massigen Lupusinfiltraten lässt sich durch lange
Zeit fortgesetzte Bedeckung mit *Emplastrum Hydrargyri* oft vollständige Resorption erzielen; eine noch schnellere Wirkung entfaltet der
von UNNA empfohlene *Salicylcreosotpflastermull*. — Auch bei längerem
Gebrauche starker *Resorcinsalben* (Resorc. resublim. 10,0, Lanolin. 20,0)
habe ich günstige Resultate gesehen, eine Behandlungsmethode, die
zuerst von A. BERTARELLI empfohlen wurde. — Neuerdings ist auch
die *Milchsäure* als Aetzmittel bei Lupus empfohlen worden.

Gewissermassen einen Uebergang zur mechanischen Behandlung
bildet die Aetzung mit *Argentum nitricum* in Substanz. Der spitze
Stift — am empfehlenswerthesten sind die englischen Aetzstifte (Lunar
Caustic) — wird auf das Lupusknötchen aufgesetzt und unter drehenden
Bewegungen in dasselbe eingeschoben, wozu nur ein mässiger Druck
erforderlich ist, da das lupöse Gewebe ausserordentlich nachgiebig,
morsch ist. Die Procedur ist ziemlich schmerzhaft. Diese Behandlung
ist da angebracht, wo es sich nur um vereinzelte Knötcheneruptionen
handelt, besonders bei frischen Recidiven nach ausgeheiltem Lupus. —

Unter den *mechanischen Behandlungsmethoden* sind besonders die
multiple punktförmige Scarification und die *Auskratzung mit dem scharfen Löffel* (VOLKMANN) hervorzuheben. Die Scarificationen müssen in
Zwischenräumen von 8—14 Tagen mehrfach wiederholt werden, ehe das
Lupusgewebe necrotisch abgestossen wird, dagegen führt die Auslöffe-
lung stets in einer Sitzung zum Ziel. Am besten in der Narcose wird
mit dem scharfen Löffel an den lupösen Stellen Alles, was sich über-

haupt abkratzen lässt, entfernt. Man braucht nicht zu befürchten, hierbei normale Hauttheile mit zu zerstören, denn diese leisten selbst bei kräftiger Anwendung des Löffels einen hinreichenden Widerstand. Nach Stillung der oft beträchtlichen Blutung durch Compression mit feuchten Wattebäuschen wird die ganze ausgekratzte Stelle mit concentrirtester Höllensteinlösung (ana partes aequales) betupft und dann mit feuchten Carbolcompressen verbunden. Nach 1—2 Tagen wird der Verband fortgelassen und ein mit Borvaseline bestrichenes Läppchen aufgelegt und mehrmals täglich gewechselt. Es tritt hiernach mit Sicherheit, je nach der Grösse des Lupusherdes schneller oder langsamer, in einigen Wochen Heilung ein. — Diese Methoden eignen sich besonders bei grösseren Infiltraten oder ulcerirten Flächen. — In neuester Zeit ist ganz ähnlich der multiplen Scarification die Kauterisation mit ganz dünnen, mehrspitzigen Galvanokauteren empfohlen worden (BESNIER).

Es ist nun aber nach unseren neugewonnenen Kenntnissen über die Aetiologie des Lupus nicht von der Hand zu weisen, dass die blutigen, zur Bekämpfung des Lupus vorgenommenen Operationen eine schwere Gefahr mit sich bringen, die der Beförderung des tuberculösen Giftes in die Blut- und Lymphbahnen und mithin die Hervorrufung einer allgemeinen tuberculösen Infection des Organismus, und in der That sind solche Fälle — ebenso wie auch nach Auskratzung tuberculöser Herde im Knochen — neuerdings mitgetheilt worden (DEMME, DOUTRELEPONT). Wenn dieser üble Ausgang auch nach den vorliegenden Erfahrungen als äusserst selten vorkommend bezeichnet werden kann, so muss die Möglichkeit einer Allgemeininfection des Körpers uns doch veranlassen, wenn es thunlich ist, die Methoden anzuwenden, bei welchen diese Gefahr vermieden wird, die Aetzung oder die Galvanokaustik. Von den operativen Methoden ist jedenfalls die Auskratzung mit unmittelbar nachfolgender energischer Aetzung die ungefährlichste, weil eben durch die Aetzung Alles bis zu einer gewissen Tiefe zerstört wird, und wir können diese Methode als die zuverlässigste bei der Behandlung ausgedehnterer Lupusherde auch nicht gut entbehren.

Innerlich sind von jeher bei Lupus Roborantien, Eisen und besonders Leberthran gegeben worden. Auch Arsenik ist vielfach angewendet worden, ohne dass früher der internen Behandlung ein besonderer Werth beigelegt wurde. Nach den neuesten Erfahrungen hat aber dieses letztere Mittel, in hohen Dosen und lange Zeit gegeben — in derselben Weise wie bei Lichen ruber — einen ganz entschiedenen Einfluss auf die Resorption der lupösen Infiltrate, wenn es allein dieselben auch nicht völlig zur Heilung bringt. Es erscheint daher indicirt, in allen

Lupusfällen neben der geeigneten Localbehandlung das Arsen in der eben angegebenen Weise anzuwenden.

Von der grössten Wichtigkeit ist es nun bei der Behandlung des einzelnen Falles, dass, nachdem die vorhandenen Lupusherde auf die eine oder andere Weise zerstört sind und Heilung eingetreten ist, der Patient auf das sorgfältigste beobachtet wird und jedes auftretende Recidiv — dieselben sind fast sicher zu erwarten — sofort in geeigneter Weise behandelt wird, ehe dasselbe grössere Dimensionen annimmt. Auf diese Weise gelingt es, weitere, umfangreiche Zerstörungen zu verhindern.

DRITTES CAPITEL.

Scrophuloderma.

Als **Scrophuloderma** (*Gomme scrofuleuse* der Franzosen) werden Affectionen der Haut bezeichnet, welche gleichzeitig mit scrophulösen Erkrankungen anderer Theile, der Augen, der Drüsen, der Knochen oder im Gefolge derselben auftreten. Es bilden sich am häufigsten im Gesicht, am Hals, an den Vorderarmen und Händen oder an den Unterschenkeln, seltener an anderen Körperstellen Knoten in oder unter der Haut, die sich langsam vergrössern, in letzterem Falle allmälig mit der Haut verschmelzen und die, wenn sie von den Lymphdrüsen ausgehen, was nicht selten der Fall ist, eine beträchtliche Grösse erreichen können. Nach einiger Zeit tritt eine Erweichung im Centrum des Knotens ein, die livide rothe Haut über demselben wird verdünnt und schliesslich durchbrochen und nach der Entleerung eines dünnflüssigen, mit käsigen Brocken gemischten Eiters entsteht ein Geschwür mit tiefem Grunde und schlaffen, unregelmässigen, sinuösen, von livide rother, unterminirter Haut gebildeten Rändern. Der Ulcerationsprocess schreitet sowohl der Fläche nach, wie in die Tiefe fort und kann zu umfangreichen Zerstörungen der Haut und der tieferen Theile Veranlassung geben. Andererseits kommen vollständige oder theilweise Vernarbungen vor und sind die Narben entsprechend den Eigenthümlichkeiten der Geschwüre sehr unregelmässig, gewulstet und oft brückenförmig. Unter allen Umständen zeichnet sich der ganze Process durch seine ungemeine Torpidität aus. — Auch in den scrophulösen Hautinfiltraten sind neuerdings die Tuberkelbacillen nachgewiesen worden und somit ist ihre Zugehörigkeit zu den tuberculösen Affectionen endgültig festgestellt.

Bei der **Diagnose** ist gegenüber dem *Lupus* das Fehlen der Knötchen, gegenüber der ulcerösen *Syphilis* das Fehlen des festen, infiltrirten

Walles und der äusserst chronische Verlauf zu berücksichtigen, weiter gewähren die anderweiten Zeichen der Scrophulose in letzterer Beziehung wenigstens einen gewissen Anhaltspunkt. Bei der Therapie hat sich auch hier die innere Darreichung des *Arsen* in der bei der Lupusbehandlung besprochenen Weise als nutzbringend erwiesen; äusserlich sind bei bereits bestehenden Ulcerationen Jodoform, Perubalsam, Arg. nitr. in geeigneter Form zu verwenden, eventuell nach Zerstörung der erkrankten Theile durch Auskratzen, Aetzmittel oder das Cauterium actuale.

VIERTES CAPITEL.
Tuberculose der Haut.

Die bisher als Tuberculose der Haut bezeichnete Affection ist sehr selten und stets im Anschluss an weit vorgeschrittene tuberculöse Erkrankungen innerer Organe beobachtet. Dass hier ein directes Abhängigkeitsverhältniss der Hauterkrankung von den inneren Affectionen besteht, wahrscheinlich auf einer Autoinoculation der von diesen herrührenden virulenten Massen in die Haut beruhend, beweist in unzweideutiger Weise die Localisation der tuberculösen Hautgeschwüre, die sich fast regelmässig in der Umgebung der natürlichen Körperöffnungen, des Mundes, des Afters und der Genitalien gefunden haben, vielfach sich anschliessend an tuberculöse Affectionen der betreffenden Schleimhäute. Es treten in diesen Fällen an den oben erwähnten Orten ohne vorhergehende auffällige Infiltration Hautgeschwüre auf, mit seichtem, mit Granulationen bedecktem Grund und unregelmässigem, durch kleine Ausbuchtungen gezacktem Rand. Wirkliche miliare Tuberkelknötchen kommen nur ganz ausnahmsweise zur Beobachtung. Die Geschwüre vergrössern sich nur langsam und erreichen schon aus dem Grunde keine grosse Ausdehnung, weil meist bald nach dem erst im letzten Stadium stattfindenden Auftreten der Hauttuberculose die Kranken ihrem Leiden erliegen.

Die Diagnose wird sich im Wesentlichen auf die anderweiten tuberculösen Erkrankungen stützen müssen, übrigens aber jetzt auch durch den Nachweis der Bacillen im Geschwürssecret mit Sicherheit zu erbringen sein. Prognostisch ist die Hauttuberculose nach dem oben gesagten wohl stets als Signum mali ominis aufzufassen und von einer Therapie wird daher kaum die Rede sein können.

Eine unter einem ganz anderen Bilde auftretende Form von tuberculöser Hauterkrankung ist kürzlich als *Tuberculosis verrucosa cutis*

von RIEHL und PALTAUF beschrieben. Auf der Rückenfläche der Hände,
den Streckseiten der Finger, selten an der Vola und den angrenzenden
Theilen des Vorderarmes zeigen sich rundliche Herde, deren Centrum
von papillären warzigen Auswüchsen eingenommen wird, welche nach
der Peripherie zu niedriger werden und schliesslich in eine glatte geröthete, manchmal mit kleinen Pustelchen besetzte Zone übergehen.
Die Heilung beginnt im Centrum und führt zur Bildung ganz flacher,
wie siebförmig durchlöcherter oder fein netzförmiger Narben. Die anatomische Untersuchung ergab als wesentlichen Befund aus Granulationszellen bestehende Infiltrationsherde, die Riesenzellen und Tuberkelbacillen enthielten.   Die Affection wurde nur bei Individuen, die mit
Hausthieren oder thierischen Producten zu hantiren hatten, bei Fleischern, Köchinnen u. s. w. beobachtet und ist als *locale Impftubercu-
lose* aufzufassen, ähnlich wie der Leichentuberkel.   Der *Verlauf* ist
sehr chronisch, therapeutisch erwiesen sich Auskratzung und nachfolgende Aetzung als wirksamste Mittel.

FÜNFTES CAPITEL.

Leichentuberkel.

Die **Leichentuberkel**, die streng von den acuten, auf Infection mit
Leichengift beruhenden *Leichenpusteln,* denen sich oft Lymphangitiden
und Lymphadenitiden anschliessen, zu unterscheiden sind, treten nur an
den Händen, und zwar hauptsächlich an ihrer Dorsalfläche, und allenfalls an den Vorderarmen von Personen auf, die vielfach mit Leichen
zu hantiren haben, also hauptsächlich bei Anatomen und den in Ana-
tomien Beschäftigten und Bediensteten. Dieselben stellen warzenartige
Infiltrate der Haut dar, von livide rother Farbe, die an ihrer Oberfläche
mit festen, vielfach zerklüfteten Hornmassen bedeckt sind. Ihre Form
ist unregelmässig, ihr Wachsthum ein ausserordentlich langsames, sie
können aber bis thalergross werden, zumal es oft zur Confluenz benachbarter Herde kommt. — Ihrem Aussehen nach ähneln sie so vollständig
jenen seltenen, an den Händen und Füssen vorkommenden, als Lupus
verrucosus bezeichneten Lupusformen, dass eine Unterscheidung lediglich nach der klinischen Erscheinung in vielen Fällen schwer oder unmöglich sein dürfte. Die nach dieser Aehnlichkeit schon früher ausgesprochene Vermuthung, dass es sich beim Leichentuberkel um eine
wirkliche Infection mit dem Virus der Tuberculose, um eine *locale
Tuberculose* im allgemeinen Sinne des Wortes handelt, zu welcher ja

bei der Beschäftigung der in Frage kommenden Personen die reichlichste Gelegenheit gegeben ist, hat neuerdings durch den Nachweis
der Tuberkelbacillen im Leichentuberkel seine volle Bestätigung gefunden
(KARG, RIEHL und PALTAUF). — Die Behandlung ist in der Regel nur
erfolgreich, wenn die Beschäftigung mit Leichenmaterial aufhört. Dann
gelingt die Beseitigung durch Auskratzen mit dem scharfen Löffel, durch
Aetzungen mit geeigneten Mitteln, aber auch schon durch längere Zeit
fortgesetztes Auflegen von Emplastrum hydrargyri ohne Schwierigkeit.

SECHSTES CAPITEL.
Milzbrand, Rotz, Actinomykosis.

Der **Milzbrand** (*Charbon*) ist eine bei verschiedenen Hausthieren,
besonders bei Rindern und Schafen, seltener bei Pferden, ferner von
wilden Thieren besonders bei Hirschen und Rehen vorkommende schwere
Infectionskrankheit, bekanntlich die erste Krankheit, bei welcher der
Nachweis eines bacteriellen Krankheitserregers, des *Milzbrandbacillus*,
gelang [POLLENDER (1856), BRAUELL (1857), DAVAINE]. Die Krankheit
wird gelegentlich vom Thier auf den Menschen, der im Ganzen weniger
empfänglich als die oben genannten Thierspecies zu sein scheint, übertragen und betrifft, abgesehen von Zufälligkeiten, natürlich nur bestimmte Berufsarten, vor Allem Menschen, die mit kranken Thieren
in Berührung kommen, Hirten, Schäfer, Viehknechte, Thierärzte, ferner
Schlächter und dann Arbeiter, welche mit thierischem Material zu hantiren haben. Denn da die Milzbrandbacillen, resp. die Sporen eine
ausserordentlich grosse Widerstandsfähigkeit besitzen, so kann auch
durch Felle, Haare, Borsten, Wolle, ja selbst durch bereits verarbeitetes
Leder die Ansteckung vermittelt werden, und so erkranken weiter Leder-
und Wollarbeiter, Bürstenbinder, Tapezirer gelegentlich an Milzbrand.
Die Mehrzahl der Erkrankungen entfällt natürlich auf das männliche
Geschlecht. — Die Art des Infectionsmaterials ist nicht ohne Einfluss
auf die Schwere der Erkrankung und von lebenden oder frisch ge-
tödteten Thieren stammende Erkrankungen verlaufen gewöhnlich viel
schwerer, als die Fälle, bei welchen das Gift von bereits längere Zeit
aufbewahrten Häuten, Haaren oder dgl. stammt. — Die Infection erfolgt entweder durch directe oder indirecte (Insectenstiche) Einimpfung
in die *Haut* oder, in sehr viel selteneren Fällen, durch interne Aufnahme durch die *Lungen* (Einathmung sporenhaltigen Staubes) oder

durch den *Darmkanal* (Genuss des Fleisches oder der Milch milz-
brandiger Thiere).

Von der Schilderung der schweren, meist tödtlich verlaufenden
Erkrankungen bei Infection durch die Lungen oder den Darm (*Intesti-
nal-Mykose*) muss natürlich an dieser Stelle ganz abgesehen werden.

Bei der cutanen Infection werden zwei nicht unwesentlich von
einander verschiedene Krankheitsformen beobachtet, die *Milzbrandpustel* und das *Milzbrandödem.*

Die *Milzbrandpustel* (*Anthrax, Pustula maligna, Carbunculus malignus*) entwickelt sich an der Infectionsstelle nach einer kurzen, meist
mehrere Tage dauernden Incubationszeit unter der Empfindung von
Stechen und Brennen als kleines rothes Knötchen, in dessen Centrum
alsbald ein kleines Bläschen mit hämorrhagischem Inhalt aufschiesst.
Nach dem Platzen des Bläschens verwandelt sich der Grund desselben
in einen schwärzlichen Schorf, welcher sich vergrössert und 1—2 Cm.
Durchmesser erreichen kann. Inzwischen ist die Umgebung des Schorfes
durch eine teigige entzündliche Infiltration geschwollen und der ganze
Herd bildet eine flach halbkugelige, macroneuförmige Anschwellung,
deren Mitte von dem unter das Niveau der umgebenden Schwellung
eingesunkenen Schorf gebildet wird. Auf der den Schorf umgebenden
Haut treten oft noch weitere Bläscheneruptionen auf. Die Haut ist
meist wenig geröthet oder livide, die weitere Umgebung erscheint cyanotisch, oft treten sich rasch ausbreitende ödematöse Anschwellungen und
Lymphangitiden auf. Die Schmerzhaftigkeit der Milzbrandpustel ist
eine auffällig geringe. Meist tritt nur eine, selten treten mehrere Pusteln
auf. — Die *Localisation* entspricht dem Infectionsmodus: die Milzbrandpustel bildet sich meist auf den *unbedeckten Körperstellen*, Hand,
Vorderarm, Gesicht und Hals, sehr viel seltener auf den bedeckten
Körpertheilen.

Das *Milzbrandödem* entwickelt sich meist auf den Stellen mit
lockerem Unterhautgewebe, so den Augenlidern und den Lippen, und
erscheint als teigige, sich rasch ausbreitende Anschwellung, zunächst
ohne Pustelbildung. Aber auch bei dieser Form kommt es im weiteren
Verlauf zu Bläscheneruptionen und zur Bildung kleinerer oder grösserer,
oft multipler brandiger Schorfe.

Der Verlauf gestaltet sich in einer Reihe von Fällen so, dass *Allgemeinerscheinungen* völlig fehlen, und müssen wir annehmen, dass in
diesen Fällen die Lymph- und Blutbahnen durch die entzündliche
Infiltration verschlossen sind und so die Allgemeininfection verhütet
wird. Nach einiger Zeit nimmt die Schwellung ab, die Schorfe lösen

sich durch demarkirende Eiterung und es tritt Heilung mit Hinterlassung einer tiefen Narbe ein. In den anderen Fällen geht aber das Gift in die Blutmasse über und ruft nun die schwersten, oft tödtlichen Erkrankungszustände hervor, die im Wesentlichen unter dem Bilde einer Darm- oder Lungenaffection oder einer Meningitis verlaufen. Auch das Auftreten zahlreicher kleiner metastatischer Hautpusteln ist bei Allgemeininfection beobachtet. — Wenn auch keineswegs alle Fälle von Allgemeininfection letal verlaufen, so ist trotzdem die Prognose stets eine äusserst bedenkliche und auch in den Fällen mit zunächst nur localen Erscheinungen muss dieselbe als sehr zweifelhafte angesehen werden, da in jedem Augenblick noch die Allgemeininfection erfolgen kann.

Bei der Diagnose der Milzbrandpustel ist zunächst zu berücksichtigen, ob der Beruf des Erkrankten die Möglichkeit einer Infection bietet. Die Unterscheidung vom *Furunkel* oder *einfachem Karbunkel* wird durch die starke entzündliche Röthung bei diesen beiden Affectionen erleichtert. Das *Milzbrandödem* unterscheidet sich vom *Erysipel* durch das Fehlen des peripherischen rothen Walles und überhaupt einer scharfen Begrenzung und von der *Phlegmone* durch die geringe Neigung zur Vereiterung. Das wichtigste diagnostische Hülfsmittel ist natürlich der nicht schwer zu erbringende *Nachweis der Milzbrandbacillen* im Bläscheninhalt oder in Gewebspartikelchen.

Therapie. Bei ganz frischen Fällen ist der Versuch einer *Abortivbehandlung* durch *Excision, energische Aetzung* oder *Ausbrennung* wohl gerechtfertigt. Bei schon länger bestehenden Erkrankungen bergen aber diese energischen Massnahmen die Gefahr in sich, der Allgemeininfection Vorschub zu leisten, und es empfiehlt sich für diese Fälle daher ein mehr exspectatives Verfahren, *Anwendung von Sublimatumschlägen* u. dgl. Bei bereits eingetretener Allgemeininfection ist vor Allem die Anwendung von *Excitantien* indicirt. — Auf die äusserst wichtigen *prophylactischen Massregeln*, deren Zweck es ist, die Erkrankungen unter dem Thierbestand zu verhüten oder einzuschränken und die selbstverständlich damit auch die Infectionsmöglichkeiten für den Menschen verringern, kann hier natürlich nicht weiter eingegangen werden.

Der Rotz (*Malleus, morve, glanders*) ist eine Infectionskrankheit der Pferde, Maulthiere und Esel, die auf sämmtliche Hausthiere, mit Ausnahme des Rindes, künstlich übertragen werden kann (BOLLINGER) und die auch auf den Menschen übertragbar ist. Als Ursache des

Rotzes ist von LÖFFLER und SCHÜTZ ein specifischer Bacillus, der *Rotzbacillus*, nachgewiesen worden.

Der menschliche Rotz ist eine wahre Berufskrankheit und kommt fast ausnahmslos bei Leuten vor, die mit rotzkranken Pferden zu thun haben, also bei Pferdeknechten, Kutschern, Thierärzten, Abdeckern u. s. w. Die Erkrankungen bei Frauen sind daher äusserst selten.

In manchen Fällen lässt sich die *Eingangspforte* des Giftes nicht nachweisen, in vielen Fällen aber tritt, gerade wie bei der Syphilis, mit welcher Krankheit der Rotz überhaupt manche Analogien darbietet, ein „Primäraffect" auf. An der Stelle einer Wunde oder Erosion, die mit dem Gifte inficirt wurde, bildet sich nach einer meist nur wenige Tage betragenden Incubationszeit eine Pustel oder eine Infiltration, der oft Entzündungen der abführenden Lymphgefässe und Schwellungen der entsprechenden Lymphdrüsen folgen.

Der weitere Verlauf ist nun in den einzelnen Fällen ein sehr verschiedenartiger. Beim *acuten Rotz* treten sehr bald starke Muskel- und Gelenkschmerzen, Fiebererscheinungen, grosse Prostration, kurz ein sehr bedrohlicher Allgemeinzustand ein. Auf der *Haut* erscheinen rothe Flecken, Pusteln, seltener Blasen oder grössere Knoten, die rasch aufbrechen und sich in eiternde Geschwüre mit infiltrirten Rändern umwandeln. Diese Umwandlung in ein *Rotzgeschwür* ist in der Regel schon vorher bei dem Primäraffect erfolgt. Von den Geschwüren gehen weiter Lymphangitiden aus, die Drüsen schwellen an und brechen auf, es entwickeln sich auch gelegentlich erysipelartige oder phlegmonöse Erkrankungen. Die Rotzinfiltrate befallen ferner die *Schleimhäute*, besonders des Respirationstractus, auf der Nasenschleimhaut, im Kehlkopf und in der Trachea entwickeln sich Geschwüre, auch die Lungen werden ergriffen. In diesen Fällen führt die Krankheit fast ausnahmslos zum Tode, der meist nach 2—3 Wochen erfolgt.

Die Erscheinungen des *chronischen Rotzes* gleichen im Ganzen genommen denen des acuten Rotzes, nur dass sie sich viel weniger stürmisch und unter weit geringerer Betheiligung des Allgemeinbefindens entwickeln. Auch bei dieser Form treten in der Haut und im subcutanen Gewebe die *Rotzknoten* auf, manchmal zu perlschnurartigen Strängen aneinandergereiht. In anderen Fällen entwickeln sich gewundene fingerdicke Wülste (*Wurm*). Die Knoten brechen auf und es bilden sich torpide, sehr langsam oder gar nicht heilende Geschwüre und Fisteln. In ganz leichten Fällen tritt übrigens auch Resorption der Knoten ohne eiterigen Zerfall ein. Entzündungen der Lymphgefässe und Lymphdrüsen und ödematöse Anschwellungen kommen häufig vor. Die Betheiligung der *Schleimhäute* ist keine so häufige wie beim acuten Rotz. Das *Fieber* kann völlig fehlen, bei schweren Localaffectionen tritt es aber doch in der Regel ein. Im Ganzen gewinnt man den Eindruck, dass es sich beim chronischen Rotz um eine *locale Erkrankung* handelt, während bei dem acuten Rotz eine Allgemeininfection des Körpers vorliegt. Hiermit steht auch völlig im Einklang, dass bei chronischem Rotz in jedem Augenblick das Auftreten schwerer Allgemeinsymptome in Folge einer „Generalisation" des Giftes stattfinden kann, Verhältnisse, wie wir sie in ganz gleicher Weise bei der Tuberculose beobachten.

Der **Verlauf** des chronischen Rotzes ist ein langwieriger und zeigt sich oft durch Jahre hin. Etwa in der Hälfte der Fälle tritt Genesung ein (BOLLINGER). Die **Prognose** ist demnach bei acutem Rotz absolut schlecht, bei chronischem Rotz stets zweifelhaft zu stellen.

Bei der **Diagnose** ist auch wieder in erster Linie die Möglichkeit der Infection in Folge des Berufes des Kranken zu berücksichtigen. Verwechselungen können am leichtesten mit *Syphilis* und *Tuberculose* vorkommen.

Bei der **Therapie** sind die Rotzinfiltrate, sowie es zum Durchbruch durch die Haut gekommen ist, durch *Auskratzung* und *energische Aetzung* möglichst zu zerstören, im Uebrigen müssen wir uns auf eine symptomatische Behandlung beschränken.

Nicht so klar wie bei den beiden bisher besprochenen Krankheiten ist die Herkunft der Krankheitserreger bei der dritten der in diesem Capitel vereinigten mykotischen Affectionen, bei der **Actinomykose**. Denn wenn auch die Krankheit häufig bei verschiedenen Hausthieren, besonders bei Rindern und Schweinen, vorkommt, so muss nach den bisherigen Erfahrungen jedenfalls für gewöhnlich die Uebertragung vom Thier auf den Menschen ausgeschlossen werden, da die Mehrzahl der Erkrankten gar nicht mit Thieren in Berührung gekommen waren. Viel wahrscheinlicher ist es, dass der *Strahlpilz (Actinomyces)*, welcher die Actinomykose hervorruft, auf verschiedenen Pflanzen schmarotzt, und dass diese die gemeinsame Infectionsquelle sowohl für die Thiere wie für die Menschen bilden.

Die *actinomykotischen Erkrankungen der Haut*, welche uns an dieser Stelle allein interessiren, können auf der einen Seite *secundär* zu den Affectionen anderer Organe hinzutreten. So sehen wir bei den am häufigsten primär auftretenden Erkrankungen der Kiefer, der Lungen und des Darmes Infiltrate am Kiefer oder am Halse, am Brustkorb oder am Abdomen entstehen, die zunächst subcutan sind, dann aber auf die Haut übergreifen und nach dem Durchbruch derselben unregelmässig geformte Geschwüre oder Fisteln bilden.

Auf der anderen Seite kann die Actinomykose aber auch als *primäre Erkrankung der Haut* auftreten, wenn die Infection durch eine Hautverletzung zu Stande kommt. Auch hier bilden sich Infiltrate, knollige Geschwülste, welche sich nach dem Aufbruch in torpide, allmälig weiter greifende Geschwüre mit gezackten und oft unterminirten Rändern umwandeln. Der Krankheitsprocess schreitet aber auch in die Tiefe fort und strangförmige Granulationsmassen durchbrechen die Fascien und Muskeln, das Periost und führen schliesslich zu Knochendefecten.

Wenn auch eine *specifische Allgemeininfection* wie ·beim Milzbrand und Rotz nicht vorzukommen scheint, so macht das Auftreten multipler Herde an räumlich entfernten Stellen doch manchmal das Vorkommen einer Verschleppung der Krankheitserreger durch die Blutcirculation wahrscheinlich.

Der Verlauf ist ein sehr torpider und bei den ausgebreiteteren Fällen stets ungünstiger. Je nach der Dignität der erkrankten Organe erfolgt der Tod an der eigentlichen Erkrankung oder lediglich in Folge des durch die langdauernden Eiterungen und das Fieber hervorgerufenen Marasmus oder der amyloiden Entartung der grossen Drüsen. Nur bei circumscripten und günstig gelegenen Krankheitsherden ist bei energischer Therapie eine Heilung möglich.

Bei der **Diagnose** der Hautaffectionen ist vor Allem eine Verwechselung mit *syphilitischen* oder *tuberculösen Infiltraten* oder *Geschwüren* möglich. Den sicheren Aufschluss giebt immer erst die allerdings meist nicht schwierige Auffindung der charakteristischen *Actinomyceskörner*, jener gries- bis hanfkorngrossen, weissen oder gelblichen Gebilde, welche sich im Eiter oder auch in den Granulationsmassen actinomykotischer Herde finden und die aus einem Geflecht von Mycelfäden mit radiär angeordneten, keulenförmigen Enden bestehen.

Die **Therapie** hat in der möglichst energischen Zerstörung alles Krankhaften durch *Auskratzen*, *Kauterisiren* und *Aetzen* mit concentrirten Lösungen von Sublimat, Chlorzink u. A. zu bestehen. Oft ist eine Heilung erst nach mehrfacher Wiederholung dieser Proceduren erreichbar.

VIERZEHNTER ABSCHNITT.

ERSTES CAPITEL.
Molluscum contagiosum.

Das **Molluscum contagiosum** erscheint im Beginne seiner Entwickelung in Gestalt kleinster, eben hervorragender, etwas glänzender und
durchscheinender Knötchen. Bei dem weiteren Wachsthum bilden sich
aus diesen Knötchen kleine, bis etwa erbsengrosse, nur sehr selten
grössere, warzenartige Gebilde, die halbkugelig die normale Haut überragen und von normaler Farbe sind. In der Mitte zeigen diese Bildungen eine gewöhnlich etwas vertieft liegende Oeffnung, die, was besonders bei Loupenbetrachtung gut sichtbar ist, mit transparenten,
drusigen Massen ausgefüllt ist. Bei seitlichem Druck lässt sich aus
der Geschwulst eine derbe, gelappte, weissliche Masse hervordrängen,
die durch einen Stiel mit der Geschwulst in Zusammenhang bleibt und
eine gewisse Aehnlichkeit mit einem spitzen Condylom hat, woher die
frühere Bezeichnung der Geschwulst, *Condyloma subcutaneum*, stammt.
Nach der sehr oberflächlichen Aehnlichkeit mit einer gedellten Pocken-
pustel haben die Franzosen (BAZIN) die Affection als *Acne varioliformis*
bezeichnet.

Diese kleinen Geschwülste finden sich meist zu mehreren, oft sogar
in grösserer Anzahl, und zwar zunächst stets an gewissen Orten, nämlich im *Gesicht* und am *Halse*, an den *Händen* und *Vorderarmen* und
an den *Genitalien* und deren Umgebung. In seltenen Fällen breiten
sich die in grosser Anzahl auftretenden Geschwülste von den eben erwähnten Punkten über andere Körpergegenden aus und können zu einer
fast universellen Verbreitung gelangen. Diese Localisation an den unbedeckten Körpertheilen und an den Genitalien, welche letztere Localisation bei *Kindern niemals* primär vorkommt, d. h. an den Stellen,
wo am häufigsten körperliche Berührungen mit Anderen stattfinden,
lässt schon vermuthen, dass es sich um eine *übertragbare Krankheit*
handelt, und diese Vermuthung findet durch die klinische Beobachtung
ihre vollste Bestätigung. Es ist nämlich in sehr vielen Fällen leicht
der Nachweis zu führen, wie die Erkrankung von einem Kinde auf seine
Geschwister, auf andere mit ihm spielende Kinder oder auf die mit
den Kindern in intimem Verkehr stehenden Erwachsenen übertragen

wird. Auch in Krankenhäusern ist die Uebertragung von einem Kinde
auf seine Nachbarn beobachtet worden. Auch die experimentelle Uebertragung ist einige Male gelungen.

Die kleinen Geschwülste persistiren meist längere Zeit, oft mehrere
Monate, ohne sich zu verändern, in vielen Fällen tritt spontan oder
nachdem die Patienten selbst die Mollusken abgekratzt haben, völlige
Involution ein, bei den grösseren Mollusken freilich oft mit Hinterlassung einer Narbe. — Die Diagnose des Molluscum contagiosum ist
für Jeden, der die Krankheit kennt, leicht und besonders der unschwer
zu führende mikroskopische Nachweis der gleich zu erwähnenden Molluscumkörperchen schliesst jeden Zweifel aus.

In dem ausgedrückten Inhalt eines Molluscum contagiosum zeigen
sich nämlich ausser Epithelzellen grosse Mengen eigenthümlicher Gebilde, die *Molluscumkörperchen*, die von ovaler Form, etwas kleiner
als eine Epithelzelle und unter sich annähernd gleich gross sind und
intensiv glänzend und durchsichtig erscheinen. Schon bei einfacher
Präparation mit einem Tropfen Wasser oder Glycerin, noch besser aber
nach Färbung mit einer Anilinfarbe, die von den Körperchen begierig
aufgenommen wird, findet man viele Körperchen in einer Epithelzelle
liegen, oder anderen noch einzelne Zellenreste anhängen. Auf Durchschnitten durch gehärtete Mollusken zeigt es sich nun ganz evident,
dass die Körperchen zunächst in Zellen liegen und erst bei der Eintrocknung der Zellen frei werden. Ein solcher Durchschnitt zeigt, dass
das Molluscum contagiosum aus einem ungefähr kugeligen Körper besteht, über welchen die obersten Schichten der Haut unverändert hin-
wegziehen, abgesehen von einer Oeffnung entsprechend der Mitte der
Geschwulst, welche mit einem centralen Hohlraum im Innern des
Molluscum in Verbindung steht. Um diesen centralen Hohlraum grup-
piren sich die radiär angeordneten Fächer der Geschwulst, die durch
dünne Bindegewebssepta von einander getrennt und mit Epithelzellen
gefüllt sind, und zwar entsprechen diese Zellen ganz der Anordnung
der Zellen in der Epidermis selbst. Auf der bindegewebigen Hülle,
resp. den Septis liegt eine ganz den Pallisadenzellen entsprechende
Zellschicht auf. Mehr nach der Mitte folgen polygonale Zellen und in
diesen treten in einer gewissen Entfernung von der basalen Zellschicht
die Molluscumkörperchen auf. Der Innenraum ist mit freien Körperchen und verhornten Zellen erfüllt. Ueber die Natur dieser charakteristischen Molluscumkörperchen gehen die Meinungen noch sehr auseinander; am wahrscheinlichsten ist die Annahme, dass sie durch eine
eigenthümliche Modification des Zellprotoplasmas gebildet werden, welche

ihrerseits durch das uns zunächst noch unbekannte Contagium des Molluscum hervorgerufen wird.

Die Therapie ist sehr einfach und wird nur manchmal durch die grosse Menge der Mollusken schwierig gemacht. Das Ausdrücken der Geschwülstchen oder das Auskratzen derselben mit dem scharfen Löffel und nachheriges wiederholtes Einreiben mit Carbolöl genügt, um die Heilung zu bewerkstelligen.

ZWEITES CAPITEL.
Impetigo contagiosa.

Die **Impetigo contagiosa** zeigt manche Analogien mit den durch pflanzliche Parasiten hervorgerufenen Hautkrankheiten und daher soll die Krankheit, obwohl es bisher noch nicht gelungen ist, Pilze als ursächliches Moment nachzuweisen, an dieser Stelle ihre Besprechung finden.

Im *Gesicht*, auf den *Handrücken* und *Vorderarmen*, seltener auf dem *Hals* und den angrenzenden Theilen der *Brust* und des *Rückens* und auf den *Füssen* und *Unterschenkeln*, kurz auf den stets oder doch zeitweise entblösst getragenen Körpertheilen, sehr selten auf den stets bedeckten Theilen des Rumpfes entstehen auf gerötheter und etwas infiltrirter Basis kleine, prall gefüllte Bläschen, die sich bald in runde flache und schlaffe Blasen bis zu Fünfpfennigstückgrösse und darüber verwandeln und deren zunächst durchsichtiger oder nur wenig getrübter Inhalt nach kurzem Bestande eiterig wird und nach dem gewöhnlich bald erfolgenden Platzen der sehr zarten Blasendecke zu einer gelben oder grünlichen Borke eintrocknet. Auf dem ebenfalls häufig ergriffenen *behaarten Kopf* zeigen sich die Efflorescenzen in etwas anderer Form, indem hier keine Blasen entstehen, sondern nur kleine gelbe oder gelbgrüne, die Haare verklebende Borken, nach deren Ablösung nässende Stellen zu Tage treten. Die Blasen sind entweder sehr spärlich oder in grösserer Anzahl vorhanden und in letzterem Falle confluiren oft mehrere zu grösseren, mit nach aussen convexen Linien begrenzten Herden, wie bei anderen serpiginösen Affectionen. In vielen Fällen und ganz besonders bei reichlicherer Entwickelung des Exanthems lässt sich das peripherische Fortschreiten bei centraler Abheilung aufs deutlichste beobachten, indem grosse ringförmige Blasen- oder Borkenwälle mit normalem Centrum gebildet werden, die fünfmarkstückgross und selbst noch grösser werden können. Besonders in den Fällen, in welchen auch der Rumpf ergriffen ist, entwickeln sich häufig derartige grosse ringförmige Blasen. Nach einigen Tagen fallen die Borken ab und hinterlassen eine bereits wieder mit zarter Hornschicht bedeckte, livide roth erscheinende Stelle, die im weiteren Verlauf eine bräunliche Färbung annimmt, und nach dem freilich meist erst nach einiger Frist erfolgenden Verschwinden dieser Pigmentation erscheint die Haut wieder völlig normal. Der Process ist ausserordentlich oberflächlich, das beweist die auffallend schnell eintretende Ueberhäutung der afficirten Stellen. Dadurch aber, dass während einer bis mehrerer Wochen fortdauernd frische Blasennachschübe erfolgen, zieht sich der Gesammtverlauf oft in die Länge. — Einen Einfluss auf das Allgemeinbefinden hat die Krankheit nicht, auch subjective Erscheinungen können ganz fehlen, in anderen Fällen wird ein geringes Juckgefühl hervorgerufen.

Bei weitem am häufigsten werden *Kinder* und *jugendliche Personen*, und zwar fast nur aus den niederen Volksschichten, sehr viel seltener Erwachsene von der Krankheit befallen. In der Mehrzahl der Fälle lässt sich die Uebertragung, die *Contagiosität* der Krankheit auf das sicherste nachweisen. Nicht nur erkranken sehr häufig Geschwister, auch in Schulen findet die Weiterverbreitung der Krankheit statt und ferner lässt sich in den selteneren Fällen, wo Erwachsene erkrankt sind, gewöhnlich die von Kindern herrührende Uebertragung der Krankheit constatiren. Für die Contagiosität spricht auch das vielfach zu beobachtende gehäufte, epidemieartige Auftreten der Krankheit, wofür die im Anschluss an die Vaccination aufgetretenen Epidemien auf der Insel Rügen, in der Rheinprovinz und an anderen Orten lehrreiche Beispiele geben. Ich habe Impetigo contagiosa mehrfach bei Männern im rasirten Bart auftreten sehen, offenbar war hier die Ansteckung bei Gelegenheit des Rasirens erfolgt.

Bei der Diagnose ist am meisten die leicht mögliche Verwechselung mit den impetiginösen Formen des *Eczems* zu berücksichtigen. Zumal die Herde auf dem behaarten Kopf sind bei beiden Affectionen ausserordentlich ähnlich und nur das gleichzeitige Vorhandensein von Efflorescenzen auf anderen Stellen ermöglicht die Unterscheidung. Auf der nicht behaarten Haut aber ist das Auseinanderhalten der beiden Krankheiten nicht so schwierig. Beim Eczem fehlt die Bildung grösserer Blasen, es fehlt die regelmässig runde Form der Herde, es kommt dagegen gewöhnlich hier oder dort zu diffuser Ausbreitung der Affection, welche letztere Eigenthümlichkeit wieder der Impetigo abgeht. — Bei starker Entwickelung der Blasen ist in der That eine Verwechselung mit *Pemphigus* möglich. Gegenüber dem Pemphigus acutus giebt das Fehlen aller Allgemeinerscheinungen, gegenüber dem eigentlichen Pemphigus der Nachweis der Uebertragbarkeit und meist die Localisation auf den erwähnten Prädilectionsstellen den Ausschlag, überdies sind die Blasendecken bei Impetigo viel zarter, es kommt nie zur Bildung so grosser und dabei praller Blasen, wie meist beim Pemphigus.

Die Behandlung ist ausserordentlich einfach. Das Exanthem heilt unter einem einfachen Verband oder schon nach öfterem Einreiben mit einer indifferenten Salbe (Borlanolin, Wismuthsalbe) fast stets in ganz überraschend schneller Zeit, meist in wenigen Tagen und nur die etwaigen Nachschübe verzögern manchmal etwas die definitive Heilung.

FÜNFZEHNTER ABSCHNITT.

ERSTES CAPITEL.
Favus.

Der Favus (*Tinea favosa*, *Erbgrind*) ist diejenige Krankheit des Menschen, bei welcher zuerst *pflanzliche Parasiten* als Krankheitsursache nachgewiesen wurden, und zwar entdeckte Schönlein im Jahre 1839 den Pilz, dem später Remak den Namen *Achorion Schönleinii* beilegte.

Aehnlich wie bei der später zu besprechenden Pityriasis versicolor bilden beim Favus die Pilzansammlungen selbst die am meisten in die Augen fallenden Krankheitserscheinungen, nur dass bei letzterer Krankheit die Pilzmengen noch ungleich massenhaftere sind, als bei der erstgenannten. Im Gegensatz dazu sind die Efflorescenzen bei Herpes tonsurans viel weniger durch die

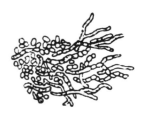

Fig. 13.
Achorion Schönleinii aus einem Scutulum. Vergr. 300 : 1.
(Hartnack. Ocul. 3. Obj. IX.)

verhältnissmässig unbedeutenden Pilzwucherungen, als vielmehr durch die entzündliche Reaction der Haut gebildet. Daher ist das Auffinden der Pilzelemente bei den ersten beiden Krankheiten leicht, bei der letzteren Krankheit im Allgemeinen viel schwieriger. Besonders beim Favus bilden die gleich zu besprechenden *Scutula* geradezu Reinculturen des Favuspilzes, so dass ein Partikelchen eines solchen Scutulum, mit Wasser oder Glycerin angerührt, ohne Weiteres bei der mikroskopischen Untersuchung (mit ca. 300 facher Vergrösserung) die charakteristischen Eigenschaften des Achorion Schönleinii erkennen lässt.

Die Pilze bilden ein ausserordentlich dichtes Mycelgeflecht aus
kurz verzweigten, nicht gerade, sondern mit vielen Biegungen verlaufenden Fäden, die nicht überall die gleiche Stärke haben, vielfach
auch kleine runde Auftreibungen zeigen. Dazwischen liegen runde oder
ovale, manchmal nicht ganz regelmässig geformte Sporen, oft in grossen
Massen, und vielfach lässt sich das Zerfallen der Fäden in Sporen
verfolgen.

Die Annahme einzelner Autoren, dass die Pilze des Favus und des
Herpes tonsurans identisch seien und bald das eine, bald das andere
Krankheitsbild hervorrufen könnten, ist jetzt endgültig durch die Untersuchungen von GRAWITZ widerlegt, der zunächst die Verschiedenheit
der Reinculturen beider Pilze nachwies und feststellte, dass durch
Impfung dieser Reinculturen stets nur das dem ursprünglichen Material
entsprechende Krankheitsbild hervorgerufen wird.

Am allerhäufigsten kommt der Favus auf dem *behaarten Kopfe*
vor und daher sollen die Erscheinungen bei dieser Localisation zuerst
beschrieben werden. Es bildet sich an der Haarbalgmündung unter
der Hornschicht ein kleiner gelber Punkt und in diesem Stadium
macht die Efflorescenz den Eindruck einer kleinsten, von einem Haar
durchbohrten Pustel, natürlich nur scheinbar, da keine Flüssigkeit in
derselben vorhanden ist. Da die Pilzkeime von aussen in die Follikelmündung kommen, so müssen sie, um unter die Hornschicht zu gelangen,
in einer gewissen Tiefe die Haarwurzelscheiden seitlich durchbrechen.
Oefters, aber keineswegs immer, und häufiger noch auf der Körperhaut
als auf dem behaarten Kopfe zeigen sich um die in der Entwickelung
begriffenen Favusscutula geröthete und schuppende, peripherisch fortschreitende Ringe, die eine gewisse Aehnlichkeit mit den Efflorescenzen
des Herpes tonsurans haben (*herpetisches Vorstadium*, KÖBNER). Langsam vergrössert sich das gelbe Pünktchen nach allen Seiten hin und
bildet nach einiger Zeit eine kleine, etwas ausgehöhlte Scheibe, ein
„Schildchen" (*Scutulum*), welches in der vertieften Mitte von dem Haare
durchbohrt ist, falls dasselbe nicht inzwischen ausgefallen ist. Die *Farbe*
ist charakteristisch schwefel- oder strohgelb. Die schüsselförmige Vertiefung kommt offenbar dadurch zu Stande, dass im Centrum die an
das Haar fest angeheftete Hornschicht eine Erhebung nicht zu Stande
kommen lässt, während an den peripherischen Theilen die an der unteren Fläche sich immer vermehrenden Pilzmengen das Scutulum in
der Richtung des geringsten Widerstandes emporheben. Das Scutulum
lässt sich leicht in toto herausheben, indem man von der Seite mit
einer Myrthenblattsonde oder dgl. unter dasselbe eindringt. Noch

leichter geht diese Ablösung, oft schon durch das Kratzen der Patienten, von Statten, nachdem die Hornschicht, welche die Efflorescenz
bedeckt, eingetrocknet ist, was stets nach einer gewissen Zeit geschieht, und nun die Oberfläche des Scutulum völlig frei zu Tage liegt.
Unter dem frisch ausgehobenen Scutulum zeigt sich eine kleine, mit
rother, etwas feuchter Epidermis ausgekleidete Vertiefung, die sich
aber bald wieder füllt und mit trockener Hornschicht überzieht. Bei
grösseren und älteren Favusherden ist allerdings der Restitutionsvor-
gang kein vollständiger, sondern es tritt eine *narbige Atrophie* ein.

Die Scutula vergrössern sich langsam, höchstens etwa bis zu Fünfpfennigstückgrösse und bei diesen grösseren Favusschildchen zeigt die
Oberfläche häufig concentrische Kreislinien, die auf die nicht stets gleichmässige Vegetation der Pilze zurückzuführen sind. Haben die Scutula
diese Grösse erreicht, so lockert sich ihre Verbindung mit der Haut,
die Haare sind ausgefallen und die ursprünglich das Scutulum bedeckende Hornschicht ist längst verschwunden. Spontan oder durch
unbedeutende mechanische Veranlassungen fällt das Scutulum ab, eine
kleine Grube hinterlassend, die mit glatter, narbenartiger Haut bedeckt
ist. Die Mehrzahl der Follikel ist zerstört und die Stelle daher dauernd
mehr oder weniger vollständig kahl. — Da gewöhnlich gleichzeitig zahlreiche Scutula zur Entwickelung kommen, tritt oft Confluenz der benachbarten Herde und dadurch Bildung umfangreicher Favusborken ein,
die an der Peripherie stets noch ihre Entstehung aus runden Favusschildchen erkennen lassen, und in den hochgradigsten Fällen kann
fast die ganze Kopfhaut überzogen werden. — Bei Anwesenheit grösserer
Pilzmengen macht sich der Favus auch für die Nase durch einen eigenthümlichen Geruch „wie nach Schimmel" geltend.

Auch die *Haare* werden ergriffen und erscheinen makroskopisch
matt, glanzlos, sie splittern leicht, brechen vielfach dicht über dem Austritt aus der Haut ab und sind durch gelinden Zug aus ihrem Follikel
zu entfernen, gewöhnlich mit den gequollenen, gelblich undurchsichtig
erscheinenden Wurzelscheiden. Mikroskopisch zeigt sich, dass die Pilzelemente zwischen die Fasern des Schaftes hineinwuchern und dieselben
auseinanderdrängen. Ob die Pilze seitlich von der Wurzelscheide aus
oder von der Papille her in das Haar hineinwuchern, ist noch nicht
sicher entschieden. — Die erkrankten Wurzelscheiden sind mit Pilzelementen geradezu vollgepfropft.

Nur selten zeigt der Favus auf dem behaarten Kopfe eine andere
Form, indem es nicht zur Ausbildung typischer Schildchen kommt,
sondern die Kopfhaut in diffuser Weise mit festen gelben Schuppen-

massen bedeckt ist, die sich im Wesentlichen als aus Pilzen zusammengesetzt erweisen.

An der *Haut des übrigen Körpers* kommt Favus nur sehr selten
vor, und zwar bilden sich entweder auch von den Haaren ausgehende
typische Scutula oder aber unregelmässigere trockene Krustenauflage-
rungen von der charakteristischen schwefelgelben Farbe. In ganz ausnahmsweisen, äusserst vernachlässigten Fällen ist fast der ganze Körper
mit Favusmassen bedeckt gefunden worden.

An den *Nägeln* zeigt sich die Erkrankung entweder in Form circumscripter gelber Einlagerungen, oder die Nägel erscheinen im Ganzen
verändert, undurchsichtig, bröckelig und verdickt. In den abgeschabten
Theilen finden sich zahlreiche Pilzelemente. Die Erkrankung wird nur
an den Fingernägeln beobachtet (*Onychomycosis favosa*).

Subjectiv besteht an den Stellen frisch sich entwickelnder Eruptionen das Gefühl von Jucken, während lange bestehende Herde gewöhnlich keine besonderen Empfindungen hervorrufen. — Einmal wurde bei
einem an fast universellem Favus leidenden Patienten eine auf der Entwickelung von Pilzen in der Schleimhaut beruhende Gastroenteritis beobachtet (Kundrat).

Verlauf. Der Favus des behaarten Kopfes verläuft ausserordentlich
chronisch, indem er meist in der Jugend beginnt und nun durch 20
und 30 Jahre besteht, oft trotz der Behandlung, je nach der Reinlichkeit des Patienten oder der ihm zu Theil gewordenen Behandlung geringere oder grössere Ausbreitung erlangend. In der Regel tritt das
spontane Erlöschen erst ein, nachdem die Mehrzahl der Follikel, der
günstigsten Keimstätten für die Pilze, zerstört und demgemäss fast
völlige Kahlheit eingetreten ist. Die Kopfhaut ist in diesen Fällen
verdünnt, glatt, die Mehrzahl der Follikel ist verschwunden und nur
einzelne spärliche Haare ragen noch aus intact gebliebenen Bälgen hervor. Die Atrophie der Haut ist auf den lange wirkenden Druck der
Favusscutula zurückzuführen. Tiefere Zerstörungen, wirkliche Ulcerationen scheinen beim Menschen nicht vorzukommen — die Fälle von
angeblich durch Favus bedingter Knochenatrophie sind nicht zweifellos festgestellt — während bei Mäusen Ulcerationen und Zerstörungen
tieferer Theile, so der Knorpel, häufig beobachtet sind. — Einen sehr
viel schnelleren Verlauf nimmt dagegen der Favus der übrigen Körperhaut, der bei nur einigermassen zweckmässiger Behandlung in der Regel
schnell erlischt, während der Nagelfavus wieder sehr hartnäckig ist und
den Favus des behaarten Kopfes noch überdauern kann.

Der Favus ist eine im mittleren Deutschland sehr seltene, in den östlichen Ländern und einigen Theilen Frankreichs dagegen noch häufigere Krankheit.

Die **Prognose**, die bezüglich der Allgemeingesundheit natürlich gut ist, muss bezüglich der Heilung vorsichtig gestellt werden, da selbst bei sorgfältigster Behandlung Recidive nichts ungewöhnliches sind.

Die **Diagnose** ist bei den fast stets so charakteristischen Erscheinungen gar nicht zu verfehlen; überdies lässt die ausserordentliche Leichtigkeit des Nachweises der Pilze einen ernstlichen Zweifel nicht aufkommen.

Aetiologie. Der Favus ist selbstverständlich als parasitäre Erkrankung übertragbar, und zwar nicht nur von Mensch auf Mensch, sondern auch von Thieren — es ist bei Hühnern, Mäusen, Katzen, Kaninchen, Hunden Favus beobachtet — auf Menschen und umgekehrt. Auch die experimentelle Uebertragung ist vielfach gelungen. Aber die Ansteckungsfähigkeit des Favus muss als geringe bezeichnet werden, vielleicht wegen einer gewissen für die Haftung der Pilze nothwendigen und im Ganzen seltenen Disposition der Haut. Denn die Fälle von Favus bei mehreren Geschwistern und überhaupt von nachweisbarer Uebertragung der Krankheit von einem Favösen auf die mit ihm in enger Gemeinschaft, in Kasernen, in Krankenhäusern u. s. w. zusammen Lebenden sind nicht häufig. — Künstlich kann durch lange fortgesetzte warme Umschläge die Disposition der Haut local jedenfalls sehr gesteigert werden.

So sah ich bei zwei Kranken mit Epididymitis, denen die Kataplasmen meist von einem in demselben Krankenzimmer liegenden und zu leichten Diensten herangezogenen Favuspatienten aufgelegt wurden, Favus sich auf der Haut des Scrotum entwickeln.

Der alte Name Erbgrind deutet darauf hin, dass im Volke das Bewusstsein von der „Vererbbarkeit“, d. h. Uebertragbarkeit des Favus schon lange besteht, während in der wissenschaftlichen Welt die contagiöse Natur der Krankheit zuerst von den Brüdern MAHON, die sich um die Abschaffung der Pechkappe und Einführung einer humanen, rationellen Therapie grosse Verdienste erworben haben, erkannt wurde (1829).

Therapie. Die Behandlung des Favus der behaarten Kopfhaut ist eine ausserordentlich mühsame Aufgabe, die trotz sorgfältiger Ausführung doch nie eine sichere Garantie gegen sich einstellende Recidive giebt, da es eben sehr schwer ist, sämmtliche in der Tiefe der Follikel sitzenden Pilzkeime zu entfernen oder zu tödten. Zunächst ist die *Entfernung der Favusborken oder Scutula* vorzunehmen und

durch reichliche Einölung der Kopfhaut mit nachfolgender energischer
Seifenwaschung leicht zu bewerkstelligen. Das wichtigste weitere Mittel
zur Entfernung der Pilze ist die *Epilation*, da wenigstens bei der
Mehrzahl der Haare auch die Wurzelscheiden, die ganz besonders mit
Pilzen vollgepfropft sind, beim Ausziehen mitfolgen. Die früher übliche
barbarische Epilationsmethode mit der Pechkappe, einer ledernen, innen
mit erwärmtem Pech bestrichenen und über den kurz geschorenen
Kopf gestülpten Kappe, die nach dem Festwerden des mit den Haaren
verklebten Pechs mit einem Ruck heruntergerissen wurde, ist jetzt —
hoffentlich überall — verlassen und es wird statt dessen die zwar
mühsamere und zeitraubendere Epilation der einzelnen Haare mit der
Pincette angewendet, die dafür aber wenig schmerzhaft ist und niemals die Folgen jener Methode, ausgedehnte Zerreissungen und Blutungen im subcutanen Gewebe, nach sich ziehen kann. Mit der täglich auf anderen Stellen vorzunehmenden Epilation sind ausgiebige
Seifenwaschungen und Einreibungen parasiticider Mittel zu verbinden.
Als solche sind *Carbolsäure*, *Salicylsäure*, *Theer* in öliger Lösung,
Sublimatspiritus (1 Proc.), *Naphtol* (5 procentige Salbe), *Schwefel*, *Bals.
peruvianum*, ganz besonders aber *Pyrogallussäure* in 10 procentiger
Salbe zu nennen.

Nachdem diese Behandlung einige Wochen durchgeführt ist, wird
dieselbe sistirt und nun der Patient einige Zeit ohne jede Therapie
beobachtet. Sind nicht alle Pilzkeime entfernt oder getödtet, so zeigen
sich nach 3—4 Wochen die Recidive in Gestalt der kleinen gelben
Pünktchen an den Haaren. Nun muss die Behandlung mit besonderer
Berücksichtigung dieser Stellen wieder aufgenommen werden und so
können noch mehrfache Wiederholungen nöthig werden, ehe es gelingt,
die Krankheit definitiv zu beseitigen. Unter allen Umständen werden
in der Regel selbst in günstigen Fällen mehrere Monate zur Erreichung
eines definitiven Resultates nöthig sein. — Die Beseitigung des Körper-
favus gelingt leicht, meist schon durch regelmässige einfache Seifenwaschungen. Dagegen macht auch die Heilung des Nagelfavus erhebliche Schwierigkeiten. Hier sind durch den scharfen Löffel oder die
Schere die erkrankten Theile möglichst zu entfernen und die oben erwähnten Mittel in geeigneten Lösungen anzuwenden.

ZWEITES CAPITEL.

Herpes tonsurans.

Der Herpes tonsurans wird durch die Wucherung des von Gruby (1844) und Malmsten (1845) entdeckten *Trichophyton tonsurans* in der Haut oder ihren Anhangsgebilden, den Haaren und Nägeln hervorgerufen.

Dieser Pilz wird aus langgliederigen Mycelfäden gebildet, mit relativ spärlichen Verzweigungen und Sporenketten, die durch ihre Anordnung in der Regel noch ihre Entstehung aus Fäden erkennen lassen; sehr viel seltener finden sich grössere Sporenanhäufungen, denen jene charakteristische Anordnung fehlt. Nur bei der Erkrankung der Haare finden sich oft massenhafte Sporenansammlungen in den Wurzelscheiden. Wie die übrigen Dermatophyten zeigen auch die Trichophytenfäden einen auffallenden, etwas ins Bläuliche spielenden Glanz. Die Grössenverhältnisse sind annähernd dieselben, wie beim Achorion Schönleinii, doch findet man manchmal breitere Fäden. — Die

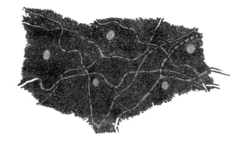

Fig. 14.

Trichophyton tonsurans, aus einer Epidermisschuppe. Vergr. 300 : 1. (Hartnack. Ocul. 3. Obj. IX.)

Pilzelemente lassen sich am besten nach Aufhellung der betreffenden Objecte mit einer 10 procentigen Lösung von Kali causticum bei 300 bis 400 facher Vergrösserung auffinden.

Die Erscheinungen, die durch die Pilzwucherung in der *Haut* — dieselbe findet gewöhnlich nur in den oberen Schichten der Epidermis statt — hervorgerufen werden, bestehen im Wesentlichen in einer *Abschuppung* der obersten Schichten der Oberhaut und geringer *entzündlicher Schwellung*, ohne oder mit geringer *Exsudatbildung*, und dementsprechend mit der Bildung kleiner Krüstchen oder bei höheren Graden der entzündlichen Reizung mit Bläschen- oder Pustelbildung. Die ergriffenen *Haare* werden durch das Hineinwachsen der Pilze zwischen die Zellen der Rindensubstanz brüchig, die *Nagelsubstanz* wird aufgelockert, bröckelig. Selbstverständlich ist das klinische Bild ausserordentlich verschieden, je nachdem der eine oder der andere dieser Theile ergriffen ist, und daher wollen wir der Reihe nach schildern:

1. den Herpes tonsurans der nicht (d. h. nur mit Lanugo) behaarten Haut;

2. den Herpes tonsurans der behaarten Theile;

3. den Herpes tonsurans der Nägel.

An der *nicht behaarten Haut* tritt der Herpes tonsurans in zwei von einander verschiedenen Formen auf, nämlich entweder circumscript und dann meist langsamer verlaufend, oder über den ganzen Körper disseminirt und dann gewöhnlich in viel acuterer Weise.

Herpes tonsurans circumscriptus. An beliebigen Stellen der Haut treten eine oder mehrere kleine rothe, etwas erhabene Flecken auf, die sich im Laufe einiger Tage zu runden Scheiben vergrössern, welche im Centrum mit spärlichen Schuppen bedeckt sind. Nach der Peripherie zu hört die Schuppung an einer ziemlich scharfen, kreisrunden Linie plötzlich auf und der noch weiter peripherisch gelegene Theil der Efflorescenz bildet einen gerötheten Ring, der dann unmittelbar in die normale Haut übergeht. Indem sich die Efflorescenz nun weiter vergrössert, hört das Schuppen in dem mittleren Theile auf, die Haut daselbst erscheint wieder normal, wenn auch in der Regel noch etwas

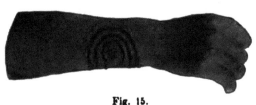

Fig. 15.

Herpes tonsurans, mit Bildung dreier concentrischer Ringe.

geröthet oder ganz leicht pigmentirt, und auf diese Weise bildet sich ein mit Schuppen oder kleinen, durch Eintrocknung exsudirter Flüssigkeit entstandenen Krüstchen bedeckter Ring. Durch Zusammenfliessen benachbarter Efflorescenzen bilden sich grössere Herde, die nach aussen durch die den einzelnen Kreisen entsprechenden Bögen begrenzt werden, während die centrale Partie die oben beschriebenen Eigenschaften darbietet. Auf diese Weise können Herde von Flachhandgrösse und darüber gebildet werden. In seltenen Fällen geht von dem bereits abgeheilten Centrum eines Ringes eine neue Pilzvegetation aus, von der aus sich nun wieder ein neuer Ring entwickelt, während der ursprüngliche Ring sich entsprechend vergrössert. Durch Wiederholung dieses Vorganges sind drei und vier concentrische Ringe beobachtet worden, Formen, die man *Tinea imbricata* genannt hat. Bei stärkerer entzündlicher Reizung trocknet das Exsudat nicht ein, sondern es kommt zur Erhebung von kleinen, stecknadelkopfgrossen Bläschen oder Pustelchen, die entweder in regelmässiger Weise den äusseren Wall besetzen und so einen zierlichen Kreis bilden oder aber nicht so regelmässig gestellt sind und auch in den centralen Theilen sich finden können (*Herpes tonsurans vesiculosus*). Dass diese Verschiedenheit nur durch mehr zufällige Ursachen, z. B. die Zartheit der Haut an einzelnen Stellen, bedingt wird, beweist am besten der Umstand, dass sich manchmal bei demselben Individuum gleichzeitig schuppende und bläschentragende Kreise an verschiedenen Körperstellen finden. — Nur ganz ausserordentlich selten treten an der nicht behaarten Haut tiefere entzündliche Erscheinungen, entsprechend den gleich zu beschreibenden Kerionbildungen behaarter Theile, auf. — Während die erstentstandenen Efflorescenzen sich im Laufe von Tagen und Wochen vergrössern, treten in der Umgebung oder auch an entfernteren Körperstellen neue Herde auf und so kann sich die Krankheit durch lange Zeit hinziehen. Es können in dieser Weise oft grössere Hautstrecken und ganze Körperregionen ergriffen werden, niemals aber wird durch diese Form des Herpes tonsurans die ganze Körperoberfläche in gleichmässiger Weise und in so kurzer Zeit überschüttet, wie durch die folgende Form.

Herpes tonsurans disseminatus. Bei dieser Form treten in viel acuterer Weise gleich über ganze Körperstrecken, z. B. den ganzen Rumpf, kleinste rothe Flecken oder Papeln auf, die sich rasch vergrössern, während sich im Centrum ein Schüppchen bildet, das sich entsprechend dem Wachsthum der Efflorescenz ebenfalls nach der Peripherie ausdehnt. Die grösseren Efflorescenzen bilden dann ebensolche Ringformen, wie bei den vorher beschriebenen Fällen, während inzwischen auf den noch unberührten Hautstellen frische Herde zum Verschein kommen. Oft lässt sich ein Fortschreiten der Affection von einem zum anderen Punkte beobachten, so dass z. B. zuerst der Rumpf, nach diesem die Oberarme und Oberschenkel und zuletzt die von dem ursprünglichen Herde am weitesten entfernten Theile, die Vorderarme und Unterschenkel befallen werden, und so wird schliesslich die ganze Körperoberfläche mit grösseren und kleineren Efflorescenzen besetzt. — Die disseminirte Form ist bei uns jedenfalls sehr viel seltener, als die circumscripte.

Subjectiv besteht gewöhnlich intensives Juckgefühl, dessen Stärke sich natürlich mit der Ausbreitung der Affection steigert und daher bei den Fällen von Herpes tonsurans disseminatus am stärksten ist.

Herpes tonsurans der behaarten Theile. Auf dem *behaarten Kopf* tritt der Herpes tonsurans in Gestalt von rundlichen oder ovalen rothen, schuppenden Stellen auf, die vor allen Dingen dadurch auffallen, dass an ihnen die Haare fehlen oder vielmehr gewöhnlich dicht über dem

Austritt aus der Haut abgebrochen sind, so dass zwischen den Schuppen die kurzen, wie Stoppeln auf dem Felde wirr durcheinander stehenden Haarstümpfe zum Vorschein kommen. Daher stammt der Name der Krankheit — Herpes tonsurans, scherende Flechte. Aber auch die nicht abgebrochenen Haare an der Peripherie dieser Stellen zeigen ein verändertes Aussehen, sie haben ihren Glanz verloren und erscheinen grau, wie bestaubt. In derselben Weise sind auch die kurzen Haarstümpfe verändert. Dieses matte Aussehen der Haare und ebenso ihre Brüchigkeit wird durch das Hineinwuchern der Pilze und die hierdurch hervorgerufene Auflockerung der Haarsubstanz bedingt. Während des Weiterschreitens der Efflorescenzen tritt auf dem Kopf ein Ausheilen in der Mitte nicht ein, so dass es nicht zur Bildung der von der nicht behaarten Haut beschriebenen Ringformen kommt. Durch allmälige Ausbreitung des Processes kann schliesslich die ganze Kopfhaut in diffuser Weise ergriffen werden. In anderen Fällen sieht man trotz langer Dauer des Processes die

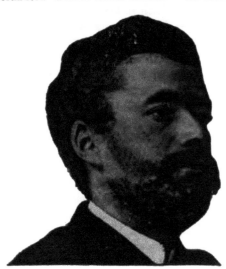

Fig. 16.
Sycosis parasitaria.

Krankheit auf zahlreiche kleine Herde beschränkt bleiben. — In sehr seltenen Fällen kommt es zu stärkeren entzündlichen Erscheinungen der tieferen Theile der Kopfhaut. Es bilden sich dann statt der vorhin beschriebenen flachen schuppenden Stellen beträchtlich das normale Niveau überragende Anschwellungen der Haut, deren Oberfläche stark geröthet, mit Krusten bedeckt und von zahlreichen Eiterpunkten, entsprechend den erweiterten Haarfollikelmündungen, besetzt ist. Diese, wie eine „Macrone" der Kopfhaut aufsitzenden Wucherungen sind mit einer scharfen und meist regelmässig kreisrunden Linie gegen die normale Haut begrenzt. Drückt man auf die Anschwellung, so quillt aus jeder der oben erwähnten Oeffnungen ein Tropfen Eiter hervor (*Kerion Celsi*).

Etwas anders stellt sich der *Herpes tonsurans des Bartes* dar. Einmal nämlich kommen im Bart, besonders bei Menschen, die sich regelmässig rasiren, sehr oft kreisförmige Herde ganz in derselben Weise wie auf der nicht behaarten Haut vor. Andererseits sind aber im Barte die auf dem Kopfe so seltenen tieferen entzündlichen Erscheinungen ein ganz gewöhnliches Ereigniss. Sehr häufig treten entweder einzelne Pusteln mit stark infiltrirter Umgebung, wie Acnepusteln, auf, oder diese Pusteln fliessen zu grösseren, von Eiter durchsetzten Infiltraten zusammen (*Sycosis parasitaria*). — Diese tiefgreifenden Infiltrate können sehr umfangreich werden und schliesslich den ganzen Bart einnehmen und sind entweder von normaler, meist aber von rötheter und mit zahlreichen Pusteln besetzter Haut bedeckt. Dann treten auch im Barte dem oben beschriebenen Kerion ähnliche Bildungen auf, runde, stark erhabene An-schwellungen mit rother, nässender Ober-fläche, die gegen die normale Haut scharf begrenzt sind und eine gewisse Aehn-lichkeit mit grossen, nässenden syphili-tischen Papeln haben. Bei der gewöhn-lichen Sycosis treten diese Bildungen nicht auf und die als solche trotzdem beschriebenen Fälle sind sicher nicht er-kannte Fälle von Sycosis parasitaria ge-wesen, deren Existenz bekanntermassen von HEBRA noch 1874 in Abrede gestellt wurde, obwohl schon aus viel früherer Zeit genaue Schilderungen der Krank-

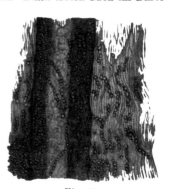

Fig. 17.

Haar mit Pilzelementen im Haarschaft und den Wurzelscheiden bei Sycosis parasitaria. Vergr. 180 : 1 (Hartnack Oc. 3. Obj. VII).

heit vorlagen (KÖBNER) und sogar die experimentelle Erzeugung durch Uebertragung der Pilze gelungen war (v. ZIEMSSEN). — Die Sycosis parasitaria ist keine ganz gleichgültige Krankheit, da die Kranken oft wirklich schauderhaft entstellt werden, so dass sie sich nirgends sehen lassen können, und überdies die Affection vielfach recht schmerzhaft ist. Nach der Abheilung der Sycosis parasitaria, ebenso des Kerion Celsi, tritt in der Regel eine völlige oder fast völlige Wiederherstellung der Behaarung ein.

Herpes tonsurans der Nägel (*Onychomycosis trichophytina*). Meist an den *Fingernägeln* wird durch das Eindringen der Pilze die Nagel-substanz an einzelnen Stellen oder in toto trübe, undurchsichtig weiss-lich oder gelblich und bröckelig, wodurch es zu Abblätterungen grösserer oder kleinerer Theile derselben kommt. Diese Nagelaffection ist sehr

viel hartnäckiger als die Hautaffection und kann die letztere nach ihrem
spontanen oder durch die Therapie herbeigeführten Verschwinden noch
um Jahre überdauern.

Die Diagnose des *Herpes tonsurans circumscriptus* ist stets eine
leichte. Bei der vesiculösen Form könnte höchstens an eine Verwechselung mit *Herpes circinatus* gedacht werden, doch schützt hiervor die
bestimmt ausgeprägte Localisation der letzteren Krankheit. Die schuppende Form kann eine gewisse Aehnlichkeit mit *Psoriasis annularis
et gyrata* haben, doch sind bei letzterer die Schuppenanhäufungen viel
beträchtlicher und derber, der Verlauf ist ein ganz ausserordentlich
chronischer im Vergleich zu Herpes tonsurans, so dass schon aus diesen
Gründen eine Verwechselung kaum möglich ist. Eine grosse Aehnlichkeit besteht manchmal mit den fast nur im Gesicht vorkommenden
circinären papulösen Syphiliden, doch bilden diese nur kleine zarte
Kreise, während bei Herpes tonsurans die älteren Efflorescenzen grössere
Dimensionen zeigen und überdies die Eruption kaum jemals auf die
Prädilectionsstellen jenes Exanthems beschränkt bleibt. — Vor Allem
ist der beim Herpes tonsurans circumscriptus stets leicht zu führende
Nachweis der Pilzelemente das sicherste Hülfsmittel für die Diagnose.
— Sehr viel grössere Schwierigkeiten macht in dieser Hinsicht die
Diagnose der zweiten Form, des *Herpes tonsurans disseminatus*. Die
Pilze sind oft so schwer auffindbar, dass es wünschenswerth ist, auch
aus dem Exanthem allein die Diagnose sicher stellen zu können, wenn
die zum Finden der Pilze oft nöthige längere Zeit im gegebenen Falle
nicht zu Gebote steht. Besonders leicht werden diese Fälle mit *Roseola syphilitica* und *Psoriasis*, und zwar den Fällen allgemeiner, acuter
Eruption der letzteren Krankheit verwechselt. Die Roseola unterscheidet
sich dadurch, dass sie einmal gar keine oder nur ganz unbedeutende
Schuppenbildung zeigt, dass sie ferner niemals das beim Herpes tonsurans immer mehr oder weniger heftige Jucken hervorruft, und dann
sind die Roseolaflecken, wenn sie auch in verschiedenen Fällen in Bezug
auf Grösse und Anordnung sehr differiren können, in jedem einzelnen
Falle doch im Ganzen gleichartig, während sich beim Herpes tonsurans
in der Regel einige ältere, grössere ringförmige Efflorescenzen mit ab-
geheiltem Centrum neben den jüngeren und kleineren vorfinden. Auch
das Fortschreiten des Exanthems von einem Körpertheil zum anderen
lässt sich bei der Roseola nicht beobachten, wie es — wenigstens oft —
beim Herpes tonsurans stattfindet. — Bei Psoriasis sind die Efflorescenzen meist viel derber, es sind wirkliche flache Papeln, während beim
Herpes tonsurans gewöhnlich nur ganz wenig erhabene rothe Flecken

vorhanden sind. Die Schuppen sind meist bei Psoriasis viel reichlicher,
doch kann dieses Merkmal gerade im Beginn der Eruption fehlen. Aber
an der Art der Schuppenbildung ist auch in diesen Fällen stets ein
Unterschied nachweisbar. Bei Psoriasis liegt das dünne Schüppchen
einfach auf der papulösen Erhebung auf und lässt sich von der Peripherie her leicht abheben, beim Herpes tonsurans gehen die Schuppen
an der Peripherie in die normale Hornschicht über und lassen sich nur
vom Centrum her abheben und zwar immer nur in kleinen Fragmenten,
nie in zusammenhängenden Lamellen, wie bei Psoriasis. Das sicherste
Mittel der Erkenntniss wird natürlich auch für diese Fälle das wenn
auch manchmal erst nach langem vergeblichen Suchen gelingende Auffinden der Pilzelemente sein. — Der *Herpes tonsurans des behaarten
Kopfes* ist nicht leicht zu verwechseln. Bei *Alopecia areata* bleiben
die übrigen Haare und die Kopfhaut normal im Gegensatz zu dem
matten Aussehen der Haare und den Schuppen und Krusten der Kopfhaut bei Herpes tonsurans. Immerhin kommen, wenn auch sehr selten,
Fälle von Herpes tonsurans vor, bei denen fast alle Haare auf den ergriffenen Stellen ausfallen und die Haut der kahlen Partien nur ganz
unbedeutende Abschuppung zeigt; hier ist genaue mikroskopische Untersuchung zur Sicherung der Diagnose unbedingt erforderlich. *Favus*
und *Lupus erythematodes* werden, ganz abgesehen von allen anderen
Differenzen, allein schon durch die narbige Beschaffenheit der abgeheilten Stellen von Herpes tonsurans sicher unterschieden, da es bei
letzterem nie zur Narbenbildung kommt. Nur bei diffuser Ausbreitung
ist leicht eine Verwechselung mit einem schuppenden Eczem möglich,
doch fehlt bei letzterer Erkrankung die eigenthümliche Veränderung.
der Haare, dann erleichtern sehr oft auf benachbarten Hautstellen, der
Stirn oder auch an anderen Orten auftretende charakteristische Scheiben
oder Ringe die Diagnose. Bei Kerion Celsi wird bei Unbekanntschaft
mit der Affection vielleicht an nässendes Eczem oder Furunkel oder
Abscessbildung gedacht werden; charakteristisch ist besonders die runde
Form, und übrigens ist das Auffinden der Pilze in Haaren und Borken
in diesen Fällen ausserordentlich leicht. — Die Diagnose der *Sycosis
parasitaria* kann nur im Beginne der Krankheit Schwierigkeiten machen,
welche aber leicht durch den Nachweis der Pilze in den Haaren und
Wurzelscheiden gehoben werden. Später erleichtern die schnell sich
bildenden und umfangreichen Infiltrate, eventuell die schwammartigen
Bildungen die Unterscheidung von der stets viel chronischer verlaufenden *nicht parasitären Sycosis.* — Die *Onychomycosis trichophytina* ist
überhaupt nur bei gleichzeitigem Bestande anderer Herde von Herpes

tonsurans resp. durch anamnestische Feststellung, dass diese früher
bestanden haben, und durch den Nachweis der Pilze in der Nagelsubstanz zu diagnosticiren.

Aetiologie. Der Herpes tonsurans ist natürlich übertragbar, und
zwar ist er eine relativ leicht übertragbare Krankheit. Er wird vom
Menschen auf den Menschen, aber vielfach auch von Thieren auf
Menschen und umgekehrt übertragen, und wir kennen entsprechende,
durch denselben Pilz hervorgerufene Krankheiten bei vielen Hausthieren,
so bei Pferden, Rindern, Katzen und Hunden. Im einzelnen Falle lässt
sich oft die Art der Uebertragung nicht nachweisen; verhältnissmässig
häufig kommt die Uebertragung bei Gelegenheit des Rasirens vor und
hiermit steht in Zusammenhang, dass die Localisation im rasirten Bart,
auf Backen, Kinn und Hals, eine sehr gewöhnliche ist. — Da die Uebertragung leicht stattfindet, so kommt es unter günstigen Verhältnissen
zu förmlichen *Endemien*, so in Kasernen, Schulen, Pensionaten u. s. w.,
und manchmal tritt die Krankheit in geradezu epidemischer Weise auf,
ganz besonders in Folge der Uebertragung beim Rasiren. In gewissen
Klimaten scheint der Herpes tonsurans häufiger zu sein, als er bei
uns für gewöhnlich ist, so in den Tropen und in England, wo vielleicht
die grössere Feuchtigkeit der Luft einen begünstigenden Einfluss auf die
Vegetation des Pilzes ausübt. Indess kommt es auch bei uns gelegentlich der eben erwähnten Epidemien zeitweise zu einer enormen Verbreitung der Krankheit.

Therapie. Zunächst sind diejenigen Mittel zu nennen, welche die
obersten Schichten der Epidermis und mit ihnen die Pilzelemente zur
Abstossung bringen. Das wichtigste dieser Mittel ist *Sapo kalinus*,
der wie eine Salbe entweder auf die erkrankten Stellen eingerieben
oder auf Läppchen aufgestrichen durch einen Verband auf denselben
befestigt wird. Das letztere Verfahren ist das sehr viel energischere,
aber auch sehr viel schmerzhaftere von beiden und nur bei ganz umschriebenen Eruptionen anwendbar. Aehnlich wirkt *Chrysarobin*, welches
ebenfalls ausgedehnte Abstossung der obersten Schichten hervorruft, am
besten als Salbe (1 : 5) oder mit Traumaticin (1 : 10) anzuwenden. —
Eine zweite Kategorie bilden diejenigen Mittel, welche direct vernich-
tend auf die Pilze einwirken. Von den vielen parasiticiden Mitteln haben
sich beim Herpes tonsurans am besten *Sublimat*, das in 1 procentiger
Lösung 1—2 mal täglich auf die erkrankten Stellen bis zu deren Heilung aufgepinselt wird, und das ganz besonders empfehlenswerthe *Naphtol*
bewährt, welches hier in der Regel auch nur sehr geringe Reizung der
Haut hervorruft. Regelmässige Einreibung einer 5 procentigen Naphtol-

salbe bringt in der Regel in kurzer Zeit einen ohne tiefere Entzündung einhergehenden Herpes tonsurans zum Schwinden. Sehr wirksam ist eine Kaliseife enthaltende Naphtolsalbe (Naphtol. 1,5, Sap. kal., Vaselin. flav. oder Lanolin. ana 15,0). — Bei Herpes tonsurans des behaarten Kopfes sind nach Entfernung der Schuppen die Haare möglichst zu *epiliren*, welche Procedur häufig wiederholt werden muss, und dann ebenfalls *Naphtol* oder 5 procentiges *Carbolöl* anzuwenden. — Auch bei Sycosis parasitaria und ebenso bei Kerion Celsi ist Epilation und regelmässiger Verband mit Flanelllappen, die mit 5 procentigem Carbolöl getränkt sind, anzuwenden. Bei Sycosis parasitaria bewährt sich auch die Einreibung mit WILKINSON'*scher Salbe* (Ol. Rusci, Flor. sulf. ana 5,0, Sap. vir., Lanolin. ana 10,0). Selbstverständlich müssen besonders die behaarten Stellen stets sorgfältig gewaschen werden. — Die Onychomycosis ist ebenso zu behandeln wie beim Favus. — Stets sind die Kranken nach völliger Abheilung noch einige Zeit zu beobachten, da von zurückgebliebenen Pilzelementen ausgehende Recidive sehr häufig vorkommen, ganz besonders auf den behaarten Stellen.

Eczema marginatum. Dem Herpes tonsurans schliesst sich eine nicht häufige Hautkrankheit an, welche durch einen mit dem Trichophyton tonsurans entweder identischen oder demselben jedenfalls ausserordentlich ähnlichen Pilz hervorgerufen wird, das *Eczema marginatum*. Die Krankheit beginnt in Gestalt rother, erhabener schuppender Stellen, die sich langsam zu runden Scheiben vergrössern, deren peripherischer Saum durch einen erhabenen, stark gerötheten, mit kleinen Bläschen oder mit Schuppen und Krüstchen besetzten Wall gebildet wird, während im centralen Theil die Haut nicht, wie gewöhnlich beim Herpes tonsurans, zur Norm zurückkehrt, sondern infiltrirt und geröthet bleibt, hier und da auch kleine Pustelchen oder Schuppen trägt. In den Schuppen lassen sich regelmässig Pilzelemente nachweisen. Indem sich nun der Krankheitsprocess in äusserst chronischer Weise ausbreitet, entstehen durch Vergrösserung der einzelnen Herde oder durch Confluenz derselben flachhandgrosse und noch grössere in der oben geschilderten Weise veränderte Stellen, die dann ihre runde Form verlieren, unregelmässig gestaltet sind, aber am Rande noch durch nach aussen convexe Linien, die Reste der früheren Kreise, begrenzt werden. In dieser Weise kann die Affection durch viele Jahre und sogar durch Jahrzehnte bestehen, sich ganz allmälig ausbreitend, ohne dass es zu einer spontanen Heilung käme. — Die Krankheit ruft stets ein sehr heftiges Jucken hervor und werden hierdurch die von ihr befallenen

Patienten besonders bei der grossen Hartnäckigkeit des Uebels sehr belästigt.

Localisation. Wenn auch das Eczema marginatum sich unter Umständen an allen Körperstellen entwickeln kann, so zeigt dasselbe doch eine leicht zu erklärende Prädilection für ganz bestimmte Orte. Das Eczema marginatum entwickelt sich nämlich niemals auf vollständig normaler Haut, sondern nur auf einer solchen Haut, die durch Schweiss oder andere Flüssigkeiten oberflächlich macerirt ist, auf der gewissermassen hierdurch der Boden für diese eigenthümliche Pilzwucherung vorbereitet ist. Hiernach ist es leicht verständlich, dass das Eczema marginatum bei weitem am häufigsten von denjenigen Stellen ausgeht, an denen die Haut zweier gegenüberliegender Körpertheile sich berührt und durch Schweiss und andere Secrete die Gelegenheit zur Maceration der Oberhaut gegeben ist, das sind die *Umgebungen der Genitalien und des Afters, die Achselhöhlen, die Falten unter herabhängenden Brüsten* oder bei fettleibigen Personen die *Hautfalten überhaupt.* In gewissermassen künstlicher Weise werden dieselben Bedingungen an anderen Stellen der Haut unter lange getragenen Leibbinden, durch den Hemdkragen, durch lange fortgesetzte feuchte Umschläge u. s. w. hervorgerufen. — Das Eczema marginatum kommt bei *Männern*, viel häufiger zur Beobachtung, als bei Frauen, und beginnt bei jenen nach dem oben gesagten am häufigsten an der Haut zwischen Scrotum und Oberschenkel. Hat die Krankheit aber gewissermassen erst einmal festen Fuss gefasst, so verbreitet sie sich auch über Hautgegenden, an denen die für die erste Entwickelung nothwendige, oben geschilderte Beschaffenheit der Haut fehlt, sowohl per contiguitatem, als auch durch frische Aussaat in Herden, die von dem ursprünglichen völlig getrennt sind. So findet sich in Fällen, die hinreichend lange Zeit bestehen, die Haut, die, um einen ungefähren Vergleich zu gebrauchen, in Form einer grossen Schwimmhose die unteren Partien des Bauches und Rückens, die Nates, die Genitalien und die oberen Theile der Oberschenkel überzieht, in toto ergriffen und gleichzeitig sind jüngere kleinere Herde an anderen näher oder ferner gelegenen Körperstellen zerstreut.

Obwohl das Uebel ein parasitäres ist, so zeigt es doch nur eine sehr geringe Contagiosität und findet z. B. unter Ehegatten, von denen der eine erkrankt ist, die Uebertragung gewöhnlich nicht statt.

Der Therapie gegenüber zeigt sich das Eczema marginatum als recht hartnäckig und es erfordert seine Heilung die Anwendung energischer Mittel. Als solche sind zu nennen die methodische Einreibung des *Sapo kalinus*, die von Hebra modificirte Wilkinson'sche Salbe

(Ol. Rusci, Flor. sulf. ana 10,0, Sapon. kal., Vaselin. flav. ana 20,0), *Chrysa-robin* in der oben angegebenen Form, vor Allem aber scheint sich hier das *Naphtol* ausserordentlich zu bewähren. Doch sind nach vollständiger Abheilung immer noch Recidive zu befürchten, deren Beseitigung, so lange sie noch beschränkt sind, mit den eben erwähnten Mitteln allerdings keine besonderen Schwierigkeiten macht.

DRITTES CAPITEL.
Pityriasis versicolor.

Die **Pityriasis versicolor** wird durch den 1846 von Eichstedt entdeckten Pilz, das *Microsporon furfur*, hervorgerufen. Die Pilze bilden kurz verzweigte Mycelien, die den anderen Dermatophyten sehr ähnlich sind, sich von ihnen aber ohne Weiteres durch die in traubenförmigen Gruppen reichlich zwischen ihnen angehäuften Sporenmassen unterscheiden.

Die Pilzwucherung, die nur in den obersten Schichten der Epidermis stattfindet, niemals in die Haarbälge, Haare oder Drüsen übergeht, bedingt auf der Haut zunächst kleine rundliche Flecken von hellbrauner Farbe (sehr treffend von französischen Autoren mit der Farbe des „café au lait" ver-

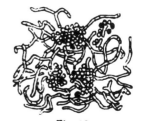

Fig. 18.
Microsporon furfur. Vergr. 300 : 1
(Hartnack. Oc. 3. Obj. IX).

glichen), deren Oberfläche matt, leicht abschilfernd erscheint. Von früheren Autoren sind diese Flecken vielfach fälschlich als Chloasma, von Laien als „Leberflecken" bezeichnet. Bei starkem Schwitzen können die Flecken auch mehr roth und dann manchmal etwas prominirend erscheinen. In sehr langsamer Weise vergrössern sich die Efflorescenzen zu fünf- bis zehnpfennigstückgrossen Scheiben. In selteneren Fällen erlischt der Vegetationsprocess der Pilze im Centrum und es kommt dadurch zu ringförmigen Bildungen. Oft kommt es durch Confluenz der einzelnen Herde zu umfangreicheren Fleckenbildungen, ja es kann die Haut fast des gesammten Rumpfes von der Pilzwucherung überzogen werden, so dass nur noch wenige Inseln normaler Haut dazwischen übrig bleiben. Die Grenzen der Pilzwucherung sind in diesen Fällen unregelmässige, aber stets ganz scharfe.

Subjectiv rufen die Pityriasisflecken öfters gar keine Erscheinungen, meist aber ein mässiges Jucken hervor. — Kratzt man mit einem

scharfen Instrument, mit dem Nagel oder dergleichen, die afficirten
Hautstellen, so lösen sich einzelne kleinere oder grössere zusammenhängende Schuppen ab, in denen nach Kalilaugezusatz bei etwa 300facher
Vergrösserung sofort die stets in grosser Menge vorhandenen Pilzelemente
nachweisbar sind.

Localisation. Die Pityriasis versicolor tritt am häufigsten am
Rumpf, seltener am *Hals*, an den *Oberarmen* und *Oberschenkeln*, nur
äusserst selten im *Gesicht* auf und ist an den Händen und Füssen
noch nicht beobachtet. Wenn die Eruptionen nicht sehr verbreitet
sind, so lässt sich meist eine gruppenförmige, von einzelnen Centren
ausgehende Anordnung der Flecken, entsprechend der Dissemination
der Pilze, erkennen.

Als *Erythrasma* (BURCHARDT, v. BÄRENSPRUNG) ist eine der Pityriasis versicolor jedenfalls sehr ähnliche Krankheit von dieser abgetrennt worden, die sich durch ihre constante Localisation an der
Innenfläche der Oberschenkel, da wo diesen das Scrotum anliegt —
bei Frauen kommt die Erkrankung ebenfalls an der entsprechenden
Stelle, aber sehr viel seltener, vor — auszeichnet. Es bilden sich hier
bis flachhandgrosse, unregelmässig, aber scharf begrenzte Flecken von
brauner oder braunrother (Indianer-) Farbe, die gewöhnlich gleichmässig gefärbt sind, seltener im Centrum heller als am Rande erscheinen. Die Oberfläche ist matt, wenig schuppend, durch Kratzen
gelingt es stets, feine Schuppen abzulösen. Jucken wird fast gar nicht
hervorgerufen. Die Affection verläuft sehr chronisch, die Flecken vergrössern sich nur ausserordentlich langsam. In den Schuppen finden
sich Pilze, die dem Microsporon furfur ausserordentlich ähnlich sind,
sich von diesem Pilz aber durch sehr viel geringere Grössenverhältnisse
— etwa die Hälfte jener betragend — unterscheiden und daher als
Microsporon minutissimum bezeichnet sind. — Es erscheint augenblicklich noch nicht ganz sichergestellt, ob es sich wirklich um eine
durch einen anderen Pilz hervorgerufene Krankheit sui generis oder
nur um eine vielleicht durch locale Verhältnisse bedingte Modification
der Pityriasis versicolor handelt.

Der Verlauf der Pityriasis versicolor ist ein ausserordentlich chronischer. Die ersten Flecken pflegen in den 20er Jahren aufzutreten,
um sich dann in sehr langsamer Weise durch Jahre und Jahrzehnte
zu vergrössern, während im höheren Alter die Krankheit spontan erlischt. — Obwohl die Möglichkeit der Uebertragung der Pityriasis versicolor als einer parasitären Krankheit nicht in Abrede gestellt werden
kann, so lässt sich doch in Wirklichkeit diese Uebertragung z. B. bei

Ehegatten meist nicht nachweisen[1]), so dass wir eine besondere, die Vegetation des betreffenden Pilzes begünstigende Prädisposition annehmen müssen, die allerdings sehr verbreitet ist, da die Pityriasis versicolor eine ausserordentlich häufige Erscheinung ist. Jedenfalls neigen stark schwitzende Personen mehr zu dieser Erkrankung als andere und dieser Umstand mag wohl ihr häufiges Vorkommen bei Phthisikern erklären.

Die Diagnose ist bei dem so ausserordentlich leichten Nachweis der Pilze nicht zu verfehlen. Bei den in einzelnen runden Flecken auftretenden Formen wird oft an *Roseola syphilitica* gedacht; bei auch nur einiger Aufmerksamkeit ist gemäss den oben angegebenen Eigenthümlichkeiten der Pityriasisflecken eine Verwechselung nicht möglich.

Therapie. Es gelingt leicht, durch Mittel, welche die Epidermis zur Abstossung bringen (*Kaliseife, Chrysarobin*) oder durch parasiticide Mittel (*Sublimat*, s. die Behandlung des Herpes tonsurans, 10 proc. Salicylspiritus oder längere Zeit gebrauchte *Schwefelbäder*) die Flecken zum Schwinden zu bringen, aber fast regelmässig treten nach einiger Zeit Recidive auf, die höchst wahrscheinlich aus zurückgebliebenen Pilzen sich entwickeln, da sie gewöhnlich von früher erkrankten Stellen ausgehen.

SECHZEHNTER ABSCHNITT.

. ERSTES CAPITEL.

Scabies.

Die Krätze (*Scabies*) wird durch die Anwesenheit eines der Klasse der Acarinen angehörigen Schmarotzers, des *Acarus scabiei hominis* (*Sarcoptes hominis*) hervorgerufen.

Die Kenntniss des Vorhandenseins kleiner Thierchen in der Haut von Krätzekranken ist eine sehr alte. Die erste ganz unzweifelhafte Angabe hierüber ist in der Physica SANCTAE HILDEGARDIS, dem Werke einer Kloster-Aebtissin (Mitte des 12. Jahrhunderts), enthalten. In zahlreichen späteren Schriften wurden ferner die Suren oder Süren, Syrones, Cirons (die damaligen Namen für die Krätzmilben) erwähnt. Als wichtigste Untersuchungen der uns näher liegenden Zeitepochen seien hier nur die von BONOMO und OESTONI (1687) und vor Allem WICHMANN's

---

1) Ich sah nur einmal bei der Frau eines Mannes, der an einer sehr ausgebreiteten, fast den ganzen Rumpf bedeckenden Pityriasis versicolor litt, eine Anzahl von Pityriasisflecken auf der Brust, die erst mehrere Jahre nach der Verheiratung aufgetreten waren. Auch die Localisation spricht hier für die Ansteckung.

„Aetiologie der Krätze" (1786) genannt, indem durch diese Arbeiten die
Milben bereits als einziges ursächliches Moment der Krätze hingestellt
werden, gegenüber der damals allgemein verbreiteten Anschauung der
Entstehung der Krätze aus verdorbenen Säften, aus einer „Acrimonia
sanguinis". Aber diese durch genaue Beschreibungen und sogar durch
Zeichnungen illustrirten Mittheilungen gelangten so wenig zur allgemeinen Anerkennung der wissenschaftlichen Welt, dass im Anfang unseres Jahrhunderts in Paris mehrfach ein Preis auf die Wiederauf-
findung der Krätzmilbe ausgesetzt wurde — und zwar zunächst ohne
Erfolg. Erst 1834 demonstrirte RENUCCI, ein corsikanischer Student,
den Pariser Aerzten die Milben, deren Kenntniss von nun an nicht
wieder verloren ging. Hauptsächlich verdanken wir aber unsere Kenntniss von dem Wesen der Krätze den Untersuchungen HEBRA's, die

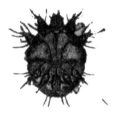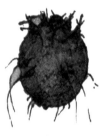

Fig. 19.

Acarus scabiei. a) Männliche Milbe (nach H. v. HEBRA), b) Weibliche Milbe (nach KÜCHEN-
MEISTER und ZÜRN, Die Parasiten des Menschen). Vergr. 48 : 1.

nebenbei bemerkt sehr wesentlich dazu beigetragen haben, die Irrlehre
der Humoralpathologen zu stürzen.

Der *Acarus scabiei* ist im geschlechtsreifen Zustande mit blossem
Auge eben noch als etwa grieskorngrosses, grauröthliches, etwas läng-
liches Kügelchen erkennbar, welches auf einem erwärmten Objectträger
oder auf dem Fingernagel sich ziemlich schnell bewegt. Nach Zusatz
von etwas Glycerin oder verdünnter Kalilauge sieht man bei 80- bis
100 facher Vergrösserung aufs deutlichste die feineren Structurverhält-
nisse, deren Schilderung hier mit Hinweis auf die beigefügten Abbildungen übergangen werden kann. Es möge nur erwähnt werden, dass
beim Weibchen nur die vorderen zwei Beinpaare Haftscheiben tragen,
während die vier hinteren Beine mit Borsten versehen sind, dass dagegen bei dem um ¹/₃ kleineren Männchen auch das mittlere hintere
Beinpaar mit Haftscheiben versehen ist und nur die äusseren beiden

Hinterbeine Borsten tragen. Die junge Milbe vor vollendeter Geschlechtsreife hat nur sechs Beine, vier Vorderbeine mit Haftscheiben, zwei Hinterbeine mit Borsten.

Die augenfälligsten Veränderungen an der Haut, die *Milbengänge*,
werden durch die Milbenweibchen hervorgerufen, indem sich diese durch
die obersten Schichten der Epidermis bis in die saftreichen Lagen des
Rete mucosum einbohren und nun in einer der Oberfläche parallelen
Richtung weiter dringen, nachdem
sie — wahrscheinlich erst nach dem
Einbohren unter die Haut — von
dem Männchen befruchtet sind. Hierdurch werden die Milbengänge gebildet, und indem die Milbenweibchen
im Vordringen aus dem Rete mucosum
ihre Nahrung beziehen, lassen sie
hinter sich Eier und Faeces zurück.

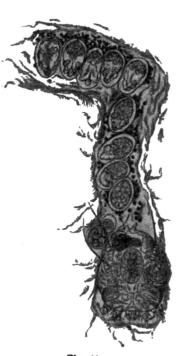

An der Stelle, wo sich die Milbe
in die Haut eingebohrt hat (*Kopfende* des Ganges, HEBRA), entsteht
gewöhnlich ein kleines Bläschen oder
Pustelchen, welches nach kurzer Zeit
eintrocknet und zu einer oberflächlichen, etwa birnförmigen Epidermisexfoliation Veranlassung giebt, deren
Ränder an dem Anfangspunkte des
Ganges unter spitzem Winkel zu-
sammenlaufen. Die Milbengänge
selbst erscheinen an denjenigen
Stellen, wo sie am deutlichsten entwickelt sind, an den Händen und
Füssen, als je nach ihrem Alter
kürzere oder längere, durchschnitt-

Fig. 20.
Milbengang (nach NEUMANN).

lich etwa 1 Cm. und nur ganz ausnahmsweise mehr als 3 Cm. lange,
unregelmässig S-förmig gekrümmte oder einfach gebogene Linien, die
aus einzelnen helleren oder dunkleren, oft geradezu schwarzen Punkten
— die dunkle Färbung wird wesentlich durch von aussen in die gelockerte Epidermis hineingedrungene Schmutzpartikelchen bedingt —
bestehen, deren Anfang von der eben erwähnten Epidermisexfoliation
gebildet wird. Am anderen Ende, dem *Schwanzende des Milbenganges*,
ist bei dünner Epidermis die Milbe als kleines weissliches Pünktchen

unter der Hornschicht sichtbar. An anderen Körperstellen sind die Milbengänge von nicht so charakteristischem Aussehen, dieselben zeigen sich vielmehr als langgestreckte, papulöse, geröthete Erhebungen, die an ihrer Oberfläche wie mit einer Nadel geritzt erscheinen.

Es gelingt nun ausserordentlich leicht, die Milbe aus einem solchen Gange herauszuheben, indem man eine Nadel am Schwanzende ganz oberflächlich unter der Oberhaut entweder der Längsrichtung des Ganges entsprechend oder auch senkrecht zu derselben hindurchführt, wobei meist die Milbe sich an die Nadel anheftet und nun in der oben geschilderten Weise schon mit blossem Auge erkenntlich ist. Bei nur einiger Uebung gelingt es fast stets, auf diese Weise der Milbe habhaft zu werden, und die vielen Misserfolge zu der Zeit, als die Anwesenheit der Milben noch bezweifelt wurde, sind hauptsächlich darauf zurückzuführen, dass die Milben nicht am Schwanzende des Ganges, sondern am entgegengesetzten Ende, in den Pusteln, gesucht wurden, an dem Punkte, wo die Milbe sich in die Haut eingebohrt hatte, von dem sie aber inzwischen unter der Haut schon weitergekrochen war. Jene Methode des Milbenfanges wurde früher sogar in therapeutischer Absicht geübt und die alten Weiber im Mittelalter verstanden sich besser auf das „Sürengraben", als die gelehrten Pariser Aerzte im Anfange des 19. Jahrhunderts.

Aber auf eine noch viel einfachere Weise lässt sich die Milbe mit dem ganzen Gange demonstriren, indem man mit einer Lancette am Anfange des Ganges einsticht und nun die ganze Epidermis mit dem Gange flach abträgt, mit etwas verdünnter Kalilauge zwischen zwei Objectträger legt und bei 50—100facher Vergrösserung besichtigt. Bei einem gut gelungenen Präparate sieht man hier am Ende des Ganges die Milbe, oft ein Ei im Inneren beherbergend, liegen und hieran den Gang in den erwähnten Krümmungen sich anschliessen. Der Gang ist erfüllt von den ovalen, meist annähernd senkrecht zu seiner Achse stehenden Eiern, von denen die jüngsten, der Milbe zunächst liegenden, einen gleichmässig gekörnten Inhalt zeigen, während in den folgenden sich successive die verschiedenen Entwickelungsstadien bis zur Ausbildung völlig entwickelter Embryonen vorfinden. In älteren Gängen sind aus den dem Kopfende nächstgelegenen, ältesten Eiern die Milbenlarven schon ausgekrochen, mit Hinterlassung der meist in longitudinaler Richtung geplatzten, tiaraförmigen Eierschalen. In einem Gange finden sich oft 20 und mehr Eier. Zwischen den Eiern, resp. Eierschalen liegen zahlreiche Kothballen, in Gestalt kleiner rundlicher brauner oder schwärzlicher Körnchen. — Die jungen Milben — die sechsbeinigen Milbenlarven – kriechen aus diesen Gängen entweder durch das offene

Ende oder durch selbstgebohrte Oeffnungen aus und sind, nach wahrscheinlich zweimaliger Häutung, zu geschlechtsreifen, achtbeinigen Thieren entwickelt. Die Männchen halten sich zeitweilig jedenfalls auch in diesen „Nestgängen" auf, werden aber nur äusserst selten in denselben angetroffen und befinden sich, wie es scheint, meist in eigenen kleinen Gängen. — Die Zeit, welche für die Entwickelung der Larve aus dem Ei erforderlich ist, beträgt nur einige, 4—6—7 Tage, während die Entwickelung des geschlechtsreifen Thieres aus der Larve etwa 14 Tage in Anspruch nimmt.

Localisation. Die Milben zeigen eine ganz bestimmte Vorliebe für gewisse Körperstellen, so dass sie sich nur an diesen oder doch jedenfalls hier in grösster Anzahl vorfinden, ein Umstand, der natürlich für die Diagnose der Scabies von der allergrössten Wichtigkeit ist. Diese Körperstellen sind die *Seitenränder der Finger, die Interdigitalfalten,* die Gegend über der *Handgelenksbeuge,* die Umgebung des *Ellenbogengelenkes, die vordere Achselfalte, die Mamilla* und ihre Umgebung bei Frauen, der *Nabel, die Glans penis, das Präputium und die Haut des Penis,* die Haut über den *Sitzhöckern* bei im Sitzen arbeitenden Leuten, *die Kniebeuge, der innere Fussrand* und bei Kindern und Personen mit zarter Epidermis die *ganzen Handteller und Fussohlen.* Die übrigen Theile der Körperoberfläche werden stets nur in geringerem Grade heimgesucht und das Gesicht und überhaupt der Kopf bleiben fast ausnahmslos völlig frei. Die Ursachen dieser Prädilection lassen sich nicht leicht erklären, indem einzelne dieser Stellen sich durch zarte, andere durch derbe Epidermis auszeichnen, einzelne durch die Kleidung geschützt sind, andere wieder, wie die Hände, offen getragen werden und durch Waschen u. s. w. die Haut an denselben fortwährend äusseren Irritationen ausgesetzt ist, so dass es schwer fällt, ein gemeinsames Merkmal für alle diese verschiedenen Punkte herauszufinden.

Während die bisher geschilderten Veränderungen der Haut lediglich durch die Anwesenheit und die Lebensvorgänge der Milben hervorgerufen waren, kommt in jedem Fall von Scabies eine Folgeerscheinung hinzu, die einen viel wesentlicheren Antheil als jene an dem eigentlichen klinischen Bilde der Krankheit hat, das gewissermassen *secundäre Eczem,* welches dem *Kratzen* in Folge des durch die Anwesenheit der Milben ausgelösten *Juckreizes* seine Entstehung verdankt. Dieses Eczem zeigt sich unter sehr verschiedenen Bildern, als papulöses, vesiculöses, pustulöses Eczem, je nach der Empfindlichkeit der Haut, dasselbe besitzt aber doch zwei Eigenthümlichkeiten, die es in der Regel sofort von jedem gewöhnlichen, nicht durch Scabies hervorgerufenen Eczem unter-

scheiden lassen. Einmal nämlich tritt das Krätze-Eczem fast ausnahmslos *in einzelnen, von einander getrennten Eruptionen* auf, so dass
überall isolirt stehende Papeln, Bläschen oder Pusteln erscheinen und
es nur ausnahmsweise, bei langer Dauer, an einzelnen Stellen zur Bildung grösserer confluirender Eczemflächen kommt, und dann treten die
Eczemeruptionen selbstverständlich zunächst *an den Prädilectionssitzen
der Milben* auf und zeigen auch im weiteren Verlauf, in dem stets eine
Ausbreitung des Eczems über einen grossen Theil des Körpers erfolgt,
an jenen Stellen die stärkste Entwickelung. An den Händen und Füssen
treten am häufigsten vesiculöse und pustulöse, am übrigen Körper mehr
papulöse Eczemformen auf. Auch von dem Eczem bleibt das Gesicht
fast stets frei. — Bei heruntergekommenen Personen entwickeln sich
manchmal, besonders an den Unterextremitäten, *tiefere Entzündungserscheinungen*, furunkelartige Bildungen und im Anschluss an die Ma-
millareczeme bei Frauen entsteht manchmal *Mastitis*.

Subjectiv ist von Beginn der Erkankung an ein lebhaftes *Juckgefühl* vorhanden, welches zunächst durch die Bewegungen und das
Einbohren und Beissen der Milben bedingt wird und die Patienten zum
Kratzen — daher der Name: Krätze, Scabies — zwingt. Weiter aber
wird durch das arteficielle, durch das Kratzen hervorgerufene Eczem der
Juckreiz noch gesteigert. Das Juckgefühl ist natürlich je nach der Ausbreitung — dem Alter — der Krankheit verschieden und äussert sich bei
torpiden Individuen oft weniger, als bei leicht erregbaren. In der Wärme,
besonders in der Bettwärme, durch welche die Milben zu lebhafteren
Bewegungen angeregt werden, tritt eine Steigerung des Juckens ein.
Die Kranken kratzen sich zunächst an den Stellen, wo sich die Milben
hauptsächlich aufhalten, später aber auch an anderen und besonders
den dem kratzenden Finger am bequemsten zugänglichen Orten.

Zwei Formen der Scabies bedürfen noch einer besonderen kurzen
Besprechung. In einzelnen seltenen Fällen kommt es in Folge stärkerer
Exsudation zu umfangreicheren Epidermisabhebungen, so dass an Stelle
der kleinen Pusteln am Anfange der Gänge bis haselnussgrosse Blasen,
die mit durchsichtiger oder eiteriger Flüssigkeit gefüllt sind, entstehen,
in deren Decke oft der Milbengang deutlich sichtbar ist (*Scabies bullosa*). In anderen, ebenfalls seltenen Fällen, bei sehr torpiden Personen,
die sich wenig kratzen, bei Hautanästhesie (daher bei Leprösen) kommt
es zur Anhäufung von Borkenmassen auf der Haut, die eine Höhe von
mehreren Centimetern erreichen können (*Scabies crustosa s. norwegica*,
weil sie zuerst von BOECK bei Aussätzigen in Norwegen beschrieben
wurde). In diesen Fällen leben die Milben nicht nur in der Epider-

mis wie gewöhnlich, sondern sie siedeln sich auch in den Krusten an, die schliesslich Milben in ganz enormer Anzahl enthalten, weibliche sowohl, wie die sonst so schwer auffindbaren männlichen Milben.

Verlauf. Da bei der Uebertragung der Scabies in der Regel wohl nur einige wenige Milben auf das inficirte Individuum gelangen, so sind die Erscheinungen in der ersten Zeit nach der Infection unbedeutende und, da es natürlich noch nicht zur Ausbildung von deutlichen Milbengängen gekommen sein kann, nicht charakteristische. An dieser oder jener Stelle, zwischen den Fingern, an der Handwurzel, am Penis erscheinen einige kleine rothe Knötchen, die stark jucken, gewöhnlich stellt sich aber gleichzeitig oder bald nachher auch auf anderen Körperpartien, an denen objectiv keine Veränderung nachweisbar ist, Jucken ein. Etwa 6 Wochen nach der Infection ist das klinische Bild der Scabies so zu sagen voll ausgebildet, nachdem die hierzu erforderliche Vermehrung der Milben stattgefunden hat. Wird die Krankheit nicht oder nicht richtig behandelt, so kann sie lange, durch viele Jahre, weiterbestehen, indem die Symptome, sowohl die eigentlichen Krätze-efflorescenzen wie auch die Eczemerscheinungen, zunächst zunehmen, aber allerdings eine immer weitere Steigerung derselben, die man a priori vermuthen könnte, tritt in der Regel nicht ein, indem durch Kratzen und Waschen, meist ja auch durch die, wenn auch nicht direct für die Beseitigung der Scabies zweckmässigen therapeutischen Massregeln die in infinitum sich fortsetzende Vermehrung der Milben verhindert wird. Nur unter besonderen Umständen findet eine derartige excessive Vermehrung der Milben statt, bei der schon oben erwähnten Scabies crustosa. — Es ist wohl kaum nöthig, darauf hinzuweisen, dass selbst durch noch so langes Bestehen der Krätze ein nachtheiliger *Einfluss auf das Allgemeinbefinden* nie ausgeübt wird, abgesehen natürlich von der Störung des Wohlbefindens durch die Schlaflosigkeit in Folge des besonders Nachts zunehmenden Juckreizes. — Werden nach richtiger Erkenntniss der Krankheit die Milben durch ein geeignetes Verfahren getödtet, so tritt unter weiterer zweckmässiger Behandlung in kurzer Zeit vollständige Heilung, d. h. Verschwinden sowohl der der Krätze angehörigen Efflorescenzen wie des Eczems ein. Nur selten bleiben für einige Zeit noch Nachkrankheiten zurück, entweder *Pruritus*, ohne objectiv wahrnehmbare Veränderungen der Haut oder *Ecseme*, besonders an bestimmten Stellen, so in der Umgebung der Mamilla bei Frauen und am Nabel, oder *multiple Furunkelbildungen*.

Die **Prognose** ist demgemäss absolut gut zu stellen. Die **Diagnose** ist bei ausgebildeten Fällen von Scabies bei aufmerksamer Untersuchung

eigentlich nicht zu verfehlen, und doch muss an dieser Stelle darauf
hingewiesen werden, dass dies oft genug vorkommt. Das in seinen Erscheinungen und in seiner Localisation mehr oder weniger charakteristische Eczem wird in diesen Fällen auf die Diagnose hinleiten und
das Auffinden von Milbengängen an den Prädilectionsstellen wird dieselbe über jeden Zweifel erheben. Von einer fast pathognomonischen
Bedeutung in dieser Hinsicht sind die Eczeme an der vorderen Achselfalte und bei Frauen um die Mamilla; bei letzteren ist nur zu berücksichtigen, dass sie oft eine bereits abgelaufene Scabies noch lange überdauern und dass sie gelegentlich auch ohne Scabies bei stillenden Frauen
vorkommen können. Zu empfehlen ist indess auch in diesen „sicheren"
Fällen die mit so geringer Mühe zu bewerkstelligende mikroskopische
Bestätigung der Diagnose, da diese auch einen jeden etwa später von
anderer Seite vorgebrachten Zweifel vernichtet. Bei sehr reinlichen
Personen, die sich viel waschen, wird man manchmal an den Händen
aus diesem Grunde vergeblich nach Gängen suchen und muss dann
die anderen Prädilectionssitze einer genauen Untersuchung unterziehen.
Wirkliche Schwierigkeiten machen dagegen einerseits die Fälle von oben
beginnender Scabies, bei denen es wirklich lediglich vom Zufall abhängig ist, ob man in einem der wenigen sichtbaren Knötchen eine
Milbe oder sichere Spuren derselben — Eier, Fäces — findet. In solchen Fällen ist stets Abtragung und genaueste mikroskopische Untersuchung aller verdächtigen Hautstellen unbedingt erforderlich. Selbst
wenn es aber in einem solchen Falle nicht gelingt, eine Milbe zu finden,
ist es immer zweckmässiger, wenn die Wahrscheinlichkeit oder auch
nur die Möglichkeit der Acquisition von Scabies vorliegt, zunächst eine
antiscabiöse Therapie anzuordnen, denn eine unnöthige Krätzkur kann
keinen nennenswerthen Nachtheil veranlassen, während eine unterlassene
Krätzkur dem Patienten eventuell durch Weiterverbreiten der Krankheit
sehr unangenehme Folgen bringen kann und in der Regel dem Rufe
des betreffenden Arztes auch nicht förderlich ist. — Dann aber kann
die Entscheidung schwierig werden, ob es sich nach bereits angewandter
Krätzkur um ein noch zurückgebliebenes Krätze-Eczem oder um ein
frisches Krätze-Recidiv handelt. Hier ist nur der Nachweis einer lebenden Milbe oder nicht abgestorbener Eier entscheidend.

Aetiologie. Die Krätze·wird durch das *Ueberwandern einer be-
fruchteten weiblichen Milbe oder mehrerer verschieden geschlechtlicher
Milben* übertragen. Dieses Ueberwandern findet in der Regel nur unter
besonderen Umständen statt, nämlich bei intimerer körperlicher Berührung und in der Wärme. Daher sehen wir bei Erwachsenen die Ueber-

tragung der Krätze fast ausschliesslich im Bett stattfinden, während bei Kindern sowohl die Uebertragungen von Erwachsenen auf Kinder und umgekehrt und von Kindern auf Kinder auch sonst häufig vorkommen, was ja durch die grössere Intimität des körperlichen Verkehrs mit Kindern und unter Kindern ohne Weiteres erklärt wird. Natürlich kommen auch bei Erwachsenen unter besonderen Bedingungen bei länger dauernden und oft wiederholten Berührungen, z. B. bei bestimmten Beschäftigungen, Uebertragungen vor. Im Allgemeinen aber acquiriren Erwachsene die Scabies nur durch Zusammenliegen in demselben Bett und daher sehen wir die Uebertragung sich einmal an das Zusammenschlafen von Dienstmädchen, Lehrlingen u. s. w. und dann an den geschlechtlichen Verkehr, sei es den ehelichen oder den ausserehelichen, anschliessen. Eine Immunität oder andererseits eine Prädisposition gegen oder für die Krätze giebt es nicht, alle Menschen sind gleich empfänglich. Wenn gleichwohl die Krätze eine in den unteren Schichten der Bevölkerung viel häufigere Krankheit ist, so liegt dies an den bei diesen so viel günstigeren Bedingungen für die Uebertragung, an dem engen Zusammenwohnen, an dem so gewöhnlichen Mangel einer der Familienmitgliederzahl entsprechenden Anzahl von Betten. Aber auch in den höheren Ständen ist die Krätze nicht so selten, wie dies besonders von Laien geglaubt wird, in Familien mit Kindern wird oft durch Dienstboten die Krätze hineingebracht und bei unverheirateten Männern jeder Gesellschaftsschichte ist die Krankheit nun ganz und gar nicht selten, da die Prostituirten, was ja von vornherein zu erwarten ist, häufig an Krätze leiden.

Auch von zahlreichen Thieren, von Hunden, Katzen, Pferden u. A. m., bei denen der Menschenmilbe identische oder nahe verwandte Milben eine „Räude" hervorrufen, kommen Uebertragungen auf den Menschen vor.

Therapie. Die erste und wichtigste Indication ist natürlich die *Tödtung der Milben*; in zweiter Linie ist auf die *Heilung des durch die Krätze hervorgerufenen Eczems* Rücksicht zu nehmen. Die gebräuchlichsten zur Erfüllung der ersten Aufgabe geeigneten Mittel sind *Schwefel, Theer, Naphtol, Styrax* und *Perubalsam*, die entweder in Salbenform (von Weinberg modificirte Wilkinson'sche Salbe: Styracis, Flor. sulf. ana 20,0, Sapon. virid., Vaselin. ana 40,0, Cretae 10,0; Naphtol in 10 procentiger Salbe ohne oder mit Zusatz von 33⅓ Proc. Sapo viridis; Styrax mit überfetteter Seife) oder in geeigneten flüssigen Formen (Styrax mit Ricinusöl, Perubalsam mit Alcohol abs. zu gleichen Theilen) verwendet werden. Die früher übliche Anwendung der grünen Seife allein, durch welche eine Abstossung der Epidermis und der in dieser befind-

lichen Milben und Milbenbrut bewirkt wurde, und der ebenso wirkenden, noch heroischeren Kalilauge ist wohl jetzt völlig verlassen. Dagegen findet die grüne Seife zweckmässig als Zusatz der oben genannten
Salben Verwendung. Die Anwendung aller dieser Mittel hat nun in der
Weise zu geschehen, dass ohne weitere Vorbereitungskur der Patient
den ganzen Körper mit Ausschluss des Kopfes sorgfältig einreibt, resp.
einreiben lässt, mit möglichst besonderer Berücksichtigung der Haupt-
milbensitze. Diese Einreibung wird im Ganzen zweimal, oder wenn man
der genauen Ausführung nicht so ganz sicher ist, lieber dreimal im
Laufe von 24 Stunden gemacht, während welcher Zeit der Kranke entweder zu Bett liegt und dann am besten zwischen wollene Decken gelegt wird, oder wenn er nicht die ganze Zeit im Bett verbringen will,
jedenfalls das Unterzeug nicht wechseln darf. Nach Ablauf dieser
24 Stunden legt der Kranke, ohne sich — abgesehen von den Händen — zu waschen, vollständig frische Kleidung vom Kopf bis zu den
Füssen an, ebenso wird die Bettwäsche gewechselt und wird in den
nächsten Tagen, am besten bis zum Ablauf der ersten Woche weiter
nichts gemacht, als dass die Haut mit Amylum eingepudert wird, besonders an den durch die Einreibung etwas irritirten Beugen und in
der Umgebung der Genitalien. Erst am Ende der ersten Woche lässt
man den Kranken ein einfaches warmes Bad nehmen, welches von nun
an 1—2mal wöchentlich unter gleichzeitiger Fortsetzung des Einpuderns
wiederholt wird. Es hält oft sehr schwer, die Kranken vom früheren
Baden abzuhalten, da sie nach der Einreibung das dringende Bedürfniss fühlen, ihre Haut durch ein Bad zu reinigen. Aber die Erfahrung
zeigt, dass durch zu frühes Baden die Heilung des Eczems gewöhnlich
verzögert wird. — Die Wäsche braucht nicht besonders desinficirt zu
werden, da sich die Milben nicht lange ausserhalb des Körpers lebend
erhalten. Es genügt, dieselbe 8—14 Tage liegen und dann einfach
waschen zu lassen.

Unter dieser Behandlung ist die Mehrzahl der Scabiesfälle in
2—3 Wochen vollständig zur Heilung zu bringen, ohne dass noch besondere Massnahmen für die Beseitigung des durch das Kratzen hervorgerufenen Eczems nöthig wären. Nach der Tödtung der Milben —
cessante causa — verschwindet eben auch dieses arteficielle Eczem, wie
so viele aus anderer Ursache entstandenen, von selbst. Nur in sehr
hochgradigen Fällen wird es nöthig, das Eczem an den am meisten
erkrankten Stellen noch besonders durch Salbenverbände zu behandeln.
Die Heilung der bei länger bestehender Scabies manchmal sehr ausgebreiteten pustulösen Eczeme besonders der Hände wird in prompter

Weise durch mehrfach zu wiederholende locale *Sublimatbäder* (1—2 Grm. pro balneo) befördert.

Welches von den oben genannten Mitteln angewendet werden soll, ist insofern mehr nach den Bedingungen des einzelnen Falles zu entscheiden, als sie in ihrer Wirkung im Allgemeinen gleich sicher sind. Bei stärker entwickeltem Eczem sind die Schwefel-Styraxsalben vorzuziehen, bei kleinen Kindern Perubalsam, bei armen Leuten der Billigkeit wegen die Styrax. Bei der Anwendung des Perubalsams ist nicht zu vergessen, dass derselbe schwer austilgbare Flecken in die Wäsche macht.

Ein Umstand ist aber noch zu erwähnen, nämlich dass mehrere dieser Mittel, vor Allem Styrax und Naphtol, keine völlig indifferenten Mittel sind, sondern, wenn auch im Ganzen selten, bei dieser diffusen Anwendung zu *acuten Nephritiden* Veranlassung geben. Die Untersuchung des Urins ist daher empfehlenswerth — man darf sich aber nicht durch den Niederschlag einer bei der Anwendung des Styrax in den Urin übergehenden harzigen Substanz, die auch durch Kochen und Salpetersäure gefällt wird, aber im Gegensatz zum Eiweiss in Alkohol und Aether löslich ist, täuschen lassen — und bei Scabiösen, die ein Nierenleiden haben, wird man von der Anwendung dieser Mittel am besten ganz absehen und die WILKINSON'sche Schwefel-Theersalbe brauchen (Ol. Rusci, Flor. sulf. ana 20,0, Sap. virid., Vaselin. flav. ana 40,0, Cretae alb. 10,0).

In einer Anzahl von Fällen und besonders natürlich bei weniger sorgfältiger Einreibung kommt es nun aber doch zu *Recidiven* und es ist dies ja auch leicht erklärlich, da eine einzige am Leben bleibende Milbe genügen kann, um ein solches hervorzurufen. Nachdem zuerst die Erscheinungen abgenommen haben, tritt nach einiger Zeit wieder eine Zunahme ein und bei sorgfältiger Untersuchung findet man nun auch lebende Milben. Wird das Recidiv gleich im Beginn behandelt, so genügt oft eine entsprechend regionäre Einreibung. Wohl zu unterscheiden sind hiervon jene Fälle, die man als *Scabiophobie* bezeichnen könnte, in denen die Patienten, nachdem das Jucken unmittelbar nach der ersten Krätzkur nachgelassen, dann aber, da das Eczem noch nicht völlig geheilt war, doch wieder aufgetreten war, entweder aus eigenem Antriebe oder auf Anrathen eines Arztes, oft eines anderen als des zuerst consultirten, eine neue Krätzkur durchmachen. Das noch bestehende Eczem wird gesteigert, die Kranken glauben um so mehr an das Nochvorhandensein der Krätze und so machen sie durch Monate eine Krätzkur nach der anderen durch, ohne geheilt zu werden, d. h. die „Krätze" ist längst geheilt, es besteht nur noch das durch die Kuren

immer weiter gesteigerte Eczem. Sowie diese Kranken dann in die
richtige Behandlung kommen, die lediglich im Einstreuen mit Streupulver unter Fortlassung aller anderen irgendwie reizenden Mittel und
allenfalls in der Anwendung einiger warmer Bäder besteht, tritt in
kurzer Zeit vollständige Heilung von dem körperlich und psychisch
gleich unangenehmen Leiden ein.

Und schliesslich muss noch auf eine Massregel hingewiesen werden,
die bei der Behandlung der Scabies nie ausser Acht gelassen werden
sollte, nämlich nie ein in einer Familie lebendes Mitglied derselben oder
sonst zu derselben gehöriges Individuum *allein* zu behandeln, *ohne gleichzeitige Untersuchung und eventuell Behandlung sämmtlicher übriger Familienmitglieder.* Wird dies nicht befolgt, so kommt nach der Heilung
des ersten ein anderes Familienmitglied mit Krätze und so fort und
die zuerst geheilten werden inzwischen von Neuem durch die noch unbehandelten angesteckt. Auf diese Weise sind natürlich alle Bemühungen
fruchtlos, die Krätze ist aus der betreffenden Familie auf diesem Wege
nicht auszurotten. Aber natürlich, die Vorwürfe treffen schliesslich
den Arzt und eigentlich nicht mit Unrecht, und daher ist es nur rathsam, in solchem Falle die Behandlung, falls die Untersuchung aller
zu einem Haushalt gehörigen Personen aus irgend einem Grunde ver-
weigert wird, überhaupt völlig abzulehnen.

ZWEITES CAPITEL.

Cysticercus cellulosae.

Der Cysticercus cellulosae, die *Finne der Taenia solium,* findet sich
so wie im Gehirn, im Auge, in anderen inneren Organen, in den Muskeln, auch im Unterhautbindegewebe und bildet hier äusserlich fühl-
und sichtbare Geschwülstchen. Dieselben erscheinen als unter der Haut
verschiebliche, etwa erbsengrosse, prall elastische Knoten, die keinerlei
subjective Empfindungen verursachen. Wird die Haut über einer solchen
Geschwulst vorsichtig durchschnitten, so lässt sich leicht eine entsprechend grosse Blase von etwas länglicher Form und durchscheinendem
Aussehen herausschälen, die an einer Stelle eine Einziehung zeigt. Die
Blase ist mit klarer Flüssigkeit gefüllt und in dieselbe ist von der eingezogenen Stelle her der Bandwurmkopf eingestülpt, wie man durch
Aufschneiden der Blase oder durch Einlegen in lauwarme Milch oder
Wasser, wobei der Kopf ausgestülpt wird, leicht nachweisen kann.

Die Cysticerken können sich nur dann bilden, wenn Bandwurmeier
in den Magen gelangen. Dies geschieht einmal, wenn durch einen Zu-

fall die Eier oder solche enthaltende Bandwurmglieder in Speisen und
Getränke gerathen, in noch unmittelbarerer Weise bei Koprophagen,
dann aber vielleicht auch dadurch, dass bei Leuten, die einen Band-
wurm beherbergen, reife Glieder vom Darm in den Magen gelangen.

Der Cysticercus des Unterhautbindegewebes ist an und für sich
von keiner Bedeutung. Wohl aber kann derselbe in Fällen, wo Cysticerken in inneren Organen, z. B. im Gehirn, vermuthet werden, für die
Diagnose von grösster Wichtigkeit sein.

DRITTES CAPITEL.
Acarus folliculorum.

Der Acarus folliculorum, die *Haarbalgmilbe,* wurde fast gleichzeitig
von BERGER, HENLE und G. SIMON entdeckt (1841/42). Derselbe ist
0,3—0,4 Mm. lang, von wurmförmiger Gestalt und
deutlich in Kopf, Brusttheil und Hinterleib getheilt.
Der Brusttheil trägt die vier Fusspaare. Der Acarus hält sich in den Haarbälgen und Talgdrüsen auf,
einzeln oder zu mehreren, manchmal bis zu 15 und
20 in einem Balge. Er lässt sich leicht in dem fettigen Secret finden, welches man durch Ueberstrei-
chen mit einem Spatel oder dergleichen über Hautpartien, die reichlich mit Talgdrüsen ausgestattet
sind, erhält, so besonders an der Stirn, Nase, an
den Wangen, zumal bei Personen, die an Seborrhoea
oleosa leiden. Irgend welche Symptome oder subjective Empfindungen ruft die Anwesenheit dieses
Parasiten nicht hervor, vor Allem hat er gar keinen Einfluss auf die Entstehung der Comedonen
oder der Acne, wie man anfänglich anzunehmen
geneigt war. Anders ist dies bei Thieren, indem
bei Hunden, Schweinen, Katzen, Pferden u. A. m.
durch nahe verwandte und sehr ähnliche Parasiten
Räude, Furunkel- und Abscessbildungen hervorgerufen, ja sogar der Tod herbeigeführt werden kann.

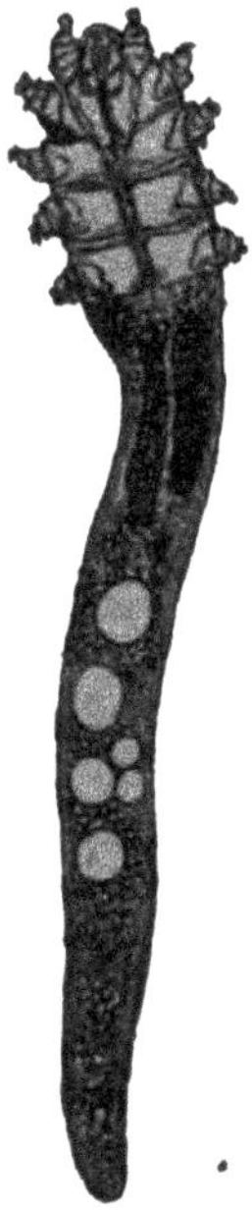

Fig. 21.
Acarus folliculorum. (Nach
NEUMANN.)

Das Vorkommen des Acarus beim Menschen ist
ein sehr gewöhnliches und bei darauf gerichteter
sorgfältiger Untersuchung wird man nur selten bei einem Individuum
vergeblich nach dem unschädlichen Schmarotzer suchen.

VIERTES CAPITEL.
Pediculus capitis.

Die **Kopfläuse** bewohnen ausschliesslich das *Capillitium*, wo sie sich auf der Haut und zwischen den Haaren aufhalten. Die weibliche Kopflaus befestigt ihre Eier — *Nisse* — an den Haaren mit Hülfe einer das Haar umfassenden Chitinscheide und zwar dicht über der Kopfhaut, manchmal zu mehreren hinter einander an demselben Haar, wo dann das unterste Ei immer das älteste ist. Nach wenigen Tagen schlüpft die junge Kopflaus aus dem Ei heraus, indem sie das obere Ende wie einen Deckel abstösst, während die sehr feste, ebenfalls aus Chitin bestehende Eihülle am Haare haften bleibt. Durch das Wachsen des Haares entfernen sich diese leeren Nisse immer weiter von der

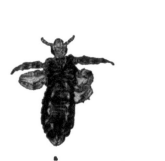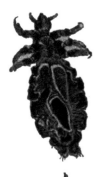

a   b

Fig. 22.

Pediculus capitis. a) Männchen. b) Weibchen (nach Küchenmeister und Zürn, Die Parasiten des Menschen). Vergr. 13 : 1.

Kopfhaut, während, falls die Läuse nicht entfernt werden, unten wieder frische Eier an das Haar angesetzt werden. Hiernach lässt es sich besonders bei Frauen leicht beurtheilen, ob das betreffende Individuum die Läuse kürzere oder schon längere Zeit beherbergt. Die Vermehrungsfähigkeit der Läuse ist eine enorme und ein Weibchen kann, wenn die Thiere ungestört sind, einer ungefähren Berechnung nach in 8 Wochen eine Nachkommenschaft von 5000 haben.

Zu erwähnen ist noch, dass die Kopfläuse, ebenso übrigens auch die Filzläuse, sich in ihrer *Farbe* den einzelnen Raçen angepasst haben (Mimicry) und bei Eskimos weiss, bei Europäern hellgrau, bei Chinesen und Japanern gelbbraun und bei Negern schwarz sind.

Die Anwesenheit der Kopfläuse ruft zunächst *heftiges Jucken* hervor, welches durch den Biss der Thiere, die Blut aus den Capillaren saugen, und durch ihre Bewegungen bedingt ist. Weiter werden hierdurch die Träger der Parasiten zum Kratzen veranlasst und dieses Kratzen ruft *Eczemerscheinungen* hervor, die durch ihre Localisation und ihre Erscheinungen an und für sich schon charakteristisch sind. Es treten zunächst kleine disseminirte, stets nässende und borkenbildende, impetiginöse Eczemherde an verschiedenen Stellen der Kopfhaut, besonders aber am Nacken an und unter der Haargrenze auf. Werden die Thiere nicht gestört, so vergrössern sich die eczematösen Herde, die Secretion nimmt zu und die Haare werden durch das eintrocknende Secret mit einander verfilzt. Je mehr diese Erscheinungen zunehmen, desto weniger pflegen die betreffenden Individuen vom Kamm und gar von Waschungen Gebrauch zu machen, desto ungestörter entwickeln sich die Parasiten weiter. Das Eczem greift nun auch auf andere Theile über, besonders auf das Gesicht, die benachbarten Lymphdrüsen, die Jugular- und Nuchaldrüsen schwellen an und das Krankheitsbild wird vervollständigt durch einen eigenthümlichen, höchst widerlichen Geruch, der durch die Zersetzung der Hautsecrete hervorgerufen wird. Und schliesslich kommt es zur vollen Ausbildung der *Plica polonica*, wie dies bei der Besprechung des chronischen Eczems ja bereits ausgeführt ist. — Neuerdings ist auf das häufige Vorkommen von *Blepharitis* und *Conjunctivitis catarrhalis* und *phlyctaenulosa* bei Pediculosis capitis hingewiesen worden (GOLDENBERG, L. HERZ). Dass es sich hier wirklich um einen ursächlichen Zusammenhang handelt, beweist die schnelle Heilung jener Augenaffectionen nach Beseitigung der Pediculi, und zwar bringen sich die Kranken wahrscheinlich die reizenden Absonderungen der Läuse durch das Reiben mit den Fingern in die Augen.

Am häufigsten werden aus leicht erklärlichen Gründen *Kinder* von Kopfläusen befallen und zwar meist aus den niederen Volksklassen. Letzteres gilt noch mehr für die Erwachsenen, aber freilich, man darf nicht vergessen, dass unter Umständen auch einmal in höheren Gesellschaftsschichten der plebejische Parasit vorkommen kann, jedenfalls darf die sociale Stellung des Patienten den Arzt nie von der ad hoc vorzunehmenden Untersuchung abhalten.

Die Diagnose ist ausserordentlich leicht. Wird durch ein Eczem von den vorher geschilderten Eigenthümlichkeiten der Verdacht erregt, so genügt bei einigermassen reichlichem Vorhandensein der Thiere das Auseinanderhalten der Haare, um die Läuse oder deren Eier zu Gesicht zu bringen. Bei nur wenigen Läusen kann schon eine sorgfältigere

Untersuchung erforderlich sein, und bei Patienten aus höheren Ständen,
„bei denen so etwas nicht vorkommt", versäume man, um Unzuträg-
lichkeiten zu vermeiden, niemals, dem Patienten, resp. den Angehörigen
desselben das Corpus delicti ad oculos zu demonstriren. — Bei flüchtiger Untersuchung ist es dagegen wohl möglich, an *Impetigo contagiosa* oder an *Scrophulose* zu denken. Die letztere, oft genug vorkommende Verwechselung wird besonders durch die oben erwähnten
Augenerkrankungen und die Drüsenschwellungen begünstigt.

Therapie. Zunächst sind natürlich die Parasiten und deren Brut
zu tödten, wozu als sicherstes und bestes Mittel Petroleum ohne weiteren Zusatz oder mit Oleum Oliv. und Bals. peruv. (100:50:10) zu
empfehlen ist. Der Kopf wird hiermit reichlich getränkt, natürlich ist
Vorsicht bezüglich der Feuergefährlichkeit zumal bei Ungebildeten ausdrücklich anzurathen, und durch 12—24 Stunden mit einer wollenen
Haube oder einem Tuch fest bedeckt. Hierdurch werden fast stets alle
Thiere und Eier getödtet. Darauf wird der Kopf gründlich mit warmem Seifenwasser gewaschen und weiter das Eczem in geeigneter Weise
behandelt. Die Heilung tritt dann in verhältnissmässig kurzer Zeit
ein, vorausgesetzt natürlich, dass keine Läuse am Leben geblieben sind
und dass keine frische Uebertragung stattfindet. Die Entfernung der
leeren oder abgestorbenen Nisse gelingt dagegen schwer, da sie sehr
fest an den Haaren haften und nur an den Haaren entlang abgestreift
werden können, was am besten mit einem sogenannten Staubkamm
geschieht.

FÜNFTES CAPITEL.
Pediculus vestimenti.

Die **Kleiderlaus** (*Pediculus vestimenti s. corporis*), die sich von der
Kopflaus durch ihre etwas längere, schmälere Form unterscheidet, hält
sich nicht auf der Haut, die sie lediglich zur Nahrungsaufnahme auf-
sucht, sondern *nur in den Kleidern* auf und zwar in den dem Körper
zunächst anliegenden, vor Allem also im Hemde. Hier bevorzugt sie
wieder die Falten, so z. B. die Falten am Halsausschnitt und die durch
den Leibgurt gebildeten, in denen auch die Eier niedergelegt werden.

Wie schon gesagt, begiebt sich die Kleiderlaus nur zur Nahrungsaufnahme auf die Haut, durchbeisst die Epidermis und zieht nun mit
ihrem Rüssel das Blut aus dem Papillarkörper. Hierdurch wird sehr
intensives Jucken erregt und das in Folge davon stattfindende heftige
Kratzen bringt die auffälligsten Merkmale hervor. Es entstehen näm-

lich mehrere Centimeter lange und, da meist gleichzeitig mit zwei oder drei Fingern gekratzt wird, während der Daumen als Stützpunkt dient, zu zweien oder dreien parallele, striemenförmige *Excoriationen*, die an dem Punkte, wo der kratzende Nagel über die durch den Biss gelockerte Epidermis gegangen ist, eine besonders tiefe Excoriation zeigen. Die excoriirten Stellen heilen bald wieder, am spätesten die tiefste Excoriation an der Stelle des Bisses, zum grossen Theil mit Hinterlassung von Narben, die zunächst eine braune, nach längerer Zeit heller und schliesslich weiss werdende Farbe zeigen, während in der unmittelbaren Umgebung hier und da dunklere Stellen für immer zurückbleiben.

Diese Excoriationen und ebenso natürlich die zurückbleibenden Narben zeigen eine ganz bestimmte *Localisation*, entsprechend den Stellen, wo die Leibwäsche die meisten Falten bildet, indem sie sich bei Anwesenheit nur weniger Pediculi vor Allem in der *Gegend zwischen den Schulterblättern*, in der *Hüftgegend* und auf den *Nates* vorfinden. Bei ungestörter Vermehrung der Pediculi können sie auf allen bedeckten Körperstellen zur Entwickelung kommen, immer aber sind jene Punkte am reichlichsten damit besetzt.

Bei längerer Anwesenheit zahlreicher Kleiderläuse kommen nun noch andere Erscheinungen hinzu, *Eczem*, *Pustelbildungen*, *tiefergreifende Entzündungen*, *Furunkel*, *Abscesse* und in Folge der sich immer mehr häufenden, bleibenden Pigmentansammlungen eine schliesslich diffuse *dunklere Färbung der Haut*, die in den hochgradigsten Fällen,

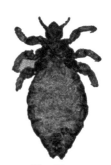

Fig. 23.
Pediculus vestimenti. Weibchen (nach Küchenmeister und Zürn, Die Parasiten des Menschen). Vergr. 9 : 1.

bei jahrzehntelangem Behaftetsein mit den Parasiten, fast das Colorit der Negerhaut erreichen kann (*Melasma, Melanodermie phthiriasique* der Franzosen). Solchen Individuen kann man wirklich, wie HEBRA sagte, ihre Lebensschicksale von der Haut ablesen, denn die Serien der durch Pediculi hervorgerufenen Erscheinungen von den ältesten Narben und Pigmentirungen bis zu den frischen Excoriationen zeigen, wie sie aus dem socialen Elend und Schmutz sich nicht oder immer nur auf kurze Zeit zu erheben vermochten.

Die Kleiderläuse gehören in viel höherem Grade als die Kopfläuse den *niedersten Volksschichten* an und selbst unter diesen sind es hauptsächlich die in den allerelendesten Verhältnissen Lebenden, die Bettler und Vagabunden, die Gäste der gemeinsamen Schlafsäle in grossen Städten, die diese Parasiten oft durch ihr ganzes Leben beherbergen.

Aber freilich unter Umständen, in Eisenbahncoupés, Schiffscajüten, in
Badeanstalten, kann die Kleiderlaus auch gelegentlich in ihr sonst
fremde Kreise gelangen. Unter besonderen Verhältnissen, so bei im
Felde befindlichen Armeen, erlangen die Kleiderläuse aus leicht verständlichen Ursachen eine enorme Verbreitung.

Bei der Diagnose ist zunächst zu berücksichtigen, dass die Parasiten *stets in der Leibwäsche* an den vorhin genannten Stellen zu
suchen sind, da nur ausnahmsweise, bei schnellem Entkleiden, auf der
Haut selbst eine Laus zurückbleibt. Daher ist es oft, wenn die Kranken unmittelbar vor der Untersuchung reine Wäsche angezogen haben,
nicht möglich, ein Thier zu finden, und man ist in diesen Fällen auf
die besonders durch ihre Localisation charakteristischen Excoriationen
angewiesen. — Auch hier darf die sociale Stellung des Patienten den
Arzt nicht vor der Diagnose zurückschrecken lassen, aber noch mehr
als bei den Kopfläusen ist hier die Demonstration empfehlenswerth.

Die Behandlung ist an sich ausserordentlich einfach, denn es genügt, die Kranken zu baden, ihre Wäsche vollständig zu wechseln und
die alte, mit Läusen behaftete Wäsche einige Zeit einer Wärme von
70—80º C. auszusetzen („Kesseln“), um zunächst die Parasiten zu beseitigen. Auch in einer mit Blech ausgeschlagenen Kiste, in welcher
durch Verbrennen von Schwefel schweflige Säure erzeugt ist, lässt
sich die Desinfection der Kleider ausführen. Die Excoriationen heilen
dann schnell unter geeigneten Massnahmen und nur die allerschlimm-
sten Fälle mit umfangreicheren Furunkel- oder Abscessbildungen werden eine etwas längere Behandlung in Anspruch nehmen. Aber freilich, der „geheilt“ aus dem Krankenhause entlassene Patient kommt
draussen wieder in dasselbe sociale Elend hinein und es dauert nicht
lange, so haben die unvermeidlichen Begleiter dieses Elends, die Pediculi, wieder Besitz von ihm genommen.

SECHSTES CAPITEL.
Phthirius inguinalis.

Die Filzlaus (*Pediculus pubis*, *Morpion* der Franzosen) bewohnt
alle mit Haaren bedeckten Theile des Körpers, ausser der behaarten
Kopfhaut, die sie nie betritt, sondern der anderen, nahe verwandten
Art überlässt. Die Thiere halten sich mit Hülfe der hakenförmigen
Krallen an den Haaren — entweder an einem oder an zweien — so
fest, dass beim Abziehen derselben, z. B. mit der Pincette, eine gewisse

Gewalt angewendet werden muss. Der hellbräunlich erscheinende Körper liegt dabei flach auf der Haut auf, so dass er bei ungenauer Betrachtung leicht übersehen werden kann. Die Eier werden, in ganz ähnlicher Weise wie bei den Kopfläusen, an den Haaren befestigt.

Die Filzläuse kommen am häufigsten und fast ausschliesslich zuerst an den *Schamhaaren* vor, kriechen aber von hier an den *Beinen* hinunter, andererseits über den *Rumpf* nach den *Achselhöhlen,* in den *Bart*, in die *Cilien* und *Augenbrauen*. Bei Kindern kommen sie auch primär an den Cilien vor.

Das *Jucken,* welches die Filzläuse hervorrufen, ist nicht so heftig, wie das durch die Kleiderläuse veranlasste, aber es besteht, entsprechend der mehr sesshaften Lebensweise der Parasiten, continuirlicher auf denselben Stellen. Daher zeigt sich das *consecutive Eczem* auch mehr auf die Prädilectionssitze der Filzläuse beschränkt.

Eine diagnostisch sehr wichtige Folgeerscheinung der Anwesenheit der Phthirii bilden die **Maculae caeruleae** (*Taches bleues, ombrées, Pelioma typhosum, Exanthema caeruleum*), die allerdings keineswegs in allen Fällen, sondern nur in einer geringeren Anzahl derselben zur Beobachtung kommen und deren Abhängigkeitsverhältniss von den Phthiriis erst in neuerer Zeit erkannt ist (FALOT, DUGUET, O. SIMON), während dieselben früher irrthümlicher Weise als besondere Form der Roseola typhosa oder

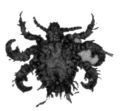

Fig. 24.

Phthirius inguinalis. Männchen (nach KÜCHENMEISTER und ZÜRN, Die Parasiten des Menschen). Vergr. 13 : 1.

der Roseola syphilitica angesehen worden waren. Dieselben stellen linsen- bis fünfpfennigstückgrosse, oft noch etwas grössere, rundliche oder längliche Flecken dar von einer röthlichblauen oder eigenthümlich mattblauen Färbung, welche nicht über das Niveau der Haut erhaben sind und auf Fingerdruck nicht verschwinden. Dieselben finden sich gewöhnlich an bestimmten Körpergegenden localisirt, besonders auf den vorderen und seitlichen Partien des Bauches, an den seitlichen Partien des Thorax, an der vorderen und inneren Fläche der Oberschenkel, an den Nates, seltener auf dem Rücken, den Armen und Unterschenkeln. Bei keinem Fall, in dem diese Flecken vorhanden sind, wird man vergeblich nach Filzläusen suchen, oder wenn dies doch geschehen sollte, lässt sich anamnestisch feststellen, dass der betreffende Kranke die Phthirii vor der Untersuchung entfernt hat. Auch die Anordnung der Flecken um die Localitäten, die den gewöhnlichen Aufenthaltsort der Phthirii bilden, lässt auf den oben schon erwähnten Causal-

nexus schliessen. Noch deutlicher wird dies durch die Wahrnehmung,
dass die Flecken gerade auf den Wegen, welche die Phthirii von einem
Lieblingsplatz zum anderen zurücklegen, gewissermassen als Spuren
zurückbleiben, so an den vorderen und seitlichen Partien des Rumpfes
zwischen Inguinalgegend und Achselhöhle. Von noch grösserer Beweis-
kraft ist die Beobachtung, dass bei Personen, bei welchen nur in einer
Achselhöhle Phthirii sind, auch nur an der entsprechenden Thoraxseite
sich Maculae caeruleae finden. Den definitiven Beweis des Zusammenhanges zwischen dem Vorhandensein der Phthirii und der fraglichen
Hautaffection aber hat Duguet erbracht, indem er mit dem Brei, der
durch Zusammenreiben einiger Filzläuse mit einem Tropfen Wasser
hergestellt war, eine Lanzette armirte und mit derselben ganz flache
Einstiche in die Haut verschiedener Personen machte. In promptester
Weise erschienen an den betreffenden Stellen — frühestens nach
6 Stunden — Maculae caeruleae, die sich von den natürlichen durch
nichts, als durch die kleine, durch den Impfstich gebildete Excoriation
in der Mitte unterschieden.

Wenn es nun demnach auch absolut sicher ist, dass die Maculae
caeruleae durch den Aufenthalt der Phthirii auf der Haut und höchst
wahrscheinlich durch die Bisse der Thiere hervorgerufen werden, so ist
doch das eigentliche Wesen des Vorganges noch keineswegs aufgeklärt.
Sicher ist jedenfalls, dass es nicht einfache Hyperämien oder Hämorrhagien sind, da sich diese Flecken durchaus anders verhalten, als die
durch jene Vorgänge in der Haut gesetzten Veränderungen, vor Allem
da sie ohne den für Hämorrhagien charakteristischen Farbenwechsel von
ihrem Auftreten bis zu dem spontanen, etwa nach zehn Tagen erfolgenden Verschwinden bestehen. Jedenfalls scheint eine gewisse Prädisposition zu ihrem Erscheinen nothwendig zu sein, da keineswegs alle
mit Filzläusen behafteten Individuen auch Maculae caeruleae zeigen.
Auch die Impfungen sind in allen Fällen geglückt nur bei den Individuen, die vor der Impfung schon in Folge der Phthirii Maculae
caeruleae hatten. Bei solchen, die keine Filzläuse und natürlich auch
keine Maculae hatten, glückte die Impfung nur in einzelnen Fällen, in
anderen schlug sie fehl. Die ersteren waren eben die Prädisponirten,
die auch bei Invasion von Filzläusen allein Maculae bekommen hätten.
Im Allgemeinen scheinen es meist blonde Individuen mit zarter Haut
zu sein, die diese Erscheinung zeigen, doch kommen auch gegentheilige
Fälle vor.

Die *Uebertragung* der Phthirii findet bei weitem am häufigsten
gelegentlich des *Geschlechtsverkehres* statt und erklärt sich daraus ohne

Weiteres der gewöhnliche Beginn der Invasion derselben von den Schamhaaren aus. Bei *Kindern* kommt die Uebertragung, und zwar auf Augenbrauen oder Cilien, auch wohl durch Küsse von Männern, die Phthirii
im Bart haben, vor.

Die Diagnose erfordert bei Anwesenheit nur weniger Phthirii allerdings eine aufmerksame Betrachtung, da die Parasiten sonst leicht
übersehen werden können. Von grosser Wichtigkeit ist die richtige Erkenntniss der Maculae caeruleae, die bei der vielfach noch herrschenden Unbekanntschaft mit dieser Erscheinung oft verfehlt wird. Besonders leicht wird dieses Exanthem mit *Roseola syphilitica* verwechselt,
zumal ja die Patienten in geschlechtlicher Hinsicht stets ein schlechtes
Gewissen haben. Die eigenthümliche Farbe und Localisation der Flecken
wird aber auch in dieser Beziehung einen Irrthum vermeiden lassen
und wird selbstverständlich zur Sicherstellung der Diagnose stets die
Anwesenheit der Phthirii nachgewiesen werden müssen. Natürlich ist
insofern Vorsicht geboten, als ja auch gleichzeitig mit einer Roseola
syphilitica Phthirii vorhanden sein können.

Die Therapie ist sehr einfach, denn es genügt in der Regel eine
einmalige gründliche Einreibung mit *Ung. hydrargyri cinereum* und
ein darauf folgendes warmes Bad, um die Thiere zu tödten und damit
alle durch dieselben hervorgerufenen Erscheinungen zu beseitigen. In
der besseren Praxis empfiehlt sich mehr das *Ung. hydrarg. praec. alb.*,
welches zwar nicht so sicher wirkt wie die graue Salbe, wesshalb öfters
eine ein- oder zweimalige Wiederholung der Einreibung nöthig wird,
welches aber andererseits nicht die Unannehmlichkeiten der grauen
Salbe, das Beschmutzen der Wäsche, mit sich bringt und auch so
gut wie nie die bei Anwendung der letzteren Salbe nicht so seltenen
Hautentzündungen hervorruft. Auch durch *Perubalsam* und ähnliche
Mittel lassen sich die Thiere beseitigen.

SIEBENTES CAPITEL.
Ixodes ricinus. Pulex irritans.
Cimex lectularius. Culex pipiens.

Schliesslich mögen noch einige andere Parasiten der menschlichen
Haut kurze Erwähnung finden.

Der Holzbock, *Ixodes ricinus*, und zwar das weibliche Thier bohrt
sich ab und zu mit seinem Kopf in die Haut ein und schwillt nun
durch Blutaufsaugung zu einer kirschkerngrossen Blase an. Durch

Betupfen mit Terpentin bringt man das Thier zum Loslassen, während beim gewaltsamen Abreissen der Kopf leicht in der Haut stecken bleibt.

Der Floh, *Pulex irritans,* ruft durch seinen Biss zunächst Quaddeln hervor, nach deren schneller Resorption eine kleine centrale Hämorrhagie mit hyperämischem Hof zurückbleibt. Nach dem Abblassen des letzteren wird der Stich nur noch durch die Hämorrhagie gekennzeichnet. Oft sind diese Hämorrhagien so zahlreich, dass eine Verwechselung mit Purpura möglich ist (*Purpura pulicosa*), doch wird es stets gelingen, einige frische Efflorescenzen zu finden, an denen der hyperämische Hof noch sichtbar ist.

Aehnlich sind die Erscheinungen, die durch den Biss der Wanze (*Cimex lectularius*) hervorgerufen werden. Die grosse Intensität des Juckens erklärt sich daraus, dass das Thier das Secret seiner mächtigen Giftdrüse in die Bissstellen entleert. Die Diagnose kann Schwierigkeiten machen, da die durch das Kratzen entstandenen Excoriationen nichts absolut charakteristisches haben, und auch das Auffinden der Thiere selbst kann sogar bei genauer Nachforschung misslingen. Wichtig ist das Verschwinden der Quaddeln und des Juckens während des Tages und die immer nur Nachts stattfindende Wiederholung der Eruptionen.

Durch Mücken (*Culex pipiens*) und verwandte Thiere werden ebenfalls heftig juckende Quaddeln erzeugt, die den Lebensbedingungen dieser Thiere entsprechend sich nur auf den unbedeckten Stellen, Gesicht, Händen und Vorderarmen oder allenfalls noch auf mit dünnen, das Durchstechen gestattenden Kleidungsstücken bedeckten Theilen, z. B. den Unterschenkeln, finden. — Das Jucken in allen diesen Fällen wird durch Betupfen mit concentrirter Ammoniaklösung gelindert.

Mehr zufällig gelangen einige andere Parasiten auf die menschliche Haut, so die *Vogelmilbe, Dermanyssus avium,* und die *Erntemilbe, Leptus autumnalis,* die ebenfalls Jucken und Irritationszustände daselbst hervorrufen.

ANHANG.

Receptformeln.

1. Streupulver.

1. Zinc. oxyd. alb. 5,0
   Amyl. Tritici 10,0
   M. D. in scatula. S. Streupulver.
2. Talc. venet. 20,0.
   D. in scatula. S. Streupulver.
3. Amyli Oryzae 15,0
   Pulv. rhiz. Iridis 1,0.
   M. D. in scatula. S. Streupulver.
4. Acid. salicyl. 1,5
   Amyl. Tritici 5,0
   Talc. venet. 43,5.
   M. D. S. Streupulver bei Fussschweiss.
   (Pulvis salicylicus cum Talco).

2. Salben.

5. Empl. Litharg. simpl.
   Ol. Oliv. opt. ana 25,0.
   M. l. a. D. S. Aeusserl.
   (Unguentum diachylon Hebrae).
6. Empl. Litharg. simpl.
   Vaselin. flav. ana 25,0.
   M. l. a. D. S. Aeusserl.
   (Ung. Vaselini plumbicum).
7. Bismuth. subnitr. 3,0
   Vaselin. flav. oder Lanolin. 30,0.
   M. D. S. Aeusserl.
8. Zinc. oxyd. alb. 6,0
   Adip. benzoinat. 30,0.
   M. D. S. Aeusserl.
   (Wilson'sche Salbe).
9. Zinc. oxyd. alb.
   Amyl. Tritici ana 5,0
   Vaselin. flav. oder Lanolin. 10,0.
   M. D. S. Zinkpaste.
   (Bei Eczem).
10. Acid. carbol. 0,05—0,1
    Bals. peruv. 2,0
    Ungt. Glycerin. 20,0.
    M. D. S. Aeusserl.
    (Bei chron. Eczem).

11. Acid. boric. 1,0
    Vaselin. flav. oder Lanolin. 30,0.
    M. D. S. Aeusserl.

12. Ol. Amygdalar.
    Aq. Rosar. ana 10,0
    Cetacei
    Cerae alb. ana 1,0.
    M. D. S. Aeusserl.
    (Unna'sche Kühlsalbe).

13. Acid. carbol. 2,0
    Vaselin. flav. oder Lanolin. 50,0.
    M. D. S. Aeusserl.
    (Bei Pruritus).

14. Kreosot. 0,5—1,0
    Vaselin. flav. oder Lanolin. 50,0.
    M. D. S. Aeusserl.
    (Bei Pruritus).

15. Naphtol. 1,5
    Vaselin. flav. 30,0.
    M. D. S. Aeusserl.

16. Hydrg. praecip. alb. 2,0
    Vaselin. flav. oder Lanolin. 18,0.
    M. D. S. Aeusserl.
    (Weisse Präcipitatsalbe).

17. Hydrg. bichlor. corros. 0,1—0,2
    Acid. carbol. 4,0
    Ungt. diachylon 100,0.
    M. D. S. Aeusserl.
    (Bei Lichen ruber. — Unna).

18. Argt. nitric. 0,3
    Bals. peruv. 3,0
    Vaselin. flav. 30,0.
    M. l. a. D. S. Aeusserl.

19. Chrysarobin. 5,0
    Vaselin. flav. oder Lanolin. 20,0.
    M. D. S. Aeusserl.

20. Resorcin. resublim. 10,0
    Lanolin. 20,0.
    M. D. S. Aeusserl.
    (Bei Lupus vulgaris und erythema-
        todes).

21. Resorcin. resublim. 2,0
    Zinc. oxyd. alb.
    Amyl. Tritici ana 5,0
    Vaselin. flav. 10,0.
    M. D. S. Abends aufzulegen.
    (Bei Acne).

22. Jodoform. desodor. 2,0
    Vaselin. flav. 20,0.
    M. D. S. Aeusserl.
    (Bei Hautgeschwüren).

23. Sublimat. 0,2
    Lanolin. 20,0.
    M. D. S. Aeusserl.
    (Bei Rhinosclerom. — DOUTRELEPONT).

3. Theermittel.

24. Ol. Rusci
    Spirit. Vini ana 15,0.
    M. D. S. Aeusserl.

25. Ol. Rusci 3,0
    Traumaticin. 30,0.
    M. D. S. Aeusserl.

26. Ol. Rusci
    Cerae alb. ana 5,0
    Vaselin. flav. 20,0.
    M. D. S. Theersalbe.

27. Ol. Cadin. 5,0
    Ol. Olivar. opt. 25,0.
    M. D. S. Theeröl.

28. Ol. Rusci
    Spir. Vini ana 25,0
    Aether.
    Ol. Rosmarin.
    Ol. Caryophyll.
    Ol. Bergamott. ana 1,0.
    M. D. S. Aeusserl.
    (Theertinctur. — v. HEBRA).

29. Ol. Rusci
    Sulf. praecip. ana 10,0
    Sapon. virid.
    Vaselin. flav. ana 20,0.
    M. D. S. Aeusserl.
    (v. HEBRA's modificirte WILKINSON'sche
        Salbe).

4. Schwefelmittel.

30. Sulfur. praecip. 3,0
    Lanolin. oder Adipis benzoin. 30,0.
    M. D. S. Aeusserl.

31. Sulfur. praecip. 3,0
    Vaselin. flav. 20,0
    Ol. Olivar. opt. 10,0
    Ol. Aurant. Flor. 0,05.
    M. D. S. Schwefelpomade.
    (Bei Pityriasis capitis).

32. Naphtol. 2,5
    Sulfur. praecip. 12,0
    Vaselin. flav.
    Sapon. virid. ana 6,0.
    M. D. S. Aeusserl.
    (Naphtolschwefelpaste. — LASSAR).

33. Sulfur. praecip.
    Aq. Laurocer. ana 10,0
    Aq. Calcar. 50,0.
    M. D. S. Der Bodensatz Abends auf-
        zupinseln.

34. Calcii oxysulfurati 25,0
    Aq. bullient. 300,0
    coque ad col. 100,0.
    D. S. Aeusserl.
    (Solutio Vlemingkx).

35. Kal. sulfurati ad balneum 100—200,0
    D. tal. Dos. No. 5.
    S. Eine Dosis in heissem Wasser auf-
        gelöst dem Bade zuzusetzen.
    (Schwefelbad).

36. Ichthyol. 3,0
    Lanolin. 30,0.
    M. D. S. Aeusserl.
    (Bei Acne rosacea und vulgaris).

5. Aetzmittel.

37. Acid. arsenicos. 1,0
    Hydrarg. sulfurat. rubr. 3,0
    Vaselin. flav. 15,0.
    M. D. S. sub sign. veneni. Aeusserl.
    (Arsenikpaste).

38. Acid. pyrogall. 3,0
    Vaselin. flav. 30,0.
    M. D. S. Aeusserl.

39. Jodi puri 2,0
    Kal. jodat. 1,0
    Glycerin. 10,0.
    M. D. S. Zum Einpinseln.

40. Zinc. chlor.
    Tinct. opii simpl. ana 15,0
    Amyl. Tritici 6,0
    Aqu. dest. 4,0.
    M. D. S. Aeusserl.
    Aetzpaste (PAGET's disease).

6. Antiparasitäre Mittel.

41. Acid. carbol. 2,5
Ol. Olivar. opt. 50,0.
M. D. S. Aeusserl.
(Bei Sycosis parasitaria).

42. Acid. salicyl. 10,0
Spirit. Vini 90,0.
M. D. S. Aeusserl.
(Bei Pityriasis versicolor).

43. Hydrg. bichlor. corros. 1,0
Spirit. Vini oder Aq. dest. 99,0.
M. D. S. Aeusserl
(Gegen pflanzliche Parasiten der Haut).

44. Naphtol. 1,5
Sapon. virid.
Vaselin. flav. ana 15,0.
M. D. S. 1—2 mal täglich einzureiben.
(Bei Herpes tonsurans).

45. Naphtol. 15,0
Sapon virid. 50,0
Vaselin. flav. 100,0.
M. D. S. Aeusserl.
(Krätzsalbe).

46. Bals. peruv.
Alcohol. absol. ana 20,0.
M. D. S. Aeusserl.

47. Styracis liquid.
Ol. Ricini ana 30,0.
M. D. S. Zu dreimaliger Einreibung.

48. Sulfur. praecip.
Styrac. liquid. ana 20,0
Sapon. virid.
Vaselin. flav. ana 40,0
Cretae alb. 10,0.
M. D. S. Aeusserl.
(Weinberg'sche Krätzsalbe).

49. Petrolei 100,0
Ol. Olivar. crud. 50,0
Bals. peruv. 10,0.
M. D. S. Aeusserl.
(Gegen Kopfläuse).

7. Interne Mittel.

50. Acid. arsenicos. 0,5 (!)
Ferr. reduct. 5,0
Pip. nigr. 3,0.
Mucil. Gumm. q. s.
ad pil. No. 100.
D. S. 1—4—6 Pillen tägl. zu nehmen.
(Arsen-Eisenpillen).

51. Acid. arsenicos. 0,5 (!)
Pip. nigr. 5,0
Succ. Liquir. 3,0.
Mucil. Gumm. q. s.
ad pil. No. 100.
D. S. 1—6—10 Pillen tägl. zu nehmen.
(Pilul. asiaticae).

52. Liqu. Kal. arsenic.
Aq. destillat. ana 10,0.
M. D. S. 2 mal tgl. 6—10—20 (!) Tropf.
zu nehmen.

53. Atropini sulf. 0,015
Succ. et pulv. Liquir. ana 1,5
M. f. pil. No. 30.
D. S. 1—2 - 4 Pillen tägl. zu nehmen.

54. Fol. Jaborandi 20,0
Infunde cum Aqua dest. q. s. ad co-
lat. 40,0
Sacchari 60,0.
M. l. a. f. syrupus. S. 1 Theelöffel bis
1 Esslöffel zu nehmen.
(Syrupus Jaborandi).

8. Mittel zur subcutanen Injection.

55. Liqu. Kal. arsen. 5,0
Aq. destillat. 10,0.
M. D. S. Zur subcutanen Injection.
1—2 Grm. pro injectione.

56. Pilocarpin. muriat. 0,4
Aq. destillat. 20,0.
M. D. S. Zur subcutanen Injection.
$^{1}/_{2}$—1 Grm. pro injectione.

9. Varia.

57. Acid. salicyl. 1,5
Empl. saponat. 30,0.
M. D. S. Auf Leinwand gestrichen auf-
zulegen.
(Bei Eczem).

58. Acid. salicyl. 3,0
Collod. elast. 30,0.
M. D. S. Aeusserl.
(Hühneraugenmittel).

59. Sapon. virid. 35,0
S. in Spirit. Vini
Spirit. Lavand. ana 35,0
filtra. D. S. Spiritus saponatokalinus
Hebrae.

60. Liqu. Ammon. caust.
Glycerin. ana 7,5
Tinct. canthar. 4,0
Aquae Rosar. 120,0.
M. D. S. Kopfwaschwasser.

61. Sol. Natr. bicarb. (3,0) 170,0
Glycerin.
Spirit. Lavand. ana 15,0.
M. D. S. Kopfwaschwasser.

62. Ol. Macidis 2,0
Ol. Olivar. opt. 25,0.
M. D. S. Aeusserl.

63. Bismuth. subnitr. 1,0
Talc. venet. 15,0
Aq. Rosar. 150,0.
M. D. S. Mit einem Läppchen die Haut
einzureiben. Umschütteln!
(Prinzessinnenwasser).

64. Chlorali hydrati
Camphor. ana 7,5.
M. l. a. D. S. Aufzupinseln.

65. Naphtol. 10,0
Spir. Vin. gall. 175,0
Spir. coloniens. 15,0.
M. D. S. Aeusserl.
(Bei Handschweiss. — Kaposi).

66. Zinc. chlorati 0,5
Aq. destillat. ad 200,0.
M. D. S. Verbandwasser.
(Bei Hautgeschwüren).

67. Chrysarobin. 3,0
Traumaticin. 30,0.
M. D. S. Mit einem Borstenpinsel 1 bis
2 mal täglich aufzutragen.

68. Arsen. sulfurat. flav.
Amyl. Tritici ana 2,5
Calcar. ustae 15,0.
M. D. S. Beim Gebrauch mit heissem
Wasser anzurühren. — Rusma
Turcorum.

REGISTER.

Druck von J. B. Hirschfeld in Leipzig.

Tafel I.

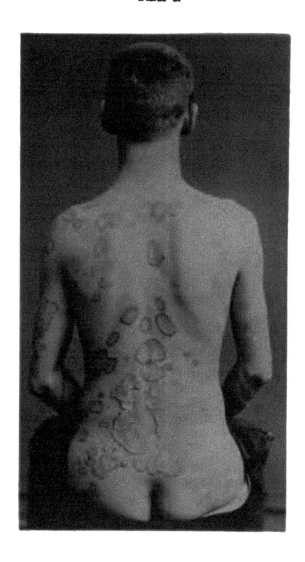

Psoriasis.

I. Hautkrankheiten.   Lichtdruck v. Sinzel, Dorn & Co. in Leipzig.

Tafel II.

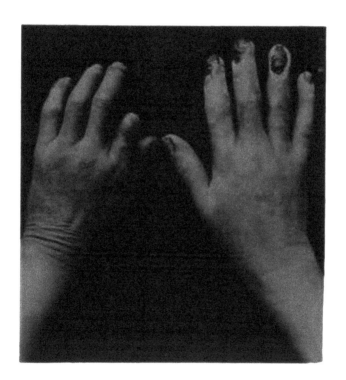

Symmetrische Gangrän.

Tafel III.

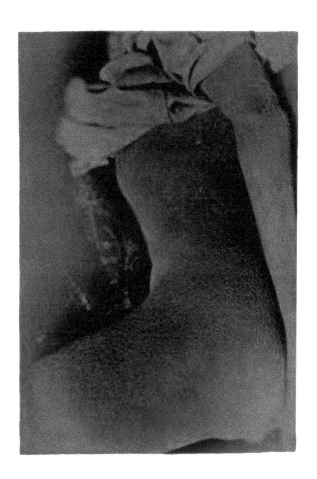

Ichthyosis.

Lesser I. Hautkrankheiten.   Lichtdruck v. Sinsel, Dorn & Co. in Leipzig.

Tafel IV.

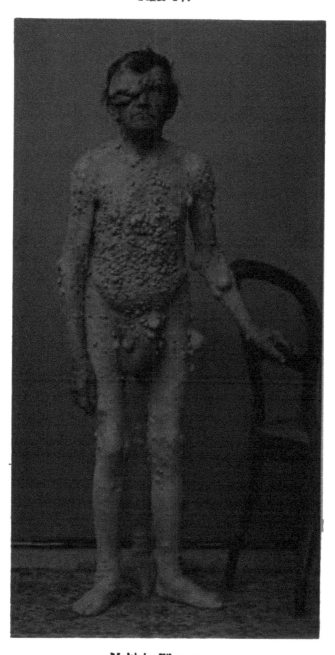

Multiple Fibrome.

I. Hautkrankheiten.   Lichtdruck v. SIMMEL, DORN & Co. in Leipzig.

Dr. EDMUND LESSER,

GESCHLECHTS-KRANKHEITEN.

6. AUFLAGE.

LEHRBUCH

DER

HAUT- und GESCHLECHTSKRANKHEITEN

FÜR STUDIRENDE UND ÄRZTE.

VON

DR. EDMUND LESSER,

PRIVATDOCENT AN DER UNIVERSITÄT LEIPZIG.

ZWEITER THEIL.
GESCHLECHTS-KRANKHEITEN.

MIT 7 ABBILDUNGEN IM TEXT UND 4 TAFELN.

SECHSTE AUFLAGE.

LEIPZIG,
VERLAG VON F. C. W. VOGEL.
1891.

Vorwort zur sechsten Auflage.

Auch bei dem zweiten Theil meines Lehrbuches habe ich die rasche Aufeinanderfolge der Auflagen stets zur Verbesserung des Buches zu benutzen gesucht und so hat auch diese sechste Auflage an vielen Stellen verbessernde oder ergänzende Zusätze erhalten.

Leipzig, im Juni 1891.   **Dr. Edmund Lesser.**

Vorwort zur ersten Auflage.

Die seit langer Zeit übliche Vereinigung der Haut- und Geschlechtskrankheiten in den Krankenabtheilungen wie beim klinischen Unterricht ist vielfach Gegenstand von Ausstellungen gewesen. Es ist auf das vollständige Fehlen eines wirklichen, inneren Zusammenhanges zwischen den Hautkrankheiten einerseits und den Geschlechtskrankheiten andererseits hingewiesen worden — und mit vollem Recht — denn an und für sich besteht in der That keinerlei Verwandtschaft oder Zusammengehörigkeit zwischen diesen beiden Krankheitsgruppen. Und trotzdem erscheint vor allen Dingen mit Rücksicht auf den Unterricht die Vereinigung dieser an und für sich differenten Materien wünschenswerth, ja sogar erforderlich, denn die weitaus wichtigste Krankheit der einen Gruppe, die Syphilis, macht durch die zahlreichen an der Haut sich abspielenden Krankheitserscheinungen behufs der Differentialdiagnose eine fortwährende Berücksichtigung der verschiedensten Hautkrankheiten nöthig und selbstverständlich muss ebenso bei diesen Hautkrankheiten stets auf die ähnlichen Erscheinungen der Syphilis Rücksicht genommen werden. Hiermit soll nicht gesagt sein, dass unter Umständen die Masse des Materials nicht gelegentlich doch eine Arbeitstheilung nöthig macht, die den einzelnen Disciplinen natürlich nur vortheilhaft sein kann.

Aber für die Unterweisung der Studirenden ist die Vereinigung der Haut- und Geschlechtskrankheiten ohne allen Zweifel der Trennung in zwei gesonderte Specialdisciplinen vorzuziehen, und dass wirklich ein Bedürfniss hierfür vorliegt, wird am besten durch den Umstand bewiesen, dass an manchen klinischen Anstalten, an denen nominell die Trennung der beiden Fächer besteht, dieselbe factisch doch nicht durchgeführt wird.

Diese Erwägungen sind es auch gewesen, welche für die Vereinigung der Haut- und Geschlechtskrankheiten in dem vorliegenden Lehrbuch bestimmend waren, dessen zweiten, die Geschlechtskrankheiten umfassenden Theil ich hiermit der Oeffentlichkeit übergebe. Dieselben Gesichtspunkte, welche bei der Abfassung des ersten Theiles dieses Buches für mich die leitenden waren, sind auch für diesen Theil massgebend gewesen und so kann ich an dieser Stelle auf das im Vorwort zum ersten Theil Gesagte verweisen. — Die freundliche Aufnahme, welche der erste Theil gefunden hat, ist mir der beste Beweis dafür gewesen, dass wirklich ein Bedürfniss für ein kurzes und doch nicht aphoristisch gehaltenes Lehrbuch über diese Materie vorlag, und so darf ich wohl hoffen, dass auch dieser Theil seinen Weg finden wird.

Leipzig, im Januar 1886.

Vorwort zur zweiten Auflage.

Wenn auch der zweite Theil nicht so zahlreiche und wesentliche Verbesserungen erfahren hat, wie der erste, so wird, wie ich denke, doch mein Bemühen anerkannt werden, in dieser neuen Auflage einzelne Irrthümer der ersten Auflage zu corrigiren und Fehlendes hinzuzufügen. Einige Veränderungen sind auch durch inzwischen erschienene Schriften nöthig geworden. Auch diesem Theile sind jetzt einige Abbildungen, darunter vier Lichtdrucktafeln, beigefügt worden, allerdings aus äusseren Gründen leider nur in geringer Zahl, immerhin glaube ich, dass bei einem derartigen Buche ein jeder und selbst ein kleiner Beitrag zur Erhöhung der Anschaulichkeit des Inhaltes nur willkommen sein kann.

Leipzig, im September 1886.

Vorwort zur dritten Auflage.

Diese neue Auflage ist durch die Einfügung eines Capitels über die gonorrhoische Conjunctivitis in zweckentsprechender Weise, wie ich denke, vervollständigt worden und auch sonst hat sich an zahlreichen Stellen die Gelegenheit oder Nothwendigkeit ergeben, erweiternde Zusätze zu bringen oder verbessernde Umänderungen vorzunehmen.

Leipzig, im November 1887.

Vorwort zur vierten Auflage.

Der Umstand, dass noch nicht ganz drei Jahre nach dem ersten Erscheinen die vierte Auflage meines Lehrbuches der Geschlechtskrankheiten nothwendig wurde, ist für mich der erfreulichste Beweis von der Zweckmässigkeit des Buches. Eine Anzahl von Zusätzen und Veränderungen werden zeigen, dass ich auch bei dieser Auflage bemüht war, alle neuen Erfahrungen, soweit sie mir wichtig und zuverlässig erschienen, zu berücksichtigen.

Leipzig, im November 1888.

Vorwort zur fünften Auflage.

Der zweite Theil meines Lehrbuches, dessen fünfte Auflage ich hiermit der Oeffentlichkeit übergebe, ist in prompter Weise dem ersten Theile nachgefolgt; seit dem Erscheinen der ersten Auflage sind jetzt gerade vier Jahre verstrichen. Ich glaube hieraus entnehmen zu dürfen, dass das ärztliche Publikum die im Vorwort zur ersten Auflage ausgesprochenen Gründe, welche mir für die gleichmässige Bearbeitung der Haut- und Geschlechtskrankheiten in e i n e m Lehrbuch massgebend waren, als richtige anerkannt hat.

Leipzig, im Januar 1890.

INHALTSVERZEICHNISS.

VERZEICHNISS DER ABBILDUNGEN.

EINLEITUNG.

Entwickelung der Lehre von den Geschlechtskrankheiten.

Die Nachrichten über Geschlechtskrankheiten sind so alt, wie die menschlichen Aufzeichnungen überhaupt. Schon die ältesten Schriften der Bibel enthalten Angaben über Geschlechtskrankheiten und ebensolche finden sich in den Schriften der alten Culturvölker des Ostens, so der Inder und Japaner. Sehr zahlreich sind die hierauf bezüglichen Stellen in den uns erhaltenen griechischen und römischen Schriftstellern und ganz besonders gewähren die satyrischen und erotischen Dichter in dieser Hinsicht eine reiche Ausbeute.

In wie weit waren aber nun den Alten die einzelnen Geschlechtskrankheiten, *Tripper, Schanker und Syphilis* bekannt, oder vielmehr in wie weit lässt sich aus den uns erhaltenen Berichten ein Schluss über den Grad der Erkenntniss dieser Krankheiten ziehen? Diese Frage ist nicht leicht zu beantworten und hat daher auch eine vielfach verschiedene Beantwortung gefunden.

Am sichersten lässt sich die Kenntniss des *Trippers* constatiren. Im alten Testament finden sich mit Sicherheit auf diese Krankheit zu beziehende Stellen, in Pompeji hat man Bougies ausgegraben und die medicinischen Schriften des Mittelalters geben bereits ein im wesentlichen vollständiges Bild des Trippers und seiner Complicationen. Anders steht es mit der Kenntniss des *Schankers* und der *Syphilis*, denn wenn auch vielfach über Geschwüre an den Genitalien berichtet wird, so lässt sich doch die Natur derselben nicht mehr sicher feststellen und über syphilitische Krankheitserscheinungen liegen aus den Zeitperioden vor dem Beginn der neuen Zeit so wenig sichere Nachrichten vor, dass vielfach angenommen wurde, diese Krankheit sei am Ende des 15. Jahrhunderts überhaupt zuerst aufgetreten und habe vorher nicht existirt. Diese Anschauung ist zweifellos unrichtig, denn die Beschreibungen von

Krankheitssymptomen in einigen Schriften des alten Testaments und
bei griechischen und römischen Schriftstellern lassen sich zum Theil
wenigstens mit grosser Wahrscheinlichkeit auf syphilitische Symptome
zurückführen. Ganz sicher aber sind syphilitische Krankheitserscheinungen in indischen (SUSRUTA) und japanischen medicinischen Schriften
geschildert, von denen erstere jedenfalls vor dem 7. Jahrhundert unserer
Zeitrechnung verfasst sind, letztere dem 9. Jahrhundert angehören, und
auch aus Europa liegen einige, wenn auch wenige, bis zwei Jahrhunderte
vor den Ausbruch der grossen Epidemie zurückzudatirende sichere Angaben über syphilitische Krankheitserscheinungen vor. Jedenfalls scheint
aber in jenen Zeitaltern die Syphilis eine nicht häufige Krankheit gewesen zu sein.

Eine völlige Veränderung dieser Verhältnisse trat im letzten Jahr-
zehnt des 15. Jahrhunderts ein, als jene grosse Syphilisepidemie aus-
brach (um 1492) und in kurzer Frist ganz Europa und alle mit den
damaligen Culturstaaten in Verkehr stehenden Länder überzog, die sowohl bezüglich der Verbreitung der Krankheit, als auch der Schwere
des einzelnen Falles eine der furchtbarsten Seuchen gewesen ist, die je
das Menschengeschlecht heimgesucht haben. Durch etwa 4 Jahrzehnte
bewahrte die Epidemie diese Heftigkeit, während dann eine Milderung
der Krankheitserscheinungen eintrat und die Krankheit allmälig den
ihr heutzutage eigenthümlichen Charakter annahm. Kein Wunder, dass
die „neue" Krankheit, von der aus der früheren Zeit nur die spärlich-
sten Berichte vorlagen, auf einmal zu der gefürchtetsten, aber auch bekanntesten Krankheit wurde. Eine ganze Reihe von Berichten theils
von Aerzten, theils von Laien sind uns aus jener Zeit erhalten, welche
die wesentlichen Krankheitserscheinungen der Syphilis und ebenso die
Verhältnisse der Uebertragung und Vererbung der Krankheit im ganzen
in zutreffender Weise schildern, wenn natürlich auch, besonders in theoretischer Hinsicht, viele irrthümliche Ansichten mit unterlaufen.[1]) Kein
Wunder ist es ferner, dass bald — gegen die Mitte des 16. Jahrhunderts — die Kenntniss der übrigen Geschlechtskrankheiten zurücktrat,
dass man den Tripper und jegliche Geschwürsbildungen an den Genitalien als syphilitische Leiden ansah und therapeutisch dieser Anschauung gemäss verfuhr.

Diese Ansicht — die *Identitätslehre* — blieb volle zwei Jahrhunderte die herrschende und erst im Jahre 1767 versuchte BALFOUR, ein

---

1) Die vollständigsten Sammlungen der Schriften jener Zeit sind: LUISINUS.
Aphrodisiacus sive de lue venerea, und FUCHS. Die ältesten Schriftsteller über die
Lustseuche in Deutschland

Edinburger Chirurg, nachzuweisen, dass es zwei verschiedene venerische Gifte gäbe, von denen das eine Tripper, das andere Syphilis hervorrufe, und mehrere Aerzte, so TODE in Kopenhagen, schlossen sich diesem an. Schon früher, im Anfange des 18. Jahrhunderts, hatte allerdings COCKBURNE in London dieselbe Ansicht ausgesprochen, ohne ihr indess eine nachhaltige Geltung verschaffen zu können. JOHN HUNTER, einer der angesehensten englischen Aerzte des 18. Jahrhunderts, suchte nun die Frage nach der Identität oder Nichtidentität der venerischen Gifte, die man bisher nur durch klinische Beobachtung zu entscheiden versucht hatte, auf einem anderen Wege, der für die Erkenntniss der venerischen Krankheiten von der allergrössten Bedeutung werden sollte, zur sicheren Entscheidung zu bringen, nämlich durch das *Experiment*, durch die absichtliche Impfung mit den fraglichen Contagien. Leider ereignete sich bei dieser ersten Impfung ein folgenschwerer Irrthum, der bei der grossen Autorität des Experimentators noch auf Jahrzehnte die Lehre von den venerischen Contagien verdunkeln sollte. HUNTER impfte nämlich das Secret eines vermeintlichen Trippers — es handelte sich wahrscheinlich um einen syphilitischen Primäraffect der Urethra — auf die Glans penis und das Präputium ein — wie es heisst, sich selbst —, es entwickelten sich an diesen Stellen Geschwüre und im weiteren Verlauf Drüsenanschwellungen und die gewöhnlichen Erscheinungen der Syphilis. Aus dieser Impfung und aus noch anderen experimentellen Versuchen schloss HUNTER, dass Tripper und Schanker, resp. Syphilis auf der Wirkung desselben Contagiums beruhen und dass lediglich die Verschiedenheit des Bodens, auf welchem das Contagium sich entwickelte, je nachdem die Einimpfung auf der Schleimhaut oder der Haut stattfand, die verschiedene Art der Erkrankung bestimmte.

Obwohl bald darauf (1793) BENJAMIN BELL, ein Edinburger Arzt, der Identitätslehre entgegentrat und vor Allem, auf unzweideutige Experimente gestützt, den Nachweis führte, dass Tripper und Schanker durch verschiedene Contagien hervorgerufen würden, so erhielt sich im allgemeinen doch die HUNTER'sche Lehre, dank dem grossen Ansehen ihres Autors.

In noch grössere Verwirrung gerieth die Lehre von den Geschlechtskrankheiten im Anfange unseres Jahrhunderts, indem in Deutschland von einer Reihe von Aerzten (AUTENRIETH, RITTER, SCHÖNLEIN, EISENMANN) zwar der Tripper von der Syphilis getrennt wurde, aber dafür als constitutionelle Erkrankung, als „Tripperseuche" (*Lues gonorrhoica*) aufgefasst wurde, während in Frankreich die

„physiologische Schule" (BROUSSAIS und seine Anhänger) die Existenz eines venerischen Giftes überhaupt vollständig leugnete.

Da begann im Jahre 1831 PHILIPPE RICORD seine Thätigkeit am Hôpital du Midi in Paris und an diesen Namen knüpften sich bald die wesentlichsten Fortschritte der Lehre von den venerischen Krankheiten, indem durch planmässig ausgeführte, ausserordentlich zahlreiche Impfungen, durch Confrontation des inficirten mit dem inficirenden Individuum, durch genauere Untersuchung des Lebenden (Scheidenspiegel) und durch anatomische Nachweise (Schanker auf der Harnröhrenschleimhaut) theils früher schon erkannte, aber nicht anerkannte Thatsachen endgültig festgestellt, theils vollständig neue Gesichtspunkte eröffnet wurden. — Die Hauptsätze der RICORD'schen Lehre sind kurz folgende: Der *Tripper* steht in keiner Beziehung zur Syphilis, sondern ist eine überhaupt nicht durch die Einimpfung eines specifischen Virus, vielmehr durch die Uebertragung beliebigen Eiters entstandene Schleimhautentzündung. — Durch Ueberimpfung des syphilitischen Giftes entsteht am Orte der Einimpfung der *Schanker* (*primäre Syphilis*), dem sich Drüsenvereiterungen anschliessen können. Wenn auch durch dasselbe Gift entstanden, sind doch zwei Arten des Schankers zu unterscheiden, der *weiche Schanker* (chancre simple, mou) und der *harte Schanker* (chancre induré, infectant), und nur auf letzteren folgen allgemeine Drüsenschwellungen, Haut- und Schleimhauterkrankungen, Erkrankungen der Augen (*secundäre Syphilis*). Die secundäre Syphilis ist nicht ansteckend, kann aber vererbt werden. — In einem späteren Stadium treten Erkrankungen innerer Organe, der Knochen, des Nervensystems auf (*tertiäre Syphilis*). In diesem Stadium ist die Krankheit nicht ansteckend und nicht durch Vererbung übertragbar. — Die Syphilis befällt dasselbe Individuum nur einmal, daher ist das Secret des harten, inficirenden Schankers wohl auf Gesunde, nicht aber auf den Träger des Schankers selbst überimpfbar.

Diese Lehren enthielten ja noch manchen Widerspruch und manches Falsche — RICORD selbst hat später einige Irrthümer zurückgenommen, vor Allem die leider so verhängnissvolle Annahme der Nichtübertragbarkeit der secundären Syphilis —, sie wurden aber der Ausgangspunkt für eine Reihe weiterer wichtiger Untersuchungen.

Zunächst wiesen WALLACE (1836), später WALLER, v. RINECKER und der Pfälzer ANONYMUS (anfangs der 50er Jahre) die Uebertragbarkeit der secundären syphilitischen Krankheitsproducte nach und stellten genaue Beobachtungen über die Incubationszeit der Syphilis, über die ersten der Impfung folgenden Veränderungen und über den

Zeitpunkt des Auftretens der Allgemeinerscheinungen an. Dann wendeten sich RICORD's Schüler BASSEREAU und CLERC gegen die Identität des weichen und harten Schankers *(Unitarismus)* und stellten ihrerseits die Lehre auf, dass diese beiden Erkrankungen *zwei verschiedenen Giften* ihre Entstehung verdankten, von denen das eine, das des weichen Schankers, nur locale, die nächstgelegenen Lymphdrüsen niemals überschreitende Folgen nach sich ziehe, während das andere stets eine Allgemeininfection bewirke *(Dualismus)*. Allerdings konnten sie — besonders CLERC — sich nicht ganz von der Vorstellung frei machen, dass die Verschiedenheit dieser beiden Gifte doch schliesslich nur auf einer gewissen Modification eines und desselben Giftes beruhe, dass der weiche Schanker zwar eine andere Krankheit, als die Syphilis sei und daher vom harten Schanker, dem Initialaffect der Syphilis, zu trennen sei, dass er aber doch schliesslich von dieser Krankheit abzuleiten und als „Bastard" (hybride) der. Syphilis aufzufassen sei.. ROLLET in Lyon sprach in viel bestimmterer Weise die Verschiedenheit der beiden Gifte aus und wies nach, dass die gleichzeitige Uebertragung beider Gifte stattfinden könne, wobei zunächst ein weicher Schanker entstehe, der erst später — wegen der sehr viel längeren Incubationszeit der Syphilis — indurirte und dann von Allgemeinerscheinungen gefolgt sei *(chancre mixte)*. In Deutschland erhielt der Dualismus in v. BÄRENSPRUNG, ZEISSL, SIGMUND u. A. energische Verfechter, von denen der erste nur insofern von seinen französischen Collegen abwich, als er den harten Schanker bereits als Zeichen der stattgehabten Allgemeininfection ansah.

So war dann die Lehre von den venerischen Krankheiten im wesentlichen auf dem Standpunkt angelangt, den sie noch heute einnimmt, dass nämlich Tripper, weicher Schanker und Syphilis *drei verschiedene*, auf der Uebertragung *verschiedenartiger Gifte* beruhende Krankheiten sind, von denen die beiden ersten *nur locale*, höchstens von dem ursprünglich ergriffenen Theil per contiguitatem auf benachbarte Organe übergreifende Uebel — abgesehen von gewissen Ausnahmen beim Tripper — sind, während die letztere Krankheit, die Syphilis, stets eine *Allgemeininfection*, eine *Durchseuchung des ganzen Körpers* zur Folge hat.

An dem weiteren Ausbau dieser Lehren haben sich in jüngster Zeit noch eine ansehnliche Reihe zum grossen Theil noch lebender Forscher betheiligt, doch soll von einer zusammenhängenden Darstellung ihrer Leistungen an dieser Stelle abgesehen werden, da sich im Verlauf der Schilderung der einzelnen Krankheiten noch hinreichend Gelegenheit ergeben wird, dieselben anzuführen.

ERSTER ABSCHNITT.

Der Tripper.

ERSTES CAPITEL.

Das Contagium des Trippers.

Der **Tripper** *(Blennorrhoe)* beruht auf der Uebertragung eines *specifischen Virus* auf die für die Entwickelung desselben geeigneten Schleimhäute, welche hierdurch in einen Entzündungszustand versetzt werden. Das Trippergift kann, da es sich, wie gleich gezeigt wird, um ein organisirtes Gift handelt, von der ursprünglich afficirten Stelle auf mit dieser in directer Verbindung stehende Schleimhäute überwandern und hier denselben Entzündungsprocess hervorrufen, es kann ferner in die abführenden Lymphwege und die nächstgelegenen Lymphdrüsen eindringen und dieselben in Entzündung versetzen, ja es kommt sogar — möglicherweise — in seltenen Fällen (Tripperrheumatismus) zu einer noch weiteren Verschleppung des Trippergiftes, zu einer Art Metastasirung desselben in von dem ursprünglichen Herde ganz entfernte Theile, und trotzdem tritt nach der Uebertragung des Trippergiftes *niemals eine Allgemeininfection des Korpers* ein, eine etwa der Syphilis und den anderen allgemeinen Infectionskrankheiten vergleichbare „Tripperseuche" giebt es nicht.

Neisser hat 1879 in dem Trippereiter einen specifischen Mikroorganismus *(Gonococcus)* entdeckt und aus dem absolut constanten Vorkommen desselben geschlossen, dass der Gonococcus wirklich das Trippergift repräsentirt, eine Annahme, die später durch erfolgreiche Impfungen mit Reinculturen des Gonococcus ihre vollste Bestätigung gefunden hat (Bumm). Hierbei ist aber zu erwähnen, dass manche Complicationen des Trippers, so Lymphangitis, Bubo, Periurethralabscesse u. a. m., vielleicht nicht immer durch die Gonokokken selbst hervorgerufen werden, sondern dass es sich hierbei auch um Eindringen gewöhnlicher Eiterkokken in ursprünglich durch die Gonokokkeninvasion verursachte Schleimhauterosionen handeln kann.

Die Gonokokken zeichnen sich durch ihre relative Grösse aus und ferner durch ihre gewöhnliche Lagerung zu zwei oder vier und mehr Exemplaren in Gruppen, die stets ihre Entstehung durch fortgesetzte Zweitheilung der Einzelindividuen in abwechselnd auf einander senkrechten Richtungen erkennen lassen *(Diplococcus)*. Die Kokken sind an den einander zugekehrten Seiten abgeplattet, so dass sie „caffee-bohnenartig" erscheinen, und die aus zwei und vier Exemplaren be-stehenden Gruppen erinnern an gewisse Semmelformen. Gerade diese grosse Neigung zur Bildung von Gruppen, die aus mehr oder weniger zahlreichen Einzelindividuen bestehen, unterscheidet die Gonokokken von anderen Kokkenarten, die sich gelegentlich auch in den Secreten der Harn- und Geschlechtsorgane finden und ebenfalls zum Theil als Diplokokken auftreten, niemals aber jene Bildung umfangreicher Gruppen zeigen.

Die Gonokokken finden sich im Eiter theils frei, theils auf den Epithelzellen liegend, ganz besonders aber in den Eiterzellen, dagegen nicht in den Kernen. Gerade die Fähigkeit der Gonokokken in die Zellen einzudringen und dieselben durch immer weitere Vermehrung zu zerstören, ist ein charakteri-stisches Unterscheidungsmerkmal gegenüber anderen hier vorkom-menden Kokkenarten. Auch die frei im Eiter befindlichen Gonokokken-haufen haben oft eine Anordnung, die deutlich zeigt, dass sie sich in einer — inzwischen zerstörten —

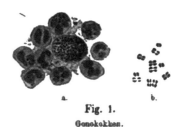

Fig. 1.

Gonokokken.

a) im Trippereiter. Vergr. 500 : 1 (Zeiss, Ocul. 2 Oelimm. ¹/₁₂).
b) aus einer Reincultur (nach Bumm).

Eiterzelle entwickelt haben. Durch Untersuchung von Schnittpräparaten von der Conjunctiva des Neugeborenen bei Blennorrhoea neonatorum hat Bumm zunächst festgestellt, dass die Gonokokken nur Cylinderepithel, nicht Plattenepithel zu durchdringen im Stande sind, dass sie zwischen den Epithelzellen in die Tiefe vordringen, aber nicht weiter als bis in die alleroberste Schichten der Submucosa gelangen, manchmal in einer Anordnung, nach welcher sie den capillaren Lymphgefässen zu folgen scheinen. Spätere Untersuchungen (Touton, Jadassohn) haben gezeigt, dass die Gonokokken wohl im Stande sind, auch Plattenepithel zu durchdringen und dass weniger die morphologische Beschaffenheit des Epithels, sondern vielmehr der physiologische oder pathologische Zustand desselben hierfür maassgebend ist. Auf diese Weise erklärt sich die grosse Empfänglichkeit der kindlichen Vaginalschleimhaut für die gonorrhoische Infection, gegenüber der geringeren Neigung zur Er-krankung, welche diese Schleimhaut bei Erwachsenen zeigt.

Die Färbung der Gonokokken gelingt leicht mit verschiedenen

Anilinfarben; am empfehlenswerthesten sind Fuchsin und Methylenblau.
Die Untersuchung hat am besten mit Oelimmersion und ABBE'schem
Beleuchtungsapparat zu geschehen, doch genügt allenfalls auch ein
gutes Trockensystem von 4—500 facher Vergrösserung.
Der Tripper befällt die *Schleimhaut der Urethra* und der sich
anschliessenden Organe beider Geschlechter (Cowper'sche Drüsen,
Prostata, Vas deferens und Nebenhoden, Blase, Urether, Niere), die
Schleimhaut der weiblichen Genitalorgane, die *Conjunctiva* und die
Mastdarmschleimhaut, während die Mund- und Nasenschleimhaut, wohl
in Folge der Beschaffenheit ihres Epithels, nicht empfänglich für das
Trippergift zu sein scheinen.
Es soll zunächst der *Harnröhrentripper des Mannes* mit seinen
Complicationen und Folgen und dann die in Folge der anatomischen
Verschiedenheiten der befallenen Organe andersartigen Erscheinungen
des *Trippers beim weiblichen Geschlecht* geschildert werden. Die Beschreibung des *Mastdarmtrippers* erfordert nur wenige Worte, während
die *Conjunctivitis gonorrhoica* etwas ausführlicher geschildert werden
soll. Schliesslich sind dann noch der *gonorrhoische Rheumatismus* und
die *Papillome* zu besprechen.

— ‐‐

ZWEITES CAPITEL.
Der acute Tripper.

Der **Harnröhrentripper des Mannes** (*Gonorrhoe*, *Blennorrhagie*,
chaudepisse, *clap* [englisch]) wird durch die Uebertragung des Trippergiftes auf die Harnröhrenschleimhaut hervorgerufen, die, abgesehen
natürlich von den absichtlich ausgeführten Impfungen, wohl ausschliesslich bei Gelegenheit des Coitus mit einem tripperkranken Weibe stattfindet. Während eine Immunität gegen das Trippergift sicher nicht
besteht, so ist doch nicht zu leugnen, dass durch individuelle oder
sonstige zufällige Verhältnisse eine grössere oder geringere Disposition
für die Infection geschaffen werden kann. So wird durch Weite der
Urethralmündung, durch abnorme Lage derselben auf der unteren
Fläche der Eichel oder des Penisschaftes (*Hypospadie*) die Infection
natürlich erleichtert — das infectiöse Secret sammelt sich hauptsächlich auf der unteren Vaginalwand und kommt so in letzterem Fall in
innigere Berührung mit der Urethralmündung — und ebenso ist es
klar, dass bei mehrfacher Wiederholung des Coitus oder bei langer
Dauer desselben — z. B. bei Trunkenheit — ceteris paribus die In-

fection leichter erfolgt, als bei einmaligem Coitus, bei dem rasch die Ejaculation eintritt.

Der Infection folgt zunächst ein *Incubationsstadium*, in welchem weder subjectiv noch objectiv irgend welche abnormen Erscheinungen zu Tage treten und welches durchschnittlich 2—3 Tage dauert, selten kürzer oder länger. In ausnahmsweisen, aber sicher verbürgten Fällen hat man das Incubationsstadium sich auf 6 und 7 Tage ausdehnen sehen, doch dürfte dies die äusserste Grenze sein.

Nach Ablauf des Incubationsstadiums macht sich die Wirkung der Infection in der Regel zuerst durch *subjective Empfindungen* geltend, durch ein gewisses Kitzelgefühl in dem vordersten Abschnitt der Harnröhre, oft direct wollüstiger Natur, so dass es manchmal die Veranlassung weiterer Cohabitationen wird. Auch objectiv lässt sich gewöhnlich schon zu dieser Zeit eine leichte Röthung der Harnröhrenschleimhaut und die Absonderung eines spärlichen, serösen Secretes nachweisen (*Stadium mucosum*).

Nach ganz kurzer Zeit aber ändert sich das Krankheitsbild, indem zuerst das Kitzelgefühl in ein unangenehmes Brennen und weiter in Schmerzen übergeht, welche besonders beim Uriniren auftreten, das Secret wird eiterig und dabei reichlicher und am Ende der ersten Krankheitswoche hat der Tripper in der Regel seine volle Ausbildung erreicht, er befindet sich auf seiner Acme.

In diesem Stadium, welches nach dem am meisten hervortretenden Symptom, der Eiterung, am besten als *Stadium blennorrhoicum* bezeichnet wird, ist zunächst die Schwellung der Schleimhaut eine sehr viel beträchtlichere geworden, dieselbe quillt gewissermassen aus der Harnröhrenmündung hervor und bildet jederseits einen kleinen rothen Wulst. In Folge der Schwellung lässt sich manchmal die Harnröhre im Bereich des Penis von aussen durch die Haut als harter, empfindlicher Strang durchfühlen. Das in reichlicher Menge abgesonderte *Secret* ist eiterig geworden, gelb oder gelbgrünlich, quillt spontan oder erst auf Druck tropfenweise aus der Harnröhrenmündung hervor und macht die verrätherischen gelbgrünen Flecke in der Leibwäsche. Oft sind geringe Blutspuren vorhanden, selten reichlichere Blutbeimengungen, in welchem Falle das Secret eine dunkle, schwarzbraune Färbung annimmt (*russischer Tripper*). In sehr seltenen Fällen steigert sich die Entzündung bis zur Bildung croupöser Membranen, die dann als förmlicher Ausguss der Harnröhre durch den Urin nach aussen befördert werden (*croupöser Tripper*). Der ursprünglich auf den vordersten Theil der Harnröhre beschränkte Krankheitsprocess hat sich jetzt auch auf

die weiter nach hinten gelegenen Partien fortgesetzt, wie die Schmerzhaftigkeit des auf dieselben ausgeübten Druckes beweist.

Das Präputium ist meist geschwollen und geröthet, falls die Vorhautöffnung von Natur nicht weit ist, tritt oft in Folge der Schwellung
Phimose und dann Entzündung des inneren Präputialblattes und des
Eichelüberzuges — sogenannter *Eicheltripper* — hinzu oder bei zurück-
gezogener Vorhaut kann durch die Schwellung eine *Paraphimose* entstehen. Weiter entwickelt sich häufig eine acute *Lymphangitis* der
dorsalen Lymphgefässe des Penis. — Mikroskopisch finden sich im
Secret im wesentlichen Eiterzellen, spärliche Epithelzellen und einzelne
oder unter Umständen zahlreiche rothe Blutkörperchen; die Gonokokken
sind stets in grosser Menge vorhanden.

Die *Schmerzen* haben inzwischen ebenfalls ihren Höhepunkt erreicht. Dieselben können zwar auch spontan bestehen, hauptsächlich
treten sie aber bei und nach der Urinentleerung hervor und ganz besonders bei den Erectionen. Die Patienten haben beim Uriniren das
Gefühl, als ob eine glühend heisse Flüssigkeit durch die Urethra rinnt
(daher die Bezeichnung: chaudepisse) oder — sit venia verbo — ein
scharfes Messer durch dieselbe gleitet. Die *Urinentleerung* ist dabei
in Folge der Schleimhautschwelluug erschwert, der Urin wird in dünnem
Strahl oder tropfenweise hervorgepresst, ja manchmal besteht in Folge
eines Krampfes des Compressor urethrae vollständige *Retentio urinae.*
Auch die oft retardirte Defäcation ist schmerzhaft.

Bei den *Erectionen*, die hauptsächlich während der Nacht eintreten, — der Penis befindet sich übrigens meist dauernd in Folge der
Hyperämie im Zustande einer halben Erection — sind die Schmerzen
in Folge der Zerrung der geschwollenen unnachgiebigen Urethra fast
unerträglich, um so mehr, als die Erectionen gewöhnlich trotz aller
Gegenmittel von langer Dauer sind. Auch kommt es manchmal zu
natürlich ebenfalls sehr schmerzhaften Pollutionen. — Diese Schmerzen
sind es, welche die Kranken die schlaflosen und qualvollen Nächte
besonders fürchten lassen, während der Zustand am Tage ein wenigstens erträglicher sein kann.

Bei den intensiveren Graden der Erkrankung *fiebern* die Patienten
fast ausnahmslos in der ersten Zeit dieses Stadiums, wenn auch gewöhnlich nicht hoch, und hierdurch, noch mehr aber in Folge der
Schmerzen und der Schlaflosigkeit befinden sie sich in einem sehr
elenden Zustande und machen den Eindruck von Schwerkranken.

Auf dieser Höhe hält sich die Krankheit bei einigermassen zweckmässigem Verhalten zum Glück nicht lange und in vielen Fällen, be-

sonders bei einem zweiten, dritten oder noch späteren Tripper kommt
es gar nicht zu einer so hochgradigen Entwickelung der Krankheitserscheinungen. Auch in jenen schweren Fällen nehmen also nach einigen Tagen, höchstens etwa nach einer Woche zunächst die subjectiven
Beschwerden ab, die Schmerzen beim Uriniren werden gelinder und
es bleibt an ihrer Stelle schliesslich nur noch ein mässiges Brennen
zurück, die schmerzhaften Erectionen, die Fiebererscheinungen verschwinden und dementsprechend bessert sich das Allgemeinbefinden.
Nur der Ausfluss bleibt zunächst noch in der früheren Stärke bestehen.
Bei richtiger Behandlung — und wohl auch ohne Behandlung, wenn
auch dann etwas später — lässt die Secretion etwa am Ende der dritten
Woche nach der Infection nach, der Ausfluss wird spärlicher, weniger
eiterhaltig und daher zunächst mehr weisslich, weiterhin wieder schlei-
mig, wie im Beginn der Erkrankung, während die subjectiven Symptome gewöhnlich gänzlich verschwunden sind. Im günstigen Falle
hört dann nach durchschnittlich 5—6 Wochen auch die Secretion auf
und damit ist völlige Heilung eingetreten, während, ganz abgesehen
natürlich von Complicationen, in anderen Fällen der Ausfluss weiter
besteht und somit der Tripper in den chronischen Zustand übergeht.
Es ist ausser Frage, dass gewisse Allgemeinzustände von Einfluss auf
die Schwere und die Dauer des Trippers sein können. So sieht man
bei sehr jugendlichen oder bei stark anämischen Individuen den Tripper
oft in auffallend schwerer Weise verlaufen.

Neuerdings ist die Localisation des Trippers mehr berücksichtigt
worden, als dies früher geschah. Während die Erkrankung anfänglich
auf die Pars cavernosa beschränkt ist und in vielen Fällen auch auf
dieselbe beschränkt bleibt (*Urethritis anterior*), greift in anderen Fällen
die Entzündung auf die Pars membranacea und prostatica über (*Urethritis posterior*). Tritt die Urethritis posterior in acuter Weise auf,
so macht sie sich vor Allem durch starken Harndrang bemerklich; in
den heftigsten Fällen treten Blutungen auf, am Schluss der Urinentleerung kommen einige Tropfen Blut, ja es kann sogar der ganze Urin
ausserdem noch sanguinolent sein. Das wichtigste Unterscheidungsmerkmal der Urethritis anterior und posterior ist nach FINGER die
Probe der zwei Gläser. Lässt man den Kranken eine kleine Quantität Urin in ein Glas, den Rest in ein zweites Glas entleeren, so ist
bei Urethritis anterior nur der erste Urin trübe, er enthält allen in
der Urethra befindlichen und mit dem ersten Urinstrahl herausbeför-
derten Eiter, während der zweite Urin vollständig klar ist. Bei Urethritis posterior enthält der erste Urin natürlich auch den in der Urethra

befindlichen Eiter, aber auch der zweite Urin ist getrübt, wenn auch weniger als der erste. Der im hintersten Abschnitt der Urethra gebildete Eiter wird nämlich durch den Tonus des die Pars membranacea umschliessenden Musculus compressor urethrae verhindert, nach vorn abzufliessen, und dringt daher in die Blase und mischt sich dem in derselben befindlichen Urin bei. Ist die Eiterabsonderung eine geringe oder wird in kurzen Pausen urinirt, ehe eben eine grössere Quantität Eiter gebildet worden ist, so kann auch bei Urethritis posterior der zweite Urin klar sein, da der Eiter aus der Pars prostatica noch nicht in die Blase gedrungen ist. Zur sicheren Entscheidung ist daher immer nur der Urin nach längerer Ansammlung in der Blase geeignet, also besonders der Morgenharn.

Die Prognose des acuten Trippers ist insofern eine günstige, als es bei zweckmässigem Verhalten und sorgfältiger Behandlung meist gelingt — abgesehen natürlich von eintretenden Complicationen —, die Krankheit nach einem Gesammtverlauf von einigen — durchschnittlich 4 bis 6 — Wochen zur Heilung zu bringen. Immerhin muss man bezüglich der Vorhersage der Krankheitsdauer sehr vorsichtig sein, da sich eben von vornherein im einzelnen Falle nicht absehen lässt, ob nicht der Tripper doch in das chronische Stadium übergehen wird, wodurch dann die Prognose erheblich verschlechtert wird. Aber der acute Tripper ist keine so leichte Krankheit, wie meist die Laien und gelegentlich wohl auch Aerzte annehmen, und die oft leichtfertige Art der Behandlung ist nichts weniger als gerechtfertigt. Die Krankheit kann schon an und für sich und noch mehr durch ihre Complicationen recht unangenehm werden, durch ihre Folgen aber schliesslich selbst das Leben bedrohen (Strictur). Und andererseits ist ein chronischer, sich durch Jahre hinziehender Tripper, wie er sich eben gerade durch Vernachlässigung der Krankheit im acuten Stadium entwickelt, ein schweres Uebel, welches oft genug Lebensmuth und Daseinsfreude untergräbt und welches wegen der Gefahr der Uebertragung auf die Frau für lange Zeit das Eingehen der Ehe unmöglich machen kann. In diesem Sinn kann die sorgfältige Behandlung des acuten Trippers dem Arzt und dem Kranken nicht dringend genug ans Herz gelegt werden, besonders weil gerade hierdurch am ehesten das Eintreten von Complicationen und das „Chronischwerden" des Trippers vermieden wird. — Der Uebergang des Trippers auf den hinteren Abschnitt der Harnröhre, das Eintreten einer Urethritis posterior, verschlechtert stets die Prognose, weil einmal die Gefahr, dass der Tripper chronisch wird, wegen der grösseren Schwierigkeit der Behandlung erhöht wird, andererseits die Möglichkeit des Eintretens einer Cystitis oder Epididymitis, die natürlich stets das Vorhandensein einer Urethritis posterior zur Voraussetzung haben, gegeben ist.

Diagnose. Im ganzen wird eine Verwechselung nur selten möglich sein. Grosse Aehnlichkeit mit einem virulenten Tripper kann allerdings eine *nicht specifische Urethritis* haben, wie sie durch irgend einen, die Schleimhaut treffenden Reiz, durch mechanische Irritation oder durch eine „prophylactische" Injection hervorgerufen wird. Auch durch — natürlich nicht gonokokkenhaltiges — Vaginal- oder Uterinsecret können dem Tripper ähnliche Entzündungen der Harnröhrenschleimhaut des Mannes hervorgerufen werden, besonders zur Zeit der Menstruation und vielleicht auch nach dem Puerperium, ja neuerdings sind bei solchen Fällen bestimmte, von den Gonokokken durch ihre geringere Grösse und schwerere Färbbarkeit zu unterscheidende Kokken nachgewiesen worden und es ist gelungen, durch Ueberimpfung von Reinculturen derselben Urethritis hervorzurufen (*pseudo-gonorrhoische Entzündung der Harnröhre*, BOCKHART). Selbst Nebenhodenentzündung hat man einer solchen, nicht-gonorrhoischen Urethritis folgen sehen, ebenso können sich denselben Blasenkatarrhe anschliessen [1]). Es ist anzunehmen, dass nicht nur ein bestimmter Mikroorganismus im Stande ist, derartige Urethritiden hervorzurufen, sondern dass verschiedene Bacterienarten unter Umständen diese reizende Einwirkung auf die Harnröhrenschleimhaut ausüben können. Diese Harnröhrenentzündungen verschwinden gewöhnlich in einigen Tagen spontan, was beim Tripper nie vorkommt, und helfen oft als „glänzende Kuren" den Ruhm des Arztes verbreiten. Dann sind Verwechselungen mit *Urethralschankern* und *Herpeseruptionen* auf der Harnröhrenschleimhaut möglich. Sobald man durch Auseinanderhalten der Harnröhrenlippen die Geschwüre oder Erosionen zu Gesicht bringen kann, ist jeder Zweifel gehoben. Bei tieferem Sitze der Affection ist dies nur mit Hülfe des Urethroskops (Endoskops) möglich, einer geraden, mit Mandrin versehenen Metallröhre vom Durchmesser eines starken Katheters, durch welches in analoger Weise wie beim Vaginal- oder Ohrenspiegel die in die vordere Oeffnung eingestellte Schleimhautpartie mit Hülfe eines Reflectors beleuchtet wird und so bei entsprechender Länge des Tubus die ganze Harnröhre bis in ihre hintersten Abschnitte successive zur Ansicht gebracht werden kann. Die

---

1) So sah ich einen schweren Blasenkatarrh bei einem an Ulcus molle des Sulcus coronarius leidenden Manne auftreten, der sich in Folge eines Missverständnisses mehrere Tage dreimal täglich Jodoformäther in die gesunde Harnröhre eingespritzt hatte.

Ausbildung dieser Untersuchungsmethode verdanken wir Désormeaux, Tarnowsky, Grünfeld u. A. Neuerdings ist das Endoskop dadurch vervollkommnet worden, dass die — electrische — Lichtquelle am vorderen Ende angebracht worden ist und so die Harnröhrenschleimhaut bei directer Beleuchtung betrachtet werden kann (Nitze, Leiter, Oberländer). Indess auch ohne dieses Instrument lässt die sehr geringe Secretion, die Beschränkung der Schmerzempfindung auf eine ganz circumscripte Stelle und das Fehlen derselben in den hinteren Partien der Harnröhre meist die Entscheidung treffen. Bei bestehender Phimose, wenn die Urethralmündung nicht sichtbar gemacht werden kann, ist man zunächst auch auf die Angaben des Patienten über Ort und Art der Schmerzen angewiesen, in diesem und ebenso in jedem anderen zweifelhaften Falle aber wird die *Untersuchung auf Gonokokken* stets eine sichere Entscheidung ermöglichen. — Von der Unterscheidung der Urethritis anterior und posterior war schon oben die Rede.

Therapie. Von der grössten Wichtigkeit ist zunächst das *Verhalten im Allgemeinen.* Während der Acme der Krankheitserscheinungen ist möglichste *Ruhe* indicirt und am besten liegen die Patienten überhaupt zu Bett. Aber hierbei begegnen wir gewöhnlich der Schwierigkeit, die bei der Behandlung der venerischen, „geheimen" Krankheiten uns so oft entgegentritt, die Kranken wollen geheilt sein, ohne dass man etwas von ihrer Krankheit merkt, „ohne Störung des Berufes". Unter allen Umständen sind aber längere Wege zu Fuss, Tanzen, Reiten, überhaupt jede stärkere körperliche Bewegung zu untersagen. Stets ist die Anlegung eines gutsitzenden *Suspensoriums* zu empfehlen. — Bezüglich der *Diät* ist zunächst Bier am besten ganz zu verbieten, erlaubt man geringe Quantitäten, so läuft man in den Kreisen, in denen die meisten Tripperinfectionen vorkommen, gewöhnlich Gefahr, dass viel mehr getrunken wird, was sicher sehr schädlich ist. Dagegen sind **Wasser**, schwach kohlensäurehaltiges Wasser (die diversen Sauerbrunnen), etwas Rothwein, am besten mit Wasser vermischt, Limonade, Milch, **Caffee**, Thee als Getränk zu gestatten. Am zweckmässigsten wird überhaupt nicht viel getrunken, nicht über das Bedürfniss, zumal nicht **Abends**. Von Speisen sind stark gesalzene und gewürzte Sachen zu vermeiden, im übrigen sind aber besondere Beschränkungen nicht nöthig. — Bei vorhandener Stuhlverstopfung ist die Verordnung der entsprechenden Abführmittel nicht zu versäumen.

Die eigentliche *medicamentöse Behandlung* des Trippers zerfällt wieder in die *innerliche Behandlung,* bei der die Medicamente per os aufgenommen werden und erst nach Ausscheidung durch die Nieren und Uebergang in den Urin ihre Wirksamkeit entfalten, und die *locale Behandlung*, bei der im wesentlichen durch Injectionen die Mittel direct auf die kranke Harnröhrenschleimhaut applicirt werden.

Bei der *internen Behandlung*, die an Wirksamkeit und Wichtigkeit hinter der Localbehandlung zurücksteht, sind vor Allem die balsamischen Mittel, in erster Linie der *Copaivbalsam* und das *Sandelöl* zu nennen, die am besten in Kapseln (à 0,5) zu 3—4—8,0 Grm. (Copaivbalsam) oder 1,5—2 Grm. (Sandelöl) pro die gegeben werden. In ähnlicher Weise werden *Tolu-, Perubalsam, Terpenthin*, ferner *Cubeben* als Pulver (in Oblaten) oder als Extr. Cubebarum (mit Copaivbalsam gemischt in Kapseln) gegeben. — Es ist nicht zu leugnen, dass in manchen Fällen eine eclatante Wirkung dieser Mittel zu constatiren ist, besonders die Schmerzen im Höhestadium des Trippers werden durch die interne Behandlung manchmal in ganz auffälliger Weise gelindert, aber in anderen Fällen bleibt dafür die Wirkung auch völlig aus. Unangenehm sind ferner die *Nebenwirkungen*, die bei allen diesen Mitteln, fast stets nach längerem Gebrauch, manchmal aber auch schon sehr bald nach dem Beginne der Medication auftreten, Appetitlosigkeit, Aufstossen, Erbrechen, Durchfälle und manchmal urticaria- oder erythemartige Ausschläge (*Urticaria balsamica*). Auch Nierenreizungen, Albuminurie, Hämaturie können sich einstellen, und zwar sind diese unangenehmen Erscheinungen weniger bei dem in dieser Hinsicht entschieden unschuldigeren Copaivbalsam zu befürchten, als bei dem besonders neuerdings so empfohlenen Sandelöl, welches, zumal in grösseren Mengen gegeben, oft heftige Nierenreizungen hervorruft; bei der Eiweissprobe ist zu berücksichtigen, dass die (bei Copaivgebrauch) in den Harn übergehenden harzigen Stoffe beim Kochen und Zusatz von Salpetersäure einen Niederschlag geben, der aber — im Gegensatz zum Eiweiss — in Alcohol und Aether und im Ueberschuss der Säure löslich ist. Am meisten ist die interne Behandlung bei heftigem Tripper in der Zeit des Höhestadiums indicirt, so lange die Vornahme von Einspritzungen wegen der Intensität der Entzündungserscheinungen noch nicht räthlich ist, aber auch sonst wird dieselbe gelegentlich als Unterstützung der externen Behandlung gute Dienste leisten. — Gleichzeitig ist es empfehlenswerth, die Kranken zwei- bis dreimal täglich eine Tasse *Leinsamenthee* trinken zu lassen.

Bei der *externen Behandlung* des acuten Trippers kommen eigentlich nur die *medicamentösen Injectionen* in Betracht, indem die anderen Applicationsformen (Einführung medicamentöser Bacillen oder mit Salben überzogener Bougies u. A.) viel mehr bei dem chronischen Tripper indicirt sind. — Zunächst ist die sogenannte *Abortivbehandlung* zu erwähnen, bei welcher durch Einspritzung starker *Höllensteinlösungen* (2—3 Proc.) der Tripper coupirt werden soll. Dass dies in besonders günstigen Fällen in den allerersten Tagen nach der Infection vielleicht möglich ist, soll nicht in Abrede gestellt werden, in der Regel wird dagegen nichts weiter erreicht, als eine enorme Steigerung der Entzündungserscheinungen, nach deren Abnahme der Tripper gerade wie vorher läuft, und es kann daher die Vornahme dieser Abortivbehandlung nicht empfohlen werden.

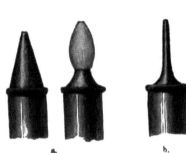

Fig. 2.

Trippersprizen a) mit zweckmässigem, b) mit unzweckmässigem Ansatz.

Die Injectionen *adstringirender* oder *desinficirender Mittel* sind dagegen indicirt, sowie die heftigsten Entzündungserscheinungen sich gelegt haben, also etwa im Laufe der zweiten Woche oder auch schon von vornherein, falls die Erkrankung in milderer Form auftritt, wie z. B. ganz gewöhnlich im Gegensatz zur erstmaligen Trippererkrankung bei den späteren Wiederholungen. — Von grosser Wichtigkeit ist es, den Patienten genau die *Technik der Injectionen* anzugeben. Unmittelbar vor der Injection muss der Kranke uriniren, damit nicht der Eiter in weiter nach hinten gelegene Theile der Harnröhre befördert werde. Dann ist die mit konischer oder olivenförmiger Spitze versehene, 5 Grm. oder wenig mehr haltende, gefüllte Spritze mit der rechten Hand in die Urethralmündung einzuführen, mit Daumen und Zeigefinger der linken Hand die Eichel an die Spitze anzudrücken und nun mit gleichmässigem, langsamem Druck der Inhalt in die Harnröhre zu befördern. Die Urethralmündung wird dann zugehalten und die Flüssigkeit etwa eine Minute in der Harnröhre belassen. Die Injectionen sind in der Regel dreimal täglich mit möglichst gleichen Intervallen vorzunehmen, jedesmal ist nur eine Spritze zu injiciren.

Von der grossen Reihe der zu Injectionen empfohlenen Mittel sollen hier nur die wichtigsten genannt werden. Für das erste Stadium, so lange noch entzündliche Erscheinungen bestehen, sind besonders die *Zinksalze* (Zinc. sulfur. oder sulfocarbol. 0,3 : 100,0), *Kal. hypermang.* (0,03 : 100,0), *Sublimat* (0,01 : 200,0), *Argent. nitr.* (0,1 : 300,0), zu empfehlen. Ist die Entzündung verschwunden, der Ausfluss verringert, so wirken oft *Zinc. acet.* (0,3 : 100,0), *Acid. tannic.* (0,3 : 100,0), oder Mixturen mit feinzertheilten unlöslichen Substanzen, *Bismuth. subnitr.* (2,0 : 100,0) oder *Zinc. sulfur.* mit *Plumb. acet.* (*ana* 0,3 : 100,0 — Ricord'sche Emulsion) besser. Ein in allen Stadien des Trippers oft recht gut wirkendes Mittel ist das *Resorcin* (2,0—3,0 : 100,0), welches die Harnröhrenschleimhaut nicht oder nur in geringem Grade reizt. — Die hier angegebenen Concentrationen sind Mittelwerthe und im einzelnen Falle werden gelegentlich theils schwächere, theils stärkere Lösungen, auch schon wegen der individuell sehr verschiedenen Empfindlichkeit, angewendet werden müssen. Die Lösungen dürfen niemals starke Schmerzen hervorrufen — dies ist ein Zeichen für zu starke Concentration —, während mässiges Brennen in der ersten Zeit auch bei richtiger Stärke gewöhnlich vorhanden ist. Für die Wahl des Mittels im einzelnen Fall ist zunächt das Stadium, in welchem sich die Krankheit befindet, maassgebend und oben sind bereits die wichtigsten hierauf bezüglichen Angaben gemacht worden. Im übrigen muss zugegeben werden, dass wir oft auf das Probiren angewiesen sind, ohne dass ein Grund ersichtlich ist, wirkt ein Mittel in einem Fall sehr günstig, im anderen lässt es im Stich. Tritt daher nach 8—14tägiger Anwendung einer Einspritzung keine Besserung ein, so ist ein Wechsel der Injectionsflüssigkeit angezeigt; auch aus psychischen Gründen ist derselbe gelegentlich empfehlenswerth. Die Vornahme der Injectionen ist nach Aufhören des Ausflusses noch etwa eine Woche zweimal, dann einmal täglich fortzusetzen und dann erst vollständig zu unterlassen.

Gesellt sich zu einem ursprünglich auf die Pars anterior beschränkten Tripper eine acute Urethritis posterior, so sind die Einspritzungen zu sistiren, unter Anwendung von *Balsamicis, Narcoticis* oder *Natron salicylicum* ist das acute Stadium abzuwarten und dann erst zur Anwendung von Injectionen überzugehen. Dieselben dürfen aber nicht mit der Tripperspritze gemacht werden, da auf diese Weise nur die Pars anterior erreicht werden kann, sondern mittelst eines Katheters ist die ganze Urethra mit den betreffenden Lösungen auszuspülen (Finger).

Gegen die *schmerzhaften Erectionen* ist manchmal *Kal. brom.* (1—2 Grm. Abends zu nehmen) von eclatantem Erfolge, in anderen Fällen erweist sich dasselbe als ganz wirkungslos. Auch *Cocaininjectionen* (2 Proc.) in die Harnröhre, Abends vorzunehmen, wirken günstig. Möglichst leichte Bedeckung des Nachts, Vermeidung des Trinkens am Abend und bei Eintreten der Erection kalte Umschläge sind stets zu empfehlen. — Bei *Urinretention* gelingt es manchmal durch ein warmes Bad eine spontane Entleerung zu bewirken. Tritt diese nicht ein, so

ist stets ein NÉLATON'scher, nie ein fester Katheter anzuwenden, da
die Einführung des letzteren ungleich schmerzhafter ist. — Schliesslich
sind die Kranken stets ausdrücklich auf die *Gefahr der Uebertragung
auf die Conjunctiva* und die zur Vermeidung dieser bedenklichen Complication nöthigen Reinlichkeitsvorschriften aufmerksam zu machen. —
Es ist eigentlich selbstverständlich — trotzdem aber ist in der Regel
die ausdrückliche Anordnung selbst bei Gebildeten nöthig —, dass die
Patienten durch tägliche Localbäder das Glied sauber halten und durch
einen in die Vorhautmündung gesteckten, öfter zu erneuernden Watte-
pfropf oder bei fehlender Vorhaut durch einen schürzenartig am Suspensorium anzubringenden, täglich zu wechselnden Leinwandlappen die
Beschmutzung des Hemdes verhüten. — Nach der Heilung ist vor zu
baldiger Wiederaufnahme des Geschlechtsverkehrs zu warnen, da erfahrungsgemäss die Disposition zu erneuter Erkrankung nach eben abgelaufener Gonorrhoe eine sehr grosse ist.

Bezüglich der *Prophylaxe* ist daran zu erinnern, dass gerade gegen
die Tripperinfection die Untersuchung der Prostituirten den geringsten
Schutz gewährt, da die chronischen, aber nichtsdestoweniger infectiösen
Trippererkrankungen der Weiber nur zu leicht der Entdeckung entgehen. Dagegen bietet das *Condom*, vorausgesetzt natürlich, dass es
undurchgängig ist, einen vollständigen Schutz gegen den Tripper.

DRITTES CAPITEL.
Der chronische Tripper.

Es ist schwer zu sagen, wo der acute Tripper aufhört und wo der
chronische Tripper (*Nachtripper, Blennorhée, youtte militaire, gleet*
[englisch]) anfängt, zumal da die klinischen Symptome des letzteren
völlig mit den Symptomen des Endstadiums des acuten Trippers übereinstimmen; sicher kann man indess einen Tripper, der länger als drei
Monate dauert, als chronischen bezeichnen. Nicht immer lässt sich
ferner die Frage beantworten, wesshalb im einzelnen Fall sich aus dem
acuten Tripper ein chronischer entwickelt, im Allgemeinen kann aber
angeführt werden, dass einmal Tripper bei Männern, die schon mehrfach an dieser Krankheit gelitten haben, Neigung zum Uebergang in
das chronische Stadium zeigen, und dann nicht mit der nöthigen Schonung und vor Allem mit unzweckmässigen Mitteln behandelte Tripper.
Dann aber ist daran zu erinnern, dass vielleicht auch gewisse Allgemeinzustände einen Einfluss auf die Entwickelung des chronischen Trippers haben können. Ebenso wie z. B. die Scrophulose das Auftreten

chronischer Katarrhe anderer Schleimhäute begünstigt, dürfen wohl
auch ähnliche Zustände für die Chronicität mancher Harnröhrenaus-
flüsse verantwortlich gemacht werden.

Die Symptome gleichen, wie schon erwähnt, ganz denen der letzten
Wochen des acuten Trippers. Es besteht mässiger Ausfluss einer schlei-
mig-eiterigen Flüssigkeit aus der Harnröhre, der sowohl seiner Menge,
wie seiner Beschaffenheit nach mannigfachen Schwankungen unterworfen
ist. Manchmal ist seine Menge so gering, dass von einem eigentlichen
Ausfluss gar keine Rede ist, höchstens Morgens lässt sich das während
der ganzen Nacht angesammelte Secret durch Streichen der Harnröhre
von hinten nach vorn als Tropfen herausdrücken, oder es sind Morgens
die Harnröhrenlippen durch das eingetrocknete spärliche Secret mit
einander verklebt. Andererseits kann auch beim chronischen Tripper,
besonders nach Excessen oder zu starken Injectionen u. dgl. sich wieder
starker Ausfluss einstellen. Ungefähr in demselben Verhältniss steht
die bald weniger, bald mehr eiterige Beschaffenheit des Secretes. —
Die *Gonokokken* sind gewöhnlich beim chronischen Tripper in sehr
viel geringerer Menge vorhanden,. als beim acuten, doch scheinen sie
nach den bis jetzt vorliegenden Untersuchungen jedenfalls in der Mehrzahl der Fälle nachweisbar zu sein.

Eine besondere Erwähnung erheischen noch die sogenannten *Tripperfäden (Urethralfäden, FÜRBRINGER)*, mit welchem Namen man jene
fädigen Gebilde bezeichnet hat, die bei der Urinentleerung, und zwar
mit den ersten Urintropfen nach aussen befördert werden. Diese
Fäden bestehen entweder aus Schleim mit verhältnissmässig geringer
Beimischung von Eiterkörperchen und einigen Epithelzellen, sind dann
gewöhnlich länger, bis 1 und 2 Cm. lang, und erscheinen beim Herausnehmen aus dem Urin gallertartig, oder sie enthalten mehr Eiterkörperchen und sind dann kürzer, undurchsichtig, gelb und mehr bröckelig.
Diese Fäden verdanken einer an irgend einer Stelle der Harnröhre
stattfindenden abnormen Schleim- oder Eitersecretion ihre Entstehung,
und sie fehlen daher niemals beim chronischen Tripper. Aber andererseits kommen sie in zahlreichen Fällen nach geheilten Trippern vor,
wo ausser diesen Fäden weder subjectiv noch objectiv irgend eine
Krankheitserscheinung nachweisbar ist. Die Fäden beweisen zwar, dass
in diesen Fällen noch an irgend einer Stelle, vielleicht in einigen
Schleimdrüsen eine abnorme Secretion besteht, dass daher eine vollständige Heilung im idealen Sinne nicht eingetreten ist, aber vom
klinischen Standpunkt scheint es mir richtiger zu sein, diese Fälle, in
denen jede andere Krankheitserscheinung fehlt, nicht mehr als chro-

2*

nischen Tripper zu bezeichnen.   Ich möchte gleich hier bemerken, dass
wir therapeutisch gegen die Bildung der Fäden in diesen letzterwähnten
Fällen so gut wie ohnmächtig sind.

Die *subjectiven Beschwerden* sind, wie schon angedeutet, beim
chronischen Tripper sehr gering und · fehlen manchmal ganz.   Die
Kranken klagen oft über geringes Brennen oder Kitzeln beim Uriniren
oder über ein gewisses Druckgefühl in der Dammgegend und nur bei
den Exacerbationen tritt gelegentlich auch eine Steigerung der subjectiven Beschwerden ein. — Während eine Reihe von Kranken, um
Fürbringer's treffenden Ausdruck zu gebrauchen, ihr Leiden „mit
unbegreiflichem Leichtsinn oder Stupor" trägt, wird dasselbe für
andere die Ursache „einer düsteren Verstimmung und verzweiflungs-
voller Sorge", und der immer und immer, jeden Morgen wiederkehrende
Tropfen untergräbt körperliches und geistiges Wohlbefinden, raubt jede
Schaffenslust, lähmt jede Energie und wird die Veranlassung des
äussersten Lebensüberdrusses.   Bei manchen Kranken zeigen sich
eigenthümliche nervöse Erscheinungen, Kreuzschmerzen, Schwäche-
gefühl in den Beinen, Kältegefühl der Haut, kurz Erscheinungen der
sogenannten *Spinalirritation*.

Der **Verlauf** des chronischen Trippers ist ein sehr eintöniger, indem, abgesehen von Intensitätsschwankungen, keine wesentliche Veränderung des Krankheitsbildes auftritt, der chronische Tripper ist eine
in jeder Beziehung „langweilige Krankheit".   Die *Complicationen* sind
sehr viel seltener, als beim acuten Tripper, doch kommen zumal nach
übereifrigen therapeutischen Eingriffen auch Blasenkatarrhe und Neben-
hodenentzündungen vor.   Die *Dauer* berechnet sich stets nach Monaten
und oft nach Jahren.

Die **Prognose** ist bezüglich der Heilung eine sehr viel schlechtere,
als beim acuten Tripper, in nicht so ganz seltenen Fällen sind nach
sorgfältigster, vielmonatlicher Behandlung die Krankheitserscheinungen
noch vollständig auf demselben Punkte, wie beim Beginn der Behandlung, und in allen Fällen wird man gut thun, sich auf eine bestimmte
Vorhersage bezüglich der Zeit der Heilung nicht einzulassen.   Aber
auch abgesehen hiervon ist die Prognose des chronischen Trippers
schlechter, als die des acuten, da erfahrungsgemäss nach ersterem
häufiger Stricturen auftreten, durch die dann unter Umständen wesentliche Schädigungen der Gesundheit und selbst directe Lebensgefahren
bedingt werden können.   Unter allen Umständen ist ein chronischer
Tripper als eine ernste Erkrankung zu betrachten, welche nichts
weniger als die Gleichgültigkeit verdient, mit der sie oft vom Patienten

behandelt wird, und als die freilich wohl manchmal erklärliche Interesselosigkeit, mit der sie der Arzt ansieht. — Sehr wichtig ist ferner die Frage nach der *Infectiosität des chronischen Trippers*, besonders wegen etwa einzugehender Ehe. Wenn auch in manchen Fällen von chronischem Tripper die Infection unter diesen Umständen ausbleibt, bei denen wir also annehmen müssen, dass nur noch ein nicht mehr specifischer Katarrh, der ursprünglich vor Jahren durch die Tripperinfection hervorgerufen war, zurückgeblieben ist, so ist in der Mehrzahl der Fälle doch sicher die Möglichkeit der Infection noch vorhanden, was schon der Gonokokkenbefund beweist, und jedenfalls ist in praxi bei der Beantwortung einer derartigen Frage mit alleräusserster Vorsicht vorzugehen, zumal der Tripper für die Frau ein viel bedenklicheres Uebel ist, als für den Mann und zu den allerschwersten, ja tödtlichen Erkrankungen der inneren Sexualorgane führen kann.

Bei der Diagnose sind wir zunächst auf die klinischen Erscheinungen angewiesen, wir müssen aber weiter bestrebt sein, auch den Sitz der Krankheit — es ist gewöhnlich nicht die ganze Harnröhre, sondern nur ein Theil derselben, entweder die hintere, in vielen Fällen aber auch die vordere Partie derselben ergriffen — festzustellen, entweder mit Hülfe des schon oben erwähnten Endoskops, mit welcher Methode man allerdings nur bei grosser Uebung brauchbare Untersuchungsresultate erreichen wird, oder durch Einführung der Knopfsonde, bei welcher die intensive Schmerzempfindung, sowie der Sondenknopf über die erkrankte Schleimhautpartie gleitet, die Localisation des Krankheitsprocesses angiebt. — Auch die Probe der zwei Gläser lässt sich für die Bestimmung der Localisation einer chronischen Gonorrhoe verwerthen. Ist nur der vordere Theil der Harnröhre ergriffen, so enthält der erste Urin natürlich das gesammte Secret, die Tripperfäden, bei stärkerer Eiterung besteht auch diffuse Trübung, ist dagegen die Pars prostatica erkrankt, so findet sich die grösste Menge der Absonderung zwar auch im ersten Harn, der zweite Harn enthält aber auch kurze, kommaförmige Fäden, die aus den Ausführungsgängen der Schleimdrüsen der Pars prostatica stammen und erst durch die Muskelcontractionen bei der Entleerung der letzten Urintropfen herausbefördert werden (FINGER). — Nur mit Hülfe des Endoskops lässt sich nachweisen, dass in einer Reihe von Fällen von chronischem Tripper nicht blos Hyperämie und Schwellung der Schleimhaut besteht, sondern dass sich stellenweise zahlreiche kleine *Granulationen* auf der Schleimhaut zeigen, ähnlich etwa den Veränderungen der Conjunctivalschleimhaut bei Trachom. Nur mit Hülfe des Endoskops lassen sich ferner jene seltenen Fälle ausscheiden, in denen durch andere Affectionen, durch stets recidivirende *Herpeseruptionen*, durch zahlreiche kleine *Polypen* der Harnröhrenschleimhaut ganz ähnliche Symptome wie beim chronischen Tripper hervorgerufen werden. — Hier ist auch noch auf einen anderen Punkt aufmerksam zu machen, der besonders bezüglich der Therapie von grosser Wichtigkeit ist. Entwickelt sich im Gefolge eines chronischen Trippers eine Strictur, so wird in der hinter der Verengerung gelegenen Partie der Harnröhre gerade durch die fortwährende Reizung, durch die gewaltsame Dehnung bei jeder Urinentleerung der chronische Entzündungszustand unterhalten, und zwar gilt dies bereits für eine Zeit, in welcher die Strictur noch gar keine subjectiven Erscheinungen zu bedingen braucht. Hieraus ergiebt sich die Regel, in jedem Falle von chronischem Tripper, falls nicht irgend eine Complication, Cystistis, Epididymitis, eine Contraindication abgiebt, durch Untersuchung mit einer starken, geknöpften Bougie auf eine etwa vorhandene *Strictur* zu fahnden.

Therapie. Die erfolgreiche Behandlung des chronischen Trippers ist eine der schwierigeren Aufgaben für den Arzt; gar nicht so selten, trotz besten Willens von beiden Seiten, bleibt der Erfolg aus und manchmal, man möchte sagen, zum Hohne der ärztlichen Kunst, hört der Ausfluss auf, sowie die Patienten mit der vorher Monate durchgeführten Therapie völlig aufhören und gar nichts mehr anwenden. — Unter diesen Umständen ist es einerseits erklärlich, andererseits aber für die Heilung der Krankheit nicht günstig, dass die an chronischem Tripper Leidenden zu den Kranken gehören, welche am häufigsten den Arzt und damit meist die ganze Behandlungsmethode wechseln.

Zunächst ist zu bemerken, dass schon wegen der Dauer des Uebels und wegen der geringen subjectiven Beschwerden strenge Vorschriften bezüglich der *Diät* und des übrigen Verhaltens, wie beim acuten Tripper, gar nicht durchführbar sind. Allerdings ist aber auch der günstige Einfluss einer absoluten Ruhe und strengen Diät auf den chronischen Tripper sehr problematisch. Es ist natürlich rathsam, dass die Kranken übermässige Bewegungen vermeiden und dass sie auch in anderer Hinsicht sich vor allen Excessen — der Geschlechtsverkehr ist selbstverständlich ganz auszuschliessen — hüten, aber ein mässiger Genuss von gutem Bier wird nie etwas schaden, nur ist es gut, hierin eine gewisse Regelmässigkeit anzuempfehlen, so dass nicht tagelang gar kein Bier und dann auf einmal grössere Quantitäten getrunken werden. — Das Tragen eines *Suspensorium* ist auch hier stets indicirt.

Die *medicamentöse Behandlung* hat beim chronischen Tripper

ebenfalls mit *Einspritzungen* zu beginnen, denn eine ganze Anzahl von chronischen Gonorrhöen, diejenigen, bei denen die Erkrankung im vorderen Abschnitte der Harnröhre localisirt ist, lässt sich durch Einspritzungen zur Heilung bringen. Die Applicationsweise ist genau wie beim acuten Tripper und sind besonders die *essigsauren Salze* (Zinc. acet., Plumb. acet. oder Zinc. sulf. und Plumb. acet. ana) in unter Umständen etwas stärkeren Concentrationen wie dort indicirt. Auch die *Wismuthemulsion* ist von günstiger Wirkung.

Ist aber nach 4—6 wöchentlicher Anwendung der Einspritzungen eine Verminderung des Ausflusses nicht eingetreten, so muss man Methoden anwenden, durch welche es gelingt, die Medicamente auch in die hinteren Abschnitte der Harnröhre zu befördern, während die in gewöhnlicher Weise gemachten Einspritzungen nicht über den Bulbus urethrae hinausgehen. Ist von vornherein das Vorhandensein einer Urethritis posterior sicher constatirt, so ist mit Uebergehung der gewöhnlichen Einspritzungen gleich mit den hier in Betracht kommenden Methoden zu beginnen. Die Zahl der hierzu angegebenen Methoden ist sehr gross, man hat Pinselungen mit Höllensteinlösung, Aetzungen mit Höllenstein in Substanz mit Hülfe des Urethroskops vorgenommen, es sind besondere Spritzen mit katheterartigem Ansatz, der nach hinten gerichtete Oeffnungen hat, construirt worden, es sind durch gewöhnliche Katheter mit einem geeigneten Heberapparat die hinteren Harnröhrenabschnitte gewissermassen berieselt worden u. a. m. In sehr bequemer Weise lässt sich die Injectionsflüssigkeit an jede beliebige Stelle der Harnröhre bringen, indem ein NÉLATON'scher Katheter an einer — für den gewöhnlichen Gebrauch unzweckmässigen — Tripperspritze mit langem Ansatzrohr angebracht und bis an die Blase eingeführt wird. Unter allmäligem Zurückziehen des Katheters wird nun die Spritze langsam entleert. Am besten werden zu diesen Injectionen Höllensteinlösungen (⅓—1 Proc.) verwendet. Recht zweckmässig sind ferner noch die folgenden beiden Methoden. Die erste ist die Einführung von *medicamentösen Bacillen* (z. B. Arg. nitr. 0,03, Butyr. Cacao 3,0 f. bac. long. 3—4 Cm.) mit Hülfe des Urethroskops oder der „Tripperpistole" (SÄNFTLEBEN), einer mit Mandrin versehenen Celluloidbougie, der das vordere Ende abgeschnitten ist, oder eines eigens zu diesem Zwecke construirten Porte-remède (MICHELSON). Zu diesen Bacillen sind auch andere Mittel, *Jodoform, Hydr. oxyd.* verwandt worden, am empfehlenswerthesten ist aber das Argentum nitricum. Die zweite Methode ist die Einführung von *Bougies, die mit einer das Medicament enthaltenden Masse bestrichen sind.* Der Hauptübelstand dieser Methode, dass näm-

lich die Salbenmasse schon an den vordersten Harnröhrenpartien ab-
gestrichen werde, ist durch UNNA in glücklicher Weise vermieden
worden, indem er die Bougies mit einer bei gewöhnlicher Temperatur
festen Masse armirte. Diese Masse (Arg.·nitr. 1,0, Bals. peruv. 2,0,
Butyr. Cacao 100,0, Cerae 2—5,0) wird in einem hinreichend langen
Glaskolben im Wasserbade geschmolzen, die Bougies werden in dieselbe
eingetaucht und nun frei aufgehängt. Nach dem Erkalten sind sie mit
einer gleichmässigen, festen Schicht überzogen, von der ein Theil jedenfalls bei schneller Einführung bis in die hinteren Partien gelangt. UNNA
hat Metallsonden verwendet, ich habe dasselbe Verfahren mit elastischen geknöpften Bougies eingeschlagen, was mir noch zweckmässiger
zu sein scheint, und ausserdem den Perubalsam aus der Salbenmasse
fortgelassen, wodurch dieselbe haltbarer wird. Beide Methoden, die
Bacilleneinführung sowohl wie die Anwendung der armirten Sonden oder
Bougies muss mit mindestens 3—4 tägigen Pausen gemacht werden, da
nach jeder Einführung eine 1—2 Tage dauernde Reizung der Schleimhaut, gewöhnlich mit Vermehrung des Ausflusses auftritt. Nach 6—12,
eventuell noch mehreren derartigen Einführungen ist in einer Anzahl
von Fällen die Heilung zu erreichen, manchmal erst nach einer noch
nachfolgenden Einspritzungskur.

Einfacher und noch wirksamer ist die zuerst von TOMMASOLI empfohlene *Einspritzung von Argentum-Lanolinsalbe* (Arg. nitr. 0,2—0,4,
Lanolin. pur. 16,0—18,0, Ol. Oliv. opt. 4,0—2,0 — je nach der Luft-
wärme). Dieselbe wird entweder mit einer eigens hierzu construirten
Kathetersprütze vorgenommen, oder mit der schon oben erwähnten
Tripperpistole, die zu diesem Zwecke mit einem Metallmandrin, der
an seinem oberen Ende einen kleinen passenden Stempel trägt, versehen werden muss. Die Pistole wird nach Herausnahme des Mandrins
mittelst einer PRAVAZ'schen Spritze mit der Salbe gefüllt und dann
nach Einsetzen des Stempels eingeführt. Dann wird der Stempel vor-
geschoben oder die Pistole selbst, während der Stempel fixirt wird,
zurückgezogen und es kann auf diese Weise die Salbe in jeder beliebigen Partie der Harnröhre deponirt werden. Eine Reaction erfolgt
in der Regel gar nicht, so dass die Einführungen alle 2—3 Tage wiederholt werden können. Die Vortheile dieser Methode bestehen darin,
dass die Lanolinsalbe sich der feuchten Schleimhaut innig anschmiegt
und die Berührung von langer Dauer ist, wenigstens werden die letzten
Reste der Salbe oft erst nach 1—2 Tagen mit dem Urin entleert.

Schliesslich ist noch die einfache, täglich vorzunehmende Ein-
führung starker Metallsonden oder *elastischer,* aber nicht zu weicher

Bougies (Nr. 20—22 Charrière) als Mittel, welches manchmal zum Ziel führt, zu nennen. Der auf die Schleimhaut ausgeübte Druck bedingt die Wirkung dieser Behandlungsmethode und es müssen die Bougies daher mindestens jedesmal 10—15 Minuten in der Harnröhre liegen bleiben. In allen Fällen, wo eine Strictur vorhanden ist, kommt natürlich das regelmässige Bougiren in erster Linie in Betracht, das zweckmässig mit *Einspritzungen* verbunden wird. Bei gleichzeitigem Bougiren sind keine Einspritzungsflüssigkeiten mit unlöslichen Bestandtheilen (Zinc. sulfur. mit Plumb. acet., Bism. subnitr.) anzuwenden.

Von der Anwendung innerer Mittel ist bei der Behandlung der chronischen Gonorrhoe ein Erfolg nicht zu erwarten.

VIERTES CAPITEL.
Die Entzündung des periurethralen Gewebes und der Schwellkörper.

Schreitet der durch die Tripperinfection hervorgerufene Entzündungsprocess von der Harnröhrenschleimhaut auf das submucöse Gewebe und auf die tieferen Theile, also auf das Gewebe des Schwellkörpers der Urethra fort, wobei die Drüsenlumina wohl zunächst den Weg bilden, so entsteht ein **periurethrales Infiltrat**, aus welchem durch eiterige Schmelzung dann weiter ein **Periurethralabscess** hervorgehen kann. Dieselben Vorgänge kommen auch in den Schwellkörpern des Penis zur Ausbildung.

Die an und für sich harmlosesten Bildungen dieser Art sind die kleinen, etwa erbsengrossen Knoten, die durch Entzündung der sogenannten *Tyson'schen Drüsen*, resp. des dieselben umgebenden Gewebes entstehen und die im Sulcus coronarius unmittelbar neben dem Frenulum, meist einseitig, selten beiderseits vom Bändchen, auftreten. Der sich im Innern bildende Eiter wird fast stets nach aussen entleert, oft durch den Ausführungsgang der Drüse — oder nach neueren Untersuchungen Crypte (Finger) — und die Heilung pflegt dann erst nach Spaltung dieses Ganges einzutreten. — Die Erkenntniss dieser Complication des Trippers ist neuerdings durch die Arbeiten von Touton und Jadassohn wesentlich erweitert worden. Es hat sich gezeigt, dass auch zwischen den beiden Blättern des Präputium derartige Drüsengänge vorkommen und dass die eigentlichen paraurethralen Drüsengänge nicht nur an der oben bezeichneten Stelle, sondern auch an der Haut des Penis in der Nähe der Raphe, auf der Eichel oder auf der Schleimhaut der Harnröhrenlippen ihre Mündung haben können. Letzteres

Verhalten ist nach meiner Erfahrung das häufigste. In allen Fällen findet sich bei gonorrhoischer Entzündung ein Knoten oder ein strangförmiges Infiltrat, und durch Druck entleert sich der Eiter aus der präformirten Oeffnung, manchmal unter fast vollständigem Verschwinden des Knotens. — Die gonorrhoische Entzündung dieser *präputialen und paraurethralen Gänge* ist wegen der Infectiosität — Gonokokken sind in dem Secret stets gefunden — und wegen der oft erheblichen Schwierigkeit der Heilung von nicht zu unterschätzender Bedeutung. Auch die Möglichkeit einer Autoreinfection von einem solchen Gange aus nach Heilung des Urethraltrippers ist zu beachten. — Zur Heilung ist je nach den Umständen die *Excision* des ganzen Ganges oder die *Kauterisation* mit Galvanokauter oder Mikropaquelin oder die *electrolytische Behandlung* geeignet.

Die eigentlichen *periurethralen Infiltrate* können im ganzen Verlaufe der Harnröhre bis zur Prostata vorkommen, am häufigsten im Schwellkörper der Harnröhre, aber auch in den Schwellkörpern des Penis und bilden bis etwa pflaumengrosse, harte, empfindliche Knoten, die bei Erectionen dadurch, dass der Schwellkörper, in dem das Infiltrat sitzt, sich nicht genügend mit Blut füllen kann, eine sehr auffällige Erscheinung veranlassen, nämlich eine Krümmung und Knickung des Penis nach der Seite des erkrankten Schwellkörpers, also nach unten, links oder rechts (*Chorda venerea*). Die Erectionen sind dabei durch die Zerrung der erkrankten Gewebe ausserordentlich schmerzhaft.

Während die kleineren Infiltrate in Resorption übergehen können und dann entweder mit vollständiger Restitutio ad integrum oder mit Hinterlassung einer theilweisen Verödung des erectilen Gewebes heilen, welche letztere eine gewöhnlich nur unbedeutende Deviation des Penis bei Erectionen veranlasst, gehen die grösseren Infiltrate fast stets in Vereiterung über und es kommt so zur Bildung des *periurethralen Abscesses*. Der Abscess kann weiterhin nach innen, in das Lumen der Harnröhre, oder nach aussen durch die Haut durchbrechen, oder es kann der Durchbruch sowohl nach innen wie nach aussen stattfinden und somit eine *Harnfistel* gebildet werden. Nach der Heilung bleibt stets eine mehr oder weniger umfangreiche Schwielenbildung in dem betreffenden Schwellkörper zurück, die eine geringere oder stärkere, unter Umständen die Cohabitation unmöglich machende Knickung des Penis bei Erectionen veranlasst. — Im Eiter der periurethralen Abscesse sind *Gonokokken* nachgewiesen.

Prognose. Das periurethrale Infiltrat, besonders bei grösseren Dimensionen, ist stets eine ernste Complication der Gonorrhoe und er-

fordert die allersorgfältigste Behandlung. Denn einmal kann bei Durchbruch in die Urethra, und zwar am leichtesten ohne den gleichzeitigen
Durchbruch nach aussen, Urininfiltration mit ihren Folgen, jauchiger
Zersetzung und unter Umständen durch septische Infection bedingtem
Exitus, eintreten, und andererseits können selbst bei vollständiger Heilung doch, wie schon oben erwähnt, die schwerwiegendsten Functionsstörungen zurückbleiben.

Therapie. Bei kleineren Infiltraten ist die Anwendung der *Kälte*
(Bleiwasserumschläge, Eis) indicirt, während bei grösseren Infiltraten
von vornherein *warme Umschläge* zu appliciren sind, um die doch un-
ausbleibliche eiterige Schmelzung zu beschleunigen. Sowie sich dann
an irgend einer Stelle Fluctuation zeigt, ist sofort durch ausgiebigen
Einschnitt dem Eiter der Ausweg nach aussen zu eröffnen, um den
ungünstigeren Ausgang, den Durchbruch nach innen, zu verhüten. —
Selbstverständlich ist möglichst absolute Ruhe und stets Sistirung der
Einspritzungen anzuordnen.

FÜNFTES CAPITEL.
Die Entzündung der Lymphdrüsen.

Von der nicht seltenen Entzündung der Lymphgefässe des Penis
bei acutem Tripper war schon oben die Rede. Weniger häufig setzt
sich die Erkrankung bis auf die nächstgelegenen Lymphdrüsen, also
die *Inguinaldrüsen*, fort und ruft hier eine im Ganzen selten zur Vereiterung führende Entzündung hervor (*Tripperbubo*). Die Tripperbubonen
zeichnen sich durch ihren verhältnismässig langsamen Verlauf und die
demgemäss geringere Schmerzhaftigkeit gegenüber den in Folge des
weichen Schankers auftretenden Bubonen aus. Es bilden sich oft umfangreiche, langgestreckte, von der Symphyse fast bis zur Spina anterior superior reichende Infiltrate, welche die ganzen Inguinaldrüsen um-
schliessen, so dass dieselben einzeln nicht durchgefühlt werden können
(*strumöse Bubonen*). In ihren Erscheinungen und ihrem Verlauf besteht indess doch eine so grosse Aehnlichkeit mit den entsprechenden
Verhältnissen beim Schankerbubo, dass wir hier von der weiteren Beschreibung absehen können und auf das betreffende Capitel verweisen,
ebenso auch bezüglich der an jenem Ort ausführlich zu besprechenden
Therapie. Nur der eine Punkt möge hier erwähnt werden, dass die
Chancen der Totalexstirpation beim Tripperbubo noch geringere sind,
als beim Schankerbubo.

SECHSTES CAPITEL.

Die Entzündung der Blasenschleimhaut.

Der **Blasenkatarrh** (*Cystitis*) ist eine der häufigsten Complicationen des Trippers, die bald nach dem Beginn der Krankheit auftreten kann, am häufigsten während der Dauer des acuten Stadiums erscheint, gelegentlich aber auch zu einem chronischen Tripper, lange nach der Infection, hinzutritt. Die Erkrankung der Blasenschleimhaut entwickelt sich durch das Weiterschreiten des specifischen Entzündungsprocesses der Harnröhrenschleimhaut nach hinten, oft ohne dass eine besondere Ursache erkennbar ist, in anderen Fällen schliesst sich dieselbe unmittelbar an eine Kathetereinführung oder eine stark reizende Einspritzung an, so dass letztere als occasionelle Veranlassungen angesehen werden müssen. Schon hier möge bemerkt werden, dass bei Weibern in Folge der Kürze der Urethra die Cystitis verhältnissmässig häufiger zur gonorrhoischen Urethritis hinzutritt als bei Männern.

Von den *Symptomen* der **acuten Cystitis** ist zunächst der *Schmerz* zu nennen, der in der Regel nicht continuirlich ist, sondern mit Intervallen, in krampfartigen Anfällen auftritt, in der Blasengegend hinter der Symphyse localisirt ist, aber von hier in die tieferen Partien, den Damm und vor Allem die ganze Harnröhre ausstrahlt. Der Schmerz steigert sich bei der Harnentleerung und ganz besonders am Ende derselben zu seiner höchsten Intensität, was für die Kranken deswegen um so schlimmer ist, als regelmässig ein mehr oder weniger hochgradiger *Harndrang* besteht. In den schwersten Fällen ist der Harndrang fast continuirlich, kaum haben die Kranken unter den grössten Schmerzen wenige Tropfen Urin entleert, so macht sich, statt der erhofften Ruhe, schon wieder das Bedürfniss zum Uriniren geltend. Zu den durch die Cystitis bedingten Schmerzen gesellen sich noch die Schmerzen hinzu, welche beim Uriniren durch den über die entzündete Harnröhrenschleimhaut hinfliessenden Urin hervorgerufen werden, und so befinden sich die Kranken wirklich in einem qualvollen Dilemma: Die Urinentleerung ist furchtbar schmerzhaft und sie möchten dieselbe so selten als möglich vornehmen, aber fort und fort kommt das unabweisbare Bedürfniss. In anderen Fällen ist der Drang weniger stark, alle halbe Stunde oder Stunde müssen die Kranken uriniren, jedesmal natürlich auch nur geringe Mengen. Dabei besteht gewöhnlich ein gewisser Grad von *Incontinenz*, sowie das Bedürfniss kommt, müssen die Kranken schleunigst den Urin entleeren; ergiebt sich die Gelegenheit hierzu nicht schnell genug, so kommt es oftmals vor, dass sie dem

Drange nicht länger widerstehen können und den Urin in die Hosen lassen müssen. Dem gegenüber besteht in manchen Fällen *Urinreten-tion*, die Kranken lassen zwar häufig Urin, aber stets nur minimale Quantitäten, sowie die Urinentleerung begonnen hat, stellt sich ein Krampf des Blasenschliessmuskels ein und die Blase füllt sich mehr und mehr. Dieses Vorkommniss macht es dem Arzte zur Pflicht, sich in jedem Fall von acuter Cystitis durch *Percussion* über den *Füllungs-zustand der Blase* zu orientiren, weil die häufige — aber ungenügende — Urinentleerung die Urinretention sonst leicht übersehen lässt.

Von der grössten Wichtigkeit ist ferner die *Beschaffenheit des Urins*. Derselbe ist in der allerersten Zeit nur wenig getrübt. Bald aber zeigt der Urin sehr erhebliche Veränderungen, unmittelbar nach der Entleerung erscheint er ganz trübe, bei stärkerer Blutbeimengung gelblich- oder grünlich-braun und beim Stehen setzt sich ein rahm-artiges *Sediment*, oft in sehr beträchtlicher Menge ab, welches in dicker Schicht dem Boden des Gefässes aufliegt. Dieses Sediment besteht im wesentlichen aus Eiterkörperchen, weniger zahlreichen Blasenepi-thelien und selten ganz fehlenden, aber in den einzelnen Fällen in sehr verschiedener Menge vorhandenen rothen Blutkörperchen. Das Blut stammt aus den hyperämischen und durch die Abstossung der obersten Epithelschichten der schützenden Decke beraubten Capillaren der Blasen-schleimhaut, und ganz besonders werden diese Blutungen durch die letzten krampfhaften Zusammenziehungen der Blasenmusculatur her-vorgerufen. Hieraus erklärt sich die sehr häufige Erscheinung, dass die Kranken im Höhestadium des Blasenkatarrhs am Schlusse jeder Miction einige Tropfen oder auch grössere Mengen anscheinend reinen Blutes entleeren, wodurch sie in der Regel ausserordentlich deprimirt werden. Der filtrirte Urin enthält fast stets etwas *Eiweiss*, oft nur in geringer Menge, manchmal aber auch selbst bei Abwesenheit von grösseren Blutmengen in auffallend grosser Quantität. — Der Urin geht sehr leicht, oft schon ganz kurze Zeit, nachdem er gelassen ist, in ammoniakalische Zersetzung über.

In den schweren Fällen von Cystitis ist stets *Fieber* vorhanden, und dieses, der quälende Harndrang, die heftigen Schmerzen und die durch dieselben bedingte Schlaflosigkeit erklären zur Genüge die Er-scheinungen schweren Krankseins bei diesen Patienten.

Verlauf. Die vorhin geschilderte Heftigkeit der Symptome hält bei zweckmässigem Verhalten der Kranken nicht lange an. Schon nach einigen Tagen, höchstens nach 1—2 Wochen lassen die Schmerzen nach, der Harndrang nimmt ab, der Urin wird weniger trübe, die Blu-

tungen haben in der Regel schon früher aufgehört und beim Stehen
des Urins fällt ein sehr viel geringeres, mehr wolkiges Sediment aus.
In den günstig verlaufenden Fällen verschwinden im Laufe der nächstfolgenden Wochen auch diese Erscheinungen gänzlich und es tritt völlige
Heilung ein, manchmal bleibt allerdings, ohne dass irgend welche subjectiven Symptome vorhanden wären, eine ganz geringe Trübung des
Urins und eine dieser entsprechende Bildung eines wolkigen Sedimentes
noch längere Zeit bestehen, Fälle, die eigentlich schon die allergeringsten
Grade der chronischen Cystitis darstellen.

Die Prognose der acuten Cystitis ist im Ganzen günstig, denn in
der Regel gelingt es, die Hauptbeschwerden in verhältnissmässig kurzer
Zeit zu beseitigen und in nicht allzulanger Zeit die völlige Heilung
herbeizuführen. Zu beachten ist allerdings, dass oft für einige Zeit
eine grosse *Neigung zu Recidiven* zurückbleibt, die sich dann gewöhnlich an irgend eine bestimmte Schädlichkeit, an eine Erkältung, einen
Excess in Baccho oder dergl. anschliessen.

Die Diagnose ist nicht schwierig, die geschilderten subjectiven
Symptome und die Beschaffenheit des Urins lassen dieselbe kaum verfehlen. Zu berücksichtigen ist eigentlich nur, dass auch bei intensivem
Tripper, falls die Pars prostatica der Harnröhre erkrankt ist, Harndrang, unter Umständen auch Blutbeimengung zum Urin vorkommen
kann. Die Entscheidung giebt hier die Beschaffenheit des Urins, der
in diesen Fällen — am besten freilich ebenso in allen anderen — in
der Weise aufgefangen werden muss, dass der Patient die erste, den
Trippereiter enthaltende Quantität in ein Gefäss, die übrige Menge in
ein zweites Gefäss entleert. Bei acuter Urethritis posterior ist zwar,
nachdem der Patient längere Zeit nicht urinirt hat, der zweite Urin
durch Abfliessen des Secretes in die Blase auch trübe, lässt man den
Kranken aber in kürzeren Intervallen uriniren, so ist der zweite Urin
klar. Bei Cystitis ist dagegen der zweite Urin stets trübe, da der Eiter
in der Blase selbst producirt wird.

Therapie. Sehr wesentlich ist zunächst die Anordnung strengster
Ruhe, in den schweren Fällen unter allen Umständen der Bettlage.
Bezüglich der Diät sind dieselben Vorschriften zu geben, wie beim acuten
Tripper, als Getränk ist Milch besonders zu empfehlen. Ferner ist
stets für Regelung der Stuhlentleerung zu sorgen. Ganz besonders
haben sich die Patienten noch vor Erkältungen zu hüten, da durch
diese oft Verschlimmerungen oder nach eben abgelaufener Cystitis Recidive veranlasst werden. In dieser Hinsicht ist das Tragen einer wollenen
Leibbinde zu empfehlen. — Die Einspritzungen in die Harnröhre sind

beim Auftreten einer acuten Cystitis stets sofort zu unterlassen. — Die eigentliche Behandlung sucht einmal *indirect* durch innerlich gegebene Mittel, die durch die Nieren ausgeschieden sich dem Urin beimengen, und zweitens *direct* durch Eingiessung von Flüssigkeiten mittelst eines Katheters auf die kranke Schleimhaut zu wirken.

Unter den *indirect* wirkenden Mitteln steht die *Salicylsäure* obenan, die am besten als Natron. salicyl. zu 4—5 Grm. pro die gegeben, in vielen Fällen eine schnelle Besserung, besonders der subjectiven Symptome herbeiführt. Von günstiger Wirkung ist ferner *Kali chloricum*, 3—5 Grm. pro die (in Lösung), bei dessen Anwendung allerdings nach den neueren Erfahrungen grosse Vorsicht geboten ist, und der altgebräuchliche Thee aus *Folia Uvae ursi* (3 Esslöffel auf 3 grosse Tassen kochenden Wassers, tagsüber zu trinken). Das aus letzteren dargestellte *Arbutin* scheint den gehegten Erwartungen nicht zu entsprechen. Auch die Anwendung der bei der Behandlung des Trippers besprochenen *balsamischen Mittel* erweist sich als wirksam.

Sowie die heftigsten Erscheinungen der acuten Cystitis vorübergegangen und die etwaigen Blutungen verschwunden sind, durchschnittlich also am Ende der ersten oder Anfang der zweiten Woche, lässt sich durch die *directe Behandlung* in der Mehrzahl der Fälle auffallend schnell die Heilung oder jedenfalls eine sehr erhebliche Besserung erzielen. Als zuverlässigstes Mittel ist eine schwache *Höllensteinlösung* (0,3 : 100,0) zu empfehlen, die mit Hülfe eines einfachen Heberapparates in die Blase eingegossen und wieder abgelassen wird. Ein nicht zu starker NÉLATON'scher Katheter wird mit Hülfe eines als Zwischenstück dienenden Glasröhrchens an einem circa 1 Meter langen dünnen Gummischlauch befestigt, dessen anderes Ende über das Abflussrohr eines kleinen Glastrichters gestülpt wird. An dem Schlauch wird ein gut schliessender Quetschhahn angebracht. Nun wird etwas von der vorher erwärmten Flüssigkeit in den Trichter eingegossen und der Quetschhahn so lange geöffnet, bis der ganze Apparat mit der Lösung gefüllt ist. Dann wird der wohlgeölte Katheter dem liegenden Patienten in die Blase geführt, die übrige Flüssigkeit in den Trichter gegossen — es sind jedesmal circa 100 Grm. zu verwenden —, der Trichter hochgehalten und nun der Quetschhahn so lange geöffnet, bis die Flüssigkeit das untere Ende des Trichters erreicht. Hierauf wird der Hahn geschlossen und die Flüssigkeit eine bis einige Minuten in der Blase belassen. Dann legt man den Trichter in ein auf der Erde stehendes Gefäss, öffnet den Hahn und durch die Heberwirkung fliesst nun die Lösung, die durch Fällung von Chlorsilber völlig getrübt, weiss-gelblich

erscheint, wieder ab. Die Procedur ist bei leerer oder fast leerer Blase
vorzunehmen. Manchmal verstopft sich der Katheter durch Flocken oder
Gerinnsel, so dass die völlige Entleerung auf diesem Wege nicht gelingt,
man kann dann ruhig den Katheter herausnehmen und die noch in der
Blase befindliche Flüssigkeit durch Uriniren entleeren lassen. Gelegentlich gelangt wohl auch etwas Luft bei diesen Eingiessungen in die Blase,
ich habe irgend einen hierdurch entstandenen Nachtheil nie beobachtet.

Diese Eingiessungen werden einen um den anderen Tag oder jeden
dritten Tag wiederholt, und meist ist schon nach der ersten oder zweiten
ein ganz eclatanter Erfolg subjectiv wie objectiv zu verzeichnen und
nach 4—8 Eingiessungen ist oft die vollständige oder fast vollständige
Heilung erzielt. Auch in den letzteren Fällen ist es aber dann nicht
räthlich, mit dieser Behandlungsmethode fortzufahren, weil eine weitere
Besserung durch dieselbe gewöhnlich nicht bewirkt wird, während bei
zweckmässigem Verhalten und geeigneter innerer Medication in einiger
Zeit völlige Heilung eintritt. — Auch Lösungen von *Salicylsäure* oder
Kali chlor. sind in dieser Weise angewendet worden.

Die chronische Cystitis entwickelt sich aus der acuten in der Regel
in Folge unzweckmässigen Verhaltens der Kranken oder unzweckmässiger
Behandlung. Die Erscheinungen gleichen denen des letzten Stadiums
des acuten Blasenkatarrhs, sind bezüglich ihrer Intensität aber sehr
grossen Schwankungen unterworfen. Die Schmerzen fehlen entweder
ganz oder sind sehr unbedeutend, dagegen besteht gewöhnlich noch ein
mehr oder weniger erheblicher Harndrang und auch die oben geschilderten Erscheinungen einer gewissen Incontinenz sind nicht selten. Auch
die Beschaffenheit des Urins ist sehr wechselnd, von minimalen Trübungen bis zu erheblichen Beimengungen von Eiter und Blasenepithelien.
Blutungen fehlen in der Regel völlig. Der Verlauf erstreckt sich über
Monate und bei Vorhandensein von anderen begünstigenden Momenten,
besonders von Stricturen, über Jahre. In diesen letzteren Fällen kann
die Affection geradezu unheilbar sein, aber auch sonst ist die Prognose
bezüglich der völligen Heilung jedenfalls unsicherer als bei acutem
Blasenkatarrh, und zwar um so mehr, je länger die Krankheit besteht.

Bei der Diagnose ist die Möglichkeit der Verwechselung mit *tieferen
Leiden der Harnorgane,* mit Erkrankungen der Uretheren, der Nierenbecken und der Nieren zu berücksichtigen und stets ist die sorgfältigste
chemische wie mikroskopische Urinuntersuchung erforderlich. In dieser
Hinsicht mag hier im übrigen auf die betreffenden Capitel in Lehr-
büchern der speciellen Pathologie verwiesen werden.

Bei der Behandlung ist in den Fällen, in denen der Urin grössere Eitermengen enthält und gewöhnlich auch stärkerer Urindrang besteht, die oben beschriebene *locale directe Behandlung* sehr indicirt und giebt in der Regel gute Resultate. In den Fällen von geringerer Intensität ist die interne Behandlung mehr am Platze, als deren fernere Unterstützung noch das Trinken von Wildunger Wasser empfohlen werden kann.

Von der Blase, zumal bei chronischer Cystitis, kann sich der ursprünglich durch den Tripper hervorgerufene Entzündungsprocess weiter auf die Uretheren, die Nierenbecken und die Nieren fortpflanzen und hier zu Erkrankungen führen, die schliesslich das Leben in hohem Grade gefährden können, indess würde die Schilderung dieser Affectionen den Rahmen dieses Lehrbuches weit überschreiten und muss deshalb wiederum auf die einschlägigen anderen Werke verwiesen werden.

SIEBENTES CAPITEL.
Die Entzündung des Samenstranges und der Nebenhoden.

Von der Harnröhrenschleimhaut kann sich der durch die Tripperinfection hervorgerufene Entzündungsprocess durch die Ductus ejaculatorii auf das Vas deferens und den Nebenhoden fortpflanzen. In seltenen Fällen erkrankt blos das Vas deferens, **Funiculitis spermatica**, meist schreitet der Krankheitsprocess bis zum Nebenhoden fort, **Epididymitis**, und zwar in einer Reihe von Fällen, ohne dass objectiv Erkrankungssymptome des Vas deferens nachweisbar wären, gewissermassen mit Ueberspringung desselben, obwohl wir doch zweifellos annehmen müssen, dass der infectiöse Stoff durch jenen Kanal in den Nebenhoden gelangt. In den anderen Fällen sind die Erscheinungen beider Affectionen neben einander vorhanden. — Wenig bekannt, wohl mehr wegen der verborgenen Lage des Krankheitsherdes als wegen der Seltenheit der Erkrankung, ist die *gonorrhoische Entzündung der Samenbläschen (Spermatocystitis)*, die zur Vereiterung führen kann; ausserordentlich selten geht die Entzündung auf den Hoden selbst über (*Orchitis gonorrhoica*).

Als erstes *Symptom* der Epididymitis treten stechende Schmerzen im Samenstrang und Hoden auf, die besonders beim Stehen und Gehen an Heftigkeit zunehmen. Als sehr constantes Anfangssymptom wird noch der „Leistenschmerz" erwähnt, der wahrscheinlich durch Zerrung des Samenstranges im Leistenkanal in Folge der zunehmenden Schwere des Nebenhoden zu Stande kommt, falls er nicht etwa überhaupt durch Entzündung des Vas deferens hervorgerufen ist (Kocher). In der Regel

entwickelt sich dann das Krankheitsbild in einem oder in wenigen
Tagen zur vollen Höhe. In vielen Fällen zeigt sich eine deutlich nachweisbare Schwellung des auf Druck schmerzhaften Samenstranges,
andere Male ist nur der Nebenhode geschwollen, wie schon erwähnt.
Die Schwellung des letzteren ist oft eine sehr erhebliche, so dass der
Nebenhode den fast ausnahmslos normal bleibenden, nach hinten ge-
drängten Hoden an Grösse um ein mehrfaches übertrifft. Die Form
des vergrösserten Nebenhoden ist unregelmässig länglich, eckig, dem
zufühlenden Finger erscheint das Organ hart. Oft gesellt sich ein Erguss in die Tunica vaginalis propria (*Hydrocele acuta*) hinzu, wodurch
die Contouren des Nebenhoden mehr oder weniger undeutlich werden,
andererseits die Schwellung im ganzen zunimmt und der ganze Hodensack Faustgrösse und mehr erreicht. Die Haut ist geröthet, ödematös,
bei stärkerer Ausdehnung glatt, gespannt und fühlt sich heiss an. —
Bei noch vorhandenem stärkeren Ausfluss aus der Harnröhre tritt oft
gleichzeitig eine erhebliche Abnahme desselben ein, um nach dem
Rückgange der Epididymitis wieder einer Steigerung Platz zu machen.
Oft stellen sich *Pollutionen* ein, das hierbei gelieferte Sperma zeigt
Beimengungen von Eiter oder von Blut.

Subjectiv sind stets heftige Schmerzen vorhanden, die bei Druck
und bei der Berührung mit den Kleidungsstücken und Oberschenkeln
bei Bewegungen oft bis zum Unerträglichen gesteigert werden und die
Patienten am Gehen verhindern, sowie ihnen den Schlaf vollständig
rauben können. Beim Gehen beschreiben die Kranken, um eben die
Berührung zu vermeiden, mit dem Oberschenkel der kranken Seite
einen möglichst grossen Bogen um das Scrotum, wodurch ein ganz
charakteristischer, auch die Seite der Affection sofort erkenntlich
machender Gang entsteht. — Ein sehr constanter Begleiter der Epididymitis ist ferner das *Fieber*, welches bei den intensiveren Fällen
sich gewöhnlich auf 40° und 41° erhebt und auf dieser Höhe ziemlich
continuirlich einige Tage verharrt. — Eine weitere gewöhnlich vorhandene Begleiterscheinung ist hartnäckige *Stuhlverstopfung*.

Der Verlauf gestaltet sich in der Regel so, dass bei zweckmässigem
Verhalten des Kranken das Fieber und die Schmerzen schon nach
kurzer Zeit, nach einigen Tagen, erheblich abnehmen und ersteres bald
vollständig verschwindet, und dass sich sehr bald eine anfänglich
rapide Abnahme der Geschwulst einstellt. Allerdings, nachdem dann
der Nebenhode vielleicht bis auf das Doppelte seines normalen Volums
wieder zurückgegangen ist, geht die weitere Abschwellung nur sehr
langsam vor sich und es dauert eine Reihe von Wochen und sogar

Monaten, bis die normale Grösse wieder erreicht ist, ja in manchen Fällen bleibt eine Vergrösserung und Verhärtung des Nebenhoden oder eines Theiles desselben noch Jahre zurück. Nicht ganz selten bleibt eine chronische *Hydrocele* zurück und manchmal hinterlässt die Epididymitis eine schwer zu beseitigende *Hodenneuralgie*. — Die *Vereiterung* der gonorrhoischen Epididymitis ist ausserordentlich selten und ist wohl meist auf das gleichzeitige Bestehen anderweitiger Erkrankungen (Tuberculose) zurückzuführen.

Die **Prognose** der Epididymitis ist, abgesehen von den eben erwähnten selteneren Ausgängen, eine gute, da bei zweckmässiger Behandlung fast stets vollständige Heilung eintritt. Der einzige bleibende Nachtheil, der sich leicht entwickeln könnte, die *Azoospermie* und dadurch bedingte *Sterilität*, indem durch zurückbleibende Infiltrate oder Schwielenbildungen die Kanäle des Nebenhoden verlegt werden und so die Excretion des wichtigsten Samenbestandtheiles, des Hodensecretes, verhindert wird, ist insofern schon von geringerer Bedeutung, als derselbe sich nur einer Erkrankung b e i d e r Nebenhoden anschliessen könnte, da bekanntlich e i n functionsfähiger Hode für die Erhaltung der Zeugungsfähigkeit völlig genügt. Im übrigen aber tritt selbst bei zurückbleibender Schwellung beider Nebenhoden keineswegs immer Azoospermie ein. — Zu berücksichtigen ist allerdings, dass das einmalige Ueberstehen einer Epididymitis eine gewisse Neigung zu *Wiederholungen* zurücklässt.

Die **Diagnose** ist nicht zu verfehlen. Das acute Auftreten schützt hinlänglich vor Verwechselung mit *Tuberculose, syphilitischen Processen* (Gummabildungen) und *Geschwulstentwickelungen* (am häufigsten Sarcomen), ganz abgesehen davon, dass die beiden letzterwähnten Krankheiten fast ausschliesslich den Hoden, sehr selten den Nebenhoden ergreifen. Nur im späteren Stadium der Epididymitis, in dem nur noch eine geringe schmerzlose Verhärtung vorhanden ist, wäre eine Verwechselung mit *tuberculösen oder syphilitischen Infiltraten* möglich und muss hier, abgesehen von den anderweitigen Erscheinungen dieser beiden Krankheiten, das Hauptgewicht auf die allerdings nur anamnestisch eruirbare acute und schmerzhafte Entwickelung der Anschwellung gelegt werden. Auch an die Möglichkeit einer Verwechselung mit der als Theilerscheinung der *Parotitis epidemica* auftretenden *Orchitis* ist zu denken, die besonders in den Fällen vorkommen kann, in welchen die Schwellung der Parotis bereits verschwunden ist, während die Orchitis noch besteht. Zu erinnern ist ferner an die Möglichkeit des Vorkommens einer Epididymitis an einem im Inguinalkanal zurück-

3*

gebliebenen Hoden *(Kryptorchismus)*, die dann leicht als *Bubo* imponiren kann.

Aetiologie. In einer Reihe von Fällen ist eine besondere Veranlassung für die Entstehung der gonorrhoischen Epididymitis nicht zu entdecken, oft aber entwickelt sich dieselbe unmittelbar nach anstrengenden Bewegungen, Tanzen, Reiten, langen Eisenbahnfahrten und nach der Einführung von Instrumenten in die Harnröhre, so dass diesen Dingen sicher ein Einfluss auf die Entstehung dieser Complication zugeschrieben werden muss. Beim Bougiren ist es offenbar die mechanische Hineinbeförderung von Infectionskeimen in die Mündungen der Ductus ejaculatorii, welche das Fortschreiten der Entzündung auf Vas deferens und Epididymis veranlasst. Die Zeit, in welcher die Epididymitis am häufigsten auftritt, ist die zweite Hälfte der zweiten und die dritte Woche der Tripererkrankung, seltener ist das frühere Auftreten, eher kommt auch später noch eine Epididymitis vor. Auch beim chronischen Tripper, viele Monate nach der Infection, kann Nebenhodenentzündung auftreten, hier am häufigsten durch Bougiren hervorgerufen. — In der Regel erkrankt nur ein Nebenhode, ebenso oft der linke, wie der rechte, sehr viel seltener beide und dann niemals gleichzeitig, sondern einer nach dem anderen. — Die **Epididymitis** gehört zu den häufigsten Complicationen des Trippers.

Therapie. Zunächst ist hier nochmals auf die schon beim acuten Tripper erwähnten *prophylactischen Massregeln*, möglichste Ruhe und Tragen eines Suspensoriums hinzuweisen, obwohl dieselben keineswegs einen absoluten Schutz gegen das Auftreten der Epididymitis gewähren. Ist die Nebenhodenentzündung aber eingetreten, so ist um so mehr *strengste Ruhe* anzuordnen, wenn irgend möglich — und bei stärkerer Intensität der Erkrankung ist dies direct nothwendig. — *Bettlage.* Von der allergrössten Wichtigkeit ist, falls dies noch nicht vorher geschehen, die Anlegung eines gutsitzenden *Suspensorium*, dessen Beutel mit Verbandwatte ausgepolstert wird. Sehr zweckmässig wird in den Beutel unter die Watte noch ein Stück undurchlässiges Zeug (Gummistoff) gelegt, welches an der entsprechenden Stelle mit einem Loch für den Penis versehen sein muss und welches durch Verhinderung der Verdunstung die Wirkung des Verbandes steigert, oder der Beutel selbst wird aus Gummistoff hergestellt. Dieser Verband muss Morgens und Abends frisch angelegt werden, da er sonst locker wird. Der Erfolg ist oft ein zauberhafter, Kranke, die ohne Suspensorium bei der geringsten Bewegung die furchtbarsten Schmerzen hatten, so dass ihnen das Gehen einfach unmöglich war, können nach der Anlegung

des Suspensorium ohne besondere Schmerzen ganz gut gehen. Auch
im Bett ist das Suspensorium zu tragen. — Stets ist auf die so häufig
bestehende Stuhlverstopfung zu achten und reichlich *Ricinusöl* oder
ein anderes Abführmittel zu geben. Mit den in der Regel angewendeten
Einspritzungen ist bei Eintritt der Epididymitis sofort aufzuhören und
erst nach Heilung oder wenigstens nach fast vollendeter Abschwellung
des Nebenhoden vorsichtig wieder anzufangen. — Eine andere ebenfalls
sehr günstig wirkende Behandlung ist die Anwendung der *Kälte*, das
Auflegen einer nicht zu schweren Eisblase auf den durch ein untergelegtes kleines Polster gestützten und fixirten Hodensack, doch giebt
es einzelne Kranke, welche die Kälte nicht gut vertragen. Nach Ablauf des acuten Stadiums ist als resorptionsbefördernd die feuchte
Wärme anzuwenden, doch werden die früher üblichen warmen Umschläge zweckmässig durch den oben angegebenen Verband ersetzt.
Vor der Anwendung fester comprimirender Verbände (FRIKKE'scher
Heftpflasterverband) ist im acuten Stadium der Epididymitis zu warnen,
da dieselbe sehr schmerzhaft und bei noch zunehmender Schwellung
unter Umständen nicht unbedenklich ist. Dagegen sind später, wenn
die acuten Erscheinungen völlig verschwunden sind, diese lege artis
auszuführenden *Einwickelungen mit Heftpflaster oder Quecksilberpflaster*, die nach einigen Tagen stets wieder erneuert werden müssen,
oft von Nutzen. Sonst ist jedenfalls dauernd das Suspensorium zu
tragen und die Einreibung einer *Jodsalbe* (Jodi puri 0,2 Kal., jodat. 0,3,
Lanolin 20,0) anzuordnen. In ganz chronischen Fällen ist manchmal
von der inneren Darreichung des *Kalium jod.* ein Nutzen gesehen
worden, doch ist die Möglichkeit nicht ganz auszuschliessen, dass es
sich in diesen Fällen um Verwechselungen mit der allerdings sehr
seltenen Epididymitis syphilitica handelte.

ACHTES CAPITEL.

Die Entzündung der Cowper'schen Drüsen und der Prostata.

Die Symptome dieser beiden seltenen Complicationen des Trippers
haben so viel Gemeinsames, dass sie füglich in einem Capitel behandelt werden können.

Bei der **acuten Entzündung der Cowper'schen Drüsen** bildet sich
unter Fiebererscheinungen ein schmerzhafter harter Knoten am Damm
auf der einen Seite — die Affection befällt in der Regel nur e i n e

Drüse — der Harnröhre und zwar entsprechend der Lage der Drüsen
dicht hinter dem Bulbus urethrae. Die Kranken empfinden bei jedem
Druck, beim Liegen und besonders beim Sitzen heftige Schmerzen.
Die Anschwellung kann ferner die Harnröhre comprimiren und so das
Uriniren erschweren oder zu vollständiger Retentio urinae führen. —
Das Infiltrat geht unter günstigen Umständen in Resorption über oder
aber es kann Vereiterung und Durchbruch meist nach aussen, seltener
nach innen oder nach beiden Richtungen hin erfolgen, ganz wie beim
Periurethralabscess. Die *Therapie* ist dieselbe, wie bei der acuten
Prostatitis, nur dass wegen der mehr oberflächlichen Lage die Eröffnung
mit dem Messer vom Damm aus öfter indicirt sein wird, als bei
dieser Krankheit.

Bei der **acuten Prostatitis** bildet sich eine von aussen am Damm
etwas weiter nach hinten, noch besser aber bei der Rectaluntersuchung
zu fühlende Geschwulst, die der vergrösserten Prostata entspricht.
Auch bei der — sehr schmerzhaften — Untersuchung mit dem Katheter fühlt man in der Gegend der Prostata einen erheblichen Widerstand. Die Kranken empfinden heftige Schmerzen, die durch den geringsten Druck gesteigert werden, das Gehen, Stehen, Sitzen und Liegen
auf dem Rücken mit gestreckten Beinen ist schmerzhaft, die einzige,
leidlich erträgliche Lage ist die Seitenlage mit gebeugten Oberschenkeln. Die Urinentleerung ist sehr schmerzhaft und mühsam, dabei besteht starker Harndrang; in den schweren Fällen ist die spontane Urinentleerung vollständig unmöglich. Ebenso ist die Defäcation
schmerzhaft, oft besteht fast continuirlicher Stuhldrang. — Während
die soeben geschilderten Symptome der acuten Prostatitis in voller
Ausbildung nur selten auftreten, kommen häufiger leichte und in
wenigen Tagen wieder verschwindende Erscheinungen einer Prostatareizung bei acutem Tripper vor.

Die acute Prostatitis kann ihren Ausgang in Resorption nehmen,
in anderen Fällen kommt es zur Vereiterung (*Prostatitis suppurativa*).
Dieses Ereigniss kündigt sich gewöhnlich durch einen oder mehrere
Schüttelfröste und durch Zunahme der subjectiven und objectiven
Krankheitserscheinungen an. Wie die anatomischen Untersuchungen
gezeigt haben, bilden sich anfänglich getrennte kleinere Eiterherde in
der Drüse, die erst im weiteren Verlauf confluiren und so einen eigentlichen Prostata-Abscess bilden. Die Entleerung dieses Abscesses kann
entweder in die Harnröhre, in das Rectum, bei Durchbruch durch die
Haut nach aussen, oder gleichzeitig nach verschiedenen Richtungen
erfolgen und tritt nach der spontanen oder künstlichen Eröffnung

der Eiteransammlung ein plötzlicher Nachlass der Krankheitserscheinungen ein.

Die Prognose dieser Erkrankungen muss stets vorsichtig gestellt werden, da ebenso wie bei den Periurethralabscessen die Gefahr der Harninfiltration oder selbst bei bezüglich des Lebens günstigem Verlauf die Gefahr der Bildung einer Harnfistel vorliegt. Am bedenklichsten sind die Fälle, in denen der Durchbruch eines Prostata-Abscesses gleichzeitig in die Harnröhre und in das Rectum erfolgt.

Bei der Behandlung ist selbstverständlich zunächst vollständigste *Ruhe* angezeigt. Auf die erkrankte. Partie werden am besten *warme Umschläge* applicirt, in ähnlicher Weise wirken täglich mehrmals zu wiederholende *warme Sitzbäder.* Gegen die Schmerzen und besonders den krampfhaften Stuhldrang gewährt die Einführung von *narcotischen Suppositorien* (Extr. Bellad. oder Morph. mur. 0,1, Butyr. Cacao 10,0, f. supp. Nr. 10), 2 bis 3 mal täglich vorzunehmen, Nutzen. Von grosser Wichtigkeit ist die Erzielung leichter Stuhlentleerung durch Clysmata oder innere Mittel und bei Urinretention muss natürlich die Blase mit weichem — am besten NÉLATON'schem — Katheter entleert werden. — Bei sich zeigender Vorwölbung der Geschwulst am Damme und Fluctuation daselbst ist die schleunigste *Eröffnung des Abscesses* von hier aus indicirt. Manchmal erfolgt die Eröffnung des Abscesses nach innen bei der Einführung des Katheters.

Die **chronische Prostatitis** (*Prostatorrhoe*) ergiebt ein ganz andeses Krankheitsbild. Dieselbe bleibt entweder nach einer acuten Prostatitis zurück, oder sie entwickelt sich von vornherein in chronischer Weise. Neben unbestimmten subjectiven Symptomen, die im Ganzen mit den Erscheinungen der chronischen Gonorrhoe viele Aehnlichkeit haben, also geringen Sensationen in der Harnröhre, vielleicht noch Schmerzempfindungen beim Coitus, bildet der *Ausfluss* des mit mehr oder weniger Eiter gemischten *Prostatasecretes* das wesentliche, entscheidende Merkmal. Dieses Secret, welches sich künstlich durch Druck auf die Drüse vom Rectum aus bis zur Harnröhrenmündung drängen und so entleeren lässt und spontan bei der Defäcation herausbefördert wird, besteht aus einer trüben, dicken, mehr oder weniger eiterigen Flüssigkeit, die mikroskopisch ausser Eiterkörperchen und Epithelien oft, wenn auch nicht constant, concentrisch geschichtete Körperchen (*amyloide Körperchen*) enthält, während die BÖTTCHER'schen *Spermakrystalle* einen constanten und diagnostisch äusserst wichtigen Befund bilden, der nur bei Vermischung des Secretes mit Urin fehlt. Man sieht diese grossen „wetzsteinförmigen" Krystallbildungen in zahlreicher Menge

nach dem Eintrocknen des Präparates oder nach Zusatz eines Tropfens
einer 1 proc. Lösung von phosphorsaurem Ammoniak (FÜRBRINGER).

Mit dieser Prostatorrhoe ist ein als *Urethrorrhoea e libidine* (FÜR-
BRINGER) bezeichneter Zustand nicht zu verwechseln, bei welchem
nach geschlechtlichen Aufregungen und überhaupt Erectionen eine kleine
Menge klarer, klebriger, fadenziehender Flüssigkeit an der Harnröhrenmündung erscheint, die sicher nicht Prostatasecret ist, sondern höchst
wahrscheinlich aus den Morgagni'schen Lacunen und den Cowper'schen
Drüsen stammt. Diese Erscheinung beruht indess nicht auf einer eigentlichen Erkrankung dieser Organe, sondern wohl nur auf einer gewissen
Reizbarkeit, welche die Entleerung dieser Drüsen leichter zu Stande
kommen lässt, und ist daher von keiner weiteren Bedeutung. Dieses
Symptom bleibt übrigens auch oft nach abgelaufenem Tripper zurück.

Andererseits ist von der Prostatorrhoe die Spermatorrhoe zu trennen,
bei welcher ohne Erection und ohne wollüstige Empfindung hauptsächlich bei der Defäcation ein Austritt von Sperma in die Harnröhre und
Beimischung desselben zum Urin oder zu einem in der Regel vorhandenen pathologischen Secrete (chronische Gonorrhoe, Prostatorrhoe)
stattfindet. Allerdings, wie eben schon angedeutet, kommen beide Zustände gelegentlich neben einander vor. Die Entscheidung kann natürlich nur der *mikroskopische Nachweis der Spermatozoën* geben. — Die
Ursachen der Spermatorrhoe sind einmal *allgemeiner Natur* (Reizbarkeit
des Nervensystems, oft hervorgerufen durch Onanie oder geschlecht-
liche Excesse, organische Erkrankungen der Centralorgane des Nervensystems) und andererseits können *locale Erkrankungen* (besonders
chronische Gonorrhoe, chronische Prostatitis) die Veranlassung der Spermatorrhoe werden.

Sehr häufig übt die chronische Prostatitis einen sehr wesentlichen
Einfluss auf das allgemeine Wohlbefinden aus, indem die Kranken, gewöhnlich in der Meinung, an „Samenfluss" zu leiden, welche Meinung
bei den meisten durch die verderbliche Lectüre populär-medicinischer
Schriften nur zu reichliche Unterstützung findet, einer tiefen melancholischen Verstimmung anheimfallen, in Folge dieser psychischen
Depression und der bei Cohabitationsversuchen eintretenden Erregung
bei letzteren nicht reussiren, ein Zustand, der treffend als *psychische
Impotenz* bezeichnet wird, und nun in vollständige Verzweiflung gerathen. Es ist leicht verständlich, dass diese unglücklichen Kranken
auch körperlich in der Regel erheblich herunterkommen.

Die **Prognose** der chronischen Prostatitis ist insofern zweifelhaft,
als diese Affection schliesslich zur *Prostatahypertrophie* und deren ge-

fährlichen Folgen führen kann, und andererseits sind leider auch die Erfolge der Therapie bei der chronischen Prostatitis sehr wenig zuverlässige, da es bei der verborgenen Lage des Krankheitsherdes nicht immer gelingt, in nachhaltiger Weise auf denselben einzuwirken. Von Einspritzungen ist ein Erfolg nicht zu erwarten, die Medicamente können in wirksamer Weise nur durch Salbeneinspritzungen oder Einführung von Bacillen (wie bei der chronischen Gonorrhoe) oder durch Instillation mit dem Katheter auf die erkrankten Partien applicirt werden und wird es sich im wesentlichen auch hier um die Anwendung von *Argentum nitricum* handeln. *Kühle Sitzbäder* oder *kalte Abreibungen* sind stets empfehlenswerth. Dann ist aber grosses Gewicht auf die Berücksichtigung des Allgemeinzustandes zu legen. Den Kranken muss verständig zugesprochen werden, ihre Befürchtungen müssen widerlegt werden, am besten durch directe Demonstration der spermatozoenfreien Präparate, und es ist für Regelung der Verdauung und für ausreichende Bewegung im Freien zu sorgen. Sehr günstig wirken in dieser Hinsicht oft Reisen, Seebäder und die Wiederaufnahme der oft vernachlässigten regelmässigen Thätigkeit.

NEUNTES CAPITEL.
Die Strictur der Harnröhre.

Die Harnröhrenverengerung ist diejenige Complication oder, richtiger gesagt, Folgeerscheinung des Trippers, welche am häufigsten Gesundheit und Leben aufs schwerste gefährdet. — Man unterscheidet im allgemeinen zwischen *spastischer*, lediglich auf einem Krampf der Musculatur beruhender, *entzündlicher*, durch entzündliche Schwellung der das Harnröhrenlumen umgebenden Gebilde bedingter, und *organischer Harnröhrenstrictur*, welche letztere durch eine bleibende Veränderung der Harnröhrenwand hervorgerufen ist.

Die Verengerung des Harnröhrenlumens durch krampfhafte Zusammenziehung der Musculatur, der *Urethralkrampf*, wird durch heftige Reize, welche die Harnröhre und deren Umgebung treffen, oder auf reflectorischem Wege durch psychische Einflüsse oder Affectionen des Nervensystems hervorgerufen und bedingt eine vollständige oder theilweise Harnverhaltung. Die Einführung eines Katheters begegnet einem gewissen Widerstande und ist unter Umständen unmöglich, in der Narcose aber verschwindet der Widerstand vollständig. — Die Behandlung besteht in localer Application der Wärme, warmen Bädern, Darreichung von Narcoticis und hat in erster Linie die Beseitigung des ursäch-

lichen Momentes anzustreben. — Die Verengerungen durch entzündliche
Schwellungen der Schleimhaut bei acutem Tripper oder durch Druck
entzündeter Nachbarorgane (Entzündung der Cowper'schen Drüsen, Prostatitis) sind gelegentlich schon erwähnt und so bleibt zur ausführlichen
Besprechung hier nur die eigentliche, **organische Harnröhrenverengerung**.

Die eben beginnende Harnröhrenverengerung ruft keine deutlichen
subjectiven Symptome hervor, so dass dieselbe nur bei einer gelegent-
lichen instrumentellen Untersuchung zur Kenntniss kommt. Beim
Fortschreiten der Verengerung treten dann *Störungen der Urin- und
Samenexcretion* auf. Es stellt sich zunächst gewöhnlich ein mässiger
Urindrang während der Nacht und oft eine schmerzhafte Empfindung
im Momente der Ejaculation ein. Im weiteren Verlauf aber wird die
Urinentleerung wirklich behindert. Der Harnstrahl wird dünner, der
Bogen, in welchem der Urin normal entleert wird, verkürzt sich, in
anderen Fällen fliesst der Urin direct von der Harnröhrenmündung
nach unten ab, ohne dass der Strahl verdünnt zu sein braucht; andere
Male spaltet der Strahl sich beim Verlassen der Mündung in zwei
Theile. Diese Erscheinungen stehen selbstverständlich in directem Ab-
hängigkeitsverhältniss von der Lage, der Form und dem Grade der
Verengerung im einzelnen Fall.

Beim Wachsen des Hindernisses genügt nun aber auch die Kraft
der Blase trotz der gewöhnlich eintretenden *Hypertrophie der Musculatur* nicht mehr zur Entleerung, die Kranken müssen mehr und mehr
die Bauchpresse zu Hülfe ziehen, sie müssen erst eine Zeit lang pressen,
ehe die Urinentleerung wirklich erfolgt, und schliesslich gelingt dieselbe nur noch in bestimmten Stellungen, wobei in Folge des starken
Druckes oft gleichzeitig Fäces abgehen.

Von grosser Wichtigkeit ist ferner der Umstand, dass trotz aller
Anstrengungen von einem gewissen Grade der Verengerung an es den
Kranken nicht mehr gelingt, die Blase vollständig zu entleeren. Es
bleibt am Schluss jeder Harnentleerung eine Quantität Urin in der
Blase zurück (Residualurin) und wird zunächst die Ursache dafür, dass
die Blase sich schneller wieder bis zu dem Punkte füllt, wo von Neuem
das Bedürfniss zur Entleerung auftritt, die nun aber ebenfalls wieder
keine vollständige ist. So wird diese Urinretention die Veranlassung des
immer und immer sich steigernden *Harndranges*. Weiter aber, zumal in
Folge der häufigen Einführung nicht genügend desinficirter Instrumente,
geht der stagnirende Urin in Zersetzung über und ruft eine Entzündung
der Blasenschleimhaut, einen *Blasenkatarrh* hervor, der seinerseits den
Urindrang noch steigert, so dass die unglücklichen Patienten Tag und

Nacht von dem unaufhörlichen Bedürfniss zum Uriniren gequält werden. Und andererseits führt diese Entzündung der Blasenschleimhaut durch ihre Neigung, weiter auf die *Uretheren* und die *Nieren* selbst fortzuschreiten, zu den bedenklichsten Folgeerscheinungen.

Ein weiteres Symptom ist das Harnträufeln, die *Enuresis*, welches entweder durch Erschlaffung des Blasenschliessmuskels zu Stande kommt oder dadurch, dass in dem hinter der Strictur gelegenen Theile der Harnröhre durch den starken, sich immer wiederholenden Druck Erweiterungen, unter Umständen wirkliche *Divertikelbildungen* entstehen, die am Schluss der Urinentleerung gefüllt bleiben und nun den Harn langsam durch die verengte Stelle durchsickern lassen.

Schliesslich aber kann die Verengerung einen solchen Grad erreichen, dass die Harnexcretion völlig unmöglich wird, es tritt *vollständige Urinretention* ein, selbstverständlich ein unter allen Umständen sehr bedenkliches Ereigniss, welches oft durch temporäre stärkere Schwellung der Harnröhrenschleimhaut bei einer vorher noch leidlich für den Urin durchgängigen Strictur durch einen Excess in Baccho oder Venere hervorgerufen wird.

Für das *Sperma* tritt diese Undurchgängigkeit schon früher ein, einmal wegen der dichteren Consistenz der Flüssigkeit und dann wegen des geringeren und vor Allem nur kurz dauernden Druckes, unter welchem dasselbe ejaculirt wird, das Sperma regurgitirt in die Blase und mischt sich dem Urin bei.

Verlauf. Die Entwickelung der Harnröhrenstrictur geht in sehr chronischer Weise vor sich, und es vergehen 5, 10 und 20 Jahre nach dem Beginn des Trippers, welcher die Ursache der Strictur ist, ehe die Symptome zur vollen Höhe gelangen. In manchen Fällen treten die Beschwerden in einer ganz unerwarteten Weise auf. Die ganz allmälig zunehmende Verengerung machte keine oder wenigstens keine dem Patienten besonders auffälligen Symptome, bis, gewöhnlich im Anschluss an eine Anstrengung, einen Excess und dergl. die hierdurch bedingte stärkere Schwellung der Harnröhrenschleimhaut plötzlich eine erhebliche Behinderung der Harnentleerung verursacht. Bis zu welchem Punkte die Krankheitserscheinungen vorschreiten, ist natürlich in den einzelnen Fällen sehr verschieden, und es wird weiter das Krankheitsbild in wesentlichster Weise durch die *Complicationen* beeinflusst. Der einen, bei hochgradigen Stricturen geradezu unausbleiblichen Complication, des *Blasenkatarrhs* und seiner möglichen Folgeerscheinungen war schon oben gedacht. Eine weitere grosse Gefahr liegt in der häufigen Bildung *periurethraler Entzündungen*, zu denen durch die Einführung von

Instrumenten gesetzte Verletzungen oft die Veranlassung geben, die s
auch spontan, d. h. lediglich durch den Druck des Urins hinter der
engerung entstehen können. Gerade bei den Stricturen tritt der Dur
bruch nach innen und aussen, die Bildung einer Harnröhrenfistel, bes
ders häufig auf und die Gefahr der Harninfiltration ist eine naheliegen

Auf den schliesslichen Ausgang ist natürlich die Art der Then
und die Zeit, in welcher dieselbe in Wirksamkeit tritt, von dem gröss
Einfluss. Bei einer von Beginn an zweckmässig behandelten Stric
kann in der Regel eine Heilung wenigstens insofern erreicht werd
als das Lumen der Harnröhre für die normale Harnentleerung 1
reichend erweitert und auf diesem Standpunkt erhalten wird, wenn a
eine Heilung im anatomischen Sinne, da es sich um irreparable
websveränderungen handelt, nicht möglich ist. Dagegen ist in
späteren Stadien, zumal bei schon vorhandenen Complicationen, se
diese relative Heilung nicht mehr erreichbar und früher oder spä
wird eine oder die andere der erwähnten Folgeerscheinungen die
sache des Exitus letalis. Die Prognose ist daher bei einer im Beg
ihrer Entwickelung befindlichen Strictur im allgemeinen günstig,
aber im weiteren Verlauf immer zweifelhafter und ist schliesslich
hochgradigen Stricturen, die bereits zu intensiven Erkrankungen
Blase und Nieren oder zu schweren Läsionen der die Harnröhre u
gebenden Gewebe geführt haben, als schlechte zu bezeichnen. Un
allen Umständen ist daher die Strictur, selbst in ihren ersten
fängen, ein *ernstes, die sorgfältigste und ausdauerndste Behandl.
erheischendes Uebel.*

Diagnose. Wenn es auch unter Umständen möglich ist, aus
Symptomen das Vorhandensein einer Harnröhrenstrictur zu diagno
ciren, so stützt sich die Diagnose doch im wesentlichen auf die Erg
nisse der *instrumentellen Untersuchung.* Diese Untersuchung darf
mit dicken Metallsonden oder widerstandsfähigen elastischen Bou
(15—20 Charrière), am besten geknöpft (*Knopfsonde, Bougie à bo
mit olivenförmiger Spitze, geschehen, die, wenn sie lege artis ein
führt, an irgend einer Stelle der Harnröhre, selbst nach einigem
warten — manchmal kann ein Krampf der Harnröhrenmusculatur
Sonde kurze Zeit festhalten, wie schon oben erwähnt ist, und
eine organische Strictur vortäuschen — nicht weiter vorrücken,
Sicherheit das Vorhandensein einer Verengerung erkennen lassen.
sicherste Zeichen ergiebt sich aber beim Zurückziehen der geknöpf
Sonde, der Knopf wird hinter der Strictur zurückgehalten und es l
sich Lage, Ausdehnung und eventuell Multiplicität der Strictur lei

erkennen. Auch mit dem Endoskop lassen sich die Stricturen zur Anschauung bringen. In dem bis zur verengten Stelle vorgeschobenen Instrument sieht man statt der normalen gerötheten Harnröhrenschleimhaut narbiges weisses Gewebe und statt des unter normalen Verhältnissen einen horizontalen Spalt bildenden Harnröhrenlumens die unregelmässig gelegene und geformte Eingangsöffnung zur stricturirten Stelle.

Anatomie. Was zunächst den *Sitz der Harnröhrenstricturen* betrifft, so ist die Pars membranacea, und zwar der vordere Abschnitt derselben, und der angrenzende Theil der Pars bulbosa bei weitem bevorzugt, hier finden sich reichlich $2/3$ aller Harnröhrenstricturen. Am allerseltensten sind sie in dem am weitesten nach hinten gelegenen Theile der Harnröhre, der Pars prostatica. Entweder ist nur e i n e Strictur vorhanden, oder es bestehen mehrere verengte Stellen, gewöhnlich mit dazwischen liegenden Dilatationen (*multiple Harnröhrenstrictur*). Auch die *Ausdehnung* der Stricturen ist sehr verschieden, indem die Verengerung eine kürzere oder längere Strecke einnehmen kann, in den extremsten, übrigens ausserordentlich seltenen Fällen fast die ganze Länge der Pars cavernosa, und weiter verhält es sich ebenso mit der *Form der Stricturen*, indem die Bindegewebswucherung, welche die Verengerung bedingt, ringförmig, strangförmig und schliesslich ganz unregelmässig, die Harnröhre in irgend einer Richtung abknickend, gestaltet sein kann.

Die weitere Untersuchung zeigt, dass der eigentlich die Verengerung bedingende Process eine *Bindegewebsbildung — Narbenbildung —* im Gewebe der Schleimhaut, resp. dem submucösen oder spongiösen Gewebe ist, der entweder zur Neubildung grösserer Bindegewebsmassen führt (*callöse Strictur*), oder die Verengerung mehr durch Schrumpfung — Narbenretraction — zu Stande kommen lässt (*Schwundstrictur*).

Aetiologie. Die Ursache der dem Harnröhrentripper folgenden Stricturen ist vor Allem in dem langen Bestehen entzündlicher Zustände der Schleimhaut und der benachbarten Gewebe zu suchen und daher giebt der chronische Tripper am häufigsten die Veranlassung zur Stricturbildung. Es ist wohl möglich, dass bestimmte locale Einwirkungen, die Anwendung stark ätzender Einspritzungen, noch mehr vielleicht Verletzungen der Harnröhre durch ungeschickten Katheterismus hierbei nicht ohne Einfluss sind, während bei den gewöhnlich angewandten Concentrationen der Injectionsflüssigkeiten den Einspritzungen sicher keine prädisponirende Wirkung für die Stricturbildung zukommt. — Im Verhältniss zur Häufigkeit des chronischen Trippers ist die Strictur

jedenfalls ein seltenes Vorkommniss, nach GUYON kommt es in etwa
10 % der Fälle von chronischem Tripper zur Stricturbildung.

Therapie. Die Indicationen bei der Behandlung der Stricturen
sind sehr verschieden, je nach dem Stadium, in welchem der Kranke
in Behandlung kommt. In den Fällen, wo eine mässige Verengerung
zu den oben beschriebenen Beschwerden geführt hat, wird die *Dilatation der Strictur* nicht nur die Beschwerden beseitigen, sondern auch
meist dauernde Heilung herbeiführen, vorausgesetzt, dass die Behandlung hinreichend lange fortgeführt wird. Die Erweiterung der Strictur
kann plötzlich durch Dehnung oder Sprengung mit verschieden construirten Dilatatoren oder durch die interne Urethrotomie mittelst geeigneter, gedeckt einzuführender Messerchen geschehen. Diese Methoden
stehen weit zurück hinter der viel gefahrloseren und viel zuverlässige-
ren, wenn auch langsamer zum Ziel führenden *allmäligen Dilatation.*
Zu dieser sind Metallsonden oder biegsame, aber nicht zu weiche, am
besten geknöpfte Bougies, für die engsten Stricturen Darmsaiten zu verwenden. Die Anwendung von Metallsonden erfordert eine sehr grosse
Uebung, vor Anwendung der feineren Nummern ist wegen zu grosser
Gefährlichkeit überhaupt zu warnen, und falls nicht eine specielle Fer-
tigkeit vorhanden ist, wird besser die Dilatation mit biegsamen Instrumenten vorgenommen, die auch in der Hand des weniger Geübten nie
so gefährlich sind, wie jene. Die Instrumente müssen gut geölt werden
oder noch besser wird etwas Oel vor dem Bougiren in die Harnröhre
injicirt. Man beginnt mit einer mittelstarken Nummer und geht, falls
es nicht möglich ist, diese durch die Verengerung durchzubringen, allmälig herunter, bis diejenige Stärke des Instrumentes gefunden ist,
mit der es gelingt, die Strictur zu „passiren". Hierbei muss der Arzt,
um das beherzigenswerthe Wort DITTEL's zu citiren, Geduld, Ausdauer
und Zartheit zeigen, wenn er über die Schwierigkeiten triumphiren will.
Gelingt die Einführung nicht, so ist es besser, zunächst abzustehen,
als mit Gewalt den Durchgang erzwingen zu wollen; denn in letzterem
Falle kommt es leicht zu Verletzungen, zur Bildung der gefürchteten
falschen Wege, die dann die richtige Führung des Instrumentes noch
mehr erschweren. Hat man aber die Strictur glücklich passirt, so lässt
man zunächst das Instrument einige Zeit liegen und versucht dann die
nächststärkere Nummer einzuführen. In dieser Weise geht man täglich bougirend alle Tage oder auch nur alle paar Tage, je nach der
Dehnungsfähigkeit der Strictur und nach der Reaction des Kranken,
um eine Nummer vor, indem man die Bougie, nachdem der Kranke
erst daran gewöhnt ist, jedesmal $\frac{1}{4} - \frac{1}{2}$ Stunde oder noch länger liegen

lässt. Bei Nr. 20 oder den nächsthöheren Nummern (Charrière) ist die erwünschte, normale Weite erreicht, indess darf die Behandlung, wegen der Gefahr der Wiederverengerung, nicht plötzlich abgebrochen werden, sondern das Bougiren ist, wenn auch nicht so häufig, noch lange fortzusetzen und erst, wenn nach Jahren die stets von Zeit zu Zeit vorzunehmende Untersuchung das Nichtwiederkehren der Verengerung gezeigt hat, darf mit der Behandlung ganz aufgehört werden.

Bei sehr veralteten und der allmäligen Dilatation hartnäckigen Widerstand entgegensetzenden Stricturen ist mit Vortheil das *Einlegen eines Verweilkatheters* oder einer *Verweilbougie* angewendet worden, wodurch das Gewebe der Strictur so gelockert wird, dass schon nach einem oder wenigen Tagen eine relativ starke Bougie eingeführt werden kann.

Bei der Dilatation der Stricturen treten öfters, besonders wenn dieselbe zu schnell vorgenommen wird, heftige *Fiebererscheinungen* mit starken Frösten und nachfolgendem Schweiss (*Harnfieber*, *Urethralfieber*, *Katheterfieber*) auf, welche manchmal wahrscheinlich auf reflectorischem Wege hervorgerufen, andre Male durch Steigerung der schon vorher bestehenden Entzündungen der Blase und Nieren bedingt werden. Bei schon weit vorgeschrittener Erkrankung dieser Organe wird diese Steigerung gelegentlich zur schliesslichen Todesursache, so dass die andererseits leider nicht zu umgehende Dilatation in solchen Fällen ein zweischneidiges Schwert sein kann.

Sehr ernst wird die Situation, wenn vollständige Harnverhaltung eintritt, denn hier kommt als dringlichste Indication die *Entleerung der Blase in gegebener Frist* hinzu, da das Leben des Kranken von Stunde zu Stunde in grössere Gefahr geräth. Hierbei muss der Arzt ganz besonders der DITTEL'schen Mahnung gedenken, sich durch die Umstände nicht drängen zu lassen, denn „wenn man langsam geht, kommt man am schnellsten vorwärts". Manchmal gelingt die vorher vergeblich versuchte Durchführung eines Instrumentes nach einem warmen Bade oder nach einer Morphiuminjection. Dann kann man eine Anzahl dünner Sonden bis zur stricturirten Stelle einführen und nun eine nach der anderen vorzuschieben versuchen, bis schliesslich eine die Strictur „entrirt", diejenige nämlich, welche gerade vor der Oeffnung der verengten Stelle gelegen war. Auch mit Hülfe des Urethroskops gelingt es manchmal, den Eingang zur Verengerung zu finden. Ist die Sonde glücklich passirt, so bleibt sie zunächst einige Zeit liegen, und nach ihrer Herausnahme erfolgt gewöhnlich die spontane Urinentleerung. Unter Umständen kann man versuchen, gleich darauf eine etwas stär-

kere Bougie einzuführen, um den einmal errungenen Vortheil möglichst
auszubeuten.

Gelingt aber die Einführung nicht, ist die Strictur *impermeabel*
— ein natürlich bis zu einem gewissen Grade relativer Begriff, wenn
es andererseits auch für Instrumente absolut impermeable Stricturen
giebt, z. B. bei winkeliger Verziehung der Harnröhre — so bleibt nichts
anderes übrig, als dem Urin auf anderem Wege einen Ausgang zu verschaffen, entweder durch die *Urethrotomia externa* oder die *Punction
der Harnblase*. Bezüglich der speciellen Indicationen und der Ausführung dieser Operationen muss hier auf die Lehrbücher der Chirurgie
verwiesen werden.

ZEHNTES CAPITEL.
Der Tripper des Weibes.

Die Tripperinfection ruft beim weiblichen Geschlecht ebenfalls Erkrankungen gelegentlich aller Theile des Urogenitalsystems hervor und
so sehen wir derselben zunächst eine *Vulvitis, Vaginitis* und *Urethritis*
folgen, an die sich einerseits die *Erkrankung des Uterus und seiner
Adnexe*, andererseits *der Blase und der Nieren* anschliessen kann.
Die ersterwähnten Affectionen, hauptsächlich die Entzündung der Cer-
vicalschleimhaut, die Endometritis, Salpingitis, Peri- und Parametritis
bilden die schwersten und leider nur zu häufigen Folgezustände des
Trippers beim weiblichen Geschlecht, da durch dieselben sehr oft Sterilität und schwere, langdauernde, oft kaum zu beseitigende Störungen
der Gesundheit hervorgerufen werden, die gelegentlich selbst einen tödtlichen Ausgang nehmen können. Die Symptomatologie und vor Allem
die Behandlung dieser Affectionen gehört so vollständig in das Gebiet
der Gynäkologie, dass hier von der Besprechung derselben abgesehen
werden muss.

Die **Vulvitis**, die etwa der Balanitis des männlichen Geschlechtes
entspricht, beginnt mit kitzelndem, wollüstigem Gefühl, welches sich
indess bald in Schmerzen verwandelt, die bei Berührung, beim Gehen
und beim Uriniren in Folge der Benetzung der entzündeten Theile mit
Urin sehr heftig werden. Dabei ist eine lebhafte Röthung und Schwellung der ganzen Vulva, ganz besonders der kleinen Labien und der
sich von diesen nach oben erstreckenden Hautfalten eingetreten, während gleichzeitig von den erkrankten Partien eine mehr oder weniger
reichliche, eiterige, durch Beimengung zersetzter Fettsäuren höchst übelriechende Flüssigkeit abgesondert wird. Dieser Eiter, der grosse und

kleine Labien bedeckt, in der Wäsche grosse, steife, gelbgrünliche Flecken macht, führt gewöhnlich zu Erosionen der Oberhaut, zunächst an den Geschlechtstheilen, dann aber, zumal bei unsauberen Personen, auch an den angrenzenden Hautpartien, der Innenfläche der Oberschenkel und der Analfurche. Die Erosionen steigern natürlich die Schmerzen, bei empfindlichen Personen treten leichte Fieberbewegungen und manchmal Schwellungen der Inguinaldrüsen ein.

Der Verlauf ist stets ein günstiger. Bei nur einigermassen zweckmässigem Verhalten tritt in sehr kurzer Zeit völlige Heilung ein; dieselbe wird nur gelegentlich durch eine als Complication auftretende *Bartholinitis* verzögert.

Die **Diagnose** der Vulvitis im allgemeinen ist nicht schwer, nur muss man sehr sorgfältig untersuchen, damit nicht etwa *Schankergeschwüre* oder *nässende Papeln* übersehen werden und so eine einfache Vulvitis angenommen wird, wo es sich lediglich um einen Folgezustand jener Affectionen handelt. Auch eine Verwechselung mit *Herpes genitalis* ist möglich, bei welcher Affection ebenfalls eine ödematöse Schwellung der Labien eintritt, doch findet man im frischen Stadium die in Gruppen angeordneten Bläschen und später die natürlich entsprechend gruppirten durch Bersten der Bläschen entstandenen Erosionen. Sehr viel schwerer ist es dagegen, eine Vulvitis als durch *Tripperinfection* entstanden zu erkennen, denn die gonorrhoische Vulvitis [1]) gleicht völlig der durch andere Ursachen, z. B. durch mechanische Irritation verschiedenster Art entstandenen Entzündung der Vulva. Hier kann nur der *Nachweis der Gonokokken* sichere Entscheidung bringen, aber leider ist derselbe sehr viel schwieriger, als beim Trippereiter des Mannes, da stets zahlreiche andere Bacterienarten vorhanden sind und so das Auffinden jener sehr erschwert wird. Diese Bemerkung gilt übrigens in gleicher Weise auch von den übrigen gonorrhoischen Affectionen des Weibes, mit Ausnahme der Urethritis.

Die **Therapie** ist eine sehr einfache. Durch Bäder oder Waschungen sind die betreffenden Theile rein zu halten, nach dem Baden ist die Haut zu trocknen und besonders durch reichliches Einstreuen von Streupulver oder durch Einlegen trockner, in Streupulver gewälzter Wattebäusche, die natürlich öfter erneuert werden müssen, die Berührung

---

1) Es könnte zunächst als Abusus erscheinen, das Wort „gonorrhoisch" auch für Affectionen bei Weibern zu gebrauchen, indess ist im Grunde genommen die Bezeichnung Gonorrhoe für den Tripper des Mannes ebenso widersinnig und nur die allgemeine Anwendung rechtfertigt mit Rücksicht auf die Leichtverständlichkeit den weiteren Gebrauch dieser althergebrachten Bezeichnung.

der einander anliegenden Hautflächen zu verhindern. Bei sehr heftigen
Entzündungserscheinungen ist es zweckmässig, die Kranken einige Tage
liegen zu lassen und zunächst Bleiwasserumschläge und erst nach eingetretener Besserung die eben angegebenen Mittel zu appliciren.

Die acute Vaginitis (*Vaginalblennorrhoe, Colpitis*) beginnt mit denselben subjectiven Symptomen, wie die Vulvitis, und ist übrigens oft
genug mit letzterer complicirt. Nach wenigen Tagen stellt sich ein
reichlicher eiteriger Ausfluss ein. Die Schleimhaut erscheint in diesem
Stadium hochroth und durch das deutliche Hervortreten der geschwollenen Follikel wie granulirt (*Colpitis granularis*). Dabei besteht eine
ganz ausserordentliche Empfindlichkeit, so dass die Einführung des
Fingers, noch mehr des Speculum mit grossen Schmerzen verbunden ist.

Unter günstigen Verhältnissen kann die Krankheit in kurzer Zeit
in völlige Heilung übergehen, oft aber, zumal in Folge des zu früh
wieder aufgenommenen Geschlechtsverkehrs geht die Krankheit in das
chronische Stadium über. Bei der chronischen Vaginitis treten die subjectiven Beschwerden ganz oder fast ganz zurück und im wesentlichen
manifestirt sich die Krankheit nur durch die mehr oder weniger reichliche Absonderung einer rein eiterigen oder mehr serösen Flüssigkeit.
Auch die objectiv nachweisbaren entzündlichen Veränderungen der
Vaginalschleimhaut treten sehr in den Hintergrund. Während, kurz
vor und nach der *Menstruation* stellt sich gewöhnlich eine Steigerung
der Krankheitserscheinungen und damit auch der Infectiosität ein.

Während daher die Diagnose der *acuten Vaginalblennorrhoe* keine
Schwierigkeiten macht, ist dies um so mehr bei der *chronischen Va-
ginitis* der Fall, denn auch der schliesslich entscheidende Nachweis
der Gonokokken ist hier aufs äusserste erschwert. In dem reichliche
Epithelzellen enthaltenden Secret sind eine ganze Reihe verschiedener
Bacterienarten vorhanden, die zum Theil eine grosse Aehnlichkeit mit
Gonokokken haben, so dass das Auffinden der letzteren, zumal dieselben nur in spärlicher Anzahl vorhanden sind, die allersorgfältigste
Untersuchung erfordert. Es ist dies um so bedauerlicher, als gerade
in praxi — vor Allem bei der Untersuchung der Prostituirten — der
leichte und sichere Nachweis dieser Erkrankung höchst wünschenswerth
wäre. — Früher glaubte man, dass ein von DONNÉ im Scheidenschleim
entdecktes Infusorium, *Trichomonas vaginalis*, charakteristisch für die
durch Tripperinfection hervorgerufene Vaginitis sei. Indess haben
spätere Untersuchungen gezeigt, dass sich dieses Infusorium auch bei
ganz gesunden Frauen, besonders zur Zeit der Schwangerschaft, findet.

Bei der Behandlung ist das erste Erforderniss die Reinigung der erkrankten Schleimhaut vom Secret, die durch mehrmals täglich zu wiederholende *Ausspülung mit warmem Wasser* oder ebenfalls warmen *adstringirenden Lösungen,* Alaun, (1—2 Proc.), Zinc. sulf. (1 Proc.) zu erreichen ist. Ein sehr bewährtes Verfahren ist dann das Einlegen von *trockenen Wattetampons,* die mit adstringirenden Pulvern (reiner Alaun oder Argent. nitr. 1,0, Bism. subnitr. 9,0, Talc. pulv. 90,0) bedeckt sind. Auch das Einlegen von Tampons, die mit Tanninlösung (Acid. tannic. 2,0, Glycerin 20,0, Aqua 200,0) oder Ratanhiatinctur (Tinct. Ratanh. 30,0, Aluminis 3,0, Aq. 300,0) getränkt sind, ist empfohlen (ZEISSL).

Die Urethritis des Weibes ruft viel unbedeutendere Symptome hervor, als die des Mannes und liegt dies wohl wesentlich in der Kürze der weiblichen Harnröhre und in ihrer fixirten Lage, in dem Fehlen der Zerrung und Dehnung durch Erectionen. *Subjectiv* sind auch anfänglich Kitzel, dann Brennen und Schmerzen beim Urinlassen vorhanden, doch treten diese Symptome gewöhnlich in nur mässigem Grade auf, und gleichzeitig stellt sich eiterige Secretion, die auf die gleich zu beschreibende Art nachgewiesen wird, ein. Sehr häufig gesellen sich dann Zeichen von Blasenreizung, Harndrang und Dysurie hinzu, und weiter kann es ebenso wie beim Mann, und zwar wegen der Kürze der weiblichen Urethra verhältnissmässig häufiger, zur Ausbildung einer regulären Cystitis mit allen ihren Folgen kommen. — Während im ganzen die Urethritis beim Weibe in Folge der oben erwähnten günstigen Bedingungen schneller heilt, als der Tripper des Mannes, so kommt es doch nicht selten auch hier zum Uebergang in das chronische Stadium mit Verschwinden der subjectiven Symptome und Abnahme der Secretion, während gleichzeitig das Secret eine weniger eiterige, mehr schleimige Beschaffenheit annimmt. — In der unmittelbaren Umgebung des Orificium urethrae befinden sich einige kleine *Lacunen* oder *Crypten* — entsprechend wohl den Morgagni'schen Lacunen der männlichen Harnröhre —, in denen sich die gonorrhoische Entzündung festsetzen und sehr hartnäckig bestehen kann. Wir haben in der gonorrhoischen Entzündung der paraurethralen Gänge beim Manne eine vollständig analoge Erkrankung kennen gelernt. Auch bei Weibern sind diese Affectionen wegen des Fortbestehens der Infectiosität und wegen der Geringfügigkeit der Symptome, die ein Uebersehen derselben leicht stattfinden lässt, sehr beachtenswerth. — Die Entwickelung von erheblichen Verengerungen der Harnröhre kommt bei Weibern fast niemals vor, was wohl im wesentlichen durch die Weite der weiblichen Urethra zu erklären ist.

Die **Diagnose** des Urethraltrippers beim Weibe ist nur dadurch zu
stellen, dass nach sorgfältiger Reinigung des Orificium urethrae der in
die Vagina eingeführte Finger die Harnröhre gegen die Symphyse an-
drückt und ihren Inhalt durch Streichen von hinten nach vorn an die
Mündung befördert, wo derselbe in Gestalt eines Eitertropfens oder im
chronischen Stadium einer kleinen Menge mehr schleimiger Flüssigkeit
erscheint. Diese Art der Untersuchung kann natürlich nur dann zu
einem Resultat führen, wenn die betreffende Person einige Zeit nicht
urinirt hat, da das angesammelte Secret durch die Urinentleerung
selbstredend vollständig herausgespült wird. Gewiegte Prostituirte
wissen dies wohl und verstehen es, durch eine der Untersuchung unmittelbar vorhergehende Miction oder gar durch regelrechtes Ausdrücken der Harnröhre mit dem Finger den Zweck der Untersuchung
in dieser Richtung völlig zu vereiteln. — Die Diagnose der Urethritis
ist besonders insofern von grossem Werth, als bei ihrem Vorhandensein
stets mit Sicherheit auf *gonorrhoische Infection* geschlossen werden
kann, was bei einer Vulvitis oder Vaginitis, wie oben erwähnt, keineswegs ohne weiteres möglich ist.

Die **Therapie** ist sehr viel einfacher, als bei der Urethritis des
Mannes. Zwar können bei Behandlung im Krankenhause auch Einspritzungen mit denselben Mitteln wie bei der Behandlung des männlichen Trippers angewendet werden, da aber die Kranken sich die Einspritzungen nicht selbst machen können, so muss ausserhalb des
Krankenhauses in der Regel hiervon abgesehen werden. Und glücklicher Weise heilt auch der Urethraltripper des Weibes in der Mehrzahl der Fälle ohne besondere Localtherapie bei zweckmässigem All-
gemeinverhalten und allenfalls Anwendung kühlender Umschläge auf
die Genitalien oder localer oder allgemeiner Bäder. — Die Wirkung
der Balsamica ist angeblich eine geringere als beim Tripper des Mannes.

Bezüglich des *Häufigkeitsverhältnisses* dieser drei Affectionen ist
noch zu bemerken, dass während früher die Vaginitis als die häufigste
Affection angesehen wurde, nach den neuesten Erfahrungen die Schleimhaut des *Cervicalkanals* am häufigsten durch die gonorrhoische Infection
afficirt wird, die offenbar durch ihre anatomische Beschaffenheit einen
günstigeren Boden für die Tripperkrankung abgiebt, als die Vaginalschleimhaut. Die *Urethritis* ist sicher nicht so selten, wie früher meist
angegeben wurde; nach neueren Untersuchungen tritt dieselbe etwa
in der Hälfte der Fälle von Tripperkrankung des Weibes auf. — Im
ganzen genommen ist jedenfalls der Tripper beim *weiblichen Geschlecht*

eine sehr viel seltenere Erkrankung als beim *männlichen,* aus dem einfachen Grunde, weil eine sehr viel geringere Zahl von Weibern der
Infection ausgesetzt ist, gegenüber der doch bei einer sehr grossen
Mehrzahl von Männern gelegentlich vorhandenen Möglichkeit einer
Tripperinfection. — Zu erwähnen ist noch die gonorrhoische Infection
von noch im *kindlichen Alter stehenden Mädchen,* welche in der Minderzahl der Fälle dieses traurige Loos entweder einer bestialischen Roh-
heit oder dem noch hier und da herrschenden Aberglauben verdanken,
dass — horribile dictu — ein Tripper durch den Coitus mit einem ganz
unschuldigen, reinen Mädchen geheilt werden könne. In der Mehrzahl der Fälle ist die Infection wohl sicher auf zufällige Berührungen
mit gonorrhoischem Eiter durch Unreinlichkeit, Zusammenschlafen mit
gonorrhoisch inficirten Verwandten und Ähnliches zurückzuführen. Bei
Kindern, ist wie schon erwähnt, die Colpitis die Hauptform der Gonorrhoe
und die wirklich gonorrhoische Natur dieser Affectionen ist in einer
grossen Anzahl von Fällen durch den zweifellosen Nachweis der Gonokokken sicher gestellt. Oft tritt diese Colpitis gonorrhoica bei kleinen
Mädchen in Krankenhäusern, Pflegeanstalten oder in einzelnen Familien
in einer gradezu *endemischen* Weise auf.

Die Bartholinitis ist die einzige Complication des Trippers der
äusseren weiblichen Genitalien, die einer gesonderten Besprechung
bedarf.

Die *Bartholini'schen Drüsen,* die bekanntlich den Cowper'schen
Drüsen des Mannes entsprechen, liegen zu beiden Seiten des Scheiden-
einganges in den unteren Theilen der grossen Labien. Bei der acuten
Bartholinitis, die sich stets auf das periglanduläre Gewebe fortsetzt,
entsteht demgemäss eine schmerzhafte Schwellung des grossen Labium,
besonders der unteren Hälfte desselben. Auch das entsprechende kleine
Labium — die Bartholinitis acuta ist fast stets *einseitig* — schwillt an
und vermöge der lockeren Beschaffenheit des Unterhautbindegewebes ist
hier sogar die ödematöse Schwellung gewöhnlich am allererheblichsten.
Die kleine Schamlippe überragt in diesem Zustande, prall gespannt,
blassroth, durchscheinend, manchmal mit posthornartig nach oben ge-
bogener Spitze das grosse Labium. In diesem Stadium sind die
Schmerzen, zumal bei selbst leiser Berührung unerträglich, das Gehen
ist dadurch unmöglich gemacht und es besteht *Fieber.* Dieses Höhestadium wird in wenigen Tagen erreicht und es zeigt sich nun gewöhnlich auf der inneren Fläche der grossen Schamlippe, deren Haut
dunkel livideroth ist, Fluctuation. Nach der künstlichen Eröffnung
oder nach dem sonst schnell, manchmal mit ausgedehnter Gangrä-

nescenz der Haut erfolgenden spontanen Durchbruch tritt ganz rapide
Nachlass aller Erscheinungen ein.   Der reichlich vorhandene Eiter, der
bei der künstlichen Eröffnung in Folge der starken Spannung der
Abscesswand oft förmlich im Strahle herausspritzt, ist oft mit Blut
untermischt und gewöhnlich sehr übelriechend, offenbar aus denselben
Gründen, wie bei den periproctitischen Abscessen.   Manchmal entwickelt sich an der Durchbruchsstelle ein kraterförmiges Geschwür mit
infiltrirten Rändern, welches einen Schanker oder syphilitischen Primäraffect vortäuschen kann. — Unter mässiger Secretion tritt weiter eine
sehr schnelle Verkleinerung der Abscesshöhle und in sehr kurzer Zeit
gewöhnlich vollständige Heilung ein.

Die acute Bartholinitis ist eine *häufigere Complication* des weiblichen Trippers und besonders ist noch der Umstand hervorzuheben,
dass oft dieselbe Person *mehrfach* hintereinander — es sind zehn und
noch mehr solche Recidive beobachtet worden — an Bartholinitis erkrankt, die dann bald auf der einen, bald auf der anderen Seite auftritt.   Gerade diese letzteren Fälle lehren, dass bei der Aetiologie der
Bartholinitis auch die durch den „Abusus genitalium" bedingten Irritationen eine gewisse Rolle spielen, denn es handelt sich in denselben
stets um Prostituirte.

Ganz anders sind die Erscheinungen der **chronischen Bartholinitis**,
einer wie es scheint sehr häufigen, aber verhältnissmässig wenig gut
gekannten Affection, und zwar ist besonders häufig der *Ausführungs-
yang der Drüse* ergriffen.   Schmerzen und Schwellung irgend welchen
Theiles fehlen meist vollständig, nur manchmal ist ein kleiner, un-
empfindlicher Knoten an der Stelle der Drüse durchzufühlen, und das
einzige regelmässige Symptom, durch welches sich die Krankheit bemerklich macht, ist die Ansammlung von Eiter, welcher durch Druck
leicht aus der unmittelbar neben dem Scheideneingang liegenden
Mündung des Ausführungsganges herausbefördert werden kann.   Hierdurch ist es auch allein möglich, die Affection zu diagnosticiren.   Ein
besonders wichtiges Zeichen der Bartholinitis — und damit der Tripperinfection — ist nach SAENGER ein linsengrosser dunkelpurpurrother
Hof um die Mündung der Drüse.

Die chronische Bartholinitis ist besonders deswegen von Wichtigkeit, weil sie, der Therapie hartnäckig Widerstand leistend, lange Zeit
die *Ursache weiterer Infectionen* (Nachweis der Gonokokken im Secret,
ARNING) bleiben kann, zumal auch die Diagnose bei raffinirten Frauen-
zimmern, die den Inhalt kurz vor der Untersuchung wegdrücken, sehr
schwer ist.

Bei der **Behandlung** der acuten Bartholinitis ist zunächst die *Bettlage* erforderlich, deren Bedürfniss von den Patientinnen selbst ohnehin empfunden wird. In den allerersten Tagen, ehe sich Fluctuation zeigt, sind Bleiwasserumschläge zu appliciren, sowie aber Fluctuation auftritt, ist sofort die *Incision* vorzunehmen, die, wie schon oben angedeutet, dann mit einem Schlage den heftigen Beschwerden ein Ende macht. Unter Ausspülungen mit Carbol- oder Sublimatlösung und Einstreuen von Jodoformpulver erfolgt dann rasche Heilung. — Sehr viel schlechter steht es um die *Behandlung der chronischen Bartholinitis.* Häufig genug wird durch adstringirende oder schwach ätzende Injectionen in den Ausführungsgang nichts erreicht, so dass *Spaltung des Ganges* und *Aetzung* mit Argentum nitricum, ja selbst die *Excision der ganzen Drüse* vorgeschlagen ist.

— — — — —

ELFTES CAPITEL.

Der Mastdarmtripper.

Der **Mastdarmtripper** entsteht entweder durch directe Infection bei widernatürlichem Coitus oder dadurch, dass Trippereiter von den Genitalien aus in den Mastdarm gelangt, welche beiden Umstände bei Weibern sehr viel häufiger vorkommen, als bei Männern. Die Mastdarmschleimhaut erscheint geröthet, geschwellt und secernirt reichlichen Eiter, der in Folge der oft sich bildenden Excoriationen und Rhagaden auch mit Blut gemischt sein kann. Die *Schmerzen* sind heftig, besonders bei der Defäcation, öfters besteht dabei Stuhldrang. Der Mastdarmtripper geht gewöhnlich in Heilung über, doch kann er auch chronisch werden und sind diese Fälle möglicher Weise für die Entstehung der *Mastdarmgeschwüre* von Bedeutung, jener wenig charakteristischen Ulcerationen der Mastdarmschleimhaut, die man früher gewöhnlich als der Syphilis angehörige Krankheitserscheinung ansah. Gegen die letztere Ansicht spricht das *fast ausschliessliche Vorkommen* der Mastdarmgeschwüre bei *Weibern*, es steht dasselbe dagegen in vollster Uebereinstimmung damit, dass der Mastdarmtripper — aus den oben angeführten Gründen — bei Weibern häufig, bei Männern selten ist (TARDIEU, JULLIEN).

Die Behandlung hat in *Sitzbädern, Ausspülungen* mit adstringirenden Lösungen und *Einlegen trockener Wattebäusche* in die Analfurche zu bestehen.

ZWÖLFTES CAPITEL.
Die gonorrhoische Conjunctivitis.

Die durch Uebertragung von Trippereiter hervorgerufene *Blennor-rhoe der Conjunctivalschleimhaut* gehört zu den schwersten der durch das Trippergift bedingten Erkrankungen.

Symptome und Verlauf. Nach einer kurzen, wenige Stunden bis etwa einen Tag betragenden Incubationszeit treten als erste Zeichen der Erkrankung Injection der Conjunctiva, Vermehrung der Thränen-absonderung und Juckgefühl auf und in einer rapiden Weise steigern sich die Entzündungserscheinungen zum Höhestadium der Krankheit, welches oft am zweiten oder dritten Tage schon erreicht wird. Die Augenlider sind dann stark geröthet und geschwollen, ödematös, meist so stark, dass der Kranke absolut nicht im Stande ist, das Auge zu öffnen, das obere Augenlid hängt weit über das untere Lid herab und auch die umgebenden Hautpartien nehmen noch an der Schwellung theil. Wird die Augenspalte gewaltsam geöffnet, so quillt massen-haftes wässeriges, einzelne Eiterflocken enthaltendes Secret hervor. Die Conjunctiva palpebrarum ist tiefroth, die Oberfläche glatt, glänzend oder in den schwersten Fällen mit einer croupösen oder selbst diphtheri-tischen Auflagerung bedeckt, die Uebergangsfalte tritt in Folge der Schwellung als starker Wulst hervor, die Conjunctiva bulbi ist eben-falls stark infiltrirt und geschwollen, chemotisch, und bildet an der Cornea einen kreisförmigen Wall, der die äusseren Theile der Horn-haut mehr oder weniger überragt. In schweren Fällen kommen auch Blutungen in der Conjunctiva bulbi vor. — *Subjectiv* bestehen neben starker Lichtscheu ausserordentlich heftige, in die Stirn ausstrahlende Schmerzen und diese, sowie die Schlaflosigkeit, das in hochgradigen Fällen vorhandene Fieber und meist das Bewusstsein der grossen Ge-fahr rufen einen Zustand schwersten Krankheitsgefühles und grösster Niedergeschlagenheit bei den Patienten hervor.

Im weiteren Verlaufe nimmt die Schwellung der Schleimhaut etwas ab, die Oberfläche erscheint nicht mehr glatt, sondern wird uneben, besonders an der Uebergangsfalte zeigen sich Furchen und gleichzeitig verändert sich das Secret bei unverminderter Massenhaftigkeit, es wird durch Zunahme der Eiterflocken mehr und mehr molkig, trübe und schliesslich rein eiterig. Es fliesst aus der Augenspalte über die Wangen herunter, trocknet hier zu Borken ein und ruft Excoriationen der Haut hervor.

Von der allergrössten Bedeutung sind aber die Gefahren, welche dem Auge durch *Betheiligung der Hornhaut* an dem Krankheitsprocesse drohen. Diese Complication tritt sowohl im Höhestadium als auch später auf und ist um so gefährlicher, je früher sie zur Entwickelung kommt. Es bilden sich entweder auf irgend einer Stelle der Hornhaut kleinere Geschwüre oder entsprechend dem Rande ein mondsichelförmiges Geschwür, welche der Fläche und Tiefe nach fortschreiten und, falls der Process nicht zum Stillstand gebracht wird, zur Zerstörung eines kleineren oder grösseren Theiles der Hornhaut, zur Perforation und deren Folgen, Irisvorfall, Staphylom, führen. Nach der Localisation und Ausdehnung dieser Zerstörungen richtet sich natürlich die Erheblichkeit der auch im günstigsten Falle zurückbleibenden Beeinträchtigung des Sehvermögens. Auch in diesen Fällen kann es zu einer vollständigen Zerstörung der Hornhaut und damit zum Verlust des Auges kommen. Aber verhältnissmässig häufiger tritt dieser ungünstigste Ausgang in anderen Fällen ein, bei denen sich von vornherein die ganze Cornea schnell trübt und eine Oberflächenschicht nach der anderen exfoliirt wird bis zur Einschmelzung der ganzen Membran, welche dann vom Austritt der Linse und eines Theiles des Glaskörpers gefolgt ist und zur Phthisis bulbi führt.

Sehen wir von diesen schweren Complicationen ab, so kann unter richtiger Behandlung in den günstig verlaufenden Fällen unter allmäliger Abnahme der Schwellung und Secretion der Schleimhaut in einigen Wochen vollständige Heilung erzielt werden oder es bleibt in anderen ein chronisch-entzündlicher Zustand der Conjunctiva, eine *chronische Blennorrhoe*, für längere Zeit zurück. Oefters entwickeln sich *papilläre Wucherungen* der Schleimhaut, besonders auf der Uebergangsfalte manchmal grössere hahnenkammförmige Papillome.

Die **Prognose** der gonorrhoischen Conjunctivitis ist stets zweifelhaft; sie wird um so schlechter, je stärker die Schwellung der Conjunctiva bulbi, besonders des die Cornea einfassenden Walles ist und je frühzeitiger Complicationen von Seiten der Cornea auftreten. — Die **Diagnose** ist bei den so hervortretenden Symptomen der Krankheit nicht zu verfehlen, nur ist zu bedenken, dass wohl zweifellos auch noch durch andere Krankheitserreger als die Gonokokken eine ganz ebenso verlaufende, nicht gonorrhoische Blennorrhoe der Conjunctiva hervorgerufen werden kann, so dass also zur Sicherstellung der Diagnose das Auffinden der Gonokokken im Secret oder der anamnestische Nachweis der stattgehabten Uebertragung von Trippereiter auf die Conjunctiva erforderlich ist.

Anatomie. Bei keiner gonorrhoischen Affection sind die anatomischen Vorgänge so gut bekannt, wie bei der Conjunctivalblennorrhoe, dank den von BUMM allerdings fast ausschiesslich an Präparaten von Blennorrhoea neonatorum vorgenommenen Untersuchungen. Diese haben ergeben, dass die Gonokokken in das Cylinderepithel eindringen und sich im wesentlichen in der intercellularen Kittsubstanz gegen den Papillarkörper der Schleimhaut vorwärtsbewegen, während sie die mit Uebergangs- oder Pflasterepithel bedeckten Theile, Lidränder, Hornhaut, intact lassen. Auch bis in die obersten Schichten des subepithelialen Gewebes dringen die Gonokokken ein und liegen hier meist frei im Gewebe, selten in Eiterkörperchen. Nur selten finden sich die Gonokokken in tiefer in das Gewebe hinabführenden Zügen, die möglicher Weise capillaren Lymphspalten entsprechen. Diese Pilzinvasion ruft auf der einen Seite eine Abstossung der ganzen Epithelschicht, auf der anderen Seite im conjunctivalen Bindegewebe eine massenhafte Auswanderung weisser Blutkörperchen, Rundzelleninfiltration, Eiterung hervor. Bei der Regeneration bildet sich von den zurückgebliebenen Resten eine neue Epithelschicht, deren oberflächlichste Zellenlagen sich wie beim Pflasterepithel abplatten und eine schützende Decke gegen eine etwaige neue Invasion der Gonokokken, ein Recidiv, bilden. Die Hauptvermehrung der Gonokokken findet im Secrete und im Epithel statt, während die im subepithelialen Gewebe befindlichen Gonokokken rasch absterben, da sie hier nicht die für ihr Weiterwachsen günstigen Bedingungen zu finden scheinen. Nachdem daher das neugebildete Pflasterepithel der Wiederholung der Pilzinvasion einen Damm entgegengestellt hat, gehen die Krankheitserscheinungen zurück und es tritt Heilung ein.

Aetiologie. Die Uebertragung des Trippereiters auf die Conjunctiva kommt einmal dadurch zu Stande, dass Tripperkranke mit dem mit Eiter verunreinigten Finger sich ins Auge fassen oder mit verunreinigten Wäschestücken, Hemde, Handtuch, die Augen berühren. Auch die in Folge eines hier und da herrschenden Aberglaubens gelegentlich vorkommende, mehr als unappetitliche Anwendung von Urinumschlägen bei Augenerkrankungen kann zur Infection der Conjunctiva führen. Ebenso können natürlich Aerzte, Krankenwärter, Hebammen durch die bei Gelegenheit der Untersuchung Tripperkranker beschmutzten Finger sich inficiren. In anderen Fällen stammt der inficirende Eiter nicht von der erkrankten Genitalschleimhaut, sondern von einer gonorrhoischen Conjunctivitis und hierbei sind einerseits auch wieder Aerzte und Pflegepersonal, andererseits Kranke, die mit Blennorrhoekranken zusammen liegen, in erster Linie gefährdet. Ganz besonders ist aber noch die

Gefahr hervorzuheben, dass von dem zunächst erkrankten Auge — es wird gewöhnlich ursprünglich nur ein Auge und zwar aus leicht begreiflichen Gründen meist das rechte ergriffen — das zweite gesunde Auge inficirt und damit der Ernst der Situation in sehr bedenklicher Weise erhöht wird. — Wenn nun auch die Erscheinungen sehr schwere und stürmische sind, nachdem das Contagium auf der Conjunctivalschleimhaut so zu sagen Wurzel gefasst hat, so muss doch auf der anderen Seite angenommen werden, dass die Haftung desselben bei Erwachsenen grossen Schwierigkeiten begegnet und nur unter bestimmten günstigen Verhältnissen zu Stande kommt, denn es wäre sonst unerklärlich, dass bei der grossen Häufigkeit des Trippers und bei der oft geradezu unglaublichen Vernachlässigung auch der selbstverständlichsten Reinlichkeitsvorschriften und dem Mangel jeder Vorsicht, die gonorrhoische Conjunctivitis glücklicher Weise doch eine im Ganzen recht seltene Complication des Trippers ist. — Die Conjunctiva der Neugeborenen scheint für die Erkrankung weit empfänglicher zu sein, als die der Erwachsenen.

Therapie. In freilich äusserst seltenen Fällen, in denen die ärztliche Hülfe in den ersten Stunden nach einer sicher stattgehabten Infection der Conjunctiva mit Trippereiter in Anspruch genommen wird, kann die *Coupirung des Krankheitsprocesses* durch Ausspülung mit desinficirenden Lösungen und Einträufelung einiger Tropfen einer 1—2%₀ Höllensteinlösung erzielt werden. — Ist aber die Krankheit bereits zum Ausbruch gekommen, so ist, falls nicht schon beide Augen ergriffen sind, die erste und wichtigste Sorge die, das *gesunde Auge vor der so naheliegenden Gefahr der Ansteckung zu schützen*. Dies geschieht durch einen impermeablen Verband, in der Weise, dass über das mit einem Leinwandläppchen und mit Wattebäuschen bedeckte Auge ein etwas grösseres Leinenläppchen aufgelegt wird, welches ganz mit Collodium bestrichen und an den Rändern, an Stirn, Nasenrücken und Wange, sorgfältig mit Collodium fixirt wird. Noch besser lässt sich der Verschluss durch eine ganz dünne Guttaperchaplatte, sogenanntes Guttaperchapapier, herstellen, welches an den Rändern mit einem mit Chloroform getränkten Wattebäuschchen überstrichen und so an die Haut angeklebt wird. Dieser Schutzverband muss täglich — natürlich unter äusserster Vorsicht — geöffnet werden, behufs der Reinigung und Feststellung der Intactheit des Auges. — Bei der Behandlung des erkrankten Auges sind zwei Phasen streng zu scheiden. Solange die Entzündungserscheinungen noch zunehmen oder sich auf ihrem Höhestadium befinden, ist vor Allem die *Entfernung des Secretes* aus dem

Conjunctivalsack und die *Anwendung der Kälte* indicirt. Zu die
Zweck werden die Lider soweit dies möglich ist ectropionirt, das Se
mit feuchten Wattebäuschchen vorsichtig abgetupft und durch /
drücken eines mit einer desinficirenden Lösung (Acid. boric. 3%, Su
mat 0,1 : 500,0, Aqua Chlori) gefüllten Schwammes über dem Auge
ausgespült. Das Auge auszuspritzen ist nicht räthlich wegen der In
tionsgefahr für den Ausspritzenden. Diese Procedur muss jede h
Stunde und auch Nachts mindestens jede Stunde vorgenommen wer
Die Application der Kälte geschieht am besten durch Leinwand
pressen, die auf einem Stück Eis gekühlt werden und alle 2—3 Min
gewechselt werden. *Scarificationen* der Conjunctiva sind geeignet,
übermässige Spannung derselben herabzusetzen. Bei sehr starken
zündungserscheinungen ist die *Einträufelung von Atropin*, eine *lo*
Blutentziehung und eventuell ein Abführmittel indicirt. Selbstversti
lich ist die strengste Bettruhe erforderlich. — Die *Anwendung von (*
sticis ist in diesem Stadium *absolut contraindicirt.*

Diese Behandlung wird fortgesetzt, bis die Schwellung der Schle
haut zurückgegangen und die Secretion eiterig geworden ist, und
tritt die *kaustische Behandlung* in ihr Recht ein. Am besten wirkt
Argentum nitricum in Form des Lapis mitigatus oder in 1—2 p
Lösung und zwar wird die Lösung mit einem Pinsel auf die Schle
haut der ectropionirten Lider aufgetragen unter möglichster Schon
der Conjunctiva bulbi. Dies wird am besten dadurch erreicht, dass
dem nicht etropionirten Lid der Bulbus jedesmal von einem Assistes
völlig gedeckt wird. Nach der Aetzung folgt Neutralisation des ü
schüssigen Höllensteins mit Kochsalzlösung. Die Aetzung ist anf
lich sehr vorsichtig zu machen, zunächst mit einer etwas schwäche
Lösung, um zu sehen, ob das Auge auch schon in dem für die Aetz
geeigneten Stadium sich befindet. Die Wiederholung ist erst dann vo
nehmen, wenn der von der vorhergehenden Aetzung herrührende Sc
vollständig abgelöst ist, durchschnittlich ist alle 24 Stunden die Aetz
einmal vorzunehmen. Nach der Aetzung sind jedesmal einige Stun
wieder kalte Umschläge zu machen.

Bezüglich der Behandlung der Hornhautaffectionen müssen wir
die einschlägigen Lehrbücher verweisen.

Eine besondere Erwähnung erheischt noch die Blennorhoea ne
torum, welche in vielen und gerade in den schwersten Fällen a
durch die Uebertragung von gonokokkenhaltigem Eiter hervorger
wird, während in anderen Fällen anderweitige Secrete die Erkrank
verursachen. Die Ansteckung erfolgt oft bereits bei der Geburt, ind

Trippereiter beim Durchpassiren des Kopfes durch die mütterlichen Geburtswege in die Augen gelangt. Aber auch nach der Geburt kommt durch Berühren der kindlichen Augen mit beschmutzten Fingern oder Wäschestücken seitens der Mutter oder des Pflegepersonals oft genug die Ansteckung noch zu Stande. In Gebäranstalten oder Findelhäusern kann durch Unachtsamkeit und Unsauberkeit des Wartepersonals die Krankheit von einem Kind auf andere übertragen werden und erlangt unter diesen Umständen manchmal eine grosse Ausbreitung.

Der Beginn der Erkrankung fällt meist in die ersten Tage nach der Geburt und gleicht der weitere Verlauf völlig dem der gonorrhoischen Conjunctivitis beim Erwachsenen. Auch hier tritt die *enorme Schwellung der Lider* und die *Massenhaftigkeit des Secretes* zunächst in den Vordergrund. Wird die durch Blepharospasmus fest geschlossene Lidspalte geöffnet, so spritzt manchmal das Secret förmlich im Strahle hervor. Und leider treten auch hier bald die schweren *Complicationen von Seiten der Hornhaut* ein und werden eine der häufigsten Ursachen der Erblindung. — Die *Behandlung* ist nach den oben angegebenen Principien einzuleiten, bei der Blennorrhoea neonatorum ist aber ein ganz besonderer Werth auf die *Prophylaxe* zu legen. Auf der einen Seite ist bei der Kenntniss oder dem Verdachte einer gonorrhoischen Affection der Mutter die allersorgfältigste *Desinfection der Geburtswege* vor der Entbindung angezeigt. Noch erfolgreicher ist aber die *prophylactische Behandlung der Augen* des Neugeborenen und hat sich hier vor allem die einmalige, unmittelbar nach der Geburt vorzunehmende Einträufelung von zwei Tropfen einer 2 proc. Höllensteinlösung in jedes Auge bewährt (CREDÉ). Durch die strenge Durchführung dieses Verfahrens lässt sich die Zahl der Erkrankungen an Blennorrhoe in Gebäranstalten, in denen dieselben sonst auf der Tagesordnung standen, auf ein verschwindendes Minimum herabdrücken.

DREIZEHNTES CAPITEL.
Der Tripperrheumatismus.

Im Verlaufe des Trippers treten — im Ganzen selten — rheumatische Krankheitserscheinungen auf, über deren Abhängigkeitsverhältniss vom Tripper seit Langem Streit geführt wird. Während auf der einen Seite der Rheumatismus als zufällige oder jedenfalls nicht direct vom Tripper abhängige Complication angesehen wird, und der „sogenannte Tripperrheumatismus" dem vulgären Rheumatismus völlig gleichgestellt wird, befürwortet die andere Partei die specifische Natur des gonorrhoischen Rheumatismus. Es ist nicht daran zu zweifeln, dass die letztere Anschauung die richtige ist, möglicher Weise allerdings mit einer gewissen Einschränkung, wenn es sich herausstellen sollte, dass das Eindringen nicht der Gonokokken, sondern anderer Mikroorganismen diese rheumatischen Erkrankungen hervorruft. Der Tripper würde dann nur insofern die Ursache des Rheumatismus sein, als durch die Entzündung der Harnröhrenschleimhaut die Aufnahme der Infectionskeime ermöglicht wird, wie dies weiter unten noch ausgeführt werden soll. Keinesfalls ist aber der Tripperrheumatismus ein gewöhnlicher, den Tripper lediglich complicirender Rheumatismus.

Immerhin erscheint es nothwendig, die hauptsächlichsten, für diese Entscheidung sprechenden Thatsachen anzuführen. Einmal differiren die Erscheinungen der am häufigsten durch Tripper hervorgerufenen rheumatischen Affection, des *gonorrhoischen Gelenkrheumatismus*, in der Regel sehr wesentlich von denjenigen des vulgären Rheumatismus, besonders der acuten Form desselben. Während der letztere meist viele Gelenke befällt, von einem Gelenk in das andere wandert — „springt" —, mit erheblichem Fieber einhergeht, befällt der gonorrhoische Gelenkrheumatismus fast stets nur wenige, oft nur ein Gelenk, ist stabil und verläuft mit unbedeutenden oder ganz ohne Fiebererscheinungen. Hervorzuheben ist ferner das verhältnissmässig häufige Auftreten von *Peri- und Endocarditis* bei vulgärem Rheumatismus, die grosse Seltenheit dieser Complication bei Tripperrheumatismus. Von noch grösserer Bedeutung sind die nicht seltenen Fälle, in denen dasselbe Individuum bei jeder neuen Gonorrhoe regelmässig wieder von Rheumatismus befallen wird, oft jedesmal in demselben Zeitintervall nach der Infection. Und schliesslich ist der Umstand nicht ohne Wichtigkeit, dass die beim Rheumatismus articulorum acutus fast stets erfolgreiche Salicyldarreichung beim gonorrhoischen Rheumatismus so gut wie wirkungslos ist.

Weiterhin ist die Frage zu beantworten, auf welche Weise kommen beim Tripper die Gelenkaffectionen, resp. die anderen rheumatischen Erkrankungen zu Stande? Gegen die Ansicht einiger Autoren, welche eine *Reflexwirkung* von der erkrankten Harnröhre aus annehmen und an ähnliche Erscheinungen beim Katheterismus erinnern, sprechen auf das allerentschiedenste Fälle von Tripperrheumatismus, welche nach der in curativer Absicht vorgenommenen Inoculation der trachomatösen Conjunctiva mit Trippereiter beobachtet sind, bei welchen die Urethra überhaupt gar nicht erkrankt war (Poncet, Galezowski). Es ist nach dem heutigen Stande unserer Kenntnisse das wahrscheinlichste, dass es sich um eine *infectiöse Erkrankung* handelt, welche durch die Aufnahme von Infectionskeimen an der erkrankten, hier und da erodirten Harnröhrenschleimhaut und den Transport derselben nach entfernten Körpertheilen, also gewissermassen durch metastatische Vorgänge, hervorgerufen wird. Ob die Gonokokken selbst dieses Infectionsmaterial bilden oder ob es sich um andere, mit dem Tripperprocess an und für sich nicht in Zusammenhang stehende Mikroorganismen handelt, ist zur Zeit noch nicht sicher zu entscheiden. Auf der einen Seite liegen zwar Befunde von Gonokokken im Gelenkexsudat vor (PETRONE, KAMMERER), auf der anderen Seite ist aber nicht ohne Grund darauf hingewiesen, dass diese wenigen, nur auf die morphologische Aehnlichkeit gestützten Befunde nicht als absolut entscheidend angesehen werden dürfen, und es sind bei anderen Infectionskrankheiten (Puerperalerkrankungen, Scharlach u. a. m.) vorkommende und ebenfalls durch andere, nicht für den betreffenden Krankheitsprocess specifische Mikroorganismen hervorgerufene Gelenkerkrankungen als dem Tripperrheumatismus analoge Processe hingestellt worden (LOEB). In allerneuester Zeit ist allerdings in wohl einwandsfreier Weise der Nachweis der Gonokokken im Gelenkexsudat erbracht worden (DEUTSCHMANN).

Der gonorrhoische Rheumatismus befällt die *Gelenke,* das *Periost,* die *Sehnenscheiden,* die *Muskeln,* die *Nerven,* in seltenen Fällen das *Auge.*

Der **gonorrhoische Gelenkrheumatismus** (*Trippergicht*) ist die wichtigste und häufigste dieser Erkrankungsformen. In der Regel in den ersten Wochen nach der Infection, manchmal indess auch später, treten plötzlich in einem Gelenke Schmerzen auf, entweder ohne objectiv nachweisbare Veränderung am Gelenk oder mit deutlichem, wie die Punctionen ergeben haben, meist serösem oder eiterig-serösem Erguss in dasselbe. Nur selten ist aber der Erguss sehr erheblich, die Haut über den erkrankten Gelenken ist gewöhnlich nicht geröthet. — Am häufigsten werden die *Kniegelenke* ergriffen (etwa in ³⁄₄ aller Fälle) und oft nur eines derselben, demnächst noch am häufigsten die *Sprung-, Hand-, Schultergelenke* und die *Gelenke der Finger und Zehen,* seltener die übrigen Gelenke. Bei weitem am häufigsten erkrankt n u r e i n Gelenk oder allenfalls einige wenige, die Erkrankung v i e l e r Gelenke bildet eine seltene Ausnahme. Bei der Erkrankung mehrerer Gelenke folgen dieselben successive auf einander, in der Regel unter Fortbestehen des Krankheitsprocesses in den erstergriffenen Gelenken. Die *Schmerzen* sind meist recht erhebliche und können bei Befallensein der Gelenke der Unterextremität das Gehen unmöglich machen; aller-

dings ist in manchen Fällen selbst bei stärkerer Gelenkschwellung eine
relativ geringe Schmerzhaftigkeit vorhanden. *Fiebererscheinungen* fehlen
entweder ganz oder sind in mässiger Intensität vorhanden. Auch in
diesen letzteren Fällen sind sie gewöhnlich von nur kurzer Dauer und
verschwinden trotz des unveränderten Fortbestehens der Gelenkaffection.
Nur sehr selten sind hohe Temperaturen (40—41 °) bei Tripperrheumatismus beobachtet worden.

Der Verlauf ist in einzelnen Fällen ein mehr acuter, indem nach
einigen Wochen bereits alle Erscheinungen wieder verschwunden sind,
in anderen Fällen erstreckt sich derselbe über Monate, ja über Jahre,
in diesen Fällen gewöhnlich einen Wechsel von Remissionen und Exacerbationen zeigend. Der gewöhnliche *Ausgang* ist der in vollständige
Heilung, selten tritt Ankylosenbildung, am seltensten Vereiterung ein.
In diesen letzteren Fällen ist Zerstörung der Gelenkknorpel anatomisch
constatirt worden. — Die Complication mit *Endo-* und *Pericarditis*
scheint ganz ausserordentlich selten ·zu sein, ist aber sicher constatirt.
Ferner ist das Auftreten von *Exanthemen* — Erythema exsudativum,
Erythema nodosum, Hauthämorrhagien — bei Tripperrheumatismus beobachtet. — Auf eine Reihe anderer Localisationen des Tripperrheumatismus kommen wir noch weiter unten zurück.

Die Prognose ist nach dem oben Gesagten im Ganzen als gute zu
bezeichnen, freilich ist die zur Heilung erforderliche Zeit oft eine recht
lange. Wie schon erwähnt, tritt nach einmaligem Ueberstehen eines
gonorrhoischen Gelenkrheumatismus bei erneuten Infectionen sehr oft,
in vielen Fällen ganz regelmässig, ein Recidiv auf.

Bei der Diagnose ist bei Vorhandensein der erwähnten, von den
Erscheinungen des vulgären Gelenkrheumatismus abweichenden Eigenthümlichkeiten stets die Untersuchung der Urethra vorzunehmen und
darf man sich nie auf etwaige negative Angaben der Patienten, besonders bei Frauen, verlassen. Bei vorhandener Gonorrhoe wird die
Diagnose dann fast stets gesichert sein, doch darf nicht vergessen
werden, dass ein Tripperkranker gelegentlich auch einen nicht gonorrhoischen Rheumatismus acquiriren kann.

Bezüglich der Aetiologie ist zu dem bereits Gesagten noch hinzuzufügen, dass der gonorrhoische Gelenkrheumatismus *weit häufiger bei
Männern* auftritt, als bei Weibern, und gerade dieser Umstand ist von
den Anhängern der Theorie des „urethralen" — nicht specifisch gonorrhoischen — Rheumatismus wegen der angeblichen Seltenheit des
weiblichen Harnröhrentrippers besonders hervorgehoben worden. Ganz
abgesehen davon, dass der Urethraltripper bei Weibern verhältnissmässig

gar nicht so selten ist, liegt die Ursache hierfür offenbar darin, dass
der Tripper überhaupt bei Männern absolut unendlich viel häufiger ist,
als bei Weibern, denn es ist wohl nicht zu viel gesagt, dass die grosse
Mehrzahl der Männer gelegentlich einen Tripper acquirirt hat, während
umgekehrt bei den Frauen diese Infection doch glücklicher Weise auf
eine kleine Minderzahl beschränkt bleibt, nämlich auf die officiell und
inofficiell Prostituirten und auf eine kleine Anzahl verheiratheter Frauen.

Therapie. Wir kennen kein Mittel, welches in prompter Weise auf
den Tripperrheumatismus wirkt, etwa wie die Salicylsäure auf den acuten
Gelenkrheumatismus. Dieses Mittel, ebenso Jodkali und andere intern
angewandten Medicamente zeigen auf den gonorrhoischen Rheumatismus
fast nie einen irgendwie nennenswerthen Einfluss. Wir sind daher darauf
beschränkt, durch Bettlage, resp. durch geeignete Verbände *Schonung
und Ruhigstellung* der erkrankten Gelenke herbeizuführen, gleichzeitig
ist im Beginn Auflegen einer Eisblase, später Einpinselung mit *Jodtinctur* empfehlenswerth. In den subacuten und chronischen Fällen
sind *Massage* und *warme Bäder*, eventuell Kuren in Teplitz, Wiesbaden
und ähnlichen Thermen von guter Wirkung. — *Prophylactisch* können
wir insofern etwas erreichen, als Individuen, die einmal an Tripperrheumatismus erkrankt waren, ermahnt werden müssen, sich möglichst
vor einer weiteren Tripperinfection zu schützen und bei doch geschehener
Infection ist durch sorgfältigste Behandlung und strengste Schonung die
möglichst schnelle Heilung des Trippers anzustreben, denn die Erfahrung zeigt, dass oft der Rheumatismus nicht zum Ausbruch kommt,
wenn es gelingt, den Tripper früh genug zu beseitigen.

Die *übrigen Localisationen* des Tripperrheumatismus bedingen im
Ganzen noch wenig bekannte Krankheitszustände. So kommen *Knochenschmerzen*, unter Umständen *periostitische Schwellungen*, die zu bleibenden Knochenauftreibungen führen können, *Muskelschmerzen*, *Neuralgien*, z. B. *Ischias*, ferner *Ergüsse in Sehnenscheiden und Schleim-
beutel* vor, so wird öfters eine schmerzhafte Schwellung des hinter dem
Calcaneus und des unterhalb dieses Knochens gelegenen Schleimbeutels
beobachtet. Auch *Paralysen der Unterextremitäten* sind bei Tripper
beobachtet, zum Theil freilich bedingt durch Fortschreiten chronisch-
entzündlicher Processe im Beckenzellgewebe bis zu den Nervenstämmen
(*Paraplegia urinaria*, GULL, KUSSMAUL). Noch am besten bekannt
sind die in Folge des Trippers, fast stets gemeinschaftlich mit Gelenkaffectionen, auftretenden *Augenerkrankungen* (*rheumatische Ophthalmie*),
Conjunctivitiden, die streng von den durch directe Uebertragung des
Trippergiftes entstandenen blennorrhoischen Conjunctivitiden zu unter-

scheiden sind, meist beiderseitig auftreten und sich durch ihre relative
Gutartigkeit auszeichnen, *Keratitiden* und *Iritiden*, die in seltenen
Fällen sich auch mit *Chorioiditis* compliciren und durch starke Flüssig-
keitsexsudation und demgemäss erhebliche Vertiefung der vorderen
Kammer, andererseits durch geringere Neigung zur Bildung plastischer
Exsudate, besonders von der syphilitischen Iritis hinreichend unter-
schieden sind (*Iritis serosa*).

VIERZEHNTES CAPITEL.

Das Papillom.

Als **Papillome** (*spitze Condylome, Condylomata acuminata, Feucht-
oder Feigwarzen* — letztere Bezeichnung ist ebenso für die syphilitischen nässenden Papeln üblich) werden warzenartige Bildungen bezeichnet, welche jedenfalls bei weitem am häufigsten durch den auf
Haut oder Schleimhaut wirkenden Reiz des Trippereiters hervorgerufen
werden.

Die Papillome bilden im Beginn ihrer Entwickelung kleinste, gewöhnlich in grösserer Anzahl auftretende Erhabenheiten, die der ergriffenen Hautpartie ein gekörntes Aussehen verleihen. Im weiteren
Verlauf findet in einer Reihe von Fällen das Wachsthum hauptsächlich der Fläche nach statt, so dass sich schliesslich linsen- bis zwanzig-
pfennigstückgrosse, die Haut nur wenig überragende, trockene, an der
Oberfläche rauhe Wucherungen bilden, die mit manchen Warzen grosse
Aehnlichkeit haben. In anderen, zahlreicheren Fällen überwiegt das
Längenwachsthum, und da gleichzeitig die einzelnen, zunächst einfachen Spitzen sich in reichlichster Weise baumförmig verästeln, so
kommt es an den Stellen, wo von keiner Seite ein Widerstand entgegentritt, zur Bildung kleinerer oder grösserer, himbeer- oder blumenkohl-
artiger Geschwülste, während die Papillome an den Stellen, wo sie einem
Druck ausgesetzt sind, abgeplattet werden und dadurch hahnenkamm-
ähnliche Formen annehmen. Ihre Oberfläche ist anfänglich trocken;
sowie aber die Papillome eine gewisse Grösse erreicht haben, besonders bei mangelnder Reinlichkeit, sondern sie eine dünneiterige Flüssigkeit ab, welche in den vielen Furchen und Spalten zwischen den einzelnen Theilen der Gewächse nur zu gute Gelegenheit zum Stagniren
und zur Zersetzung findet und ihrerseits wieder als neuer Reiz das
Weiterwachsen der Papillome begünstigt. Das Wachsthum dieser Gebilde ist ein ganz enormes, so dass sie manchmal schon in wenigen
Tagen eine ganz beträchtliche Grösse erreichen können. Bei Vernach-

lässigung können dieselben sich bis zu faustgrossen und noch grösseren Tumoren entwickeln.

Localisation. Sitz der Papillome sind fast ausschliesslich die Genitalien, der After und die Umgebung dieser Theile, und zwar treten sie gewöhnlich zuerst an den Partien auf, an denen der *Uebergang der Schleimhaut zur äusseren Haut* stattfindet, beim Mann auf der *Eichel* und dem *inneren Vorhautblatt*, mit ganz besonderer Vorliebe im *Sulcus coronarius*, beim Weibe auf den *kleinen Schamlippen* und am *Introitus vaginae*. Von da können sie sich aber, zumal bei unsauberen Individuen auf die übrigen Theile der Genitalien, auf die Umgebung des Anus, besonders bei Frauen, bei denen das herabfliessende Secret und das Fehlen der Behaarung um den Anus diese Localisation begünstigt, ja sogar noch bis auf die oberen Partien der inneren Schenkelflächen ausbreiten. Auch auf der Schleimhaut der Urethra und Vagina, an der Vaginalportion, in ganz ausnahmsweisen Fällen auch auf der Lippen- und Zungenschleimhaut kommen Papillome vor.

Bei umfangreichen Papillombildungen, die z. B. den ganzen Sulcus coronarius oder die ganze Vulva einnehmen, entstehen natürlich erhebliche Beschwerden. Die Ausübung des Coitus wird unmöglich, durch die Benetzung der erodirten Flächen mit Urin werden heftige Schmerzen hervorgerufen, ja durch Gangränescenz einzelner Theile der Geschwülste und Eiterresorption kann es in ganz vernachlässigten Fällen zu schweren Störungen der allgemeinen Gesundheit kommen. — Bei einigermassen grossen Papillomen bildet stets der durch die Zersetzung des stagnirenden Secretes bedingte *Foetor* eine höchst unangenehme Erscheinung.

Die **anatomische Untersuchung** zeigt, dass die Papillome durch eine enorme *Hyperplasie des Papillarkörpers* gebildet werden, indem die einzelnen Papillen in colossaler Weise verlängert sind, dabei sich fortwährend theilen, so dass eine einzige Papille schliesslich zu einem grossen, weit verästelten Baum auswächst. Der epidermidale Ueberzug ist dagegen relativ dünn, bei den kleineren Papillomen ist die Hornschicht sehr verschmächtigt, bei den grösseren fehlt sie ganz, dagegen ist die Stachelzellenschicht stark entwickelt. Der Grösse der hyperplastischen Papillen entsprechen die in dieselben eindringenden Blutgefässe.

Aetiologie. In der grossen Ueberzahl von Fällen ist der *Reiz des Trippereiters* auf Haut oder Schleimhaut die Ursache der Papillombildung. Es kann freilich nicht in Abrede gestellt werden, dass in selteneren Fällen auch der durch irgend ein anderes Secret ausgeübte Reiz, z. B. bei einer einfachen, langdauernden Balanitis, die Papillome

hervorrufen kann, aber diese Fälle verschwinden geradezu gegen jene,
so dass wir bei Vorhandensein von Papillomen fast mit Sicherheit auf
vorhergegangene gonorrhoische Infection schliessen können. Bei Frauen,
die in keuscher Ehe leben, treten bei langjährigem, noch so starkem
Ausfluss aus den Genitalien, z. B. in Folge nicht gonorrhoischen Uterin-
katarrhs, keine Papillome auf, bei gonorrhoischer Infection sind gerade
bei Frauen die Papillome oft nahezu unausrottbar. Bei vorhandenen
Papillomen übt die *Gravidität* einen das Wachsthum derselben sehr
begünstigenden Einfluss aus, während nach der Entbindung wieder bis
zu einem gewissen Grade Rückbildung eintritt. Die Frage, ob eine
directe Uebertragung von Papillomen, ohne dass der Tripper dabei übertragen wird, möglich sei, ist noch nicht sicher zu entscheiden, ihre Beantwortung in bejahendem Sinne darf indess als wahrscheinlich angenommen werden.

Therapie. Die Beseitigung der Papillome ist nicht ganz leicht, da
sich diese Bildungen durch ihre grosse *Neigung zum Recidiviren*, zur
„Repullulation", auszeichnen. Bei kleinen und flachen Papillomen kommt
man mit *Aetzmitteln* allein zum Ziel, am besten mit täglich zu wiederholendem Betupfen mit Liquor ferri sesquichlorati. Auch Bestreuen
mit einem aus Summit. Sabin. pulv. und Alaun zu gleichen Theilen
bestehenden Pulver oder Einreibung mit einer die Sadebaumspitzen
enthaltenden Salbe (Summit. Sabin. pulv., Vaselin. ana 10,0, Ol. Terebinth. 5,0) führt zum Ziel. ZEISSL empfiehlt besonders bei harten, flachen
Papillomen eine Salbe aus Acid. arsen. oder Arsen. jod. 0,2, Ung. ciner. 5,0.
Sowie die Papillome aber grösser werden, ist es nöthig, sie *mechanisch*
zu entfernen, entweder durch Abkratzen mit dem scharfen Löffel oder
durch Abtragung mit der Schere. Nach der Abtragung ist die Basis
stets energisch zu kauterisiren, am besten mit Liquor ferri. Zur Entfernung grösserer Tumoren empfiehlt sich die Anwendung der *galvanokaustischen Schlinge*, weil auf diesem Wege die stets beträchtliche,
manchmal lebensgefährliche Blutung vermieden wird.

ZWEITER ABSCHNITT.

Der weiche Schanker und seine Complicationen.

ERSTES CAPITEL.

Der weiche Schanker.

Der weiche Schanker (*Ulcus molle*) wird durch die Uebertragung eines *specifischen Giftes* auf eine der *Oberhaut oder des Epithels beraubte Stelle der Haut oder der Schleimhaut* hervorgerufen. Es bildet sich an dem Orte der Infection ein Geschwür, welches einen überimpfbaren, wieder einen Schanker erzeugenden Eiter absondert und sich per contiguitatem weiter ausbreiten kann, und ferner kann es durch Aufnahme des Giftes in die Lymphbahnen zu Entzündungen der abführenden Lymphgefässe und der nächstgelegenen Lymphdrüsen kommen, aber die letzteren überschreitet das Gift des weichen Schankers niemals, die Erkrankung bleibt *stets local*, nie wird eine Durchseuchung des ganzen Körpers, eine constitutionelle Erkrankung durch den weichen Schanker hervorgerufen.

Der weiche Schanker ist demgemäss *vollständig von der Syphilis* zu trennen, eine Lehre, die als *Dualismus* bezeichnet wird, gegenüber dem *Unitarismus*, der beide Krankheiten als durch dasselbe Gift hervorgerufen annimmt. Auf einen weichen Schanker folgen niemals Erscheinungen der Syphilis, während der „harte Schanker", der Primäraffect der Syphilis, stets von denselben gefolgt ist. Die scheinbaren Ausnahmen von diesem Gesetze beruhen lediglich auf der Mangelhaftigkeit unserer Diagnose, die in wenig typisch entwickelten Fällen eine Entscheidung nach der einen oder anderen Seite schwer macht oder eine Verwechselung geradezu begünstigt. Sehr wesentlich trug zur Befestigung dieser Irrthümer der Umstand bei, dass oft auf denselben Punkt die Uebertragung beider Gifte, sowohl des weichen Schankers, wie der Syphilis, stattfindet, so dass sich zunächst ein charakteristischer weicher Schanker entwickelt, der sich erst nach der langen Incubationszeit der Syphilis mit einem harten Grunde umgiebt und weiter von den allgemeinen Erscheinungen der Syphilis gefolgt ist (*Chancre*

mixte). — Die *Häufigkeit des weichen Schankers gegenüber der Syp*
scheint gegen früher abgenommen zu haben, allerdings sind die Er
nisse besonders älterer Statistiken mit grosser Vorsicht aufzunehu
Oft lässt sich ein epidemieartiges Anschwellen der Zahl der Infecti
mit weichem Schanker beobachten, manchmal ist die in irgend wele
socialen Verhältnissen liegende Veranlassung hierfür eruirbar. ·

Das Wesen des Giftes des weichen Schankers ist uns zunä
noch unbekannt, doch dürfen wir nach der Analogie der anderen
steckenden Krankheiten annehmen, dass es sich auch beim weie
Schanker um ein *Contagium vivum*, höchstwahrscheinlich um eine
stimmte Bacterienart handelt. Das Gift ist an den Eiter der Geschw
resp. an den aus zerfallenen Gewebstheilen gebildeten Geschwüren
gelegentlich an den durch Zerfall der Lymphdrüsen gebildeten I
gebunden. Eine mässige Verdünnung dieses Eiters mit indifferet
Flüssigkeiten (Blut, anderweitigem Eiter, Kochsalzlösung, Glye
Wasser) hebt die Infectiosität nicht auf, während bei stärkerer '
dünnung mit diesen Flüssigkeiten oder bei Zusatz von chemisch d
renten und organisches Leben schnell vernichtenden Stoffen (st
Säuren, Sublimat), ferner bei Erwärmen auf 50° die Virulenz aufl
Eingetrockneter und später mit etwas Wasser wieder aufgeweie
Schankereiter bleibt etwa 8 Tage lang inoculabel.

Neuerdings ist die Vermuthung ausgesprochen worden, dass der w
Schanker möglicher Weise gar keine specifisch-virulente Affection sei,
derselbe durch Ueberimpfung verschiedenartigen Eiters sich bilden könne
dass weniger die Virulenz des Eiters als die Beschaffenheit des Bodens
charakteristischen Erscheinungen des weichen Schankers bedinge (Fus
und auch schon die Ergebnisse einer Anzahl früher von Anderen au
führter Impfungen sprachen für die Nichtspecifität mancher vom wei
Schanker klinisch nicht zu unterscheidenden Geschwürsformen.

Die Entwickelung des durch Impfung mit Schankereiter künst
hervorgerufenen Schankers, des *Impfschankers*, findet in der Weise s
dass ohne längere Incubationszeit, innerhalb der ersten 12 bis 24 S
den sich um den durch Nadel- und Lanzettstich gemachten Impfp
ein hyperämischer Fleck bildet, der sich am zweiten Tage in ein K
chen und am dritten Tage unter mässiger Ausbreitung der Hyperä
in eine kleine Pustel umwandelt. Im weiteren Verlauf trocknet
Pustelinhalt zu einer kleinen Kruste ein, unter welcher sich ein
schwür von den gleich zu beschreibenden charakteristischen Ei
schaften findet. Der Eiter dieses Impfschankers ist nun weiter
den Träger selbst, sowie auf andere Personen überimpfbar, das

reproducirt sich also in demselben und erzeugt weiter überimpfbare Geschwüre und so fort durch eine grosse Reihe von Generationen.

Diese Erfahrungen sind einmal bei den zahlreichen *experimentellen Impfungen*, besonders von RICORD und seinen Schülern und dann bei den in therapeutischer Absicht unternommenen Impfungen (*Syphilisation*, AUZIAS-TURENNE, BOECK) gewonnen worden, bei welchen letzteren man versuchte, durch lange Zeit fortgesetzte Impfungen mit Schankereiter die Syphilis zu heilen.

Abgesehen von diesen absichtlichen Ueberimpfungen und von den sehr seltenen Fällen, wo zufällig in mittelbarer Weise die Uebertragung des Schankergiftes durch Finger, Instrumente u. dergl. stattfindet, erfolgt die Uebertragung des weichen Schankers lediglich beim *geschlechtlichen Verkehr*, und zwar kann die Ansteckung nur dann stattfinden, wenn an einer mit dem Gift in Berührung kommenden Stelle eine *Continuitätstrennung der Oberhaut* besteht.

Bei dem auf natürlichem Wege erworbenen Schanker gelangen die oben für den Impfschanker geschilderten frühesten Stadien der Knötchen- und Pustelbildung nicht zur Beobachtung, da er sich an der Stelle einer schon bestehenden Wunde entwickelt, sondern derselbe präsentirt sich von vornherein, am zweiten oder dritten Tage nach der Ansteckung als *Geschwür* mit *scharf geschnittenen, steil abfallenden Rändern*, dessen *Grund* mit einer *gelben, fest anhaftenden, wie diphtheritischen Eitermasse* bedeckt ist und meist ziemlich reichlichen Eiter absondert, der bei Luftzutritt zu einer Kruste eintrocknet. Manchmal zeigt sich schon im Beginne eine üppige Wucherung von Granulationen auf dem Geschwürsgrunde, der dann als körnige, mit gelbem Eiter bedeckte, etwa warzenförmige Erhebung die Geschwürsränder überragt, so dass das Geschwür nicht vertieft, sondern im Gegentheil über die normale Umgebung erhaben ist (*Ulcus molle elevatum*).

Die *Form* des weichen Schankers ist im allgemeinen eine runde, doch kommen auch längliche Geschwürsformen vor, wenn nämlich der Schanker ursprünglich aus einer Rhagade hervorgegangen war. So erscheint der Schanker am Frenulum praeputii, nachdem er das Bändchen zerstört hat, oft als schmales, rinnenförmiges Geschwür, welches sich an der unteren Eichelfläche bis auf die Haut des Penis hinzieht, genau dem Ansatz des Frenulum entsprechend. Die *Anzahl* der im einzelnen Fall vorhandenen Schanker ist sehr verschieden, doch ist das Vorhandensein nur eines Geschwüres im Ganzen das seltenere, gewöhnlich finden sich mehrere, manchmal sehr zahlreiche Geschwüre. Es erklärt sich dies leicht durch die grosse Infectiosität des Schanker-

eiters, der jede in der Umgebung des ursprünglich vielleicht einzigen
Geschwüres bestehende Rhagade oder Erosion, deren Bildung übrigens
durch die macerirende Wirkung des die Haut bespülenden Eiters be-
günstigt wird, in ein Schankergeschwür umwandelt. Unsauberkeit und
Vernachlässigung sind daher natürlich von grossem Einfluss auf die
Vermehrung der Schanker durch *Autoïnoculation.*

Die Umgebung der Schankergeschwüre ist stets geröthet und infiltrirt. Meist sind diese Erscheinungen nur in geringerem Grade vorhanden, manchmal aber, zumal an bestimmten Localitäten, kann diese
entzündliche Schwellung stärkere Dimensionen annehmen. So zeigen
oft die weichen Schanker des Sulcus coronarius eine Schwellung und
Infiltration ihres Grundes und ihrer nächsten Umgebung, die leicht
den Verdacht eines syphilitischen Primäraffectes aufkommen lassen
und bei den Schankern der Eichel und Vorhaut überhaupt tritt oft
Entzündung und Schwellung der Vorhaut, *Balanoposthitis*, *Phimose*
und unter Umständen *Paraphimose* auf. Beim *weiblichen Geschlecht*
werden am häufigsten die Schanker der kleinen Labien, weniger die
der grossen von starken entzündlichen Schwellungen der betreffenden
Theile begleitet.

Anatomie. An einem zur Geschwürsoberfläche senkrechten Schnitte
sieht man, dass im Bereiche der Geschwürsfläche der Papillarkörper
und die Epidermis vollständig fehlen und dass in allen an diesen Substanzverlust angrenzenden Theilen eine enorme kleinzellige Infiltration
besteht, die mit der Entfernung von dem Geschwür an Mächtigkeit
abnimmt. Nach der freien Fläche zu zeigt sich körniger Zerfall der
Zellen, die in diesen obersten Schichten grossentheils die Kerne nicht
mehr deutlich erkennen lassen, ein Zeichen, dass sie bereits der Necrose anheimgefallen sind. Am Rande ist die erhaltene Epidermis
scharf abgeschnitten, die nächstgelegenen Papillen und interpapillären
Zapfen des Rete sind geschwollen, mit reichlichen Zellen durchsetzt,
die Gefässe der Papillen sind stark hyperämisch.

Localisation. Aus schon oben angedeuteten Gründen kommt der
weiche Schanker, abgesehen natürlich von dem künstlich hervorgerufenen Impfschanker, fast nur an den *Genitalien* vor. Nur ganz ausnahmsweise wird derselbe *ursprünglich* an anderen Stellen angetroffen,
so am *Anus* und in der *Umgebung des Mundes* bei widernatürlichem
Geschlechtsverkehr und bei zufälligen Uebertragungen durch mit Eiter
beschmutzte Finger oder andere Gegenstände. Von besonderer Wichtigkeit ist dieser Punkt gegenüber den entsprechenden Verhältnissen
bei Syphilis. Da der weiche Schanker eine *local bleibende Krankheit*

ist, so wird das die Uebertragung vermittelnde Gift auch nur an den
ursprünglich afficirten Theilen, den Genitalien, reproducirt und kann
daher nur von hier aus übertragen werden, also in der Regel auch
wieder nur auf die Genitalien. Bei der Syphilis dagegen als einer
allgemeinen Infectionskrankheit findet eine Durchseuchung des ganzen
Körpers statt, nicht blos der ursprünglich durch die Infection hervorgerufene „Primäraffect" ist im Stande, die Infection weiter zu verbreiten, sondern unter Umständen können sich an jeder beliebigen
Körperstelle Krankheitserscheinungen zeigen, von welchen eine Uebertragung auf Andere nicht blos bei Gelegenheit des Geschlechtsverkehrs,
sondern auch durch anderweite Berührungen möglich ist und daher
kommt der syphilitische Primäraffect auch nicht so selten an anderen
Stellen als den Genitalien zur Ausbildung.

An den *männlichen Genitalien* wird der weiche Schanker am häufigsten an den Stellen angetroffen, an denen theils durch mechanische
Einflüsse, theils durch die macerirende Wirkung des sich ansammelnden
Secretes am leichtesten Continuitätstrennungen der Oberhaut hervorgerufen werden. Daher bilden der *Sulcus coronarius*, das *Frenulum
praeputii* und die *Vorhautmündung*, zumal bei relativer Vorhautenge,
die Lieblingssitze der Schankergeschwüre. Entwickelt sich der Schanker
aus einem Einriss des Frenulum, so wird dieses gewöhnlich vollständig
zerstört, gelangt aber der Schanker bei intactem Frenulum unmittelbar
neben demselben in der Eichelfurche zur Entwickelung, so kommt es
oft zu einer Durchlöcherung der das Frenulum bildenden Hautfalte
und beim Weiterschreiten des destructiven Processes ebenfalls zur
völligen Zerstörung des Bändchens, während in anderen Fällen vorher
Heilung eintritt und ein brückenförmiger Rest des Bändchens erhalten
bleibt. — Demnächst am häufigsten werden das *innere Präputialblatt*
und die *Eichel* ergriffen und ferner kommen in selteneren Fällen
Schanker an der Urethralmündung und auf der Schleimhaut des An-
fangstheiles der Urethra, sowie andererseits auf der Haut des Penis
und in dessen unmittelbarer Umgebung vor. Die Schanker der *Urethralmündung (Urethralschanker)* gehen gewöhnlich von einer der
beiden Commissuren der Harnröhrenlippen aus und können schliesslich
die ganze Harnröhrenmündung einnehmen. Dieselbe erscheint erweitert, der Rand nicht glatt, sondern ausgefressen und beim Auseinanderklappen mit den Fingern oder mit Hülfe einer Pincette bekommt
man die eigentliche Geschwürsfläche zu Gesicht, die sich einige Millimeter in die Harnröhre hineinerstreckt.

An den *weiblichen Genitalien* werden aus den oben erwähnten

Gründen am häufigsten der *Introitus vaginae* und die *untere Commissur* der grossen Schamlippen, ferner die *kleinen Schamlippen* betroffen. Aber auch an den *grossen Schamlippen* und in der Umgebung der *Urethralmündung* kommen Schanker nicht selten zur Beobachtung. Sehr selten ist die eigentliche Vaginalschleimhaut der Sitz von Schankern, etwas häufiger wieder die Schleimhaut der *Vaginalportion.*

Durch Autoinoculation mit Secret der ursprünglichen, an den Genitalien localisirten Geschwüre kommen dann auch noch, wenn auch im Ganzen selten, Schanker auf den angrenzenden Hautpartien des Mons Veneris, der Inguinalfurche, der inneren Theile der Oberschenkel und der Analfurche vor, besonders bei Frauen und bei fettleibigen Personen, bei denen sich häufig Intertrigo („Wolf") an den betreffenden Stellen entwickelt und die für die Uebertragung nothwendigen Continuitätstrennungen schafft. Am Anus entwickelt sich der Schanker meist von einer radiären Erosion aus. Durch starke Schwellung der beiderseits anliegenden Hautfalte kommt es zur Bildung eines Wulstes von manchmal beträchtlicher Höhe und erst beim Auseinanderklappen der flügelartig aneinander liegenden Hautfalten zeigt sich das die innere Fläche einnehmende Geschwür.

Verlauf. Der weiche Schanker zeigt in der ersten Zeit seines Bestehens die Tendenz sowohl der Tiefe wie der Fläche nach sich zu vergrössern mit Zerstörung der auf diesem Wege von ihm ergriffenen Gewebspartien. Die Intensität dieses *destruirenden Processes* ist aber in den einzelnen Fällen eine sehr verschiedene, so dass bald flachere, bald tiefere Geschwüre entstehen. Im allgemeinen sind die Schanker der Haut tiefer, als die der Schleimhaut, stets aber bildet das Geschwür einen scharfrandigen, wie mit dem Locheisen herausgeschlagenen Substanzdefect der Haut oder der Schleimhaut. Bei dem häufigen Vorkommen mehrerer benachbarter Schankergeschwüre fliessen dieselben natürlich oft zu grösseren Geschwüren zusammen, denen die Entstehung aus mehreren Schankern nicht mehr angesehen werden kann, da die dieses Verhältniss andeutenden Zacken normaler Haut schnell von dem Geschwürsprocess ergriffen und zerstört werden. Dieser Umstand ist in differentialdiagnostischer Hinsicht nicht unwichtig. — Erhebliche Dimensionen nehmen aber die Geschwüre, abgesehen von bestimmten, noch besonders zu besprechenden Varietäten des Schankers, niemals an, da stets nach einer gewissen Zeit ein Stillstand in dem Fortschreiten des Zerstörungsprocesses eintritt.

Die *Dauer* dieses Stadiums der Acme (*Floritions- oder Destructionsstadium*) ist, zumal nach der jedesmal angewandten Therapie, verschie-

den, pflegt aber, abgesehen von den unten zu besprechenden Ausnahme-
fällen, die Zeit von 4—5 Wochen nicht zu überschreiten. Der Schanker
tritt dann in das *Stadium der Reparation* ein. Der Geschwürsgrund
verliert seinen eiterigen Belag und bedeckt sich mit rothen Granulationen, von den sich abflachenden Rändern her beginnt die Vernarbung,
die je nach der Grösse der Geschwüre in kürzerer oder längerer Frist
vollendet ist. Das von einem im Reparationsstadium befindlichen Schanker gelieferte spärliche Secret erzeugt bei der Impfung gewöhnlich keine
charakteristischen Geschwüre mehr, die Virulenz ist also in diesem
Stadium in der Regel bereits erloschen. Da durch den Schanker stets
bindegewebige Theile der Haut zerstört werden, so kann die Heilung
nur durch *Bildung einer wirklichen Narbe* zu Stande kommen, die bei
flachen Schankern allerdings so unbedeutend zu sein pflegt, dass sie
später der Wahrnehmung völlig entgeht. Nach umfangreicheren und
tiefgreifenden Schankern bleiben aber stets deutlich wahrnehmbare Narben für immer zurück.

Gewisse Abweichungen von diesem typischen Verlauf zeigen sich,
wenn das Schankergift in einen Follikel gelangt. Die *Follicularschanker*
präsentiren sich als geröthete, acneartige Knötchen, in deren Mitte sich
eine ganz kleine, sehr tiefe Ulceration befindet oder bei geringerer Infiltration als kleine, runde, scharfrandige Geschwüre mit etwas gerötheter
Umgebung, die keine Neigung zur Vergrösserung in der Fläche zeigen.
Sie kommen am häufigsten im Sulcus coronarius und an den grossen
Labien, gelegentlich auch an den Oberschenkeln, vor und können lange
in der oben geschilderten Form verharren oder aber sich später in gewöhnliche Schankergeschwüre umwandeln. — Der Behandlung leisten
sie oft durch die vertiefte Lage des Geschwürgrundes und die Schwierigkeit, die Medicamente auf denselben zu bringen, erheblichen Widerstand. Manchmal wird es sogar nothwendig, das Knötchen mit einem
spitzen Bistouri aufzuspalten, um die Medicamente in gehörige Berührung mit der Geschwürsfläche bringen zu können. — Zwei andere Varietäten des weichen Schankers der *gangränöse* und der *serpiginöse Schanker*, erfordern eine gesonderte Besprechung.

Die Prognose des weichen Schankers ist bei normalem Verlauf als
gute zu bezeichnen, indem die Geschwüre in verhältnissmässig kurzer
Frist zur Heilung gelangen, ohne irgend wie erhebliche Zerstörungen
hervorzurufen und selbst die allerdings nicht seltene Complication mit
Entzündung der nächstgelegenen Lymphdrüsen pflegt doch nur die Zeit
der Heilung, manchmal freilich in sehr erheblicher Weise, hinauszu-
schieben. — In den ersten Wochen nach der Infection muss die Mög-

lichkeit der *gleichzeitigen Uebertragung des syphilitischen Giftes* und
der daher zu erwartenden Umwandelung des ursprünglichen weichen
Schankers in einen syphilitischen Primäraffect (Chancre mixte) stets in
Betracht gezogen und die Prognose in dieser Hinsicht vorsichtig gestellt werden.

Diagnose. Am allerwichtigsten ist besonders bezüglich der Prognose die Unterscheidung des weichen Schankers vom *syphilitischen Primäraffect,* die keineswegs immer leicht ist, in manchen Fällen sogar erst
nach längerer Beobachtung überhaupt möglich wird. Die wesentlichsten
Unterscheidungsmerkmale sind folgende. Beim weichen Schanker ist der
Grund und die Umgebung des Geschwürs nur *wenig infiltrirt* und daher „weich", beim syphilitischen Primäraffect, sei es, dass derselbe aus
einem weichen Schanker hervorgegangen ist, sei es, dass erst später
geschwüriger Zerfall an demselben aufgetreten ist — bei fehlender Ulceration ist natürlich eine Verwechselung nicht möglich —, ist die
Basis sehr *stark infiltrirt,* hervorragend und für das Gefühl knorpelhart („harter" Schanker). Aber freilich manchmal kann auch beim
weichen Schanker, bei gewissen Localisationen oder in Folge von energischen Aetzungen die Basis stärker infiltrirt und dadurch härter werden, während andererseits beim syphilitischen Primäraffect in allerdings
sehr seltenen Fällen die charakteristische Induration fast fehlen kann.
— Weiter pflegt der weiche Schanker in der *Mehrzahl* vorzukommen,
während der syphilitische Primäraffect fast stets nur in der *Einzahl*
vorhanden ist. Aber auch diese Regel ist nicht ohne Ausnahme, besonders was den weichen Schanker anbetrifft. Sehr wichtig sind ferner
die eventuell vorhandenen Folgeerscheinungen, acute, schmerzhafte Lymphangitis und Lymphadenitis spricht für Ulcus molle, während Verhärtung des Lymphstranges und Schwellung der Lymphdrüsen, wenn sie
ohne Schmerzen auftreten, Syphilis wahrscheinlich machen. In Fällen,
bei denen wegen hochgradiger Phimose der afficirte Theil gar nicht
direct gesehen werden kann, sind wir meist auf die Folgeerscheinungen
allein angewiesen, nur selten ist hier die Härte des syphilitischen Primäraffectes so deutlich durchzufühlen, dass hierdurch die Entscheidung in
diesem Sinne möglich wird; hier kann überdies noch eine Verwechselung mit *Gonorrhoe* vorkommen (s. d. betr. Capitel). — Weniger leicht
wird der weiche Schanker mit *Herpes genitalis* verwechselt werden
können, denn die bei letzterem nach dem Platzen der Bläschen sich
bildenden Erosionen oder Geschwüre sind stets sehr oberflächlich, zeigen
keine erhebliche Neigung, sich zu vergrössern und sind daher, wenn
sie isolirt bleiben, sehr klein, oder wenn sie, bei dem häufigen Auf-

treten dicht gedrängter Bläschengruppen, confluiren und so grössere
Dimensionen erlangen, zeigt die äussere, aus kleinen Kreissegmenten
bestehende Grenze stets ihre Entstehung aus vielen kleinen Geschwüren
(*polycyklische Form*), während der weiche Schanker, selbst beim Confluiren mehrerer Geschwüre durch rasche Einschmelzung der vorsprin-
genden Zacken stets eine *monocyklische Form* darbietet. — Noch leichter
ist an und für sich die Unterscheidung von den durch mechanische
Einwirkungen und durch Maceration hervorgerufenen *Erosionen* und
Rhagaden oder *Schrunden,* wie sie so häufig im Sulcus coronarius und
am Frenulum und bei Weibern am Introitus vaginae vorkommen, aber
freilich diese Erosionen, die an und für sich bei dem Mangel einer
eiterigen Secretion gar nicht als Geschwüre erscheinen, können durch
übereifrige Aetzungen, z. B. mit Höllenstein, mit denen der „erfahrene"
Laie so gern bei der Hand ist, in stark eiternde Geschwüre verwandelt
werden, die nun einem weichen Schanker sehr ähnlich sind. Hier ergiebt oft nur die weitere Beobachtung die Entscheidung, indem bei Anwendung eines indifferenten Streupulvers die Erosionen in wenigen Tagen
heilen, was natürlich beim weichen Schanker nicht der Fall ist. Dasselbe gilt übrigens auch vom Herpes genitalis, der durch Aetzungen
ebenfalls in Geschwüre, die mit einem weichen Schanker grosse Aehnlichkeit haben, verwandelt werden kann. — Die Unterscheidung von
den *secundären syphilitischen Erosionen* und den *tertiären,* an den
Genitalien localisirten *Geschwüren* wird weiter unten besprochen werden. Die letzteren kommen zwar selten vor, die Kenntniss derselben
ist aber wichtig, da sie sehr leicht mit weichen Schankern verwechselt
werden können.

Therapie. Die beste Behandlung des weichen Schankers würde
die *Coupirung* des specifischen Ulcerationsprocesses entweder durch *vollständige Excision* des Geschwürs und seiner Umgebung oder durch
Zerstörung des Giftes mittelst energischer *Cauterisation* sein. Aber
in praxi zeigt sich, dass beiden Massnahmen, besonders aber der ersteren,
nur ein sehr geringer Werth beizulegen ist. Die *Excision* des weichen
Schankers ist in den meisten Fällen wegen der Multiplicität und Localisation der Geschwüre überhaupt nicht ausführbar und in den wenigen
Fällen, wo bei günstig situirten Geschwüren dieselbe möglich ist, verfehlt sie fast stets ihren Zweck, denn selbst bei sorgfältigster Ausführung der Operation tritt gewöhnlich Wiederaufbruch der Operationswunde und Verwandlung derselben in einen das ursprüngliche Geschwür
natürlich an Grösse übertreffenden Schanker ein. Die Vornahme der
Excision ist daher beim weichen Schanker nicht zu empfehlen, während

sie beim syphilitischen Primäraffect, wie später gezeigt werden soll,
in manchen Fällen einen nicht unbedeutenden Werth hat. — Auch die
Cauterisation ist von nur untergeordneter Bedeutung, indem es nur in
den allerersten Tagen, ungefähr bis zum Ablauf des dritten Tages nach
der Infection, gelingt, das Gift vollständig zu zerstören, so dass auf
diesem Wege der Schanker in ein nicht specifisches, schnell granulirendes und verheilendes Geschwür umgewandelt wird. Von vornherein
wird daher auch diese Abortivbehandlung nur in seltenen, eben so frühzeitig in Behandlung kommenden Fällen verwerthet werden können. Die
Zerstörung des Schankers ist entweder mit dem Höllensteinstift oder noch
besser mit dem Thermocauter oder dem Galvanocauter vorzunehmen.

Abgesehen von den wenigen Fällen, in denen die Abortivbehandlung möglich ist, sind wir darauf beschränkt, das Schankergeschwür
möglichst schnell aus dem Stadium der Destruction in das Reparationsstadium überzuführen, in welchem sich dasselbe dann wie eine einfache
granulirende Wunde verhält und unter geeigneter Behandlung schnell
heilt. Sehr wenig zweckmässig sind zu diesem Behufe die energischen
Aetzungen, besonders mit Höllenstein, indem die Erfahrung zeigt, dass
durch dieselben das Geschwür in der Regel vergrössert und so die
Heilung verzögert wird. Eine raschere Heilung ist stets durch einfaches *Sauberhalten der Geschwüre*, durch *regelmässige Waschungen*
und *Verband mit schwach adstringirenden oder desinficirenden Flüssigkeiten* oder geeigneten *Salben* zu erzielen. Als die am meisten gebrauchten Verbandwässer sind Lösungen von *Cuprum sulfuricum* (1 Proc.
— nicht empfehlenswerth wegen der kaum zu vermeidenden blauen
Flecken in der Leibwäsche), — *Zincum sulfuricum* (1 Proc.), *Acid.
carbol.* (1 Proc.), *Alum acet.* (Liq. Alum. acet. 15,0, Aq. dest. 85,0) zu erwähnen. Auch *Salben* mit Zusatz der eben erwähnten Mittel oder mit
Arg. nitr. (0,1—0,15 : 15,0) finden zweckmässige Verwendung. Diese
Mittel werden aber an Wirksamkeit bei weitem übertroffen durch das
Jodoform, welches oft in ganz auffallend schneller Weise den eiterigen
Belag des Schankers zum Schwinden bringt und denselben in ein schnell
heilendes, einfaches Geschwür umwandelt. Das fein gepulverte Jodoform wird entweder rein als Streupulver, in Salbenform (1 : 10) oder in
Aether gelöst (1 : 10—15) applicirt, während das Jodoformcollodium bei
der Behandlung des weichen Schankers und überhaupt stark secernirender Geschwüre nicht zu empfehlen ist. Am wirksamsten ist die Anwendung in Pulverform oder in ätherischer Lösung, bei welcher letzteren
Applicationsweise das in alle Ausbuchtungen und Vertiefungen des Geschwürs hineingelangende Mittel ebenfalls nach der Verdunstung des

Aethers in fein zertheiltem Zustande liegen bleibt. Nachdem das Jodoform auf die Geschwüre gebracht ist, wird ein der Localität angepasster Verband mit Watte angelegt oder, z. B. bei Geschwüren im Sulcus coronarius, einfach etwas Watte aufgelegt. Bei kleineren Geschwüren im Sulcus oder an einer anderen, von der Vorhaut gedeckten Stelle ist das Einlegen von Watte nicht einmal nöthig, es genügt, nach dem Zurückziehen der Vorhaut dieselben reichlich mit Jodoform einzustreuen und dann die Vorhaut zu reponiren. An bestimmten Orten sind natürlich gewisse Modificationen nöthig, so werden die Geschwüre im Harnröhreneingang am besten durch Einführung von *Jodoformstäbchen* (mit Butyr. Cacao oder Tragacanth) behandelt. Bei Geschwüren, welche das Frenulum durchbohrt, aber nicht gänzlich zerstört haben, ist es vortheilhaft, die stehengebliebene Hautbrücke zu durchschneiden, damit das Verbandmittel mit der Geschwürsfläche ausreichend in Berührung gebracht werden kann. — Eine sehr unangenehme Eigenschaft des Jodoforms ist der *penetrante*, durch nichts völlig zu unterdrückende *Geruch* dieses Mittels. Leidlich wird der Geruch durch die *Tonkabohne*, resp. das aus dieser dargestellte *Cumarin* verdeckt (*Jodoform. desodoratum*), besser noch durch das neuerdings zu diesem Zweck empfohlene *Safrol* (Ol. Ligni Sassafras); von grosser Wichtigkeit ist ferner, dass die Patienten sehr sorgfältig mit dem Mittel umgehen und sich möglichst vorsehen, dass nichts von dem fatalen Stoffe in ihre Kleider und an ihre Finger gelangt. — Ganz ausnahmsweise beobachtet man eine grosse Empfindlichkeit der Haut gegen Jodoform, eine Art Idiosyncrasie und bekommen diese Patienten von der Applicationsstelle ausgehende, in zerstreuten Herden auftretende impetiginöse Eczeme. — In manchen Fällen schreitet die Benarbung, nachdem der eiterige Belag unter Jodoformanwendung verschwunden ist und der Schanker sich in ein reines, granulirendes Geschwür umgewandelt hat, unter weiterer Jodoformbehandlung nicht recht vorwärts; hier ist es dann besser, das Jodoform fortzulassen und eins der vorhin genannten Verbandmittel oder *Borraseline* (0,5 : 15,0) anzuwenden. — Das als Ersatz für das Jodoform empfohlene *Jodol* hat jedenfalls eine geringere Wirksamkeit als das erstere, ist aber wegen seiner Geruchlosigkeit doch gelegentlich zu verwenden.

In allen Fällen von weichem Schanker sind die Patienten anzuhalten, längeres Gehen und anstrengende Bewegungen möglichst zu vermeiden, da erfahrungsgemäss durch körperliche Anstrengungen die Complication des Schankers mit Bubonen begünstigt wird. — Eine besondere Diät ist nicht erforderlich, doch ist der Genuss von Alcoholicis nur in mässiger Weise zu gestatten.

ZWEITES CAPITEL.

Der gangränöse Schanker.

Wir müssen zwischen *zwei Arten von Gangrän*, die zu weichem Schanker hinzutreten können, unterscheiden, denn einmal ist die Gangrän lediglich eine *Folge localer Circulationsstörungen* und kann daher, ebenso gut wie durch den weichen Schanker, gelegentlich auch durch andere Processe hervorgerufen werden, während bei der zweiten Art die Gangränescenz dem *Geschwürsprocess als solchem eigenthümlich* ist. Streng genommen trifft daher eigentlich nur für diese letzteren Fälle die Bezeichnung *Ulcus molle gangraenosum* zu.

Die *Complication mit Gangrän* im Sinne der ersten Kategorie kommt am häufigsten an den männlichen Genitalien vor und zwar ist in der Mehrzahl der Fälle die Vorhaut bei weichen Schankern auf dem inneren Präputialblatt der betroffene Theil. Gewöhnlich handelt es sich um Kranke, welche die Reinhaltung der erkrankten Theile gänzlich ausser Acht liessen, trotz der Krankheit Excesse begingen oder anstrengende Märsche machten, kurz um vernachlässigte Fälle, bei denen es durch enorme Schwellung des Präputium zur Phimose oder Paraphimose gekommen ist und bei denen eben durch diese Schwellung an mehr oder weniger ausgedehnten Strecken die Circulation aufgehoben ist. Es zeigt sich zunächst eine dunkelcyanotische Färbung der Vorhaut, während die reichliche dünneiterige Absonderung aus dem Vorhautsack einen äusserst üblen, fötiden Geruch annimmt. Bald zeigen sich an den Stellen der stärksten Spannung, bei Phimose auf dem äusseren Vorhautblatt, bei Paraphimose auf dem einschnürenden Ringe, schwarze Flecken, das Zeichen der wirklich eingetretenen Gangrän. Bei weiterer Vernachlässigung schreitet die Gangrän weiter fort und kann die ganze Vorhaut und Theile der Haut des Penis zerstören.

Gelegentlich ereignet es sich auch, dass bei Bestehen einer Phimose der obere Theil des Präputium gangränös wird und nach dessen Abstossung die Eichel durch das so entstandene Loch hindurchschlüpft, „die Nase aus dem Fenster steckt" (DIDAY). Hierdurch lässt die Spannung nach, die Gangrän schreitet nicht weiter fort, und die Vorhaut hängt als leeres Säckchen nach unten. — Bei Frauen bedingt die starke Schwellung der kleinen Labien in Folge weicher Schanker manchmal gangränöse Zerstörung dieser Theile. — Stets sind local heftige Schmerzen vorhanden und es besteht hohes Fieber.

Wenn auch die Gefahren dieser Art von Gangrän nicht so gross sind, wie die der zweiten, gleich zu beschreibenden, so ist doch auch in diesen Fällen schleunigste energische Behandlung nöthig. Das erste Erforderniss ist die *Beseitigung der Spannung*, und diese kann bei Phimose nur durch Spaltung, der sich am besten gleich die Circumcision anschliesst, bei Paraphimose nur durch die oft freilich sehr schwierige *Reposition* bewerkstelligt werden. Ist aber die Spannung beseitigt, so geht gewöhnlich die Heilung unter Anwendung von Jodoform oder von einem anderen geeigneten Verbandmittel in auffallend rascher Weise vor sich.

Von sehr viel grösserer Bedeutung ist die zweite Form des gangränösen Schankers, das eigentliche Ulcus molle gangraenosum. Hier schliesst sich die Gangrän ohne ersichtliche locale Ursache direct an den Geschwürsprocess an. Zunächst verwandelt sich der Grund des Schankergeschwürs in einen schwarzen oder grauen Schorf und in rapider Weise schreitet die Gangrän von hier aus nach der Tiefe fort. Befand sich z. B. der ursprüngliche Schanker auf der Eichel, so kann schon nach wenigen Tagen ein grosser Theil derselben in eine necrotische, empfindungslose Masse umgewandelt sein, oder nach Abstossung der necrotischen Theile zeigt sich ein entsprechend tiefer Substanzverlust mit schmutzig-eiterigem Belage. Die an den necrotischen Schorf angrenzende Haut ist stark infiltrirt und livide roth, es bestehen heftige Schmerzen und hohes Fieber, die Kranken sind schlaflos und bieten die Zeichen schwerer Erkrankung dar. In ungünstigen Fällen schreitet die Gangrän immer weiter fort, greift auf die Schwellkörper des Penis über und schliesslich bleibt vom Gliede oft nur ein kleiner Stummel, der die Mündung der Harnröhre enthält, übrig. Die Gefahren dieser Abart des Schankers sind selbstverständlich ungleich grössere, als die der erstbeschriebenen. Denn abgesehen von den oft sehr erheblichen Verstümmelungen, ist es vor Allem die Gefahr der lebensgefährlichen, in der That manchmal tödtlich gewesenen *Blutung* durch Arrosion der Corpora cavernosa und auch die unter Umständen eintretende Aufnahme putrider Stoffe und die sich hieran anschliessende *Septicämie*, welche diese Fälle zu sehr bedenklichen macht.

Etwas anders gestalten sich die Erscheinungen in einer Reihe von anderen Fällen, in denen die Gangrän nicht in einer so foudroyanten Weise auftritt, wie bei den eben besprochenen Formen, und nicht zur Bildung grosser, zusammenhängender, necrotischer Massen führt, sondern eine mehr moleculäre Zerstörung der Gewebe herbeiführt (*phagedänischer Schanker*). Hier sind Grund und Ränder des Geschwürs von einer pulpösen schmutzig-grünen oder schwärzlichen Masse bedeckt,

während die umgebenden Hautpartien stark infiltrirt und geröthet sind.
Oft ist auch an den Stellen, wo der Process am lebhaftesten fortschreitet, ein weissgrauer, festhaftender, diphtheritischer Belag vorhanden. Diese Formen des Schankers zeigen auch viel weniger Neigung,
in die Tiefe fortzuschreiten, sondern die Zerstörung beschränkt sich
meist auf die Haut. Ganz besonders im Unterhautbindegewebe kriecht
der Process weiter, die Haut wird von ihrer Unterlage abgehoben und
fällt dem moleculären Zerfall anheim. So sieht man bei Schankern,
die vom Sulcus coronarius ihren Ausgang genommen hatten, auf der
einen Seite das Präputium zerstört werden, auf der anderen Seite wird
die Haut von den Schwellkörpern des Penis abgehoben und schmilzt
mehr und mehr ein, so dass schliesslich der ganze Penis entblösst werden kann (*Chancre décorticant*, RICORD). Aber die Schwellkörper selbst
bleiben meist intact, die feste, bindegewebige Hülle derselben setzt
dem Krankheitsprocess ein schwer übersteigliches Hinderniss entgegen.
Wenn im weiteren Verlaufe der Process seinen anfänglichen acuten
Charakter verliert und langsamer und ohne heftigere locale Reactionserscheinungen weiterkriecht, so gleicht das Krankheitsbild völlig dem
des serpiginösen Schankers, den wir im nächsten Capitel besonders
besprechen wollen, wenn auch die nahe Verwandtschaft oder vielleicht
Identität beider Formen nicht in Abrede gestellt werden soll.

Auch beim phagedänischen Schanker sind, zumal beim schnelleren
Fortschreiten in der ersten Zeit, heftige Schmerzen vorhanden, die vom
Penis nach dem Hoden ausstrahlen können; die Kranken fiebern, verlieren den Appetit, sind schlaflos und kommen schliesslich sehr herunter, wozu die psychische Depression, die Verzweiflung über die von
Tag zu Tag zunehmende Zerstörung und über die Unabsehbarkeit eines
Endes nicht zum wenigsten beitragen mag. Und in der That kann
sich der Verlauf eines phagedänischen Schankers über Wochen und
selbst Monate erstrecken und im ungünstigsten Falle in die ganz chronisch verlaufende Form, den serpiginösen Schanker, übergehen.

Die **Prognose** ist daher in allen diesen Fällen, die stets als sehr
ernste zu betrachten sind, vorsichtig zu stellen, wenn auch bei richtiger Behandlung ein letaler Ausgang nicht vorkommen dürfte.

Die **Diagnose** kann nur dann Schwierigkeiten machen, wenn eine
bestehende vollständige Phimose die Besichtigung des Geschwürs unmöglich macht. In diesen Fällen muss ein fötide riechender, jauchiger
Ausfluss aus der Vorhautmündung, sowie heftige Schmerzen und hohes
Fieber den Verdacht des Bestehens eines gangränösen Schankers wachrufen und die Indication zur sofortigen Spaltung des Präputium abgeben.

Ueber die Aetiologie dieser Fälle ist vor der Hand nichts bestimmtes zu sagen. Wenn auch manchmal constitutionelle Ursachen,
eine irgendwie entstandene Cachexie die Entwickelung dieser schweren
Erscheinungen verschulden mag, so sind es doch oft robuste, keines-
weges cachectische Individuen, die von dieser Art des Ulcus molle befallen werden. Die Gangränescenz tritt gewöhnlich schon in der allerersten Zeit des Bestehens des Schankers auf, ohne dass eine besonders
starke Entzündung oder Schwellung vorhanden wäre, die als locale Ursache aufgefasst werden könnte. Auch hat durch Confrontation nicht
nachgewiesen werden können, dass ein gangränöser Schanker etwa
durch einen ebensolchen bei dem inficirenden Individuum hervorgerufen
würde. — Viele halten den Alcoholismus, sowohl den chronischen, wie
einmalige Excesse, und den Gebrauch von Quecksilberpräparaten für
wichtige ätiologische Momente.

Therapie. Die wichtigste Indication ist natürlich die *Sistirung des
Weiterfortschreitens der Gangrän* und hat man dieselbe durch Excision, durch Anwendung starker Aetzmittel oder des Glüheisens herbeizuführen gesucht. Von diesen Proceduren muss bei der erstbeschriebenen Form des gangränösen Schankers abgerathen werden, da in der
Regel nach ihrer Anwendung ein grösserer Substanzverlust eintritt, als
bei zweckmässiger Beförderung der spontanen Demarcation, und wenn
irgendwo, so ist an den Genitalien eine conservative Behandlung am
Platze. Es ist daher rathsamer, durch Anwendung *warmer Umschläge*
mit *Vinum camphoratum* und *protrahirter warmer Vollbäder* bei reichlicher Einstreuung der erkrankten Theile mit *Jodoform* die spontane
Begrenzung der Gangrän und weiter die Abstossung der Schorfe abzuwarten. Ist diese erfolgt, so tritt je nach der Grösse des Substanz-
verlustes schneller oder langsamer unter weiterer Anwendung von Jodoform oder Bor- oder Höllensteinsalben die Vernarbung ein, je nach dem
Umfange der Gangrän natürlich mit geringerer oder grösserer Verunstaltung. Gelegentlich ist bei Verengerung der Urethralmündung durch
Narbenretraction die Dilatation derselben durch Einführung von Bougies
oder durch nachträgliche Operationen nöthig. — Bei dem phagedänischen Schanker ist dagegen eine energische Therapie angezeigt, *Auskratzen* der ganzen Geschwürsfläche mit dem *scharfen Löffel*, *Aus-
brennen* derselben mit dem *Thermocauter*, wobei besonders darauf zu
achten ist, dass das Canterium auch in alle Nischen und Spalten,
soweit die Haut schon abgehoben ist, hineingelangt, oder *Aetzung* mit
starker *Chlorzinklösung* (8—12 %). Oefters wird es nöthig sein, diese
Proceduren mehrmals zu wiederholen, ehe es gelingt, den Process zum

Stillstand zu bringen. Ein sehr zweckmässiges Verbandmittel für diese Form des Schankers ist *Aqua Chlori*.

Eine besondere Vorsicht erheischen die oft eine plötzliche Lebensgefahr bedingenden *Blutungen* durch Arrosion von Arterien oder durch Eröffnung der Schwellkörper. Von einer wirksamen Unterbindung blutender Gefässe wird kaum je die Rede sein können, und wir sind auf die Anwendung von *Stypticis*, des *Liquor ferri sesquichlorati*, Berieselung mit *Eiswasser* und auf die *Compression* angewiesen. Da dieses Ereigniss wohl ausschliesslich an den männlichen Genitalien eintritt, so lässt sich die Compression am leichtesten durch Umschnürung des Penis an seiner Wurzel mit einem Gummischlauch bewerkstelligen. Aber freilich darf dieses Mittel nur mit grosser Vorsicht und für kurze Zeit, bis eben die eröffneten Blutgefässlumina durch Coagula geschlossen sind, angewendet werden, da sonst eine Beförderung der Gangrän zu befürchten ist. Es bedarf wohl kaum noch der Erwähnung, dass in allen Fällen von Ulcus molle gangraenosum *strengste Bettruhe* und wegen der Gefahr der Blutung *dauernde Beaufsichtigung* unbedingt erforderlich sind, weshalb im allgemeinen für derartige Patienten stets die Behandlung im Krankenhause indicirt ist.

DRITTES CAPITEL.
Der serpiginöse Schanker.

Die charakteristische Eigenthümlichkeit des Ulcus molle serpiginosum ist das *stetige Weiterkriechen des Geschwürsprocesses* auf die benachbarten Theile, während die zuerst ergriffenen Stellen ausheilen. Beim gewöhnlichen Ulcus molle erlischt die Virulenz und damit die weitere Ausbreitung der Geschwüre nach wenigen Wochen, dagegen bleibt beim serpiginösen Schanker die Virulenz in scheinbar unbegrenzter Weise bestehen, und so kommt es durch Jahre zu einer immer weiteren Ausbreitung der Geschwüre. Der serpiginöse Schanker kriecht von den Genitalien auf die *Haut des Mons Veneris*, des *Scrotum* und von hier auf die *Oberschenkel*, den *Bauch*, die *Nates* und den *Rücken* über. In diesen Fällen von grosser Ausbreitung, die stets bereits einige Jahre bestehen, ist nun aber nach dem oben Gesagten keineswegs die ganze Partie geschwürig, sondern an den erstergriffenen Theilen sind die Ulcerationen mit Hinterlassung von Narben vollständig ausgeheilt und nur an der Peripherie befindet sich ein nach aussen mehr oder weniger regelmässig bogenförmig begrenzter, etwa einen oder einige Querfinger breiter, tiefer, geschwüriger Rand, der nach innen zu sich allmälig abflachend in den Narbensaum übergeht, nach aussen gegen die normale Haut von einem steil aufgeworfenen Rande umgrenzt ist. Auch experimentell ist bei einem solchen Schanker die *noch Jahre nach der Infection bestehende Virulenz* nachweisbar, indem der Eiter überimpfbar ist und theils gewöhnliche, theils wieder serpiginöse Schanker hervorruft.

Der Zustand der Kranken, die an einem ausgedehnten serpiginösen Schanker leiden, ist ein sehr trauriger. Sie kommen in ihrer Ernährung sehr herunter, fiebern häufig, besonders wenn bei nicht ganz sorgfältiger Pflege Zersetzung der Secrete eintritt, und die Trostlosigkeit über das jahrelange Verdammtsein zur Bettruhe und Unthätigkeit, sowie das Gefühl der Ekelhaftigkeit des Zustandes tragen das ihre zu der Schwere der Krankheit bei.

Auch die Prognose dieser Form des weichen Schankers ist eine ungünstigere, denn, wenn auch in der Regel keine directe Lebensgefahr durch dieselbe hervorgerufen wird, so ist das Leiden doch durch die grosse Ausbreitung, durch die lange Dauer und nicht zum wenigsten durch die Hartnäckigkeit gegen die Therapie ein höchst unangenehmes.

Die Diagnose ist keineswegs immer leicht, indem Verwechselungen mit *tertiären syphilitischen Hautgeschwüren* ausserordentlich leicht vorkommen können. Im Ganzen ist bei den letzteren nicht ein so regelmässiges centrifugales Fortschreiten von einem Punkte mit Hinterlassung nicht wieder aufbrechender Narben zu constatiren, es treten gelegentlich auch auf anderen Stellen, von dem ursprünglichen Herde ganz getrennt, und auch wieder auf schon vernarbten Stellen frische Ulcerationen auf. Auch ist der Geschwürssaum am Rande bei den ulcerösen Syphiliden meist kein so continuirlicher, wie beim Ulcus molle serpiginosum. Aber allerdings, in manchen Fällen kann die Entscheidung schwierig werden, und hier ist es stets geboten, zunächst eine geeignete *antisyphilitische Therapie* — Kal. jod., Empl. Hydrarg. — anzuordnen, die, falls es sich um Syphilis handelt, stets in kurzer Zeit die Heilung oder jedenfalls eine sehr augenfällige Besserung herbeiführt, während bei Vernachlässigung dieser Vorschrift die Patienten gelegentlich lange Zeit mit schmerzhaften und umständlichen Eingriffen geplagt werden, die nicht zu der so leicht zu erreichenden Heilung führen.

Die Aetiologie auch des serpiginösen Schankers ist noch völlig unaufgeklärt. Jedenfalls sind cachectische Zustände, Tuberculose, Scrophulose, wie man wohl gemeint hat, nicht die Ursache für die Entstehung dieser übrigens äusserst seltenen Varietät des Schankers, wenn auch manchmal nach längerem Bestande, zumal bei unaufhörlicher Anwendung sehr energischer Mercurialkuren, wie es in Folge irrthüm-

licher Diagnose öfters vorkommt, schliesslich äusserster Kräfteverfall
eintritt.

Bei der **Behandlung** des serpiginösen Schankers sind energische
Mittel, die geeignet sind, den geschwürigen Rand völlig zu zerstören,
am Platze, also die *starken Aetzmittel*, der *scharfe Löffel* und das
Glüheisen, resp. der Thermocauter oder Galvanocauter.   So lange das
Geschwür noch nicht zu grosse Dimensionen angenommen hat, gelingt
auf diese Weise die Vernichtung der Virulenz und damit die Sistirung
des Weiterfortschreitens in der Regel und unter Verbänden mit Jodoform oder anderen geeigneten Mitteln tritt Vernarbung ein.   Sehr ausgedehnte Geschwüre zeigen sich aber auch bei sorgfältigster Therapie
oft sehr widerstandsfähig. — THIERSCH hat nach Application *subcutaner
Injectionen von Höllensteinlösung* (1:1500) rings um das Geschwür
Heilung beobachtet.   Diese Injectionen sind sehr schmerzhaft und daher
am besten in der Narkose vorzunehmen.

VIERTES CAPITEL.

Die Entzündung der Lymphgefässe und Lymph-
drüsen.

Durch die Resorption des Schankervirus kommt es zu Erkrankungen
der die Lymphe aus den afficirten Theilen aufnehmenden Lymphgefässe
und noch häufiger der nächstgelegenen Lymphdrüsen.   Die Lymphangitis
zeigt sich bei Localisation des Schankers am Penis als eine acut auftretende schmerzhafte Schwellung des dorsalen Lymphgefässes, welches
durch die geröthete und ödematöse Haut als glatter oder unregelmässig knotiger Strang durchzufühlen ist.   Bei zweckmässigem Verhalten der Kranken geht die Affection in der Regel in Resorption über.
Manchmal aber bildet sich an einer oder an mehreren Stellen eine umfangreichere Infiltration, die dann schnell in Zerfall übergeht.   Die Haut
über derselben röthet sich stark, wird durchbrochen und der eiterige
Inhalt ergiesst sich nach aussen (*Bubonulus*).   Bei anderweitiger Localisation des Schankers treten selbstredend auch entsprechend localisirte
Lymphangitiden auf. — Beim Auftreten von Lymphangitis ist völlige
Ruhe des Patienten unbedingt erforderlich, um die Gefahr des Weiterschreitens der Entzündung in die Drüsen möglichst zu verringern, und
auf den durch ein untergelegtes Polster hochgelagerten Penis sind kühle
Bleiwasserumschläge zu machen.   Fluctuirende Bubonuli sind zu spalten
und mit Jodoform zu behandeln.

Sehr viel häufiger und wichtiger sind die Erkrankungen der Lymph-drüsen, die Bubonen, und zwar kommen hier bei dem fast ausschliess-lich auf die Genitalien beschränkten Vorkommen des weichen Schankers eigentlich nur die *Inguinaldrüsen* in Betracht und auch von diesen wieder hauptsächlich die oberflächlicheren, unmittelbar unter dem Lig. Pouparti liegenden. Bei den ausnahmsweisen Localisationen des Schan-kers an anderen Orten sind es natürlich die jedesmal entsprechenden Lymphdrüsen, welche erkranken, so bei Schankern am Munde die Sub-maxillardrüsen, bei Schankern an der Hand die Cubital- oder die Axillar-drüsen.

Die Drüsenerkrankung in Folge des weichen Schankers tritt stets in *acuter Weise* auf und zwar mit oder ohne vorhergehende Entzün-dung der entsprechenden Lymphgefässe. Auch hier scheint ein ähn-liches Verhältniss obzuwalten, wie bei der Epididymitis, auch hier scheint das Gift oft die Lymphgefässe passiren zu können, ohne sie in Ent-zündung zu versetzen, entsprechend dem Verhalten des Vas deferens in jenem Falle. Die erkrankten Lymphdrüsen schwellen unter *heftigen Schmerzen*, bei empfindlichen Personen unter *Fieberbewegungen* an, und je nachdem nur eine oder mehrere Drüsen sich betheiligen, er-reicht die Geschwulst kleinere oder grössere Dimensionen bis zur Grösse etwa einer halben Faust. Da bei dem durch weichen Schanker her-vorgerufenen Bubo nicht nur die Drüsen, sondern auch das dieselben *umgebende Bindegewebe* in Entzündung versetzt wird (*Periadenitis*), so erscheinen auch die grösseren, durch die Anschwellung mehrerer Drüsen entstandenen Bubonen als compacte, nicht in einzelne Theile abgrenz-bare Tumoren. Die Haut über dem Bubo ist geröthet. — Es können die Inguinaldrüsen beider Seiten anschwellen oder aber es ist nur eine Seite betroffen, und im letzteren Falle entspricht die erkrankte Seite meist, aber keineswegs immer dem Sitze des Geschwürs, so dass bei rechtsseitigem Schanker ein Bubo auf der linken Seite auftreten kann und umgekehrt. Dieses Verhalten erklärt sich aus den vielfachen Ana-stomosen der Lymphgefässe, durch welche gelegentlich das Gift auch einmal auf die dem Schanker entgegengesetzte Seite gelangen kann. — Die *Schmerzen* sind im Beginn der Erkrankung spontan, noch mehr aber bei Berührungen sehr heftig und behindern die Patienten beim Gehen und bei anderen Bewegungen aufs äusserste.

Im weiteren Verlauf tritt seltener und überhaupt nur bei kleineren Bubonen Resorption ein. Weit häufiger und stets bei grösseren Bubonen kommt es zur *eiterigen Schmelzung* und zum *Durchbruch nach aussen*. Frühestens in der zweiten Woche nach dem Beginn der Entzündung, in vielen Fällen auch erst später, zeigt sich auf dem am meisten erhabenen Punkte der Anschwellung *Fluctuation*, während die äusseren Partien noch hart sind. Wenn der Bubo nicht incidirt wird, so schreitet die Erweichung weiter, bis schliesslich die ganze Geschwulst in eine weiche, fluctuirende Masse umgewandelt ist. Mit dem Beginne der Fluctuation lassen in der Regel die Schmerzen sehr erheblich nach. An der am meisten hervorragenden Stelle verdünnt sich die Haut nun immer mehr und mehr und es kommt schliesslich zum Durchbruch, bei welchem eine reichliche Menge dicken, rahmigen, manchmal mit Blut gemengten Eiters entleert wird. Hiermit haben die subjectiven Beschwerden so gut wie ganz aufgehört.

Das weitere Schicksal des Bubo hängt natürlich sehr wesentlich von der Therapie und von anderen Nebenumständen ab. In einer Reihe von Fällen entleert sich aus der fistulösen Oeffnung noch lange Zeit hindurch mehr oder weniger reichlicher Eiter, bis schliesslich nach einer Reihe von Wochen und oft von Monaten die Heilung, natürlich mit Hinterlassung einer Narbe, eintritt. In anderen Fällen dagegen vergrössert sich die Durchbruchsöffnung in ganz rapider Weise und nach kurzer Zeit hat sich der Bubo in ein seiner Grösse entsprechendes, ganz den Charakter eines Schankers darbietendes Geschwür umgewandelt (*virulenter Bubo*). Es ist noch nicht sicher entschieden, ob in diesen Fällen eine nachträgliche Infection des Bubo von einem noch bestehenden Schanker angenommen werden soll, oder ob das Schankergift in seiner eigentlich wirksamen Form auf dem Wege der Lymphbahnen in die Drüsen gelangt ist. Der Umstand, dass die dem ursprünglichen Schanker stets näher gelegenen Bubonuli viel häufiger schankrös werden, als die Bubonen, lässt sich mit beiden Auffassungen in Einklang bringen. Der virulente Bubo kann ganz in derselben Weise wie der Schanker gangränös und serpiginös werden und besonders im ersteren Falle umfangreiche und tiefe Zerstörungen anrichten. Auf flachhandgrossen und grösseren Stellen ist in diesen Fällen Haut und Unterhautbindegewebe vollständig zerstört und die Muskeln sind freigelegt, wie in einem anatomischen Präparat.

Der Bubo ist eine *sehr häufige Complication* des weichen Schankers, ganz besonders beim *männlichen Geschlecht*, und mag dies wohl darin seinen Grund haben, dass intensive körperliche Anstrengungen und Bewegungen, die beim weiblichen Geschlecht jedenfalls in geringerem Grade statthaben, als beim männlichen, die Entstehung der Bubonen begünstigen. Was die *Zeit des Auftretens* der Bubonen betrifft, so findet dasselbe am häufigsten in den ersten Wochen des Bestehens des

Schankers statt, doch kann auch später, während der ganzen Zeit des Bestehens eines Schankers, ein Bubo sich entwickeln, ja sogar noch nach vollständiger Heilung des Geschwürs, in welchen Fällen wir annehmen müssen, dass der entzündungerregende Stoff bereits vorher in die Lymphbahnen eingedrungen war, und dass in der Zeit, welche er zum Passiren derselben bis zu den Inguinaldrüsen brauchte, der Schanker verheilte.

Die **Prognose** des Bubo ist im Ganzen eine gute, abgesehen von jenen oben erwähnten, schwereren, glücklicher Weise indess doch recht seltenen Fällen. Immerhin nimmt die Heilung, selbst in günstigen Fällen, meist eine längere Zeit in Anspruch und es darf weiterhin nicht vergessen werden, dass bei nachlässiger Behandlung gelegentlich putride Zersetzung des Secretes und durch dessen Resorption *septische Infection* und der *Tod* erfolgen kann. Es sind solche Fälle um so trauriger wegen des an und für sich so unbedeutenden Anlasses, der zu diesem schweren Ausgang führt.

Die **Diagnose** macht im Ganzen keine Schwierigkeiten. Ganz gleiche Erscheinungen kann zwar die *symptomatische Entzündung der Inguinaldrüsen* nach Lymphangitis, z. B. in Folge kleiner Verletzungen an den Füssen, darbieten und ist etwa die Lymphangitis bereits abgelaufen, so sind wir bezüglich der Unterscheidung auf die Angaben des Kranken angewiesen, da ja ein vorher bestandener Schanker möglicher Weise auch schon verheilt sein könnte. Diese Fälle haben wohl die irrthümliche Aufstellung des sogenannten *bubon d'emblée* veranlasst, eines Bubo, der durch directe Resorption des Schankergiftes in die Lymphbahnen hervorgerufen werden sollte, ohne dass sich ein Schanker entwickelt. — Eine Verwechselung mit *Hernien* ist nicht möglich, höchstens könnte gelegentlich ein *Netzbruch* einen Bubo vortäuschen. Dagegen kann *Epididymitis* bei im Leistenkanal zurückgebliebenen Hoden (Cryptorchismus) ähnliche Erscheinungen hervorrufen, eine schmerzhafte, harte Anschwellung in der Inguinalgegend, über welcher die Haut geröthet ist. Doch liegt die Geschwulst hier höher, oberhalb des Lig. Pouparti und das Vorhandensein n u r e i n e s Hoden im Hodensack beseitigt jeden Zweifel. — Der *aufgebrochene Bubo* könnte mit ulcerirten *carcinomatösen Drüsen* verwechselt werden, doch ist hier ja stets das ursprüngliche Carcinom an den äusseren Genitalien, welches leicht vom weichen Schanker unterschieden werden kann, ein sicherer Wegweiser für die Diagnose. Die Unterscheidung von den *syphilitischen Lymphdrüsenentzündungen* ist leicht und sei hier wegen derselben auf das betreffende Capitel des nächsten Abschnittes verwiesen.

Die **anatomische Untersuchung** frühzeitig exstirpirter Bubonen zeigt,

dass die Drüsen stark vergrössert sind, auf dem Durchschnitt grauröthlich erscheinen und dass bei noch völlig fehlender Fluctuation doch bereits hier und da im Innern der Drüse in circumscripten Herden eiterige Schmelzung eingetreten ist.   Später werden dann die Drüsen und
das umgebende Bindegewebe vollständig zerstört. — Die Frage, ob die
Bubonen durch die Beförderung des *specifischen Schankergiftes in die
Drüsen* entstehen oder ob es sich hierbei nur um die Resorption irri-
tirender, aber nicht specifisch wirkender Stoffe handelt und der Bubo
nach weichem Schanker daher nur als *symptomatische Drüsenentzündung* aufzufassen sei, ähnlich wie die Drüsenschwellungen bei Eczem,
Prurigo u. s. w., ist noch nicht sicher entschieden. Die *Impfungen* mit
dem aus Bubonen stammenden Eiter haben theils positive, theils negative Resultate ergeben, in einzelnen Fällen entwickelten sich an den
Impfstellen typische Schankergeschwüre, in anderen nicht. Die grosse
Neigung zu eiterigem Zerfall macht es aber doch wahrscheinlich, dass
es sich nicht blos um eine symptomatische Drüsenentzündung, sondern
um die *Resorption eines specifisch wirkenden Stoffes* handelt.   Die Inguinaldrüsen, resp. bei anderweitiger Localisation des weichen Schankers die entsprechenden nächstgelegenen Lymphdrüsen überschreitet
der Krankheitsprocess aber niemals, es kommt *niemals* zu einer *Aufnahme des Giftes in die Blutbahn* und *zur Allgemeininfection des
Körpers.*

     Therapie. Die therapeutischen Indicationen sind natürlich sehr
verschieden je nach dem Stadium, in welchem der Bubo in Behandlung
kommt. Bei eben beginnender Drüsenschwellung wird unser Bestreben
darauf gerichtet sein müssen, die Zunahme der Entzündung, resp. die
Vereiterung möglichst zu verhüten, und in der That gelingt dies auch
in einer Reihe von Fällen durch vollkommene *Ruhe*, *Application von
Kälte* und Anwendung von *Jod* (Einreibung einer Jodsalbe, Jodi pur.
0,2, Kal. jod. 0,3, Lanolin. 20,0 oder Einpinselung mit Tinct. Jod.,
Tinct. Gall. ana. part. aequ.). Sehr empfehlenswerth ist auch die Anwendung *feuchter Umschläge* unter einem *comprimirenden Verbande*
mittelst übersponnener Gummibinde. Nimmt die Entzünduug aber zu
und zeigt sich gar schon auf der Höhe der Geschwulst Fluctuation,
so kann von einer Resorption des Bubo keine Rede mehr sein und es
bleiben nun nur noch zwei Wege für das therapeutische Handeln offen.
Wir können entweder durch *Exstirpation* der entzündeten Drüsen und
des in Mitleidenschaft gezogenen umgebenden Gewebes den gesammten
Krankheitsherd auf einmal entfernen oder die *Vereiterung* und die *Entleerung des Eiters möglichst beschleunigen* und dann durch geeignete

Massnahmen die Schliessung der Abscesshöhle möglichst rasch zu bewirken suchen.

Von vornherein sollte man erwarten, dass bei den frühzeitig in
Behandlung kommenden Fällen die unter strengster Antisepsis vor-
genommene *Exstirpation* die besten Chancen gäbe, da bei sorgfältig
angelegter Naht — bei Exstirpation grösserer Bubonen ist die Ein-
legung eines Drains, eventuell aus resorbirbarem Stoffe (Knochendrain),
nicht zu umgehen — die Heilung per primam intentionem erreichbar
und so die vollständige Genesung in etwa einer bis zwei Wochen zu
erzielen ist. Aber in Wirklichkeit stellen sich der Erreichung dieses
Zieles grosse Schwierigkeiten entgegen. Einmal ist selbstverständlich
bei diesem Vorgehen Bettlage des Patienten absolut erforderlich und
dann tritt leider sehr oft trotz sorgfältigster Antisepsis bei Operation
und Verband doch keine prima intentio ein, wahrscheinlich eben in
Folge des specifischen Charakters der Entzündung, so dass die Heilung
doch erst nach Eiterung erfolgt und der Patient um nichts besser daran
ist, als wenn er nicht operirt wäre. Ganz besonders gilt dies für die
umfangreicheren Bubonen, bei welchen nebenbei bemerkt auch die Operation an und für sich keineswegs ohne Schwierigkeiten ist, da man
bis auf die tiefe Fascie vorzudringen genöthigt ist und hierbei unangenehme und von vornherein die Heilung per primam in Frage stellende
Blutungen vorkommen können.

In der Mehrzahl der Fälle ist es daher empfehlenswerther, die *Vereiterung der Drüsen abzuwarten*, resp. durch *warme Umschläge* möglichst zu beschleunigen. Sowie dann die ganze Anschwellung Fluctuation
zeigt, ist durch einen langen, der Richtung des Lig. Pouparti entsprechenden Einschnitt der Eiter zu entleeren, die Höhle mit Carbol- oder
Sublimatlösung auszuspülen und nach dem stets bald erfolgenden Stehen
der Blutung mit *Jodoform* einzustreuen und darüber ein *antiseptischer
Verband* mit Carbol- oder Salicylwatte oder Sublimatgaze anzulegen.
Dieser Verband ist anfangs täglich, später alle 2 bis 3 Tage zu wechseln
und erzielt man auf diesem Wege fast stets in etwa 2 bis 4 Wochen —
bei sehr umfangreichen Bubonen dauert es allerdings wohl auch länger —
nach der Incision die Heilung. Selbstverständlich müssen die Patienten
in den ersten Tagen nach der Incision zu Hause bleiben und sich ruhig
verhalten, dann aber können sie mit gut sitzendem Verbande (Gummibinde) ihrer Beschäftigung, falls dieselbe nicht gar zu grosse körperliche
Anstrengungen erheischt, nachgehen. Auch hierin liegt ein grosser Vortheil dieser Methode gegenüber der ersterwähnten, indem die Kranken
meist nur wenige Tage ihrer Thätigkeit völlig entzogen werden. — Manch-

mal zeigt es sich nach der Incision, dass die Vereiterung im wesentlichen
nur das periglanduläre Gewebe betraf, und die geschwollenen und von
ihrer Umgebung zum Theil abgelösten Drüsen liegen in der Wunde frei
zu Tage. In diesen Fällen ist die *Enucleation* der Drüsen, am besten
ohne schneidende Intrumente — mit dem Finger —, vorzunehmen,
da sonst die Heilung sehr lange auf sich warten lässt.

Anders gestaltet sich natürlich die Lage, wenn der Bubo sich schon
vorher spontan eröffnet hatte und ein oder mehrere fistulöse, spärlichen
Eiter secernirende Geschwüre gebildet sind. Hier ist es nöthig, die
Fisteln zu spalten, die freigelegten eiternden Flächen mit dem *scharfen*
Löffel gründlich auszukratzen und dann in der vorher beschriebenen
Weise mit *Jodoform* zu verbinden. Das letztere Mittel entfaltet eine
geradezu wunderbare Wirkung bei den *virulenten Bubonen,* die unter
seiner Anwendung in erstaunlich kurzer Zeit heilen. — Die *gangrä-*
nösen Bubonen sind ebenfalls mit Jodoform — doch ist hier wegen der
Grösse der resorbirenden Fläche die Gefahr der *Intoxication* wohl zu
berücksichtigen —, Umschlägen von *Campherwein* und *protrahirten*
warmen Bädern zu behandeln.

DRITTER ABSCHNITT.

Syphilis.

ERSTES CAPITEL.

Definition und allgemeiner Krankheitsverlauf.

Die **Syphilis** ist eine *chronische Infectionskrankheit,* welche durch
die Uebertragung eines *specifischen, fixen Contagiums* hervorgerufen
wird. Die Aufnahme des syphilitischen Giftes führt stets zu einer
Durchseuchung des ganzen Organismus, die Syphilis ist eine „constitutionelle" Krankheit, und demgemäss können die Erscheinungen der
Krankheit sich auch an sämmtlichen Theilen des Körpers zeigen.

Nach der Uebertragung des syphilitischen Giftes bildet sich nach
Ablauf einer bestimmten *Incubationszeit* zuerst am Orte der Infection
eine Veränderung, der *syphilitische Primär- oder Initialaffect,* gewissermassen die Keimstätte des Virus. Von hier aus dringt dann aber das
Gift in die Lymphbahnen ein und gelangt, nachdem es in den Lymphgefässen und Lymphdrüsen, die auf diesem Wege passirt werden, eben-

falls pathologische Veränderungen hervorgerufen hat, in die Blutbahn. Hiermit tritt eine allgemeine Verbreitung des Giftes durch alle Gewebe des Körpers ein und es werden nun an den verschiedensten Punkten Krankheitserscheinungen hervorgerufen. Der Vorgang ist ein ähnlicher, wie bei einer bösartigen Geschwulst, bei einem Krebs, wo Geschwulstpartikelchen von dem ursprünglich ergriffenen Herde aus in Lymph- und Blutbahn gelangen und nun zu Geschwulstentwickelungen — Metastasen — in den verschiedensten Organen und Körpertheilen, zu einer Generalisation der Krankheit führen (VIRCHOW).

Während in der ersten Periode die Krankheitssymptome *locale* waren, so treten wir mit dieser Verallgemeinerung des Giftes in die *Periode der Allgemeinerscheinungen* ein. Von diesem Zeitpunkte an, wo der ganze Körper mit dem syphilitischen Gifte durchseucht ist, sprach man früher von „constitutioneller" Syphilis im Gegensatz zur localen Syphilis, doch thun wir besser, den Ausdruck in diesem Sinne ganz fallen zu lassen, da nach den heutigen Anschauungen eine local *bleibende* Syphilis nicht existirt und die Krankheit eben in jedem Falle unausbleiblich „constitutionell" wird.

Die lange Reihe der *Allgemeinerscheinungen der Syphilis* zeigt so grosse Verschiedenheiten der einzelnen Krankheitsformen, dass eine weitere Eintheilung derselben von jeher wünschenswerth erschien und diesem Streben hat vor allen Anderen RICORD den bestimmtesten Ausdruck verliehen, indem er dieselben in *secundäre* und *tertiäre Syphilis* eintheilte. Von diesen beiden Gruppen umfasste die erstere die in der zunächst der Infection folgenden Zeit auftretenden Krankheitserscheinungen, die letztere die späteren Eruptionen. Die vor der Verallgemeinerung auftretenden Erscheinungen, den Schanker und die Drüsenaffectionen, bezeichnete RICORD als *primäre Syphilis.*

Wenn es nun auch der Natur der Sache nach nicht möglich ist, eine scharfe Grenze zwischen den secundären und tertiären Syphilissymptomen zu ziehen, wenn auch Erscheinungen vorkommen, von denen man zweifeln könnte, welcher Gruppe sie angehören, da sie zwischen beiden Reihen in der Mitte stehen, so entspricht diese Eintheilung doch am meisten den thatsächlichen Verhältnissen, und so erscheint es auch heute noch am zweckmässigsten, die Eintheilung in eine *secundäre* und *tertiäre Periode,* in *Frühformen* und *Spätformen der Syphilis,* beizubehalten, da in der That im Ganzen genommen erhebliche Unterschiede zwischen diesen beiden Reihen von Krankheitserscheinungen bestehen. Wir dürfen aber hierbei nicht vergessen, dass diese Trennung schliesslich doch nur eine künstliche, willkürliche ist und dass die Krankheits-

erscheinungen beider Reihen durch dieselbe Ursache, durch die Einwirkung desselben Virus hervorgerufen sind, und es ist daher erklärlich,
ja sogar eigentlich selbstverständlich, dass Uebergangsformen zwischen
beiden Reihen bestehen, die uns die Symptome der Syphilis schliesslich doch als *eine ununterbrochene Entwickelungsreihe* von Krankheitserscheinungen erkennen lassen. — Auf die Frage, weshalb in den verschiedenen Zeitperioden so verschiedenartige Symptome auftreten, müssen
wir heute noch die Antwort schuldig bleiben; die voraussichtlich nicht
mehr lange ausstehende endgültige Erkenntniss des Syphilisvirus wird
uns hoffentlich die Mittel an die Hand geben, diese Frage in befriedigender Weise zu beantworten.

Die *Krankheitserscheinungen der secundären Periode* können zwar
an allen Organen und Körperstellen zur Entwickelung kommen, indess
zeigen sie besonders in den ersten Zeitabschnitten dieser Periode doch
eine Vorliebe für bestimmte Organe, vor Allem für die *Haut* und die
Schleimhäute, während andere Organe seltener oder jedenfalls nicht so
regelmässig wie jene von ihnen befallen werden. Allerdings ist hier
eine gewisse Vorsicht geboten, da leichte Affectionen innerer Organe
übersehen oder falsch gedeutet werden können, während bei den Erkrankungen der äusseren Bedeckung dies nicht möglich ist. Wir werden in der Annahme nicht irren, dass auch in der secundären Periode
Affectionen innerer Organe häufiger sind, als es nach den Beobachtungen scheinen sollte, und es ist in der That auch schwer einzusehen,
weshalb die Manifestationen der Krankheit sich auf einzelne Organe
beschränken sollten, während doch der ganze Körper, während sämmtliche Organe von dem syphilitischen Gifte, das ja mit dem Blut überallhin gelangt, durchdrungen sind. In den ersten Monaten der secundären
Periode zeigen die Erscheinungen einen wenigstens relativ regelmässigen
Ablauf, der sich annähernd in allen Fällen wiederholt, und man hat
daher die Erscheinungen dieses Zeitabschnittes als „fatale" bezeichnet,
während später diese Regelmässigkeit mehr und mehr verschwindet
und die grössten Differenzen im Verlauf der einzelnen Fällen sich zeigen.
Die ersten secundären Erscheinungen — die der sogenannten *Erup-*
tionsperiode — zeigen manche Analogien mit den Erscheinungen der
acuten Infectionskrankheiten. Meist in acuter Weise, in vielen Fällen
unter Fiebererscheinungen und mehr oder weniger ausgesprochenen
Störungen des allgemeinen Wohlbefindens tritt fast stets zuerst ein in
symmetrischer Weise über den ganzen Körper verbreiteter Ausschlag
auf, in manchen Fällen bereits begleitet von leichten Krankheitserscheinungen an inneren Organen. Die einzelnen Krankheitsproducte, die

Hauteffloreszenzen und die anderweiten Krankheitsherde der secundären Periode beruhen ihrem allgemeinen Charakter nach auf *Hyperämien* und *oberflächlichen entzündlichen Infiltrationszuständen*, die nicht zu tieferen Störungen der von ihnen betroffenen Gewebe führen und daher, ohne bleibende Veränderungen zu hinterlassen, wieder resorbirt werden, wenigstens tritt in den typisch verlaufenden Fällen der entgegengesetzte Ausgang, Ulceration und Narbenbildung, nur unter ganz bestimmten localen Bedingungen, so an fortdauernd irgend welchen Reizen ausgesetzten Stellen, ein.

Die Krankheitsproducte der *tertiären Periode* führen dagegen fast stets zu einer Zerstörung desjenigen Gewebes, in dem sie zur Entwickelung gelangen, und es bleibt nach der Heilung derselben stets ein Substanzverlust, der nur durch Narbenbildung ersetzt ist, zurück. Nur bei den *tertiären Knochenerkrankungen* kommt es oft nicht zu einem Verlust, sondern im Gegentheil zu einer Neubildung von Knochensubstanz, zur Bildung von Exostosen, zur Eburnation. Die tertiären Syphiliserscheinungen zeigen ferner nicht die ausgesprochene Prädilection für die äusseren Bedeckungen wie die der secundären Reihe angehörigen Affectionen, sondern kommen weit häufiger auch an inneren Organen, und zwar gelegentlich an allen, zur Beobachtung. Dieser Unterschied ist allerdings nach dem schon oben Bemerkten vielleicht nur ein scheinbarer, da die viel schwerere, klinisch wie anatomisch leichter nachweisbare Störungen hervorrufenden tertiären Erkrankungen innerer Organe nicht so leicht übersehen werden können, wie die secundären Affectionen. Ein weiterer Unterschied ist der, dass den tertiären Erscheinungen in der Regel die Neigung zu allgemeiner Verbreitung fehlt. Hier und da, unsymmetrisch, oft ganz circumscript, treten die Krankheitserscheinungen auf — *localer Charakter* der tertiären Syphiliserscheinungen —, höchstens sich langsam von den ursprünglichen Herden aus verbreitend, aber so gut wie niemals in jener gleichmässig über den Körper vertheilten Weise, wie die secundären Syphiliseruptionen.

Dieser *geringeren Extensität* im Ganzen steht aber dafür eine *grössere Intensität* des einzelnen Krankheitsvorganges gegenüber, denn die tertiären syphilitischen Infiltrate unterscheiden sich ferner von den secundären durch die vielfach hervortretende Befähigung zur Bildung umfangreicherer, geschwulstartiger Producte — *Gummiknoten, Gummata, Syphilome* (WAGNER) —, durch ihre grosse *Neigung zum Zerfall, zur Bildung von Geschwüren* und besonders bei den Erkrankungen der Haut und der Schleimhäute durch das Weiterkriechen in der Peripherie — *serpiginöser Charakter* der tertiären Syphilide —, eine Eigen-

thümlichkeit, die bei den secundären Krankheitserscheinungen nur selten
zur Beobachtung kommt. Diese Eigenschaften treten bei den einzelnen
Erkrankungsformen in sehr verschiedener Weise auf. Bei manchen,
weniger umfangreichen Infiltraten fehlt die Neigung zum Zerfall, dieselben können ohne jede Ulceration resorbirt werden, allerdings auch
stets mit Hinterlassung von Narben. Die grösseren syphilitischen Neubildungen pflegen dagegen, sich selbst überlassen, stets zu zerfallen
und oft ist der Zerfall der Infiltrate ein so rapider, dass überhaupt
von einer syphilitischen Neubildung nichts zu bemerken ist; es scheint
der ganze Krankheitsprocess lediglich in der Bildung schnell um sich
greifender Geschwüre zu bestehen. Aber auch in diesen Fällen ist
der ursprüngliche Vorgang die Bildung eines specifischen Infiltrates,
welches freilich, kaum entstanden, schon wieder der Zerstörung anheimfällt.

Weiterhin kommt es oft auch in einer indirecten Weise zur Zerstörung einzelner, an und für sich nicht syphilitisch afficirter Theile,
indem ihnen durch die Erkrankung anderer Theile die Nahrungszufuhr
abgeschnitten wird und sie so der Necrose verfallen. Dies gilt z. B.
für die Knochen bei Affectionen des Periostes und für das Gehirn bei
Erkrankung der entsprechenden Arterien.

Diese Eigenthümlichkeiten und ferner das schon oben erwähnte,
durch das Wesen der Syphilis als allgemeiner Infectionskrankheit be-
gründete Vermögen auch der tertiären Syphilisproducte, sich in allen
Organen des Körpers zu entwickeln, machen es leicht verständlich,
dass dieselben je nach ihrer Localisation zu leichteren oder schwereren
Störungen der Gesundheit, ja oft zu den bedenklichsten und direct das
Leben vernichtenden Ereignissen führen, und so sind im allgemeinen
die tertiären Affectionen der Syphilis von einer viel schwerer wiegenden
Bedeutung für Gesundheit und Leben, als die secundären.

Auf einen Punkt ist hier noch hinzuweisen, der allerdings zur Zeit
noch nicht völlig erklärt werden kann und dessen Verständniss hoffentlich auch durch die Erkenntniss des Syphilisvirus in wesentlichster
Weise gefördert werden wird, dass nämlich die Syphilis in der tertiären
Periode im allgemeinen ihre Ansteckungsfähigkeit verloren hat, obwohl
wir die tertiären Krankheitserscheinungen noch als directe Aeusserung
des syphilitischen Giftes ansehen müssen, eine Auffassung, die auch
bereits in dem Befund der wahrscheinlich das Syphilisgift darstellenden
Bacillen in Gummiknoten der endgültigen Bestätigung nahe gerückt
ist. Aber freilich, es ist eine durch die Beobachtung tagtäglich zu
bestätigende Thatsache, dass Männer mit den schwersten tertiären

Affectionen behaftet, gesunde Frauen nicht inficiren und die Krankheit
auch nicht auf die Nachkommenschaft übertragen. Auch die Resultate
der bisher angestellten Impfversuche mit dem Eiter tertiärer Ulcerationen stehen mit dieser Erfahrung im vollsten Einklang, indem dieselben *negativ* ausfielen.

Die bisher angedeuteten Erscheinungen bilden die eigentlichen
syphilitischen Erkrankungsformen, die freilich keineswegs — glücklicher
Weise — in allen Fällen sämmtlich zur Ausbildung gelangen. Besonders die schweren tertiären Affectionen treten doch nur in einer
Minderzahl von Fällen gegenüber der grossen Anzahl der Inficirten auf
und in der Regel erlischt die Krankheit schon in einem frühen Stadium vollständig. Die einzelnen Eruptionen sind stets durch kürzere
oder längere, oft viele Jahre dauernde freie Intervalle — die sogenannten *Latensperioden* — getrennt, in welchen das Individuum, abgesehen etwa von den nach früheren Affectionen hinterbliebenen Residuen, scheinbar völlig gesund ist. In treffender Weise hat FOURNIER
die Syphilis mit einem Drama verglichen. Die einzelnen Perioden der
Krankheit entsprechen den Acten, die Incubationszeit und die Latenzperioden den Zwischenacten, und allerdings auch die tragische Schuld
fehlt in manchen Fällen nicht.

Mit diesen Erscheinungen schliesst aber das „Drama" der Syphilis
nicht immer ab, es treten noch weitere Folgeerkrankungen auf, die
nicht mehr als directe Aeusserungen der Syphilis angesehen werden
können, keinen eigentlich specifischen Charakter mehr tragen und die,
ebenso wie durch Syphilis, gelegentlich auch durch andere Erkrankungen hervorgerufen werden können. Hierher gehört die *amyloide
Entartung* innerer Organe, die *Arteriosclerose* und vielleicht wird sich
noch für manche andere Erkrankungen ein Zusammenhang mit Syphilis
im obigen Sinne später erweisen lassen. Für gewisse Erkrankungen
des Centralnervensystems, vor Allem für die *Tabes*, dann auch für die
Dementia paralytica darf man das Bestehen dieses Zusammenhanges
wohl schon jetzt als erwiesen ansehen.

Schliesslich stellt sich in manchen schweren Fällen von Syphilis
oft eine *Cachexie*, ein *Marasmus* ein, ohne dass sich Erkrankungen
bestimmter Organe nachweisen liessen; auch in diesen Fällen muss der
Marasmus mehr als Folge-, wie als Theilerscheinung der Krankheit
aufgefasst werden.

ZWEITES CAPITEL.

Das syphilitische Gift.

Nach den Krankheitserscheinungen der Syphilis und nach den Analogien mit anderen Infectionskrankheiten, besonders mit Lepra, Tuberculose und Rotz, welche drei Erkrankungen in einer der Syphilis in vieler Hinsicht ähnlichen Weise ebenfalls ˙meist chronisch verlaufen und von denen wir wissen, dass sie durch ein *organisches Gift,* durch *Bacterien* hervorgerufen werden, war es ausserordentlich wahrscheinlich, dass auch das syphilitische Gift *bacterieller Natur* sei. Schon mehrfach hatte man früher geglaubt, die Syphilisbacterien gefunden zu haben, indess haben sich diese Befunde sämmtlich als irrthümliche erwiesen, dagegen ist es in neuester Zeit LUSTGARTEN und unabhängig von diesem DOUTRELEPONT und SCHÜTZ gelungen, in syphilitischen Krankheitsproducten Bacillen nachzuweisen, welcher ihrer Form nach grosse Aehnlichkeit mit den Tuberkelbacillen haben, sich von ihnen aber durch ihr Tinctionsverhalten [1]) unterscheiden. Die Bacillen sind meist in Zellen eingeschlossen, zu 2—8 in einer Zelle, und kommen die bacillenhaltigen Zellen inmitten der syphilitischen Infiltrate nur spärlich, in den Randpartien und in dem an diese angrenzenden, scheinbar noch normalen Gewebe auch in grösseren Gruppen vor.

Dieselben Bacillen fanden sich im Secrete syphilitischer Krankheitsproducte — Initialaffect, nässende Papeln —, aber diese Befunde haben durch spätere Untersuchungen (MATTERSTOCK, ALVAREZ und TAVEL, DOUTRELEPONT, DE GIACOMI) ihren Werth, ganz besonders in differential-diagnostischer Hinsicht verloren, indem es sich herausstellte,

---

1) Das Tinctionsverfahren für Schnitte ist folgendes: Die Schnitte werden in Gentianaviolettlösung (100 Theile Anilinwasser: 11 Theilen conc. alcoholischer Gentianaviolettlösung) 12—24 Stunden bei gewöhnlicher Temperatur und im Anschluss daran 2 Stunden bei 40° C. eingelegt. Die Entfärbung geschieht in der Weise, dass der in absolutem Alcohol abgespülte Schnitt in eine 1½ proc. wässerige Lösung von übermangansaurem Kali und nach 10 Secunden in eine wässerige Lösung von reiner schwefliger Säure gebracht wird. Nach Abspülung in Wasser wird dieser Turnus 3—4 mal wiederholt bis zur völligen Entfärbung der Schnitte, die dann in gewöhnlicher Weise in Canadabalsam eingelegt werden. — Deckglaspräparate von Secreten werden in derselben Weise behandelt, nur dass die erste Abspülung nach der Herausnahme aus der Farbstofflösung nicht mit Alcohol, sondern mit Wasser gemacht wird und die Einwirkung der entfärbenden Flüssigkeiten von etwas kürzerer Dauer sein muss. — Diese Färbungsmethode ist aber jedenfalls noch eine sehr unvollkommene. Es gelingt mit derselben nur sehr schwer, die von LUSTGARTEN beschriebenen Befunde zu machen (WEIGERT).

dass auch bei völlig gesunden Menschen im Secret der Genitalien, im Smegma praeputii, im Scheidensecret u. a. m. Bacillen vorhanden sind, welche sowohl ihren morphologischen Verhältnissen, wie ihren tinctoriellen Eigenschaften nach den in den syphilitischen Infiltraten gefundenen Bacillen gleichen oder doch ausserordentlich ähnlich sind.

Die Wahrscheinlichkeit, dass jene Bacillen das Syphilisgift darstellen, wird dadurch erhöht, dass es ebenfalls *Bacillen* sind, welche wir als das Contagium der der Syphilis am nächsten stehenden Infectionskrankheiten, der *Lepra,* der *Tuberculose* und des *Rotzes* kennen gelernt haben, aber allerdings der unumstössliche Beweis hierfür wird erst dann erbracht sein, wenn es gelungen ist, die Bacillen mit einer sicheren Methode *stets* zu finden, sie ferner ausserhalb des menschlichen Körpers zu züchten und durch Impfung einer solchen Reincultur Syphilis zu erzeugen.

Ganz abgesehen davon, dass es bis jetzt noch nicht gelungen ist, die Syphilisbacillen ausserhalb des Körpers zu cultiviren, stellen sich diesem Beweise auch noch deswegen grosse Schwierigkeiten entgegen, weil trotz der vielfach gegentheiligen, aber nicht als einwandsfrei zu betrachtenden Angaben das Vorkommen syphilitischer Erkrankungen bei Thieren bisher weder beobachtet ist, noch es gelungen ist, künstlich Thieren Syphilis einzuimpfen.

Nachdem wir somit die Natur des syphilitischen Giftes wenigstens mit einiger Wahrscheinlichkeit erkannt haben, müssen wir feststellen, an welche *Gewebe, Secrete oder Excrete* das syphilitische Gift im menschlichen Organismus gebunden ist, durch deren Uebertragung auf ein anderes, gesundes Individuum die Ansteckung mit Syphilis erfolgt. Die in dieser Hinsicht mitzutheilenden Resultate verdanken wir fast ausschliesslich den experimentellen Impfungen, welche von WALLER, v. RINECKER, dem Pfälzer ANONYMUS [1]), v. BÄRENSPRUNG, HEBRA, v. LINDWURM u. A. angestellt worden sind.

Vom rein theoretischen Standpunkte müssen wir annehmen, dass bei der Durchseuchung des gesammten Körpers mit dem syphilitischen Gifte *jeder lebende Theil des Körpers* unter Umständen das Gift enthalten und auf Andere übertragen kann. In Wirklichkeit werden aber natürlich nur einzelne bestimmte Gewebe und Secrete hier in Betracht kommen können.

---

1) Ein Pfälzer Arzt liess 1856 ohne Nennung seines Namens eine Reihe von Syphilisimpfungen veröffentlichen, welche Resultate von geradezu fundamentaler Wichtigkeit zu Tage gefördert hatten; derselbe weilt vermuthlich noch unter den Lebenden, denn der Schleier der Anonymität ist noch nicht gelüftet.

Nach dem oben Gesagten ist es ein selbstverständliches Postulat, dass das *Blut* das syphilitische Gift enthält und ansteckend ist. Anfänglich schienen die in dieser Richtung angestellten Experimente das Gegentheil zu beweisen, indem die mit einer Nadel oder Lancette ausgeführten Impfungen negativ ausfielen. Als man aber grössere Quantitäten Blut mit einer Wundfläche in Berührung brachte (WALLER, Pfälzer ANONYMUS, P. PELLIZZARI) oder dasselbe mittelst der Pravaz-schen Spritze unter die Haut injicirte (v. LINDWURM), trat die Infection ein und somit war erwiesen, dass in jenen ersten Experimenten nur die geringe Quantität des Blutes, in welchem höchst wahrscheinlich die Bacillen relativ spärlich vorhanden sind, so dass bei der Uebertragung kleinster Mengen möglicher Weise keine Bacillen mit übertragen werden, Schuld an dem negativen Erfolge war. Eine weitere Bestätigung giebt die *Uebertragung der Syphilis durch die Transfusion* und möglicher Weise sind auch die in früheren Zeiten mehrfach vorgekommenen Uebertragungen durch das Schröpfen hier anzuführen.

Ganz selbstverständlich ist es ferner, dass das Secret und die Zerfallsproducte aller syphilitischen Infiltrate während der Periode, wo die Krankheit überhaupt übertragbar ist, das Gift enthalten und übertragen können. Es ist daher das *Secret des Initialaffectes* sowohl, wie aller an den verschiedensten Körperstellen zum Ausbruch kommenden *secundären Erscheinungen*, die ein solches liefern — im wesentlichen sind dies die *nässenden Papeln* und die *Schleimhautaffectionen* — in hohem Grade infectiös. Dagegen sind die Secrete nicht syphilitischer, sondern anderweitiger Krankheitsproducte bei einem Syphilitischen in der Regel nicht infectiös, so der Eiter von Acne-, Scabiespusteln u. dgl.

Die *physiologischen Secrete und Excrete* enthalten das syphilitische Contagium nicht und daher kann durch *Speichel, Milch, Schweiss* und *Harn* die Krankheit *nicht übertragen* werden. Es scheint, dass das Syphilisgift das gewissermassen als Filter wirkende Drüsenepithel nicht passiren kann. Eine Ausnahme hiervon machen die *Secrete der Geschlechtsdrüsen*, das *Sperma* und das *Ovulum*, aber allerdings stehen dieselben ja auch in einem ganz anderen Verhältniss zum Organismus wie jene ebengenannten Absonderungen. Es sind nicht ausgeschiedene Schlacken oder Filtrate aus der Blutmasse, sondern es sind lebende und noch dazu mit ganz besonderer Lebensenergie ausgestattete Theile, die sich vom Organismus ablösen, und es ist daher nicht wunderbar, dass das Gift, welches den ganzen Organismus durchdringt, auch in diesen Theilen enthalten ist und mit ihnen auf den sich neu bildenden Organismus übergeht. Das Sperma kann möglicher Weise, ebenso wie syphilitischer Eiter, Blut u. s. w., die Krankheit gelegentlich auch auf Andere übertragen, doch ist allerdings hierfür bis jetzt der directe Beweis noch nicht erbracht.

DRITTES CAPITEL.
Die Uebertragung der Syphilis.

Die Uebertragung der Syphilis kann in dreifacher Weise vor sich gehen. Es kann einmal das Gift von einem Syphilitischen auf einen anderen gesunden Menschen in directer oder indirecter Weise übertragen werden (*acquirirte Syphilis*), oder es kann zweitens das Gift durch den Placentarkreislauf auf den von der Conception her gesunden Fötus von der während der Gravidität syphilitisch gewordenen Mutter übertragen werden (*Infectio in utero*) und wahrscheinlich kann auch in umgekehrter Richtung die Mutter von dem vom Vater her syphilitischen Fötus inficirt werden (*Choc en retour*), oder es kann drittens die Sperma- oder Eizelle das Gift bereits enthalten und so der Organismus bereits vom ersten Beginn seiner selbstständigen Entwickelung an mit Syphilis durchseucht sein (*hereditäre Syphilis*). Principiell handelt es sich natürlich auch in diesem letzterwähnten Falle eigentlich um eine Infection, denn auch hier ist zu einer bestimmten, wenn auch sehr weit zurückliegenden Zeit das Gift in die Zelle eingedrungen, welche die Grundlage zu dem später sich bildenden Organismus abgiebt.

Die Besprechung der beiden letzterwähnten Uebertragungsweisen, der *intra-uterinen Infection* und der *hereditären Uebertragung*, soll in dem Capitel über hereditäre Syphilis ihren Platz finden, während an dieser Stelle nur die *Uebertragung der acquirirten Syphilis* besprochen werden soll.

Hier ist zunächst ein sehr wesentlicher Unterschied gegenüber den früher besprochenen anderen Geschlechtskrankheiten, dem Tripper und dem weichen Schanker, zu constatiren. Denn während bei diesen, stets local bleibenden Krankheiten das Contagium mit verschwindenden Ausnahmen *nur* an den Geschlechtstheilen reproducirt wird und daher die Ansteckung fast nur bei Gelegenheit des *Geschlechtsverkehrs* stattfindet, kann bei der Syphilis an *jeder beliebigen Körperstelle* ein das Gift enthaltender Krankheitsherd sich entwickeln, und es kann daher auch durch die verschiedensten anderweitigen, directen und indirecten Berührungen eine Uebertragung des Giftes stattfinden. Allerdings ist es auch bei der Syphilis aus leicht verständlichen Gründen der *Geschlechtsverkehr*, bei Gelegenheit dessen bei weitem am häufigsten die

Uebertragung stattfindet, denn einmal sind die inficirenden Krankheits-
herde, sei es der Primäraffect, seien es secundäre Erscheinungen, mit
Vorliebe an den Geschlechtstheilen localisirt, dann findet bei dieser
Gelegenheit eine länger dauernde directe körperliche Berührung statt
und schliesslich wird durch die Zartheit der Bedeckungen dieser Theile
und durch die beim Coitus vorliegenden mechanischen Verhältnisse die
Entstehung von kleinen Einrissen und oberflächlichen Abhebungen der
Oberhaut in hohem Grade begünstigt.

Dieser letzterwähnte Punkt ist von grosser Bedeutung, denn das
syphilitische Contagium ist nicht im Stande, die *unverletzte Epidermis*
zu durchdringen, es haftet nur bei wenn auch noch so unbedeutenden
Continuitätstrennungen derselben. Bei den *Schleimhäuten* besteht wahrscheinlich dasselbe Verhältniss, doch ist es allerdings nicht sicher zu
beweisen, dass hier nicht auch bei unverletztem Epithel die Möglichkeit der Haftung des Syphiliscontagiums vorhanden ist.

Nächst dem Geschlechtsverkehr sind es wohl am häufigsten *Berührungen mit dem Munde*, durch welche die Uebertragung der Syphilis
stattfindet, also abgesehen von der unnatürlichen Ausübung des Ge-
schlechtsactes in erster Linie das *Küssen*. Auch hier liegen die Verhältnisse ganz ähnlich wie bei der Uebertragung durch den Geschlechtsverkehr, auch am Munde localisiren sich mit besonderer Vorliebe secundäre,
inficirende Krankheitsproducte, und andererseits wird durch die an den
Lippen so häufigen Rhagaden — aufgesprungene Lippen — die Möglichkeit der Haftung des syphilitischen Virus in hohem Grade begünstigt.
Hier anzuschliessen sind die Fälle, wo durch das *Säugen* syphilitischer,
mit Mundaffectionen behafteter Kinder das Gift auf die Brustwarzen
der Ammen übertragen wird, an denen ja ebenfalls durch die so ausserordentlich häufigen Rhagaden die Haftung des Giftes ermöglicht ist,
und natürlich kann von einer derartig inficirten Amme das Gift von
dem an der Brustwarze entstandenen Schanker wieder auf ein anderes,
noch gesundes Kind durch das Säugen übertragen werden. Ebenso —
und es ist dies bei weitem das häufigere — können überhaupt syphilitische Personen, die als Ammen fungiren, die Krankheit auf die von
ihnen gestillten Kinder durch secundäre Krankheitserscheinungen, Papeln, die sich an den Brustwarzen entwickeln, übertragen. Nicht selten
kommt es auf diesem Wege zu umfangreichen *Syphilisendemien*, indem
vielfach die Sitte herrscht, dass stillende Frauen bei Besuchen u. dgl.
auch fremde Kinder an die Brust nehmen. Die weitere Wiederholung
desselben Vorganges und das anfänglich gewöhnlich stattfindende Verkennen der Krankheit !tragen das ihrige zu der Weiterverbreitung der

Seuche bei. Aber auch bei *älteren Kindern* entwickelt sich der Initial-affect ganz besonders häufig am *Munde* in Folge eines inficirenden Kusses, da hier die Uebertragung durch den Geschlechtsact nur durch Stuprum stattfinden kann und allerdings gelegentlich auch stattfindet. Von einem inficirten Kinde wird die Syphilis fast unausbleiblich auf im Alter nahestehende Geschwister, sehr häufig auf andere Gespielen übertragen, was bei dem intimen körperlichen Verkehr der Kinder unter sich nicht wunderbar ist.

Auch bei der rituellen *Circumcision* sind Uebertragungen der Sy-philis vorgekommen, dadurch dass nach altem Gebrauch der Beschnei-der das Blut aus der Operationswunde direct mit dem Munde aussaugt.

Dann wäre noch als häufigere Uebertragungsart die *Infection an den Fingern* zu erwähnen, die natürlich bei weitem am häufigsten bei *Aerzten* und *Hebammen* bei Gelegenheit der Untersuchung Syphili-tischer vorkommt. — In einzelnen Fällen entwickelt sich bei Männern der syphilitische Primäraffect in der Gegend des Kinnes oder des Kieferwinkels, ausgehend von einer beim Rasiren entstandenen Ver-letzung. Ich glaube nicht, dass es sich hier um eine indirecte Ueber-tragung etwa vermittelst eines beschmutzten Rasirmessers handelt; viel wahrscheinlicher ist es, dass durch einen Kuss auf die betreffende Gegend die beim Rasiren entstandene Wunde nachträglich inficirt wird.

Diesen *directen Uebertragungen* der Syphilis steht die *indirecte Uebertragung* gegenüber, bei welcher das syphilitische Gift nicht durch unmittelbare Berührung von Person zu Person übermittelt wird, sondern vermittelst eines dritten, das Gift von dem Einen zum Anderen trans-portirenden Gegenstandes. Wenn auch diese indirecte Uebertragung nicht so häufig vorkommt, wie Kranke, die mehr oder weniger Ursache haben, einen Fehltritt zu verschweigen, glauben machen möchten, so ist sie doch andererseits auch nicht ganz selten und verdient wohl unsere Berücksichtigung. Es sind hier die Uebertragungen durch *nicht gereinigte chirurgische Instrumente* zu erwähnen und in diese Kategorie sind streng genommen ja auch die *absichtlich ausgeführten experimen-tellen Impfungen* und die *zufälligen Uebertragungen bei der Vaccination* zu rechnen.

Die Uebertragungen der Syphilis bei der Vaccination kommen da-durch zu Stande, dass von einem syphilitischen Stammimpfling Ge-sunde geimpft werden, und zwar ist nach experimentellen Ergebnissen als sicher anzusehen, dass in diesen Fällen die Lymphe durch Blut oder durch Eiter einer syphilitischen Ulceration, die sich an der Impf-stelle entwickelt hatte, verunreinigt war. Denn die reine klare Lymphe eines Syphilitischen scheint das syphilitische Gift nicht zu enthalten, ebensowenig wie Eczembläschen u. s. w. Der Verlauf der *Vaccinations-* oder *Impfsyphilis* unterscheidet sich in nichts von dem gewöhnlichen Verlauf der Krankheit. Nach der normalen Incubationszeit entwickelt sich an der Impfstelle ein Primäraffect, dem dann nach entsprechender Zeit die Allgemeinerscheinungen folgen. Der Verlauf der Vaccine wird hierdurch gar nicht weiter beeinflusst, und es liegen die Verhältnisse hier ebenso, wie bei gleichzeitiger Uebertragung des Giftes des weichen Schankers und der Syphilis auf dieselbe Stelle: jedes der beiden Gifte ruft unbeirrt durch das andere die ihm eigenthümlichen Veränderungen an der Inoculationsstelle hervor. Die glücklicher Weise doch recht seltenen Uebertragungen der Syphilis auf diesem Wege sind besonders deswegen um so bedauerlicher, als einmal gewöhnlich von vornherein die Krankheit auf eine ganze Reihe von Kindern übertragen wird und dann durch zu späte Erkenntniss der wahren Natur der Affection die weitere Uebertragung auf andere Familienmitglieder oder Bedienstete oft in grossem Umfange stattfindet.

Die *Vermeidung der Impfsyphilis* geschieht am sichersten natürlich durch vollständigen Ausschluss der humanisirten Lymphe, durch ausschliessliche *animale Vaccination*. Ist diese aber nicht anwendbar, so wird durch sorgfältige Untersuchung des Stammimpflings, Feststellung der Gesundheit der Eltern und durch Zurückweisung aller Stammimpflinge, die auch nur den leisesten Zweifel in dieser Hinsicht aufkommen lassen, so unter allen Umständen der unehelichen Kinder, ferner erwachsener Personen, die Gefahr so gut wie ganz vermieden werden können.

Aus früheren Zeiten sind uns mehrfache, oft in grossen Endemien auftretende Syphilisinfectionen durch das damals in grossem Massstabe betriebene *Schröpfen* berichtet, und könnte es sich hier entweder um Uebertragung durch mit Blut verunreinigte Instrumente handeln, oder aber — und es ist dies nach den an einen bestimmten Bader geknüpften Endemien wahrscheinlicher — es übertrug der Schröpfende das syphilitische Gift auf seine Klienten, vielleicht durch Benetzung der Schröpfköpfe mit Speichel, dem das Secret syphilitischer Mundaffectionen beigemischt war.[1]) — Aehnlich verhält es sich mit den beim *Tätowiren* vorkommenden Infectionen, welche dadurch entstehen, dass der Tätowirende die Nadel, mit welcher die gewünschte Zeichnung in die Haut

[1] So herrschte in Brünn im Jahre 1877 eine von einem Badhaus ausgehende Syphilisepidemie, in Folge deren innerhalb eines Zeitraumes von 2—3 Monaten mehrere Hundert Menschen erkrankten.

des zu Tätowirenden „vorgestochen" wird, mit Speichel benetzt, damit der Farbstoff daran haftet, und so das Secret syphilitischer Mundaffectionen dem Anderen eingeimpft wird. — Auch durch *gemeinschaftlichen Gebrauch von Löffeln, Gläsern* u. s. w. kann die Syphilis übertragen werden, und es gilt hierfür dasselbe, was vorhin über die Begünstigung der directen Infectionen im Bereich des Mundes gesagt wurde. Aber bei uns wenigstens dürften diese Vorkommnisse doch recht selten sein, während unter bestimmten Verhältnissen, z. B. in Norwegen, nach dem Berichte von BOECK Infectionen durch den Gebrauch desselben Löffels nicht selten vorkommen. Auch für Russland hat POSPELOW neuerdings die Häufigkeit derartiger Syphilisinfectionen nachgewiesen. — Ein besonderes, ebenfalls hierher gehöriges Vorkommniss sind die Uebertragungen der Syphilis bei *Glasbläsern*, die gewöhnlich zu dreien an einer Pfeife arbeiten, welche, damit das Glas nicht abkühlt, schnell von Mund zu Mund wandern muss. Es sind auf diesem Wege grosse Syphilisendemien in Glasbläsereien zum Ausbruch gekommen, bis die betroffenen Arbeiter durch zwangsweise Untersuchung und Separirung der Syphilitischen von den Nichtsyphilitischen sich vor diesem Uebelstande zu schützen lernten.

Gelegentlich könnte auch der *menschliche Körper* der vermittelnde Theil sein und sind hier jene Fälle von indirecter Ansteckung zu erwähnen, wo eine Frau kurz nacheinander mit zwei Männern verkehrt, von denen der zweite das vom ersten deponirte Gift aufnimmt, während die Frau gesund bleibt, oder wo eine Frau zwei Kinder an die Brust nimmt und das zweite durch das vom ersten Kinde auf die Brustwarze gelangte Gift inficirt wird. Allerdings sind diese Fälle stets mit grosser Vorsicht zu beurtheilen, da Beobachtungsfehler nur zu leicht unterlaufen können.

Es sind selbstverständlich hiermit noch keineswegs alle Arten der directen und indirecten Syphilisübertragung erschöpft, sondern es ist nur eine Uebersicht über die wichtigsten und häufigsten Formen derselben gegeben. Ganz besonders indirecte Uebertragungen kommen in zufälliger Weise noch unter den allerverschiedensten anderweitigen Bedingungen vor. — Es mag an dieser Stelle noch einmal daran erinnert werden, dass gerade die nicht durch den Geschlechtsverkehr vermittelten Ansteckungen in gewisser Hinsicht die allergefährlichsten sind, weil hier sehr oft die Krankheit im Anfange nicht als Syphilis erkannt oder überhaupt nur beargwöhnt wird und so in Folge des Mangels einer jeden Vorsicht eine weitere Verbreitung der Krankheit oft in ausgedehnter Weise stattfindet.

Nach den Ergebnissen der Impfungen und nach den klinischen und geographisch-pathologischen Erfahrungen ist die *Empfänglichkeit* für das syphilitische Gift eine *ganz allgemeine*. Jeder gesunde Mensch, jede Altersstufe, jede Race ist in gleicher Weise für die syphilitische Ansteckung empfänglich. Dass trotzdem gewisse Altersklassen und gewisse Bevölkerungsschichten das traurige Vorrecht haben, viel häufiger mit Syphilis inficirt zu werden, als andere, ergiebt sich aus leicht verständlichen, nicht im Wesen der Krankheit liegenden Gründen.

Eine scheinbare Ausnahme bildet die *Bevölkerung Islands und Grönlands*, von welcher auch nach neueren Zeugnissen behauptet wird, dass sie für Syphilis nicht empfänglich sei, dass trotz immer wiederholter Einführung der Krankheit durch den Schiffsverkehr und trotz einer Begünstigung der Verbreitung durch die im Lande (Grönland) bestehende Prostitution die Syphilis noch niemals festen Fuss gefasst habe. Dasselbe wird auch von der Negerbevölkerung von *Madagaskar* und von einigen Theilen des *südlichen centralen Afrikas* behauptet. Indess wir können die Vermuthung nicht für ganz ungerechtfertigt erachten, dass bei einer genauen und wirklich sachverständigen Untersuchung sich diese Behauptungen als irrthümliche herausstellen werden und dass auch jene entlegenen Gebiete ebenso der Herrschaft der Syphilis unterworfen sind, wie alle anderen Theile der Erde.[1] — Diese Vermuthung ist inzwischen durch die Beobachtungen SCHIERBECK's in Reykjavik auf das vollständigste bestätigt worden. Er constatirte eine Anzahl von ganz zweifellosen Fällen von Syphilis bei Isländern, welche die Krankheit allerdings alle im Ausland erworben hatten, und ist der Ansicht, dass nicht irgend welche Immunität, sondern nur äussere, sociale Verhältnisse und die Einfachheit der Sitten die Ausbreitung der Krankheit unter der Bevölkerung Islands trotz mehrfacher Importation bisher verhindert haben.

Dagegen tritt in einer dem Verhalten der meisten allgemeinen Infectionskrankheiten völlig analogen Weise *nach einmaliger Durchseuchung* mit dem syphilitischen Gift eine *Immunität* gegen nochmalige Infection ein, die zwar ebenso wie bei den anderen erwähnten Krankheiten nicht absolut ist, aber doch in einer grossen Mehrzahl von Fällen das Individuum vor einer zweiten Infection — *Reinfection* — schützt.

---

[1] In einem französischen, nach Art der Todtentänze illustrirten Gedichte aus dem Jahre 1539 „Le Triumphe de treshaulte et puissante Dame Verolle", sagt diese „Dame Verolle" (Syphilis):

> Le plus grand part du monde en grande humblesse
> Rend l'honneur dea a mon triumphe Icy!

In den sehr seltenen Fällen, wo diese Reinfection eintritt, erfolgt sie fast stets eine längere Reihe von Jahren nach der ersten Erkrankung, und es pflegt ferner die zweite Syphilis einen auffallend milden Verlauf zu nehmen, so dass auch in diesen Fällen die Empfänglichkeit für das syphilitische Gift jedenfalls herabgesetzt ist. Dieselbe, allerdings auch nicht absolute Immunität zeigen, wie von vorn herein zu erwarten war, Hereditär-syphilitische, ja, auch gesunde Kinder syphilitischer Eltern scheinen nach einigen Beobachtungen eine *angeborene Immunität* gegen die Infection mit Syphilis zu besitzen (PROFETA'sches Gesetz), ein erfreulicher Ausnahmefall von der Heimsuchung der Sünden der Väter an den Kindern!

Ein Punkt ist hier ferner noch zu berücksichtigen, der indess auf gleicher Stufe mit dem eben erwähnten steht, nämlich die bei *Frauen, welche syphilitische Kinder geboren haben,* bestehende *Unempfänglichkeit für die Infection mit Syphilis,* ganz gleich, ob diese Frauen Zeichen der Syphilis darbieten oder nicht (COLLES'sches Gesetz). Wir werden noch später bei der Besprechung der hereditären Syphilis ausführlich auf diesen Punkt zurückkommen müssen, nur so viel sei schon hier bemerkt, dass diese Frauen — ebenso übrigens auch die gesunden Kinder syphilitischer Eltern — nicht als vollständig unberührt von Syphilis angesehen werden können und diese Fälle daher keine Ausnahme von der oben ausgesprochenen Allgemeinheit der Empfänglichkeit gesunder Menschen für Syphilis bilden.

VIERTES CAPITEL.
Der syphilitische Primäraffect.

Nach der Einimpfung des syphilitischen Giftes, gleichgültig in welcher Weise dieselbe stattgefunden hat, vergeht zunächst eine gewisse Zeit, in welcher keine augenfälligen Veränderungen bei der inficirten Person, weder locale, noch allgemeine, zu constatiren sind, also eine *Incubationsperiode,* wie wir sie auch bei der Mehrzahl der anderen Infectionskrankheiten beobachten. Die *Dauer* dieser Incubationszeit schwankt in der Regel zwischen 14 Tagen und 4 Wochen und beträgt im Minimum 10 Tage, im Maximum etwa 6 bis 7 Wochen, indess sind diese langen Incubationsperioden ausserordentlich selten.

Nach Ablauf der Incubationszeit bildet sich an dem Orte, wo die Infection stattgefunden hat, eine Veränderung, die das erste sichtbare Zeichen der Erkrankung darstellt und die daher als Primär- oder Initialaffect bezeichnet wird oder nach der hervorstechendsten klinischen Eigenthümlichkeit, der Induration des Gewebes, als *Sclerose* oder *Primär-sclerose*. Weniger zweckmässig ist die allerdings sehr übliche Bezeichnung „harter Schanker" oder HUNTER'scher Schanker, zumal dieselbe doch eigentlich nur bei ulcerirten Sclerosen zutreffend ist.

In vielen Fällen tritt eine Abweichung von diesem Entwickelungsgang dadurch ein, dass gleichzeitig mit dem syphilitischen Gift auf dieselbe Stelle das Gift des weichen Schankers eingeimpft wurde. Denn hier entwickelt sich bereits nach der kurzen, 1 bis 2 Tage betragenden Incubationszeit des weichen Schankers ein Geschwür, welches etwa 2 bis 3 Wochen lediglich die Charaktere des Ulcus molle darbietet, ja unter günstigen Umständen während dieser Frist sogar verheilen kann. Erst nach Ablauf dieser Zeit — der Incubationszeit der Syphilis — tritt bei noch bestehendem Geschwür eine Veränderung des Grundes und der Ränder auf, die für den syphilitischen Primäraffect charakteristische Induration, oder falls die Heilung schon eingetreten war, bildet sich nun an der Stelle des früheren Ulcus molle die syphilitische Sclerose.

Der syphilitische Primäraffect wird durch eine *Infiltration des Gewebes* gebildet und je nach der Mächtigkeit und der Form dieses Infiltrates tritt derselbe in sehr verschiedenen Gestalten auf, die noch weiter durch das Fehlen oder durch das Vorhandensein langsamer oder acuter verlaufender regressiver Veränderungen modificirt werden können. In einer Reihe von Fällen erscheint der Primäraffect als kleine linsen- oder erbsengrosse, sehr derbe Papel, über welcher die Haut roth oder livide roth gefärbt ist. In anderen Fällen erreicht die Sclerose einen grösseren Umfang und führt entweder zu flachen, plattenförmigen Verdichtungen oder zu stärker hervorragenden, mehr geschwulstartigen Bildungen.

Die *anatomischen Untersuchungen* des syphilitischen Primäraffectes zeigen, dass derselbe im wesentlichen durch ein dichtes kleinzelliges Infiltrat im bindegewebigen Theil der Haut gebildet wird, welches sich anfänglich stets den Gefässen anschliesst, wie am besten bei ganz frischen Primäraffecten oder an den peripherischen Theilen von älteren gesehen werden kann. Sehr auffallend sind die Veränderungen an den Gefässen, indem es durch die starke zellige Infiltration der Adventitia und weiterhin auch der anderen Schichten und durch Endothelwucherung zu einer Verengerung und unter Umständen zum vollständigen Verschluss der Gefässe kommt (Endarteriitis obliterans syphilitica acuta, UNNA). Die Epidermis wird erst später in den Bereich der Veränderung gezogen, indem Einwanderung von lymphoiden Zellen und Proliferationsvorgänge des Epithels selbst sich einstellen. Bei nicht ulcerirtem Primäraffect zieht die Epidermis, abgesehen von den eben erwähnten Erscheinungen, intact über den im Corium liegenden Infiltrationsherd hinweg, und es bildet dieses Verhalten den wesentlichsten anatomischen Unterschied gegenüber dem weichen Schanker, bei dem natürlich von vornherein die Epidermis an der Stelle des Geschwürs vollständig zerstört wird. Anders stellt sich dieses Verhalten bei später zerfallenden Sclerosen und bei dem gemischten Schanker, wo auch eine Zerstörung der Epidermisdecke eintritt. Von dem Bacillenbefunde war schon oben die Rede.

Während anfänglich, abgesehen natürlich von den Sclerosen, die sich im Anschluss an einen weichen Schanker oder eine sonstige Ulceration oder Erosion entwickelt haben, die Hautoberfläche keine weitere erhebliche Veränderung zeigt und in manchen Fällen auch während des ganzen weiteren Verlaufes eine solche nicht eintritt, bildet sich oft später zunächst eine oberflächliche Abhebung der Epidermis, die zu einer *Erosion* der mittleren Partien der Sclerose führt. Die erodirte Fläche sondert ein spärliches Secret ab, welches bei vorhandener Gelegenheit zur Verdunstung zu einer dünnen Kruste eintrocknet. Wird die Kruste entfernt, so zeigt sich darunter eine rothe, feuchte, glänzende, wie lackirt aussehende oder graurothe, granulirte, sammetartig erscheinende Fläche. In manchen Fällen, besonders bei Mangel an Reinlichkeit und bei sonstiger Vernachlässigung oder bei Anwendung stark ätzender Mittel, kann sich aus dieser Erosion eine wirkliche *Ulceration,* die tief in das Gewebe der Sclerose hineingeht, entwickeln, ja in besonders ungünstigen Fällen kann das Geschwür sogar einen gangränösen *Charakter* annehmen und zu umfangreichen Zerstörungen führen.

Die *Form* der Sclerose wird natürlich in sehr wesentlicher Weise durch den Sitz, durch die anatomischen Verhältnisse des Ortes, an dem sie sich entwickelt, bedingt, und es erscheint daher am zweckmässigsten, hier gleich die Localisation und die dadurch gegebenen Modificationen zu besprechen. Schon oben bei der Erörterung der Uebertragungsweisen der Syphilis sind die wesentlichsten Punkte, welche die Localisation der Sclerosen bestimmen, angegeben worden.

Am allerhäufigsten tritt der syphilitische Primäraffect an den *Genitalien* auf. An den männlichen Genitalien sind wieder am häufigsten befallen das *innere Präputialblatt*, der *Sulcus coronarius*, das *Frenulum* und die *Vorhautmündung*, während an den anderen Theilen seltener Sclerosen vorkommen, einfach aus dem Grunde, weil an den erstge-

nannten Stellen am häufigsten beim Coitus Einrisse entstehen und
hierdurch die Möglichkeit der Uebertragung des syphilitischen Giftes
gegeben ist.

Am *inneren Vorhautblatt* treten die Sclerosen gewöhnlich in
plattenförmiger Gestalt auf, dem zufühlenden Finger scheint es, als
ob ein dünnes Pergamentblatt zwischen die beiden Vorhautblätter eingeschoben wäre (*chancre parcheminé*). Im *Sulcus coronarius* dagegen
nimmt die Sclerose meist eine mehr geschwulstartige Form an, manchmal von kleinerer Ausdehnung, in anderen Fällen aber den grösseren
Theil oder selbst die ganze Kranzfurche einnehmend, so dass die Eichel
von einem starren Infiltrationsringe umgeben ist. Wird die Vorhaut
zurückgezogen, was immer nur mit Mühe ausführbar und manchmal
gar nicht möglich ist, so tritt die Infiltration unter dem gespannten
inneren Vorhautblatt hervor, ungefähr wie der Tarsalknorpel unter dem
nach aussen umgelegten oberen Augenlid. Durch die Spannung wird
das Blut aus den an und für sich schon verengten Gefässen heraus-
gedrängt und die Sclerose erscheint blutleer, gelblichweiss. Das *Frenulum* wird durch die Entwickelung einer Sclerose an oder unmittelbar neben demselben in einen starren, unnachgiebigen, dicken Strang
verwandelt. — Auch die beiderseits vom Frenulum gelegenen taschen-
förmigen Vertiefungen sind Lieblingssitze des syphilitischen Primäraffectes.

Etwas anders erscheinen die Sclerosen der *Eicheloberfläche* selbst,
indem hier eine stärkere Infiltration oft fehlt und nur eine Erosion
oder oberflächliche Ulceration auftritt, die sich mit dünner Kruste bedeckt (*erosion chancreuse*). Stärkere Infiltrationen zeigen dagegen
wieder die Primäraffecte der *Harnröhrenmündung*, die entweder nur
die eine oder beide Lippen einnehmen und sich manchmal eine kleine
Strecke weit nach innen auf die Harnröhrenschleimhaut fortsetzen und
so eine von aussen leicht durchfühlbare längliche Infiltration erzeugen.
Die Harnröhrenmündung wird gewöhnlich in geringerem oder höherem
Grade verengt und auch nach der Heilung der Sclerose kann diese
Verengerung entweder in Folge noch nicht völliger Resorption oder
durch Narbenschrumpfung weiter bestehen. In anderen Fällen wieder
kann durch umfangreichen Zerfall eine Erweiterung der Harnröhrenmündung entstehen.

Die *Vorhautmündung*, die ganz besonders häufig bei relativer Vorhautenge ergriffen wird, verwandelt sich durch Entwickelung der
Sclerose in eine enge starre Oeffnung, wodurch natürlich das Zurück-
streifen der Vorhaut über die Eichel unmöglich gemacht ist. Auch

hier kann nach der Heilung durch Narbenretraction die Phimose bestehen bleiben. — Am *äusseren Vorhautblatt* und an der *Haut des Penis* überhaupt kommen am häufigsten die plattenförmigen Sclerosen, wie am inneren Vorhautblatt, vor. Hier erreichen die Sclerosen manchmal eine ganz besonders grosse Ausdehnung, so dass die ganze Haut des Penis oder ein grosser Theil derselben ergriffen werden kann. — Am *Scrotum* kommen nur selten Sclerosen vor, etwas häufiger noch am *Mons Veneris.*

An den *weiblichen Genitalien* werden die meisten Sclerosen an den *Labien*, dann an dem *Frenulum* und *Praeputium clitoridis*, an der *Urethralmündung* und an der *Vaginalportion* beobachtet, während Sclerosen der Vaginalschleimhaut nur ganz ausserordentlich selten gefunden werden, weniger jedenfalls aus dem Grunde, weil sie so selten sind, als weil sie wegen geringer Ausbildung der Infiltration und wegen der sicher oft versteckten Lage in den Falten der Vaginalschleimhaut leicht übersehen werden können. Hierdurch erklärt sich auch, weshalb bei Frauen oft genug der Primäraffect nicht aufgefunden wird, während wir bei Männern denselben niemals vermissen. Lediglich die der Beobachtung so viel zugänglichere Lage der männlichen Genitalien, andererseits die versteckte Lage vieler Theile der weiblichen Geschlechtstheile ist die Ursache dieser eben nur scheinbaren Verschiedenheit im Auftreten des Primäraffectes bei beiden Geschlechtern. Am charakteristischsten erscheint die Induration an den *Labien*, und zwar pflegt an den grossen Labien sich gewöhnlich gleichzeitig eine ödematöse Schwellung der ganzen Schamlippe einzustellen, während an den kleinen Labien mehr circumscripte Indurationen, ähnlich denen an der männlichen Vorhaut vorkommen. Das Oedem der grossen Labien nimmt manchmal — und auch beim Manne kommen, wenn auch seltener, ähnliche Veränderungen am Praeputium und Scrotum vor — eine eigenthümliche Beschaffenheit an, indem die Resistenz der geschwollenen Theile sehr viel derber wird, als beim gewöhnlichen Oedem und die Haut eine tiefe braunrothe Farbe zeigt (*Induratives Oedem, Oedème dur*). In manchen Fällen ist inmitten der geschwollenen Partie ein typischer Primäraffect vorhanden, in anderen ist von einem solchen nichts zu erkennen. Stets geht die Rückbildung der Schwellung nur langsam von statten. Aus leicht verständlichen Gründen sind die Sclerosen verhältnissmässig häufig an der *hinteren Commissur* der grossen Labien localisirt. Die Sclerosen an der *Vaginalportion*, die natürlich nur mit Hülfe des Speculum wahrgenommen werden können, erscheinen als Geschwüre, die das Orificium uteri umgeben und an denen durch Druck

mit einer Sonde leicht das Phänomen des Erblassens hervorgerufen
werden kann, wie bei Sclerosen des Sulcus coronarius.

Die *extragenitalen Sclerosen* treten, wie schon erwähnt, am häufigsten am *Munde* auf und zwar besonders an den *Lippen*. Hauptsäch-

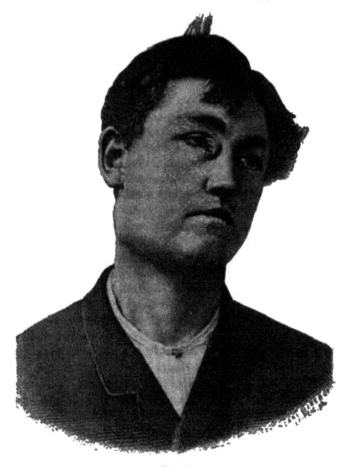

Fig. 3.
Primäraffect am inneren Winkel des rechten Auges.

lich nehmen sie das Lippenroth ein und schliessen sich an der Unterlippe am häufigsten an eine in der Mitte befindliche Rhagade an. Auf
den anderen Stellen erscheinen sie meist als unregelmässig begrenzte
Erosionen oder Ulcerationen mit mässig infiltrirter und geschwellter

Umgebung. Manchmal indess kommen auch umfangreiche Infiltrate und dadurch rüsselförmige Vorwölbungen der Lippen zu Stande. — Sehr viel seltener sind die Primäraffecte an der *Zunge*, am *Zahnfleisch* und an den *Tonsillen* [1]), und dasselbe gilt für die übrigen Theile des Gesichtes, *Kinn*, *Wangen*, *Nase*, *Augenlider* und *Ohren*, an denen natürlich nur unter besonderen Verhältnissen die Möglichkeit zur Entstehung des Primäraffectes gegeben ist. — Die seltenen Primäraffecte am *Anus*, die bei Weibern bei weitem häufiger als bei Männern zur Beobachtung gelangen, zeigen sich in Gestalt von Rhagaden mit infiltrirter Umgebung; auch im Rectum sind von RICORD u. A. syphilitische Primäraffecte nachgewiesen.

Häufiger wieder sind die Primäraffecte an den *Händen*, besonders an den *Fingern*, die sich gewöhnlich an eine bestehende kleine Wunde, einen Nietnagel u. dergl. anschliessen und als nicht sehr charakteristische Geschwüre mit infiltrirter Umgebung erscheinen. Bei Frauen sind ferner die Primäraffecte an der *Brustwarze* nicht selten, die meist als rhagadenförmige oder halbmondförmige oder vollständig circuläre, oft sehr tiefe und die Brustwarze manchmal fast völlig von ihrer Umgebung abtrennende Geschwüre auftreten, bei gleichzeitiger starker Infiltration der Warze und des Warzenhofes. In manchen Fällen zeigen die Schanker an der Brustwarze indess auch die gewöhnlichen Charaktere des an anderen Stellen der Haut localisirten Primäraffectes, besonders wenn sie auf dem Warzenhof, nicht unmittelbar an der Brustwarze selbst, localisirt sind und erscheinen als runde oder ovale Infiltrate mit centraler Erosion. — Ausnahmsweise kommen auch auf anderen Stellen, z. B. an den Armen, Sclerosen vor, die als platte Infiltrate mit centraler oberflächlicher Excoriation erscheinen und die gewöhnlich durch ihre regelmässig runde, wie abgezirkelte Form sich auszeichnen, zumal die centrale Excoriation ist meist geradezu kreisrund. Diese Eigenthümlichkeit zeigt sich auch vielfach bei den Sclerosen der Haut des Penis und der äusseren Haut überhaupt und findet wohl darin ihre Erklärung, dass an diesen Stellen das von einem Punkt centrifugal vorrückende syphilitische Infiltrat nach allen Richtungen hin die gleichen anatomischen Verhältnisse und daher auch die Möglichkeit einer überallhin gleichmässigen Entwickelung findet, was natürlich z. B. im Sulcus coronarius und an anderen Orten nicht der Fall ist.

Gewöhnlich ist im einzelnen Falle *nur ein* syphilitischer Primär-

---

1) Nach POSPELOW ist der Primäraffect des Rachens in Moskau fast ebenso häufig wie der Lippenschanker; die Infection kommt meist durch gemeinschaftlichen Gebrauch von Geschirren beim Essen und Trinken zu Stande.

affect vorhanden, nur selten werden zwei und mehrere an verschiedenen
Stellen sitzende Sclerosen beobachtet, ein sehr wesentlicher Unterschied
von dem der Regel nach in mehreren und nicht selten sogar in vielen
Exemplaren auftretenden weichen Schanker. Die Ursache hierfür liegt
in der Länge der Incubationszeit der Syphilis und in der Nichtem-
pfänglichkeit des Individuums für das syphilitische Gift nach eingetretener Allgemeininfection. Hierdurch wird die Möglichkeit der
Autoinoculation, die gerade beim weichen Schanker so oft die Ursache
der Vielzahl ist, wenn auch nicht ganz aufgehoben, so doch sehr eingeschränkt. Frühestens drei oder vier Wochen nach der Infection liefert
der syphilitische Primäraffect überimpfbares Secret und erst nach einer
weiteren Reihe von Wochen würden in Folge der Inoculation mit demselben neue Sclerosen zur Entwickelung gelangen, wenn nicht inzwischen
die Allgemeininfection schon stattgefunden hätte. Ebenso verhält es
sich bei absichtlicher Impfung, und CLERC formulirte die Ergebnisse
seiner Impfungen dahin, dass in der grossen Mehrzahl von Fällen der
syphilitische Schanker auf seinen Träger mit Erfolg nicht überimpfbar
sei, ein Satz, der sich eben nur mit einer gewissen Einschränkung, wie
sie auch schon von CLERC ausgesprochen war, als richtig erwiesen hat,
denn wenn die Impfung nur frühzeitig genug vorgenommen wird, so
gelingt es, vor dem Eintritt der Allgemeininfection einen Impfschanker
zur Entwickelung zu bringen (BIDENKAP, BUMM u. A.).

Der weitere Verlauf des Primäraffectes ist natürlich in den einzelnen Fällen ausserordentlich verschieden, indem die kleineren Infiltrate selbstverständlich schneller zur Resorption gelangen, als grosse,
und auch die Localität, in allererster Linie aber die Behandlung von
grossem Einflusse hierauf ist. Stets aber vergeht eine Reihe von Wochen,
bis die Resorption eingetreten ist, so dass fast ausnahmslos bei dem
Auftreten der Allgemeinerscheinungen die Sclerose noch in voller Blüthe
besteht, ausgenommen etwa diejenigen Fälle, in denen durch frühzeitige
antisyphilitische Behandlung der Ausbruch der Allgemeinerscheinungen
sehr hinausgeschoben ist. — In manchen, besonders in den mit Oedema
indurativum complicirten Fällen aber zeigt die Sclerose eine ganz ausserordentliche Hartnäckigkeit und es vergehen selbst bei zweckmässiger
Behandlung 3, 4 und mehr Monate, bis dieselbe verschwunden ist.
Die beginnende Rückbildung zeigt sich zunächst in einem Weicherwerden
der Infiltration, die dann weiter auch an Umfang immer mehr abnimmt, während die etwa bestehende Ulceration sich überhäutet. Ein
ganz geringer, oft nur für das Gefühl wahrnehmbarer Rest von Infiltration bleibt manchmal noch lange Zeit zurück und es kommt in sol-

tenen Fällen nach einiger und manchmal sogar nach langer, viele Jahre
betragender Zeit von Neuem zu einer Wiederholung des Infiltrationsvor-
ganges genau an demselben Orte und in derselben Form wie bei der
ersten Sclerose, ohne dass eine neue Ansteckung etwa stattgefunden
hätte (*reinduration* der französischen Autoren).

An der Stelle des syphilitischen Primäraffectes bleibt oft nicht die
geringste Narbe zurück, so dass später der ehemalige Sitz der Sclerose
durch nichts mehr kenntlich ist. Bei stärkerer Ulceration kommt es
aber natürlich auch hier zur Narbenbildung. Jedenfalls bilden sich verhältnissmässig sehr viel häufiger nach Abheilung von weichen Schankern
bleibende Narben, als nach syphilitischen Primäraffecten, ein Umstand,
der nach der an und für sich sehr viel destructiveren Natur des Ulcus
molle leicht erklärlich ist und der den retrospectiv-diagnostischen
Werth der so oft als wichtig erwähnten „Narben an den Genitalien"
für Syphilis als einen sehr geringen erscheinen lässt.

Aber um Zeissl's schönes Wort zu citiren: „mit der Benarbung
des weichen Schankers schliesst sich das Grab des Schankers für
immerdar, mit dem Keimen der Granulationen und dem Beginne der
Benarbung hat der Schanker für immer aufgehört, das zu sein, was er
war, er ist kein giftiges Geschwür mehr, während die Induration (i. e.
der syphilitische Primäraffect) gleichsam ein provisorischer Friede, ein
Waffenstillstand ist, der in seinen Stipulationen ein ganzes Heer von
Verwickelungen und Leiden in sichere Aussicht stellt".

Bei der Diagnose machen zunächst die an den Genitalien localisirten, nicht zerfallenen oder nur oberflächlich excoriirten Sclerosen
kaum Schwierigkeiten, da allerhöchstens eine gewisse Aehnlichkeit mit
einem sich entwickelnden *Carcinom* bestehen könnte, doch wird hier der
sehr viel langsamere Verlauf des letzteren und das Nichteintreten von
Allgemeinerscheinungen vor einem Irrthum schützen. Bei ulcerirten
Sclerosen und bei nachträglich indurirtem Ulcus molle (chancre mixte)
ist die Unterscheidung von einfachem *Ulcus molle* in der Mehrzahl der
Fälle bei Rücksichtnahme auf die oben geschilderten Eigenthümlichkeiten nicht schwer. Der wesentlichste Unterschied ist die Härte, die
Induration des syphilitischen Primäraffectes, die selbst bei starker entzündlicher Infiltration beim Ulcus molle doch in der Regel nicht in
der Weise auftritt, wie bei jenem. Dann ist gewöhnlich *nur ein* syphilitischer Primäraffect vorhanden, während der weiche Schanker in der
Regel zu mehreren auftritt. Aber freilich kann nicht in Abrede gestellt werden, dass manchmal, wenn auch selten, bei einem syphili-
schen Primäraffect die charakteristische Induration so wenig ausgeprägt

8*

ist, andererseits auch bei einem einfachen Ulcus molle, besonders nach
energischen Aetzungen, gelegentlich eine so starke entzündliche Infiltration der Umgebung vorhanden sein kann, dass nach der äusseren
Erscheinung eine sichere Entscheidung nach der einen oder anderen
Seite zunächst nicht abgegeben werden kann und wir auf die Beobachtung des weiteren Verlaufes angewiesen sind. Besonders in den
Fällen, in denen es sich um eine *eben beginnende syphilitische Induration* handelt — es gilt dies ganz besonders für den gemischten Schanker — ist die sofortige Stellung der Diagnose meist völlig unmöglich.
— Manchmal führt auch eine *einfache Balanitis* zu einer so starken
Infiltration der Vorhaut, dass beim Zurückziehen derselben ein ähnliches Bild wie bei der Sclerose des Sulcus coronarius entsteht. Doch
ist in diesen Fällen die Entzündung viel diffuser, über die ganze Vorhaut und Eichel ausgebreitet, und unter Anwendung eines indifferenten
Streupulvers tritt in wenigen Tagen Heilung ein. — Nur ganz ausnahmsweise wird eine *tertiäre syphilitische Erkrankung*, ein *Gumma*,
einen Primäraffect vortäuschen; hier ist besonderes Gewicht auf die
fehlenden Folgeerscheinungen und auf den schnelleren, tiefergehenden
Zerfall zu legen.

Sehr schwierig und unter Umständen unmöglich wird die Diagnose
bei vorhandener *Phimose*, falls der Primäraffect auf dem inneren Präputialblatt oder der Eichel sich befindet, indem hier nur manchmal die
durch die Vorhaut durchfühlbare Härte eine ziemlich sichere Beurtheilung gestattet, während wir sonst auf die Folgeerscheinungen, zunächst
auf die *Erkrankungen der Lymphgefässe und Lymphdrüsen* angewiesen
sind. Diese letzterwähnten Erscheinungen, deren ausführliche Besprechung weiter unten erfolgen wird, sind in allen Fällen von grosser diagnostischer Bedeutung, indem einerseits die schmerzlose Schwellung
der dem Primäraffect zunächst gelegenen Drüsen für die Unterscheidung vom weichen Schanker mit fehlender oder acuter, schmerzhafter
Drüsenschwellung wichtig ist, und andererseits bei ungewöhnlich loca-
lisirtem Primäraffect die entsprechende Drüsenschwellung uns zur Auffindung desselben verhelfen kann.

Denn bei *extragenitalem Sitz* des Primäraffectes ist es in der That
die Ungewohntheit, an dieser oder an jener Stelle den syphilitischen
Initialaffect zu finden, welche die richtige Beurtheilung dieser Fälle so
sehr erschwert und manchmal den Primäraffect sogar ganz übersehen
lässt. Weniger gilt dies von den Sclerosen im Bereiche des Mundes,
da diese Localisation doch noch zu den häufigeren gehört, wohl aber
von den Fällen, wo die Sclerose z. B. am Auge, an der Nase, am Ohr

oder gar, was auch schon beobachtet ist, zwischen zwei Fusszehen localisirt ist, wo in der That die gerade in diesen Fällen oft erhebliche Drüsenschwellung den Fingerzeig zur Auffindung derselben abgiebt. Wir dürfen eben nie vergessen, dass an jeder Stelle der Körperoberfläche die Infection mit Syphilis stattfinden kann und gelegentlich auch factisch stattfindet, sei es in Folge von Zufälligkeiten, sei es in Folge der vielfach so wunderlichen Verirrungen des Geschlechtstriebes.

FÜNFTES CAPITEL.

Die syphilitischen Erkrankungen der Lymphgefässe und Lymphdrüsen.

Dem Auftreten des Primäraffectes folgen zunächst *Erkrankungen* der dem betreffenden Gebiet angehörigen *Lymphgefässe und Lymphdrüsen*. Das syphilitische Gift gelangt von seinem ursprünglichen Herde aus mit dem Lymphstrom in die Lymphgefässe und weiter in die Lymphdrüsen und ruft hier ganz ähnliche Infiltrationen hervor, wie an der Infectionsstelle. Befindet sich der Primäraffect an den vorderen Theilen des männlichen Gliedes, so zeigt sich fast in allen Fällen einige Tage nach dem Auftreten desselben oder auch etwas später eine meist nicht schmerzhafte Schwellung des dorsalen Lymphgefässes des Penis, welches als ein harter, etwa stricknadeldicker, knotiger Strang durch die Haut deutlich durchfühlbar ist. In selteneren Fällen zeigt die Lymphgefässerkrankung mehr den Charakter einer acuten Lymphangitis, die Haut über dem Lymphstrange ist geröthet und empfindlich. Ebenso sieht man auch bei extragenitalen Sclerosen manchmal strichförmige Röthungen nach den nächstgelegenen Lymphdrüsen hinziehen, entsprechend den entzündeten Lymphgefässen.

Dieser Lymphgefässerkrankung folgt sehr bald die *Affection der nächstgelegenen Drüsen*, welche durchschnittlich 4—5 Wochen nach der Infection auftritt. Da der Primäraffect am häufigsten an den Genitalien localisirt ist, kommen natürlich die *Inguinaldrüsen* hier in erster Linie in Betracht. Dieselben schwellen an und zwar im Unterschied von der Drüsenschwellung beim weichen Schanker in langsamer, nicht acuter und daher auch nicht schmerzhafter Weise (*indolente Bubonen*). Es werden von der Schwellung nur die Drüsen und nicht auch das umgebende Bindegewebe betroffen, und es lassen sich dieselben daher als bohnen- bis höchstens kirschgrosse, nur selten noch grössere, isolirte, unter der Haut verschiebliche, länglichrunde Tumoren durchfühlen. Gewöhnlich schwellen die beiderseitigen Inguinaldrüsen an, meist aller-

dings nicht in gleicher Stärke, und zwar entspricht in der Regel, aber
auch keineswegs immer, ganz wie beim weichen Schanker, die stärker
geschwollene Seite dem jedesmaligen Sitze des Primäraffectes. Es
schwellen ferner gewöhnlich mehrere Drüsen und zwar meist die sämmtlichen, als eigentliche Inguinaldrüsen bezeichneten Lymphdrüsen, die
unmittelbar unterhalb des Lig. Pouparti auf der Fascia lata liegen, an
pangangionäre Drüsenschwellung, Auspitz, so dass 2, 3 und 4 Drüsen
unter der Haut durchzufühlen sind syphilitischer Rosenkranz.

Es bedarf kaum der Erwähnung, dass bei Combination von weichem
Schanker und syphilitischem Primäraffect — chancre mixte — die Ver-
hältnisse anders liegen und hier oft acute, in Vereiterung ausgehende
Drüsenentzündung auftritt, die dann eben in Abhängigkeit vom weichen
Schanker steht.

Bei den extragenitalen Sclerosen sind es die entsprechenden Lymphdrüsen, die anschwellen, also bei Sclerosen am Munde die *Submaxillar-*
und *Submentaldrüsen*, bei Sclerosen an Hand und Fingern die *Cubital-* und
Axillardrüsen u. s. f. Merkwürdiger Weise zeigen diese Drüsenschwellungen viel häufiger einen subacuten oder acuten Charakter und nehmen
erheblich grössere Dimensionen an, als die Inguinaldrüsen. So ist es
nichts ungewöhnliches, dass bei Mundsclerosen und überhaupt bei Sclerosen im Bereiche des Gesichtes die entsprechenden Submaxillardrüsen
zu einem wallnussgrossen, bretthiarten, mit der Haut verlötheten, schmerzhaften Tumor anschwellen s. Fig. 3). Dieser Umstand ist für die Diagnose dieser Sclerosen in dem oben besprochenen Sinne von grosser
Wichtigkeit, ja auch nach der Heilung der Sclerose kann es manchmal möglich sein, aus einer derartigen noch bestehenden Drüsenschwellung den Sitz des Primäraffectes, die *Eingangspforte des syphilitischen
Giftes*, nachträglich zu bestimmen.

Es sollen an dieser Stelle nun gleich die später in Folge der
Syphilis auftretenden Lymphdrüsenerkrankungen besprochen werden.
Zunächst ist hier die *multiple Lymphdrusenschwellung* zu nennen, die
ungefähr gleichzeitig mit den ersten Allgemeinerscheinungen auftritt
und die wohl sicher darauf beruht, dass das syphilitische Gift durch
das circulirende Blut in die Drüsen gelangt, abgesehen natürlich von
jenen Drüsen, die etwa noch auf dem Wege vom Primäraffect und
den erstergriffenen Lymphdrüsen zur Einmündungsstelle des Lymph-
stromes in die Blutbahn liegen, und die schon früher bei der Passage
des Giftes auf jenem Wege erkranken. Nicht wahrscheinlich ist die
andere, für diese multiple Drüsenschwellung gegebene Erklärung, dass
die einzelnen Drüsen immer *nur* im Anschluss an entsprechend locali-

sirte Eruptionen syphilitischer Krankheitserscheinungen afficirt würden. Hiermit soll natürlich nicht in Abrede gestellt werden, dass nicht auch in Folge syphilitischer Localaffecte Schwellungen der entsprechenden Lymphdrüsen auftreten oder schon bestehende weiter zunehmen können.

Die Veränderungen entsprechen ganz den vorher von den Inguinaldrüsen geschilderten, nur dass die Schwellung gewöhnlich eine geringere ist. Die Drüsen erscheinen als erbsengrosse, höchstens etwa bohnengrosse, harte — *Scleradenitis* —, unter der Haut und auf dem darunterliegenden Gewebe verschiebliche, völlig unempfindliche Tumoren. Wenn auch alle von aussen durchzufühlenden Lymphdrüsen erkranken können, so werden doch einzelne Gruppen derselben viel häufiger und regelmässiger befallen, als andere, und im einzelnen Falle sind es kaum jemals alle, sondern gewöhnlich nur eine Anzahl von Drüsen, an denen die Veränderung nachweisbar ist. Am häufigsten schwellen die *Submaxillar-*, *Jugular-*, *Occipital-* und *Nuchaldrüsen* an, wobei natürlich von den im unmittelbaren Anschluss an den Primäraffect auftretenden Drüsenschwellungen ganz abgesehen ist. Weiter wird auch an den *Cubital-*, *Axillar-* und *Paramammillardrüsen* die Schwellung beobachtet.

Diese Drüsenschwellungen sind ebenfalls von grosser *diagnostischer Wichtigkeit*, zumal sie ein Symptom bilden, welchem nicht die schnelle Vergänglichkeit der meisten anderen secundären Syphiliserscheinungen anhaftet, denn gewöhnlich bleiben dieselben lange Zeit, oft mehrere Jahre, wenn auch unter allmäliger Abnahme bestehen, andererseits ist allerdings insofern grosse Vorsicht geboten, als diese Drüsenschwellungen an und für sich nichts charakteristisches darbieten und oft nicht von anderen chronischen, aus irgend welcher Ursache entstandenen Drüsenschwellungen zu unterscheiden sind. Ganz besonders gilt dies von den Submaxillar- und Jugulardrüsen, die so oft in Folge chronischer Entzündungen des Rachens und der Tonsillen anschwellen. Bedeutsamer für die Diagnose der Syphilis sind schon die Schwellungen der Cubitaldrüsen, die bei im rechten Winkel gebeugtem Arm dem von aussen um die Tricepssehne herumfühlenden Finger dicht oberhalb des Epicondylus internus leicht wahrnehmbar sind. Allerdings kommen oft bei Handwerkern, die vielfachen Verletzungen an Händen und Vorderarmen ausgesetzt sind, ebenfalls Schwellungen dieser Drüsen vor. Am seltensten schwellen in Folge anderer Ursachen die Paramammillardrüsen an, die beim Mann 1—2 Querfinger nach aussen von der Mammilla fühlbar sind, und diese sind daher am charakteristischsten, ja fast pathognomonisch für Syphilis, aber leider tritt die Anschwellung

derselben auch bei dieser Krankheit verhältnissmässig selten auf, so
dass nur in wenigen Fällen uns dieses werthvolle diagnostische Hülfsmittel geboten wird.

Der weitere Verlauf dieser Lymphdrüsenerkrankungen bietet wenig
bemerkenswerthes. Es kommt niemals zu stärkeren Entzündungserschei-
nungen und zur Vereiterung, dafür tritt aber andererseits auch die
Rückbildung nur in sehr zögernder Weise ein. Unter der ja in der
Regel eingeleiteten antisyphilitischen Therapie nehmen die geschwollenen
Drüsen zwar meist an Volumen ab, aber oft lassen sie sich noch eine
Reihe von Jahren nach der Infection constatiren.

In der *tertiären Periode* der Syphilis tritt in sehr seltenen Fällen
eine Erkrankung einzelner oder mehrerer, zu einer Gruppe gehörender
Lymphdrüsen auf, bei denen in ziemlich acuter Weise oft erhebliche
Schwellungen der Drüsen entstehen. Im weiteren Verlauf kann entweder Zerfall der Drüse und Durchbruch nach aussen oder Resorption
eintreten. Sehr auffallend ist die trotz der relativen Acuität gewöhnlich beobachtete Schmerzlosigkeit dieser tertiären Lymphdrüsenschwellungen. In einigen wenigen zur Section gekommenen Fällen hat sich
die Entwickelung gummöser Infiltrate in den Lymphdrüsen nachweisen
lassen. — Von diesen Fällen *gummöser Lymphadenitis* sind jene im
Ganzen auch seltenen tertiären Lymphdrüsenschwellungen wohl zu
unterscheiden, die sich an tertiäre Affectionen benachbarter Organe
anschliessen, am häufigsten wie es scheint an viscerale Erkrankungen,
und bei denen chronisch entzündliche Zustände der Drüsen gefunden
worden sind (CORNIL).

SECHSTES CAPITEL.

Die Krankheitserscheinungen der Eruptionsperiode.

Die Erscheinungen der Eruptionsperiode der Syphilis, d. h. desjenigen
Zeitabschnittes, in welchem zuerst Allgemeinerscheinungen auftreten,
zeigen, wie schon oben erwähnt, viele Analogien mit den Erscheinungen
der acuten Infectionskrankheiten.

In erster Linie ist hier das *Fieber* zu nennen, welches zwar nicht
in allen, aber doch in vielen Fällen von Syphilis auftritt. Die Angaben
über die Häufigkeit des Auftretens fieberhafter Erscheinungen bei Syphilis sind nicht übereinstimmend und schwanken von kleineren Zahlen
bis zu 20 Proc. der Fälle. Sehr wahrscheinlich ist es noch häufiger
vorhanden, entgeht aber wegen der oft nur sehr kurzen Dauer leicht
der Beobachtung.

Dieses *Eruptionsfieber* tritt in der Regel kurz vor dem Ausbruch des ersten allgemeinen Exanthems oder auch gleichzeitig mit demselben ein. „Sein Gang ist ein ausgezeichnet remittirender (pseudointermittirender) mit täglichem Rückgang der Eigenwärme bis zur Norm oder doch bis nahe zu derselben" (WUNDERLICH). Das Fieber erreicht in der Regel keine bedeutende Höhe, indess kommen manchmal doch Temperaturen von 40 und 41 ° vor. Starke Frostanfälle sind im Ganzen selten. Die Dauer dieser Fiebererscheinungen ist gewöhnlich eine sehr kurze, nur einige Tage betragende, doch können dieselben sich auch über eine und zwei Wochen ausdehnen.

Diese Fieberbewegungen sind in derselben Weise, wie bei anderen Krankheiten, von einer Reihe weiterer Störungen begleitet, so von Kopfschmerzen, Abgeschlagenheit, schmerzhaften Empfindungen an verschiedenen Körperstellen, Schweissen; doch treten diese Erscheinungen oft in einer der geringen Höhe des Fiebers keineswegs entsprechenden Stärke und andererseits häufig in überhaupt völlig fieberlosen Fällen auf, so dass wir sie im wesentlichen als durch die syphilitische Erkrankung direct bedingt ansehen müssen und dem Fieber nur einen sehr untergeordneten Antheil an ihrer Hervorrufung zuschreiben können. Diese Erscheinungen sollen daher weiter unten ihre ausführliche Schilderung finden.

Zunächst mögen, obwohl eigentlich nicht hierher gehörig, an dieser Stelle die Fiebererscheinungen, welche im späteren Verlauf der Syphilis auftreten, ihre Erörterung finden. In den so zu sagen normal verlaufenden Fällen treten die späteren Recidive der Haut- und Schleimhautaffectionen in der Regel ohne Fieber auf. Nur die pustulösen Exantheme und gewisse tertiäre Erkrankungen innerer Organe, besonders der Knochen, pflegen unter Fieberbewegungen aufzutreten, die im allgemeinen denselben Charakter zeigen, wie das Eruptionsfieber, ja es kommen manche Fälle von *tertiärem syphilitischen Fieber* zur Beobachtung, bei denen selbst bei genauester Untersuchung irgend eine Localerkrankung nicht nachweisbar ist, deren Curve grosse Aehnlichkeit mit derjenigen des Wechselfiebers haben kann. Die fehlenden oder im Verhältniss zur Höhe des Fiebers geringen Fröste, ferner eine gewisse Unregelmässigkeit der einzelnen Anfälle, die bald in annähernd quotidianem, bald in tertianem Typus, bald ganz unregelmässig auftreten, und das Fehlen einer erheblichen Milzschwellung machen die Unterscheidung leicht. Ein weiteres, sicheres Unterscheidungsmerkmal ist die geringe Reaction dieses tertiären syphilitischen Fiebers auf Chinin, während es durch Jodkalium prompt beseitigt wird.

Dagegen ist das Fieber ein constanter Begleiter auch der späteren
Eruptionen in einer kleinen Reihe von Syphilisfällen, die man wegen
ihres abnorm schnellen, acuten Verlaufes als *galopirende oder maligne
Syphilis* bezeichnet hat. Wir werden später noch ausführlich auf diese
Form der Syphilis zurückkommen. Hier treten die sonst so seltenen
pustulösen Exantheme häufig in der ersten Zeit der secundären Periode
auf und werden schnell von ulcerösen Syphiliden gefolgt oder wandeln
sich direct in solche um. Alle diese Eruptionen sind von erheblichen
und sich oft über Wochen ausdehnenden Fieberbewegungen begleitet
und ebenso die in diesen Fällen früh auftretenden schweren Erkrankungen der Knochen und anderer innerer Organe.

Doch kehren wir wieder zu den Erscheinungen der Eruptionsperiode
zurück. Schon oben war der *Schmerzempfindungen* gedacht, die an den
verschiedensten Körpertheilen, an Knochen, Gelenken, Muskeln und
Nerven auftreten können, und für die wir nur zu einem gewissen Theile
eine locale Erkrankung als Ursache objectiv nachweisen können, während allerdings auch in den Fällen, wo dies nicht gelingt, irgend eine
unseren Sinnen nicht wahrnehmbare Gewebsstörung als Ursache angenommen werden muss.

In erster Linie sind die *Kopfschmerzen* (*Cephalaea*) zu nennen,
welche ein sehr gewöhnliches Symptom der Eruptionsperiode darstellen
und in sehr verschiedener Form, bald über den ganzen Kopf sich ausbreitend, bald auf eine Hälfte oder auf den Hinterkopf beschränkt, und
in sehr verschiedener Intensität, bald unbedeutend, bald durch ihre
Heftigkeit die Patienten geradezu zur Verzweiflung bringend, auftreten.
Diese Kopfschmerzen zeigen in der Regel Abends, nachdem die Patienten zu Bett gegangen sind, und Nachts erhebliche Exacerbationen,
während sie am Tage verschwinden oder jedenfalls an Heftigkeit abnehmen, eine Eigenthümlichkeit, welche sie mit den übrigen Schmerz-
erscheinungen der Eruptionsperiode theilen, und wegen deren man
dieselben gewöhnlich als *Dolores nocturni* bezeichnet.[1) Es ist sehr
wahrscheinlich, dass diese nächtliche Steigerung der Schmerzen durch
die Bettwärme hervorgerufen wird, denn bei Kranken, die in Folge
ihres Berufes Nachts arbeiten und am Tage schlafen, zeigen die
Schmerzen dementsprechend das entgegengesetzte Verhalten.

In vielen Fällen lassen sich kleinere oder grössere *periostale Schwellungen* der dicht unter der Haut gelegenen Knochen, vor Allem des

---

1) Diese Eigenthümlichkeit wird auch geltend gemacht für die Auffassung
der Erkrankung des Hiob als Syphilis nach der Stelle: des Nachts wird mein Ge-
bein durchbohret allenthalben und die mich jagen, legen sich nicht schlafen.

Stirnbeins und der Seitenwandbeine nachweisen, die spontan, ganz besonders aber auf Druck, unter anderem durch die Kopfbedeckung, ausserordentlich schmerzhaft sind, und in anderen Fällen, wo diese Schwellungen fehlen, mögen ähnliche Veränderungen an der Innenfläche des Schädels, an der Dura oder der weichen Hirnhaut die Ursache für die lästigen Kopfschmerzen abgeben (Meningealirritation, LANG). Wir werden später in der secundären Epilepsie eine Erscheinung kennen lernen, welche in der That diese Vermuthung sehr wahrscheinlich macht. — In ähnlicher Weise treten auch an den übrigen Theilen des Skelets, ganz besonders aber an den dicht unter der Haut gelegenen Knochen, dem *Schulterblatt*, den *Vorderarmknochen*, den *Rippen* und der *Tibia*, Schmerzen auf, die denselben Typus zeigen, und die man gemeinhin als *Dolores osteocopi* bezeichnet, theils ohne, theils mit nachweisbarer periostaler Schwellung und dementsprechend entweder auf einzelne Punkte localisirt oder mehr vage, bald hier, bald dort auftretend. — Und weiter sind in dieselbe Kategorie die *rheumatoiden Schmerzen* in *Gelenken, Muskeln* und *Sehnenscheiden* zu stellen, für welche gelegentlich auch ein Erguss in eine Gelenkhöhle oder Sehnenscheide als locale Veranlassung aufgefunden wird. Sind die Intercostalmuskeln ergriffen, so treten die Schmerzen ganz unter dem Bilde der gewöhnlichen Pleurodynie auf, und kann, besonders wenn durch die Schmerzhaftigkeit der Athembewegungen eine Art Dyspnoe erzeugt wird, leicht der Verdacht einer sich entwickelnden Pneumonie oder Pleuritis erweckt werden.

In anderen Fällen zeigen die Schmerzen mehr den Charakter einer *Neuralgie*, besonders häufig im Bereiche des Trigeminus und der Intercostalnerven. Gerade diese Vorliebe für diejenigen Nerven, welche durch enge Knochenkanäle oder auf längeren Strecken in unmittelbarer Nähe von Knochen verlaufen, weist darauf hin, dass auch hier wahrscheinlich periostale Schwellungen, durch welche ein Druck auf die Nerven ausgeübt wird, die Ursache der Neuralgie abgeben. Derselben Ursache verdankt offenbar auch die nur selten beobachtete *Facialislähmung* ihre Entstehung. — Als seltenere Vorkommnisse sind ferner *Herabsetzungen der Sensibilität* der Hautnerven in ihren verschiedenen Qualitäten (Anästhesie, Analgesie, Herabsetzung des Temperatursinnes), theils partiell, theils universell oder fast universell auftretend, zu erwähnen, die wie es scheint hauptsächlich bei Frauen vorkommen. Auch an den Schleimhäuten sind Anästhesien constatirt worden. Als Störung allgemeiner Natur ist ferner noch ein manchmal auftretender *Heisshunger*, in anderen Fällen eine *Polydipsie* zu erwähnen. Schliesslich sind aber noch zwei Erscheinungen zu nennen, die sehr häufig auftreten und daher auch diagnostisch von nicht geringer Bedeutung sind. Die erstere ist eine besonders Nachts auftretende *Steigerung der Schweisssecretion*, und diese auch ohne Fieber sich einstellenden Nachtschweisse begleiten in der That ausserordentlich häufig die Eruption des ersten Exanthems. Und dann zeigt eine grosse Anzahl von Kranken in dieser Periode der Syphilis eine gewisse *Irritabilität des Nervensystems*, eine Nervosität, die sich ganz besonders in *Schlaflosigkeit* äussert, welche auch ohne besonderen Grund, ohne irgendwie erhebliche Schmerzen, die Kranken befällt.

Als Folge einer durch die Syphilis gesetzten allgemeinen Ernährungsstörung zeigt sich bei manchen Kranken ein *anämisches Aussehen*; sie sehen „schlecht" aus, und in der That hat die Untersuchung des Blutes in solchen Fällen eine Verminderung der rothen Blutkörperchen ergeben. Dagegen können diese Erscheinungen auch völlig fehlen und hinter einer gesunden Gesichtsfarbe, einem frischen Teint ist oft genug zum Verderben des darauf Bauenden eine tüchtige Syphilis versteckt. — Und schliesslich ist noch als ein allerdings keineswegs constantes Vorkommniss eine mässige *Milzschwellung* anzuführen, welche ein weiteres Analogon zu den Erscheinungen der acuten Infectionskrankheiten bildet.

Alle diese Erscheinungen und die in den folgenden Capiteln ausführlich zu besprechenden Haut- und Schleimhauteruptionen setzen das Gesammtbild der Eruptionsperiode der Syphilis zusammen. Dasselbe ist insofern allerdings ein sehr wechselndes, als zwar die Haut- und Schleimhauteruptionen sehr constant auftreten, von den anderen, in diesem Capitel geschilderten Erscheinungen aber in den einzelnen Fällen bald die eine, bald die andere in sehr wechselnder Intensität vorkommt, oder dieselben, wenn auch seltener, überhaupt völlig fehlen. Im allgemeinen treten diese Symptome bei Männern in sehr viel schwächerem Grade auf als bei Frauen, bei den ersteren geht die Eruption der Allgemeinerscheinungen der Syphilis oft in völlig „unbewusster" Weise vor sich, während bei Frauen fast stets subjective Erscheinungen in geringerem oder höherem Grade bis zum Gefühle schweren Krankseins vorhanden sind.

Wenn daher auch die constantesten Erscheinungen der Eruptionsperiode, die Drüsenschwellungen, die Exantheme und Schleimhauteruptionen in *diagnostischer Hinsicht* die erste Stelle einnehmen, so ist doch an einen anderen Umstand zu erinnern, der leider oft genug übersehen wird. Gerade die subjectiven Symptome, die verschiedenartigen Schmerzempfindungen, sind es häufig, welche die Kranken zum Arzte führen und welche allein diesem geklagt werden, sei es, dass die anderen

Erscheinungen der Syphilis nicht bemerkt sind oder dass die Kranken sie nicht bemerkt haben wollen. Da es sich nach dem oben Gesagten in diesen Fällen meist um weibliche Patienten handelt, so ist dies um so eher möglich, als bei diesen selbst die Genitalaffection oft unbemerkt verlaufen kann, und das etwa bestehende Exanthem wird, da es keine subjectiven Symptome hervorruft, leicht übersehen. Oft genug werden derartige Kranke von Aerzten, die mit den Erscheinungen der Eruptionsperiode nicht hinreichend vertraut sind, wochenlang mit Morphium, Bromkalium, allen möglichen Nervinis oder Elektricität behandelt, natürlich völlig erfolglos, während die entsprechende antisyphilitische Therapie wenigstens die subjectiven Beschwerden in wenigen Tagen zu beseitigen vermag. Es wird niemals einen Schaden bringen, wenn der Arzt in jedem Falle, wo über derartige, sonst nicht zu motivirende Schmerzempfindungen geklagt wird, an Syphilis denkt und die Untersuchung darauf richtet, was ja so leicht, ohne dass der Patient es merkt, geschehen kann. So werden wenigstens sicher jene oben erwähnten diagnostischen und therapeutischen Missgriffe vermieden werden.

SIEBENTES CAPITEL.
Die syphilitischen Erkrankungen der Haut.

1. Das maculöse Syphilid.

Das maculöse Syphilid (*Fleckensyphilid*, *Roseola syphilitica*) ist das am häufigsten zuerst auftretende Exanthem. Dasselbe wird aus rothen Flecken von im allgemeinen rundlicher Form gebildet, die keine oder nur eine ganz geringe Erhebung über die normale Hautoberfläche zeigen. Auf Druck verschwindet die Röthe, indess erscheint, besonders wenn der Ausschlag schon einige Zeit bestanden hat, die Haut an der Stelle der Flecken dann leicht gelblich oder hellbräunlich gefärbt, ein Beweis dafür, dass es sich nicht lediglich um eine Hyperämie, sondern auch um eine geringe Infiltration und Exsudation handelt. Die *Grösse* der Flecken ist ausserordentlich wechselnd und schwankt zwischen den kleinsten Dimensionen und der Grösse etwa eines Zehnpfennigstückes und darüber. Im allgemeinen sind im einzelnen Fall die Grössenverhältnisse wenigstens annähernd die gleichen, so dass man von einer kleinfleckigen oder grossfleckigen Roseola sprechen kann. Auch bezüglich der Reichlichkeit zeigen die einzelnen Fälle eine sehr grosse Verschiedenheit, indem in manchen Fällen die Flecken ganz vereinzelt, spärlich auftreten, während in anderen der ganze Körper in reichlichster Weise mit denselben überschüttet ist und natürlich zwischen diesen

beiden Extremen alle möglichen Abstufungen vorkommen. Im Ganzen
pflegen bei den spärlichen Exanthemen die Flecken grösser zu sein,
während bei reichlicher Ausbildung mehr der kleinfleckige Typus zur
Beobachtung gelangt, doch ist dies keineswegs als feste Regel hinzu-
stellen. — In äusserst seltenen Fällen werden die Efflorescenzen
hämorrhagisch, eine Erscheinung, die auch bei den papulösen Syphiliden.
und verhältnissmässig am häufigsten bei den pustulösen Syphiliden zur
Beobachtung kommt.

Die als Recidiv auftretende Roseola zeigt im allgemeinen eine
spärlichere Ausbreitung, als das erste Exanthem, und daher auch gewöhnlich den grossfleckigen Typus, und ferner kommt hier oft eine
Veränderung der Form der einzelnen Roseolaflecken zu Stande, nämlich eine Ringbildung mit normalem, blassem Centrum und schmälerem
oder breiterem rothen Saum (*Roseola annularis*).

Die **Localisation** ist zunächst mehr oder weniger ausgesprochen
symmetrisch, indem die entsprechenden Theile beider Körperhälften in
annähernd gleicher Weise von dem Exanthem befallen werden, dann
aber ist hier zu bemerken, dass die reichlichste Entwickelung fast stets
am Rumpf erfolgt, der auch bei geringer Reichlichkeit des Ausschlages
gewöhnlich allein betroffen ist. Bei reichlicherem Exanthem sind auch
die Extremitäten und der Hals ergriffen, während das Gesicht und die
Dorsalflächen der Hände und Füsse fast stets frei bleiben. Nicht so
selten werden dagegen die Handteller und Fusssohlen ergriffen und sind
hier Erscheinungsweise und Verlauf etwas abweichende, annähernd entsprechend den Erscheinungen des auf diese Stelle localisirten papulösen Syphilides, so dass hier besser auf die spätere Schilderung verwiesen wird.

Gleichzeitig mit der Roseola bilden sich in der Regel auch auf
den Schleimhäuten völlig analoge, aber in Folge der andersartigen
anatomischen Bedingungen anders verlaufende Eruptionen, die später
ausführlich geschildert werden sollen. Auf einen Punkt muss aber zur
Vervollständigung des Krankheitsbildes schon hier hingewiesen werden,
wenn wir auch einiges aus späteren Capiteln hierbei vorwegnehmen,
auf die *Polymorphie* der syphilitischen Exantheme. Dieselben zeigen
nämlich vielfach nicht einen einheitlichen Charakter, sondern sie sind
aus verschiedenartigen Efflorescenzen zusammengesetzt, und in der
Regel lassen sich bestimmte locale Gründe für diese Verschiedenartigkeit nachweisen. So finden wir sehr häufig bei einem im allgemeinen
maculösen Ausschlage an einzelnen Stellen derbere Infiltrate, syphilitische
Papeln, und zwar treten diese am häufigsten an den Genitalien und in

der Umgebung derselben, in der Analfurche, am Nacken, in der Beuge
des Ellenbogengelenks, seltener in der Umgebung der Achsel auf. An
diesen Stellen ist die Haut entweder besonders zart oder sie ist durch
das Aneinanderliegen zweier Hautflächen oder durch die Reibung der
Kleidungsstücke — des Hemdkragens am Nacken — fortdauernden
Irritationen ausgesetzt, welche das Auftreten stärkerer Infiltrationsvor-
gänge erklären. Ferner treten gelegentlich auch bei einem maculösen
Exanthem an einzelnen Stellen pustulöse Efflorescenzen auf, so an den
Unterschenkeln, an denen die Haut überhaupt, vielleicht in Folge der
ungünstigeren Circulationsbedingungen, eine gewisse Vorliebe für pustulöse Eruptionen zeigt. Ganz besonders sind aber noch die Veränderungen der Efflorescenzen auf stark behaarten Theilen zu erwähnen.
Hier treten an Stelle der rothen Flecken kleine nässende Herde auf,
deren Secret zu gelblichen oder blutig tingirten, die Haare verkleben-
den Borken eintrocknet und nach deren nicht ohne Schmerzen zu
bewerkstelligender Entfernung eine nicht sehr tiefe, leicht blutende
Excoriation zu Tage tritt. Am häufigsten tritt diese Erscheinung am
behaarten Kopfe auf, und diese als *Impetigo syphilitica capitis* bezeichnete Affection ist eine fast constante Begleiterscheinung der Roseola
und überhaupt des ersten Exanthems und ist diagnostisch von der allergrössten Bedeutung, da auch die Kranken durch das schmerzhafte
Hängenbleiben des Kammes an den Borken beim Durchkämmen der
Haare meist selbst auf die Affection aufmerksam werden.

Subjective Empfindungen werden durch die Roseola syphilitica, abgesehen von den zuletzt erwähnten Erscheinungen, nicht hervorgerufen.
Weder Jucken, noch irgend eine andere abnorme Empfindung besteht
an den erkrankten Hautstellen. Nur die auf Flachhänden und Fusssohlen auftretenden Exantheme machen hiervon manchmal eine Ausnahme, indem sie Jucken bedingen.

Der Verlauf der Roseola syphilitica wird natürlich ebenso, wie der
aller anderen syphilitischen Krankheitserscheinungen, in wesentlichster
Weise durch die Therapie beeinflusst. Die Roseola gehört indess zu
den auch ohne Behandlung in verhältnissmässig kurzer Zeit, im Laufe
einiger Wochen bis vielleicht eines oder zweier Monate, von selbst verschwindenden Symptomen und natürlich tritt unter geeigneter Behandlung dieses Verschwinden sehr viel schneller, in der Regel im Laufe
von 8—14 Tagen, ein. Die einzelnen Flecken verlieren zunächst ihre
lebhaft rothe Farbe und bekommen ein mehr livides Colorit. Dann
verschwindet die Röthe völlig und an der Stelle der Flecken zeigt die
Haut eine hell gelblichbraune Färbung, welche durch Fingerdruck nicht

weiter abblasst. Später verschwindet auch diese Färbung und die Haut
erscheint wieder völlig normal. Nur ausnahmsweise tritt bei diesen
Vorgängen eine ganz geringe oberflächliche Abschuppung der Haut auf.
In vielen Fällen bleibt indess nach der Resorption von Roseolaflecken — und um dies gleich vorweg zu bemerken, auch von Papeln —
eine sehr eigenthümliche Veränderung der Hautpigmentirung für längere
Zeit zurück, welche für die Diagnose der Syphilis von der allergrössten
Bedeutung ist, das *Leucoderma syphiliticum*, welches weiter unten geschildert werden soll.

Die **Prognose** der Roseola — hier wie auch in den folgenden Capiteln wird nur die Prognose der einzelnen syphilitischen Krankheitserscheinung berücksichtigt, nicht diejenige der Syphilis überhaupt, welche
später in einem besonderen Capitel ihre Besprechung finden wird —
ist daher eine gute, indem die Flecken, ohne irgend welche erheblichen
Störungen hervorzurufen und ohne bleibende Veränderungen zu hinterlassen, in relativ kurzer Zeit wieder verschwinden.

Diagnose. Von den Hautaffectionen, welche gewisse Aehnlichkeiten
mit der Roseola syphilitica zeigen, sind zunächst die Ausschläge bei
verschiedenen *acuten Infectionskrankheiten* zu nennen. Eine Verwechselung mit *Scharlach* ist wohl kaum möglich, etwas eher noch mit
Masern, doch schützt die Berücksichtigung des starken Ergriffenseins
des Gesichtes, sowie der katarrhalischen Schleimhautaffectionen vor
einem Irrthum. Dagegen zeigt das Exanthem des *Abdominaltyphus*
sowohl, wie dasjenige des *exanthematischen Typhus* an und für sich
oft eine so grosse Aehnlichkeit mit der Roseola syphilitica, dass die
Unterscheidung unter Umständen kaum möglich sein wird. Indessen
wird in diesen Fällen bei Berücksichtigung der übrigen Erscheinungen
und des Allgemeinzustandes ein Irrthum nicht vorkommen können. —
Auch Verwechselungen mit den nach dem Gebrauch balsamischer
Medicamente auftretenden *Erythemen* und *Quaddeleruptionen (Urticaria
balsamica)* sind vorgekommen, indessen jucken diese Ausschläge meist
sehr lebhaft und sind gewöhnlich von stärkeren Schwellungen begleitet.

Dann zeigen zwei parasitäre Hauterkrankungen oft eine gewisse
Aehnlichkeit mit der Roseola, der *Herpes tonsurans*, und zwar die
disseminirte Form desselben, und die *Pityriasis versicolor*. Beim
Herpes tonsurans disseminatus wird auch der ganze Körper mit rothen
Flecken überschüttet, aber nach kurzer Zeit zeigt sich an denselben
eine Abschuppung, die bei der Roseola syphilitica fehlt. Es zeigen sich
ferner gewöhnlich an einigen Stellen einzelne ältere Herde in Form der
für den Herpes tonsurans charakteristischen schuppenden Kreise. Und

schliesslich ist beim Herpes tonsurans stets Jucken vorhanden, während das syphilitische Exanthem nicht juckt. — Die Pityriasis versicolor tritt manchmal auch in einzelnen rundlichen, über den Körper zerstreuten Herden auf, so dass eine gewisse Aehnlichkeit mit Roseola syphilitica vorhanden sein kann, aber diese Flecken zeigen entweder ohne weiteres oder jedenfalls beim Kratzen mit dem Fingernagel Abschuppung der obersten Epidermisschichten und es ist in den Schuppen der Nachweis der Pilze leicht zu erbringen, was nebenbei bemerkt in den oben erwähnten Fällen von Herpes tonsurans gewöhnlich sehr viel schwieriger ist.

Dann ist noch ein Exanthem zu erwähnen, die durch Filzläuse hervorgerufenen *Maculae caeruleae*. Bei diesem Ausschlage sind die bläulichrothen oder mattbläulichen Flecken stets um die Aufenthaltsorte der Phthirii gruppirt oder auf den Wegen zwischen denselben, so am Mons Veneris, an der Innenfläche der Oberschenkel, an den Nates, an den seitlichen Thoraxflächen, um die Achselhöhlen, und man wird an diesen Stellen nicht vergeblich nach den Thieren, welche die Flecken hervorgerufen haben, suchen. Natürlich ist insofern eine gewisse Vorsicht geboten, als gelegentlich gleichzeitig Roseola syphilitica und Maculae caeruleae bestehen können.

In allen diesen Fällen wird selbstverständlich die Berücksichtigung der *übrigen Erscheinungen der Syphilis* von grosser Wichtigkeit für die Diagnose sein und gerade bezüglich der Roseola, die gewöhnlich als erstes Exanthem auftritt, liegen die Verhältnisse insofern sehr günstig, als fast stets der Primäraffect noch vorhanden ist und ebenso die nie fehlenden multiplen Drüsenschwellungen, die Impetigo capitis, die Schleimhautefflorescenzen und die oben geschilderten weiteren Erscheinungen der Eruptionsperiode, Kopfschmerzen, Schlaflosigkeit, Nachtschweisse u. s. w. die Diagnose nicht verfehlen lassen.

In seltenen Fällen treten mehrere Jahre nach der Infection am Rumpf einzelne ringförmige runde, oblonge oder manchmal nicht ganz regelmässig geformte Efflorescenzen auf, welche ein normales Centrum und einen rothen oder bräunlichen, öfters leicht schuppenden Rand zeigen und ziemlich grosse Dimensionen annehmen können — FOURNIER's *Roséole tardive*. Auch ich habe mehrere derartige Fälle gesehen, bei denen, wie dies auch FOURNIER schon hervorgehoben hat, die Effloresenzen durch die antisyphilitische Therapie kaum beeinflusst wurden.

Wie schon oben erwähnt, bleibt nicht selten nach der Roseola und auch nach papulösen Exanthemen eine eigenthümliche Pigmentveränderung zurück, das **Leucoderma syphiliticum**, früher in weniger

zutreffender Weise oft auch als *Pigmentsyphilis* bezeichnet. Ist diese
Erscheinung fertig ausgebildet, so zeigen sich auf dunklem, stärker
als normal pigmentirtem Grunde rundliche oder länglichrunde, ziemlich
scharf begrenzte helle Flecken. Je nach der Grösse und Zahl dieser
Flecken ist das Krankheitsbild natürlich ein sehr wechselndes, indem
manchmal nur einzelne wenige, weit von einander entfernt stehende

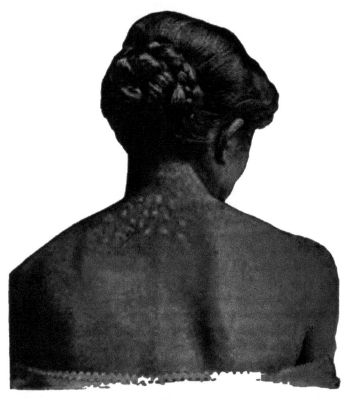

Fig. 4.
Leucoderma syphiliticum.

weisse Stellen auftreten, während andere Male die Flecken so zahlreich
und daher so dicht aneinander gedrängt sind, dass zwischen ihnen nur
ein Netzwerk dünner brauner Streifen übrig bleibt und so eine gewisse
Aehnlichkeit mit einer grobmaschigen Spitze entsteht, indem die weissen
Stellen den Lücken, das braune Netzwerk den Fäden der Spitze entsprechen. — Irgend welche anderweite Veränderung der Haut, ausser der

Pigmentabnahme einerseits und der Pigmentzunahme andererseits, Abschuppung, Infiltration, sowie subjective Empfindung fehlen vollständig.

Das Leucoderma syphiliticum zeigt eine sehr bestimmte *Vorliebe für gewisse Körperstellen*, ganz besonders für den Hals und zwar hauptsächlich für dessen hintere und seitliche Partien, indem diese Theile in der grossen Mehrzahl der Fälle allein ergriffen sind. Demnächst findet sich die Veränderung in der Schultergegend, am Rumpf und zwar am häufigsten in der Hüftgegend, am seltensten an den Extremitäten. Es sind, wie sich schon aus dieser Zusammenstellung ergiebt, die normal in der Regel am stärksten pigmentirten Hautstellen, soweit dieselben nämlich von den syphilitischen Exanthemen befallen zu werden pflegen, die am häufigsten diese Pigmentveränderung zeigen. Eine weitere, zunächst noch nicht recht aufgeklärte Eigenthümlichkeit des Leucoderma syphiliticum ist, dass bei weitem am häufigsten, etwa in $^9/_{10}$ aller Fälle, *Frauen* diese Veränderung zeigen, und ist hier weiter zu erwähnen, dass gerade bei Frauen das Leucoderma fast ausschliesslich am Halse vorkommt, während bei Männern relativ häufig auch andere Theile ergriffen werden. Universelles, über den ganzen Körper verbreitetes Leucoderma haben wir bisher nur bei Männern gesehen und glich in diesen Fällen die Anordnung der weissen Stellen vollständig derjenigen der voraufgegangenen Roseolaflecken.

Dieser letzterwähnte Umstand führt uns auf die Vermuthung, dass die Entstehung des Leucoderma auf eine bei der Resorption der Roseolaflecken an den Stellen, wo sich die Efflorescenzen befanden, stattfindende Verminderung des Pigmentes zurückzuführen ist, während gleichzeitig in der Umgebung eine Zunahme des Pigmentes stattfindet, ganz ähnlich, wie wir dies bei der Resorption von Psoriasisefflorescenzen unter Chrysarobinbehandlung sehen. Diese Vermuthung wird durch die Beobachtung der Entwickelung des Leucoderma nach papulösen Ausschlägen bestätigt, denn hier können wir auf das genaueste verfolgen, wie in einem gewissen Stadium der peripherische Theil der Papeln resorbirt ist, mit Hinterlassung eines weissen, die Grenze der früheren Papeln oft noch etwas überschreitenden Ringes, welcher im Centrum den noch nicht resorbirten Papelrest einschliesst.

Mit dieser Anschauung über die Entstehung des Leucoderma steht die *Zeit des Auftretens* desselben im vollsten Einklang. In der Regel sehen wir nämlich das Leucoderma im dritten und vierten Monat nach der Infection erscheinen, also gerade zu der Zeit, wo das erste Exanthem zu verschwinden pflegt.

Das oben geschilderte Bild des fertig entwickelten Leucoderma

9*

bleibt gewöhnlich zunächst längere Zeit, mehrere Monate und noch
länger, unverändert bestehen, dann aber stellt sich eine Veränderung
insofern ein, als die weissen Flecken grösser werden, wobei es bei
reichlichem Vorhandensein derselben natürlich vielfach zum Zusammenfliessen einzelner Flecken und dadurch zur Einschmelzung der zwischen
ihnen gelegenen braunen Balken kommt. Aber auch diese grösseren
Herde zeigen durch ihre nach aussen hin convexen, bogenförmigen
Grenzlinien die Entstehung aus einzelnen runden Herden. Bei sehr
grosser Anzahl der ursprünglich vorhandenen weissen Herde bleiben
schliesslich von dem braunen Netzwerk nur hier und da einzelne unregelmässig geformte Reste übrig. Bei dieser Vergrösserung der weissen
Stellen werden die vorher scharfen Contouren verschwommen, es verringert sich hierdurch der Contrast zwischen hellen und dunklen Stellen,
und es bildet dieser Zustand den Uebergang zu dem vollständigen
Verschwinden der Erscheinung, welches schliesslich durch Dunkelwerden
der hellen Stellen und durch die hierdurch bedingte Aufhebung eines
jeden Unterschiedes zwischen den hellen und dunklen Partien eintritt.
Bis zum vollständigen Verschwinden vergeht in der Regel längere Zeit,
½, 1 und 2 Jahre, ja es ist nach 4 Jahren in einzelnen Fällen das
Leucoderma syphiliticum noch constatirt worden.

Diese Beständigkeit verleiht dieser an und für sich unbedeutenden
Erscheinung in *diagnostischer Hinsicht* die allergrösste Wichtigkeit, da
die anderen Erscheinungen der Syphilis in diesem Stadium gewöhnlich
in relativ kurzer Zeit verschwinden, ohne sichere Spuren ihres Daseins
zu hinterlassen. Wenn auch das Auftreten einer Pigmentverminderung
in runden Herden bei gleichzeitiger Zunahme des Pigmentes der Umgebung keineswegs blos bei Syphilis vorkommt, sondern auch bei anderen Affectionen, so bei *Vitiligo*, bei *Psoriasis*, wie oben schon
erwähnt, und gelegentlich vielleicht auch noch bei anderen Hauterkrankungen, so ist doch die *Anordnung* und die *Localisation* der entfärbten Stellen bei Leucoderma syphiliticum eine so charakteristische
und in allen Fällen so typische, dass eine Verwechselung mit jenen
anderen Zuständen ausgeschlossen ist. Nach unseren heutigen Kenntnissen müssen wir die oben beschriebene Form des Leucoderma als
ausschliesslich der Syphilis angehörig ansehen und sind daher berechtigt,
bei ihrem Vorhandensein ohne weiteres die Diagnose auf Syphilis und
zwar auf Syphilis im secundären Stadium zu stellen. Aber diese diagnostische Bedeutung hat das Leucoderma natürlich nur im positiven
Sinne, da es nur in annähernd der Hälfte der Fälle von secundärer
Syphilis, und zwar hier wieder, wie schon erwähnt, etwa 9 mal häufiger

bei Frauen als bei Männern vorkommt. Das Nichtvorhandensein des
Leucoderma beweist nicht das geringste für etwaiges Nichtvorhandensein von Syphilis. — Nicht wenig wird die praktische Wichtigkeit
dieses werthvollen diagnostischen Merkmals durch seine Vorliebe für
den Hals erhöht, eines Theiles, welcher ohne weiteres der Untersuchung
zugänglich ist.

2. Das secundäre papulöse Syphilid.

Das grosspapulöse Syphilid (*Exanthema papulosum lenticulare*) besteht aus linsen- bis fünfpfennigstückgrossen, abgeplatteten, derben
Infiltraten, welche das normale Hautniveau um einen bis einige Millimeter überragen. Nur selten kommen bei den typischen Exanthemen
dieser Form grössere Dimensionen vor, dagegen kommen ausnahmsweise bei schweren Fällen auch grössere plattenförmige und das Hautniveau erheblich überragende Infiltrate von Thalergrösse und darüber
vor, besonders im Gesicht, aber auch an anderen Stellen, nach deren
Resorption für längere Zeit eine auffällige Pigmentirung zurückbleibt.
Die *Farbe* der Papeln ist anfänglich roth oder rothbraun, oft die für
syphilitische Efflorescenzen als charakteristisch angegebene kupfer- oder
schinkenfarbige Nuance zeigend, und geht im späteren Verlauf meist
in ein reines Braun über. Die *Form* der Papeln ist eine runde oder
mehr ovale, im allgemeinen herrschen indess die runden, oft wie ab-
gezirkelten Formen vor. — Manchmal stellt sich ein geringes Nässen
des mittleren Theiles der Papel ein und führt zur Bildung einer kleinen centralen Kruste (*Papulo-crustöses Syphilid* — FOURNIER).

Das grosspapulöse Syphilid findet sich oft in allgemeiner Ausbreitung über den ganzen Körper, andererseits kommen aber auch
beschränkte Eruptionen, ganz besonders in den Fällen gemischter, poly-
morpher Exantheme vor. In diesen zeigen die Papeln eine ganz bestimmte Vorliebe für gewisse Punkte, so vor Allem für die Haargrenze
am Nacken, die Ellenbogen- und Handgelenkbeuge, die Nasolabialfurche, die Kinnfurche und überhaupt das Gesicht. Dagegen können
wir nicht anerkennen, dass die Stirn und die vordere Haargrenze so
ganz besonders häufig befallen werden, wie dies oft angegeben ist, und
die „Corona Veneris" ist ein sehr trügerisches diagnostisches Zeichen,
da die Psoriasis vulgaris mindestens ebenso häufig diese Partien befällt, wie die Syphilis. In allen Fällen ist eine mehr oder weniger
ausgesprochene *symmetrische Anordnung* der Efflorescenzen vorhanden.
— Hierbei ist ganz abgesehen von der Neigung der syphilitischen Papeln sich an Punkten zu entwickeln, an denen zwei Hautflächen sich

berühren, so in der Umgebung der Genitalien und des After u. s. m.,
an welchen Stellen durch die besonderen localen Bedingungen eine
eigenthümliche Form der syphilitischen Papel sich entwickelt, die *nässende Papel*, die weiter unten ihre ausführliche Schilderung finden soll.
— *Subjective Symptome* werden durch das papulöse Syphilid — auch
wieder abgesehen von den zuletzt erwähnten Localisationen und den
Papeln auf Flachhand und Fusssohle — nicht hervorgerufen.

Verlauf. Das grosspapulöse Syphilid kann entweder als erstes
Allgemeinexanthem oder als Recidiv auftreten und im ersterwähnten
Falle zeigt es — abgesehen von den gemischten Exanthemen — fast
stets eine universelle Verbreitung über den ganzen Körper, während
bei recidivirenden papulösen Exanthemen häufiger vereinzelte, hauptsächlich auf die erwähnten Lieblingssitze beschränkte Eruptionen auftreten.

Nach einiger Zeit beginnen die einzelnen Papeln *Rückbildungs-
vorgänge* zu zeigen, die sich im wesentlichen durch eine mässige Abschuppung documentiren *(populo-squamöses Syphilid)*. Am Rande
der Papeln bildet sich öfter durch diesen Vorgang eine kreisrunde,
durch noch mit der umgebenden normalen Oberhaut zusammenhängende
Epidermisschüppchen gebildete Begrenzungslinie, eine Art Krause, eine
Erscheinung, die bei den entsprechenden Eruptionen auf den Flachhänden und Fusssohlen fast regelmässig zur Ausbildung kommt (siehe
Tafel I). Inzwischen nimmt die Papel an Höhe und Derbheit ab und
verschwindet schliesslich ganz mit Hinterlassung eines braunpigmen-
tirten Fleckens, der erst sehr allmälig sein Pigment wieder verliert.
Nur unter bestimmten Bedingungen tritt, wie schon oben bei der Besprechung des Leucoderma syphiliticum erörtert ist, insofern der entgegengesetzte Ausgang ein, als die Haut, entsprechend dem Sitz der
Papel, ihr Pigment verliert, während die Umgebung stärker pigmentirt
wird. — Narben bilden sich niemals nach der Resorption dieser secundären Papeln, so dass nach Ausgleichung der zurückgebliebenen Pig-
mentunterschiede eine jede Spur der Efflorescenzen verschwunden ist.

Bei der Diagnose des grosspapulösen Syphilides ist vor allen Dingen
die Aehnlichkeit desselben mit gewissen Formen der *Psoriasis* zu beachten, nämlich mit den frischen allgemeinen Eruptionen dieser Krankheit. Indess zeigen beide Exantheme doch so markante Unterschiede,
dass auch ohne Berücksichtigung der weiteren Erscheinungen nach dem
Ausschlage allein in der Regel die sichere Diagnose gestellt werden
kann. Bei dem grosspapulösen Syphilid zeigen zunächst die Efflorescenzen annähernd wenigstens gleiche Grössenverhältnisse oder jedem-

falls nicht so grosse Verschiedenheiten in dieser Hinsicht, wie die Psoriasiseffloreszenzen, indem wir bei letzterer Krankheit in den hier in Betracht kommenden Fällen regelmässig alle Entwickelungsstadien zwischen den eben erst entstandenen punktförmigen Herden und den ältesten, eine ihrem Alter entsprechende Grösse zeigenden Efflorescenzen finden. Die Ursache hierfür ist die gleichmässigere, spätestens in wenigen Wochen beendete Eruption des Syphilides, während bei der Psoriasis lange Zeit hindurch immer noch frische Nachschübe zum Vorschein kommen. Weiterhin ist bei dem papulösen Syphilid die Abschuppung niemals so stark, wie gewöhnlich bei Psoriasis, wo sich in der Regel zusammenhängende Schuppenlamellen von den Efflorescenzen ablösen lassen. Doch ist hierbei zu berücksichtigen, dass auch bei Psoriasis durch energisches Waschen und Baden, ja auch durch starkes Schwitzen die Schuppen abgelöst sein können. Wenig bedeutsam ist die oft zwischen psoriatischen und syphilitischen Efflorescenzen hervorgehobene Differenz, dass die ersteren beim Kratzen bluten, während bei den letzteren keine Blutung eintritt. Auch auf das subjective Symptom des Juckens bei Psoriasis, gegenüber dem Nichtjucken des syphilitischen Ausschlages, ist kein allzu grosser Werth zu legen, da auch bei Psoriasis das Jucken gelegentlich sehr unbedeutend ist oder auch gänzlich fehlen kann. Von grösserer Bedeutung ist dagegen die Localisation, indem bei Psoriasis sehr häufig an den Streckseiten der Ellenbogen- und Kniegelenke die ältesten und demgemäss grössten Herde sich finden, während das papulöse Syphilid mehr die Beugen, ganz besonders die Ellenbogen- und Handgelenkbeugen bevorzugt. Auf den geringen und oft sogar trügerischen Werth der sogenannten Corona Veneris bezüglich der Diagnose ist schon oben hingewiesen worden. Von grosser Bedeutung ist aber noch das regelmässige Freibleiben der Handteller und Fussohlen bei jüngeren Psoriasiseruptionen, um die es sich hier allein handeln kann, während diese Theile beim papulösen Syphilid ausserordentlich häufig mitergriffen sind.

Die *anatomische Untersuchung* der Papeln zeigt, dass dieselben aus einem kleinzelligen Infiltrat bestehen, welches zunächst von den Blutgefässen des Corium, auch von den Gefässnetzen, welche die Schweissdrüsen und Follikel umgeben, ausgeht, dann aber das ganze Corium einnimmt und bis in das Rete mucosum vordringt, so dass die Grenze zwischen beiden schliesslich völlig verwischt wird. Nach den neuesten Untersuchungen ist in den Papeln die Anwesenheit derselben Bacillen constatirt worden, wie sie in den übrigen Syphilisproducten gefunden worden sind.

Eine besondere Besprechung erheischt die *Localisation* des |
lösen Syphilides auf *Flachhänden und Fusssohlen*, der sogens:
Psoriasis palmaris et plantaris syphilitica, die streng genommen
mit dem Beiworte secundaria bezeichnet werden muss, da auc'
tertiären Stadium eine eigenthümliche, als Psoriasis bezeichnete
schlagsform an diesen Stellen vorkommt.

Der wesentlichste Unterschied der auf Flachhänden und Fuss:
localisirten Papeln von den Papeln der übrigen Haut ist der, da
keine oder jedenfalls keine bedeutende Erhebung über das no:
Hautniveau zeigen und nur dem zufühlenden Finger als feste, i:
Haut liegende Infiltrate wahrnehmbar sind. Die Ursache für
Eigenthümlichkeit ist die festere Anheftung der Haut an den dar:
liegenden Theilen und wohl auch die erheblich grössere Dicke der
dermis. Es erscheinen daher die Efflorescenzen an diesen Stellen
rothe, später rothbräunliche, nicht oder nur sehr wenig erhabene Fle
von circa Linsengrösse, manchmal auch grösseren Dimensionen
von meist regelmässig runder Form. Im weiteren Verlauf bildet
gewöhnlich eine weissglänzende Schuppe auf jeder Efflorescenz, ma
mal zunächst nur die centrale Partie einnehmend, so dass eine zier:
Cocardenbildung mit weissem Centrum und rother Peripherie zu St
kommt. Nach Ablösung dieser Schuppen erscheinen die Flecken
haft roth, glatt, die normale Linienzeichnung der Haut fehlt und
Rande bilden die Epidermisreste einen zierlichen kreisrunden S:
An den Stellen der tieferen Hautfurchen bilden sich, wenn sie in
halb einer solchen Efflorescenz liegen, oft tiefgehende und schmer:l
Rhagaden. Manchmal wird durch die Psoriasis palmaris et plant
entgegen dem sonstigen Verhalten der syphilitischen Exantheme, :
oder weniger lebhaftes Jucken hervorgerufen.[1])

Die secundäre Psoriasis palmaris et plantaris ist eine sehr hä:
Theilerscheinung des allgemeinen papulösen Syphilides und tritt,
schon oben angedeutet, gelegentlich auch gleichzeitig mit einer Ro:
syphilitica auf. Auch im weiteren Verlaufe der Syphilis kommt
nicht selten als Recidiv, allein oder mit gleichzeitigen Eruptionen
dem übrigen Körper, vor. Die Reichlichkeit der Efflorescenzen
spricht im allgemeinen der Entwickelung derselben auf dem übr
Körper, doch ist manchmal das Exanthem an Flachhänden und F
sohlen und zumal an den ersteren ganz besonders reichlich, wäh:

---

1) Taf. I stellt einen Fall von Psoriasis palmaris syphilitica bei e:
29 jährigen Manne, der sich etwa 9 Monate zuvor inficirt hatte, dar.

auf dem übrigen Körper nur vereinzelte Efflorescenzen zum Ausbruch kommen.

Die secundäre Psoriasis palmaris et plantaris ist von ausserordentlich grosser *diagnostischer Bedeutung*, da an Flachhänden und Fusssohlen eigentlich kein mit ihr zu verwechselndes Exanthem vorkommt, und sie somit ein geradezu pathognomonisches Zeichen für Syphilis ist. Die bei *Urticaria* und *Erythema exsudativum* manchmal vorkommenden rothen Flecken an Flachhänden und Fusssohlen schuppen nicht oder fast nicht, überdies lassen die charakteristischen Eigenschaften der übrigen Efflorescenzen eine Verwechselung nicht zu. Die *vulgäre Psoriasis* localisirt sich überhaupt nur ausserordentlich selten an diesen Stellen und dann nur in Fällen mit sehr ausgebreitetem Exanthem, wo ohnedies eine Verwechselung nicht möglich ist. Ausserdem treten die Herde der vulgären Psoriasis in einer ganz anderen Form, nämlich unter dem Bilde schwielenartiger Verdickungen der Epidermis auf. — Auch *Lichen ruber* ist öfter auf Flachhänden und Fusssohlen localisirt, indess macht auch hier, abgesehen von den anderen Erscheinungen, die Form der Efflorescenzen, die ebenfalls mehr unter dem Bilde von Schwielen auftreten, die Unterscheidung leicht.

Im Anschluss hieran sollen noch einige besondere Exanthemformen geschildert werden, die sich im Ganzen genommen sowohl ihrer Erscheinung, wie der Zeit ihres Auftretens nach am meisten dem grosspapulösen Syphilid anschliessen, das *circinäre papulöse Syphilid*, das *papilläre Syphilid* und das in seiner Form dem *Erythema exsudativum multiforme* und dem *Erythema nodosum entsprechende Syphilid*, welches letztere allerdings in seiner Erscheinungsform schon sehr wesentlich von dem papulösen Syphilid abweicht.

Bei dem circinären Syphilid tritt eine sehr schnelle Resorption des centralen Theiles der Papeln ein, mit Hinterlassung von mehr oder weniger Pigment, aber ohne Narbenbildung, so dass die Efflorescenzen als zierliche, kreisrunde, ganz schwach erhabene Ringe mit dunklerem Centrum erscheinen. Der peripherische Wall zeigt die gewöhnlichen Eigenschaften und Färbungsverhältnisse der Papeln und geht ebenso wie diese später in Abschuppung über oder kann auch manchmal mit kleinsten Krüstchen bedeckt erscheinen. Auch die *Grösse* dieser Ringe entspricht derjenigen der gewöhnlichen Papeln, dieselben sind durchschnittlich linsen- bis fünfpfennigstückgross und zeigen nur selten erheblich grössere Dimensionen. Beim Auftreten zahlreicher und einander benachbarter Ringe kommt es oft zur Confluenz und so zur Bildung

von achter-, treff- und guirlandenförmigen Figuren nach den bekannten
Gesetzen der Verschmelzung ringförmiger Efflorescenzen.

Dieses circinäre papulöse Syphilid zeigt eine sehr ausgesprochene
Vorliebe für gewisse Theile, indem es am häufigsten in der *Umgebung
des Mundes* und der *Nase*, dann auch an den übrigen Theilen des
Gesichtes und am *Halse*, ferner an den *Genitalien*, aber nur sehr
selten auf anderen Körpertheilen auftritt.

Auch dieses im Ganzen seltene Exanthem ist ausserordentlich
charakteristisch für Syphilis, indem nur eine andere Affection mit demselben verwechselt werden kann, nämlich die circumscripte Form des
Herpes tonsurans. Doch zeigen die Efflorescenzen dieser Krankheit
nicht die Prädilection für die oben erwähnten Stellen, die Herde erreichen meist in kurzer Zeit grössere Dimensionen, als sie bei dem
circinären Syphilid überhaupt vorkommen, und schliesslich wird natürlich der Nachweis der Pilze einen jeden Zweifel beheben.

Eine sehr seltene, aber ebenfalls für Syphilis geradezu pathognomonische Veränderung zeigen manchmal die in der *Nasolabialfurche*,
sehr viel seltener die in der *Kinn-* und *Ohrfurche localisirten Papeln*,
indem dieselben ihre glatte Oberfläche verlieren, sich mit kleinen papillären Erhebungen bedecken und sich in gelbliche oder graugelbliche,
maulbeerförmige, an gewisse Warzen erinnernde Bildungen umwandeln.
Diese als papilläres Syphilid (*syphilide granulée*, Fournier) zu bezeich-
nende Affection darf nicht mit den manchmal auftretenden papillären
Wucherungen bei pustulösen Efflorescenzen und bei tertiären syphilitischen Hautulcerationen, die man gewöhnlich als Framboesia syphilitica bezeichnet, zusammengeworfen werden. Schon aus der Beschränkung der Oertlichkeiten, an welchen das papilläre Syphilid vorkommt,
geht hervor, dass stets nur wenige, oft nur eine einzige derartige warzige Bildung vorhanden ist, und trotzdem lässt sich auch nach nur
einer derartigen Efflorescenz die sichere Diagnose auf Syphilis stellen,
da durch keine andere Krankheit an diesen Orten eine ähnliche Veränderung hervorgerufen wird.

In sehr seltenen Fällen kommen im secundären Stadium der Syphilis Ausschläge zur Beobachtung, welche in ihren Erscheinungen ganz
dem *vulgären Erythema exsudativum multiforme* und dem *Erythema
nodosum* gleichen. Es treten in den ersteren Fällen umfangreiche rothe,
erhabene Efflorescenzen auf, die im weiteren Verlauf peripherisch fortschreiten, thalergross und grösser werden und durch Confluenz noch
grössere Dimensionen annehmen können. — In den Fällen der zweiten

Art treten auch, ganz wie bei der entsprechenden nicht syphilitischen Hautaffection kleinere oder grössere derbe Knoten auf; die über den Knoten befindliche und mit ihnen verlöthete Haut ist anfänglich hell-röthlich, später dunkler, livideroth gefärbt. — Man könnte daher denken, dass es sich in diesen Fällen nur um zufällige Complicationen von Syphilis mit den eben erwähnten Hautaffectionen handelt und könnte eine Bestätigung für diese Vermuthung in dem Umstande finden, dass auch bei Syphilis diese Exantheme die ihnen sonst charakteristische Localisation zeigen, indem die Efflorescenzen des multiformen Erythems die Streckseiten der Extremitäten und die Erythemknoten ganz besonders die Unterschenkel bevorzugen. Aber der Verlauf der Fälle, der ohne specifische Behandlung stets ein sehr viel langsamerer ist, als bei den nicht syphilitischen Affectionen, und andererseits die deutliche Beeinflussung der Ausschläge durch die antisyphilitische Therapie beweisen, dass es sich hier doch um der Syphilis angehörige Exantheme handelt, die jenen vulgären Exanthemen eben nur ihrer Form nach sehr ähnlich sind. Weiter wird diese Anschauung dadurch bestätigt, dass in manchen Fällen Combinationen von Erythema exsudativum und Erythema nodosum vorkommen, so z. B., dass die Efflorescenzen auf den Armen und dem Gesicht den Charakter des multiformen Erythems tragen, während an den Unterschenkeln Erythemknoten auftreten, eine Erscheinung, die bei den beiden vulgären, stets streng gesondert auftretenden Hautaffectionen niemals zu beobachten ist.

Das kleinpapulöse Syphilid (*Exanthema papulosum miliare, Lichen syphiliticus*) unterscheidet sich von dem grosspapulösen Syphilid nicht nur durch die *geringere Grösse* der Efflorescenzen, deren Dimensionen etwa zwischen Stecknadelkopf- und Hanfkorngrösse schwanken, sondern auch dadurch, dass die Knötchen stets in *Gruppen oder Kreisen* angeordnet erscheinen. Diese Gruppen sind sehr verschieden gross und können bis Thaler- und Fünfmarkstückgrösse erreichen und sind dementsprechend aus einzelnen wenigen oder sehr zahlreichen Knötchen zusammengesetzt. In anderen Fällen bilden die Knötchen zierliche peripherisch fortschreitende Kreise mit normalem oder etwas pigmentirtem Centrum. Durch das Verschmelzen mehrerer Kreise entstehen dann die bekannten Formen, die stets beim Confluiren ringförmiger Hautefflorescenzen, welcher Natur sie auch seien, auftreten. — Die *Farbe* der Knötchen ist rothbraun oder braun. — In selteneren Fällen erscheinen die Papeln nur punktförmig, treten stets in grösseren Herden auf und verleihen der Haut das Aussehen der sogenannten Gänsehaut

(*syphilide papuleuse ponctuée*, FOURNIER). Diese Form tritt am I
figsten auf dem Rücken, an den Seitenwänden des Rumpfes und
den Extremitäten auf und befällt nie das Gesicht. Die Papeln schlie-
sich in diesen Fällen den Hautfollikeln an, ganz ebenso wie wir
beim Lichen scrophulosorum und Lichen ruber manchmal beobach
und wird durch diesen Umstand die Aehnlichkeit mit Cutis anser
abgesehen natürlich von der braunen Farbe der Knötchen des sy
litischen Exanthems, ohne weiteres erklärt. In diesen Fällen ruft
Exanthem, abweichend von dem gewöhnlichen Verhalten der sy
litischen Exantheme, manchmal Jucken hervor. — In sehr selte
Fällen kommen Gruppen kleiner Papeln zur Beobachtung, welche
eine grössere im Mittelpunkt der Gruppe gelegene Papel umge
wie „Planeten ihre Sonne" (FOURNIER).

Diese verschiedenen Formen des kleinpapulösen Syphilides tr
sehr häufig combinirt auf, so dass wir an manchen Orten grup
förmige, an anderen kreisförmige Anordnung finden und an einzel
Stellen gelegentlich die punctirte Form dieses Ausschlages. In man
Fällen kommen auch Combinationen mit dem grosspapulösen Syph
vor, so dass z. B. das letztere das Gesicht befallen hat, während
übrigen Körper ein kleinpapulöser Ausschlag vorhanden ist. Im Gan
und Grossen kommt das kleinpapulöse Syphilid seltener in der univ
sellen Ausbreitung vor, die das grosspapulöse so häufig zeigt, und
entspricht dieses Verhalten dem Umstande, dass das kleinpapul
Syphilid im Ganzen selten als erster oder als einer der früheren A
schläge auftritt, dagegen häufiger als späteres Recidiv, gegen Er
des ersten Jahres nach der Infection oder noch später.[1])

Der weitere Verlauf ist sehr ähnlich dem des grosspapulösen I
philides, nur ist die Abschuppung bei der Resorption der Papeln
wöhnlich eine stärkere als bei jenem.

Die Diagnose des kleinpapulösen Syphilides ist oft eine nicht g
leichte, indem grosse Aehnlichkeit mit *Lichen ruber planus* und *Lich*
scrophulosorum bestehen kann. Bei der ersteren Krankheit ist auf
meist stärkere Pigmentirung im Centrum der Knötchenkreise, auf
niemals fehlende Dellenbildung der grösseren Efflorescenzen, auf
mehr rothe Farbe der Knötchen und auf das mit dem Ausschlag v
bundene Jucken hinzuweisen — allerdings ist auf dieses letztere Sy
ptom, wie wir oben gesehen haben, nie ein entscheidendes Gewicht

---

1) Tafel II stellt einen Fall von kleinpapulösem Syphilid dar, welches
einem 35 jährigen Manne ungefähr 8 Monate nach der Infection aufgetreten w

legen — während beim Lichen scrophulosorum das Exanthem an und
für sich allerdings manchmal schwer von dem kleinpapulösen Syphilid
zu unterscheiden ist, höchstens dass die Knötchen des letzteren meist
eine viel gesättigtere Farbe zeigen. Einen gewissen Anhalt gewährt
das fast ausschliessliche Vorkommen des Lichen scrophulosorum bei
Kindern und jugendlichen Personen, bei denen natürlich das syphilitische Exanthem verhältnissmässig sehr viel seltener vorkommt, indess
wird hier doch schliesslich das Hauptgewicht bei der Diagnose auf die
begleitenden Erscheinungen einmal der Syphilis, das andere Mal der
Scrophulose zu legen sein.

Eine eigenthümliche Modification erleiden die Papeln an den Punkten, wo durch *Berührung zweier Hautflächen* die Gelegenheit zur Ansammlung von Schweiss und anderen Secreten gegeben ist, und ist
es im wesentlichen die Maceration durch diese Flüssigkeiten, welche
diese Umwandlung bedingt.

Es tritt zunächst eine Abhebung der obersten Hautschichten ein,
und die auf diese Weise excoriirten Papeln erscheinen nicht mehr
trocken, sondern zeigen an ihrer Oberfläche eine geringe flüssige Absonderung, sie haben sich in nässende Papeln (*Papuloe madidantes*,
oder mit dem alten, aber besser ganz auszumerzenden Namen: *breite
Condylome*) umgewandelt. Im weiteren Verlaufe nimmt die ganze
Oberfläche ein graues, wie croupöses Aussehen an, und es findet nun
eine reichlichere Absonderung eines dünnflüssigen oder mehr eiterigen
Secretes statt. Dabei nehmen die Papeln oft grössere Dimensionen,
sowohl der Höhe wie der Breite nach an und besonders durch das
Confluiren benachbarter Papeln kommt es oft zur Bildung umfangreicherer *Plaques*, förmlicher *Papelbeete*, die grössere Hautstrecken
einnehmen können und nach aussen von convexen Bogenlinien begrenzt
werden, wie alle durch Verschmelzung runder Einzelefflorescenzen entstandenen Herde. Manchmal, in besonders vernachlässigten Fällen,
nehmen die nässenden Papeln ganz erhebliche Dimensionen an, bis zu
1 Cm. Höhe und zeigen dann oft eine papilläre Beschaffenheit ihrer
Oberfläche. — Eine andere, gewissermassen entgegengesetzte Veränderung kann bei den Papeln durch *geschwürigen Zerfall* der centralen
Partien eintreten und pflegt auch dieses Ereigniss ganz besonders bei
Mangel an Pflege und Reinlichkeit vorzukommen. Es bildet sich zunächst in der Mitte der Papeln ein tiefes, eiterig belegtes Geschwür,
welches schliesslich fast die ganze Papel zerstört, so dass von derselben
nur noch ein schmaler erhabener Rand übrig bleibt.

Die nässenden Papeln zeigen in vielen Beziehungen eine grosse
Aehnlichkeit mit den Schleimhautsyphiliden, und es findet in der That
ein directer Uebergang an den Grenzgebieten zwischen Schleimhaut und
Haut, besonders an der Glans penis und dem inneren Präputialblatt
und an den inneren Theilen der Vulva, statt, an welchen Punkten die
syphilitischen Eruptionen gewöhnlich schon vollständig den Typus der
eigentlichen Schleimhautsyphilide zeigen. Wenn nun aber auch die
nässenden Papeln den Uebergang von den eigentlichen Hauteffores-
cenzen zu den Schleimhautsyphiliden bilden, so erscheint es mir doch
nicht richtig, wie es vielfach geschehen ist, dieselben unter den „syphilitischen Affectionen der Schleimhaut" zu schildern, denn ihr eigentlicher Sitz ist nicht die Schleimhaut, sondern die äussere Haut.

Localisation. Nach dem oben Gesagten ergiebt sich schon von
selbst, dass die nässenden Papeln am allerhäufigsten an den *Genitalien
und in deren Umgebung* vorkommen und zwar ganz besonders bei *Weibern*, bei denen einmal die Berührungsflächen der Haut·grössere sind,
und andererseits durch die normalen und pathologischen Secrete der
Geschlechtsorgane die Maceration so ausserordentlich begünstigt wird.
Es werden am häufigsten befallen die *kleinen und grossen Labien*, die
entsprechenden *Flächen der Oberschenkel* und die *Analfurche*. In vernachlässigten Fällen sind oft diese ganzen Theile von einer zusammenhängenden Papeleruption eingenommen, die sich dann noch bis auf die
Inguinalfurchen erstrecken kann. An den *männlichen Genitalien*, die
im Ganzen seltener befallen werden, treten die nässenden Papeln am
häufigsten am *Scrotum*, an den *entsprechenden Theilen der Oberschenkel* und an der *hinteren Fläche des Penis* auf. Auch die *Analfurche* wird bei Männern nicht so häufig ergriffen, wie bei Weibern,
und mag hier, abgesehen von dem bei den letzteren die Localisation
begünstigenden Herabfliessen der Genitalsecrete, die — bei Weibern
fehlende — Bebaarung, die eine so innige Berührung der Hautflächen
nicht zulässt, eine der Ursachen des selteneren Auftretens der nässenden Papeln sein.

An anderen Stellen sind es ganz dieselben Bedingungen, welche
das Auftreten nässender Papeln bewirken, und so sehen wir dieselben,
wenn auch sehr viel seltener, als an den oben besprochenen Punkten,
zwischen *den Fingern und Zehen*, am *Nabel*, in den *Achselhöhlen*, in
der *Kinnfurche*, im *äusseren Gehörgang*, in der *Furche hinter dem
Ohr*, unter *Hängebrüsten* und bei fettleibigen Personen überhaupt in
den *Hautfalten* auftreten. — Auf einen Punkt ist noch ganz besonders
aufmerksam zu machen, dass nämlich oft zwei Papeln an correspon-

direnden Stellen zweier Hautflächen liegen, die sich bei der Berührung derselben genau decken. Diese Erscheinung, das „Abklatschen" der nässenden Papeln, ist ausserordentlich leicht zu erklären, denn das Secret der einen Papel wirkt natürlich macerirend und irritirend gerade auf die entsprechende Stelle der anliegenden anderen Hautfläche, und so kommt es eben gerade an dieser Stelle auch zur Bildung einer nässenden Papel.

Die nässenden Papeln rufen, wenn sie in geringerer Anzahl vorhanden sind, an und für sich keine oder nur sehr unbedeutende *subjective Symptome* hervor, geringe brennende oder schmerzhafte Empfindungen bei der Benetzung mit Urin und bei Reibung in Folge von Bewegungen. Bei sehr reichlicher Entwickelung dagegen werden sie ausserordentlich empfindlich gegen jede Berührung und machen bei Localisation an den Genitalien und am After dem Kranken die heftigsten Schmerzen. — Die in diesen Fällen abundante Secretion veranlasst einen höchst unangenehmen, fötiden und schon auf gewisse Entfernung wahrnehmbaren *Geruch*, der zwar nicht gerade für Syphilis charakteristisch ist, aber doch von vornherein den Verdacht auf eine derartige syphilitische Affection lenken muss, weil er bei dieser am häufigsten vorkommt.

Die nässenden Papeln gehören zu den *häufigsten Affectionen* der secundären Periode der Syphilis, besonders bei Weibern, von denen kaum eines dieser Krankheitserscheinung völlig entgeht und bei denen in zahlreichen Fällen die nässenden Papeln der Genitalien und des Afters während der ersten Jahre nach der Infection mehrfach, 5, 10, ja sogar 20 fach recidiviren können, entweder als einzige Erscheinung, oder gleichzeitig mit anderen syphilitischen Affectionen. Es gilt dies ganz besonders von den Prostituirten, und wir sind daher berechtigt, die vielen Insulte, denen die Genitalien derselben ausgesetzt sind, als die occasionelle Ursache hierfür anzusehen in ganz analoger Weise, wie das Rauchen die zahlreichen Recidive der Mundschleimhaut bei Männern hervorruft. — Das häufige Recidiviren bei Weibern und die grosse *Infectiosität* der nässenden Papeln erklären zur Genüge die *grosse Gefährlichkeit dieser Affection*, und wir können FOURNIER nur Recht geben, wenn er die nässenden Papeln als Hauptquelle für die Weiterverbreitung der Syphilis ansieht, viel mehr, als den syphilitischen Primäraffect, der ja bei jedem Individuum nur einmal und nur während relativ kurzer Zeit besteht.

Der weitere **Verlauf** der nässenden Papeln richtet sich fast noch mehr, als der anderer Syphilissymptome, nach der Pflege und der Be-

handlung, die im einzelnen Falle stattfindet; denn während bei mangelnder Pflege und Reinlichkeit, bei der oft geradezu unglaublichen,
„bestialischen" Vernachlässigung, die sich manche Kranke zu Schulden
kommen lassen, die Papeln eine ganz excessive Ausbreitung und Entwickelung erlangen, so genügt andererseits oft schon Reinlichkeit und
Anwendung einer indifferenten, die erkrankten Theile vor Irritationen
schützenden Behandlung, um die Papelbildung nicht nur in Schranken
zu halten, sondern auch in Heilung überzuführen, und durch eine geeignete specifische Therapie werden oft in unglaublich kurzer Zeit die
umfangreichsten Eruptionen von nässenden Papeln zur Resorption gebracht. Nach der Heilung bleiben manchmal zunächst pigmentirte, in
anderen Fällen umgekehrt pigmentarme, helle Stellen zurück, aber nach
einiger Zeit ist in der Regel eine jede Spur der Papel verschwunden.
Nur bei der Heilung ulcerirter Papeln kommt es gelegentlich zur Bildung bleibender Narben.

Die Diagnose der nässenden Papeln bereitet nur selten Schwierigkeiten, indem die Localisation und die charakteristischen Eigenschaften
kaum eine Verwechselung mit anderen Erkrankungen zulassen. Mit
Papillomen — „spitzen Condylomen" — wäre eine Verwechselung nur
möglich in den Fällen excessiver Entwickelung der nässenden Papeln
und Bildung papillärer Wucherungen an der Oberfläche derselben. Die
bis zu einer so hochgradigen Entwickelung gediehenen Papillome, um
die es sich hier allein handeln kann, zeigen aber doch in der Regel
eine mehr geschwulstartige Form und in beiden Fällen, sowohl bei den
nässenden Papeln wie bei den Papillomen, findet diese übermässige Entwickelung gewöhnlich nur an gewissen, den Irritationen am meisten
ausgesetzten Stellen statt, während an geschützteren Orten die weniger
entwickelten Efflorescenzen deutlich die Charaktere der einen oder der
anderen Erkrankung erkennen lassen. — Die ulcerirten nässenden Papeln
können grosse Aehnlichkeit mit *weichen Schankern* zeigen, ja bei vollständigem geschwürigen Zerfall eine so grosse Aehnlichkeit, dass die
Unterscheidung lediglich nach den klinischen Merkmalen kaum möglich
ist. In diesen Fällen könnte die Impfung mit dem Secret auf den
Kranken selbst die Entscheidung geben, indem bei weichem Schanker
sich aus der Impfstelle ein charakteristisches Geschwür entwickelt,
während bei einer nässenden Papel höchstens eine kleine, schnell ver-
heilende Pustel entsteht. — Leichter zu verkennen, als die nässenden
Papeln an den Genitalien sind übrigens die an anderen Stellen auftretenden nässenden Papeln, indem schon das Ungewohnte der Localisation hier einen Irrthum begünstigt. So kommt es wohl vor, dass die

Papeln zwischen den Zehen für einfache, in Folge der Maceration durch den Schweiss entstandene *Erosionen* gehalten werden. Hier ist vor Allem auf die ganz scharfe Begrenzung der Papeln gegen die normale Haut hinzuweisen, während jene Erosionen nicht in einer so circumscripten Form auftreten.

3. Das pustulöse Syphilid.

Der wesentlichste Unterschied des pustulösen Syphilides von den bisher besprochenen syphilitischen Exanthemen, abgesehen von den sich unter besonderen Verhältnissen entwickelnden nässenden Papeln, besteht darin, dass die Efflorescenzen des ersteren ein *eiteriges Secret* liefern, welches zunächst zur Abhebung der Hornschicht und so zur Bildung einer *Pustel* führt. Dieses erste Stadium ist allerdings von nur kurzer Dauer und es kommt daher viel häufiger das zweite Stadium zur Beobachtung, in welchem sich nach dem Platzen der Pusteldecke aus dem in Folge der Verdunstung eintrocknenden Pustelinhalt eine *Kruste* gebildet hat, je nach der Beschaffenheit des Secretes von gelber, gelbbrauner oder bei Blutbeimischung von dunklerer Farbe. Die Kruste ist von einem schmäleren oder breiteren, geringe oder stärkere Infiltration zeigenden Hof umgeben. Nach Entfernung der Kruste kommt entweder eine oberflächlichere *Erosion* oder ein tieferer Substanzverlust der Haut, ein wirkliches *Geschwür* zum Vorschein. Bleibt die Stelle unbedeckt, so trocknet das Secret schnell wieder zu einer Kruste ein. Nach dem Vorherrschen dieser Erscheinungen sind von manchen Autoren diese Ausschlagsformen in ganz zweckmässiger Weise als *pustulo-crustöse Syphilide* bezeichnet worden. — Manchmal entwickeln sich auf dem Boden der Efflorescenzen hochragende Granulationswucherungen (*Framboësia syphilitica*), ganz ähnlich den gelegentlich bei tertiären Geschwüren auftretenden Wucherungen. — Die Heilung führt bei den oberflächlichen Formen zu einer vollständigen Restitution des Gewebes, während die tiefer greifenden pustulösen Syphilide mit Narbenbildung heilen.

Die pustulösen Syphilide zeigen sehr mannigfaltige Formen und werden dementsprechend gewöhnlich in eine ganze Anzahl weiterer Untergruppen eingetheilt. Im Ganzen dürfte es indess genügen, wenn wir zwei Gruppen unterscheiden, nämlich die *oberflächlichen* und die *tiefgreifenden pustulösen Syphilide*, und es entspricht — wenigstens der Hauptsache nach — auch der klinische Charakter der Ausschläge dieser Eintheilung, indem die oberflächlichen Formen leichte und frühe

Erscheinungen der Syphilis darstellen, während die tiefgreifenden wenigstens in der Regel von ernsterer Bedeutung sind.

Zu den oberflächlichen pustulösen Syphiliden (*Impetigo syphilitica*) gehören jene schon früher erwähnten pustulösen Ausschläge der behaarten Stellen, des Kopfes und der Bartgegend, die so häufig bei den ersten allgemeinen Exanthemen auftreten, und bei denen offenbar nur die localen anatomischen Verhältnisse das Nässen bedingen, während die gleichzeitig auf der übrigen Haut sich entwickelnden Efflorescenzen trocken sind, ganz ebenso wie z. B. acute Eczeme der behaarten Haut fast stets von vornherein stark nässen. In derselben Weise treten besonders bei im übrigen papulösen Exanthemen gern pustulöse Efflorescenzen am Nacken an der Haargrenze, an einzelnen Stellen des Gesichtes, besonders an der Stirn und an der Nasolabialfurche und auch wohl auf der Brust auf. In allen diesen Fällen ist das Erscheinen pustulöser Efflorescenzen in keiner Weise von übler Bedeutung, weder bezüglich der Schwere der Syphilis, noch etwa einer mangelhaften Constitution des Kranken. Anders ist dies in den übrigens seltenen Fällen, wo ausgebreitete pustulöse Exantheme, gelegentlich mit serpiginösem Charakter, auftreten, die das Zeichen einer entweder an und für sich oder in Folge geringerer Widerstandsfähigkeit des Kranken schweren Syphilis bilden.

Diese Fälle führen unmittelbar zu den tiefgreifenden pustulösen Syphiliden über, die im allgemeinen als *Ecthyma syphiliticum* bezeichnet werden. Bei diesen ist die Umgebung der ursprünglichen Pustel stark infiltrirt, unter den sich später bildenden Krusten findet sich nicht eine Erosion, sondern ein wirkliches, mehr oder weniger tiefes Geschwür und die Heilung geschieht stets mit Narbenbildung.

Zunächst kommen oft derartige pustulöse Syphilide an den Unterextremitäten, besonders den Unterschenkeln, vor, gleichzeitig mit einem maculösen oder papulösen Exanthem auf dem übrigen Körper, und in diesen Fällen ist das Auftreten dieser Exanthemform nicht von schlechter Bedeutung. Zwar handelt es sich meist um sehr reichliche Eruptionen, aber weder müssen die befallenen Individuen cachectisch sein, noch nimmt die Syphilis bei diesen Kranken etwa einen ungünstigen Verlauf. Allerdings bedürfen die pustulösen Efflorescenzen zu ihrer Heilung längerer Zeit, als Flecken und Papeln. In diesen Fällen sind es offenbar wieder nur locale Bedingungen, im wesentlichen wohl die ungünstigeren Circulationsverhältnisse der Unterextremitäten, welche die grössere Intensität der an diesen Stellen localisirten Krankheitsprocesse verschulden.

Anders ist es bei den über den ganzen Körper zerstreut auftretenden tiefgreifenden pustulösen Syphiliden, die entweder heruntergekommene Individuen befallen, oder andererseits das Zeichen an und für sich schwerer Syphilisformen, der galopirenden Syphilis, auf die wir noch in einem späteren Capitel zurückkommen werden, sind. In diesen Fällen documentiren sich die pustulösen Syphilide als Uebergangsformen zu den eigentlichen tertiären Syphiliden, indem sich direct aus denselben typische tertiäre Geschwüre entwickeln (*pustulo-ulceröses Syphilid*).

Die *Zeit des Auftretens* der pustulösen Syphilide ist, wie schon erwähnt, eine sehr verschiedene, indem einzelne Formen bereits bei dem ersten Exanthem auftreten können, während andere zu den spätesten Erscheinungen der secundären Periode gehören oder zwischen dieser und der tertiären Periode, in welche sie unmittelbar überleiten, das Bindeglied bilden.

Die Prognose ist, wie nach dem oben Gesagten ersichtlich, bei einigen Formen gut, bei anderen ist sie schlechter, da das Auftreten des pustulösen Syphilides entweder für eine besondere Schwere der Syphilis oder für das Vorhandensein eines cachectischen Zustandes spricht.

Die Diagnose der pustulösen Syphilide ist, abgesehen von den serpiginösen Formen, an und für sich nicht gerade leicht, da die Efflorescenzen keine direct für die Syphilis charakteristischen Erscheinungen darbieten. Es können Verwechselungen mit manchen *Acneformen*, so mit *medicamentöser Acne*, dann mit *Impetigo contagiosa*, vielleicht auch gelegentlich mit *nässenden Eczemen* vorkommen. Das Hauptgewicht ist bei nicht hinreichend significantem Charakter der pustulösen Efflorescenzen auf die an anderen Stellen sich findenden andersartigen Eruptionen und auf die anderen Erscheinungen der Syphilis überhaupt zu legen.

An die pustulösen schliessen sich unmittelbar die *bullösen Syphilide* (*Pemphigus syphiliticus*) an, doch da dieselben bei acquirirter Syphilis nur in ganz eminent seltenen Fällen, sehr häufig dagegen bei der hereditären Syphilis zur Beobachtung gelangen, so soll ihre Besprechung erst in dem der letzteren gewidmeten Capitel stattfinden.

4. Das tertiäre papulöse Syphilid.

Das tertiäre papulöse Syphilid unterscheidet sich von dem entsprechenden secundären Ausschlage weniger durch die Form der einzelnen Efflorescenzen, als durch die *Anordnung* und durch den *Verlauf* derselben. Die tertiäre Papel erscheint in der That ebenso wie die secundäre als durchschnittlich linsengrosses, derbes, die Haut über-

10*

ragendes, rothbraunes oder braunes Knötchen, dessen Oberfläche in
der ersten Zeit ihres Bestehens glatt, glänzend erscheint. Aber diese
Knötchen treten niemals beliebig zerstreut, sondern stets zu mehreren
oder sehr vielen in einzelnen Gruppen vereinigt auf, und in der Regel
lässt sich das Fortschreiten der Eruption von einzelnen Punkten aus
verfolgen, indem sich an diesen die ältesten, unter Umständen schon
völlig resorbirten Efflorescenzen finden, während in centrifugaler Anordnung nach allen Richtungen oder auch nur nach einer Seite hin,
in fächerförmiger Ausbreitung, sich jüngere und jüngste Eruptionen
anschliessen.   Die gruppenförmige Anordnung erinnert zwar an das der
secundären Reihe angehörige kleinpapulöse Syphilid, indess sind bei
dem tertiären Exanthem die Papeln in der Regel grösser, als bei jenem,
und dann unterscheidet sich dasselbe vor Allem dadurch von dem
secundären Exanthem, dass nach der Abheilung der Papeln stets Narben
zurückbleiben. — Manchmal confluiren die einzelnen Papeln zu einem
Walle, und es bilden sich so ringförmige oder halbkreisförmige Efflorescenzen mit vernarbtem Centrum oder durch Verschmelzen mehrerer
solcher Ringe grössere, aus einzelnen Bogensegmenten gebildete, nach
der einen Richtung fortschreitende, hinter sich Narben zurücklassende
schmale Infiltrationswälle, die im übrigen die Eigenschaften der einzelnen
Papeln zeigen. Auch aus einzelnen Papeln können durch peripherisches
Fortschreiten und centrale Verheilung derartige ringförmige Efflorescenzen entstehen (*papulo-serpiginöses Syphilid*).[1]

Der weitere Verlauf des tertiären papulösen Syphilides kann sich
in zweifacher Weise gestalten.   In einer Reihe von Fällen tritt, ohne
dass es zu einem acuten Zerfall kommt, die *Resorption* der Papel ein,
mit Hinterlassung einer gewöhnlich nicht sehr tiefen Narbe, die anfänglich hyperämisch und von dunkelbraunem Hofe umgeben ist, später aber
ganz weiss wird und in der Regel schliesslich auch ihren dunklen Saum
verliert. Die Narben sind manchmal so oberflächlich, dass sie nach
einiger Zeit überhaupt nicht mehr deutlich wahrnehmbar sind. — Der
zweite Ausgang der tertiär-syphilitischen Papel ist der in *Ulceration*,
der zur Bildung des *syphilitischen Hautgeschwüres* führt. Die hierdurch
entstehenden Krankheitsbilder sollen weiter unten geschildert werden.

Bei dem tertiären papulösen Syphilid tritt wohl am meisten von
allen tertiären syphilitischen Krankheitserscheinungen die Neigung zum
serpiginösen Weiterschreiten hervor, und wir sehen daher oft flachhand-

---

[1] Taf. III stellt einen Fall von tertiärem papulösen und ulcerösen Syphilid
bei einem 37 jährigen Manne dar.

grosse und grössere, gelegentlich eine ganze Extremität, den ganzen Rücken einnehmende Herde, deren aus lauter einzelnen Bogenlinien gebildeter Saum sich nach der normalen Haut zu vorschiebt, hinter sich vernarbte Haut zurücklassend. Auch in den bereits vernarbten Stellen bilden sich gelegentlich neue Infiltrate, die die Mittelpunkte neuer serpiginöser Efflorescenzen werden. Meist gehen diese Veränderungen in einer nicht vollständig regelmässigen Weise vor sich, der äussere Infiltrationswall ist kein ganz continuirlicher, sondern hier und da unterbrochen, und daher bildet sich auch keine völlig continuirliche Narbe, sondern innerhalb der Narben finden sich überall kleine, unregelmässige Inseln normaler Haut eingestreut. — Nur in sehr seltenen Fällen kommt es zu einer regelmässigen Narbenentwickelung über grosse Körperstrecken, wobei die ausgedehnte narbige Atrophie der Haut viel mehr in die Augen fällt, als der unbedeutende, an ihrer Grenze sich gegen die normale Haut vorschiebende Infiltrationssaum, Fälle, die unter der Bezeichnung *Liodermia syphilitica* beschrieben sind (FINGER).

In den meisten Fällen von ausgebreiteten papulo-serpiginösen Syphiliden kommt es zeitweise zu mehr oder weniger ausgedehntem ulcerösen Zerfall, so dass meist gemischte Exanthemformen, hier papulöse, an anderen Stellen ulceröse zur Beobachtung kommen.

Das tertiäre papulöse Syphilid gehört zu den *frühesten Erscheinungen* der tertiären Periode und kann sich schon wenige Jahre nach der Infection entwickeln, andererseits kommt es auch in späteren Jahren vor, doch pflegt es nicht in den spätesten Perioden der Krankheit aufzutreten.

Die Diagnose des tertiären papulösen Syphilides ist keineswegs stets eine leichte, und es können eine Reihe verschiedener Krankheiten mit demselben verwechselt werden. Bei einer oder einigen wenigen Gruppen von Knötchen und auch bei den serpiginösen Formen ist eine Verwechselung mit *Lupus* möglich, dessen Efflorescenzen an und für sich grosse Aehnlichkeit mit den tertiären syphilitischen Papeln haben. Indess datirt das Auftreten des Lupus in der Regel bereits von einem jugendlichen Alter her, ferner unterscheidet sich derselbe von dem Syphilid durch seine grosse Neigung auf den bereits abgeheilten Stellen immer und immer wieder Recidive zu bilden, während bei der Syphilis das peripherische Fortschreiten vielmehr in den Vordergrund tritt und Recidive auf den bereits vernarbten Stellen weniger häufig auftreten. Dann ist auch für diese Fälle der später noch öfter zu berührende Unterschied im zeitlichen Verlauf massgebend, indem unter allen Umständen der Lupus sehr viel mehr Zeit zu einer bestimmten Ausbreitung braucht, als die Syphilis. — Die *secundären papulösen E theme* treten im Gegensatz zum tertiären papulösen Syphilid, ent in allgemeiner Verbreitung, oder doch über ziemlich grosse Stre ausgedehnt, meist in symmetrischer Weise auf, die einzelnen Pu sind entweder nicht gruppirt — grosspapulöses Syphilid — oder sie bei dem kleinpapulösen Syphilid auch gruppirt auftreten, u scheiden sie sich doch meist durch geringere Dimensionen von tertiären Papeln.   Niemals führen sie zu Narbenbildung.

Bei der oben geschilderten Bildung ringförmiger oder halbl förmiger Herde kann eine Aehnlichkeit mit *circumscriptem Herpes surans* oder mit *Psoriasis gyrata* oder mit der discoiden Form *Lupus erythematodes* entstehen.   Die Unterscheidung von letz Krankheit kommt nur bei der Localisation im Gesicht in Betracht kann in der That manchmal zunächst schwierig sein.   Hier ist ei auf die so charakteristische Anordnung der Lupusefflorescenzen an stimmten Gesichtspartien (s. d. Capitel über Lupus erythemato ferner auf die gewöhnlich stärkere Schuppenansammlung und di den Narben des Lupus erythematodes meist zahlreichen Teleangiecta vor Allem aber auf die Differenz des zeitlichen Verlaufes zu ach denn der Lupus erythematodes braucht durchschnittlich ebenso Jahre zum Erreichen einer gewissen Ausbreitung, als die Syp dazu Monate nöthig hat. — Sehr viel leichter ist die Unterscheid von Psoriasis und Herpes tonsurans, bei welchen Krankheiten nie Narben gebildet werden; bei der letzteren Krankheit beseitigt der N weis der Pilze jeden Zweifel.

Eine besondere Besprechung macht noch die Localisation des tiären papulösen Syphilides auf *Handtellern und Fusssohlen* nö da das Krankheitsbild dieser Fälle, die als *Psoriasis palmaris et p taris tertiaria* zu bezeichnen sind, von den gewöhnlichen Erscheinung des Exanthems in mancher Hinsicht abweicht.   In den ersten Jah der tertiären Periode, ja noch früher, gewissermassen als Uebergar form von den secundären zu den tertiären Erscheinungen, komm serpiginös fortschreitende Infiltrate der Flachhände und Fusssohlen die ohne deutliche Narbenbildung resorbirt werden und deren p pherischer, mit Schuppen bedeckter, kreis- oder guirlandenförmiger R allmälig die ganze Handfläche überwandert und an der Beugefla der Finger gleichmässig weiter kriecht, so dass derselbe, wenn Finger zusammengelegt werden, scheinbar direct von einem Finger den anderen übergeht.

Bei den einer späteren Periode angehörenden Fällen zeigt sich vor Allem eine starke diffuse Verdickung der Hornschicht, so dass grössere, nach aussen mit convexen Bogenlinien begrenzte Partien mit dicken, silberglänzenden und im weiteren Verlauf sich ablösenden und wiedererzeugenden Epidermislamellen bedeckt sind (*Syphilis palmaris et plantaris cornea*). Nur am Rande dieser Epidermisanhäufungen ist oft ein serpiginös fortschreitendes, braunrothes Infiltrat zu constatiren. Gerade diese Form kann nicht selten noch unter den spätesten Symptomen Jahrzehnte nach der Infection auftreten. Gelegentlich kommt es natürlich auch hier zum ulcerösen Zerfall der Infiltrate. Die Affection ist nicht so regelmässig symmetrisch, wie die secundäre Psoriasis, sondern tritt oft auch nur an einer Seite auf und dann bei Befallensein der Hände häufiger rechts als links, so dass wir auch hier wie bei so vielen syphilitischen Krankheitserscheinungen den äusseren Schädlichkeiten einen oft die Localisation bestimmenden Einfluss zuschreiben müssen. — Die Diagnose ist oft nicht leicht. Die *vulgäre Psoriasis* ist unschwer auszuschliessen, da bei derselben diese Localisation überhaupt nur selten ist und dann stets an anderen Hautstellen sich auch Efflorescenzen finden. Grosse Aehnlichkeit kann die Affection aber mit trockenen, schuppenden *Eczemen* haben. Das wichtigste Unterscheidungsmerkmal ist jedenfalls der serpiginöse infiltrirte Rand.

5. Das ulceröse Syphilid.

Das tertiäre papulöse Syphilid geht oft in *Ulceration* über, derselbe Ausgang ist sehr gewöhnlich bei dem unten zu besprechenden gummösen Syphilid, und es kommt so zur Bildung der syphilitischen Hautgeschwüre, des ulcerösen Syphilides. Wenn daher dieses letztere auch keine eigentlich selbstständige Ausschlagsform darstellt, sondern stets aus dem einen oder anderen der eben genannten Exantheme hervorgeht und so eigentlich nur ein bestimmtes Stadium derselben bildet, so lässt doch der sehr bestimmte klinische Charakter des ulcerösen Syphilides eine gesonderte Besprechung wünschenswerth erscheinen.

Die *syphilitischen Hautgeschwüre* sind ausgezeichnet durch den scharf geschnittenen, steil abfallenden Rand, durch den tiefen, stets eiterig belegten Grund, dessen Secret unter günstigen Umständen zu einer Kruste eintrocknet, die dann die Vertiefung ausfüllt oder das normale Hautniveau noch überragt, und durch die gleich zu besprechende Form. Da die Geschwüre stets aus Infiltraten, Papeln oder Gummiknoten, durch deren in den mittleren Theilen beginnenden Zerfall hervorgehen, so wird ihre Grenze gegen die normale Haut durch einen

gerötheten erhabenen Wall gebildet, den jüngsten, noch nicht zer
nen Theil des ursprünglichen Infiltrates. In manchen Fällen aller
geht die Ulceration in einer so rapiden Weise vor sich, dass von e
Infiltrat überhaupt nichts zu sehen ist, dass das Geschwür sohei
unmittelbar in der normalen Haut seinen Sitz hat. Dieses Erei
tritt ganz besonders oft bei der acut verlaufenden „galopirenden"
philis ein.

Die *Form* der syphilitischen Hautgeschwüre wird zunächst n
lich durch die Form der Infiltrate, aus denen sie hervorgehen, besti
und so sehen wir ganz besonders bei den ulcerirenden papulösen
philiden die in Halbkreisen und guirlandenartigen Figuren auftrete
Geschwüre. Und dann tritt auch bei den ulcerösen Syphilide
formbestimmender Factor ihre grosse *Neigung zum peripheri*
Fortschreiten hervor, bei gleichzeitiger Vernarbung der centralen Pa
Seltener kommen hierdurch wirkliche Ringformen zur Ausbildung, o
bar aus dem Grunde, weil der Ulcerationsprocess Sewöhnlich nicl
ganz gleichmässiger Weise nach allen Richtungen hin fortschr
sondern meist nach einer Seite hin erlischt und nur nach den and
Richtungen weiterschreitet. Hierdurch kommen die so ausserorden
charakteristischen *hufeisen- oder nierenförmigen* Geschwüre zu Sta
bei denen der Hilus die Stelle anzeigt, an der ein weiteres Fortschr
des Geschwürsprocesses nicht stattfindet. Durch Confluenz mehr
solcher Halbkreise entstehen dann die Guirlandenformen und oft ni
ein solcher allmälig vorrückender, meist ebenso wie die entspreche
tertiären papulösen Infiltrate nicht ganz continuirlicher Geschwüre
grosse Dimensionen an.

Der *Grund der Geschwüre* sondert reichlich Eiter ab und a
daher stets einen starken eiterigen Belag. Erst bei beginnender Heil
nimmt die Secretion ab und es erscheinen nun rothe Granulatio
während zunächst vom inneren Rande her der Narbensaum sich
schiebt. Da dem Secret meist die Gelegenheit zum Eintrocknen
boten ist, so erscheinen die syphilitischen Geschwüre gewöhnlich
Krusten bedeckt, die an und für sich, abgesehen von ihrer Form, n
charakteristisch sind, so dass man zur Sicherstellung der Diag
dieselben stets entfernen muss. Nur eine eigenthümliche, durch
peripherische Fortschreiten der syphilitischen Ulcerationen bedi
Form der Krusten muss hier noch erwähnt werden, nämlich die Bild
von concentrisch geschichteten, mit Austerschalen verglichenen, ma
mal hoch aufgethürmten Borken. Die Entstehung derselben erk
sich leicht, das allmälig grösser werdende Geschwür bildet auch hm

grössere und grössere Borken, die sich unten an die erstentstandenen Borken anlegen und dieselben in die Höhe heben, in ganz analoger Weise, wie sich oft bei den Favusschildchen eine concentrische Schichtung bildet. Bei Vorhandensein zahlreicher, mit derartigen Borken bedeckter Geschwüre hat man dem Exanthem den Namen *Rhypia oder Rupia syphilitica, syphilitische Schmutzflechte*, gegeben.

In seltenen Fällen entwickeln sich auf dem Grund der Geschwüre papilläre Wucherungen, welche nicht nur die Geschwürsvertiefung völlig ausgleichen, sondern die umgebende Haut beträchtlich überragen können (*Framboesia syphilitica*). Am häufigsten kommen diese Wucherungen auf behaarten Stellen, auf dem Kopfe und im Barte vor. Dieselben zeigen grosse Aehnlichkeit mit einer in den Tropen vorkommenden ansteckenden Krankheit (*Yaws, Pians, Polypapilloma tropicum*, CHARLOUIS), welche auch mehrfach mit Syphilis verwechselt oder identificirt ist, nach den genauen Beobachtungen des eben genannten Arztes aber zweifellos von dieser Krankheit zu trennen ist, da dasselbe Individuum nach einander an beiden Affectionen erkranken kann.

Das ulceröse Syphilid hat im allgemeinen keine Neigung, in die Tiefe weiterzudringen, und so kommt es selten zu Zerstörungen tiefer liegender Organe, abgesehen natürlich von den Fällen, wo gleichzeitig eine syphilitische Erkrankung der tieferen Gebilde, der Muskeln und Knochen, besteht und gleichfalls in Zerfall übergeht. Nur an den Organen, die überhaupt nur durch dünne Hautduplicaturen gebildet werden, so an den Nasenflügeln und Augenlidern, können auch durch ein einfaches ulceröses Syphilid erhebliche Zerstörungen angerichtet werden. Immerhin kann die Narbenbildung im Gesicht erhebliche Entstellung, Ectropium oder Symblepharon veranlassen, doch treten diese üblen Folgen bei der ausserordentlich günstigen Prognose, die das ulceröse Syphilid bei richtiger Behandlung giebt, glücklicher Weise meist nur in nicht zeitig genug behandelten Fällen ein. — Die aus zerfallenen Gummiknoten hervorgegangenen Geschwüre gehen meist mehr in die Tiefe, entsprechend dem tieferen Sitze der Gummata und bei denselben werden daher noch am häufigsten die tieferen Organe, besonders die Knochen, in Mitleidenschaft gezogen. Nur ausnahmsweise kommt es dadurch zu tieferen Zerstörungen, dass die Geschwüre einen *gangränösen Charakter* annehmen und in rapider Weise Verschorfung und Abstossung umfangreicher Gewebspartien eintritt.

Die syphilitischen Geschwüre können, da stets mehr oder weniger erhebliche Theile des Corium durch dieselben zerstört werden, *nur mit Narbenbildung* heilen. Nicht selten tritt nachträglich Hyperplasie

dieser Narben, *Keloidentwickelung*, auf. — Nach sehr langdauernden
syphilitischen Ulcerationsvorgängen kommt es manchmal, besonders
an den Unterschenkeln, zu erheblicher Hyperplasie des Bindegewebes
der Haut, zur Entwickelung von *Elephantiasis*, die aber nur als Folgeerscheinung der chronisch entzündlichen Vorgänge aufzufassen ist, ohne
dass der specifisch syphilitische Charakter dieser Vorgänge hierbei von
wesentlicher Bedeutung ist.

Die *Ausbreitung*, welche das ulceröse Syphilid in den einzelnen
Fällen erlangt, ist sehr verschieden, indem oft nur einige wenige Geschwüre auftreten, während andere Male grosse Körperstrecken überzogen werden oder die ganze Körperoberfläche mit Geschwüren übersäet ist. Bei grösserer Verbreitung des ulcerösen Syphilides lassen
sich im allgemeinen zwei Typen von einander unterscheiden. In einer
Reihe von Fällen verläuft der Krankheitsprocess in chronischer Weise,
von einem oder mehreren Punkten beginnend überzieht das ulceröse
Syphilid, langsam weiter kriechend, grössere Hautstrecken und erreicht
so erst nach jahrelangem Bestehen grössere Verbreitung. In anderen
Fällen treten innerhalb einer kurzen Frist zahlreiche, über die ganze
Körperoberfläche zerstreute Geschwüre auf. Diese letztere Form kommt
hauptsächlich bei der galopirenden Syphilis vor und tritt demgemäss
schon kurze Zeit nach der Infection, oft schon im Verlaufe des ersten
Jahres auf, während die chronische, exquisit serpiginöse Form des
ulcerösen Syphilides zu den späteren tertiären Erscheinungen gehört
und gelegentlich 10 und 20 Jahre nach der Infection noch vorkommen
kann.

In vernachlässigten Fällen von ulcerösem Syphilid kann sich der
Verlauf über viele Jahre erstrecken, ohne dass eine spontane Ausheil-
lung erfolgt. Am Rande kriecht die Affection weiter, hinter sich
Narben zurücklassend, hier und da auch wohl erlöschend. Dafür treten
aber an anderen Stellen, auch an bereits vernarbten, wieder neue
Ulcerationen auf, von denen nun wieder eine weitere Ausbreitung erfolgt. So sind dann schliesslich in diesen Fällen oft grosse Körperstrecken in den Krankheitsprocess hineinbezogen, der grösstentheils
mit Hinterlassung von Narben abgelaufen ist, und nur oder wenigstens
hauptsächlich an den Rändern noch das fortschreitende, geschwürige
Stadium zeigt. — Trotzdem ist die Prognose an und für sich eine
günstige, da, wie schon oben erwähnt, nur selten, unter bestimmten
Bedingungen, tiefere Zerstörungen eintreten. Dies gilt vor Allem für
das Gesicht, an dem ja auch die durch die Narbenbildung zurückbleibende Entstellung von sehr viel grösserer Bedeutung ist, als an

anderen Körperstellen. Die Prognose wird auch dadurch eine so
günstige, dass das ulceröse Syphilid, wenn wir von den oft sehr schwer
zu behandelnden Fällen von galopirender Syphilis absehen, mit zu
denjenigen Erscheinungen der Syphilis gehört, welche wir stets in
kurzer Zeit durch die geeignete Therapie sicher zur Heilung zu bringen
vermögen.

Bei der Diagnose des ulcerösen Syphilides ist vor Allem auch
wieder die schon bei dem tertiären papulösen Syphilid besprochene
Möglichkeit einer Verwechselung mit *Lupus* zu berücksichtigen, um so
mehr, als bei einem tertiären Syphilid so oft an einer Stelle papulöse
Efflorescenzen, an anderen aus diesen hervorgegangene Geschwüre sich
finden, gerade wie beim Lupus. Indess zeigen doch die lupösen Geschwüre wesentliche Unterschiede von den syphilitischen, die natürlich
erst nach Entfernung der gewöhnlich vorhandenen Krusten hervortreten. Bei jenen ist der Grund granulirt, nicht eiterig belegt, nicht
erheblich vertieft oder sogar hervorragend, bei diesen ist der Grund
vertieft, eiterig belegt, die Geschwürsränder fallen steil ab. Bei den
syphilitischen Geschwüren kommt die Nierenform häufig vor, während
sie beim Lupus sehr selten ist, überhaupt ist die Form der ersteren
in der Regel eine sehr viel bestimmter ausgeprägte, regelmässigere als
bei Lupus. Dann verläuft die ulceröse Syphilis sehr viel schneller,
als der Lupus, sie erreicht in ebenso vielen Monaten dieselben Dimensionen, wie jener in Jahren; der Lupus beginnt meist schon in der
Jugend, die ulcerösen Syphilide treten, abgesehen natürlich von der
hereditären Syphilis, in der Regel doch erst in den mittleren Lebensjahren auf. Ein sehr zuverlässiges Unterscheidungsmittel ist schliesslich die Therapie, indem bei Syphilis der günstige Einfluss der entsprechenden Behandlung — innerlich Jodkalium, äusserlich Empl.
Hydrargyri — stets in 8 bis 14 Tagen aufs deutlichste hervortritt,
während der Lupus von jener Behandlung jedenfalls in so kurzer
Zeit ganz unbeeinflusst bleibt. Bei vorhandenem Zweifel ist daher
stets zunächst diese Therapie einzuleiten. — Die Entscheidung durch
Aufsuchen der Lupusbacillen macht so grosse Schwierigkeiten, dass
dieses Auskunftsmittel wenigstens vorderhand in praxi noch nicht
in Frage kommen kann. — Bei Localisation der syphilitischen
Geschwüre an den Unterschenkeln kann die Unterscheidung von *einfachen*, gewöhnlich durch *Varicen bedingten Geschwüren* schwierig
werden. Auch hier ist die scharfe und meist charakteristische Form
der syphilitischen Geschwüre hervorzuheben, doch wird man sich auch
hier manchmal des Aushülfsmittels einer versuchsweise eingeleiteten

antisyphilitischen Behandlung bedienen müssen. Sehr gross kann die
Aehnlichkeit zwischen dem ulcerösen Syphilid und dem serpiginösen
Schanker sein; die Differentialdiagnose ist bereits bei letzterer Krankheit (s. das betreffende Capitel) besprochen. — Aber auch mit einem
einfachen weichen Schanker oder einem *syphilitischen Primäraffect*
kann das ulceröse Syphilid verwechselt werden, falls an irgend einer
Stelle der Genitalien, so an der Vorhaut oder der Haut des Penis oder
auf der Eichel, ein einzelner Herd zur Entwickelung kommt. Ganz besonders im Anfang, wenn dieses tertiäre Syphilid noch sehr geringe
Ausbreitung erlangt hat, ist diese Verwechselung leicht möglich. Ich
habe in einigen derartigen Fällen eine eigenthümlich glasige, durch-
sichtige Beschaffenheit des körnigen Geschwürsgrundes als charakteristisches Merkmal constatiren können, wie sie beim Schanker niemals
gefunden wird. Werden die Geschwüre grösser, so unterscheidet der
in Bogenlinien nach aussen fortschreitende Rand sie hinlänglich vom
Schanker. Wichtig für die Unterscheidung sowohl vom Ulcus molle
wie vom syphilitischen Primäraffect ist das Fehlen einer Anschwellung
der Inguinaldrüsen bei dem tertiären Syphilid der Genitalien. — Die
Unterscheidung von *Lepra*, die bei Zerfall der Hautinfiltrate dem ulcerösen Syphilid ähnliche Krankheitsbilder hervorrufen kann, wird sich
im wesentlichen auf die übrigen charakteristischen Erscheinungen der
Lepra zu stützen haben, übrigens kann dieselbe bei uns überhaupt nur
bei aus Lepragegenden Eingewanderten in Frage kommen. — Bei der
Framboësia syphilitica ist an die Möglichkeit einer Verwechselung mit
dem allerdings ganz ausserordentlich seltenen *Pemphigus vegetans* zu
denken. Abgesehen davon, dass die letztere Krankheit nicht, wie die
Framboësia syphilitica, eine besondere Vorliebe für behaarte Stellen
zeigt, breiten sich bei ihr die papillären Wucherungen in einer viel
rapideren Weise über grössere Körperstrecken aus, als dies bei jener
Form der Syphilis vorkommt.

6. Das gummöse Syphilid.

Das gummöse Syphilid (*Knotensyphilid*) stellt eigentlich nur eine
Steigerung des tertiären papulösen Syphilides dar, denn das *Gumma*
(*Syphilom*) der Haut unterscheidet sich eigentlich nur durch seine
grösseren Dimensionen und oft allerdings auch durch seinen tieferen
Sitz von der tertiären Papel.

Das Hautgumma erscheint als erbsen- bis etwa wallnussgrosses
Infiltrat, von im allgemeinen runder, halbkugeliger Form, welches sich
entweder in der Haut selbst entwickelt und dann von vornherein eine

rothe oder braunrothe Färbung zeigt, oder seinen Ausgangspunkt vom Unterhautbindegewebe nimmt. In diesen letzteren Fällen, in denen die Geschwulst gewöhnlich grössere Dimensionen annimmt, als in den ersteren, zieht die Haut anfänglich unverändert über die Geschwulst hinweg und ist über derselben verschieblich, erst später beim Wachsen des Infiltrates wird sie mit demselben verlöthet und erscheint nun auch roth oder dunkel lividroth. An Stellen mit lockerem Unterhautbinde- gewebe, so an den Augenlidern, tritt oft eine ödematöse Anschwellung der Umgebung ein. Im weiteren, sehr langsamen Verlauf tritt eine *Erweichung der centralen Partien* ein, die sich durch Fluctuation kenn- zeichnet, und wenn ein Gumma in diesem Stadium eröffnet wird, so entleert sich aus demselben kein Eiter, sondern eine zähe, mehr schlei- mige Flüssigkeit, nach deren Aehnlichkeit mit gelöstem Gummi angeb- lich die Geschwulst ihren Namen hat. Wenn eine Behandlung nicht dazwischen tritt, so kommt es weiter zur spontanen Eröffnung des Gummiknotens und es bildet sich nun ein *Geschwür*, welches die oben geschilderten Charaktere zeigt und sich gewöhnlich durch seine ganz besondere Tiefe und dementsprechend hohe, steil abfallende Ränder auszeichnet. Grössere Gummata oder durch Confluenz mehrerer Knoten entstandene umfangreichere Infiltrate brechen oft an mehreren Stellen auf, so dass zunächst mehrere, durch schmale Hautbrücken von einander getrennte Geschwüre entstehen. Bald aber schmelzen diese Hautbrücken ein, und es entspricht das Geschwür nun der Grösse des ursprünglichen Infiltrates. In nicht behandelten Fällen greifen die Geschwüre der Fläche und auch der Tiefe nach weiter um sich und können so zu ausgedehnten Zerstörungen führen. Stets aber kann die Heilung nur durch Vernarbung eintreten und sind die der Tiefe der Geschwüre ent- sprechend entwickelten Narben oft die Ursache erheblicher Entstellung oder, zumal durch spätere Retraction, Functionsstörung.

Die Hautgummata rufen in der Regel keine erheblichen Schmerzen hervor, doch können sie, besonders in Fällen, wo sie sich über dicht unter der Haut liegenden Knochen oder in der Nähe von Gelenken be- finden, auch recht schmerzhaft sein.

Das Knotensyphilid tritt nur ausserordentlich selten in universeller Verbreitung über den ganzen Körper auf, in der Regel erscheinen nur einige wenige Knoten und zwar gewöhnlich nahe bei einander, eine oder einige Gruppen bildend. Oft kommt es auch zur Confluenz meh- rerer Gummata und so zur Entstehung grösserer knolliger Geschwülste. Ferner zeigt das Knotensyphilid eine ausgesprochene Vorliebe für be- stimmte Localitäten, zunächst für das Gesicht, und zwar besonders für

Stirn, Nase und Lippen und dann für die Unterextremitäten, beso
für die über der vorderen Fläche der Tibia liegende Haut.

Das Hautgumma gehört mit zu den *spätesten Erscheinungen*
Syphilis und ist 20 und selbst noch mehr Jahre nach der Infection
beobachtet worden, oft gleichzeitig mit schweren tertiären Läsione
nerer Organe. Wenn daher die Prognose des Hautgumma an un
sich nicht ungünstig ist, denn selbst in Fällen, wo bereits ausged
Erweichung eingetreten ist, gelingt es oft der richtigen Therapie,
völlige Resorption ohne geschwürigen Zerfall zu erreichen, so muss
andererseits berücksichtigt werden, dass es sich um einen sehr schw
tiefgreifenden syphilitischen Erkrankungsprocess handelt, der ebens
an der Haut, sich auch an inneren Organen entwickeln und hie
für die Gesundheit schwerwiegendsten Störungen veranlassen kan

Frische Gummata der Haut und ebenso der übrigen Organ
scheinen auf dem Durchschnitt grau oder grauröthlich, etwas d
scheinend, und mikroskopisch zeigt sich, dass dieselben im wesentli
aus einem *dichten, kleinzelligen Infiltrat* bestehen. Im weiteren
lauf tritt *fettiger oder necrotischer Zerfall* der Zellen ein, un
jedenfalls die ausserordentlich häufige Erkrankung der Gefässe (
arteriitis syphilitica), die zur Verengerung oder zum völligen Versch
der Gefässlumina führt, hierbei von Bedeutung, indem durch die
den Zellenanhäufungen das Ernährungsmaterial entzogen wird. In
Peripherie älterer Gummata kommt es oft zur Entwickelung faser
schwieliger Bindegewebszüge und es bleibt, besonders freilich an inn
Organen, nach der Resorption der zerfallenen Massen eine solche Bi
gewebsschwiele zurück.

Diagnose. In manchen Fällen, bei Localisation an den U
schenkeln, könnte man vielleicht beim blossen Adspect an *Eryth
nodosum* denken, doch werden selbstredend die langsame Entwickel
und der Verlauf keinen Zweifel lassen. Sehr viel eher ist eine
wechselung mit einer Reihe von *Geschwülsten der Haut* möglich.
der nicht seltenen Localisation an der Nase ist die Unterscheidung
Rhinosclerom zu berücksichtigen, doch zeigt diese Geschwulst eine
tensivere, knorpelartige Härte und geht fast nie in Zerfall über. Aus
dem ist die Entwickelung eine sehr viel langsamere. Ferner kön
Carcinom grosse Aehnlichkeit mit Gummiknoten haben, sowohl
dem Eintreten des geschwürigen Zerfalles, wie nach demselben. A
dem Carcinom gegenüber verläuft die Syphilis in der Regel schnel
bei ersterem findet sich, selbst bei vorgeschrittener Ulceration, stet
der Peripherie ein harter Infiltrationswall, die gegen das normale

webe vorrückende Krebsgeschwulst, und nach einiger Zeit schwellen die
entsprechenden Lymphdrüsen an, während bei der gummösen Syphilis
gewöhnlich keine Drüsenschwellung eintritt und beim vollständigen Zerfall der Knoten die Ulceration bis unmittelbar an die gesunde Haut
heranreicht. — Schwierig kann schliesslich noch die Unterscheidung
von den *multiplen Hautsarcomen* und ganz besonders von den *multiplen
Granulationsgeschwülsten der Haut* (Mycosis fungoides) sein. Zunächst
kommt das gummöse Syphilid nur selten in so allgemeiner Ausbreitung, wie jene Geschwülste vor, dann unterscheiden sich die multiplen
Sarcome — es handelt sich wohl stets um melanotische Sarcome —
durch die blauschwarze Farbe der grösseren Tumoren, durch die rapide
Vermehrung und Entwickelung und durch schnell eintretende Cachexie,
die multiplen Granulationsgeschwülste durch die sehr geringe Neigung
zur Vereiterung und durch Erosion und Nässen der Oberfläche der
Tumoren von dem gummösen Syphilid. — Ein sehr wichtiges Aushülfsmittel ist wieder die Einleitung der geeigneten antisyphilitischen Therapie (Kal. jod.), indem schon in kurzer Zeit — in einer bis zwei
Wochen — der Einfluss derselben bei gummöser Syphilis deutlich hervortritt und damit die Diagnose dann gesichert ist. In allen zweifelhaften Fällen und ganz besonders in solchen, wo eine Operation in
Frage kommt, ist es Pflicht des Arztes, zunächst diesen Versuch zu
machen, sonst läuft er Gefahr, völlig nutzlos eine vielleicht eingreifende
Operation vorzunehmen, wo einige Flaschen Jodkalilösung in kurzer
Zeit die völlige Heilung erzielt hätten.

ACHTES CAPITEL.
Die syphilitischen Erkrankungen der Haare und Nägel.

Auch die Anhangsgebilde der Haut, die Haare und Nägel, zeigen
in Folge des syphilitischen Erkrankungsprocesses oft Veränderungen,
welche zum Theil denjenigen völlig analog sind, die wir bei anderen
Infectionskrankheiten auftreten sehen.

Eine sehr häufige Krankheitserscheinung der ersten Zeit der secundären Periode ist das *Ausfallen der Haare (Defluvium capillorum)*,
welches offenbar auf einer Ernährungsstörung der die Haare tragenden
Haut beruht. Der Haarausfall kann alle *behaarten Stellen* betreffen,
doch ist derselbe natürlich an der *Kopfhaut* am auffälligsten, und es
unterscheidet sich die *Alopecia syphilitica* von anderen Alopecien dadurch, dass in ziemlich gleichmässiger Weise die Haare der gesammten

Kopfhaut gelichtet sind und nicht blos der mittleren Theile dersel
wie bei der Alopecia praematura oder der Alopecia pityrodes.
Grad, welchen die syphilitische Alopecie erreicht, ist in den einze
Fällen sehr verschieden, indem oft nur eine mässige Lichtung
Haare eintritt, in anderen Fällen eine stärkere, aber nur in sehr
tenen Fällen eine vollständige oder fast vollständige Kahlheit zur
bildung gelangt. Die Kopfhaut selbst erscheint dabei normal, und su
tive Empfindungen fehlen vollständig.[1] — Der Haarausfall tritt selt
auch an den Augenbrauen, dem Barte und den Körperhaaren auf

Die syphilitische Alopecie tritt keineswegs in allen Fällen auf
oft sieht man einen starken Haarwuchs die Krankheit völlig in
überstehen. — Die Prognose ist meist günstig, indem besonders
jüngeren Individuen nach einiger Zeit, zumal unter dem Einflusse e
antisyphilitischen Therapie völliger Wiederersatz eintritt. Bezüglich
Diagnose mag noch einmal an das diffuse Auftreten der syphilitisc
Alopecie erinnert werden.

Ganz anders verhalten sich natürlich diejenigen Fälle, bei de
nach syphilitischen Ulcerationsprocessen der Kopfhaut eine circ
scripte Alopecie, entsprechend den nach jenen zurückgebliebenen Nar
auftritt, und ferner wird gelegentlich in einer nur mittelbaren W
ein Haarausfall durch die Syphilis hervorgerufen, indem derselbe
an eine der Syphilis folgende *Seborrhoea capitis* anschliesst (s.
betreffende Capitel des ersten Theiles).

Von den durch Syphilis bedingten Nagelerkrankungen ist in er
Linie eine der secundären Periode angehörige Affection des *Nagelfal*
ganz besonders der seitlichen Theile desselben zu erwähnen, wel
sich in einer Verdickung und geringen Röthung der betroffenen P
tien zeigt (*Paronychia sicca*). Dabei stellt sich eine erhebliche V
dickung der Hornschicht ein, so dass sich gewissermassen eine kle
Schwiele am Falz entwickelt, deren Oberfläche gewöhnlich in Folge
Kratzens der Patienten kleine Absplitterungen zeigt. Weiterhin t
gewöhnlich eine *Abhebung der Nagelplatte* vom Nagelbett ein, u
es erscheint die abgehobene Partie in Folge des Eindringens von L
unter dieselbe weisslich und nicht, wie unter normalen Verhältnis
rosa. Diese Abhebung beginnt gewöhnlich in der Nähe des vorde
Nagelrandes und schreitet von hier mit einer convexen Linie nach
Matrix zu fort und kann schliesslich zur Abhebung und zum Abfal

1) Taf. IV stellt einen Fall von Alopecia syphilitica bei einem 23jähri
Kranken ungefähr ein halbes Jahr nach der Infection dar.

der ganzen Nagelplatte führen. Die Affection tritt nicht immer an allen, stets aber an mehreren Nägeln auf, und zwar nicht gleichzeitig, sondern successive den einen nach dem anderen ergreifend, und kann sowohl die Finger- wie die Zehennägel befallen. *Subjective Empfindungen* werden durch dieselbe nur in sehr unbedeutendem Masse hervorgerufen, abgesehen natürlich von der bei völligem Abfall des Nagels bestehenden Empfindlichkeit des seiner Schutzdecke beraubten Nagelbettes.

Einen höheren Grad der Paronychie stellen diejenigen Fälle dar, bei denen die entzündliche Infiltration in *Eiterung* übergeht und sich am seitlichen oder hinteren Nagelfalz unter der Epidermis eine kleine Eiteransammlung bildet, ähnlich einem Panaritium superficiale. Weiter aber entwickelt sich eine Ulceration, die auf das Nagelbett übergreift und in der Regel zum Abfall der Nagelplatte führt. Eine starke entzündliche Infiltration der Umgebung führt dabei oft zu einer erheblichen Anschwellung des ganzen Nagelgliedes. Am häufigsten entwickeln sich diese ulcerirten Paronychien an den Zehennägeln, oft nur an einer, in anderen Fällen auch an mehreren Zehen, und hat sicher der Druck des Schuhwerkes einen gewissen Einfluss auf ihre Entstehung. Wie nicht anders zu erwarten, ist diese Affection schmerzhaft, hindert sehr beim Gehen und macht das Tragen von Stiefeln unmöglich.

Während die erstbeschriebenen trockenen Paronychien den ersten Allgemeinsymptomen angehören und bald nach dem ersten Exanthem oder noch während des Bestehens desselben auftreten, kommen die ulcerirenden Paronychien in der Regel später vor, gelegentlich zwar auch noch in der letzten Zeit der secundären Periode, meist aber erst in den späteren Jahren der Erkrankung. — Nach den trockenen Paronychien tritt in der Regel, selbst nach Abfall des Nagels, vollständiger Wiederersatz ein, allerdings gewöhnlich erst nach längerer Zeit. Die ulcerirenden Paronychien hinterlassen dagegen oft bleibende Störungen, indem der neugebildete Nagel verkleinert, oft ganz rudimentär ist und durch Verschiebung der Wachsthumsrichtung unter Umständen eine weitere Verunstaltung hervorgerufen wird.

Abgesehen von diesen Erscheinungen treten auch ohne wahrnehmbare Erkrankung der den Nagel umgebenden Weichtheile Veränderungen des Nagels selbst, *weisse Flecken, longitudinal oder transversal verlaufende Furchen und Wülste* auf, die aber nichts für die Syphilis charakteristisches zeigen, da sie ganz in derselben Weise auch bei anderen Erkrankungen, z. B. bei anderen Infectionskrankheiten, zur Beobachtung kommen.

NEUNTES CAPITEL.

Die syphilitischen Erkrankungen der Schleim

1. Die secundären Schleimhauterkrankunge

Die secundären syphilitischen Eruptionen der Schleimhä
sprechen zwar vollständig den analogen Veränderungen der Hau
ist selbstverständlich, dass die andersartigen anatomischen Ver
des Bodens, auf welchem sie zur Entwickelung gelangen, die
erheblicher Verschiedenheiten in Form und Erscheinung werd

Es lassen sich im wesentlichen drei Typen der secundären
hautsyphilide unterscheiden:

    1. das erythematös-erosive Syphilid,
    2. das papulöse Syphilid,
    3. das ulceröse Syphilid,

von denen das erste der Roseola syphilitica, das zweite und di
papulösen Syphilide der Haut entspricht.

Das *erythematös-erosive Schleimhautsyphilid* zerfällt e
wieder in zwei Unterabtheilungen, die durch die beiden Beiw
gegeben sind, indem dasselbe entweder lediglich als Hyperi
Schleimhaut ohne Verletzung des Epithels auftritt, oder indem
Hyperämie Ablösungen der Oberhaut sich hinzugesellen. Dieses
Ereigniss ist indess ein fast constanter, lediglich durch die
des Epithels bedingter Folgezustand, und so ist es gerechtferti
beiden Typen zu vereinigen.

Das *erythematöse Schleimhautsyphilid* erscheint in Gestalt
rother Flecken oder umfangreicher Röthungen, welche stets scha
die normale Schleimhaut begrenzt sind. Die runden Herde co
oft und zeigen dann bogige, nach aussen convexe Begrenzun
Das Epithel dieser Stellen ist entweder unverändert oder es e
leicht grau, wie nach einer ganz oberflächlichen Lapisätzung,
ein Zeichen, dass es im Begriff ist, sich abzulösen. Ist dieses ge
die Efflorescenz also *erosiv* geworden, so zeigen sich unter d
geschilderten Formen lebhaft rothe, durch den Verlust der
ganz wenig vertiefte Stellen, die bei Berührungen in etwas l
Grade empfindlich als jene, an besonders exponirten Stelle
schmerzhaft sind.

· Das *papulöse Schleimhautsyphilid* wird ebenfalls entwede
mehr circumscripte rundliche oder umfangreichere flache Erhe
gebildet, die niemals die Höhe erreichen, wie wir sie oft bei d

sprechenden Hauteffloresccnzen sehen. Die *Farbe* der Schleimhautpapeln ist grau, opalescirend (daher die französische Bezeichnung
plaques opalines), ganz ähnlich der Farbe des sich zur Erosion anschickenden erythematösen Schleimhautsyphilides. Auch die Schleimhautpapeln zeigen oft oberflächliche Erosionen oder aber tiefere Zerstörungen und im letzteren Falle geht die Efflorescenz zum dritten,
dem ulcerösen Typus über.

Bei dem *ulcerösen Schleimhautsyphilid* nimmt der mehr oder weniger tiefe Substanzverlust häufig bestimmte Formen an, welche durch
die jedesmalige Localisation bedingt sind, wie dies gleich noch weiter
ausgeführt werden soll. Ganz besonders häufig sind *Rhagadenbildungen*
an Stellen, die bei Bewegungen sich immer wiederholenden Dehnungen
und Zerrungen ausgesetzt sind. Der Grund der Geschwüre ist eiterig
belegt und zeigt eine gelbliche oder dunklere schmutzige Färbung. Die
ulcerösen Schleimhautsyphilide sind stets *sehr schmerzhaft*, ganz besonders aus dem Grunde, weil sie in der Regel an Stellen zur Entwickelung gelangen, die fortwährenden Irritationen ausgesetzt sind, denn
im wesentlichen sind gerade diese Irritationen die Ursache des ulcerösen Zerfalles der Papeln.

Von allen Schleimhäuten sind bei weitem am häufigsten die *Schleimhaut des Mundes* und die der *äusseren weiblichen Genitalien* ergriffen,
demnächst die Nasen- und Kehlkopfschleimhaut, während die Anal-
schleimhaut, die schleimhautartigen Partien der männlichen Genitalien
seltener ergriffen werden und Affectionen der Conjunctiva nur ganz ausnahmsweise zur Beobachtung gelangen. Auch an den *Schleimhäuten der
inneren Organe*, an der Tracheal-, Bronchial- und Intestinal-Schleimhaut
kommen sicher secundäre syphilitische Eruptionen vor, wenngleich sie
sich nur selten bemerklich machen, aber wir dürfen nicht vergessen,
dass leichte Veränderungen an diesen dem Auge nicht zugänglichen
Theilen wohl unbemerkt verlaufen können und Affectionen derselben
daher vielleicht öfter vorkommen mögen, als es den Anschein hat.

Im *Bereiche des Mundes* werden zunächst die *Lippen* ausserordentlich häufig betroffen und zwar können auf denselben alle drei
oben geschilderten Typen vorkommen. Der ulceröse Typus zeigt eine
ganz besondere Vorliebe für die *Mundwinkel* und zwar kommt es zumeist zur Bildung einer tief zwischen Ober- und Unterlippe einschnei-
denden und sich oft weit auf die Wangenschleimhaut erstreckenden
Rhagade, welche bei jeder Bewegung des Mundes, beim Sprechen, beim
Essen, die heftigsten Schmerzen verursacht. Gerade die fortdauernde
Zerrung dieser Schleimhautpartie ist eben die Ursache der Rhagaden-

11*

bildung. — Ein weiterer Lieblingssitz der secundären Syphilide ist die
Zungenschleimhaut und zwar kommen an der Zungenspitze und auf
der Zungenoberfläche meist erosive oder papulöse Efflorescenzen, in der
Mittellinie der Zunge gelegentlich auch Rhagaden vor. Auch der
äussere Zungenrand wird sehr häufig ergriffen und ist hier offenbar
die Reibung an den Zähnen, besonders wenn dieselben cariös und mit
spitzen Hervorragungen versehen sind, die occasionelle Ursache für
diese Localisation. Gerade hier kommt es auch oft zu Ulcerationen
und durch Confluenz der einzelnen Herde gelegentlich zu Geschwüren,
welche fast den ganzen Zungenrand einnehmen und bei jeder Berührung
mit den Zähnen die allerheftigsten Schmerzen hervorrufen. In diesen
Fällen ist der Zustand der Patienten in der That ein qualvoller, das
Essen fester Speisen ist unmöglich, das Sprechen ausserordentlich schmerzhaft und in der Regel, wie fast bei allen entzündlichen Affectionen an
Zunge und Zahnfleisch, stellt sich *Salivation* ein, welche die Patienten um
so mehr belästigt, als sie den Mund nicht vollständig schliessen mögen,
damit nicht die geschwollene Zunge von den Zähnen gedrückt werde.

Der dritte Lieblingssitz der frühen Schleimhautsyphilide im Bereiche der Mundhöhle ist die Begrenzung des Isthmus faucium, der
*hintere Rand des weichen Gaumens, die Uvula, die Gaumenbögen und
die Tonsillen*, und auch hier ist es wieder der Reiz der vorüberpassiren-
den Ingesta, welcher diese Prädilection erklärt. Am hinteren Gaumenrand, der Uvula und den Gaumenbögen tritt oft der erythematöse Typus
auf in Gestalt einer schmalen, vom freien Rande sich circa ½—1 Cm.
nach vorn erstreckenden und gegen die normale Gaumenschleimhaut
scharf abgegrenzten Röthung. Ebenso oft kommt es aber auch zur
Bildung papulöser Efflorescenzen, die gewöhnlich in einzelnen Herden
auftreten, seltener zu grösseren, den ganzen Racheneingang umschliessenden Papelbeeten confluiren und sich dann auch weiter nach vorn
über den ganzen weichen Gaumen erstrecken können.

An den *Tonsillen* kommt noch eine weitere Veränderung hinzu,
eine *Schwellung* dieser Gebilde, welche oft zu einer erheblichen Vergrösserung derselben führt. Im übrigen erscheint ihre Oberfläche einfach geröthet oder es zeigt sich auf derselben der so charakteristische
graue Belag der Schleimhautsyphiliden, oder aber — und es ist dies
an den Tonsillen gerade ausserordentlich häufig — es kommt zur
Bildung von Ulcerationen. Diese Geschwüre sind entweder nur von
kleinerem Umfange, nehmen gelegentlich aber auch die ganze Tonsille
ein, können eine erhebliche Tiefe erreichen und manchmal zu einer
mehr oder weniger vollständigen Zerstörung der Tonsille führen.

Alle diese letztbeschriebenen Erscheinungen zusammen bilden den Symptomencomplex der *Angina syphilitica*, welche sich dem Patienten durch mehr oder weniger heftige Schmerzen bemerkbar macht, die besonders beim Essen von trockenen Speisen, z. B. von Brod, und beim Geniessen heisser Getränke, aber auch beim Sprechen und spontan hervortreten. Nur in seltenen Fällen ist eine auffallende Indolenz der Patienten zu verzeichnen, indem dieselben trotz erheblicher Veränderungen über keine besonderen Empfindungen klagen.

Auch an den übrigen Theilen der Mundschleimhaut, auf den hinteren Wangenpartien, am Zahnfleisch, am harten Gaumen kommen secundäre syphilitische Efflorescenzen, wenn auch im Ganzen seltener, vor.

Jedenfalls gehören die Erkrankungen der Mundschleimhaut zu den *allerhäufigsten Erscheinungen der secundären Periode*, die sehr gewöhnlich schon das erste Exanthem begleiten und in vielfachen Wiederholungen als Recidive mit oder ohne anderweitige Erscheinungen auftreten. Ganz besonders bei *Männern* kommen diese Mundaffectionen oft längere Zeit fast ununterbrochen immer und immer wieder zum Vorschein, und wir werden nicht fehl gehen, wenn wir das Tabakrauchen als wichtigste occasionelle Veranlassung hierfür ansehen.

Der **Verlauf** dieser Affectionen ist stets ein günstiger, indem wenigstens bei geeigneter Therapie in relativ kurzer Zeit die Heilung zu erreichen ist. Bei den ulcerösen Formen ist die Behandlungsdauer natürlich etwas länger, als bei den oberflächlicheren Eruptionen und bleiben hier nach der Heilung manchmal auch Narben zurück. — Abgesehen von den Schmerzen, welche die Kranken empfinden, sind die Schleimhautsyphilide des Mundes auch noch insofern von grosser Bedeutung, als zumal bei Localisation an den Lippen und der Zunge leicht *Uebertragungen auf andere* stattfinden können.

Diagnose. Verwechselungen sind zunächst möglich mit den sogenannten *Folliculargeschwüren*, jenen kleinen, am häufigsten auf der Lippenschleimhaut und den Seitenrändern der Zunge in acuter Weise sich entwickelnden Geschwüren, die höchstens linsengross sind und sich von den syphilitischen Eruptionen durch den in der Regel stark entwickelten hyperämischen Hof unterscheiden und in kurzer Zeit spontan, noch schneller nach einmaligem Touchiren mit dem Höllensteinstift heilen. — *Herpeseruptionen* auf der Schleimhaut sind gewöhnlich von eben solchen auf der äusseren Haut begleitet, ausserdem sind die einzelnen kreisförmigen Erosionen sehr klein im Verhältniss zu den syphilitischen Erosionen. — Leichter ist eine Verwechselung mit

einer Krankheit der Zungenschleimhaut möglich, die als
Plaques der Zungenschleimhaut oder *Exfoliatio areata* bezeichnet ist, bei welcher sich runde, oft confluirende Herde, in
deren Mitte die Schleimhaut roth, des Epithels beraubt er
während die Peripherie von einem gelbweissen Ringe verdickten
eingenommen wird. Die wichtigsten Unterscheidungsmerkmale
grosse Flüchtigkeit der einzelnen Efflorescenzen, die in wenige
durch peripherisches Wachsthum erheblich ihren Ort verän
an der einen Stelle verschwinden, um plötzlich an einer ande
zutauchen, ferner die hartnäckige Dauer der Krankheit
Jahre, oft von früher Jugend an, und dann das Fehlen
Reaction auf die antisyphilitische Therapie. — Auch an die
keit einer Verwechselung mit *Lichen ruber* der Mundschleim
zu denken, zumal auch die Lichenefflorescenzen der Haut
Aehnlicheit mit den papulösen Syphiliden diese Verwechsel
günstigen können. Beim Lichen ruber der Schleimhaut sind
zelnen Epithelverdickungen kleiner, die durch Confluenz entst
grösseren Plaques zeigen unregelmässigere Grenzlinien und es
bei den Schleimhautsyphiliden in so hohem Grade bestehende
zu Erosionen und Ulcerationen sehr viel weniger hervor.

Weiterhin kommt hier noch eine andere Affection der Mund
haut in Betracht, die *Psoriasis buccalis et lingualis (Ichthyosis
Leukoplakia)*, bei welcher auf der Lippenschleimhaut, auf der V
schleimhaut in der Gegend der Mundwinkel und auf der Zunge,
an anderen Stellen weisse oder weissbläuliche, glänzende, perl
artig aussehende Auflagerungen sich bilden, die oft durch Ein
einzelne Platten oder Felder getheilt werden. Im wesentlichen
diese Auflagerungen, die sich manchmal hart anfühlen, durch
dickung des Epithels mit oft enormer Hornschichtentwickelung
(SCHUCHARDT). Die im ganzen wenig subjective Beschwerden
rufende Krankheit zeichnet sich durch ihren ausserordentlich
schen, jahrzehntelangen Verlauf aus, der mitunter durch schli
Carcinomentwickelung einen ungünstigen Ausgang nimmt. Die
heit kommt fast ausschliesslich bei Männern vor, und ist hiera
verschiedenen Seiten auf das Rauchen als ätiologisches Mome
gewiesen. Von anderer Seite ist die Leukoplakie als syphilitische
heitserscheinung angesprochen worden. In dieser Form ist die
hauptung jedenfalls unrichtig, dagegen ist es doch wahrscheinli
die Syphilis als prädisponirendes Moment bei der Entstehung der
plakie von Bedeutung ist, ebenso wie auch andere Affectionen

Syphilis bedingt werden können, aber keineswegs eigentlich syphilitische Krankheitserscheinungen sind, z. B. die amyloide Entartung. Ebenso wie letztere wird auch die Leukoplakie möglicher Weise ausser durch Syphilis auch noch durch andere Ursachen hervorgerufen werden können. Nach unseren Erfahrungen lässt sich in der Mehrzahl der Leukoplakie-fälle eine vor Jahren, oft vor 10 und mehr Jahren stattgehabte syphi-litische Infection theils nur anamnestisch, theils auch durch bestehende tertiäre Erscheinungen nachweisen. Mit dieser Auffassung steht die Erfolglosigkeit der antisyphilitischen Therapie bei der Leukoplakie keines-wegs in Widerspruch. — Doch um auf die Unterscheidung von den secundären Schleimhauterkrankungen zurückzukommen, so gründet sich dieselbe vor Allem auf den chronischen Verlauf, das Fehlen einer in kürzeren Zeiträumen wahrnehmbaren Vergrösserung, die unregelmäs-sigen, nicht rundlinigen Formen und schliesslich etwa noch auf die Wirkungslosigkeit der sonst so prompt wirkenden Antisyphilitica.

Schwer ist manchmal die Unterscheidung der secundären Erkran-kungen der Mundschleimhaut von den Erscheinungen der *mercuriellen Stomatitis*, die bei Quecksilberkuren, aber auch bei professioneller Hydrargyrose zur Beobachtung kommen können. Die Veränderungen ähneln sehr den ulcerösen Formen der Schleimhautsyphilis; der wich-tigste Unterschied ist jedenfalls die Localisation, indem die mercuriellen Entzündungen am häufigsten das Zahnfleisch und die hinteren Theile der Wangenschleimhaut am Winkel zwischen Ober- und Unterkiefer be-treffen, Stellen, welche von der Syphilis seltener ergriffen werden.

Bei der *Angina syphilitica* ist das wichtigste Unterscheidungsmerk-mal gegenüber der *vulgären acuten wie chronischen Angina* das Auf-hören der Röthung mit einer scharfen Grenzlinie nicht weit vom freien Rande des weichen Gaumens, während bei diesen Krankheiten die Hyperämie sich gewöhnlich weiter nach vorn erstreckt und allmälig in die normale Schleimhaut übergeht. Sehr charakteristisch für Syphilis ist stets der ja gewöhnlich, wenn auch vielleicht nur auf einzelnen Stellen vorhandene graue Belag. — Eine Verwechselung mit dem dicken, festen, weissgelben und von lebhaft entzündeten und geschwollenen Theilen umgebenen Belag der *diphtheritischen Angina* dürfte kaum mög-lich sein. — Auch die seltene *Tuberculose der Rachen- und Gaumen-schleimhaut* unterscheidet sich hinlänglich durch die meist diffusere Ausbreitung, durch das granulirte, vielfach zerklüftete Aussehen der Schleimhaut und durch die hier und da eingestreuten weisslichen Pünkt-chen und Streifchen; überdies ist der Nachweis der Tuberkelbacillen in dem morschen, leicht abkratzbaren Gewebe ohne Schwierigkeit zu erbringen, und fast stets leitet eine gleichzeitig vorhandene Lungenaffection auf die Diagnose hin. — Bei den *ulcerösen Formen* sind die mit Eiter bedeckten Geschwürsflächen stets viel grösser als die Eiterpfröpfe der etwa mit ihr zu verwechselnden *Angina follicularis*. — Sehr schwer ist unter Umständen die Unterscheidung der secundären Ulcerationen von einem *tertiären Geschwür*, doch ist dies insofern zunächst von geringerer Bedeutung, als in beiden Fällen dieselbe Therapie indicirt ist.

Auf der *hinteren Rachenwand* kommen nur selten secundäre syphilitische Eruptionen zur Beobachtung und über secundäre Affectionen des Oesophagus, des Magens und des Darmes ist, abgesehen von dem untersten Abschnitte des letzteren, dem *Rectum*, in dem mehrfach Papeln nachgewiesen werden konnten (RICORD, LANG), nichts sicheres bekannt, da diese Theile unserer Beobachtung fast unzugänglich sind und Leichenbefunde bisher fehlen. Indess ist nicht zu bezweifeln, dass auch an diesen Theilen in der secundären Periode der Syphilis Veränderungen vorkommen, und es wird dies auch durch klinische Thatsachen erhärtet, nämlich durch das Auftreten von *Icterus* und *Störungen der Magen-* und *Darmfunctionen* gleichzeitig mit oder bald nach dem ersten Exanthem. Dass es sich in diesen Fällen nicht um einen gewöhnlichen katarrhalischen, zufällig die Syphilis complicirenden Icterus handelt, beweisen die Fälle, die nicht als Syphilis behandelt sind, in denen der Icterus viele Wochen hartnäckig bestehen blieb, während er nach eingeleiteter antisyphilitischer Therapie schnell verschwindet. In einem zur Section gekommenen Fall von Icterus bei frischer Syphilis fand ENGEL-REIMERS Schwellung der portalen Lymphdrüsen, die durch Druck auf den Ductus choledochus die Gallenstauung bedingten.

Auf der *Nasenschleimhaut* kommen nicht selten secundäre Eruptionen vor, die sich am häufigsten in Form mit Krusten bedeckter Rhagaden oder Erosionen im hinteren Winkel der vorderen Nasenöffnungen localisiren und bei dem gewöhnlich stattfindenden Abkratzen der Krusten leicht bluten. — Durch Fortschreiten der Entzündung von der Schleimhaut der hinteren Nasenpartien auf die *Tubenschleimhaut* wird manchmal Schwerhörigkeit bedingt.

Häufiger wird die *Kehlkopfschleimhaut* und zwar vor Allem die Schleimhaut der *Stimmbänder* und der *Epiglottis*, seltener die der anderen Theile des Kehlkopfes ergriffen. An den Stimmbändern sind ohne Zweifel die vielfachen Irritationen, welche die Schleimhaut durch die Bewegung und durch die Spannung beim Sprechen und wohl auch durch das Vorüberpassiren des Luftstromes zu erleiden hat, die Ursache für das häufige Auftreten syphilitischer Erkrankungen. Hierfür spricht auch die Erfahrung, dass Personen, welche den ausgiebigsten Gebrauch von ihren Stimmwerkzeugen machen müssen, z. B. Officiere und Lehrer, am häufigsten an diesen Affectionen erkranken.

Die Veränderungen auf der Schleimhaut der Stimmbänder entsprechen ebenfalls annähernd den drei verschiedenen, oben beschriebenen Typen, indem entweder blosse Hyperämie oder graue Auflagerungen oder oberflächliche Ulcerationen sich entwickeln. Manchmal tritt in Folge der syphilitischen Erkrankung eine erhebliche und lange persistirende Schwellung einzelner Theile, der Epiglottis, der Taschenbänder auf. Die secundären syphilitischen Ulcerationen zeigen eine ganz besondere Vorliebe für den freien Rand der Stimmbänder, an dem sie entweder nur auf einer Seite oder auf beiden Seiten in auffallend kurzer Zeit zur Entwickelung kommen. Die *Symptome* sind annähernd dieselben, wie bei der gewöhnlichen Laryngitis, und ist die sich manchmal bis zur vollständigen Aphonie steigernde *Heiserkeit* das wichtigste derselben, wogegen die *subjectiven Symptome*, Schmerzen und Hustenreiz, sehr viel mehr zurücktreten und oft fast völlig fehlen. Der Verlauf der syphilitischen Laryngitis ist stets ein langwieriger, besonders wohl aus dem Grunde, weil den Kranken gewöhnlich eine längere Schonung unmöglich ist. Doch aber ist die **Prognose** eine gute, indem in der Regel vollständige Heilung ohne irgend welchen bleibenden Nachtheil eintritt.

Die **Diagnose** der secundären syphilitischen Laryngitis an und.für sich ist nicht leicht, da die Erscheinungen keine besonders charakteristischen Abweichungen von dem Bilde der vulgären Laryngitis zeigen; am sichersten ist noch die papulöse Form zu diagnosticiren, doch kommt diese gerade bei weitem am seltensten vor. Im wesentlichen wird sich die Diagnose daher stets auf die anderen gleichzeitigen Erscheinungen der Syphilis stützen müssen.

Für die tieferen Abschnitte der Respirationsschleimhaut, die *Tracheal-* und *Bronchialschleimhaut*, gilt dasselbe, was oben bei den Erkrankungen des Digestionstractus gesagt ist; es liegen directe Beobachtungen über secundäre Veränderungen dieser Theile nicht vor, doch aber müssen wir das Vorkommen derselben annehmen, und es wird diese Annahme auch gelegentlich durch das Auftreten von hartnäckigen, aber der antisyphilitischen Therapie schnell weichenden *Bronchialkatarrhen* bestätigt.

An den *männlichen Genitalien* kommen an den schleimhautartigen Hautpartien, welche den Uebergang zwischen äusserer Haut und Schleimhaut bilden, dem *inneren Präputialblatt* und dem *Ueberzug der L* Efflorescenzen vor, welche in ihrem Typus ganz den eigentli Schleimhautsyphiliden entsprechen. Vor Allem sind es runde, kreisförmige, nierenförmige oder durch Confluenz serpiginöse Fo zeigende Erosionen, welche auf diesen Theilen gleichzeitig mit ersten Exanthem oder den ersten Recidiven zur Beobachtung kom In der Regel sind diese Eruptionen von den Erscheinungen eine wöhnlichen Balanitis begleitet. — Differentialdiagnostisch ist *weichen Schanker* gegenüber zu bemerken, dass bei den syphilitis Erosionen der starke eiterige Belag des Grundes fehlt. Am wichti für die Unterscheidung sind aber die gewöhnlich an der einen anderen Stelle vorhandenen charakteristischen halbkreis- und ni förmigen Efflorescenzen. Dieses letztere gilt auch für die Unters dung von anderweiten Erosionen, z. B. bei *einfacher Balanitis*, w nie jene Formen zeigen.

Bei weitem häufiger sind aber die *weiblichen Genitalien* ergr und finden sich hier zunächst auch an der Uebergangspartie zwis Haut und Schleimhaut, der *Innenfläche der grossen Labien, den kl Labien* und den von diesen ausgehenden Falten und dann auf eigentlichen *Vulvar-* und *Vaginalschleimhaut* bis zum Orificium die der secundären Syphilis angehörigen Veränderungen.

Wie schon in einem anderen Capitel erwähnt, nähern sich Efflorescenzen auf den Uebergangsgebieten sehr den nässenden P der Haut, so sehr, dass sie ihnen oft völlig gleichen, indem sie durch ihre mächtige Entwickelung von dem Typus der eigentli Schleimhautsyphilide entfernen. Andererseits kommen auch auf d Theilen, besonders auf der Innenfläche der kleinen Labien, Efflores vor, welche ganz den eigentlichen Schleimhautsyphiliden entspre Es beweist dieser Uebergang der einen in die andere Form von Ne dass es sich in der That um dieselben pathologischen Vorgänge ha die nur je nach der anatomischen Eigenthümlichkeit des Bodens dem sie entstehen, und anderen mehr zufälligen äusseren Bedingu verschiedenartige Krankheitserscheinungen hervorrufen.

Gegenüber der *excessiven Häufigkeit der secundären Erupt an der Vulva* sind die nach innen vom Introitus vaginae geleg Theile ausserordentlich selten ergriffen, am seltensten die Vagina s etwas häufiger noch die *Vaginalportion des Uterus*. Ueber die Fo der hier auftretenden secundären Efflorescenzen ist nichts besom zu bemerken, sie entsprechen völlig den oben geschilderten Typen Schleimhautsyphilide. — Trotz der relativen Seltenheit sind diese änderungen doch von grosser Wichtigkeit, weil sie das Zustandekommen einer Infection in Fällen erklären, bei denen auch die genaueste Untersuchung der äusseren Genitalien keine Erkrankung hat auffinden lassen, und sie machen dem Arzte bei Behandlung syphilitischer Frauen die regelmässige Untersuchung mit dem Speculum zur Pflicht. — Diese Affectionen der tieferen Theile der weiblichen Genitalien zeichnen sich durch ihre *ausserordentlich leichte Heilbarkeit* aus. — Für die Diagnose ist auch hier wieder die runde oder bogige Form der Efflorescenzen das wichtigste Unterscheidungsmerkmal besonders gegenüber den durch mechanische Einflüsse entstandenen *Erosionen*.

2. Die tertiären Schleimhauterkrankungen.

Die tertiären Syphilide der Schleimhäute entsprechen bis zu einem gewissen Grade ebenfalls den analogen Erkrankungen der äusseren Haut, wie an dieser treten auch an den Schleimhäuten im wesentlichen zwei Typen auf, nämlich *Infiltrate* — Gummata — und durch den Zerfall derselben gebildete *Geschwüre*. Aber bei den Schleimhautaffectionen überwiegen bei weitem die geschwürigen Processe, indem einmal die gummösen Infiltrate gewöhnlich nicht in der Mächtigkeit gebildet werden, wie an der Haut, und andererseits meist rascher Zerfall eintritt — und dieser schnellere Zerfall ist wohl die Hauptursache dafür, dass die Infiltrate keine erheblichen Dimensionen erreichen —, so dass die Krankheit in der Regel erst im geschwürigen Stadium zur Beobachtung kommt.

In Folge der besonderen anatomischen Verhältnisse und der grösseren Lebenswichtigkeit der von den Schleimhäuten bekleideten Organe führen die tertiären Schleimhautaffectionen viel häufiger zu *schweren Zerstörungen und Functionsbehinderungen*, als die entsprechenden Erkrankungen der Haut. Einmal kommt es in Folge der geringen Dicke der Schleimhaut selbst und des dieselbe von den darunterliegenden Organen trennenden Gewebes sehr häufig zum *Uebergreifen des Zerstörungsprocesses* eben auf diese von der Schleimhaut überzogenen Theile, vor Allem auf Perichondrium und Periost, und durch Zerstörung derselben zur Necrose der entsprechenden Knorpel und Knochen. Weiterhin führen diese Zerstörungen an den Stellen, wo Schleimhautduplicaturen mit nur geringem Zwischengewebe zwei Hohlräume von einander trennen (Gaumen, Nasenscheidewand), sehr oft zu einer Perforation und zur abnormen Communication der betreffenden Höhlen. Und schliesslich kommt es auch wieder in Folge der Zartheit der Schleimhäute nach der Ausheilung der Ulcerationen viel häufiger als an der äusseren

Haut durch *Narbenretraction*, durch *Verengerung oder Verschliessung wichtiger Communicationsöffnungen* zu schweren, gelegentlich sogar das Leben bedrohenden Störungen.

Es ist kaum möglich, klinisch die eigentlichen Schleimhautaffectionen von den *Erkrankungen der tieferen Theile*, der Submucosa, des Perichondrium und Periostes, die erst beim weiteren Fortschreiten auf

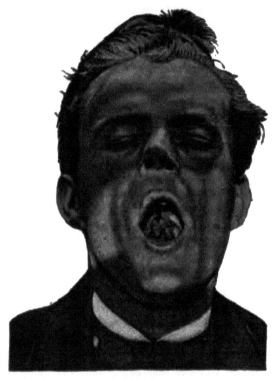

Fig. 9.
(Perforation des weichen Gaumens.

die Schleimhaut übergreifen, zu unterscheiden, denn die resultirenden Krankheitsbilder sind in der That dieselben und nur die genaue anatomische Untersuchung im Beginn der Erkrankung, die eben kaum jemals möglich ist, würde eine sichere Differenzirung gestatten. Die folgenden Schilderungen gelten daher auch für eine Reihe von Fällen, die, streng genommen, in anderen Capiteln, so in dem über die Syphilis der Knochen, angeführt werden sollten.

Bei weitem am häufigsten werden die *Nasen-*, *Mund- und Rachen-schleimhaut* von tertiären Erkrankungen betroffen, auch der *Kehlkopf* erkrankt nicht selten, während die Affectionen der *Trachea* schon seltener sind, und in noch höherem Grade gilt dies von den übrigen Schleimhäuten, der Conjunctiva, der Urogenitalschleimhaut und der Schleimhaut der tieferen Theile des Digestionstractus. Nur der unterste Abschnitt des letzteren, das Rectum, macht hiervon eine Ausnahme, indem tertiärsyphilitische Erkrankungen an demselben häufiger vorkommen.

Von den Organen der *Mundhöhle* werden der *Gaumen* und die von diesem nach unten ziehenden Schleimhautfalten, die *Gaumenbögen*, am häufigsten betroffen. Im ersten, wie schon bemerkt, nicht gerade häufig zur Beobachtung kommenden Stadium zeigt sich ein Infiltrat in der Schleimhaut, dieselbe ist geröthet und starr, was sich am weichen Gaumen durch Fehlen der Beweglichkeit beim Intoniren und Schlucken kund giebt. Manchmal ist nur e i n solches Infiltrat vorhanden, in anderen Fällen finden sich mehrere. Die *subjectiven Symptome* sind unbedeutend und so wird die Krankheit zunächst oft übersehen oder ihr keine Bedeutung beigelegt. Besonders leicht kommt dies bei Entwickelung gummöser Infiltrate auf der oberen Fläche des Gaumens vor, deren Entdeckung nur mit dem Rhinoskop möglich ist.

Das Ereigniss, welches gewöhnlich die Aufmerksamkeit erst auf die Krankheit lenkt, ist der *Zerfall des Knotens,* die *Ulceration.* Durch diese wird ein tiefes, steilrandiges Geschwür mit eiterig belegtem Grunde gebildet, welches entweder noch von einem infiltrirten Rande, dem Reste des Knotens, umgeben ist, oder bei schnellem Zerfall direct in die normale Schleimhaut hineingeschnitten zu sein scheint und nur einen schmalen, hyperämischen und etwas geschwollenen Saum zeigt.

Der Zerfall greift in der Regel schnell weiter und so kommt es bei der geringen Dicke der hier in Betracht kommenden Theile bald zu umfangreichen und schwerwiegenden Zerstörungen. Am weichen Gaumen führt die Ulceration am schnellsten zur *Perforation* und damit zur Communication zwischen Mundhöhle und Nasenrachenraum. Bei frühzeitiger richtiger Behandlung gelingt es oft, eine vollständige Heilung zu erzielen, die Oeffnung schliesst sich, nur eine leichte narbige Einziehung bleibt an der Stelle derselben zurück und mit dem Verschluss der Oeffnung verschwinden natürlich alle Symptome der abnormen Communication. In anderen Fällen, wo der Zerfall schon weiter vorgeschritten war, gelingt dies nicht, der geschwürige Process heilt zwar, aber die Oeffnung schliesst sich nicht, und die Patienten zeigen

dauernd die Erscheinungen des unvollständigen Abschlusses zu
Mund- und Nasenhöhle: die Sprache hat einen nasalen Beiklan
beim Trinken läuft ein Theil der Flüssigkeit aus der Nasenh
wieder heraus. .Die Intensität dieser Erscheinungen richtet sich
lich nach der Grösse der Communicationsöffnung · und auch na
Uchung der Patienten, indem diese wenigstens kleinere Oeffn
durch besondere Bewegungen des Gaumens und der Zunge mon
zu verschliessen lernen.

Wird aber dem Ulcerationsprocesse nicht rechtzeitig durch
nete Therapie Einhalt geboten, so schreitet derselbe oft in ungla
schneller Weise fort und richtet die ärgsten Verwüstungen an.
den perforirenden Geschwüren des weichen Gaumens kommt es
Zerfressen der beiden Brücken, welche zunächst jederseits das
chen noch hielten, zum Verlust des letzteren; dasselbe Ereigniss
eintreten, wenn der hintere Gaumenrand den Ausgangspunkt de
schwürigen Processes bildete. Vom hinteren Gaumenrand setzt
andererseits die Ulceration auf die Epiglottis, den Kehlkopf od
hintere Rachenwand fort oder vereinigt sich mit einem dort scho
her bestehenden Geschwür und führt nach der Heilung zu den
unten zu besprechenden Narbenretractionen.

Am *harten Gaumen* kommt es nicht so schnell zu einer Perfo
Greift die Ulceration auf das Periost über oder ging die Infilt
überhaupt von demselben aus, so kommt es zwar zur Exfoliatio
Knochentheilen, aber in günstigen Fällen bleibt die Necrose ober
lich und es tritt kein vollständiger Durchbruch ein. In anderen
wird auch hier die knöcherne Gaumenplatte in geringerer oder grö
Ausdehnung durchbrochen.

In vernachlässigten Fällen greift der Zerstörungsprocess unau
sam weiter um sich, der weiche Gaumen, Theile des harten Gau
werden zerstört, das knöcherne Nasengerüst geht verloren, so
Mund-, Nasen- und Rachenhöhle einen einzigen, von eiterig bel
Wänden umschlossenen grossen Hohlraum bilden. Auch nach
bis an die Basis cranii, kann der Zerfall sich erstrecken und T
derselben zur Exfoliation bringen. Es bedarf kaum der Erwäh
dass durch diese Vorgänge geradezu scheussliche Entstellungen,
gradigste Functionsstörungen und schliesslich, zumal bei Betheil
der Basis cranii, directe Gefahren für das Leben bedingt werden

Auch nach der Heilung können die Erkrankungen der hin
Theile der Mundhöhle noch die Veranlassung schwerer Störungen
den, indem durch *Narbenretraction* der weiche Gaumen oder die

menbögen an die hintere Rachenwand herangezogen und an derselben fixirt werden und so im Gegensatz zu den bisher besprochenen Ereignissen eine *Verengerung einer normalen Communicationsöffnung* bewirkt wird. Am häufigsten betrifft diese Verengerung die Verbindung des Nasenrachenraumes mit den unteren Rachenabschnitten, eine narbige Membran spannt sich als unmittelbare Fortsetzung des Gaumens zur hinteren Rachenwand hinüber und nur durch eine enge Oeffnung findet noch eine Communication zwischen Nasenhöhle und dem Munde, resp. den Respirationsorganen statt. Ja, es kann zum *vollständigen Verschluss* dieser Oeffnung kommen und damit zu unangenehmen *Störungen der Respiration*, die nun natürlich nur noch durch den Mund stattfinden kann. Auch die *Sprache* erhält durch die veränderten Resonanzverhältnisse einen eigenthümlichen Beiklang. — Sehr viel bedenklicher sind die Erscheinungen, die in den glücklicher Weise selteneren Fällen durch Verengerung der Oeffnung zwischen Oesophagus und Kehlkopf einerseits und der Rachenhöhle andererseits hervorgerufen werden, und zwar durch Bildung einer Narbenmembran zwischen Zungenbasis und hinterer Rachenwand. Selbst wenn die Communicationsöffnung noch eine relativ grosse ist, entstehen hier bereits erhebliche *Störungen der Deglutition und Respiration* und bei höheren Graden der Verengerung leidet die Ernährung der Kranken in höchstem Masse, da ihnen das Hinabschlucken fester Speisen wegen der Enge der Passage und der fortwährend dabei auftretenden Erstickungsanfälle völlig unmöglich gemacht wird. Nur die rechtzeitige sachgemässe Behandlung kann hier den üblen Ausgang verhüten.

Die tertiären Erkrankungen der *Zunge* sind seltener. Die von der Schleimhaut ausgehenden Ulcerationen können sowohl auf der oberen als an den seitlichen Flächen localisirt sein. In vielen Fällen tritt anfänglich der geschwulstartige Charakter der tertiären Neubildung mehr hervor, indem sich ein oder mehrere harte Knoten entwickeln, die erst nachträglich zerfallen. Aber in diesen Fällen geht die Erkrankung vom Zungenmuskel, nicht von der Schleimhaut aus und es handelt sich also eigentlich um Muskelgummata, die erst nachträglich die Schleimhaut in Mitleidenschaft ziehen.

Die tertiären Erkrankungen der *Nasenschleimhaut* bieten ähnliche Erscheinungen dar, wie die des Gaumens. Auch hier ist es klinisch kaum festzustellen, ob die Erkrankung von der Schleimhaut oder den darunterliegenden Theilen, dem Knorpel oder Knochen, ausgeht. Hier wird überdies oft durch die versteckte Lage der Erkrankung die Erkenntniss derselben in hohem Grade erschwert. Als erstes Symptom

stellt sich gewöhnlich eine *Behinderung des Luftdurchganges* ein, die
Nase ist „verstopft", und dann eine eiterige Secretion; oft ist dem
Eiter Blut beigemischt. Das Secret trocknet zu Borken ein, die durch
Schnauben nach aussen befördert werden. Ist der Knochen betheiligt,
so wird das Secret höchst übelriechend (*Cacosmia objectiva, Ozaena,
Stinknase*), eine für die Patienten und ihre Umgebung äusserst fatale
Erscheinung. — Bei der Beleuchtung der Nasenhöhle ist in günstigen
Fällen die Ulceration direct wahrnehmbar, entweder auf den seitlichen
Partien oder — und dies ist bei weitem am häufigsten der Fall —
auf dem Septum narium und zwar seltener auf den vordersten Abschnitten desselben, häufiger im Bereich der knöchernen Nasenscheidewand. Nicht selten zeigen diese Geschwüre die Form einer schmalen,
von vorn nach hinten verlaufenden Rinne (MICHELSON). Ist das Periost
zerstört, so stösst man mit der Sonde im Geschwürsgrunde auf den
entblössten rauhen Knochen. Die wichtigste Folgeerscheinung ist auch
hier die *Perforation*, die im Gebiete der knöchernen Scheidewand natürlich nur nach Exfoliation eines Knochenstückes zu Stande kommen
kann. Während in der Regel die Patienten durch die oben geschilderten Symptome — Verstopfung der Nase, eiterige übelriechende Secretion — schon vorher auf eine Erkrankung der Nasenhöhle aufmerksam gemacht werden, treten diese Erscheinungen manchmal ganz zurück,
die Kranken haben keine Ahnung von ihrem Leiden, ganz unerwartet
und zu ihrem grossen Schrecken kommt bei einem Anfall von Niesen
ein Knochenstück aus der Nase zum Vorschein. — Die Perforationen
betreffen nach dem schon oben Gesagten meist nicht die vordersten Abschnitte der Nasenscheidewand und machen, wenn sie nur kleine Dimensionen — etwa von Linsen- oder Zwanzigpfennigstückgrösse —
haben, gar keine weiteren Erscheinungen. Wird aber der Zerstörungsprocess nicht zum Stillstand gebracht, so verliert das knöcherne Nasengerüst durch das Fehlen eines grösseren Theiles des Septum seine
Hauptstütze, die Nase sinkt ein und zwar am oberen, der Nasenwurzel
zu gelegenen Theil, während die Nasenspitze etwas nach oben gezogen
wird, es bildet sich die gefürchtete *Sattelnase*. Sicher ist auch die
Narbenretraction von Bedeutung für die Formveränderung. Betrifft
die Zerstörung nicht nur das Septum, sondern auch die anderen Theile
des knöchernen Gerüstes, so sinkt die Nase vollständig ein, trotzdem
kann die äussere Haut und auch das Septum cutaneum noch erhalten
sein. In den schlimmsten Fällen werden aber auch diese Theile zerstört, und an Stelle der Nase gähnt, wie am präparirten Schädel, eine
grosse Oeffnung, durch welche man bei der gewöhnlich gleichzeitig be-

stehenden Zerstörung des Gaumens in einen aus Nasen-, Mund- und Rachenhöhle gebildeten Hohlraum hineinsieht. Durch *Erkrankung des Siebbeines* kann es endlich zur *Eröffnung der Schädelhöhle* und zur Entwickelung einer tödtlichen Meningitis kommen.

Die tertiären Erkrankungen des *Kehlkopfes* führen entsprechend der Wichtigkeit des Organes häufig zu schweren und unter Umständen lebensgefährlichen Störungen. Am ungefährlichsten sind die Erkrankungen der *Epiglottis*, bei denen durch Ulceration, Freilegung und Necrose des Knorpels Perforation oder mehr oder weniger vollständige Zerstörung zu Stande kommt. Aber selbst bei völligem Verlust des Kehldeckels braucht schliesslich keine erhebliche Functionsbehinderung zurückzubleiben, da die Kranken auch ohne Kehldeckel den Kehlkopf beim Schluckact zu verschliessen lernen. Bei den Erkrankungen der tieferen Theile, des *eigentlichen Phonationsapparates*, sind die Erscheinungen von viel schwererer Bedeutung. Durch Entwickelung gummöser Infiltrate an den *Aryknorpeln, den falschen und wahren Stimmbändern* tritt zunächst stets *Heiserkeit*, die sich bis zur vollständigen *Aphonie* steigern kann, ein. Auch die Beweglichkeit der Theile wird eingeschränkt,· wie leicht laryngoskopisch nachgewiesen werden kann, und hierdurch wie auch durch die Schwellung wird gelegentlich auch bereits eine *Stenosenerscheinung, laryngeale Dyspnoe*, hervorgerufen. Im weiteren *Verlaufe* zerfallen die Infiltrate und die Ulcerationen können ebenso wie an anderen Organen durch Weitergreifen die hochgradigsten Zerstörungen anrichten. Die Knorpel werden theilweise oder ganz necrotisch und werden durch Hustenstösse expectorirt, durch Einkeilung necrotischer Knorpel in die Stimmritze ist es auch zu tödtlicher *Suffocation* gekommen. Die *Stimmbänder* werden mehr oder weniger zerstört und hiernach richtet sich natürlich der Grad, in welchem die Lautbildung beeinträchtigt ist. *Subjectiv* empfinden die Kranken Schmerzen, ganz besonders beim Schlingen, indem durch den hinabgleitenden Bissen ein Druck auf den Kehlkopf ausgeübt wird und überdies der Kehlkopf sowieso beim Schlingact eine grössere Bewegung macht. Diese Schmerzen können so arg sein, dass die Ernährung der Patienten dadurch beeinträchtigt wird. — Aber auch die nach der Heilung zurückbleibenden Residuen der tertiären Kehlkopferkrankungen sind fast stets von ernster Bedeutung. Einmal wird selbst ein vernarbter Defect oder eine vielleicht zurückbleibende Ankylose eines Aryknorpels eine *bleibende Veränderung der Sprache* bedingen, dann aber droht hier die Gefahr der *nachträglichen Stenosirung* in noch viel höherem Grade, als bei der Erkrankung des Pharynx. Durch partielle Verwachsung der Stimm-

bänder oder durch Bildung brückenartiger Narben kann es zu
hochgradigen Verengerung des Kehlkopflumens kommen, die, abge
von den schweren Sprachstörungen, die Ursache erheblichster und
das Leben bedrohender Athemnoth werden kann.

Eine eigenthümliche Erkrankung des Kehlkopfes ist hier no
erwähnen, die zwar ausser durch Syphilis noch durch eine Reihe au
Erkrankungen bedingt sein kann, die Hypertrophie der unterhal
Stimmritze gelegenen Schleimhautpartien, die dann als dicke V
im laryngoskopischen Bild sichtbar werden und·bei starker Entwick
ebenfalls erhebliche Dyspnoe verursachen können (*Laryngitis
glottica hypertrophica*).

Auch in der *Trachea* und den *grossen Bronchien* kommen te
syphilitische Erkrankungen zur Entwickelung und führen auch hi
Gewebszerstörungen, zur Exfoliation von Knorpeln, zur Perforati
benachbarte Organe (Oesophagus, grosse Gefässe). Am wichtigsten
aber die Folgezustände dieser Affectionen, die *Verengerungen des La*
durch Narbenschrumpfung und die hieraus resultirenden Athm
störungen. In günstigen Fällen ist es möglich, mit dem Kehl
spiegel die Erkrankung direct wahrzunehmen, meist aber wird
Diagnose nur nach den Stenosenerscheinungen gestellt werden kö

Während der Anfangstheil des *Digestionstractus* so häufig vo
tertiären Erkrankungen heimgesucht wird, werden diese unterhal
Pharynx ausserordentlich selten. Wenigstens liegen nur sehr w
Beobachtungen tertiär-syphilitischer Erkrankungen des *Oesophagus*
Magens und des *Darmes* vor, die als gummöse Infiltrate, als Ul
tionen und als durch Narbenretraction bedingte Stricturen auftr
Nur der unterste Abschnitt, das *Rectum*, macht hiervon eine Ausna
indem hier Gummata und aus diesen hervorgegangene charakterist
Geschwüre nicht so selten zur Beobachtung kommen, nach deren
lung eine *Mastdarmstrictur* zurückbleiben kann. Diese Fälle d
aber nicht mit jenen viel häufigeren zusammengeworfen werde
denen — fast ausschliesslich bei Weibern — auf der Rectalsch
haut Geschwüre ohne typische Charaktere auftreten, die oft zur Bil
einer Strictur führen und die wohl sicher nicht durch Syphilis, so
höchst wahrscheinlich durch Tripperinfection oder durch mechan
Irritationen hervorgerufen werden (vergl. das Capitel über Mastd
tripper).

Die tertiären Affectionen der *Urogenitalschleimhaut* sind sehr s
Es sind nur wenige Fälle von Gummabildung, resp. der aus dieser
vorgegangenen Geschwürs- und Narbenbildung an der Urethral-

Vesicalschleimhaut und an der Schleimhaut der weiblichen Genitalien beobachtet worden.

Die tertiären Schleimhauterkrankungen treten *in allen Phasen der tertiären Periode* auf, sie können sich frühzeitig, schon wenige Jahre nach der Infection, einstellen und andererseits auch noch Jahrzehnte nach dem Beginn der Erkrankung zur Entwickelung kommen.

Bei der Diagnose der tertiären Schleimhauterkrankungen kommen, wenn wir zunächst nur die häufigsten Localisationen, nämlich die im Bereich der Nasen-, Mund- und Rachenhöhle und am Kehlkopf auftretenden Krankheitserscheinungen berücksichtigen, im wesentlichen auf der einen Seite die einander nahe verwandten *tuberculösen, scrophulösen und lupösen Processe,* ferner die *Lepra* und auf der anderen Seite das *Carcinom* in Betracht. Die *tuberculösen und scrophulösen Schleimhautulcerationen* zeigen nicht den scharfgeschnittenen Rand der syphilitischen, die Ränder der Geschwüre sind wie ausgefressen, manchmal sinuös. In der·Umgebung der tuberculösen Geschwüre zeigen sich oft in die Schleimhaut eingesprengte graue oder gelbliche Knötchen, miliare Tuberkelknötchen. Bei beiden Affectionen fehlen nie anderweite Krankheitserscheinungen, die Schleimhauttuberculose jener Theile pflegt erst in vorgeschrifteneren Stadien anderweiter tuberculöser Erkrankung, meist der Lungen, aufzutreten, bei den scrophulösen Schleimhautulcerationen finden sich gleichzeitig scrophulöse Hautgeschwüre, Schwellungen und Vereiterungen von Lymphdrüsen. Der *Lupus der Schleimhaut* ist in dem Stadium, in welchem eine Verwechselung mit Syphilis möglich wäre, fast stets mit Lupus der äusseren Haut combinirt, wodurch die Diagnose sehr erleichtert wird. Alle drei Affectionen haben entgegengesetzt der Syphilis die Eigenschaft, die Knochen im Ganzen genommen seltener zu afficiren und daher auch sehr viel seltener als die Syphilis Perforationen herbeizuführen. Den sichersten Anhaltspunkt giebt der Nachweis der Tuberkelbacillen, der beim Lupus allerdings sehr schwer, bei der eigentlichen Schleimhauttuberculose dagegen leichter zu erbringen ist.

Noch eine andere Infectionskrankheit, die *Lepra*, kann gelegentlich ähnliche Zerstörungen der Schleimhäute und der von diesen überzogenen Organe anrichten, indess ist die Unterscheidung durch die nie fehlenden charakteristischen Erkrankungen anderer Theile ermöglicht.

Das *Carcinom* hat eine viel grössere Tendenz zur eigentlichen Geschwulstbildung, während die tertiären Schleimhautgummata selten von erheblicher Grösse und noch seltener von längerem Bestande sind, da sie eben eine grosse Neigung zu frühzeitigem Zerfall haben. Am

12*

schwierigsten ist daher diese Differentialdiagnose bei Affectionen der
Zunge, da hier, wie schon erwähnt, die vom Muskel ausgehenden Gummata erheblichere Dimensionen annehmen können und auch länger
dem Zerfall Widerstand leisten.

In allen auch nur im geringsten Grade zweifelhaften Fällen, wenn
nicht etwa durch mikroskopische Untersuchung eines excidirten Theiles
die sichere Diagnose auf eine andere Affection (Tuberculose, Carcinom)
gestellt werden kann, ist es die Pflicht des Arztes, *vor einer jeden
anderen Behandlung* eine Zeit lang *Jodkalium* in genügender Dosis
zu geben, dessen mächtige Wirkung auf die tertiären Schleimhauterkrankungen sich schon in 1—2 Wochen aufs deutlichste herausstellt
und so diagnostische und therapeutische Missgriffe vermeiden lässt,
die sonst schwere Schädigungen für den Kranken im Gefolge haben
könnten.

Die **Prognose** der tertiären Affectionen der Schleimhäute richtet
sich natürlich ganz nach dem Stadium, in welchem dieselben in Behandlung kommen. An und für sich ist dieselbe nicht ungünstig, denn
wenn die Erkrankung rechtzeitig erkannt und richtig behandelt wird,
so lässt sich stets in kurzer Zeit die Heilung erzielen, und zwar durch
das fast noch eclatanter als bei den tertiären Hautsyphiliden wirkende
Jodkalium. Selbst in den vorgeschrittensten Fällen versagt dieses Mittel
niemals, indem es die Ulcerationen stets schnell zu vollständiger Vernarbung führt, aber die einmal angerichteten Verwüstungen können
natürlich nicht wieder gut gemacht werden und auch auf die Gefahren,
welche dem Kranken oft noch später durch die Narbenschrumpfung
drohen, ist dasselbe selbstredend ohne Einfluss. Und gerade die Zerstörungen und Functionsbehinderungen der betreffenden Organe sind
es, die im einzelnen Falle das Leiden zu einem schweren und unter
Umständen lebensgefährlichen machen.

ZEHNTES CAPITEL.

Die syphilitischen Erkrankungen des Bewegungs-
apparates.

1. Die Erkrankungen der Knochen.

Von den Organen des Bewegungsapparates erkranken bei weitem
am häufigsten die Knochen durch Syphilis. Von den **syphilitischen
Knochenerkrankungen** müssen zunächst jene Fälle ausgeschieden wer-

den, in welchen durch das Fortschreiten eines Erkrankungsprocesses
von einem anderen Organ auf das Periost dieses zerstört und der von
demselben bedeckte Knochen necrotisch wird, indem es sich hier nicht
um eine ursprüngliche Knochenerkrankung, sondern lediglich um ein
Absterben des Knochens in Folge der Unterbrechung der Blutzufuhr
handelt. Von diesen Ereignissen, die am häufigsten an den von Schleimhäuten bedeckten Knochen, am Gaumen, an der Nase vorkommen, ist
schon oben die Rede gewesen.

Die eigentlichen Erkrankungen des Knochensystems lassen sich
weiter in zwei Gruppen trennen, indem nämlich einmal die Erkrankung
vom *Periost*, das andere Mal von der *Knochensubstanz* selbst ausgeht.
Aber freilich in beiden Fällen kommt es im weiteren Verlaufe oft zu
Veränderungen auch des anderen Theiles und ganz besonders gilt dies
von der ursprünglich periostalen Erkrankung, die fast stets consecutive
Knochenaffectionen hervorruft.

Die **Periostitis syphilitica** führt zur Entstehung kleinerer oder
umfangreicherer, elastisch anzufühlender Schwellungen, welche durch
Einlagerung eines gallertigen oder speckartig erscheinenden Gewebes,
gewöhnlich auf der Innenfläche des Periostes, zwischen diesem und dem
Knochen, gebildet werden. Die mikroskopische Untersuchung dieser
Bildungen zeigt, dass sie im wesentlichen einen dem gewöhnlichen
Gummiknoten völlig analogen Bau besitzen. Gelegentlich erstrecken
sich zapfenartige Verlängerungen von diesen Auflagerungen in die erweiterten Knochenkanäle hinein. Diese syphilitischen Infiltrationszustände
des Periostes können einen dreifachen Ausgang nehmen. In einer Reihe
von Fällen kommt es unter dem Infiltrate zu einer *Resorption von
Knochengewebe*, einer Usur, und dadurch zu einer etwa „trichterför-
migen" Vertiefung des Knochens, ohne Eiterung und ohne Abstossung
eines Sequesters (*Caries sicca*, VIRCHOW). Gerade entgegengesetzt ist
die Wirkung der periostalen Erkrankung in einer zweiten Reihe von
Fällen, in denen eine *Neubildung von Knochenmasse*, eine Auflagerung
von Osteophyten auf den Knochen und damit eine Verdickung des
Knochens hervorgerufen wird (*Periostitis ossificans*). Und während bei
den bisher besprochenen Verlaufsweisen das periostale Infiltrat schliesslich zur Resorption gelangt, ohne zu vereitern, kommt es in einer dritten
Reihe zur *Vereiterung* desselben und damit zur Zerstörung des Periostes
in entsprechender Ausdehnung und zu den gewöhnlichen Folgen dieses
Vorganges, nämlich zur *Necrose* des darunter liegenden Knochens, soweit derselbe seiner Nahrungszufuhr beraubt ist (*Periostitis suppurativa*). In diesen Fällen bricht der Eiter fast stets nach aussen durch

die Haut oder Schleimhaut durch, und es bildet sich ein syphilitisches Geschwür, welches in seinen Erscheinungen völlig den analogen, von der Haut oder Schleimhaut ausgehenden und erst später auf Periost und Knochen vordringenden Ulcerationen gleicht.

Diese Vorgänge kommen im einzelnen Fall ausserordentlich· häufig neben einander vor und ganz besonders die ersterwähnten beiden Verlaufsweisen, die rareficirende und die ossificirende Periostitis sind oft in der Weise combinirt, dass entsprechend der Mitte des periostalen Infiltrates Usur, Vertiefung des Knochens entsteht, während in der Peripherie durch Knochenauflagerungen eine Verdickung des Knochens gebildet wird.

Ganz ähnlich gestalten sich die Verhältnisse bei den syphilitischen Erkrankungen des Knochens selbst, nur dass sie hier wegen der complicirteren anatomischen Grundlage und wohl auch wegen der unserer Beobachtung mehr entrückten Localisation sich uns nicht in so übersichtlicher Weise darstellen, wie bei den Periosterkrankungen. Auch hier kommt es durch einfache *Resorption* entweder zu einer Rareficirung des Knochengewebes (*Osteoporose*), durch welche die Knochen so brüchig werden können, dass sie gelegentlich bei einer ganz geringfügigen Anstrengung brechen (*Spontanfractur*), oder umgekehrt zu einer *Hyperplasie des Knochengewebes*, zu einer Umwandlung der spongiösen Knochentheile in compacte Knochensubstanz, ein Vorgang, welcher auch die in Folge periostitischer Processe neugebildeten Knochenauflagerungen vielfach betrifft (*Eburnation*). In anderen Fällen führt die Entwickelung der syphilitischen Infiltrate in der Knochensubstanz (*Ostitis gummosa*) zu einer Exfoliation eines mehr oder weniger umfangreichen Theiles derselben, zur eigentlichen *Caries syphilitica*. Die in Folge dieses Vorganges abgestossenen Sequester unterscheiden sich insofern von anderen Sequesterbildungen, als die necrotischen Knochen in Folge eines vorhergegangenen osteoporotischen Processes stets von erweiterten Kanälen durchzogen, „angefressen" sind. — Und schliesslich kommt es gelegentlich in der Marksubstanz der Knochen, ganz besonders der langen Röhrenknochen, zur Entwickelung typischer *Gummata*, die in allen Hinsichten den Gummigeschwülsten anderer Organe gleichen (*Osteomyelitis gummosa*).

Ebenso wie bei den Erkrankungen des Periostes kommen auch hier die mannigfachsten Combinationen dieser verschiedenen Formen der Knochenerkrankungen vor, wir sehen die Caries oder die Entwickelung von Gummiknoten im Markraum mit Eburnation der Knochensubstanz an benachbarten Stellen auftreten und ebenso bedarf es kaum der Erwähnung, dass ausserordentlich häufig gleichzeitig Erkrankungen des Periostes und des Knochens selbst zur Beobachtung kommen.

Indem wir nach dieser allgemeinen Skizzirung des Verlaufes der syphilitischen Knochenaffectionen zur Schilderung der klinischen Erscheinungen übergehen, ist zunächst einem sehr verbreiteten Irrthum zu begegnen, dass nämlich die Erkrankungen des Knochensystems lediglich den späten, tertiären Erscheinungen der Syphilis angehören, denn wir finden wenigstens gewisse Formen derselben häufig schon gleichzeitig mit frühen, ja mit den frühesten Symptomen der Allgemeinerscheinungen auftreten, während andere Formen allerdings exquisit tertiäre Erscheinungen darstellen und abgesehen von den abnorm schnell verlaufenden Fällen der galopirenden Syphilis stets erst in einem späten Stadium der Krankheit zur Entwickelung gelangen.

Zu den ersteren gehören vor Allem die *Periostitiden*, die, wie schon früher erwähnt, sehr häufig bereits das erste Exanthem begleiten, ja manchmal schon einige Tage vor dessen Ausbruch erscheinen. Am häufigsten werden die dicht unter der Haut liegenden Knochen betroffen, in erster Linie die *Schädelknochen*, dann die *Tibia*, die *Vorderarmknochen*, das *Sternum*, und es zeigen sich an diesen Stellen eine oder mehrere, selten sehr zahlreiche Schwellungen, die meist nur von geringer Grösse sind, gelegentlich aber auch bis etwa fünfmarkstückgross werden können. Die kleinsten sind nur durch das Gefühl nachweisbar und ist die Schmerzempfindung des Kranken bei dem Aufsuchen derselben der beste Wegweiser, da sie auf Druck ausserordentlich empfindlich sind. Die umfangreicheren Periostitiden sind dagegen auch ohne weiteres sichtbar, zumal sie gewöhnlich von ödematöser Schwellung und Röthung der darüber liegenden Haut begleitet sind. Die auch spontan bestehenden Schmerzen werden durch den geringsten Druck und selbst durch die leiseste Berührung oft zum Unerträglichen gesteigert. — Diese secundären Periostitiden gehen niemals in Vereiterung über und führen auch nie zu erheblichen Veränderungen des Knochens, d. h. weder zu den massigen Auflagerungen der ossificirenden Periostitis der späteren Stadien noch zur eigentlichen Caries. Wohl dagegen können die frühzeitigen Periostitiden oberflächlichen Schwund der Knochensubstanz — Caries sicca [1]) — und andererseits geringere Osteophytbildungen hervorrufen. In diesen letzteren Fällen lässt sich die Knochen-

---

[1]) Ich sah bei einem jungen Mädchen, welches nicht lange nach Ueberstehen einer frischen Syphilis (universelles grosspapulöses Exanthem) an Kohlenoxydvergiftung zu Grunde ging, den Schädel mit zahlreichen derartigen Vertiefungen bedeckt.

auflagerung nach dem Verschwinden der ersten entzündlichen
ptome durch die Haut deutlich durchfühlen. Aber diese niemals
erheblichen Knochenauftreibungen gehen im weiteren Verlauf, beso
unter geeigneter Therapie, sehr zurück und verschwinden schlie
in der Regel wieder völlig.

Viel erheblichere Veränderungen rufen die der *tertiären Pe*
der Syphilis angehörigen Erkrankungen des Periostes und der Kno
hervor. In einer Reihe von Fällen ist das am wesentlichsten he
tretende Symptom die Neubildung von Knochenmasse (*Periostitis*
ficans), die Bildung einer Knochenauftreibung, eines *Tophus, ein*
scheinung, die schon den ersten Beobachtern der Syphilis be
grossen Epidemie am Ausgang des Mittelalters aufgefallen war.
Tophi entstehen am häufigsten an den Schädelknochen, an der (
cula, am Sternum, an den Vorderarmknochen und an der vor
Fläche der Tibia und bilden hier unregelmässig höckerige, kle
oder grössere Hervorragungen, die oft zu mehreren auftreten ur
z. B. die sonst glatte vordere Tibiafläche ganz uneben ersch
lassen. An der Clavicula und den Vorderarmknochen gleichen
Knochenauftreibungen äusserlich oft völlig der Callusbildung nach
Fractur. In schwereren Fällen wird ein Knochen in grösserer od
seiner ganzen Ausdehnung betroffen und erheblich, bis zum dopp
der normalen Verhältnisse verdickt, gewöhnlich unter gleichzei
Eburnation, sowohl des neugebildeten, wie des ursprünglichen Kno
gewebes. Während in den ersterwähnten Fällen ausser den anfän
bestehenden heftigen Schmerzen weitere Erscheinungen fehlen, we
bei diesen excessiven Knochenverdickungen meist erhebliche
dauernde Functionsstörungen hervorgerufen, wenigstens wenn es
um Extremitätenknochen handelt. Schon die Schwere des Knoc
beeinträchtigt die Beweglichkeit und Gebrauchsfähigkeit des Gli
noch viel mehr werden dieselben durch die Betheiligung der Gele
den geschädigt, indem ohne eigentliche Gelenkerkrankung, ledi
durch die Formveränderung des verdickten Knochens die Beweglic
des Gelenkes verringert oder selbst völlig aufgehoben wird, sich
eine mehr oder weniger vollständige *Ankylose* bildet, ein Ereig
welches am häufigsten das Ellenbogengelenk betrifft. — Auch
Schädel kommen diese diffusen, mit Eburnation bis zum völligen
schwinden der Diploë einhergehenden Verdickungen vor, können
aber natürlich erst durch die Autopsie nachgewiesen werden.

Diese neugebildeten Knochenmassen sind zwar bis zu einem
wissen Grade auch noch der Rückbildung fähig, doch erfolgt selb

energischer Behandlung keine vollständige Resorption, so dass die Knochenauftreibungen bleibende und daher diagnostisch äusserst werthvolle Merkmale der syphilitischen Erkrankung bilden. — Anfänglich rufen in vielen Fällen auch diese ossificirenden Periostitiden heftige Schmerzen hervor, während die zurückbleibenden Knochenauftreibungen nicht schmerzhaft oder nur unbedeutend druckempfindlich sind. In anderen Fällen verläuft der Process von vornherein in sehr chronischer und daher wenig oder gar nicht schmerzhafter Weise.

Anders gestaltet sich der Verlauf der tiefen Knochenerkrankungen, der *Ostitis* und *Osteomyelitis gummosa*. Bei diesen ist zunächst der Schmerz, der oft ausserordentlich intensiv, bohrend oder hämmernd ist, das einzige Symptom und in den Fällen einer Osteomyelitis treten oft auch während des weiteren Verlaufes keine andere Erscheinungen auf, so dass die sichere Diagnose überhaupt erst bei der Section gestellt werden kann. Es kommt selbst vor, dass in solchen Fällen während des Lebens gar kein Verdacht hinsichtlich der Knochenaffection bestand, ein Umstand, der die Vermuthung begründet erscheinen lässt, dass die Gummata des Knochenmarkes häufiger vorkommen, als gewöhnlich nach den spärlichen Angaben angenommen wird, da in der Regel ohne besonderen Grund die Aufsägung der Knochen doch nicht vorgenommen wird.

Liegt aber das gummöse Infiltrat der Oberfläche nahe, so bildet sich nach einiger Zeit eine auch äusserlich wahrnehmbare Anschwellung, welche theils durch den gummösen Tumor selbst, theils durch die nur selten fehlende Knochenneubildung an den peripherischen Theilen des Erkrankungsherdes hervorgerufen wird. Wird in diesem Stadium die richtige Therapie eingeleitet, so tritt vollständige Resorption der Neubildung ein, allerdings gewöhnlich mit einer bleibenden Depression des Knochens, da derselbe entsprechend dem Gumma in gewisser Ausdehnung zerstört war. Wird aber der Process sich selbst überlassen, so kommt es schliesslich zu umfangreicher Necrose des Knochens und zum Durchbruch durch die bedeckenden Weichtheile, bei weitem in der Mehrzahl der Fälle durch die Haut nach aussen und so zur Bildung einer *Knochenfistel*. Bei der Heilung tritt in diesen Fällen natürlich eine Verlöthung der Narbe mit dem Knochen ein.

Am *Schädel* bewirken diese Processe oft ausgedehnte Exfoliationen der Knochen, die in manchen Fällen oberflächlich sind, in anderen mehr in die Tiefe gehen und selbst die ganze Dicke des Schädeldaches betreffen können, so dass es zu einer *Perforation des Schädels* und Freilegung der Dura, ja sogar auch noch zur geschwürigen Zerstörung

der letzteren kommen kann. Die Sequester werden manchm
die in der Peripherie gebildeten Knochenverdickungen festgeha
können nicht ohne Kunsthülfe zur Ablösung gelangen. Gel
kann es sich auch ereignen, dass der Sequester nach innen
wird und durch Compression des Gehirns bedenkliche Erscho
hervorruft. Nach vollständiger Perforation des Schädeldaches
wieder ein Verschluss der Oeffnung durch Knochenmasse, son
durch eine Narbenmembran ein und bei umfangreichen Perf
kann es durch die Retraction dieser Narbe zu einer wesentlie
engerung des Schädelraumes kommen.

An den *Händen*, speciell an den *Metacarpalknochen*
Phalangen hat man diese tertiären Erkrankungen mit dem Na
Dactylitis syphilitica bezeichnet. Es handelt sich hier
complicirte Processe, um Knochenerkrankungen, gummöse Infil
der Weichtheile und oft noch um Erkrankungen der Gelenke
kann gelegentlich auch eine ursprünglich von den Weichthei
gehende Erkrankung schliesslich zu einer typischen Dactylitis
tica führen. Die Hand oder die ergriffenen Fingerglieder si
geschwollen, bis auf das doppelte des normalen Volumens u
mehr, und nach langem Bestande kommt es zur Ulceration,
foliation von Knochentheilen und damit zur Verkürzung einzelne
oft zur Ankylosenbildung und so zu erheblichen Functionsst
An den Füssen sind ähnliche Erscheinungen ungleich seltene
achtet worden. Nur sehr selten aber und nur in ganz vernachl
Fällen führen diese Affectionen zu jenen schweren Verstümm
— Mutilationen —, wie sie durch die *Lepra* nicht selten hervo
werden, bei denen die Finger oder Zehen vollständig bis au
Stümpfe zerstört werden. Meist sind es die Nagelglieder, die
bleiben, von denen dann verkümmerte und verkrümmte Nägel
wachsen (*lepra-ähnliche Syphilide*).

Von den übrigen Theilen des Skelets erkranken am häufig
Sternum, die *Clavicula* und die *Tibia*, während die Affectio
anderen Knochen seltener zur Beobachtung kommen. Die
nungen entsprechen ganz den oben geschilderten, die Haut wird
brochen, es bilden sich grössere Geschwüre oder gelegentlich au
nur Fisteln, grössere oder kleinere Sequester werden ausgesto
schliesslich tritt meist unter peripherischer Knochenneubildu
Bildung einer stark eingezogenen, dem Knochen adhärenten
Heilung ein. Die Erkrankungen der Nasen- und Gaumenknoch
bereits in dem Capitel über die Schleimhautsyphilis erwähnt wor

In seltenen Fällen kommt es nach jahrelangem Bestande derartiger Processe an den Extremitäten, besonders am Unterschenkel, zu ausgedehnter Hyperplasie des Bindegewebes, zur *Elephantiasis*. — Von den weiteren durch diese Knochenerkrankungen hervorgerufenen Ereignissen war schon oben der Freilegung der Dura, an die sich die Entwickelung einer *Meningitis* leicht anschliessen kann, gedacht. Ferner führen die Erkrankungen der Schädelknochen häufig zu einer *Compression des Gehirns* oder einzelner *Gehirnnerven*, Erscheinungen, auf die wir noch später zurückkommen werden, und bei den Erkrankungen der Wirbel können je nach der Lage des Herdes entweder die vor der Wirbelsäule gelegenen Organe in Mitleidenschaft gezogen werden, oder es kommt zur *Compression* und zu *schweren Erkrankungen des Rückenmarkes*. Auch die Necrose umfangreicherer Theile eines Wirbels führt unter Umständen zu sehr bedenklichen Erscheinungen, so kann bei Necrose der vorderen Theile der Halswirbel das Rückenmark freigelegt werden, so dass es vom Rachen aus sichtbar ist.

Die hier geschilderten tertiären Knochenerkrankungen können zwar in allen Phasen der tertiären Periode vorkommen, gehören aber doch im wesentlichen den späteren Jahren an und treten demgemäss oft 10, 15, ja 20 Jahre und noch länger nach der Infection auf. Die Prädilection für die dicht unter der Haut gelegenen Knochen macht es auch hier wieder sehr wahrscheinlich, dass *mechanische Insulte* bei ihrer Entstehung als occasionelle Ursache eine gewisse Rolle spielen. Dagegen ist die besonders früher oft ausgesprochene Behauptung, der *Gebrauch des Quecksilbers* begünstige das Auftreten dieser Knochenerkrankungen, oder sogar derselbe sei ihre einzige Ursache, auf das allerentschiedenste zurückzuweisen. Denn einerseits kommen derartige Knochenaffectionen niemals bei Hydrargyrose — chronischer Quecksilbervergiftung — vor, andererseits aber wohl bei Syphilitischen, die niemals auch nur ein Atom Quecksilber genommen haben, ja sie kommen sogar hauptsächlich bei ganz unbehandelten oder nur ungenügend behandelten Fällen vor, so dass wir umgekehrt in einer energischen Behandlung mit Quecksilber den besten Schutz gegen das Eintreten dieser schweren tertiären Zufälle erblicken. Hiermit steht in vollstem Einklang, dass die schweren Knochenaffectionen gegen früher sehr viel seltener geworden sind, worauf schon vor längerer Zeit u. A. Virchow hinwies, denn diese Abnahme ist doch nur durch die ohne Zweifel leichter erreichbar gewordene und daher auch regelmässiger in Anspruch genommene ärztliche Behandlung und überdies durch die zweckmässigere Ausbildung der Behandlungsmethoden überhaupt zu erklären.

Der Verlauf ist stets ein äusserst chronischer, wenn nicht die geeignete Therapie eingreift, und die Prognose mit Rücksicht auf die oft vorkommenden irreparablen Functionsstörungen und Entstellungen und die gelegentlich auftretenden schweren Folgeerscheinungen stets eine ernstere.

Die Diagnose ist am leichtesten bei den Periostitiden sowohl der frühen wie der späten Periode der Syphilis, denn bei diesen sind sowohl die Localisation wie die Eigenschaften der Krankheitsproducte meist so charakteristische, dass die syphilitische Natur ohne weiteres erkannt werden kann. Schwieriger ist dies bei den tieferen Erkrankungen, bei der eigentlichen Caries syphilitica. Hier ähneln die Erscheinungen oft sehr denen anderer schwerer Knochenaffectionen, ganz besonders denen der *tuberculösen Knochenerkrankungen.* In der Regel werden aber andere Symptome, Erkrankungen der Haut in erster Linie, von hinreichend charakteristischem Gepräge die richtige Diagnose ermöglichen, die überdies dadurch erleichtert wird, dass die tuberculösen Knochenaffectionen hauptsächlich bei jugendlichen Individuen, die syphilitischen dagegen in der Regel bei Erwachsenen oder in höherem Alter Stehenden — abgesehen natürlich von der hereditären Syphilis — zur Entwickelung kommen.

2. Die Erkrankungen der Gelenke und Sehnen.

Obwohl auch schon früher das Auftreten von Gelenkaffectionen in Folge von Syphilis vielfach beobachtet war, stammen die genaueren Untersuchungen über diese Localisationen der Krankheit erst aus neuerer Zeit und unsere Kenntnisse über dieselben sind daher in mancher Richtung noch nicht ausreichend. Dabei scheinen die syphilitischen Gelenkerkrankungen, wenn sie auch nicht gerade zu den häufigeren Vorkommnissen gehören, doch nicht so selten zu sein, als früher meist angenommen wurde, wohl aus dem Grund, weil die Diagnose oft verfehlt, der Zusammenhang mit Syphilis nicht erkannt wurde. — An dieser Stelle sollen nur die im Gefolge der *acquirirten Syphilis auftretenden Gelenkaffectionen* erörtert werden, während die hereditärsyphilitischen Gelenkleiden in dem Capital über hereditäre Syphilis ihre Besprechung finden werden.

Schon in einem früheren Capitel war der *Gelenkschmerzen*, manchmal mit nachweisbarem Erguss, gedacht, welche in der Eruptionsperiode der Syphilis auftreten. Es mag hier noch bemerkt werden, dass ein Gelenk, welches ausser durch Syphilis selten zu erkranken pflegt, relativ häufig von diesen Schwellungen heimgesucht wird, nämlich das *Sternoclaviculargelenk.* In seltenen Fällen treten diese Gelenkaffectionen so in den Vordergrund, dass ein dem acuten oder subacuten Gelenkrheumatismus ähnliches Krankheitsbild entsteht. Unter remittirendem oder intermittirendem Fieber treten Ergüsse in einer grösseren Anzahl von Gelenken auf, successive das eine Gelenk nach dem anderen befallend, die Haut über den geschwollenen Gelenken ist geröthet und Druck und Bewegung steigern die schon spontan bestehenden Schmerzen, die an Intensität allerdings denen des acuten Gelenkrheumatismus doch im Ganzen nachstehen. Gleichzeitig erfolgen öfters *Ergüsse in Sehnenscheiden.* — Die *Diagnose* lässt sich in diesen Fällen eigentlich nur durch Berücksichtigung der anderen Erscheinungen der Syphilis und aus dem nie ausbleibenden Erfolge einer antisyphilitischen Therapie stellen, besonders das Jodkalium lässt in diesen Fällen in prompter Weise Fieber und Schmerzen verschwinden. — Die *Prognose* ist gut, denn unter geeigneter Behandlung tritt schnelle und vollständige Heilung ein.

· Ungleich hartnäckiger und auch folgenschwerer sind die *Gelenkerkrankungen,* die der *tertiären Periode* der Syphilis angehören. Hier ist zunächst zwischen den *eigentlichen, ursprünglichen Gelenkaffectionen* und den erst durch Uebergreifen des Erkrankungsprocesses von den Knochen auf die das Gelenk constituirenden Theile hervorgerufenen *„deuteropathischen"* *Gelenkerkrankungen* zu unterscheiden. Klinisch lässt sich zwar diese Unterscheidung nicht immer durchführen, indem manche Fälle reine Gelenkerkrankungen zu sein scheinen, bei denen nur die anatomische Untersuchung den im Knochen befindlichen Ausgangspunkt der Erkrankung nachzuweisen.im Stande ist.

Das auffälligste *Symptom* ist zunächst ein *Erguss in die Gelenkhöhle,* der gewöhnlich in subacuter oder chronischer Weise sich entwickelt, aber recht erheblich werden kann und dementsprechende Formveränderungen und Functionsbehinderungen des betroffenen Gelenkes verursacht (*Gelenkhydrops*). Während manche Beobachter relativ unbedeutende Schmerzen hierbei auftreten sahen, heben andere gerade die grosse Schmerzhaftigkeit der syphilitischen Gelenkentzündung, trotz des langsamen Anwachsen des Ergusses, hervor. Es scheinen hierbei in der That erhebliche Verschiedenheiten der einzelnen Fälle zu bestehen. Fiebererscheinungen fehlen in der Mehrzahl der Fälle. Bei reinen Gelenkerkrankungen hat die *anatomische Untersuchung* starke Verdickung der Synovialis, gelegentlich Entwickelung zottiger Excrescenzen auf der freien Fläche derselben und Usur der Gelenkknorpel nachgewiesen. Auch typische Gummiknoten sind gelegentlich in der Synovialmembran gefunden worden. — Wenn auch der weitere *Verlauf* stets ein langwieriger ist, so kann doch durch energische Allgemeinkuren und zweck-

mässige Localbehandlung vollständige Heilung mit Herstellung
Functionsfähigkeit erzielt werden. Allerdings kann auch durch
Kapselverdickungen (*Synovitis hyperplastica*) oder Verändern
Gelenkknorpel eine mehr oder weniger beträchtliche Function
zurückbleiben.

Viel häufiger tritt dieser ungünstigere Ausgang bei den F
zweiten Kategorie ein, bei denen ein im Gelenkende des Knoc
entwickelndes Gumma die Ursache für die Affection des Gelenl
wird. Hier kann entweder, ohne dass das Gumma in die Gel
durchbricht, eine Entzündung der Synovialis mit Erguss in di
sich hinzugesellen, oder aber nach Zerstörung des Knochens u
pels erfolgt der Durchbruch in die Gelenkhöhle, durch welc
selbstredend auch die entsprechende Reaction der Synovial
hervorgerufen wird. Der Umfang der durch die gummöse Ne
im Knochen angerichteten Zerstörung ist natürlich sehr ve
und richten sich hiernach auch die Folgen; es kann zu sehr erl
Zerstörungen der Gelenkenden und dementsprechenden Defor
und Functionsstörungen des Gelenkes bis zur vollständigen Ank
kommen. Schliesslich kann auch die Haut perforirt und so
Fistel gebildet werden.

Die tertiären Gelenkaffectionen, besonders die eigentliche
befallen gewöhnlich die *grossen Gelenke*, am häufigsten das *Kn*
und sind oft monarticulär. Die fortgeleiteten Gelenkaffectionen
auch an den *kleinen Gelenken* vor und werden z. B. an den
gelenken häufiger beobachtet. Während oft eine besondere Vera
für das Auftreten der Erkrankung nicht eruirbar ist, lässt sich
deren Fällen ein Trauma, eine Ueberanstrengung, ein Sprung od
als occasionelle Ursache nachweisen. — Diese Gelenkaffectionen
in allen Phasen der tertiären Periode auftreten, doch scheint di
liche Synovitis den früheren Abschnitten derselben anzugehör

Die Prognose ergiebt sich nach dem oben Gesagten, sie
bei den früh auftretenden polyarticulären Formen, auch noch
zen gut bei den später auftretenden reinen Synovitiden, aber
schlechter bei der Betheiligung des Knochens oder richtiger bei
der Erkrankung von einer Knochenaffection und natürlich um
je hochgradigere Zerstörungen der Gelenkenden bereits eingetre

Die Diagnose ist nicht leicht, da die syphilitischen Gelenl
kungen kaum oder gar nicht irgend welche für Syphilis chara
schen Merkmale darbieten. Wir sind in dieser Hinsicht auf di
weitigen Erscheinungen der Krankheit, auf die anamnestischen A

und manchmal auf die Ergebnisse der Therapie angewiesen. Bei hartnäckigen Gelenkergüssen, die einer anderweiten Therapie nicht weichen
wollen, wird stets an Syphilis zu denken sein, selbst bei ungenügender
anamnestischer Unterstützung dieser Diagnose, und die versuchsweise
angewandte antisyphilitische Therapie wird gelegentlich den Verdacht
bestätigen. Am leichtesten können Verwechselungen einerseits mit der
einfachen serösen Synovitis, andererseits mit den *fungösen Gelenkent-
zündungen* vorkommen. Auch die letzteren Fälle lassen sich oft nur
durch Auffinden anderweiter Krankheitserscheinungen oder durch die
Ergebnisse der Behandlung entscheiden.

, In den Sehnenscheiden kommen seröse Ergüsse, manchmal gleichzeitig mit der polyarticulären Gelenkentzündung der frühen Periode und
am häufigsten an den Streckern der Finger und Zehen auftretend, nicht
so ganz selten vor. In anderen Fällen ist der Flüssigkeitserguss sehr
gering und bei Bewegungen fühlt und hört man, wie bei der gewöhnlichen Tendovaginitis, die eigenthümliche weiche Crepitation. In den
späten Phasen der Syphilis ist auch die Bildung von Gummiknoten
beobachtet worden. — In ähnlicher Weise treten in Folge der Syphilis
in den *Schleimbeuteln* gelegentlich seröse Ergüsse oder im späten Stadium Gummiknoten der Wandungen auf.

3. Die Erkrankungen der Muskeln.

Die **syphilitischen Erkrankungen der Muskeln** treten bei weitem nicht
so häufig auf, als die bisher besprochenen Affectionen des Bewegungsapparates. Im frühen Stadium der Syphilis, schon in der ersten Zeit
der secundären Periode kommt eine eigenthümliche Affection vor, deren
Pathogenese noch nicht recht aufgeklärt ist, die *Contractur der Muskeln* ohne jede nachweisbare stärkere materielle Erkrankung derselben.
Dieselbe tritt bei weitem am häufigsten am *Biceps brachii*, sehr viel
seltener am Biceps femoris und nur ausnahmsweise an anderen Muskeln
auf. Den Kranken ist es, ohne dass sie irgend welche Schmerzempfindungen hätten, plötzlich nicht mehr möglich, den betreffenden Arm —
meist handelt es sich ja um die Oberextremität — vollständig zu
strecken, bei einem gewissen Punkte tritt ein Widerstand ein, der die
weitere Streckung auch passiv unmöglich macht, und zwar ist der gespannte Muskel dieses Hinderniss, wie am deutlichsten aus der straffen
Spannung der Sehne über der Ellenbogenbeuge ersichtlich ist. Dabei
befindet sich der Muskel nicht etwa im Zustande der Contraction,
sondern ist weich und schlaff, auf Druck nicht empfindlich, nur der
unmittelbar der Sehne angrenzende Theil und diese selbst sind ge-

wöhnlich druckempfindlich. Der Verlauf dieser Fälle ist stets
stiger, zumal unter der Einwirkung des Jodkalium verschw
Verkürzung des Muskels schnell, und es tritt völlige Wiederhe
der normalen Function ein.

Während in diesen Fällen eine materielle Veränderung
keln nicht nachweisbar ist, und dieselben, symptomatisch b
den Eindruck einer rein functionellen Störung machen, liegen
hältnisse anders bei der eigentlichen *Myositis syphilitica.*
eine diffuse schmerzhafte Schwellung des erkrankten Muskels
Haut ist leicht geröthet und die Function des Muskels ist
in hohem Grade behindert. Auch diese Muskelentzündungen,
ebenfalls als frühzeitiges Symptom auftreten können, häufiger
der späteren Zeit angehören, können einen völlig günstigen
nehmen, in anderen Fällen erfolgt dagegen eine Wucherung
stitiellen Bindegewebes mit gleichzeitiger Atrophie der eig
Muskelsubstanz, eine *schwielige Entartung des Muskels,* die d
traction des Bindegewebes zu einer bleibenden, oft hochgradi
tractur führt. Diese Myositis kann zwar wohl alle Muskeln
doch scheinen die langen Extremitätenmuskeln eine Prädile
die Erkrankung zu besitzen.

In dritter Linie sind endlich die stets den tertiären Ersch
angehörenden *Muskelgummata* zu nennen, die vom interstitielle
ausgehend, unter Zugrundegehen der Muskelsubstanz sich zu
lichen Knoten entwickeln können. Stets sind bei erschlafften
von aussen die circumscripten, leicht beweglichen, mit der
nächst nicht zusammenhängenden Tumoren durchzufühlen, w
Thätigkeit des betroffenen Muskels in geringerem oder höhere
einschränken. Unter günstigen Verhältnissen tritt Resorption e
lich mit Hinterlassung einer Muskelschwiele, welche aber für
tionirung des Muskels nicht hinderlich zu sein braucht. In
Fällen kommt es zur Erweichung des Gummiknotens und zu
bruch nach aussen. — Die Muskelgummata sind am häufigste
Extremitätenmuskeln, und zwar meist in der Nähe der Knoche
ferner im Sternocleidomastoideus, in den Zungenmuskeln be
Von den Erkrankungen des Herzmuskels wird im nächsten C
Rede sein. — Die Unterscheidung nicht aufgebrochener Muskel
von anderen Geschwülsten, *Fibromen, Sarcomen,* kann, w
anderweite sichere Zeichen der syphilitischen Erkankung v
sind, sehr schwer und die versuchsweise Anwendung einer s
litischen Therapie zur Sicherstellung der Diagnose nöthig sei

ELFTES CAPITEL.

Die syphilitischen Erkrankungen des Circulations-apparates.

Abgesehen von den Erkrankungen kleinster Gefässe innerhalb und in unmittelbarster Umgebung von syphilitischen Localaffecten, die schon in früheren Capiteln erwähnt wurden, ist über syphilitische Erkrankungen des Gefässsystems in den ersten Stadien der Krankheit nichts bekannt, die selbstständigen Erkrankungen dieses Systems gehören den späten Erscheinungen der Syphilis, der tertiären Periode, an.

Von den Erkrankungen des Herzens sind zunächst die *schwieligen Verdickungen des Pericardium und Endocardium* zu erwähnen, die sich in Gestalt weisser oder gelblicher Flecken zeigen und häufig in Verbindung mit den gleich zu besprechenden tieferen Veränderungen beobachtet sind. — An den *Klappen* sind gleichzeitig mit anderweiten syphilitischen Affectionen *papilläre Excrescenzen* gefunden worden.

Ungleich wichtiger sind aber die *Erkrankungen des Herzmuskels* selbst, die entweder als *diffuse Wucherungen* des interstitiellen Binde-gewebes mit Zugrundegehen der Muskelsubstanz oder in Form typischer, in das Muskelgewebe eingesprengter *Gummata* auftreten. Bei der erst-erwähnten Form ist das Muskelgewebe in geringerer oder grösserer Ausdehnung durch hartes, schwieliges Gewebe ersetzt, welches in den mehrfach beobachteten Fällen, in denen die Papillarmuskeln ergriffen waren, zu erheblicher Retraction derselben geführt hatte. — Die Gum-mata waren meist in grösserer Anzahl vorhanden, von den kleinsten Dimensionen bis zu erheblicher Grösse und dementsprechend entweder nur auf dem Durchschnitt als kleine weisse oder gelbliche, an Tuberkel erinnernde Knötchen, oder ohne weiteres als nach innen oder aussen die Oberfläche erheblich überragende Tumoren sichtbar. — Beide Arten von Veränderungen kommen neben einander vor, können aber auch ge-trennt auftreten, freilich ist sicher anzunehmen, dass nach Resorption von Gummiknoten eine Schwiele zurückbleibt, so dass die letzteren, wenn auch vielleicht nicht immer, nur das Endstadium, das Residuum der ersteren darstellen, eine Annahme, die durch die besser bekannten Krankheitsvorgänge anderer Organe wohl unterstützt wird. Es ist wahr-scheinlich, dass auch am Herzen Zerfall der Gummiknoten und Durch-bruch nach aussen oder innen vorkommen kann.

Die Symptome dieser bisher nur in sehr geringer Anzahl beobach-teten Herzerkrankungen sind im Ganzen ziemlich unbestimmte. Die

Kranken leiden an *Palpitationen* und anfänglich mässiger *D*
seltener treten *Oedeme* auf und gelegentlich machen sich noch
Zeichen einer Circulationsstörung, leichte *Cyanose* u. a. m. beim
Am Herzen selbst ist objectiv entweder nichts abnormes nach
oder es finden sich Veränderungen der Herztöne und Vergrö
der Herzdämpfung. Meist in ziemlich plötzlicher Weise tritt dau
rapide zunehmende Verschlimmerung ein, die Dyspnoe und (
erreichen schnell die höchsten Grade und nach wenigen Tag
selbst nur Stunden gehen die Kranken suffocatorisch zu Grunde.
trat auch der Tod in geradezu foudroyanter Weise ein, die B
wurden ohne vorhergegangene schwerere Krankheitssymptome in
auf dem Abtritt todt aufgefunden.

Die Diagnose ist überhaupt nur dann mit Rücksicht auf
anamnestische Angaben oder auf gleichzeitig bestehende und
Syphiliserscheinungen zu stellen, wenn für die oben erwähnten
laufsstörungen und eventuell objectiv nachweisbaren Veränderung
Herzen anderweite Ursachen (Herzklappenfehler, Lungen- und
affectionen) ausgeschlossen werden können, und natürlich kann
auch dann immer nur um eine Wahrscheinlichkeitsdiagnose h
In der Mehrzahl der bisher bekannten Fälle wurde die Diagno
auf dem Sectionstische gestellt, und so wird man kaum in di
kommen, sich über die Prognose schlüssig zu machen, die ni
nach dem oben Gesagten als durchaus schlechte zu bezeichnen

Während syphilitische Erkrankungen der Venen bisher nur ä
selten· beobachtet wurden, gehören die syphilitischen Arterien
kungen zu den häufigeren Vorkommnissen. In selteneren Fäl
an grösseren Gefässen eine wohl von der Adventitia ausgehend
liche Gummabildung beobachtet worden — u. A. von LANG ·
zur Entwickelung einer spindelförmigen, pulsirenden Geschwulst
und in einem Falle mit vollständiger Obliteration des Gefässes (
(M. v. ZEISSL). Auch Gummata, die sich in der Nachbarsch
Arterien entwickeln, können auf diese übergreifen und ähnlic
scheinungen hervorrufen. — Die häufigste und am besten g
syphilitische Arterienerkrankung ist dagegen eine im wesentlich
einer Wucherung der Intima beruhende und zur Verengerung
völligen Obliteration führende Affection, welche die mittleren un
neren Arterien befällt und eine ganz besondere Vorliebe für di
arterien zu haben scheint (*Endarteriitis syphilitica obliterans*
erkrankten Gefässe sind schon makroskopisch erheblich veränd

sind derb, hart, und während die normalen Hirnarterien in der Leiche zusammensinken und als platte Bänder erscheinen, bewahren die erkrankten Gefässe auch im blutleeren Zustande in Folge der Starrheit der Wandungen die cylindrische Form. Die mikroskopische Untersuchung der Gefässwand zeigt, dass die Veränderung im wesentlichen auf einer enormen Verdickung der Intima beruht, auf der Einlagerung eines zellenreichen Gewebes zwischen Endothel und elastischer Membran, welches das Lumen des Gefässes bis zum völligen Verschluss einengen kann. Daneben bestehen freilich auch oft Veränderungen der Media und Adventitia, besonders eine kleinzellige Infiltration dieser Theile. Noch häufiger vielleicht als lediglich durch die Wucherung der Intima kommt der vollständige Verschluss des Lumens durch schliesslich eintretende *Thrombose* zu Stande, ein Vorgang, der durch die hochgradige Verengerung des Gefässlumens und die dadurch bedingte Verlangsamung des Blutstromes, sowie vielleicht auch durch Veränderungen des Endothels hinreichende Erklärung findet. HEUBNER hat zuerst diese Verhältnisse durch genaue Untersuchungen festgestellt; es ist nur noch zu bemerken, dass genau dieselben Veränderungen der Arterien auch durch andere Krankheitsprocesse hervorgerufen werden können, so werden dieselben z. B. bei Phthisis pulmonum fast regelmässig beobachtet (C. FRIEDLÄNDER), und dass daher der anatomische Befund lediglich dieser Gefässerkrankung nicht immer als absolut charakteristisch für Syphilis angesehen werden kann.

Es ist selbstverständlich, dass die wesentlichste Bedeutung dieser Arterienerkrankungen in den *Folgeerscheinungen* liegt, welche in den von ihnen mit Blut versorgten Organen auftreten, die sich zunächst als *Functionsstörungen* in Folge mangelhafter Ernährung erweisen, während schliesslich bei vollständigem Aufhören der Blutzufuhr die betroffenen Gewebsabschnitte der *Necrose* anheimfallen. Es ist ferner ebenso selbstverständlich, dass die Art der Symptome und die Bedeutung derselben für Leben und Gesundheit im einzelnen Fall von dem Orte, an dem sich die Gefässerkrankung entwickelt, sowie von den speciellen anatomischen Verhältnissen des betreffenden Organs, vor Allem von der Möglichkeit des Zustandekommens eines ausreichenden Collateralkreislaufes abhängen. Die Folgeerscheinungen der am häufigsten beobachteten Endarteriitis der Hirngefässe werden wir später in dem Capitel über die Erkrankungen des Nervensystems noch ausführlicher zu besprechen haben.

Wir dürfen es wohl als sicher annehmen, dass die syphilitische Wucherung der Intima ebenso wie andere syphilitische Neubildungen

13*

einer Rückbildung fähig ist und daher ist die Therapie, falls es möglich ist, dieselbe rechtzeitig anzuwenden, wohl im Stande, eine Besserung zu erzielen. Allerdings ist eine völlige Rückbildung der Gefässe zur Norm kaum zu erwarten, da wie bei der Resorption anderer Syphilisproducte voraussichtlich auch hier eine Narbe oder Schwiele zurückbleibt, die eine bleibende Verengerung des Arterienrohres bedingt. Bei Vorhandensein von Collateralbahnen wird indessen erhebliche Verengerung und selbst vollständiger Verschluss einer Gefässbahn ohne Nachtheil ertragen.

Die bestimmte Diagnose der syphilitischen Endarteriitis wird natürlich erst post mortem gestellt werden können, doch lässt sich besonders bei gewissen Affectionen des Centralnervensystems das Vorhandensein dieser Gefässerkrankung mit einem hohen Grade von Wahrscheinlichkeit vermuthen.

Weniger sicher ist der Zusammenhang der Syphilis mit zwei anderen, unter sich in nahen Beziehungen stehenden Formen der Gefässerkrankung erwiesen, nämlich der *Arteriosclerose* und der *Aneurysmenbildung*. Aber der Umstand, dass diese beiden Affectionen, welche in der Regel erst im höheren Lebensalter auftreten, bei Syphilitischen schon in frühen Jahren, selbst schon in den 20er Jahren, beobachtet werden, lässt uns schliessen, dass die Syphilis wenigstens in manchen Fällen ein wesentliches ätiologisches Moment für diese Erkrankungen darstellt, und besonders für die Aneurysmen der Gehirnarterien ist der Zusammenhang mit Syphilis mit grosser Wahrscheinlichkeit erwiesen. Die Aneurysmenbildung ist lediglich eine Folgeerscheinung der ursprünglichen Gefässerkrankung, indem besonders bei der Zerstörung der Media durch ein syphilitisches Infiltrat und Ersetzung derselben durch Bindegewebe die Widerstandsfähigkeit des Gefässrohres an dieser Stelle erheblich herabgesetzt wird und so in Folge des Blutdruckes allmälig eine Ausbuchtung zu Stande kommt.

ZWÖLFTES CAPITEL.
Die syphilitischen Erkrankungen des Nervensystems.

1. Die Erkrankungen der peripherischen Nerven.

Nervenerkrankungen in Folge von Syphilis kommen am häufigsten dadurch zu Stande, dass durch *Erkrankung eines benachbarten Organs* der Nerv *in Mitleidenschaft gezogen* wird. Es sind einmal *Periostitiden*, und zwar sowohl die frühzeitig auftretenden, wie die den späteren Phasen der Syphilis angehörigen, und andererseits *Gummata* der Hüllen der Nervencentra oder dieser selbst, welche am allerhäufigsten durch Druck auf benachbarte Nerven zunächst *Functionsstörungen*, im weiteren Verlauf͏ aber auch anatomische Störungen, regressive Veränderungen, *Atrophie der Nerven* hervorrufen. Es sind auch Fälle beobachtet, in denen von anderen Theilen ausgehende Gummata schliesslich in einen Nerv hineinwuchsen und so die Atrophie desselben bewirkten. Durch periostitische Schwellungen werden selbstverständlich in erster Linie diejenigen Nerven afficirt, welche enge Knochenkanäle passiren oder auf längerer Strecke in unmittelbarer Nähe͏ von Knochen verlaufen, also die *Hirnnerven* und etwa noch die *Intercostalnerven*, und von den Hirnnerven sind wieder besonders häufig der *Trigeminus*, die *Augennerven* und der *Facialis* betroffen. Durch Gummata der Nervencentra und ihrer Hüllen kommt es bei der so häufigen Localisation derselben an der Hirnbasis ebenfalls meist zu Erkrankungen der Hirnnerven, aber natürlich kann bei syphilitischen Erkrankungen der Rückenmarkshäute derselbe Vorgang auch die Rückenmarksnerven treffen. Die Erkrankungen des Rückenmarks selbst kommen hierbei insofern kaum in Betracht, als schon die Erkrankung des Organs selbst diejenigen Nervenbahnen betrifft, die nach ihrem Austritt eventuell noch durch den Druck der Geschwulst geschädigt werden könnten und so ein Auseinanderhalten der beiden Affectionen unmöglich ist.

Die **Symptome** dieser Nervenaffectionen richten sich natürlich in erster Linie nach der Qualität des erkrankten Nerven, und so sehen wir denn einerseits *Neuralgien*, die unter Umständen später von *Anästhesien* gefolgt sind, andererseits *Lähmungen* der von den Nerven versorgten Muskeln auftreten. Die ersteren treten nach dem oben Gesagten am häufigsten in den Verzweigungen des Trigeminus und den Intercostalnerven auf, während Lähmungen hauptsächlich an den Augenmuskeln und den vom Facialis innervirten Muskeln beobachtet werden. Ganz besonders wichtig sind die *Augenmuskellähmungen*, die beim Fehlen einer anderweitigen, sofort deutlich erkenntlichen Aetiologie ohne weiteres jedenfalls den Verdacht auf Syphilis rechtfertigen. Am häufigsten ist der Oculomotorius betroffen, dessen Compression in der Regel zuerst Herabhängen͏ des oberen Augenlides (*Ptosis*), später erst die Lähmungen der betreffenden, den Augapfel bewegenden Muskeln und damit *Defecte der Bewegung* nach bestimmten Richtungen, *Schielen* (Strabismus divergens) und subjectiv *Doppeltsehen* hervorruft. Eine nähere Besprechung dieser Erscheinungen ist hier nicht möglich und muss auf die Lehrbücher der Ophthalmologie verwiesen werden. — Entsprechende Functionsstörungen treten bei den mit specifischer Energie ausgestatteten Sinnesnerven auf, und besonders kommt *Amblyopie* oder *Amaurose* durch Compression und Atrophie des Sehnerven häufig vor, grade die Gegend des Chiasma ist ein Lieblingssitz der syphilitischen Neubildung.

In *jeder Periode der Syphilis* können Nervenaffectionen auftreten und schon in dem Capitel über die Erscheinungen der Eruptionsperiode ist der gleich mit den ersten Allgemeinsymptomen sich einstellenden Neuralgien gedacht worden; auch Paralysen, namentlich des Facialis, sind bereits im Eruptionsstadium beobachtet worden (FOURNIER). Ebenso können sie aber auch die Begleiterscheinungen der spätesten Knochen- und Gehirnaffectionen sein. Die Prognose ist im allgemeinen günstig, besonders die frühzeitigen Nervenstörungen werden durch geeignete Behandlung, die zur Resorption der ursächlichen periostalen Schwellung führt, wohl stets zur vollständigen Heilung gebracht. Anders ist dies in manchen Fällen der später auftretenden Nervenläsionen, bei denen die schwere Erkrankung der Nachbarorgane schliesslich auch zu irreparablen Störungen der Nerven selbst führt, oft genug wird aber auch hier die Function völlig wiederhergestellt. Freilich ist die Bedeutung des Nervenleidens in diesen Fällen meist eine geringe gegenüber derjenigen der Knochen- oder Gehirnaffection, durch welche jenes bedingt ist.

Sehr viel seltener sind die *syphilitischen Erkrankungen der Nerven selbst*, und zwar gummöse Infiltrate und nach der Resorption derselben zurückbleibende Schwielen und Atrophien. Neuerdings sind einige Fälle einer multipel auftretenden *syphilitischen Wurzelneuritis* beobachtet worden, bei welchen eine Anzahl von Nervenwurzeln spindelförmige, durch ein syphilitisches Infiltrat im Nerven bedingte Anschwellungen zeigten. Die Symptome während des Lebens bestanden in schleichend auftretenden progressiven Lähmungen verschiedener Hirnnerven, Neuralgien, Gürtelschmerz, Hyperästhesien im Bereiche von Spinalnerven, oder bei Ergriffensein der vorderen Wurzeln in den entsprechenden motorischen Lähmungen (BUTTERSACK, KAHLER).

2. Die Erkrankungen des Gehirns und Rückenmarks.

Von den frühzeitigen syphilitischen Erkrankungen der nervösen Centralorgane ist in erster Linie die *secundäre Epilepsie* (FOURNIER) zu nennen, welche in den ersten Monaten der secundären Periode auftritt und durch oft heftige, manchmal in kurzen Pausen sich folgende

epileptiforme Anfälle charakterisirt wird, ohne jede anderweite Störung
der Gehirnfunction ausserhalb des Anfalls. Dieser letzterwähnte Umstand zeigt, dass die Ursache dieser Krampfanfälle nicht auf gröberen
anatomischen Veränderungen der Gehirnsubstanz selbst beruhen kann
und mit Berücksichtigung der analogen Erkrankungen an anderen
Theilen des Skelets ist es ausserordentlich wahrscheinlich, dass der
durch *intracranielle periostale*, also die Dura betreffende *Schwellungen*
auf die Hirnoberfläche ausgeübte Druck die epileptiformen Erscheinungen
hervorruft (*Rindenepilepsie*). Hierdurch erklärt sich auch das völlige
Verschwinden dieser Zustände nach geeigneter Therapie ohne Hinterlassung irgend welcher Functionsstörungen. Die secundäre Epilepsie
gestattet daher stets eine durchaus *gute Prognose*. In *diagnostischer
Hinsicht* ist das Auftreten dieser epileptischen Anfälle nach vorherigem
völligen Fehlen von Krampfzuständen in einem Lebensalter, in welchem
die meist in früher Jugend beginnende gewöhnliche Epilepsie fast niemals ihr erstes Debut giebt, zu beachten. — Auch abgesehen von
diesen Fällen, hat man manche der nervösen Erscheinungen der
Eruptionsperiode durch hyperämische oder vielleicht auch entzündliche
Zustände der Hirnhäute zu erklären versucht (*Meningealirritation*, LANG)
und der Befund ähnlicher Zustände in der Retina und Chorioidea hat bis
zu einem gewissen Grade diese Vermuthung bestätigt (SCHNABEL).

Viel besser bekannt sind die tertiären Erkrankungen der Nervencentra, besonders durch die Untersuchungen VIRCHOW's, welche zumal
für die anatomischen Verhältnisse dieser und nicht minder der übrigen
tertiären Erkrankungen von fundamentaler Bedeutung geworden sind.
Wir müssen hier zwischen den *Affectionen der Hirn- und Rückenmarkshäute* und denen der *Nervensubstanz selbst* unterscheiden, wenngleich
ein strenges Auseinanderhalten vielfach nicht möglich ist, da die von
dem einen Theil ursprünglich ausgegangene Erkrankung oft genug auf
den anderen übergreift und manchmal selbst anatomisch der ursprüngliche Sitz der Krankheit kaum bestimmbar ist.

An der *Dura* kommen sowohl diffuse, wie circumscripte Infiltrate
vor, welche letzteren ganz den Gummiknoten anderer Organe gleichen
und einerseits durch Hineinwuchern in die Pia Veränderungen dieser
Haut und weiter der Gehirnsubstanz selbst hervorrufen, während sie
andererseits, da die Dura die Stelle des Periostes für die innere Schädel-
fläche versieht, zu denselben Erkrankungen der Innenfläche der Schädelknochen führen, wie die syphilitische Periostitis überhaupt, nämlich zur
Neubildung von Knochenmasse, zur *Exostosenbildung* oder umgekehrt
zur *Caries sicca* oder zur *Necrose der Knochen*. Diese Vorgänge können

weiter die Veranlassung zu schweren Läsionen des Gehirns selb
geben und auch auf anderem Wege, nämlich durch *Compressie
Blutgefässe*, können die Infiltrate der Dura schwere Schädigunge
Gehirns, Erweichung in Folge der Sistirung der Circulation, verurs
— Auch an der *Pia mater* lassen sich diffuse und circumscript
schwulstartige Erkrankungen unterscheiden und die letzteren err
gerade an diesem Organ oft sehr erhebliche Dimensionen und
dementsprechend schwere *Compressionserscheinungen des Gehirn*
vor. Nach der anderen Seite hin kommt es gewöhnlich zu par
oder ausgedehnten *Verwachsungen* mit der Dura.

Von den *Affectionen des Gehirns* selbst müssen wir zwei
gorien unterscheiden, nämlich einmal die *Entwickelung von G*
geschwülsten und andererseits die durch die bereits erwähnten *G*
erkrankungen bedingten Krankheitserscheinungen. Die *Gummat*
oft eine beträchtliche Grösse erreichen, finden sich am häufigs
den peripherischen Theilen des Gehirns, an der Convexität dicht
der Pia, oft in Zusammenhang mit einer Infiltration derselben.
Umgebung der Knoten entwickeln sich gewöhnlich entzündlich
änderungen. Im weiteren *Verlauf* tritt zuerst im Centrum *Verl*
der Knoten auf und unter günstigen Umständen kann eine vollst
Resorption eintreten, aber freilich die Gehirnsubstanz, in deren B
das Gumma sich entwickelt hatte, ist unwiederbringlich verlore
wird auch in diesem günstigsten Falle nur durch neugebildetes
gewebe, durch eine Schwiele oder Narbe ersetzt. Ganz anders si
Erscheinungen, welche sich an die *syphilitische Erkrankung der*
gefässe anschliessen. Diese besteht, wie schon im vorigen Capite
einandergesetzt ist, im wesentlichen in einer Verdickung der Art
wand und einer dementsprechenden Verengerung des Gefässlu
Diese Verengerung kann durch zunehmende Verdickung der Wan
völligen Verschluss führen, und dieses Ereigniss kommt noch öft
noch durchgängiger Arterie durch *Thrombose* zu Stande, welche
die Stromverlangsamung und die Veränderung der Intima in h
Grade begünstigt wird. Die Folgen des Gefässverschlusses richte
natürlich nach der Bedeutung, welche das betroffene Gefäss fi
Circulation des entsprechenden Gewebsabschnittes hat. Sind a
chende Collateralbahnen vorhanden, so bewirkt der Verschluss vo
nächst eine Ernährungs- und damit auch Functionsstörung, aber s
wird die Circulation wieder hergestellt und damit die Störung a
glichen. Ist das verschlossene Gefäss aber eine *Endarterie* (Comm
so ist das von ihm versorgte Gebiet, da die Blutcirculation in ihm

ständig sistirt ist, unrettbar dem Absterben verfallen, es tritt *fettiger Zerfall, Erweichung* und im weiteren Verlauf entweder *Cystenbildung* oder nach Resorption der zerfallenen Gewebe *Schwielenbildung* ein. Während nun die Arterien, welche die Hirnrinde mit Blut versorgen, durch zahlreiche Collateralbahnen untereinander zusammenhängen, sind die Arterien des Hirnstammes wirkliche Endarterien, und so sehen wir auf den Gefässverschluss in der Rinde nur eine vorübergehende Functionsstörung, in den anderen Gehirntheilen entsprechend dem Ausbreitungsbezirk der verschlossenen Arterie Erweichung eintreten. Ganz dieselben Erscheinungen folgen natürlich der durch Affectionen der Hirnhäute gelegentlich hervorgerufenen Compression der dieselben durchdringenden Arterien. — Vielleicht werden auch manchmal *Hirnblutungen* in indirecter Weise durch Syphilis veranlasst, da, wie schon oben bemerkt, wenigstens wahrscheinlich die Syphilis gelegentlich das Auftreten der Arteriosclerose, der häufigsten Ursache der Hirnblutung, bedingt und dasselbe Ereigniss kann natürlich auch durch das Bersten eines Aneurysma einer Gehirnarterie eintreten, welche, wie schon oben erwähnt, ebenfalls als Folgeerscheinung syphilitischer Gefässerkrankung zur Entwickelung gelangen.

Ganz analoge Erscheinungen kommen am *Rückenmark* zur Beobachtung, nämlich *Compression* bei Erkrankung des knöchernen Kanals, in dem das Rückenmark liegt, *Affectionen der Rückenmarkshäute* und schliesslich der *Nervensubstanz selbst.* Aber die syphilitischen Erkrankungen des Rückenmarks sind im Vergleich zu der Häufigkeit der Gehirnerkrankungen selten, jedenfalls sind sie weniger gut gekannt, zum Theil wohl deswegen, weil ihre klinische Diagnose durch die häufig bestehende Combination mit Gehirnaffectionen erschwert wird.

Die *Zeit*, in welcher diese syphilitischen Erkrankungen der Nervencentra am häufigsten auftreten, liegt nach FOURNIER zwischen dem 3. und 18. Jahre nach der Infection. Die seltenen Fälle früheren Erscheinens betreffen meist die galopirende Syphilis, und wenn auch nach dem 20. und selbst 30. Jahre der Krankheit Gehirnaffectionen ebenfalls noch vorkommen, so werden sie doch wieder bedeutend seltener als in der Zeit vorher. Eine bestimmte *occasionelle Ursache* ist im einzelnen Fall zwar nicht erforderlich, um die Erkrankung der Nervencentra hervorzurufen, trotzdem ist es sehr wahrscheinlich, dass *hereditäre Belastung, Kopfverletzungen, Ueberanstrengung* durch Arbeit oder Excesse und dergl. mehr bei Syphilitischen eine gewisse Prädisposition für diese Affectionen schaffen, kurz dass auch hier der syphilitische Krankheitsprocess sich gern an einem auch anderweitig „lädir-

ten", weniger widerstandsfähigen Organ localisirt. — Auf die B
die Erkrankungen der Nervencentra mit Vorliebe bei den a
leichteren oder bei den schwereren Syphilisfällen auftreten,
wir noch in dem Capitel über den Krankheitsverlauf zu spre

Die *Symptome* der tertiären Gehirnaffectionen zeigen ei
ausserordentliche Mannigfaltigkeit, und es erklärt sich dieser l
ohne weiteres dadurch, dass einmal alle die verschiedenen,
schilderten Krankheitsprocesse, die zwar gelegentlich auch in
Form auftreten können, meistens in der verschiedenartigste
combinirt vorkommen, und dass andererseits die einzelnen,
einander liegenden Theile des Gehirns so verschiedenen Functic
stehen und daher selbst ein räumlich beschränkter Krankheit
allermannigfaltigsten Functionsstörungen veranlassen kann.
gesehen hiervon sind die Processe an der Gehirnbasis meist r
Störungen complicirt, welche durch Compression der Gehirnner
durch Fortschreiten eines benachbarten Krankheitsprocesses au
ben hervorgerufen werden.

Immerhin lassen sich wenigstens im Ganzen und Grossen
immer wiederkehrende *Symptomencomplexe* voneinander a
(STRÜMPELL). In einer Reihe von Fällen treten neben den a
handenen allgemeinen Zeichen einer Hirnerkrankung, *Kopfsch
Schlaflosigkeit, psychischer Depression* u. a. m., bestimmte *E
ptome*, vor Allem Functionsstörungen in einzelnen Nervengebie
Oft sind diese Symptome begleitet von *epileptiformen Anfäll*
sich von der secundären Epilepsie hauptsächlich durch das Vo
sein schwerer cerebraler Störungen, Lähmungen u. dergl. unter
Diese Anfälle sind oft nur partielle, sie betreffen nur einzelne
gruppen, und ferner ist bei ihnen das häufige Erhaltensein des I
seins auffallend. — In anderen Fällen — und zwar in denjeni
denen die Arterienerkrankung prävalirt — wird die Krankheit
lich durch einen *apoplectischen Anfall* mit folgender *halbseitig
mung* charakterisirt, der sich nach vorübergehenden Besserunge
fach wiederholen kann. Der apoplectische Insult tritt wenig
nicht so plötzlich und heftig auf, wie bei der Hirnblutung, m
ist auch die Bewusstseinsstörung nur unbedeutender und schn
übergehender Natur. — Und schliesslich treten in manchen
neben verschiedenen Lähmungserscheinungen die *psychischen St*
ganz besonders in den Vordergrund und das Krankheitsbild
an die *Dementia paralytica*. Zu erwähnen sind noch die b
dieser Verlaufsweisen häufig auftretenden *Sprachstörungen, die*

geringsten Graden bis zu vollständiger Aphasie vorhanden sein können, ferner die *Beeinträchtigung* oder *Aufhebung der Function der specifischen Sinnesnerven*, vor Allem des Opticus und des Acusticus, also *Blindheit* und *Taubheit*, von welchen die letztere meist nur einseitig, erstere leider oft genug doppelseitig ist. — Einige Male ist bei Gehirnsyphilis *Diabetes insipidus* (Polyurie und Polydipsie) beobachtet worden, in einem Falle sah ich eine enorme *Steigerung der Speichelsecretion* (Ptyalismus) auftreten. — Auch *Diabetes mellitus* ist, allerdings ausnehmend selten, bei Gehirnsyphilis vorgekommen.

Der Verlauf ist in selteneren Fällen ein rascher und nur ausnahmsweise tritt schon bei der ersten Attaque der Tod ein. In der Mehrzahl der Fälle zeigt die Gehirnsyphilis einen *chronischen*, aber, falls nicht die Behandlung dazwischentritt, *progredienten Verlauf*. Nach gewöhnlich wenig charakteristischen Vorboten, heftigen Kopfschmerzen, leichten psychischen Alterationen, treten die ersten deutlichen Zeichen entweder in Form einzelner Lähmungen oder eines apoplectischen Anfalls mit Excitations- oder Depressionserscheinungen auf psychischem Gebiete auf, und ohne dass spontan erhebliche Besserungen erfolgten, und unter Auftreten neuer Störungen, Lähmungen von bis dahin noch verschonten Theilen, Wiederholungen der apoplectischen Anfälle und besonders unter Zunahme der psychischen Störungen führt die Krankheit schliesslich meist unter terminalem tiefen Coma zum Tode. Oefters wird das Krankheitsbild der letzten Periode dadurch modificirt, dass, nachdem bis dahin der Verlauf lentescirend war, plötzlich eine acute Steigerung eintritt, die in rapider Weise das Ende herbeiführt. In diesen Fällen weist die Section neben alten Erkrankungsherden gewöhnlich frisch-entzündliche Veränderungen der Hirnhäute in diffuser Ausbreitung nach.

Tritt dagegen diesem spontanen Ablauf der Krankheit die geeignete Therapie entgegen, so kann derselbe in wesentlichster Weise modificirt werden, wenn auch natürlich der Erfolg im einzelnen Fall von sehr verschiedenen Umständen, in erster Linie von der Zeit, in welcher die Behandlung beginnt, abhängt. Denn während bei möglichst frühzeitiger Behandlung die günstigsten Erfolge erreicht werden, ja manchmal selbst nachdem schon schwere Symptome vorhanden waren, eine *vollständige Heilung* eintritt, kann in anderen Fällen, in denen die Hirnsyphilis schon länger bestand, nur noch eine *Besserung*, eine relative Heilung erzielt werden. Gewisse Theile des Gehirns waren bereits zerstört, ihre Thätigkeit ist damit unwiederbringlich verloren gegangen und so erholen sich zwar diese Kranken, aber Lähmungen, Sprachstörungen, sensorielle oder psychische Defecte bleiben zurück. Immerhin ist auch in

diesen Fällen oft das erreichbare Mass von Gesundheit ein s(
und die Heilung eine so lange andauernde oder überhaupt de
dass das schliessliche Resultat ein leidlich günstiges genannt
kann. Aber freilich in anderen Fällen sind die bleibenden Fun
störungen so erhebliche, dass der Kranke in hohem Grade an
Gesundheit geschädigt ist, dass eine körperliche oder geistige
keit unmöglich ist, und früher oder später treten Recidive e(
dem jammervollen Zustande ein ersehntes Ende bereiten. In m
Fällen wird schliesslich der Fortschritt der Krankheit selbst du(
Therapie kaum oder gar nicht aufgehalten, in rapider Weise,
mal noch mitten in der Behandlung tritt der Exitus ein.

　　Die Prognose richtet sich daher im einzelnen Fall zunächs(
den jedesmaligen besonderen Umständen, vor Allem nach de
welche seit Beginn der Affection schon verflossen ist und na
bereits eingetretenen *irreparablen Störungen*. Sie ist unter all(
ständen günstiger, wie diejenige anderer Gehirnaffectionen, u(
mit FOURNIER zu sprechen, es ist für einen Gehirnkranken s(
Glück, wenn er sein Leiden der Syphilis verdankt. In kein(
darf die Prognose von vornherein absolut schlecht gestellt werden
durch energische Behandlung hat man oft genug die erstaunlich(
unerwartetste Besserung eintreten sehen. Aber es bedarf and(
kaum der Erwähnung, dass unter allen Umständen auch die un(
tendste cerebrale Läsion ein sehr ernstes Symptom ist, welch(
Arzt zur grössten Vorsicht und vor Allem zur sorgfältigsten B(
lung ermahnen muss.

　　Die Diagnose ist insofern zunächst schwierig, als keineswegs
oder selbst nur in der Mehrzahl der Fälle gleichzeitig andere Sy(
neben den Gehirnerscheinungen bestehen, welche den Verdac(
Syphilis lenken könnten, und die Anamnese gerade bei den spät
krankungen von ganz untergeordnetem Werthe ist. Und and(
haben die Gehirnerscheinungen selbst an und für sich nichts w
charakteristisches, wir sehen ähnliche Erscheinungen auch in
anderer Läsionen auftreten. Trotzdem hat doch das *Ensemble*
Fälle ein eigenthümliches Gepräge, die Erscheinungen entsprech
zu einem gewissen Grade, aber eben nicht vollständig den vulgär
hirnaffectionen, das Halbe, Unvollständige der Erscheinungen ist
der Gehirnsyphilis eigenthümlich (HEUBNER). Dann sind auch die
binationen der einzelnen Symptome, die *Polymorphie* der Erschein
mehr oder weniger abweichend von den reineren Formen der g(
lichen Apoplexien, der gewöhnlichen Erkrankungen der Hirnhäute(

Von grosser Wichtigkeit ist ferner das *Alter der Kranken*, denn während die nichtsyphilitischen Gehirnaffectionen, zumal die Apoplexien, abgesehen natürlich von den embolischen Processen bei Herzfehlern, die ja leicht auszuscheiden sind, gewöhnlich erst im höheren Alter, in Folge der in diesem sich entwickelnden Gefässveränderungen auftreten, begegnen wir der Gehirnsyphilis meist in den mittleren Jahren, oft schon Ende der 20 er Jahre, und das frühe Auftreten einer Gehirnaffection muss, wenn andere ursächliche Momente ausgeschlossen werden können, stets den Verdacht auf Syphilis wachrufen. In jedem zweifelhaften oder vielmehr in jedem ätiologisch nicht ganz klaren Fall ist es geboten, an Syphilis zu denken und therapeutisch hiernach zu verfahren. Und schliesslich ist das wichtigste und übrigens auch das einzige wirklich entscheidende diagnostische Merkmal der durch eine *antisyphilitische Therapie erzielte Erfolg.*

Zwei Erkrankungen der Nervencentra sind an dieser Stelle noch zu erwähnen: die *progressive Paralyse* (*Dementia paralytica*) und die *Tabes*, von denen ganz besonders für die letztere ein gewisser Zusammenhang mit Syphilis als erwiesen angesehen werden kann (Erb, Fournier). Allerdings sind diese Krankheiten wohl kaum als directe Aeusserungen des syphilitischen Krankheitsprocesses, als eigentlich specifische Erkrankungen aufzufassen, sondern, wie schon früher hervorgehoben, nur als indirecte Folgeerscheinungen der Syphilis. Hierfür sprechen auch die verhältnissmässig geringen Erfolge der antisyphilitischen Therapie. Die Syphilis spielt für diese Erkrankungen wahrscheinlich nur die Rolle eines *prädisponirenden Momentes*, aber freilich eines Momentes von grosser Bedeutung, denn für die Tabes wenigstens ist es sicher erwiesen, dass die grössere Mehrzahl der Erkrankten eine Reihe von Jahren vor dem Beginne der Erkrankung syphilitisch inficirt wurde.

DREIZEHNTES CAPITEL.

Die syphilitischen Erkrankungen des Auges und des Ohres.

Die Erkrankungen der Schutz- und Hülfsapparate des Auges sind grossentheils schon in anderen Capiteln besprochen. Es möge hier nur noch einmal daran erinnert werden, dass *Primäraffecte*, wenn auch ausserordentlich selten, an den Augenlidern und auch an der Conjunctiva zur Beobachtung kommen. Auf der *Conjunctiva* kommen in sehr

seltenen Fällen gleichzeitig mit secundären Exanthemen *papulöse*
rescensen vor. Auch *tertiäre Geschwüre* sind an den Augen
beobachtet, und zwar gewöhnlich am unteren Augenlid, welc
durch Berücksichtigung der übrigen Erscheinungen von den ihne
ähnlichen Primäraffecten derselben Localität unterschieden werde
nen. — Ebenso sind schon die durch extra- oder intracranielle
pression der Nerven oder durch centrale Erkrankungen veran'
Augenmuskellähmungen erwähnt, und es ist an dieser Stelle nu
der manchmal durch meist periostale Gummata der Orbita be
Exophthalmus zu erwähnen.

Von den **Erkrankungen des Augapfels** selbst ist die **Iritis** syp
weitaus die häufigste und wichtigste. Dieselbe tritt fast stets
secundären Periode, oft wenige Monate nach der Infection, man
als eins der ersten Allgemeinsymptome und nur selten in den
Phasen der Erkrankung auf, meist in Verbindung mit anderen S
men und zwar am häufigsten mit allgemeinen papulösen Exan
Diese Zusammengehörigkeit documentirt sich auch bei den Fällen
litischer Infection im höheren Alter, bei welchen auffallend
papulöse Exantheme und ebenso Iritiden auftreten. Die Angabe
das *Häufigkeitsverhältniss der Iritis bei Syphilis* gehen sehr
ander, indem sie von 1—6 Proc. schwanken, mit grösserer Bes
heit lässt sich sagen, dass von allen Fällen von Iritis sicher ¹/₂
leicht noch mehr, durch Syphilis hervorgerufen ist. — Wenn au
syphilitische Iritis ganz ohne jede weitere Veranlassung sich entv
kann, so ist es andererseits wohl verständlich, dass gewisse G
heitsursachen, angestrengte Arbeit bei Licht, vielleicht auch Erk
ihre Entstehung begünstigen können. Fast nie erkranken beide
gleichzeitig, oft dagegen das eine nach dem anderen, seltener eines

Die **Symptome** weichen in der Mehrzahl der Fälle nicht wes
von denen der vulgären Iritis ab, nur ist im Ganzen genomm
Verlauf ein langsamerer, weniger stürmischer. Unter tiefer, episc
und meist auch conjunctivaler Injection tritt eine Farbenverän
der Iris auf, dieselbe erscheint matt, glanzlos, die radiäre Zeic
ist undeutlich geworden und gleichzeitig nimmt die Beweglichk
Die Pupille ist eng, reagirt träge oder gar nicht mehr, hauptsäch
Folge der schnell sich bildenden *Adhäsionen* des Pupillarrandes
vorderen Kapsel. · Diese Adhäsionen bewirken, so lange sie noch
circulär sind, eine längliche, trefförmige oder ganz unregeln
Form der Pupille nach Atropineinträufelung. Auch an der h
Cornealfläche, auf der Descemet'schen Membran, bilden sich man

kleine punktförmige Auflagerungen (Niederschläge aus dem getrübten Kammerwasser) und bei höheren Intensitätsgraden entwickelt sich eine stärkere *Cornealtrübung. Hypopyon* kommt nur sehr selten bei syphilitischer Iritis vor. — *Subjectiv* bestehen meist mehr oder weniger heftige Schmerzen, die anfallsweise unter starkem Thränenträufeln, besonders Nachts, exacerbiren, nur manchmal steht die Intensität der objectiven Veränderungen in gar keinem Verhältniss zu der Geringfügigkeit der subjectiven Beschwerden, ein von vornherein für die syphilitische Natur der Iritis sprechender Umstand. Stets besteht *Lichtscheu* und *Herabsetzung des Sehvermögens,* welche letztere zum Theil durch die im Pupillargebiete abgelagerten Exsudate, in etwa der Hälfte der Fälle aber durch *Glaskörpertrübungen* bedingt ist, ein Zeichen dafür, dass der Entzündungsprocess auf das Corpus ciliare, resp. auf die Chorioidea übergegangen ist.

Nur eine eigenthümliche Form der syphilitischen Iritis, die allerdings nur in einer Minderzahl von Fällen zur Entwickelung gelangt, ist zu erwähnen, welche an und für sich charakteristische Zeichen darbietet und ohne weiteres die Diagnose auf Syphilis gestattet. Neben den gewöhnlichen Symptomen der Iritis entwickelt sich nämlich manchmal ein *kleines Knötchen* auf der Iris, meist nahe dem Pupillarrande, von Stecknadelkopf- bis Hanfkorngrösse, nur sehr selten von grösseren Dimensionen, welches in die vordere Kammer hineinragt und meist gelblich oder röthlich gelb gefärbt ist. Auch mehrere derartige Knötchen können gleichzeitig auftreten. Bei dem der Regel nach günstigen Verlaufe findet stets völlige Resorption der Knötchen statt, mit Hinterlassung einer kleinen atrophischen, stärker pigmentirten oder von Pigmentablagerungen umgebenen Stelle in der Iris. Nur ausserordentlich selten führen die Knoten durch rapides Wachsthum zu bedenklichen Erscheinungen. Diese kleinen Bildungen haben viel Staub in der syphilidologischen und ophthalmologischen Literatur aufgewirbelt und zwar aus dem Grunde, weil man sie nach ihrem anatomischen Bau — sie bestehen im wesentlichen aus einer dichten Anhäufung von Granulationszellen — als *Gummata* bezeichnete und demgemäss auch von einer *Iritis gummosa* sprach. Da nun aber diese „gummöse Iritis" fast stets gleichzeitig mit frühen, secundären Symptomen auftrat, so war damit die Theorie durchbrochen, dass tertiäre Erscheinungen nie gleichzeitig mit secundären oder gar vor denselben auftreten. Hierbei vergass man aber völlig, dass, wie Virchow zuerst gezeigt hat, der histologische Charakter der Syphilisproducte aus den verschiedenen Perioden der Krankheit keine principiellen Verschiedenheiten zeigt,

sondern dem wesentlichen nach stets derselbe ist, sowohl beim
affect, wie bei den secundären und ebenso bei den tertiären
heitsproducten, dass es daher gar nicht möglich ist, nach der
logischen Charakter ohne weiteres die Stelle einer Krankheitsersc
im klinischen Verlauf zu bestimmen. Da nun jene Irisknötche
klinischen Verhalten und ihrem Verlaufe und natürlich aus
histologischen Zusammensetzung nach den Haut- und Schle
papeln entsprechen, mit denen sie ja auch gleichzeitig auftr
löst sich das „Räthsel‟ sehr einfach, wenn wir für diese Erkra
form die Bezeichnung „Gumma iridis‟ fallen lassen und an ih
die übrigens auch schon gebräuchliche Bezeichnung „*Popula*
(weniger zweckmässig Condyloma iridis) setzen, womit natürli
gesagt werden soll, dass nicht auch in der späten Periode der
wirkliche Gummata an der Iris vorkommen können.

Der Verlauf der sich selbst überlassenen syphilitischen Iri
zu den schlimmsten Ausgängen führen. Die Adhäsionen des l
randes mehren sich, das plastische Exsudat überzieht schliess
ganze Pupillaröffnung (*Occlusio pupillae*) und durch Fortschre
Entzündung auf die nach hinten gelegenen Theile, den Ciliark
die Chorioidea (*Irido-Cyclitis* und *-Chorioiditis*) kann es sol
zur *Atrophie des Bulbus* und damit zum irreparablen Verl
Auges kommen. Aber glücklicherweise ist andererseits die !
nicht nur im Stande, diesen ungünstigsten Ausgang hintana
sondern wenigstens in den rechtzeitig in Behandlung kommende
fast stets auch die *volle Integrität des Auges wiederherzustell*
Prognose ist daher, abgesehen eben von den vernachlässigter
als im allgemeinen günstige zu bezeichnen, und sie wird nu
den Umstand etwas getrübt, dass häufig der Erkrankung de
Auges die des anderen folgt, und ebenso nach einmal übers
Iritis eine *Geneigtheit zu Recidiven* zurückbleibt.

Die Diagnose ist bei der papulösen Iritis sehr einfach, hier
weiteres den Patienten die Syphilis auf den Kopf zuzusagen.
anderen Fällen ist dagegen aus den Symptomen die syphilitisch
der Erkrankung nicht zu erkennen, sondern nur aus den gle
bestehenden anderweiten Zeichen der Syphilis oder aus der An
Da die letztere allein niemals als massgebend angesehen werd
so muss es mit Rücksicht darauf, dass mindestens ein Drittel
tiden durch Syphilis hervorgerufen wird, als Pflicht des Ar
zeichnet werden, in jedem Falle von Iritis eine möglichst genau
suchung auf Syphilis vorzunehmen, denn während die auf

Diagnose basirte Therapie hier die grössten Triumphe feiert, kann auf der anderen Seite eine Unterlassungssünde des Arztes durch rettungslosen Verlust des Auges gestraft werden.

Die anderen syphilitischen Augenaffectionen sollen hier nur kurz erwähnt werden; einer eigenthümlichen Hornhautaffection, der *Keratitis interstitialis*, die nur sehr selten bei acquirirter Syphilis vorkommt, werden wir noch bei der hereditären Syphilis begegnen. Nächst der Iris erkrankt am häufigsten die *Chorioidea*, oft, wie schon erwähnt, im Anschluss an eine Iritis. Die syphilitische Chorioiditis tritt wesentlich in zwei verschiedenen Formen auf, nämlich entweder ohne zunächst wahrnehmbare Veränderung des Augenhintergrundes unter der Bildung von *Glaskörpertrübungen*, die oft eine, wie es scheint, für Syphilis ziemlich charakteristische staubartige Beschaffenheit zeigen, oder als *Chorioiditis exsudativa* mit Bildung zahlreicher Exsudatherde, die sich im weiteren Verlaufe durch Atrophie in helle, pigmentumsäumte Stellen verwandeln, und die eine gewisse Vorliebe für den Aequator Bulbi und andererseits für die Gegend um die Macula lutea zeigen. Die erstgenannte Form der Chorioiditis führt schnell zu starker Herabsetzung des Sehvermögens, zu Hemeralopie, gelegentlich zu eigenthümlichen Veränderungen, Verkleinerungen und Verschiebungen der Gesichtsbilder — Micropie und Metamorphopie —, und falls nicht rechtzeitig die geeignete Therapie dazwischen tritt, geht in der Mehrzahl der Fälle das Auge zu Grunde. Die zweite Form verursacht je nach der Localisation der Exsudatherde unbedeutende, andere Male die schwersten Sehstörungen. — Absolut charakteristisch ist keine dieser Formen für die syphilitische Chorioiditis, in allen Fällen muss die Diagnose daher durch die Auffindung anderer Merkmale der Krankheit bestätigt werden. — Die Prognose der Irido-Chorioiditis mit Glaskörpertrübung ist bei rechtzeitiger und energischer Quecksilberbehandlung — aber auch nur bei dieser — noch im Ganzen günstig, jedenfalls besser als bei der exsudativen Chorioiditis. Doch gelingt es manchmal auch bei letzterer, durch Mercurialbehandlung noch eine erhebliche Besserung zu erzielen.

Ueber die syphilitischen Erkrankungen der Netzhaut gehen die Meinungen der Ophthalmologen noch sehr auseinander. Wahrscheinlich ist die sogenannte *Retinitis pigmentosa* — Atrophien und Pigmentirungen der Retina in der Umgebung der Papille und dem Verlauf der Retinalgefässe folgend — keine primäre Retinalerkrankung, sondern beruht ursprünglich auf einer Chorioiditis (FOERSTER), indessen ist auch das Vorkommen einer primären Retinitis wahrscheinlich. — Schliesslich sind noch die ophthalmoskopisch wahrnehmbaren Veränderungen des Opticus zu erwähnen, von denen die wichtigsten, die *Stauungspapille* und die *Atrophie des Sehnerven*, in der Regel nur Symptome einer tieferliegenden, intracraniellen Affection sind, meist einer Erkrankung des Gehirns oder der Gehirnhäute. Aber gerade als objectiv wahrnehmbare Zeichen einer sonst nur durch Functionsstörungen sich kundgebenden Erkrankung sind diese sich gewissermassen auf einer vorgeschobenen Gehirnpartie abspielenden Krankheitsprocesse von der allergrössten *diagnostischen Bedeutung* und die, sowie auch nur der Verdacht eines Gehirnleidens vorhanden ist, niemals zu versäumende ophthalmoskopische Untersuchung bringt oft genug erst die traurige Gewissheit des Bestehens einer Gehirnaffection, andererseits aber auch oft die wichtigsten Anhaltspunkte für die einzuschlagende Therapie.

Ueber die **syphilitischen Erkrankungen des Ohres** ist wenig zu berichten. Früher ist schon erwähnt, dass in äusserst seltenen Fällen *Primäraffecte* am äusseren Ohr vorkommen können, auch durch *Katheterismus der Tube* ist in einigen Fällen in Folge der Anwendung eines mit syphilitischem Secret beschmutzten Instrumentes Uebertragung der Syphilis verschuldet worden. Etwas häufiger kommen *nässende Papeln* im *äusseren Gehörgang* vor, die durch starke Schwellungen Gehörstörungen hervorrufen können und auch auf dem *Trommelfell* sind Papeln beobachtet worden.

Der Gehörsstörungen durch *Tubenaffectionen*, die gewöhnlich von Erkrankungen der Nasen- oder Rachenschleimhaut fortgeleitet sind, war schon oben gedacht. Schliesslich sind noch die meist in der tertiären Periode auftretenden schweren Läsionen des Gehörorgans zu erwähnen, die entweder auf *Erkrankungen*, welche die *Acusticusfasern* im Gehirn oder im Nerven selbst betreffen, oder auf den ihrer anatomischen Grundlage nach noch wenig gekannten *Affectionen des inneren Ohres*, des Labyrinths und der Schnecke, beruhen. Die *Symptome* bestehen einerseits in Gehörshallucinationen, Ohrensausen und Schwindelanfällen, andererseits in Schwerhörigkeit, die sich bis zur völligen Taubheit steigern kann. — Die *Therapie* bringt manchmal Besserung, im Ganzen ist aber die *Prognose* dieser schweren Ohrenerkrankungen eine ungünstige.

VIERZEHNTES CAPITEL.

Die syphilitischen Erkrankungen der Lungen und der grossen Drüsen.

Während die früher bereits besprochenen, von der Schleimhaut ausgehenden syphilitischen Affectionen der Luftwege theilweise schon im secundären Stadium zur Entwickelung gelangen, muss die Erkrankung des Lungenparenchyms, die Lungensyphilis, nach den bisherigen Erfahrungen als *späte Erscheinung* der Syphilis angesehen werden, die frühestens einige Jahre nach der Infection, gelegentlich aber auch noch viel später auftritt. — *Anatomisch* lassen sich hauptsächlich zwei Formen von einander unterscheiden, abgesehen von einer dritten, der hereditären Syphilis angehörigen Form. In einer Reihe von Fällen folgt das syphilitische Infiltrat den Bronchialverzweigungen, und es kommt so zur Bildung *multipler peribronchitischer Herde,* die sich im ferneren Verlauf in feste, weitverästelte Schwielen umwandeln und ausser durch directe Verödung von Lungengewebe auch durch die nachträglich erfolgende Retraction eine Verminderung der functionsfähigen Theile bewirken. Liegen diese Herde dicht unter der Pleura, so rufen sie schon äusserlich sichtbare Einziehungen der Lungenoberfläche hervor. In anderen Fällen wiegt der *circumscripte, geschwulstartige Charakter* der syphilitischen Neubildungen vor, die sich in Form meist multipel auftretender *Gummata* von den kleinsten Knoten bis zu wallnussgrossen und grösseren Herden in das Lungengewebe eingebettet finden. Die weitere Entwickelung ist auch hier dieselbe, wie an allen Gummiknoten, es tritt fettiger Zerfall im Centrum, Verkäsung oder Erweichung, oder Resorption ein, stets aber hinterbleiben bindegewebige Schwielen, die manchmal im Inneren noch einzelne käsige Massen einschliessen und die vielfach durch eingesprengte Kohlenpartikelchen schwarz oder grau gefärbt oder gefleckt erscheinen. Selbstverständlich handelt es sich in diesen beiden Formen lediglich um eine Verschiedenheit der Localisation und Ausbreitung des sonst völlig gleichartigen Krankheitsprocesses und ebenso selbstverständlich ist auch das häufige Nebeneinandervorkommen beider Formen.

Wenn schon die *anatomische Diagnose* dieser Krankheitsproducte eine sehr schwierige ist, ganz besonders bezüglich der Unterscheidung von den oft so ähnlichen tuberculösen Affectionen, die allerdings jetzt in reinen Fällen durch den Nachweis, resp. das Fehlen der Tuberkelbacillen sehr erleichtert ist, so stellen sich beim Lebenden der Erkenntniss einer Lungenerkrankung als syphilitischer noch viel grössere

14*

Schwierigkeiten entgegen, denn die Symptome der Lungensyphilis
sprechen im Ganzen und Grossen völlig denen anderer chroni
Lungenaffectionen. Objectiv sind oft Dämpfungen nachweisbar,
hat sich die frühere Annahme nicht bestätigt, dass der Sitz derm
in den mittleren und unteren Abschnitten für Syphilis bis zu e
gewissen Grade charakteristisch wäre, gegenüber der Tuberculose,
auch in den Lungenspitzen sind syphilitische Erkrankungsherde
obachtet worden. Von den *subjectiven Symptomen* hat man au
relative Geringfügigkeit der Dyspnoe und des Hustens, auf das F(
des hectischen Fiebers besonderen Werth in differentialdiagnosti
Hinsicht gelegt. Mit Unrecht, denn auch bei Lungensyphilis sehe
hochgradige subjective Beschwerden und lang andauerndes intermitt
des oder remittirendes Fieber auftreten.

Dagegen sind folgende Punkte bei der Diagnose der Lungensy
von Wichtigkeit. Zunächst muss das Auftreten einer chronischen
genaffection bei einem nicht hereditär Belasteten, nicht den Ha
phthisicus zeigenden, sondern robusten und kräftig gebauten Mens
einen gewissen Verdacht erwecken, der allerdings erst durch gan
verlässige anamestische Angaben oder noch sicherer durch den B(
anderer syphilitischer Krankheitserscheinungen eine zwar auch
relative Bestätigung erhält. Von besonderer Bedeutung scheine
dieser Hinsicht gleichzeitig bestehende *Erkrankungen anderer 7.*
des Respirationsapparates zu sein, Stenosenerscheinungen in Folg
Tracheal- oder Larynxstricturen, Ulcerationen des Larynx (So
Am meisten wird die Diagnose indessen erst durch den *Erfolg*
antisyphilitischen Therapie gesichert. — Schliesslich darf auch
vergessen werden, dass Tuberculose und Syphilis zusammen v
men können, ein Phthisiker kann sich mit Syphilis inficiren und
Syphilitischer kann an Phthise erkranken, ja vielleicht wird die
genannte Combination durch die in Folge der Syphilis eingetr
Einbusse an Widerstandsfähigkeit in gewissem Grade begünstigt.
wiederholte Untersuchungen der Sputa auf Tuberkelbacillen mög
manchen dieser Fälle die richtige Erkenntniss wesentlich beförde

Die Prognose der Lungensyphilis ist — die richtige Behand
vorausgesetzt — eine noch leidlich günstige. Denn während die
selbst überlassenen Fälle meist zum Tode führen, können durch
antisyphilitische Therapie manchmal selbst in verzweifelten Fällen
fallende Besserungen oder selbst Heilungen erzielt werden. Im
ist die Erkrankung natürlich stets als ernste anzusehen, zumal sie
nach der Heilung eine Neigung zu Recidiven hinterlässt.

Auch an der Leber lassen sich zwei Formen der syphilitischen Erkrankung unterscheiden. In einer Reihe von Fällen ruft die Syphilis eine *diffuse Wucherung des interstitiellen Bindegewebes* hervor, und es entsteht somit eine hyperplastische Bindegewebsinduration unter Vergrösserung des Organes, der im weiteren Verlaufe durch Schrumpfung des Bindegewebes und Atrophie des Lebergewebes eine Verkleinerung der Leber folgt (*atrophische Cirrhose*). Die Oberfläche wird dabei körnig oder bei stärkerer Schrumpfung einzelner Bindegewebszüge zeigt die Leber einen gelappten Bau. In den letzterwähnten Fällen kann das Organ trotz starker partieller Schrumpfungen im Ganzen eine erhebliche Vergrösserung zeigen. Diese Vorgänge gleichen völlig denen der durch andere ätiologische Momente hervorgerufenen Bindegewebshyperplasie und Cirrhose. In anderen Fällen dagegen zeigen die syphilitischen Krankheitsproducte so charakteristische Eigenschaften, dass sie ohne weiteres als solche kenntlich sind, indem sie als *circumscripte specifische Infiltrate*, als *Gummata* auftreten, die wechselnde Dimensionen, bis zu Wallnussgrösse und manchmal darüber, zeigen. Gewöhnlich sind sie in eine Bindegewebsschwiele. eingebettet und schliessen sich an eine narbige Einziehung der Oberfläche an, doch kommen sie auch ganz unabhängig von solchen Einziehungen im Inneren des Organes vor. Das Schicksal dieser meist multipel auftretenden Lebergummata ist die Verfettung und Verkäsung oder die Resorption mit Hinterlassung tiefer narbiger Depressionen. — Sehr häufig finden sich gleichzeitig Adhäsionen des Leberüberzuges, besonders am Zwerchfell (*Perihepatitis syphilitica*).

Diese Veränderungen treten stets erst in der tertiären Periode der Syphilis auf, während über secundäre Erkrankungen der Leber nichts bekannt ist, denn der schon erwähnte frühzeitig auftretende Icterus beruht auf Gallenstauung in Folge einer Schwellung der Schleimhaut des Darmes oder des Gallenausführungsganges oder auf Compression des letzteren durch geschwollene Lymphdrüsen, nicht auf Erkrankung des Lebergewebes. Die Vorliebe der Gummata für die obere Fläche der Leber und zumal die Umgebungen der Aufhängungsbänder — dieselben Stellen, an denen am häufigsten die Rupturen bei schweren Erschütterungen vorkommen —, macht es wahrscheinlich, dass auch hier wieder *mechanische Einflüsse* nicht ohne Bedeutung sind (VIRCHOW). Es ist ferner wohl möglich, dass andere prädisponirende Momente, vor Allem der *Alcoholismus*, vielleicht auch die *Malaria-Infection* die Localisirung der syphilitischen Erkrankung in der Leber begünstigen.

.   Die **Symptome** ausgebreiteter syphilitischer Leberaffectionen unter-

scheiden sich in nichts von denen der gewöhnlichen Cirrhose. Es treten
Störungen der Magen- und Darmfunction, Schmerzen in der Leber-
gegend, dann aber vor Allem die Folgen der Behinderung des Pfort-
aderkreislaufes, Ascites und Milzschwellung auf. Der Icterus ist keine
regelmässige Erscheinung, doch kann derselbe durch Verlegung grösserer Gallengänge in Folge der durch Narbenretraction bewirkten Ver-
ziehungen einzelner Theile des Organes auch sehr hochgradig sein. Es
ist wahrscheinlich, dass durch rechtzeitige Behandlung dem Process
Einhalt geboten werden kann. In anderen Fällen dagegen steigern sich
die Krankheitserscheinungen, die Kranken magern mehr und mehr ab,
der Ascites erreicht die höchsten Grade, durch Compression der Cava
inferior tritt Oedem der Unterextremitäten und Genitalien hinzu und
schliesslich erliegen die Kranken. Circumscripte Gummabildungen der
Leber können dagegen völlig symptomlos verlaufen, so dass in diesen
Fällen erst bei der Section das Vorhandensein der Lebersyphilis constatirt wird.

Die Diagnose kann eigentlich nur mit Rücksicht auf andere gleichzeitig bestehende Zeichen von Syphilis oder auf anamnestische Angaben
gestellt werden. Selbst in den Fällen, wo die höckerige oder gelappte
Beschaffenheit der Leberoberfläche durch die Palpation festgestellt werden kann, ist es lediglich nach diesem Untersuchungsergebnisse unmöglich, die Unterscheidung auf der einen Seite von der *gewöhnlichen
Cirrhose*, auf der anderen von *Lebergeschwülsten*, besonders von *Carcinomen*, durchzuführen und einige solche Verwechselungsfälle, die
bekannten Klinikern passirt sind, haben eine gewisse literarische Be-
rühmtheit erlangt. Auch hier wieder wird die selbst bei dem geringsten
Anhaltspunkte oder auch ganz ohne einen solchen versuchsweise anzu-
wendende antisyphilitische Therapie das sicherste Unterscheidungsmerkmal gegenüber den anderen, therapeutisch nicht zu beeinflussenden
Affectionen abgeben.

Syphilitische Erkrankungen der anderen zum Digestionstractus gehörenden Drüsen sind sehr selten, doch sind einige Male Gummata
oder Schwielenbildungen in der *Parotis*, den *Sublingualdrüsen* und dem
Pankreas beobachtet worden, stets gleichzeitig mit anderweiten Erkrankungen tertiärer Natur.

Während im Beginn der syphilitischen Erkrankung eine Anschwellung der Milz, entsprechend der Milzschwellung bei anderen allgemeinen
Infectionskrankheiten nicht selten nachweisbar ist, sind die Erkrankungen dieses Organs in den späten Phasen der Syphilis sehr selten.

Am sichersten sind die Fälle als Syphilis zu erkennen, wo es zur Entwickelung *typischer Gummata* gekommen ist, während die Wucherungen
des interstitiellen Bindegewebes, die narbigen Einziehungen und Verdickungen der Kapsel (*Perisplenitis*), oft mit Adhäsionen des Peritoneum,
wohl nur dann mit einiger Sicherheit auf Syphilis bezogen werden können, wenn an anderen Organen unzweideutige Befunde vorliegen. — Zur
Entstehung klinisch erkennbarer Störungen oder Veränderungen dürften
die tertiären Milzerkrankungen nur ausnahmsweise Veranlassung geben.

An den Nieren kommen sicher auch *frühzeitige Erkrankungen* vor,
wenn auch der anatomische Charakter derselben bisher durch Leichenbefunde noch nicht constatirt werden konnte. Aber in einer nicht unbedeutenden Zahl lässt sich zur Zeit der ersten Allgemeineruption ein
zwar meist sehr geringer Eiweissgehalt nachweisen und das Nieren-
epithelien, körnige Cylinder und selbst rothe Blutkörperchen enthaltende Sediment spricht dafür, dass es sich in diesen Fällen um *acute
infectiöse Nephritiden* handelt, wie sie auch bei anderen Infectionskrankheiten (Typhus, Diphtherie etc.) vorkommen (FÜRBRINGER). Der
Ausgang dieser Fälle ist ein günstiger, besonders unter mercurieller
Behandlung schwindet die abnorme Beschaffenheit des Urins schnell. —
Eine andere, in ihrer Aetiologie bisher wenig aufgeklärte Affection, die
paroxysmale Hämoglobinurie, steht möglicherweise auch in einem gewissen Zusammenhang mit Syphilis und in einzelnen Fällen scheint
durch eine antisyphilitische Therapie die Heilung erzielt zu sein. —
Im Verlaufe der tertiären Syphilis kommen weit schwerere Veränderungen der Nieren zu Stande. Es ist im höchsten Grade wahrscheinlich, dass in vielen Fällen eine meist partiell auftretende *interstitielle
Nephritis* mit Verödung des Nierenparenchyms, narbigen Einziehungen
der Oberfläche, Verdickungen der Nierenkapsel und Verwachsungen
derselben mit der Nierenoberfläche durch Syphilis hervorgerufen wird,
wenngleich es zur Zeit noch nicht möglich ist, den stricten Beweis
hierfür zu erbringen. In anderen, allerdings ziemlich seltenen Fällen
entwickeln sich dagegen *Gummata* in der Nierensubstanz, so dass hier
ein Zweifel über die Zugehörigkeit der Erkrankung zur Syphilis nicht
entstehen kann. — Die Symptome in den Fällen erster Art unterscheiden sich in nichts von denen einer gewöhnlichen chronischen Nephritis,
während es bei den letzteren manchmal möglich ist, aus dem intermittirenden Auftreten und besonders aus dem im Anschluss an antisyphilitische Behandlungen eintretenden Verschwinden der Albuminurie
mit Wahrscheinlichkeit die gummöse Erkrankung zu diagnosticiren. Es

wird stets gerathen sein, bei den Erscheinungen einer ein
Nierenaffection bei einem Syphilitischen an die Möglichkeit
sammenhanges beider Erkrankungen zu denken, und manchm
stens wird durch die dementsprechende Behandlung eine E
oder sogar vielleicht eine Heilung erzielt werden können.

Die syphilitischen Erkrankungen des Hoden (*Orchitis*,
syphilitica) sind in Folge der leicht zugänglichen Lage de
unserer Erkenntniss auch während des Lebens bedeutend
rückt, als die bisher besprochenen Affectionen. Auch an diese
lassen sich anatomisch zwei Typen der syphilitischen Erkranku
scheiden, die *Wucherung und consecutive Retraction des inte*
Bindegewebes und die *Gummabildung*. Die erstgenannte Fo
zunächst zu einer Schwellung des Organs, entsprechend der W
der fibrösen Septa, natürlich auf Kosten der Samenkanälche
nach der Ausbreitung und nach der Intensität des Processes
serem oder geringerem Umfange zu Grunde gehen. Im weit
lauf erfolgt eine schwielige Umwandlung des neugebildeta
gewebes und gleichzeitig eine Schrumpfung desselben, die nu
Verkleinerung des Organs führt, welches schliesslich oft nur
Grösse einer Kirsche hat (*Atrophie des Hoden*). Auf dem Dur
erscheint der ganze Hode in schwieliges Gewebe umgewan
man findet hier und da noch normales Hodengewebe in di
fibrösen Massen eingesprengt. — Die *Gummata*, die meist z
ren, manchmal in grösserer Anzahl auftreten und erhebliche
sionen erreichen können, führen zu einer beträchtlichen Vergr
des Organs, die Hodengeschwulst ist uneben, höckerig und f
ausserordentlich hart, geradezu knorpelhart an. Natürlich g
durch die Entwickelung der Gummata stets ein Theil des eig
Hodenparenchyms zu Grunde, in manchen Fällen sogar das g
secernirende Gewebe, so dass nach der Resorption der Gumm
nichts als eine kleine schwielige Masse zurückbleibt. — Häufig
beide Processe, die interstitiellen, wie die gummösen, miteinan
binirt vor, zumal bei Gummabildung fehlen nie interstitielle
rungen, und sehr häufig gesellen sich *Veränderungen der H*
Hoden hinzu, seltener Ergüsse in die den Hoden umgehend
Höhle (*Hydrocele*), häufiger *Verdickungen und Verwachsungen*
ginea und der *Tunica vaginalis propria*. — Sehr viel seltene
Hoden kommen selbstständige syphilitische Erkrankungen am
hoden vor. Zunächst ist hier eine in der secundären Periode,

gewöhnlich in einem frühen Abschnitt derselben, vorkommende syphilitische Epididymitis zu erwähnen, bei der sich kleine harte, unempfindliche Tumoren im Nebenhoden, meist im Kopf desselben, bilden, die bei geeigneter Therapie wieder vollständig resorbirt werden. Die Affection kann einseitig sein, ergreift aber annähernd ebenso häufig auch beide Nebenhoden. In der tertiären Periode werden Gummata des Nebenhoden beobachtet, am häufigsten allerdings im Anschluss an eine ursprüngliche Hodensyphilis.

Die Hodensyphilis kommt sowohl im Beginne wie auch in den späteren Zeiten der tertiären Periode vor. Es ist im höchsten Grade wahrscheinlich, dass *Traumen des Hoden* geeignet sind, die Localisation des syphilitischen Krankheitsprocesses an diesem Organ zu veranlassen, dagegen ist die Bedeutung der gonorrhoischen Epididymitis als einer occasionellen Ursache für die Entwickelung einer Hodensyphilis nicht erwiesen und ebensowenig dürfte dies für die Ueberanstrengung des Hoden durch Excesse in Venere der Fall sein.

Der **Verlauf** der Orchitis syphilitica ist stets ein sehr chronischer und dem entspricht es vollkommen, dass die langsam sich entwickelnde Anschwellung gewöhnlich keine besonderen *subjectiven Symptome* hervorruft. Selbst auf Druck ist der geschwollene Hode meist nicht empfindlich, ja nach einigen Autoren ist es sogar ein Characteristicum der Hodensyphilis, dass der erkrankte Hode weniger druckempfindlich ist, als der normale. Allerdings wird auch manchmal eine acutere Entwickelung beobachtet und es kommen in solchen Fällen auch mehr oder weniger heftige Schmerzen vor. Die Hodengummata können entgegen der früher herrschenden Ansicht wohl ihren Ausgang in Vereiterung nehmen, und es bildet sich nach Durchbruch durch die Haut ein Geschwür, in dessen Grund der Hode freiliegt, manchmal bedeckt mit üppig wuchernden Granulationen (*Fungus testis*). Es kann auf diese Weise der fortschreitende Zerfall eine vollständige Zerstörung des ganzen Hoden herbeiführen.

Nachweisbare *functionelle Störungen* fehlen, so lange nur ein Hode betroffen ist, vollständig. Sind dagegen beide Hoden in höherem Grade afficirt, was häufiger bei den mehr interstitiellen Formen der Erkrankung vorzukommen scheint, so fehlt der Samenflüssigkeit ihr wichtigster Bestandtheil, die Spermatozoën, es tritt *Azoospermie* und damit natürlich *Sterilität* ein, gleichzeitig aber stellt sich überhaupt Erlöschen des Geschlechtstriebes, *Impotenz*, ein, ja man hat sogar Erscheinungen, wie sie bei Castrirten bestehen, Veränderung der Stimme, Rundung der Körperformen und Atrophie des Penis beobachtet (JULLIEN). —

218   Geschlechtskrankheiten. Syphilis.

Die Prognose der Hodensyphilis ist daher, abgesehen etwa v
Fällen, wo sie im höheren Alter auftritt, eine ernste, da dauernd
tionsstörungen des wichtigen Organs zu befürchten sind.

Bei der Diagnose der Hodensyphilis sind zunächst die *gon*
schen Erkrankungen meist leicht auszuscheiden, denn ganz ab
davon, dass diese fast ausschliesslich den Nebenhoden betreff
ginnen sie stets in acuter, schmerzhafter Weise, was bei der
des Hodens nie oder doch nur ausnahmsweise der Fall ist. So
kann allerdings die Unterscheidung der gelegentlich lange rest
geringen Schwellungen der Epididymis von den seltenen syphil
Erkrankungen des Nebenhoden sein. Hier wird man, abgesel
den Ergebnissen der Therapie, auf die anamnestische Feststelli
acuten Entwickelung angewiesen sei. — Auch die *tuberculöse*
kung beginnt, entgegen dem Verhalten der Syphilis, fast stets im
hoden und greift erst von hier auf den Hoden über. Zwar ent
sich die Tuberculose auch chronisch, doch treten im späteren
gewöhnlich Schmerzen auf. Ein wichtiges Unterscheidungsmerl
das bei Tuberculose fast regelmässige Ergriffensein des Vas d
während eine Erkrankung desselben durch Syphilis nur ausnahr
vorkommt. Nach dem Durchbruch durch die Haut kann die
scheidung durch Nachweis der Tuberkelbacillen im Eiter geling
zweifelhaften Falle wird hier aber vor der eventuellen Castratic
eine versuchsweise Jodkaliumdarreichung indicirt sein. — Von
Wichtigkeit ist die Unterscheidung der Hodensyphilis von den m
Tumoren des Hoden, den *Sarcomen* und *Carcinomen*. Form u
schaffenheit der Hodengeschwulst ergeben zunächst kaum durchgr
Unterschiede nach der einen oder anderen Seite, während frei
Sarcome im späteren Verlauf manchmal zu derartigen Vergröss
des Organs führen, wie sie durch Syphilis nie hervorgerufen
Dagegen ist bei diesen Geschwulstbildungen gewöhnlich Schme
handen. Von grosser Wichtigkeit ist das Verhalten der Inguinal
welche bei den malignen Hodentumoren meist frühzeitig ansch
während sie bei Hodensyphilis keine erhebliche Veränderung zei
Bei vorhandenem Zweifel wird auch hier eine energische anti
tische Kur der eventuellen Castration vorauszuschicken sein,
lange darf der Arzt bei der grossen Malignität dieser Geschwül
der Operation nicht zaudern.

Ausserordentlich selten scheinen die syphilitischen Erkran
der Ovarien zu sein, an denen in Folge von Syphilis wenige Male

Entartung oder Entwickelung von Gummiknoten beobachtet wurde, während die Erkrankungen der weiblichen Brustdrüsen wieder etwas häufiger beschrieben sind. An letzteren sind besonders gummöse, geschwulstbildende Processe beobachtet, die sowohl vor wie nach der Vereiterung und dem Durchbruch durch die Haut zu Verwechselungen mit *Carcinom* Veranlassung geben können. Auch hier bildet das Verhalten der Axillardrüsen ein wichtiges differentialdiagnostisches Merkmal, da dieselben bei Syphilis gewöhnlich unverändert sind, während bei einem einige Zeit bestehenden Carcinom ihre Schwellung nicht ausbleibt.

FÜNFZEHNTES CAPITEL.
Der Verlauf der Syphilis.

Der Verlauf der Syphilis von der Infection bis zum Auftreten der ersten Allgemeinerscheinungen ist schon Gegenstand der Besprechung im Anfang dieses Abschnittes gewesen. Während die in diesem Zeitraum auftretenden Symptome, der Primäraffect, die Drüsenschwellungen, das erste Exanthem und die weiteren Erscheinungen der Eruptionsperiode, in allen Fällen in einer annähernd gleichmässigen Weise zur Ausbildung gelangen und man dieselben daher als „fatale" Erscheinungen der Syphilis bezeichnet, so tritt im weiteren Verlauf eine sehr wesentliche Aenderung in dieser Hinsicht ein, die Gesammtbilder der einzelnen Fälle weichen ganz ausserordentlich von einander ab, die „proteusartige Natur der Krankheit" tritt auch hier in der auffälligsten Weise hervor. Dabei sind wir wenigstens in der Regel nicht im Stande, den weiteren Verlauf etwa aus den Eigenthümlichkeiten der ersten Erscheinungen oder der Constitution des Kranken zu erklären oder vorherzusagen; es ist, abgesehen von der Einwirkung der Behandlung auf den Krankheitsverlauf, meist nicht möglich, den Grund anzugeben, weshalb die Syphilis bei dem einen Kranken einen leichten, bei dem anderen einen schweren Verlauf nimmt. Die Beantwortung dieser Fragen wird erheblich durch die *Chronicität des Krankheitsverlaufes* erschwert, durch den Umstand, dass viele Jahre, selbst mehrere Jahrzehnte nach dem Beginn des Leidens noch Krankheitserscheinungen auftreten können, denn hieraus erklärt es sich ohne weiteres, dass die Mehrzahl der Beobachtungen mehr oder weniger unvollständige sind, indem die Kranken — und dies gilt besonders für die leichten Fälle — sich entweder der Beobachtung entziehen, oder bei den an späten Symptomen leidenden Kranken über kürzere oder längere Abschnitte der Vorge-

schichte der Krankheit Ungewissheit herrscht, welche die
Angaben nur in ungenügender Weise aufzuhellen vermögen:
der Beobachtungen dagegen, in denen die Krankheit so zu sag
Anfang bis zu Ende genau verfolgt werden konnte, ist eine g
und es ist daher nicht auffallend, dass die Ansichten über d
sammtverlauf der Syphilis noch immer recht erheblich auseir
gehen. — Trotz der grossen Verschiedenheiten im Verlauf der ein
Fälle lassen sich aber doch gewisse *Typen* aufstellen, die in me
weniger regelmässiger Weise immer wieder zur Beobachtung ka

In manchen Fällen zunächst zeigt die Syphilis einen äusse
nignen Charakter. Nach der Heilung des ersten Ausbruches v
gemeinerscheinungen hört jede weitere Manifestation von Kran
symptomen auf, die Krankheit erlischt völlig, das Gift ist ar
Körper eliminirt. Aber freilich müssen wir in der Beurtheilung
Fälle äusserst vorsichtig sein, da andere Erfahrungen zeigen, dass
nach Jahrzehnten scheinbar völliger Gesundheit noch tertiäre i
nungen zur Entwickelung kommen können. Immerhin ist es als
anzusehen, dass nicht ganz selten und vielleicht manchmal soga
jede antisyphilitische Behandlung dieses frühzeitige Erlöschen d
philis eintritt. Dagegen glauben wir nicht, dass eine syphil
Infection jemals nur locale Erscheinungen, Primäraffect und D
schwellungen hervorruft, dass sie so zu sagen abortiv verläuft.
verständlich bezieht sich dies nicht auf jene Fälle, in denen
frühzeitige Elimination des Primäraffectes die sonst unausbleibl
folgende Allgemeininfection verhütet wird. Die Annahme des spo
Abortivverlaufes beruht sicher entweder auf falsch diagnosticirte
auf ungenügend beobachteten Fällen.

In einer sehr viel grösseren Anzahl von Fällen gestaltet sic
der Krankheitsverlauf in anderer Weise und zwar dürfen wir wohl
dass die Krankheit in der Mehrzahl der Fälle überhaupt den je
schildernden Verlauf nimmt, der daher als der gewöhnlichste
zu sagen normale Verlauf anzusehen ist. — Nachdem die zuer
getretenen Allgemeinerscheinungen abgeheilt sind, entwickelt sic
kürzerer oder längerer Zeit scheinbarer Gesundheit ein *Recid*
zwar fast stets eine neue Haut- oder Schleimhauteruption, am
sten eine Roseola, ein papulöses Exanthem, Affectionen der Mun
Rachenschleimhaut oder nässende Papeln an den Genitalien ode
Anus. Solche Eruptionen wiederholen sich nun im Laufe der
zwei oder drei Jahre nach der Infection in mehrfacher Anzal
hier kommen allerdings sehr erhebliche Verschiedenheiten der ei

Fälle hinsichtlich der Häufigkeit und der Localisation der Recidive in Betracht, die sich nur zum Theil durch bestimmte individuelle Verhältnisse und auch durch Art und Intensität der Behandlung erklären lassen. In dem einen Fall treten überhaupt nur einige wenige Recidive auf, die durch längere freie Intervalle — *Latensperioden* — getrennt sind, in dem anderen häufen sich die Rückfälle so, dass sie eine fast ununterbrochene Reihe bilden. In dem einen Fall sehen wir hauptsächlich die Haut ergriffen, stets treten wieder frische Exantheme auf, in dem anderen erkranken die Schleimhäute in hervorragendem Masse, und aus schon früher angeführten Gründen macht sich ein sehr wesentlicher Unterschied beider Geschlechter geltend, bei Männern erkrankt am häufigsten die Mund- und Rachenschleimhaut, bei Frauen, ganz besonders bei Prostituirten, sind die nässenden Papeln der Genitalien der Haupttypus der sich stets wiederholenden Recidive. — Hiermit sind natürlich nur die Hauptzüge angegeben, und es versteht sich von selbst, dass auch bei Frauen Affectionen der Mundschleimhaut als Recidive auftreten, dass die verschiedenartigsten Combinationen dieser Erkrankungsformen vorkommen und dass gelegentlich auch die selteneren Localisationen der secundären Syphiliserscheinungen als Recidive beobachtet werden. — Häufig lässt sich eine dem zeitlichen Ablauf entsprechende *graduelle Intensitätsabnahme* der Erscheinungen constatiren, jedes folgende Recidiv ist weniger ausgebreitet, als das vorhergehende, aber allerdings ist dies keineswegs immer der Fall, es können auch schwere Recidive unbedeutenderen Anfangssymptomen folgen. — In manchen Fällen treten nun noch am Schlusse dieser Periode, einige Jahre nach der Infection, leichte tertiäre Erscheinungen, am häufigsten umschriebene papulo-serpiginöse Syphilide auf, aber damit ist die Reihe der Krankheitserscheinungen geschlossen, der Kranke erfreut sich von nun an einer ungestörten Gesundheit.

Der gemeinsame, typische Charakter der soeben geschilderten Fälle ist der, dass nach einer gewissen, dem Durchschnitte nach oben angegebenen Zeit und nach einer gewissen Anzahl von Recidiven die Krankheit *für immer erlischt* und zwar ohne irgend welchen bleibenden Schaden an der Gesundheit zu hinterlassen. Eine Einschränkung muss hier aber insofern gemacht werden, als in einzelnen dieser Fälle nach vollständigem Ablauf der eigentlichen Syphiliserscheinungen durch eine der schon erwähnten Folgekrankheiten, Tabes, Dementia u. A. m., die Syphilis in einer mehr indirecten Weise die Ursache schwerer, tödtlicher Erkrankung werden kann.

Diesen beiden Verlaufsweisen steht nun eine dritte gegenüber, bei

welcher in der späteren Periode der Krankheit schwere *tertiäre Erscheinungen*, ulceröse Syphilide oder Erkrankungen aus der grossen
Reihe der tertiärsyphilitischen Affectionen innerer Organe auftreten.
Auch hier sind die einzelnen Fälle wieder ausserordentlich verschieden,
sowohl nach der Localisation, wie nach der Ausbreitung und Intensität
und ferner nach der Dauer des Krankheitsprocesses, auch hier kommen
einerseits Fälle vor, in denen nur eine bald heilende Eruption erfolgt,
und ihnen stehen andere gegenüber, in denen entweder die Erkrankung
sich ununterbrochen durch eine lange Reihe von Jahren hinzieht oder
nach dem Abheilen der einzelnen Eruptionen immer und immer wieder
neue Krankheitserscheinungen an demselben oder an anderen Orten
auftreten. In diesen letzteren Fällen sind die einzelnen Krankheits-
ausbrüche auch wieder durch kürzere oder längere, oft jahre- und manchmal jahrzehntelange freie Intervalle, Latenzperioden, geschieden. — Auch
hier sind die einzelnen Krankheitsbilder von einander ausserordentlich
abweichend und vielleicht in noch höherem Grade, als bei der vorhin
geschilderten Verlaufsweise der Syphilis, in Folge der grösseren Mannigfaltigkeit der tertiären Syphiliserscheinungen gegenüber den unter
sich viel ähnlicheren secundären Symptomen, aber auch hier finden
wir den gleichartigen Charakter der einzelnen Krankheitserscheinungen an sich, während die Vielgestaltigkeit der
Krankheitsbilder vielmehr durch die Art des Auftretens und vor
Allem durch die, man möchte fast sagen, mehr zufällige oder jedenfalls
von anderen, nicht eigentlich im Wesen der Krankheit liegenden Momenten abhängige Localisation der Krankheitseruptionen bedingt wird.

Ueber die *Zeit*, in welcher die tertiären Erscheinungen auftreten,
lassen sich im Allgemeinen nur annähernde Angaben machen. In den
„normal" verlaufenden Fällen kommen typische tertiäre Erscheinungen
gewöhnlich nicht vor dem dritten Jahre nach der Infection vor, während wir im folgenden Capitel eine besondere Form der Syphilis, die
galopirende Syphilis, kennen lernen werden, die neben anderen Abweichungen von dem gewöhnlichen Verlauf durch das frühzeitige Auftreten der tertiären Erscheinungen charakterisirt wird. Aber auch bei
den gewöhnlichen Fällen kommen, wenn auch nur selten, gelegentlich
vor jenem oben angegebenen Termin tertiäre Erkrankungen zur Beobachtung. — Nach der anderen Seite hin lässt sich eine bestimmte
Grenze eigentlich kaum ziehen, 20 und 30 Jahre und selbst noch länger
nach der Infection hat man das Auftreten tertiärer Eruptionen beobachtet.

Bei der Betrachtung dieser Fälle, die wir im allgemeinen als *schwere
Syphilis — Syphilis gravis —* bezeichnen können, drängen sich uns

verschiedene Fragen auf, von deren Lösung wir freilich in mancher Hinsicht noch weit entfernt sind. Zunächst, wie gestaltet sich der Verlauf dieser Fälle *während der secundären Periode* der Krankheit? Treten die tertiären Erscheinungen meist in solchen Fällen auf, die sich anfänglich durch einen besonders milden, benignen Charakter auszeichneten, oder kommen sie umgekehrt am häufigsten in jenen anderen Fällen vor, die schon anfänglich durch die fort und fort sich wiederholenden Recidive eine grössere Intensität der Krankheit documentirten? — Während man a priori geneigt sein möchte, das letztere anzunehmen, verhält es sich, soweit die bis jetzt vorliegenden Beobachtungen einen Schluss zulassen, gerade umgekehrt, im allgemeinen folgen häufiger in den Fällen schwere tertiäre Symptome, bei denen die secundären Eruptionen ganz unbedeutend waren. — Dieses zunächst paradox erscheinende Verhältniss findet seine Erklärung in der Beobachtung, dass die schweren tertiären Erkrankungen ganz besonders in denjenigen Fällen auftreten, welche in den ersten, unmittelbar der Infection folgenden Stadien der Krankheit *nicht oder nur ungenügend behandelt* wurden. Denn es ergiebt sich von selbst, dass diejenigen Kranken, welche im secundären Stadium eine grössere Reihe von Recidiven durchmachen, durchschnittlich auch mehr und energischer behandelt werden als ihre nur scheinbar glücklicheren Leidensgefährten, die mit einer einzigen oder einigen wenigen Eruptionen davon kommen. Es ist daher nicht die relative Schwere oder Milde der Krankheit in der frühen Periode, welche die Anwartschaft auf späte Erscheinungen giebt, sondern das *Fehlen einer ausreichenden Behandlung.* Immerhin hat dieser Satz keine absolute Gültigkeit und Ausnahmen von diesem Verhalten kommen wohl vor.

Eine weitere, sehr schwierig zu beantwortende Frage ist die nach dem *numerischen Verhältniss* der Fälle, in denen die Syphilis das tertiäre Stadium erreicht, zur Zahl der Inficirten überhaupt. Hier sind Täuschungen einmal dadurch möglich, dass die an tertiären Affectionen innerer Organe Leidenden meist nicht von denjenigen Aerzten oder in denjenigen Kliniken behandelt werden, denen die Behandlung der Mehrzahl der Fälle von frischer Syphilis obliegt, und andererseits dadurch, dass sicher bei einer ganzen Anzahl innerer Erkrankungen der Zusammenhang mit Syphilis nicht erkannt wird, manchmal vielleicht nicht einmal bei der Section. Aber selbst wenn wir dies berücksichtigen und wenn wir ferner den Ausfall, welcher durch die dem hier in Betracht kommenden Zeitraum entsprechenden Todesfälle bedingt wird, und andererseits die dem gleichen Zeitraum entsprechende Bevölkerungs-

zunahme in Rechnung ziehen, so ist doch die Zahl der Fälle
tiärer Syphilis im Verhältniss zu der Zahl der an frischer
Leidenden eine so geringe, dass wir zu dem Schlusse berechti
nur in einer relativ geringen Anzahl von Fällen er
die Syphilis das tertiäre Stadium, in der Mehrzahl d
erlischt die Krankheit bereits in einer früheren Periode. — Es
möglich, hier etwa genauere Zahlenangaben zu machen, es m
einer späteren Zeit vorbehalten bleiben, die über eine bessere
statistik verfügt, als die unserige. — Noch weniger sind wir im
bestimmte Angaben über die Häufigkeit des Eintretens der scho
fach erwähnten, gewissermassen indirecten *Folgeerscheinungen*
philis, der *amyloiden Entartung* und gewisser *interstitieller*
kungen der Nervencentra und anderer innerer Organe, fer
„*syphilitischen Cachexie*“ zu machen. Man hat diese Ersche
gelegentlich als *quaternäre Syphilis* bezeichnet, eine Benennr
wir nach unserem schon oben erörterten Standpunkt nicht als z
erachten können. —

Während der Verlauf der Syphilis im secundären Stadium
Verständniss nicht zu fern liegt, indem die scheinbaren Latenz
zwischen den einzelnen Eruptionen bei ihrer relativen Kürze un
bei dem nie fehlenden Vorhandensein von Drüsenschwellungen
Unerklärliches bieten, so entstehen um so grössere Schwierigke
dem Versuch einer Erklärung der Eigenthümlichkeiten des V
in der tertiären Periode. Wir müssen annehmen, dass im sec
Stadium nach Abheilung der bestehenden Erscheinungen das
tische Gift noch in den Lymphdrüsen zurückgeblieben ist,
Blutmasse dasselbe noch enthält, und die Annahme, dass das
tische Gift noch im Körper befindlich ist, wird am besten d
Uebertragung auf die Nachkommenschaft bewiesen, die selb
momentanen Fehlen manifester Erscheinungen eintritt. Es berul
ganze Krankheitsprocess auf der *Vermehrung des syphilitischen*
im Körper — es handelt sich um ein organisirtes Gift —
Wechsel zwischen Elimination, sei es, dass dieselbe durch die or
Energie des Körpers, sei es, dass sie durch medicamentöse Beh
erreicht wird, und *Wiederzunahme des Giftes* und Ueberschwe
des Körpers mit demselben und dementsprechend zwischen frei
vallen und Recidiven ist wohl verständlich. Die Elimination d
ist in der secundären Periode meist keine vollständige, die
perioden sind streng genommen nur scheinbare, denn der Kör
hält noch das Gift und befindet sich noch unter seinem Einf

Ganz anders liegen die Verhältnisse bei der tertiären Syphilis, denn hier treten nach jahrelanger Gesundheit, ohne dass sonst irgend eine Veränderung, z. B. an den Lymphdrüsen, objectiv nachweisbar zu sein braucht, plötzlich schwere Krankheitserscheinungen an irgend einem Organ auf. Hier fehlt auch die für das Verständniss der secundären Syphilis so wichtige Uebertragbarkeit der Krankheit, die tertiäre Syphilis ist nicht ansteckend[1]) und wird, abgesehen von gewissen, noch zu besprechenden Fällen nicht auf die Nachkommenschaft übertragen. Zur Erklärung hat man eine *Einkapselung von Krankheitskeimen* an bestimmten Orten, vielleicht in den Lymphdrüsen, angenommen, von welchen bei gegebener Gelegenheit durch Vermehrung des Giftes und neue Infection der Blutmasse frische Nachschübe ausgehen können (VIRCHOW). Diese Erklärung ist nicht recht in Einklang mit der Eigenthümlichkeit der tertiären Krankheitserscheinungen zu bringen, nie in universeller, symmetrischer Ausbreitung, wie die frühzeitigen Syphilissymptome, sondern stets in circumscripter Weise aufzutreten, es ist schwer, sich vorzustellen, dass diese einen rein l o c a l e n Charakter tragenden Erkrankungen durch ein im Blute circulirendes Gift hervorgerufen sein sollten. Daher ist von anderer Seite die Vermuthung ausgesprochen, dass die Eruption tertiärer Erscheinungen auf der *Entfaltung* der an den betreffenden Orten im Gewebe *zurückgebliebenen Keime* beruhe, die in der ersten Zeit der Krankheit dort deponirt seien und die vielleicht durch irgend einen äusseren Grund, ein Trauma und dgl. oder durch andere günstige Umstände zur Wucherung angeregt werden (HUTCHINSON). Es ist allerdings ja schwer verständlich, dass fremdartige Keime so lange Zeit, Jahrzehnte lang, gleichsam schlummernd in den Geweben liegen können, ohne nicht entweder Krankheitserscheinungen hervorzurufen oder zu Grunde zu gehen, immerhin ist aber die Möglichkeit dieser Art des Zustandekommens der tertiären Krankheitsprocesse nicht ganz von der Hand zu weisen, ja die bei Frauen viele Jahre nach der Infection noch vorkommende Uebertragung der Syphilis auf die Frucht, worüber wir bei der Vererbung der Syphilis noch ausführlicher sprechen werden, lässt sich wohl mit dieser Anschauung in Einklang bringen. — Auch die Beobachtung, dass die tertiären Eruptionen in zahlreichen Fällen viele Jahre hindurch immer wieder „in loco" oder in der unmittelbaren Umgebung der erstergriffenen Stellen recidiviren, kann als eine Stütze dieser Ansicht angesehen werden.

---

1) FINGER hat erst kürzlich durch eine grössere Reihe stets negativ ausgefallener Impfungen mit tertiären Syphilisproducten wichtiges Beweismaterial hierfür beigebracht.

Wenn nun auch zur Zeit eine sichere Erklärung der syphilitischen Krankheitsvorgänge nicht gegeben werden kann, und
die Krankheit in diesem Stadium jedenfalls in der Regel nicht
übertragbar ist, halten wir doch die Anschauung nicht für
dass die tertiären Erscheinungen nicht mehr die directen Wi
des syphilitischen Giftes seien, dass die Syphilis nur ihre i
Ursache sei, indem sie die Beschaffenheit der Gewebe in eine
modificire, welche die charakteristischen Veränderungen, den sl
ristischen Verlauf der tertiären Zellenwucherungen bedingt. Di
Die tertiären Erscheinungen sind directe Aeusser
des syphilitischen Krankheitsprocesses, sind spe(
syphilitische Krankheitsproducte, das beweisen ihre su
ordentlich charakteristischen Eigenschaften, das beweist ferner di
fällige Beeinflussung derselben durch die Anwendung des Quec
und noch mehr des Jodes, Mittel, an deren specifischer Wirk
gegen Syphiliserscheinungen nicht gezweifelt werden kann.

Der Verlauf der Syphilis wird in nicht unwesentlicher Wei
besondere Eigenschaften des Organismus modificirt, in dem
Krankheit entwickelt. Hier kommen zunächst die *Verschied*
des Alters und des Geschlechtes, dann gewisse andere *physis*
und pathologische Veränderungen in Betracht. — Die oben gesch
Verlaufsweisen haben zunächst nur Gültigkeit für diejenigen
klassen, in denen aus selbstverständlichen Gründen die weitaus
Zahl der Infectionen vorkommt, nämlich für die Jahre von de
Ausbildung der Geschlechtsreife bis etwa zum 40. Lebensjahre,
sowohl die früher, in der Kindheit, als auch die im höheren A
quirirte Syphilis manche Abweichungen zeigt. — Während m
vornherein annehmen sollte, dass die *in der Kindheit acquirirte*
in Folge der Zartheit des kindlichen Organismus einen be
schweren Verlauf zeigen müsste, ergiebt es sich, dass, abgesehe
leicht von ganz kleinen Kindern, gerade das Gegentheil der I
Die Erscheinungen sind ganz auffallend milde, und obwohl hä
Behandlung eine äusserst mangelhafte ist oder ganz fehlt, erli
Krankheit meistens rasch, ohne schwere Formen anzunehmen.
nicht doch in dem einen oder anderen Fall später tertiäre I
nungen auftreten — und, um dies vorweg zu bemerken, oft d
anlassung werden, dass der Fall als Syphilis hereditaria tarda au
wird — soll nicht in Abrede gestellt werden. Wir müssen annehm
der kindliche, energisch wachsende Organismus besser geeignet I
syphilitische Gift zu eliminiren, als der Körper des Erwachsenen,

die Wachsthumsenergie der Gewebe schon eine geringere geworden ist. —
Ganz mit dieser Auffassung im Einklang steht die Thatsache, dass die im
höheren Alter acquirirte Syphilis im Allgemeinen einen schwereren Verlauf zeigt, als die in den mittleren Jahren auftretende, denn hier ist durch
die senilen Veränderungen die Reactionsfähigkeit der Gewebe und
damit die Möglichkeit einer schnellen Elimination des Giftes mehr oder
weniger herabgesetzt. Was das *Alter* der Erkrankten betrifft, so hat
man Fälle von syphilitischer Infection bei 70 und 80jährigen Greisen
gesehen, die meist durch den Geschlechtsverkehr, seltener durch anderweite zufällige Uebertragungen zu Stande kamen. Der *Verlauf* der
Krankheit ist häufig ein langsamerer, sowohl die Incubationsperiode bis
zum Auftreten des Primäraffectes, als auch die sogenannte zweite In-
cubation bis zum Auftreten der Allgemeinerscheinungen dauern länger,
als unter den für die Syphilis so zu sagen normalen Verhältnissen.
Eine besondere Vorliebe zeigt das höhere Alter für ausgebreitete papulöse Exantheme, oft complicirt mit Iritiden, die doch als schwerere
Formen der secundären Erscheinungen gelten müssen. Die galopirende
Syphilis scheint dagegen nur ganz ausnahmsweise im höheren Alter
vorzukommen. Auch der Einfluss der Behandlung ist bei den spät erworbenen Syphiliserkrankungen ein zögernder, die Heilung lässt länger
auf sich warten, als in jüngeren Jahren und wohl gerechtfertigt ist
daher der Rath RICORD's: „Si vous voulez avoir la vérole, profitez du
moins pour cela du temps où vous êtes jeune, car il ne fait pas bon de
lier connaissance avec elle quand on est vieux". — Bei *Frauen* kommt
ein auffallend benigner Verlauf der Syphilis anscheinend etwas häufiger
vor, als bei Männern.

Der *Gravidität* ist vielfach ein ungünstiger Einfluss auf den Verlauf der Syphilis zugeschrieben worden, doch ist dies wohl nur insofern richtig, als in Folge der bei derselben statthabenden Fluxion zu
den Genitalien die Localaffecte an diesen eine stärkere Entwickelung
zeigen und schwerer heilen, als unter gewöhnlichen Verhältnissen. —
Dagegen ist der Einfluss der *Phthise* auf den Syphilisprocess unbestreitbar. Die Recidive sind bei Phthisikern und auch bei scrophulösen
Individuen durchschnittlich entschieden häufiger, als bei Gesunden, fast
noch mehr freilich macht sich oft umgekehrt ein ungünstiger Einfluss
der Syphilis auf die Phthise geltend, die im Anschluss an die syphilitische Infection rapide Fortschritte unter auffallender Verschlechterung
des Allgemeinbefindens zeigt. Diesen Kranken gegenüber befindet sich
der Arzt oft in einem unangenehmen Dilemma, indem es einerseits gilt,
der Syphilis möglichst rasch entgegenzutreten, andererseits energische

antisyphilitische Kuren von vorgeschritteneren Phthisikern sehr sc
ertragen werden.

Der Krankheitsverlauf der Syphilis, wie wir ihn soeben gesch
haben, ist nun keineswegs zu allen Zeiten derselbe gewesen und
heutzutage finden wir in manchen Gegenden erhebliche Abweich
von demselben. Die obige Schilderung beansprucht daher zun
auch nur für die in Hinsicht auf die allgemeinen Culturzustände
lich gleichstehenden europäischen Länder, wenigstens den bei w
grössten Theil derselben, und die in dieser Beziehung ihnen ähnl
aussereuropäischen Länder Geltung.

Von den Ursachen, welche Modificationen des Syphilisverlaufe
dingen, scheinen zunächst *Raçenunterschiede,* sowie klimatische
hältnisse die alleruntergeordnetste Rolle zu spielen, denn bei
gleichen Verhältnissen sehen wir unter den verschiedensten geo
schen Lagen und bei den verschiedensten Volksstämmen die K
heit im Ganzen denselben Verlauf nehmen. Von der einschneider
Bedeutung ist dagegen der *Culturzustand* eines Volkes und die
nothwendig zusammenhängenden *hygienischen Verhältnisse,* vor
das Vorhandensein oder Fehlen einer *Regelung und Beaufsichtigun*
Prostituirten und ebenso das Mass und die Beschaffenheit der ärzt
Behandlung. Dass auch die *sittlichen Zustände,* die Verwilderun
Sitten und andererseits die Sittenstrenge von nicht unwesentlich
deutung sind, versteht sich von selbst. Wenn nun auch alle
Verhältnisse zunächst nur einen Einfluss auf die Ausbreitung, a
Extensität der Syphilis haben, so steht doch oft auch eine Beg
gung der *Intensität der Krankheit* hiermit in Zusammenhang un
sonders das Fehlen oder die Mangelhaftigkeit der Behandlung ha
directesten Einfluss auf den Krankheitsverlauf, worauf wir ja
früher mehrfach hingewiesen haben.

Aber ein anderer Punkt scheint mir von noch viel wesentli
Bedeutung zu sein, nämlich die bei einem Volksstamm, der scho
langer Zeit und in ausgedehntem Masse von der Syphilis heimge
ist, allmälig eintretende *Abschwächung der Empfindlichkeit gege*
syphilitische Gift, während im umgekehrten Falle die Reaction a
syphilitische Infection um so stärker eintritt. Mit anderen Wort
ausgebreiteter die Syphilis in einer Gegend ist und je länger sie
schon besteht, je mehr ein Volk mit Syphilis *durchseucht ist,*
milder verläuft sie, während sie um so schwerere Formen der
nimmt, wo sie in eine bis dahin syphilisfreie Gegend importirt

Ob es sich hier um eine allmälig eintretende Abschwächung des Virus oder um eine durch fortgesetzte Vererbung sich immer steigernde Widerstandsfähigkeit oder vielleicht um ein Nebeneinanderbestehen dieser beiden Vorgänge handelt, muss vor der Hand noch dahingestellt bleiben. — Die Geschichte einiger anderen Infectionskrankheiten bietet uns lehrreiche Beispiele hierfür, so traten die *Masern* auf abgelegenen Orten — Island, Fär-Öer —, welche gelegentlich mehr als ein Jahrhundert von ihnen verschont wurden, in furchtbarer, bei uns unbekannter Verbreitung und Heftigkeit auf, und ein noch näher liegendes Beispiel liefert die der Syphilis in vieler Hinsicht so ähnliche *Lepra*, die z. B. unter den Bewohnern der Sandwichinseln, wohin diese Krankheit in der ersten Hälfte unseres Jahrhunderts importirt wurde, die schrecklichsten Verheerungen anrichtet und in einer viel acuteren und schwereren Weise auftritt, als in Ländern, in denen sie seit langer Zeit heimisch ist.

Indess auch die Geschichte der Syphilis selbst liefert uns eine Reihe der klassischsten Beispiele für dieses Verhalten. Vielfach wird über den ganz besonders schweren Verlauf der Syphilis bei Volksstämmen berichtet, die bis zu ihrer Berührung mit der Cultur von dieser Krankheit frei waren, so bei den eingeborenen Stämmen Amerikas und bei der Bevölkerung mancher polynesischer Inselgruppen. Es ist traurig, aber unabänderlich, dass für diese Völker die Syphilis und zwar eine schwere Syphilis eins der ersten Geschenke der Civilisation ist. — Hierher gehören ferner die mit dem Namen der *endemischen Syphiloïde* bezeichneten umschränkten Syphilisendemien, die an den verschiedensten Orten beobachtet sind, stets aber vom allgemeinen Verkehr abgelegene und daher auch in cultureller Hinsicht auf mehr oder weniger tiefer Stufe stehende Gegenden betrafen. Diese Umstände bewirkten, dass jene Gegenden bis dahin mehr oder weniger von der Syphilis verschont waren, denn diese Krankheit folgt auch heute noch dem Verkehr; je abgeschlossener ein Ort ist, desto geringer ist an demselben im allgemeinen die Ausbreitung der Syphilis. Fast überall lässt sich für diese Endemien ein zunächst die ausgebreitete Importation des syphilitischen Giftes bedingender Umstand, die Invasion von Truppen, von Arbeitern, das längere Verweilen einer Schiffsmannschaft an einem Küstenorte u. dgl. m. nachweisen. Aber nicht nur, dass die Zahl der Syphilisfälle im Verhältniss zur Gesammtbevölkerung des betroffenen Ortes eine ganz ungewöhnlich hohe ist, auch der einzelne Fall verläuft schwerer, in einer ausserordentlich grossen Anzahl von Fällen kommt es zur Ausbildung der schwersten tertiären Erscheinungen. Als bekannteste dieser endemischen Syphiloide nennen wir hier die als *Sibbens* bezeichnete Krankheit die im 17. Jahrhundert in Schottland der Invasion CROMWELL'S folgte, die *Radesyge* in Norwegen und Schweden, das *jütländische Syphiloid*, die *Ditmarsische Krankheit* in Holstein, die *Falcadina* und die als *Skerljevo* und als *Male di Breno* bezeichneten Endemien, die in einzelnen Gebieten der Küste des adriatischen Meeres und der angrenzenden Binnenländer ihren Sitz hatten. — In allen diesen Fällen kamen allerdings als weitere begünstigende Momente die *Unbekanntschaft mit der Krankheit*, die daraus folgende Sorglosigkeit bezüglich der weiteren Verbreitung und der *Mangel einer ärztlichen Behandlung* hinzu. Sowie von den Behörden die entsprechenden Massregeln ergriffen wurden, die Kranken in Spitälern untergebracht und in geeigneter Weise behandelt wurden, trat stets Erlöschen der Endemien ein.

Diese umschriebenen Endemien werfen nun ein helles Licht auf jene *grosse Syphilisepidemie*, die am Ende des 15. Jahrhunderts ganz Europa und die mit europäischer Cultur damals in Verbindung stehenden Länder überzog. Wir finden hier dieselben Verhältnisse im Grossen wieder, wie wir sie dort in kleinem Massstabe kennen gelernt haben. Die Menschheit war von Syphilis nicht oder nur wenig durchseucht, denn wir dürfen als sicher annehmen, dass die Krankheit vorher ausserordentlich selten war, grosse Kriegszüge und die von diesen untrennliche sittliche Verwilderung begünstigten die schnelle Verbreitung der Krankheit und das anfängliche Fehlen einer jeden rationellen Behandlung, die völlige Unbekanntschaft mit der bis dahin „unerhörten" Krankheit trugen natürlich auch das ihrige zur Verschlimmerung des Uebels bei. Und ebenso wie diese Umstände geeignet sind, uns die Schwere jener Epidemie zu erklären, ebenso verständlich ist es auch, dass nach wenigen Decennien sich der Charakter der Krankheit änderte, dass sie mildere Formen annahm und schon in der ersten Hälfte des nächsten Jahrhunderts in die Bahnen eingelenkt war, in denen sie heute noch verläuft. Denn es hatte eine ausgedehnte Durchseuchung der Menschheit stattgefunden, das Wesen der Krankheit war bis zu einem gewissen Grade wenigstens erkannt und es waren eine Reihe mehr oder weniger geeigneter Behandlungsmethoden gefunden worden.

SECHSZEHNTES CAPITEL.
Die galopirende Syphilis.

Die galopirende Syphilis (*maligne Syphilis*) [1]) weicht in ihrem Verlaufe nicht unwesentlich von dem gewöhnlichen Krankheitsverlaufe der Syphilis ab. Während bei den gewöhnlichen Fällen der Syphilis die Krankheitserscheinungen zwar anfänglich einen acuten Charakter zeigen, der aber nach dem Ablauf der Eruptionsperiode verschwindet und einem exquisit chronischen Verlaufe Platz macht, behält bei der galopirenden Syphilis die Krankheit den acuten Charakter zunächst bei und die sonst durch oft lange Intervalle getrennten Eruptionen folgen sich in rapider Weise. Hierdurch erklärt sich bis zu einem gewissen Grade bereits die auffallendste Eigenthümlichkeit der galopirenden Syphilis, das *frühzeitige Auftreten tertiärer Erscheinungen*. Die secundäre Periode, die in den gewöhnlichen Fällen zwei und drei Jahre dauert, wird eben in ausserordentlich kurzer Zeit durchlaufen, ja in manchen Fällen kann man überhaupt kaum von secundären Erscheinungen sprechen, schon das erste Exanthem nimmt bald nach dem Erscheinen tertiäre Formen an und so kommt es, dass die Krankheit sich schon ein viertel Jahr nach der Infection in vollem tertiären Stadium befinden kann.

Auch die *Erscheinungen der galopirenden Syphilis* an und für sich zeigen gewisse Abweichungen von den entsprechenden Erscheinungen der in gewöhnlicher Weise verlaufenden Fälle. Es gilt dies nicht für den *Primäraffect;* weder der Sitz, noch die Beschaffenheit desselben stehen in irgend welchem directen Zusammenhang mit dem weiteren Verlauf. So ist die von manchen Autoren gemachte Angabe, dass den gangränösen Schankern besonders häufig galopirende Syphilis folgte, nicht richtig. Auch das *erste Exanthem* entspricht in manchen Fällen vollständig den gewöhnlichen Formen und erst später, als Recidive, stellen sich die tertiären Ausschläge ein. In anderen Fällen tritt dagegen schon unter den ersten Allgemeinsymptomen ein *pustulöses Exanthem* auf, dessen Efflorescenzen nicht abheilen, sondern sich rasch in ulceröse Formen umwandeln. Die auf die eine oder die andere Weise zur Entwickelung gelangten tertiären Ausschläge, deren Hauptrepräsentant bei der galopirenden Syphilis das *ulceröse Syphilid* ist,

---

1) Ich habe selbst in einer früheren Arbeit den in Deutschland meist üblichen Namen „maligne Syphilis" acceptirt, glaube aber, dass der viel bezeichnendere und nicht zu irgend welchen Missverständnissen Veranlassung gebende Name „galopirende Syphilis" vorzuziehen ist.

unterscheiden sich in vielen Fällen dadurch von den entspr
Exanthemen der in gewöhnlicher Weise verlaufenden Syphilis,
in einer viel allgemeineren Weise auftreten, als diese. Währer
wöhnlichen syphilitischen Hautgeschwüre meistens nur in bes
Weise auftreten oder nur langsam von wenigen Punkten forts
gelegentlich auch grössere Körperregionen occupiren, sehen w
galopirenden Syphilis oft den ganzen Körper ähnlich, wie bei d
Exanthemen überhaupt, mit Geschwüren überschüttet werde:
die *Form der Geschwüre* zeigt gewisse Abweichungen, indem
das langsame Fortkriechen der gewöhnlichen ulcerösen Sypl
dingten Bogen- und Guirlandenformen fehlen, dagegen Kreis- u
formen vorherrschen, Eigenthümlichkeiten, die sich durch de
Charakter der Eruptionen der galopirenden Syphilis unschwer
Das Auftreten typischer Hautgummata ist in der ersten Zeit
pirenden Syphilis ebenfalls selten und auch dies erklärt sich
schnellen Verlauf der Krankheit, aus der den Producten der g
den Syphilis eigenthümlichen grossen *Neigung zum Zerfall,* „k
standen gehen sie so zu sagen ohne ein formatives Zwischer
gleich in das regressive Stadium über" (Mauriac).

Während die Krankheitsproducte der galopirenden Syphili
Haut sich wenigstens in gewisser Hinsicht von den gewöhnlic
tiären Erscheinungen unterscheiden lassen, fehlen diese Unt
völlig bei den Erkrankungen der anderen Organe. Die im Ver
galopirenden Syphilis auftretenden *Erkrankungen der Schleimh,*
Knochen, der *Nervencentra* und der anderen *inneren Organe*
in der That völlig den gewöhnlichen tertiären Erkrankungen
und nur das *frühzeitige Auftreten* der Affectionen lässt die
galopirende Syphilis erkennen. Nur in einem Punkte besteht
gewisse Abweichung vom gewöhnlichen Verlauf, nämlich in d
figen Auftreten von Fiebererscheinungen bei den sich wieder
Eruptionen, während in den gewöhnlichen Fällen die Recidive
tiären Periode nicht von Fieber begleitet zu sein pflegen.

Die wichtigste Eigenthümlichkeit des Verlaufes der galo
Syphilis ist, wie schon mehrfach bemerkt, das *frühzeitige A*
der tertiären Erscheinungen, die *Kürze* oder das *fast völlige*
der secundären Periode. Es liegt in der Natur der Sache,
nicht möglich ist, eine bestimmte Grenze zwischen den no
laufenden Fällen von Syphilis und zwischen der galopirender
lediglich nach der Zeit zu ziehen, welche zwischen der Infec{
dem Auftreten der ersten tertiären Erscheinungen liegt. Immer

den wir im allgemeinen nicht fehl gehen, wenn wir diejenigen Fälle, in denen tertiäre Erscheinungen noch *im Laufe des ersten Jahres* nach der Infection auftreten, zur galopirenden Syphilis rechnen. Aber nicht nur das frühzeitige Auftreten der tertiären Symptome, sondern noch eine zweite, nicht minder wichtige Eigenthümlichkeit des Verlaufes, nämlich die *Häufung der sich folgenden Recidive* charakterisirt die galopirende Syphilis. Durch ein, zwei und mehr Jahre folgen sich die Recidive Schlag auf Schlag, kaum ist die eine Eruption abgeheilt, selbst noch mitten in der Behandlung erfolgen frische Eruptionen, welche die verschiedensten Organe und Gewebssysteme betreffen können, stets aber den tertiären Charakter aufs deutlichste an sich tragen.

Wenn auch die Beobachtungen über den weiteren Verlauf der galopirenden Syphilis noch wenig ausreichende sind, so lässt sich nach dem bis jetzt vorliegenden Material doch schon mit grosser Wahrscheinlichkeit aussprechen, dass, abgesehen natürlich von den Fällen, bei denen die frühzeitige Erkrankung eines lebenswichtigen Organs den Tod herbeiführt, nach gewisser Zeit eine *Abnahme der Intensität* der Krankheitserscheinungen eintritt. Die Recidive folgen sich langsamer, die Ausbreitung und oft auch die Intensität der Eruptionen wird eine geringere, nachdem z. B. anfänglich ausgebreitete ulceröse Exantheme bestanden hatten, treten weiterhin nur an wenigen Stellen gruppirte papulöse Exantheme auf und es ist nicht zu bezweifeln, dass auch bei der galopirenden Syphilis schliesslich die Krankheit vollständig erlöschen kann.

Während bezüglich der Diagnose dem bei den Erscheinungen des normalen Syphilisverlaufes Gesagten nichts hinzuzusetzen ist, abgesehen davon, dass man nach der grossen Verbreitung und nach der Form der Geschwüre die galopirende Syphilis meist ohne weiteres von den gewöhnlichen ulcerösen Syphiliden unterscheiden kann, gestaltet sich die Prognose bei der galopirenden Syphilis wesentlich ernster, als bei den gewöhnlichen Fällen. Es liegt zunächst auf der Hand, dass bei den schnell sich wiederholenden schweren Recidiven, die oft von lange Zeit anhaltendem Fieber begleitet sind, schliesslich eine ungünstige Einwirkung auf den Körper nicht ausbleibt, dass die Kranken erheblich herunterkommen, anämisch werden, ja unter Umständen stellt sich schliesslich eine schwere Cachexie ein. Aber abgesehen hiervon macht auch die bei der galopirenden Syphilis stets zu gewärtigende Gefahr der Erkrankung innerer Organe die Fälle zu sehr bedenklichen und besonders sind es die Erkrankungen des Gehirns, die nicht so ganz selten in einer frühen Periode der Syphilis, gelegentlich noch im ersten Jahre der

Krankheit, die directe Todesursache werden. — Als ein weit
Prognose keineswegs verbesserndes Moment ist der Widerst
die galopirende Syphilis in der Regel der therapeutischen Beein
entgegensetzt, zu erwähnen.

Sehr wenig befriedigend sind unsere Kenntnisse über die A
der galopirenden Syphilis, über die Ursachen, welche in gewisse
dieses eigenthümliche Verhalten der Krankheit bedingen un
einem gewissen Grade erklärt die Seltenheit dieser Form der
der verhältnissmässig geringe Umfang des bis jetzt vorliegen
obachtungsmaterials unsere Unkenntniss.

Es ist zunächst versucht worden, die Ursache dieses ei
lichen Auftretens der Syphilis in gewissen *Constitutionsanoma*
von der Krankheit Betroffenen zu finden. Man hat *cachecti*
stände, Alcoholismus, die durch *Schwangerschaft* und durch S
Kindes bedingten Veränderungen und die im *vorgeschrittene*
eintretende Abnahme der Widerstandsfähigkeit des Organismu
sache für die Bösartigkeit der Syphilis in diesen Fällen anges
Aber die genauere Betrachtung der bis jetzt vorliegenden Beoba
ergiebt, dass alle diese Annahmen nicht zutreffend sind. Di
rende Syphilis befällt mit Vorliebe weder Greise, noch schwang
stillende Frauen, noch Potatoren, noch aus irgend welchen
Ursachen cachectische Individuen, sondern sie ist meist in den
Jahren, in dem für Syphilis „normalen“ Alter und bei sonst
stens im Beginne der Erkrankung, völlig gesunden, oft sogar
Menschen beobachtet worden. — Auch die Annahme einer b
starken Virulens des syphilitischen Giftes scheint sich nich
stätigen, denn in den wenigen bisher bekannt gewordenen F
sich entweder die Quelle der Infection feststellen liess oder and
ein an galopirender Syphilis Leidender die Krankheit auf ei
deren übertrug, zeigte die Syphilis bei dem Inficirenden, im
Falle bei dem Inficirten ganz die gewöhnlichen Erscheinungen

FINGER hat neuerdings die Vermuthung ausgesprochen,
galopirende Form der Syphilis gerade bei Menschen auftritt, b
Ascendenten lange Zeit hindurch keine syphilitische Infection
funden hatte, und die daher besonders empfänglich für das sypl
Gift sind, während im umgekehrten Falle eine erblich erworb
tive Immunität die Milde des Verlaufes erklärt. Hiermit ist
sache wohl in Einklang zu bringen, dass die galopirende Syph
ausserordentlich selten ist, während früher, bei dem ersten epide
Auftreten der Syphilis, diese Verlaufsweise die gewöhnliche

es erklärt dieser letztere Umstand auch den der Krankheit damals gegebenen, für die jetzigen Verhältnisse wenig zutreffenden Namen „*grosse* oder *grande vérole*", auch „*morbus pustularum*", im Gegensatz zu den Pocken, petite vérole, denn heute würde Niemand auf den Gedanken kommen, die Syphilis als die „grosse", die Pocken als die „kleine" Pustelkrankheit zu bezeichnen.

SIEBZEHNTES CAPITEL.
Die hereditäre Syphilis.

Die Syphilis kann auf zwei verschiedenen Wegen auf den noch im Uterus befindlichen Fötus übertragen werden, in beiden Fällen kommt natürlich das Kind mit der Krankheit behaftet zur Welt (*Syphilis congenita*), falls nicht die weitere Entwickelung überhaupt gehemmt wird. Entweder enthält nämlich die Samen- oder Eizelle schon beim Beginn der Entwickelung das syphilitische Gift (im eigentlichen Sinne *hereditäre Syphilis*), oder das syphilitische Gift wird auf den von der Conception her gesunden Fötus von der während der Gravidität inficirten Mutter durch Uebergang aus dem mütterlichen Placentarkreislauf in den fötalen übertragen (Syphilis durch *Infection im Uterus*). Die Erscheinungen der auf diesem letzteren Wege auf den Fötus übertragenen Syphilis gleichen wenigstens nach dem geringen, bis jetzt vorliegenden Material ganz den Erscheinungen der eigentlichen hereditären Syphilis und wir können daher von einer besonderen Besprechung derselben absehen.

In unumstösslicher Weise bewiesen ist bisher nur der letzte Uebertragungsmodus, denn es sind mehrere Fälle beobachtet, in denen ein Ehemann sich während der Schwangerschaft seiner Frau ausserehelich inficirte, die Krankheit einige Zeit vor der Beendigung der Schwangerschaft auf die Frau übertrug und das Kind die Zeichen der hereditären Syphilis darbot (M. v. ZEISSL, VAYDA, BEHREND u. A.). Einige dieser Fälle sind in der That so genau beobachtet und so völlig unzweideutig, dass die Möglichkeit des auf diesem Wege stattfindenden Ueberganges des syphilitischen Giftes von der Mutter auf das Kind als sicher bewiesen angesehen werden kann.

Anders steht es mit der *Vererbung der Syphilis durch Samen- und Eizelle*, deren Bestehen wir aus theoretischen Gründen annehmen, aber nicht stricte beweisen können, denn wenn eine bereits vor der Conception syphilitische Frau ein syphilitisches Kind zur Welt bringt,

so ist ja stets die Möglichkeit vorhanden, dass die Krankheit
durch die Eizelle, sondern erst später durch den Placentarkreislauf
tragen sei. Dieser Einwand ist in der That erhoben worden, eine
Reihe von Autoren haben den Satz aufgestellt: keine hereditäre S
ohne syphilitische Mutter, die Syphilis wird auf das Kind nur
den Placentarkreislauf übertragen, der Vater kann die Krankh
das Kind direct gar nicht übertragen, sondern nur indirect, du
fection der Mutter. Um diesen Einwand zu entkräften, müs
Nachweis geführt werden, dass eine *gesunde Frau* ein *hereditär*
litisches Kind zur Welt bringen kann, denn hierdurch wäre es er
dass die Krankheit nicht durch den Placentarkreislauf, sondern
die der Eizelle bezüglich der Vererbung völlig gleichberechtigte S
zelle erfolgt sei, und in der That sehen diejenigen Autoren, welc
Bestehen der Uebertragung nur durch Samen- resp. Eizelle, der
lichen Vererbung, annehmen, es als sicher festgestellt an, dass ir
Fällen die Mütter syphilitischer Kinder nicht syphilitisch sein
haben als Kriterium für die Gesundheit dieser Frauen das Fehle
jeden syphilitischen Krankheitserscheinung während einer längeren
achtungszeit angegeben. Mit der Begründung dieses Beweises s
aber sehr schlecht, es widerspricht demselben eine zuerst von (
betonte und durch alle späteren Beobachtungen in vollstem Ma
stätigte Thatsache, dass nämlich die Mutter eines syphilitischen
durch das *Säugen dieses Kindes niemals inficirt* wird, währe
gesunde Amme, der das Kind übergeben wird, einen Primäraf
der Brustwarze und die weiteren gewöhnlichen Erscheinungen c
philis bekommt (COLLES'*sches Gesetz*). Von den bisher beschri
Fällen, in denen doch eine Infection der Mutter durch das Säug
trat, scheint nur ein einziger (RANKE) so sicher festgestellt z
dass er als beweisend angesehen werden kann, diese „Ausnahme",
wenn wir sie als ganz sicher erwiesen annehmen, erschüttert al
durch tausendfältige Beobachtung bestätigte Richtigkeit jenes G
nicht.[1]) Dieses Gesetz ist dahin zu erweitern, dass auch auf a
Wege keine Infection dieser Mütter eintritt, während sie doch c
fahr der Infection durch den Coitus mit dem ja stets syphili
Manne in hohem Grade ausgesetzt sind, ja auch die mehrfach
nommene experimentelle Einimpfung der Syphilis auf eine de
„gesunde" Frau hat ein negatives Resultat ergeben (CASPARY

---

1) Eine ausführliche Publication über diesen wichtigen Fall ist, so
weiss, leider nicht erschienen.

MANN, FINGER). Diese Erfahrungen sprechen dagegen, dass diese Frauen gesund sind, denn es wäre dann nicht einzusehen, weshalb die syphilitische Infection bei ihnen nicht haften sollte.

Es liegen nun eine Reihe verschiedener Erklärungsmöglichkeiten vor. In einer Reihe von Fällen dürfte die Syphilis der Mütter wohl übersehen worden sein, denn selbst genaue Untersuchungen sind natürlich immer nur relativ genau und eine vor der Conception auf gewöhnlicbem Wege erworbene, abgelaufene leichte Syphilis kann übrigens auch der genauesten und längere Zeit fortgesetzten Beobachtung völlig entgehen. — Dann wäre es denkbar, dass die Syphilis, ebenso wie von der nach der Conception inficirten Mutter auf den Fötus, auch in umgekehrter Richtung *von dem vom Vater her syphilitischen Fötus durch den Placentarkreislauf* auf die Mutter übergehen (*Choc en rétour*) und so die Mutter an einer gewöhnlichen Syphilis, wenn auch ohne Primäraffect, erkranken könnte. Wenn auch der directe Beweis für den Uebergang des syphilitischen Giftes in dieser Richtung nicht erbracht ist und nach der Lage der Dinge kaum in zwingender Weise je zu liefern sein wird, so müssen wir vom theoretischen Standpunkte, nachdem die Möglichkeit des Ueberganges in der umgekehrten Richtung erwiesen ist, das Vorkommen dieser Uebertragungsweise für möglich halten. Einige Autoren haben angenommen, dass die auf diesem Wege übertragene Syphilis einen von dem gewöhnlichen etwas abweichenden Verlauf zeige, indem die secundären Erscheinungen fehlen und die Krankheit erst durch spät auftretende, tertiäre Erscheinungen manifest wird. — Und schliesslich liegt die Möglichkeit vor, dass durch den Stoffaustausch zwischen syphilitischem Fötus und gesunder Mutter die letztere nicht direct syphilitisch inficirt wird, wohl aber eine bestimmte Veränderung des Organismus eintritt, durch welche sie unempfänglich, *immun* gegen das syphilitische Gift gemacht wird, ähnlich wie durch die Vaccination der Körper immun gegen Variola wird.

Wir sehen demnach, dass es bis jetzt nicht möglich ist, den directen Beweis für die erbliche Uebertragung der Syphilis im eigentlichen Sinne zu liefern, denn derselbe kann nur, wie schon oben erwähnt, durch den Nachweis der *Uebertragung der Syphilis vom Vater auf das Kind* in zwingender Weise erbracht werden. Dennoch müssen wir es zum mindesten für sehr wahrscheinlich halten, dass die gewöhnlichste Art der Uebertragung der Syphilis auf das Kind die *Vererbung im eigentlichen Sinne* ist, d. h. die Uebertragung durch Sperma- oder Eizelle, resp. durch beide.

Um also noch einmal zu resumiren, wird unserer Anschauung nach

das syphilitische Gift am häufigsten *durch Sperma- und Eize*
tragen, es kann aber auch die *Uebertragung lediglich durch*
centaren Kreislauf zu Stande kommen. Es kann ferner das
tische Gift wahrscheinlich auch in umgekehrter Richtung von (
Vater her erkrankten Fötus auf die Mutter übergehen und d
weder syphilitisch inficiren oder bei ihr nur eine gewisse Ums'
hervorrufen, welche sie immun gegen Syphilis macht. — Wir
leider bekennen, dass von diesen Sätzen nur der die Infection de
im Uterus betreffende absolut sicher bewiesen ist, während
unseren theoretischen Anschauungen nach allerdings aussero
wahrscheinlich, aber nicht strict bewiesen und der letzte ledig
Hypothese ist. Es ist daher nicht wunderbar, dass auch jetzt
Anschauungen über die Aetiologie der hereditären Syphilis
einander gehen, aber wir sehen die Ursache dieser Unsicher
gewissermassen die Entschuldigung für dieselbe in der grossen S
keit, auf dem Gebiete dieser Materie einwandfreie Beobachtun
zubringen, wo von allen Seiten absichtliche und unabsichtli
schungen möglich sind und wo nur derjenige Fall als ma
angesehen werden darf, in welchem alle diese Täuschungen mi
Sicherheit ausgeschlossen werden können.

Es fragt sich nun weiter, unter *welchen Umständen, in*
Zeitperiode der Uebergang des syphilitischen Giftes von den E
die Kinder stattfindet. Diese Frage lässt sich im allgemein
beantworten, dass die Vererbung wesentlich an die *secundäre*
gebunden ist, also an die Zeit, in welcher die Syphilis noch an
ist, und ebenso wie die Ansteckungsfähigkeit erlischt auch
erbungsfähigkeit in der *tertiären Periode*. Es ist dies auch nic
auffällig, denn schliesslich ist die Vererbung einer Infectionsl
doch nichts weiter als eine Ansteckung; auch hier ist zu irge
gegebenen Zeit das Syphilisgift auf die ursprüngliche Zelle üt
worden, aus welcher sich später das Individuum entwickelt.
müssen hier gleich eine Einschränkung machen. Während bei
der Einfluss auf die Nachkommenschaft mit dem Abschluss de
dären Periode, also einige Jahre nach der Infection fast aus
erlischt, hat bei der Mutter die krankmachende Einwirkung
Nachkommenschaft wenigstens oft eine längere Dauer. Dies wi
folgende Thatsachen bewiesen, über deren Richtigkeit ein Zwei
bestehen kann. In denjenigen Ehen, in welchen sich der M
hinreichend lange Reihe von Jahren nach der syphilitischen
erst verheiratet hat und die Frau gesund geblieben ist, wer

ausnahmslos gesunde Kinder geboren, selbst wenn bei dem Manne gelegentlich noch tertiäre Erscheinungen auftreten. Dagegen sehen wir in Ehen, in welchen entweder die Frau der ursprünglich erkrankte Theil ist, oder der syphilitische Mann in einer so frühen Periode seiner Krankheit die Ehe eingegangen ist, dass die Frau von ihm inficirt wurde, oder der Mann sich erst nach der Verheiratung ausserehelich inficirte und natürlich die Krankheit auch auf die Frau übertrug, häufig nicht etwa blos während der ersten Jahre der Krankheit der Frau syphilitische Früchte erzeugt werden, sondern noch 10 und mehr Jahre nach der Infection bringen solche Mütter syphilitische Kinder zur Welt, also zu einer Zeit, wo der Einfluss des Vaters längst erloschen ist.

Diese zunächst eigenthümlich erscheinende Thatsache lässt sich wohl durch das *verschiedenartige Verhalten der Generationszellen* bei beiden Geschlechtern erklären. Im Ovarium sind bekanntlich bereits im jugendlichen Alter sämmtliche Eizellen fertig ausgebildet. Diejenige Eizelle, welche zu einer beliebigen Zeit befruchtet wird, war als solche schon lange vorher vorhanden und wenn 10 oder 15 Jahre vorher die betreffende Frau syphilitisch inficirt wurde, konnte damals ein Syphiliskeim in die Zelle eindringen, in ihr liegen bleiben, und derselbe gelangt nun erst bei der Entwickelung des Fötus zur Entfaltung. Ganz anders verhalten sich die Spermazellen. Die unter gleichen Umständen schliesslich die Befruchtung bewirkende Zelle besteht als solche erst ganz kurze Zeit, sie hängt mit denjenigen Zellen, welche zur Zeit der secundären Periode den Syphiliskeim enthielten, nur durch eine unendliche Reihe von Generationen zusammen und im Verlaufe dieser langen Entwicklungsreihe sind jene Keime längst ausgeschieden.

Aber auch während der secundären Periode ist die Vererbung der Syphilis so zu sagen nicht obligatorisch, es kommen Fälle vor, in denen das Kind der Krankheit entgeht. Im Ganzen und Grossen tritt die Vererbung um so sicherer ein, je geringer der zwischen Infection und Conception liegende Zeitraum ist, je weiter wir uns von der Infection entfernen, desto günstiger werden die Chancen für das Kind und zwar nicht nur bezüglich der Erkrankung überhaupt, sondern auch bezüglich der *Schwere der Erkrankung*. Diesen Thatsachen ist in dem Gesetze von der *spontanen graduellen Abschwächung der Intensität der syphilitischen Vererbung* (Kassowitz) Ausdruck gegeben worden, welches dahin geht, dass in einer Reihe hereditär-syphilitischer, von denselben Eltern stammender Kinder stets das folgende schwächer afficirt ist, als das vorhergehende, bis schliesslich die Vererbungsfähigkeit der Krank-

heit bei den Eltern völlig erloschen ist und die zuletzt geboren
Kinder gesund bleiben. So sehen wir in syphilitischen Familien, i
denen die Frau eine grössere Anzahl von Entbindungen durchmach
— und dies ist nicht ungewöhnlich, denn nicht etwa das Ausbleib
der Conception ist die Ursache der Kinderlosigkeit syphilitischer F
milien, sondern das Geborenwerden todter oder nicht lebensfähig
Kinder und der so häufig in der ersten Lebenszeit erfolgende Tod d
lebensfähig geborenen Kinder —, dass bei der ersten oder den ent
Entbindungen Aborte oder Frühgeburten todter Kinder, dann Früh
burten lebender, aber syphilitischer Kinder und weiterhin rechtzei
geborene, kranke und schliesslich gesunde Kinder zur Welt geba d
werden. Es bedarf kaum der Erwähnung, dass das „Schema" nicht i
dieser strengen Weise in Wirklichkeit eingehalten wird, aber im Gan
und Grossen schliessen die beobachteten Thatsachen sich demselbe
an, und es dürfte z. B. kaum je vorkommen, dass in einer syphilitische
Familie auf mehrere leichterkrankte oder gesunde Kinder wieder
schwer syphilitisches Kind folgt. Bei dieser letzterwähnten Regel i
allerdings ein wichtiger Ausnahmefall zu erwähnen, nämlich die *B*-
einflussung der Vererbung durch die antisyphilitische Behandlung d
Eltern, im besonderen der Mutter, denn auf ein schwer syphilitisch
Kind kann, wenn inzwischen eine energische Behandlung stattgefund
hat, sofort ein nur unbedeutend erkranktes oder selbst gesundes Ki
folgen und es kann auf die späteren Kinder nach dem Aufhören d
Wirkung der nicht weiter fortgesetzten Behandlung die Krankheit wied
in stärkerem Grade vererbt werden. der beste Beweis dafür, dass wi
lich die Behandlung hier der günstig wirkende Factor war.

Wir kommen nun zur Betrachtung der Folgen, welche durch d
Uebertragung des syphilitischen Giftes auf den Fötus hervorgeruf
werden, also der **Erscheinungen der hereditären Syphilis.** Zunäch
müssen wir indess hier noch eine ausserordentlich wichtige Wirkun
der Syphilis besprechen, welche in vielen Fällen zwar auch durch d
syphilitische Erkrankung des Fötus, in anderen aber wesentlich durch d
Erkrankung der Mutter hervorgerufen wird, ohne dass wir an dem Fötu
selbst eine syphilitische Krankheitserscheinung nachweisen können. E
ist dies der ganz hervorragende Einfluss, den die Syphilis auf die *vo*
zeitige Unterbrechung der Schwangerschaft hat. KASSOWITZ sah durc
den Einfluss der elterlichen Syphilis bei 330 Geburten in 127 Fäll
— etwa ⅖ der Gesammtsumme — Abort oder Frühgeburt eintret
und nur etwa ¾ der Kinder erreichten das normale Schwangerschaft

ende. Diese Zahlen ergeben ohne weiteres die grosse Wichtigkeit dieses Einflusses. Die *Aborte* pflegen die Reihe der syphilitischen Geburten einzuleiten und kommen seltener später zwischen Frühgeburten und noch seltener zwischen rechtzeitigen Geburten vor, und wir dürfen sie daher als die intensivste Wirkung der elterlichen Syphilis ansehen. — Bei den *Frühgeburten* handelt es sich entweder um todte, und dann gewöhnlich macerirte, faultodte oder um lebende, je nach der Zeit der Frühgeburt entweder nicht lebensfähige oder lebensfähige Kinder. An den todtgeborenen oder kurz nach der Geburt gestorbenen Kindern ist es keineswegs immer möglich, die syphilitische Krankheit direct nachzuweisen, bleiben die Kinder dagegen hinreichend lange am Leben, so stellen sich stets die manifesten Erscheinungen der hereditären Syphilis ein, wenn sie nicht überhaupt schon von vornherein vorhanden waren.

Die Ursache dieser vorzeitigen Unterbrechung der Schwangerschaft kann entweder in einer *Erkrankung der Placenta* liegen, welche das Absterben und somit die Ausstossung der Frucht bedingt, oder es kann auch die *Erkrankung des Fötus allein* ohne Placentarerkrankung möglicher Weise das Absterben desselben bedingen. Es können selbstverständlich beide Einflüsse neben einander wirksam sein oder bald der eine, bald der andere allein und es ist kaum möglich, diese beiden Ursachen in Wirklichkeit auseinander zu halten.

An der *Placenta* sind am häufigsten im fötalen Antheil derselben Veränderungen gefunden worden, und zwar Verdickungen der Zotten, kleinzellige Infiltration derselben, Verdickung der Gefässwände und schliesslich Obliteration der Gefässlumina. Im Ganzen erscheinen derartig erkrankte Placenten besonders im Vergleich zu dem meist kümmerlich entwickelten Fötus auffallend gross und schwer und auf dem Durchschnitt derb (E. FRÄNKEL). In anderen Fällen sind in der mütterlichen Placenta typische *Gummiknoten* gefunden worden (*Endometritis placentaris gummosa*, VIRCHOW). — Die Bedeutung, welche die Placenta für das Leben des Fötus hat, lässt es ohne weiteres verständlich erscheinen, dass bei Erkrankungen, welche die Circulation in einem grösseren Theile des Mutterkuchens hemmen oder auch nur behindern, nothwendig Absterben der Frucht eintreten muss.

Die eigentlichen Erscheinungen der hereditären Syphilis sind in jeder Beziehung *analog den Erscheinungen der acquirirten Syphilis*, wenn sie auch ihrer Form, ihrer Localisation und ihrem Verlaufe nach mannigfache Abweichungen von den letzteren darbieten. Die gewaltigen Verschiedenheiten, welche zwischen dem anatomischen Bau und

Thätigkeit des fötalen Organismus und des Menschen nach
eife und Abtrennung von der Mutter bestehen, lassen die
heiten der Einwirkung eines Giftes auf den Organismus in
m einen und dem anderen Zustande nicht auffällig erscheinen und
klären eselben bis zu einem gewissen Grade. So ist es auf der
nen Seite wohl verständlich, dass wir beim Fötus den syphilitischen
nkheitsprocess an Stellen localisirt finden, an denen besonders leb-
fte Wachsthumsvorgänge statthaben und an denen beim Erwachsenen,
wo diese eigenthümlichen Wachsthumsvorgänge aufgehört haben, syphi-
sche Erkrankungen nicht vorkommen, so z. B. an den Verknöche-
,ungszonen der Knochen, zwische Diaphysen und Epiphysen. Und
andererseits ist es erklärlich, dass wir in der Aufeinanderfolge der
Erscheinungen der hereditären Syphilis die wenigstens bedingte Regelmässigkeit der Eruptionen der acquirirten Syphilis vermissen, dass
Erscheinungen in hastiger und unregelmässiger Weise aufeinander
n, und dass wir oft genug die Analoga der frühen und späte
cheinungen der acquirirten Syphilis durcheinander gewürfelt und
legentlich in umgekehrter Reihenfolge auftreten sehen. Trotzdem
t die Bemerkung im Ganzen und Grossen nicht unrichtig, dass die
Erscheinungen der hereditären Syphilis ein auf einen kurzen Zeitraum
zusammengedrängtes Abbild der Erscheinungen der acquirirten Syphilis
darstellen, in welchem selbstverständlich der Primäraffect und die sich an
diesen unmittelbar anschliessenden localen Folgen stets fehlen, und so
wollen wir auch ganz der bei der Schilderung der erworbenen Syphilis
befolgten Eintheilung entsprechend die durch die hereditäre Syphilis
hervorgerufenen Veränderungen der einzelnen Körpertheile betrachten.

An der Haut werden anfänglich im wesentlichen nur drei Formen
von Ausschlägen durch die hereditäre Syphilis hervorgerufen, nämlich
das maculöse, das papulöse und das pustulöse oder bullöse Syphilid. —
Das maculöse Syphilid unterscheidet sich dadurch von dem gleichen
Exanthem bei Erwachsenen, dass die Flecken meist nicht lebhaft roth,
sondern mehr schmutzig rothbraun oder oft von ganz matter, hell-
bräunlicher Farbe sind. Auch die Localisation ist eine etwas andere,
indem häufig das bei der gewöhnlichen Roseola fast stets verschonte
Gesicht befallen wird. Durch Confluenz der einzelnen Flecken kommt
es manchmal zur Bildung umfangreicherer Herde. An dieser Stelle mag
auch noch erwähnt werden, dass die Hautfarbe und ganz besonders
die Farbe des Gesichtes bei hereditär-syphilitischen Kindern oft eine
eigenthümlich schmutzig-gelbliche ist und dass in manchen Fällen im
Gesicht schärfer begrenzte grössere Pigmentirungen auftreten, nach Art

der Chloasmen, welche letzteren wohl nicht als eine directe Aeusserung
der hereditären Syphilis anzusehen sind, sondern als durch die allgemeine Ernährungsstörung hervorgerufene *Chloasmata cachecticorum.*

Das *papulöse Syphilid* der Neugeborenen kommt eigentlich nur
in der dem grosspapulösen Syphilid entsprechenden Form vor, während
das gruppirte kleinpapulöse Syphilid nur ganz ausserordentlich selten
auftritt. Die Papeln sind hanfkorn- bis linsengross, von rothbrauner
oder mattbrauner Farbe und zeigen im Ganzen und Grossen dieselben
Localisationsverhältnisse, wie bei der acquirirten Syphilis, nur ist noch
eine gewisse Prädilection des Ausschlages für die Nates, die Oberschenkel und das Gesicht zu erwähnen. Ausserordentlich häufig kommt
indess der bei der acquirirten Syphilis seltenere Vorgang der Dellen-
und weiterhin der Ringbildung vor. Nicht selten kommt es auch zum
Confluiren einer grösseren Anzahl von Papeln und damit zur Bildung
grösserer flach-erhabener Plaques. Bei der Resorption der Papeln stellt
sich gewöhnlich eine ziemlich starke Abschuppung ein. Auf dem behaarten Kopfe bilden sich gelegentlich ebenfalls nässende borkenbildende
Stellen, übrigens tritt derselbe Vorgang nicht selten auch an papulösen
Efflorescenzen anderer Körperstellen, im Gesichte, am Rumpf, an den
Extremitäten auf, und bilden diese Exantheme dann schon Uebergänge
zu den pustulösen Formen. Wir finden in diesen Fällen runde, mit
einer Borke bedeckte Herde, deren Grund etwas infiltrirt ist und die
nach Abnahme der Borke eine wenig vertiefte, geröthete, nässende Oberfläche zeigen. Nur selten kommen stärkere Vertiefungen, wirkliche Geschwürsbildungen auf diesem Wege zu Stande, so an den Hacken, wo
die mechanischen Irritationen wohl ein begünstigendes Moment abgeben.
— Ausserordentlich häufig ist die Localisation des papulösen Syphilides
an *Flachhänden und Fusssohlen,* und ähneln die Erscheinungen entweder denen der Psoriasis palmaris et plantaris der Erwachsenen, oder
es treten diffusere Infiltrationen und Röthungen auf und dementsprechend
auch umfangreichere Desquamationen. Nach vollendeter Abschuppung
bieten dann ganz besonders die Fusssohlen ein recht charakteristisches
Bild dar, indem die Haut glatt, gespannt und geröthet erscheint.

An den Stellen, wo sich zwei Hautflächen berühren, entwickeln sich
aus den trockenen Papeln ebenso wie bei der acquirirten Syphilis gewöhnlich *nässende Papeln,* die auch in ihren Erscheinungen ganz dieselben Verhältnisse wie bei der letzteren darbieten. Am allerhäufigsten
kommen auch bei der hereditären Syphilis an den Genitalien und am
After nässende Papeln zur Ausbildung und hier wirkt ganz besonders
noch die Maceration durch Urin und Fäces in begünstigender Weise.

Aber auch in der Kinnfurche, in den Mundwinkeln, hinte
im äusseren Gehörgang, in den Hautfalten am Hals, zwiscl
und Zehen treten oft und verhältnissmässig vielleicht Haut
Erwachsenen nässende Papeln auf, ein Umstand, der sich
so viel zartere Beschaffenheit der kindlichen Haut leicht e
Munde nehmen übrigens nicht nur an den Mundwinkeln,
der äusseren Haut der Lippen überhaupt die Efflorescem
Charakter der nässenden Papeln an und es kommt sehr
Bildung tiefer, radiär gestellter Rhagaden, nach deren H
ein radiärer Kranz feiner, strichförmiger weisser Narben
zurückbleibt und dem Gesicht einen höchst eigenthümliche
verleiht, ein sicheres Zeichen der in allerfrühester Kindhe
denen, also fast ausnahmslos hereditären Syphilis.

Das *bullöse Syphilid (Pemphigus syphiliticus neonatoru*
bei geringeren Dimensionen der Efflorescenzen besser al
Syphilid zu bezeichnen ist, kommt, entgegengesetzt dem V
acquirirter Syphilis, bei der dieses Exanthem so eminen
relativ häufig bei der hereditären Syphilis vor und ist da
das Zeichen einer schweren Erkrankung. Es treten entweder
Körper bis etwa erbsengrosse oder auch grössere, nicht pral
mit eiteriger Flüssigkeit gefüllte Blasen auf, oder dieselben
nur auf den auch in den ersteren Fällen gewöhnlich am s
griffenen Prädilectionsstellen des bullösen Syphilides, auf
tellern und den *Fusssohlen*, während am übrigen Körper m
papulöse Efflorescenzen bestehen. Nach dem Platzen der Bl
bleiben nässende excoriirte Stellen zurück. In seltenen Fälle
sich an die bullösen Bildungen tiefe Zerstörungsprocesse an,
zu Ulcerationsvorgängen und manchmal zu schnell fortschrei
sohorfung, zu umfangreicher brandiger Zerstörung der Ha
unter derselben liegenden Theile. — Gelegentlich beobacht
schwer-syphilitischen Kindern *umfangreiche feste Infiltrat*
cutanen Gewebes, mit denen die Haut verlöthet ist, so da
gespannt, nicht verschieblich ist und nicht in Falten er
den kann.

Allen diesen Exanthemen kommt gerade wie den ersten I
der acquirirten Syphilis die Eigenthümlichkeit zu, dass
mehr oder weniger ausgesprochen *symmetrischer Weise* au
ganz besonders bei den Fällen von bullösem Syphilid, in
Flachhände oder Fusssohlen ergriffen sind, in die Augen
sind hier beide Hände oder Füsse ergriffen, niemals ist d

einseitig. Es kommen ferner sehr gewöhnlich Combinationen der einzelnen Formen vor, die Exantheme sind polymorph, so ist z. B. das Auftreten des bullösen Syphilides auf Flachhänden und Fusssohlen, während am übrigen Körper ein maculöser oder papulöser Ausschlag erscheint, nichts ungewöhnliches.

Die eigentlichen *tertiären Exantheme*, vor allen Dingen das gummöse und ulceröse Syphilid, kommen dagegen in der ersten Epoche der hereditären Syphilis nicht vor. Die vorhin schon erwährten Geschwürsbildungen zeigen nicht die typischen Charaktere der tertiären Hautgeschwüre. Dagegen treten in späteren Jahren — wir werden hierauf noch bei der Besprechung des Verlaufes zurückkommen — völlig den gewöhnlichen tertiären Erscheinungen entsprechende Veränderungen auf.

An den Nägeln sowohl der Finger als der Zehen kommt sehr häufig die *Paronychia suppurativa*, die oft zum Abfallen des Nagels führt, vor; ein auf die Syphilis zurückzuführendes *Defluvium capillorum* dürfte dagegen schwer zu constatiren sein.

An den Schleimhäuten treten Entzündungen, Papeln, Rhagaden und Ulcerationen auf, doch sind wegen der Unmöglichkeit, die tiefer liegenden Partien beim Neugeborenen zu untersuchen, diese Veränderungen uns nur an den den Körperöffnungen nahe gelegenen Theilen genauer bekannt. Ganz besonders die *Nasenschleimhaut* ist ein Prädilectionssitz der hereditär-syphilitischen Erkrankung und der *Coryza syphilitica* entgeht wohl kaum ein mit erblicher Syphilis behaftetes Kind, vorausgesetzt, dass es einige Zeit am Leben bleibt. Die Erscheinungen bestehen in Röthung der Schleimhaut, eiteriger, oft blutig tingirter Absonderung und Borkenbildung in den Nasenlöchern und in einem durch die Schwellung bedingten eigenthümlich schnüffelnden Athmen der Kinder, ja es kann die Respiration durch die Nase so behindert sein, dass das Saugen dadurch erheblich erschwert oder bei vollständigem Verschluss der Nasengänge durch Borken geradezu unmöglich gemacht wird. — Sehr häufig sind ferner die Affectionen der *Lippen*- und *Wangenschleimhaut*, sicher kommen aber auch an den weiter nach hinten gelegenen Theilen Veränderungen vor, auf der Zunge, am Gaumen und Rachen sind sie der Inspection noch zugänglich und die oft heisere, quiekende Stimme der hereditär-syphilitischer Kinder lässt auf das Vorhandensein einer *Kehlkopfaffection* schliessen. — Aber auch *ulceröse Formen* sind häufig, ganz besonders an der Lippenschleimhaut. Indess kommen dieselben manchmal auch schon in der ersten Epoche der hereditären Syphilis an den weiter nach hinten gelegenen Theilen vor und führen hier zu denselben Zerstörungen, wie wir sie den tertiären

Schleimhautulcerationen der acquirirten Syphilis folgen sehen. Ganz besonders an der Nase sehen wir durch den Verlust des knöchernen Gerüstes das Einsinken, die Bildung der Sattelnase zu Stande kommen und gerade diese in allerfrühester Kindheit zu Stande gekommenen Zerstörungen führen zu viel schwereren Deformitäten, als sie gewöhnlich durch die acquirirte Syphilis bei Erwachsenen hervorgerufen werden. Bei den letzteren kann selbst bei einem grösseren Defect die äussere Form der Nase noch völlig oder wenigstens leidlich erhalten sein, bei dem Kinde führt dagegen schon ein kleinerer Defect eine derartige Unregelmässigkeit, resp. einen Stillstand im weiteren Wachsthum des Organs herbei, dass diese Individuen, wenn sie überhaupt am Leben bleiben, in der schauderhaftesten Weise entstellt sind, indem das Gesicht zwischen Stirn und Mund wie eingeknickt erscheint und an Stelle der Nase nur ein kleiner, wenig hervorragender, die beiden Nasenöffnungen tragender Knopf zurückgeblieben ist, falls nicht auch die Haut dieser Theile zerstört ist. — Bei Hereditär-syphilitischen, welche die Krankheit in der ersten Lebenszeit glücklich überstehen, kommen dann in späteren

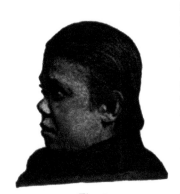

Fig. 6.
Sattelnase bei hereditärer Syphilis.

Jahren gelegentlich noch Schleimhautaffectionen vor, die ebenfalls ganz den tertiären Schleimhauterkrankungen der acquirirten Syphilis gleichen, und die z. B. zu Zerstörungen des weichen oder nach Knochenexfoliation auch zu Perforationen des harten Gaumens führen.

Auch auf der *Darmschleimhaut* sind bei der Section hereditär-syphilitischer Kinder mehrfach Veränderungen gefunden, entweder circumscripte Infiltrate, Schwellungen der Peyer'schen Plaques oder ausgebreitete entzündliche Infiltrationen der Schleimhaut. Es ist dieser Umstand insofern von grosser Wichtigkeit, als die Erfahrung zeigt, dass gerade hereditär-syphilitische Kinder eine grosse Neigung zu hartnäckigen Darmkatarrhen zeigen, und es ist möglich, dass die Syphilis selbst wenn wir bei der Section keine als specifisch erkennbaren Veränderungen der Darmschleimhaut finden, doch eine gewisse Rolle bei der Aetiologie dieser Darmkatarrhe spielt.

Die Lymphdrüsen zeigen bei hereditär-syphilitischen Kindern auch ziemlich regelmässig multipel auftretende, mässige Schwellungen, doch bilden dieselben keine so constante Erscheinung, wie bei der acquirirten Syphilis.

An den Knochen sehen wir zunächst ganz dieselben Erscheinungen auftreten, wie wir sie bei der acquirirten Syphilis kennen gelernt haben: *periostitische Schwellungen, oberflächliche Usuren, Knochenauflagerungen, Eburnation* und *Gummata* in der Substanz oder dem Mark der Knochen. Auch ein der Dactylitis entsprechender Vorgang ist bei heredität-syphilitischen Kindern beobachtet worden (*Spina ventosa syphilitica*). Ebenso war schon oben der *Knochennecrose* in Folge von Schleimhautulcerationen, die sich bis auf das Periost erstrecken, gedacht. Aber eine andere Knochenerkrankung, die der hereditären Syphilis eigenthümlich ist, bedarf noch einer besonderen Besprechung, nämlich die *syphilitische Erkrankung der Ossificationszone*, die wir besonders durch die Untersuchungen von WEGNER, WALDEYER, KÖBNER u. A. genauer kennen gelernt haben. Die Ossificationszone zwischen Diaphyse und Epiphyse, die normaler Weise mit blossem Auge nur als ganz schmaler Streifen sichtbar ist, verbreitert sich erheblich und· wird gleichzeitig unregelmässig, bildet wellige oder zackige Vorsprünge sowohl gegen den Knorpel als gegen den fertig gebildeten Knochen hin. Die Farbe dieses die Diaphyse und Epiphyse trennenden Streifens ist weissröthlich oder graugelblich. Die mikroskopische Untersuchung zeigt, dass der Process im wesentlichen auf einer Wucherung der sich zur Ossification anschickenden Knorpelzellen beruht, deren regelmässige säulenartige Anordnung dadurch vielfach gestört wird, auf einer vorzeitigen Verkalkung der Intercellularsubstanz und andererseits auf einer Verzögerung, welche die Umwandlung der vorläufig verkalkten Theile in eigentliche Knochensubstanz erleidet. Hierdurch kommt es zunächst zur Verbreiterung der spongioiden Schicht und weiterhin, da diese Theile in Bezug auf die Blutzufuhr am ungünstigsten gestellt sind, zu einer mehr oder weniger ausgedehnten Necrose, deren Folge dann selbstverständlich eine theilweise oder vollständige *Ablösung der Epiphyse von der Diaphyse* ist. — Diese Veränderungen zeigen sich keineswegs gleich häufig an allen Knochen, sie sind bisher nur von den langen Röhrenknochen, den Rippen und den Extremitätenknochen, beschrieben worden. Auch die verschiedenen Ertremitätenknochen werden keineswegs in gleich häufiger Weise ergriffen, sondern die Affection kommt am häufigsten an der unteren Epiphysengrenze des Femur, dann an den unteren Gelenkenden der Unterschenkel- und Vorderarmknochen und an der oberen Epiphyse der Tibia vor. Demnächst werden die obere Epiphyse des Femur und der Fibula, etwas seltener die des Humerus, sehr viel

seltener die obere Epiphyse des Radius und der Ulna und a
seltensten die untere Humerusepiphyse betroffen (WEGNER).
Häufigkeitsscala entspricht vollständig den Verhältnissen des n
Knochenwachsthums, die am häufigsten von der syphilitischen
kung ergriffenen Stellen sind diejenigen, an welchen normale:
das Knochenwachsthum am raschesten vor sich geht, und wir
nicht fehl gehen, hierin den Grund für jene Prädilection zu s
    Klinisch wahrnehmbare Erscheinungen werden durch diese .
natürlich nur dann hervorgerufen, wenn es zu einer Ablösung
physe gekommen ist. Hier ist oft bei Bewegungen weiche Cre
fühlbar und bei vollständiger Ablösung kann man wie bei einer
die Fragmente gegen einander verschieben. Auf die höheren Gr
Erkrankung werden wir noch durch eine weitere Erscheinung a
sam gemacht, nämlich durch die sogenannte *Pseudoparalyse,*
krankte Extremität hängt schlaff, wie gelähmt herunter, bei
Bewegungen geben die Kinder Schmerzäusserungen von sich.
Schmerzhaftigkeit bei passiver Bewegung ist ein sehr charakteri
diagnostisches Merkmal gegenüber der Kinderlähmung, bei welc
selbe fehlt, überdies tritt die syphilitische Pseudoparalyse öft
metrisch auf. Diese „Lähmung" wird sicher nicht durch irge
Affection der nervösen Organe oder der Muskeln, sondern nu
die Continuitätstrennung des Hebelarmes und durch die Schmer
keit bedingt, die Verhältnisse liegen genau so wie bei den Fr
und auch die Sectionen haben nach jener Richtung hin ein vö
gatives Resultat ergeben.
    Eine gewisse Aehnlichkeit der oben beschriebenen Proce
den *rachitischen Veränderungen* lässt sich nicht verkennen
fragt sich, ob nicht irgend ein Zusammenhang zwischen Syph
Rachitis überhaupt besteht. Im allgemeinen muss dies in Abr
stellt werden, doch soll hiermit nicht gesagt sein, dass nicht d
ditäre Syphilis als allgemeine Ernährungsstörung gelegentlich
den ätiologischen Momenten gehört, welche das Auftreten der
begünstigen.|
    Die hereditär-syphilitischen Gelenkerkrankungen, von welch
her nur ein verhältnissmässig geringes Beobachtungsmaterial
gleichen in ihren Erscheinungen jedenfalls im wesentlichen den a
durch acquirirte Syphilis hervorgerufenen Erkrankungen. Hinzu
ist nur noch, dass es auch durch die eben besprochene Epi
erkrankung zur Entwickelung einer fortgeleiteten Gelenkentz
kommen kann, besonders an denjenigen Gelenken, an denen die

linie zwischen Epiphyse und Diaphyse theilweise im Bereiche des Gelenks liegt, so an dem auffällig häufig ergriffenen Ellenbogengelenk. Die hereditär-syphilitischen Gelenkerkrankungen treten nicht selten in symmetrischer Weise auf.

Von ganz besonderem Interesse sind gewisse, durch die hereditäre Syphilis hervorgerufene Missbildungen der Zähne, auf welche zuerst HUTCHINSON aufmerksam gemacht hat. Dieselben kommen hauptsächlich erst bei den Zähnen der zweiten Dentition zum Vorschein. Neben Einkerbungen des freien Randes, kleinen rundlichen Vertiefungen oder Strichelungen der Zahnfläche, Kleinheit und unregelmässiger Stellung der

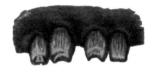

Fig. 7.
Halbmondförmige Ausbuchtung der Schneidezähne (nach HUTCHINSON).

Zähne überhaupt ist es ganz besonders eine Veränderung der mittleren oberen Schneidezähne, nämlich die *halbmondförmige Ausbuchtung der unteren Kante,* welche für hereditäre Syphilis charakteristisch, wohl geradezu pathognomonisch ist, während die anderen eben genannten Veränderungen ausser durch Syphilis auch noch durch andere allgemeine Ernährungsstörungen hervorgerufen werden können. Diese Veränderungen, die offenbar auf einer sehr frühzeitigen Wachsthumsstörung des Zahnkeimes beruhen, sind aus dem Grunde von ganz besonderer diagnostischer Bedeutung, weil sie ein lange Zeit persistirendes Symptom bilden, denn erst im späteren Alter, etwa zu 25 Jahren, verschwindet durch allmälige Abschleifung die bogige Ausbuchtung und die Zahnkante wird wieder gerade, natürlich unter entsprechender Verkürzung des Zahnes.

Von hereditär-syphilitischen Erkrankungen des Circulationsapparates ist sehr wenig bekannt. Ausser den schon erwähnten Erkrankungen der Placentargefässe sind Wandverdickungen der Umbilicalgefässe mehrfach beobachtet worden, dann sind hier die Fälle anzuführen, in denen bei hereditär-syphilitischen Kindern zahlreiche *Blutungen* auftreten, sowohl in der Haut, als in inneren Organen, auf die freie Fläche der Schleimhäute und aus den Nabelgefässen. Hier mag eine besondere Brüchigkeit der Gefässwände das veranlassende Moment sein.

Am Auge treten, wenn auch im Ganzen selten, *Iritiden* auf, die sich nicht von den durch erworbene Syphilis bedingten Iritiden unterscheiden. Auch *Chorioiditis* und eine bestimmte Form der *Retinitis pigmentosa* — ursprünglich ebenfalls wahrscheinlich eine Chorioiditis — bei welcher die Pigmentflecken mehr in den Zwischenräumen zwischen den grösseren Gefässen auftreten, ist bei hereditärer Syphilis beobachtet

worden. Aber eine andere und für hereditäre Syphilis sehr ja
ristische Erkrankung, die nur sehr selten bei acquirirter Syph
kommt, wird öfter beobachtet, die *Keratitis parenchymatosa (i*
stitialis oder *profunda*). Gewöhnlich erst in den späteren Kind
tritt eine vom Rande oder auch vom Centrum beginnende, m
gefässneubildung (Vascularisation) einhergehende Trübung der
auf, die schliesslich die ganze Cornea überzieht und das Sehv
oft hochgradig beeinträchtigt oder selbst ganz aufhebt, und
stets beide Augen und zwar successive nacheinander, nicht glei
ergriffen werden, so erblinden die Kinder manchmal völlig. I
bung bleibt oft viele Monate bestehen, kann aber unter günsti
ständen wenigstens soweit wieder verschwinden, dass das Sehv
wieder fast normal wird. Eine leichte diffuse Trübung, die,
bei Loupenbetrachtung herausstellt, durch die Vascularisation de
bedingt ist, bleibt dagegen in der Regel für immer zurück
diagnostisch von grosser Wichtigkeit.

Auch Erkrankungen des Gehörorgans sind bei hereditärer
beobachtet, *Mittelohrkatarrhe*, die gelegentlich ihre Ursache
chenaffectionen haben. Dann aber kommen Fälle von *Taub*
bei denen wahrnehmbare Veränderungen nicht vorhanden sind
deren Ursache Affectionen des inneren Ohres oder der Gehö
oder ihrer Ursprungsstätten im Gehirn angenommen werden
HUTCHINSON hat zuerst auf den Zusammenhang dieser Fälle vo
heit mit hereditärer Syphilis aufmerksam gemacht, und da sich
selben oft gleichzeitig die oben geschilderte Veränderung der S
zähne und die Keratitis parenchymatosa findet, so sind die
Affectionen als HUTCHINSON'*sche Triade* bezeichnet worden.

Bei den Erkrankungen der übrigen inneren Organe ist de
die Erscheinungen derselben bei acquirirter Syphilis Gesagte
hinzuzufügen, da erhebliche Verschiedenheiten nicht bestehen.
hirn sind nur selten Gummata gefunden worden; häufiger er
die *Lungen*, die eine für hereditäre Syphilis charakteristische
kungsform zeigen, die *weisse Hepatisation*, bei welcher grössere
luftleer, derb, weisslich erscheinen, welche Zustände durch ein
kleinzellige Infiltration der Alveolarsepta hervorgerufen werden. -
die *Leber* erkrankt häufiger in diffuser Weise, das Organ ist ver
und indurirt und zwar im wesentlichen durch eine diffuse Hyp
des interstitiellen Bindegewebes. Circumscripte Gummabildung
dagegen selten. — Die Erkrankungen der *Hoden* treten eben
derselben Weise auf, wie bei acquirirter Syphilis. Die *Milz* zeig

eine auch am Lebenden nachweisbare Vergrösserung. — Schliesslich ist noch zu erwähnen, dass in seltenen Fällen *Abscessbildung in der Thymusdrüse* bei hereditärer Syphilis beobachtet worden ist.

Der Verlauf der hereditären Syphilis stellt, wie schon oben bemerkt, ein gewissermassen *zusammengedrängtes Abbild des Verlaufes der acquirirten Syphilis* dar, aber in vielen Beziehungen erfährt dieser Satz doch wesentliche Einschränkungen und Modificationen. Hier sind zunächst diejenigen Fälle zu erwähnen, in denen der Verlauf durch das Absterben der Frucht so frühzeitig unterbrochen wird, dass es gar nicht zur Ausbildung eigentlicher syphilitischer Krankheitserscheinungen kommt, abgesehen von den gelegentlich nachweisbaren Veränderungen der Placenta. Hierher gehören alle Fälle von Abort in den ersten Schwangerschaftsmonaten, und auch an den in der zweiten Hälfte der Schwangerschaft todtgeborenen oder bald nach der Geburt gestorbenen Kindern lassen sich syphilitische Krankheitserscheinungen oft nicht nachweisen. In anderen Fällen dagegen finden sich an diesen Kindern direct auf Syphilis zu beziehende Erkrankungen, Pemphigus, Knochenerkrankungen, Erkrankungen der Lungen und anderer innerer Organe.

Wir können eben den Verlauf der hereditären Syphilis nur bei denjenigen Kindern studiren, welche hinreichend lange Zeit am Leben bleiben, wodurch die Entwickelung einer längeren Reihe von Erscheinungen überhaupt erst möglich geworden ist. Hier tritt uns nun zunächst die wichtige Frage entgegen: *zu welcher Zeit des fötalen oder extrauterinen Lebens zeigen sich die ersten Erscheinungen der hereditären Syphilis?* Schon aus dem oben Gesagten geht hervor, dass in einer Reihe von Fällen dieser Zeitpunkt noch in das Fötalleben fällt, denn die Kinder kommen bereits mit syphilitischen Affectionen behaftet zur Welt. In anderen Fällen werden die Kinder dagegen scheinbar gesund geboren und erst eine gewisse Zeit nach der Geburt treten die ersten manifesten Erscheinungen der Syphilis auf, aber allerdings dürfen wir hierbei nicht vergessen, dass dies im wesentlichen nur für die ohne weiteres wahrnehmbaren Erkrankungen der Haut und der Schleimhäute gilt und dass Erkrankungen der Knochen und anderer innerer Organe schon zur Zeit der Geburt oder noch vor derselben bestanden haben können, ohne dass wir im Stande sind, dieselben während des Lebens nachzuweisen. Die Kinder befinden sich in der ersten Zeit ihres Lebens gewissermassen — und oft eben nur scheinbar — in der *Incubationsperiode der hereditären Syphilis*. Für diese Fälle lässt sich im allgemeinen als Regel aufstellen, dass die Erscheinungen um so früher auftreten, je schwerer sie sind, und um diese Regel auf die augenfäl-

ligsten Erscheinungen, nämlich auf die Exantheme, anwenden
wir die schwersten Formen derselben, die pustulösen Exanthen
Pemphigus syphiliticus gewöhnlich in der ersten Woche nach
burt, nur selten überhaupt noch nach dem Ende der zweiten
auftreten und andererseits ist auch der Pemphigus dasjenige Ex
welches die Kinder am häufigsten gleich mit auf die Welt l
Die papulösen und maculösen Exantheme treten dagegen oft
auf, meist im Laufe des ersten und zweiten Monats nach der
während ein erstes Auftreten der syphilitischen Erscheinunge
dem Ablauf des ersten Vierteljahres sicher zu den allergrösst
nahmen gehört. In den Fällen eines angeblich späteren Aus
ist, abgesehen von der Möglichkeit, dass die erste Eruption üb
übersehen worden ist, auch noch daran zu denken, dass es sic
licher Weise hier um eine durch Infection in der ersten Le
erworbene Syphilis handelt.

    Ganz sicher ist aber die Annahme eine irrige, dass die he
Syphilis lange Zeit, mehrere Jahre und selbst bis zur Pubertä
bleiben könne, und erst dann die ersten und zwar stets tertiä
scheinungen der Krankheit zum Ausbruch kommen, die *Syphil*
ditaria tarda der Autoren. In keinem dieser Fälle ist bisher
weis erbracht worden, dass die Kranken in der ersten Lebenszeit
frei von Krankheitserscheinungen waren, die Annahme des Fehl
Erscheinungen in der Kindheit stützt sich im günstigsten F
die anamnestischen Angaben der Eltern, denen in dieser Hinsic
sicher kaum ein Werth beigelegt werden darf. Es liegt dah
Grund vor, in diesen Fällen von „Syphilis hereditaria tarda" ei
deren als den gewöhnlichen Verlauf anzunehmen, d. h. Auftre
ersten Erscheinungen im ersten Vierteljahr des Lebens, währ
späteren Erscheinungen als Recidive aufzufassen sind. In m
Fällen mag es sich überhaupt gar nicht um hereditäre Syphil
deln, sondern um späte Erscheinungen einer in früher Kindheit
rirten Syphilis.

    Einige Autoren, besonders FOURNIER, bezeichnen übrigens
philis hereditaria tarda nicht nur diejenigen Fälle, bei denen in
späteren Alter die Erscheinungen der hereditären Syphilis üb
zum ersten Male zum Vorschein kommen, sondern wende
Bezeichnung auch für diejenigen Fälle an, bei denen nach Ab
der in gewöhnlicher Weise in den ersten Lebensmonaten begin
Eruptionen nach Jahren, gelegentlich erst nach vollendeter Reif
Recidive von stets tertiärem Typus auftreten. Gegen die Bezei

dieser Fälle als Syphilis hereditaria tarda ist natürlich nicht das geringste einzuwenden, dieselben entsprechen vollständig den späten, tertiären Recidiven der acquirirten Syphilis, aber ebenso wie diese niemals
auftreten, ohne dass in der der Infection unmittelbar folgenden Zeit
Krankheitserscheinungen, nämlich die secundären Eruptionen, vorhanden
gewesen wären, ebenso wenig fehlen bei den sicher beobachteten derartigen Fällen von hereditärer Syphilis die Krankheitserscheinungen der
entsprechenden Zeit, und das ist eben die Zeit der allerersten Kindheit.

Ein Punkt ist hier noch zu erwähnen, auf den zuerst KASSOWITZ
aufmerksam gemacht hat, dass nämlich bei einer Reihe von syphilitischen Kindern aus derselben Ehe die „Incubationsperiode“, die Zeit
zwischen Geburt und Ausbruch des ersten Exanthems, entsprechend
der Reihenfolge der Geburten immer grösser wird. Bei den ersten
lebensfähigen Kindern erfolgt der Ausbruch bald nach der Geburt, bei
späteren vergehen ein und zwei Monate scheinbarer Gesundheit bis zum
Erscheinen des Exanthems. Diese Erfahrungen stimmen vollständig mit
dem überein, was wir oben über die Intensität der Vererbung und über
die Verschiedenheiten des Verlaufes bei verschieden schwerer Erkrankung
gesagt haben. Die ersten lebensfähigen Kinder, die gewöhnlich auf
vorhergegangene Aborte oder Todtgeburten folgen, sind am schwersten
erkrankt, weil sie zu einer der Infection der Vererbenden am nächsten
liegenden Zeit gezeugt sind, je weiter die Geburten sich vom Zeitpunkt
der Infection der Eltern entfernen, desto leichter sind die Kinder erkrankt, bis sie schliesslich von der Syphilis überhaupt verschont bleiben.
Andererseits ist es eine Eigenthümlichkeit der schweren Krankheitserscheinungen, so des Pemphigus, zu einer frühen Zeit, ja selbst noch
vor der Geburt aufzutreten, während die leichteren Erscheinungen erst
später zum Ausbruch zu kommen pflegen.

Der weitere Verlauf der hereditären Syphilis unterscheidet sich
zunächst in einer Hinsicht sehr wesentlich von dem Verlauf der acquirirten Syphilis, nämlich dadurch, dass die der secundären und tertiären
Periode der letzteren analogen Erscheinungen bei der hereditären Syphilis
nicht in der regelmässigen Reihenfolge auftreten, wie bei der erworbenen Syphilis. Wir sehen bei Sectionen von Kindern, die der secundären Reihe entsprechende Exantheme darboten, gleichzeitig schwere
tertiäre Erkrankungen innerer Organe bestehen.

In einer sehr grossen Anzahl von Fällen führt nun die Krankheit
nicht lange nach der Geburt zum *Tode* und es ist dies nicht auffallend,
wenn wir bedenken, dass, ganz abgesehen von der Krankheit, das Leben
der syphilitischen Kinder so oft schon dadurch bedroht ist, dass sie zu

früh zur Welt kommen und so die Chancen auf Erhaltung an und für
sich schon geringere sind. Es versteht sich von selbst, dass die Aussichten um so ungünstiger sind, je frühzeitiger das Kind geboren ist
und je schwerer die Erkrankungssymptome sich gestalten — zwei nach
dem obigen ja gewöhnlich correspondirende Umstände —, und so gehen
Kinder, die an Pemphigus syphiliticus leiden, sei es dass der Ausschlag
schon bei der Geburt bestand oder erst später zum Vorschein kam,
fast regelmässig frühzeitig zu Grunde. Nur selten gelingt es, derartige
Kinder über die erste Attaque glücklich hinwegzubringen, freilich erliegen sie auch dann noch oft genug späteren Recidiven und in manchen von den Fällen, in welchen sie durch die Kunst des Arztes am
Leben erhalten bleiben, hat man leider später Ursache, diese Kunst
zu verwünschen beim Anblick der im Gesicht entsetzlich verstümmelten
oder gelähmten, idiotischen unglücklichen Wesen.

Je leichter dagegen die Erkrankung des Kindes ist, je näher dem
normalen Schwangerschaftsende die Geburt stattfand, desto grösser ist
die Wahrscheinlichkeit, dass dasselbe unter sonst günstigen Umständen
über die erste Eruption der Syphilis hinwegkommt. Aber allerdings
drohen auch diesen Kindern noch die mannigfachsten Gefahren durch
schwere Recidive, Erkrankungen innerer Organe, der Lungen, des Gehirns, an denen ein erheblicher Theil noch im ersten Lebensjahr zu
Grunde geht. Dann ist das hereditär-syphilitische Kind den ja an und
für sich schon so verderblichen Magen- und Darmkatarrhen in höherem
Grade ausgesetzt als ein gesundes, sei es dass es sich wirklich um
Localisationen des syphilitischen Krankheitsprocesses im Darme handelt,
sei es dass nur die allgemeine Debilität des Organismus das Auftreten
jener Erkrankungen begünstigt. So erklärt es sich, dass, selbst ganz
abgesehen von den Aborten und Todtgeburten, ein *sehr grosser Theil
der syphilitischen Kinder schon in einer frühen Zeit des Lebens zu
Grunde geht.* Und auch der Vorzug der das erste Jahr Ueberlebenden
ist leider ein zweifelhafter, indem oft genug die schon erlittenen Verstümmelungen, Nasendefecte, Gaumenperforationen, derartige sind, dass
die Betreffenden aufs äusserste für immer entstellt sind. Andererseits
können bei diesen Kranken in den späteren Jahren, selbst noch zur
Pubertätszeit und nach derselben Recidive auftreten, welche den Charakter typischer Tertiärerscheinungen zeigen, ulceröse Processe an der
Haut und den Schleimhäuten, Knochenerkrankungen, Affectionen der
inneren Organe, und gerade diese spät auftretenden Recidive der hereditären Syphilis werden bei dem natürlich vorhandenen Mangel irgend
welcher für eine syphilitische Infection sprechenden Momente oft ver-

kannt und meistens für scrophulöse Erkrankungen angesehen, zum
grossen Nachtheil der Kranken, denen durch die richtige Behandlung
so schnelle Heilung gebracht werden könnte.

Aber auch abgesehen von diesen directen Folgeerscheinungen der
Krankheit zeigt sich das Erbtheil, welches diese unglücklichen Kinder
mitbekommen haben, als ein sehr deletäres. Hereditär-syphilitische, die
die ersten Jahre glücklich überstehen, zeigen später ein ganz auffallendes *Zurückbleiben im Wachsthum*, eine *Entwickelungshemmung*, die oft
sehr auffällig ist. So haben Zwanzigjährige die Grösse von Kindern
von 12—15 Jahren, ihre Gesichtsfarbe ist fahl, der ganze Eindruck hat
etwas greisenhaftes. Dem entspricht auch die starke Verzögerung der
Pubertätsentwickelung. Es ist nicht auffallend, dass diese Individuen,
wenn auch vielleicht häufiger an intercurrenten Erkrankungen, als an
directen Folgen der Syphilis, gewöhnlich frühzeitig zu Grunde gehen,
denn wenn auch zuverlässige statistische Angaben hierüber völlig fehlen,
so spricht doch der Umstand sehr dafür, dass man nur selten ältere
Menschen mit sicheren Zeichen der hereditären Syphilis antrifft.

An dieser Stelle müssen wir auch noch den etwaigen *Zusammenhang der hereditären Syphilis mit anderen Constitutionsanomalien*
berücksichtigen. Vielfach neigten sich die Aerzte, besonders früher,
der Annahme zu, dass die Syphilis der Eltern bei den Kindern oft
nicht als solche, sondern in veränderter Gestalt zum Vorschein käme
und ganz besonders für die *Scrophulose* wurde ein derartiger Causalnexus angenommen. Gerade diese Diathese ist geeignet, das unrichtige der Annahme eines solchen directen Zusammenhanges darzuthun,
denn wir wissen jetzt sicher, dass Scrophulose und Syphilis zwei
völlig von einander zu trennende, auf der Einwirkung zweier verschiedener specifischer Gifte beruhende Erkrankungen sind und dass
von einer Ueberführung der einen in die andere keine Rede sein
kann. Damit ist natürlich nicht ausgeschlossen, dass beide Affectionen
nebeneinander bestehen können, und es ist vielleicht möglich, dass
ein hereditär-syphilitisches Kind unter sonst geeigneten Umständen
leichter an Scrophulose erkrankt als ein gesundes, wenn auch sichere
Beweise hierfür bis jetzt nicht vorliegen. — Gerade mit Bezug auf
das Fehlen eines directen Zusammenhanges zwischen Scrophulose oder
anderen nicht syphilitischen Erkrankungen mit hereditärer Syphilis
ist es oft eine wichtige Aufgabe des Arztes, die Eltern — und meist
handelt es sich natürlich nur um den Vater — darüber zu be-
ruhigen, dass die Krankheit des Kindes nicht die Folge ihrer früheren
Sünden sei!

Die **Prognose** der hereditären Syphilis ist nach dem,
eben über den Verlauf gesagt haben, im Ganzen als wenig
bezeichnen, und sie ist natürlich um so ungünstiger, je ir
Erkrankung des Kindes und je weniger kräftig dasselbe ist
geburten im 7. oder 8. Monat, bei denen ja gewöhnlich inten
der Erkrankung, bullöse Exantheme, auftreten, ist die P
absolut ungünstig zu stellen. Je mehr die Vererbungs
Eltern erlischt, um so besser sind die Aussichten für d
leicht erkrankten Kinder. Hier ist es unter günstigen
gewöhnlich möglich, die Symptome zur Heilung zu bringe
lich dürfen wir uns doch nicht zu grossen Hoffnungen hin
oft genug wird dieses günstige Resultat durch spätere Röc
in Frage gestellt. Immerhin ist nicht zu bezweifeln, da
hereditäre Syphilis einer völligen Heilung fähig ist, das
sichersten die bisher zwar nur in einigen wenigen Fällen
Ansteckung eines Erwachsenen, der in der Kindheit heredit
durchgemacht hatte, mit Syphilis, Fälle, die der in gewöhn
stattfindenden zweiten Infection, der „Reinfection", völlig
— Von der allergrössten Bedeutung ist die *Ernährung*
ein hereditär-syphilitisches Kind, welches die Brust bekomr
viel grössere Chancen, als das künstlich ernährte. Leide
Kinde diese Wohltbat nur von seiner eigenen Mutter er
den, es ist wegen der Infectionsgefahr nicht erlaubt, ein s
Kind von einer Amme, es sei denn von einer syphilitiscl
zu lassen.

Die Frage, ob nach Ablauf der ersten Erscheinungen
Zeit der Ausbruch von Recidiven zu befürchten ist, kann
mit Sicherheit beantwortet werden, wie bei der acquirirt
Dagegen lässt sich mit Entschiedenheit in Abrede stellen, d
dern syphilitisch gewesener Eltern, nachdem das erste halb
Syphiliserscheinungen verlaufen ist — eine sehr sorgfältige
muss hier selbstverständlich vorausgesetzt werden —, späte
gar erst nach vielen Jahren syphilitische Krankheitserschei
Vorschein kommen könnten, diese Kinder sind eben nicht

Bei der **Diagnose** der hereditären Syphilis sind zunächs
Fälle zu berücksichtigen, bei denen die eigentlichen Krankhei
noch fehlen, also die Aborte, die todtgeborenen oder bal
Geburt gestorbenen Kinder, soweit dieselben noch keine ma
scheinungen der Krankheit zeigen. Bei vielen Kindern, di

keine Symptome darboten, deckt die anatomische Untersuchung unzweifelhafte Zeichen der Erkrankung auf und ganz besonders die Epiphysenerkrankung ist als recht constante Erscheinung in dieser Hinsicht ausserordentlich wichtig.

Sind die Erscheinungen aber erst zu Tage getreten, so ist die Diagnose in der Regel leicht. Von den Exanthemen giebt nur der Pemphigus syphiliticus Veranlassung zu Verwechselungen und zwar mit dem *vulgären Pemphigus neonatorum.* Der letztere befällt fast nie oder jedenfalls nie mit Vorliebe Handteller und Fusssohlen und der übrige Zustand, die Schleimhautaffectionen bei Syphilis, ferner das gewöhnliche Vorhandensein von Flecken und Papeln neben den Blasen lässt doch die Entscheidung nicht verfehlen. Ferner wird die Unterscheidung dadurch erleichtert, dass die an Pemphigus syphiliticus leidenden Kinder fast ausnahmslos zu früh geboren sind, tritt ein bullöses Exanthem bei einem ausgetragenen, kräftigen Kinde auf, so ist Syphilis von vornherein jedenfalls unwahrscheinlich. Die maculösen und papulösen Exantheme machen noch viel weniger Schwierigkeiten, da derartige Ausschläge bei so kleinen Kindern gar nicht vorkommen, abgesehen etwa von den übrigens in ganz anderer Weise auftretenden, viel acuter verlaufenden *Impferythemen.* Nässende Papeln in Hautfalten könnten allenfalls mit *Intertrigo,* besonders mit den freilich nur selten bei dieser Krankheit vorkommenden croupösen Auflagerungen verwechselt werden, doch breitet sich die Intertrigo stets in einer viel diffuseren Weise aus gegenüber dem circumscripten Auftreten der syphilitischen Papeln. Bei Erkrankungen der Mundschleimhaut ist an die Möglichkeit einer Verwechselung mit *Aphthen* oder *Soor* zu denken, indess sind bei diesen Affectionen die weissen Auflagerungen leicht von der Schleimhaut abzulösen, während die mehr durchscheinenden syphilitischen Beläge der Schleimhaut fest anhaften. — Bei spätem Ausbruch des Exanthems ist die Möglichkeit einer Verwechslung mit *acquirirter Syphilis* zu berücksichtigen. Hier können nur das Fehlen des Primäraffectes, einer stärkeren Schwellung einer einzelnen Lymphdrüsengruppe und schliesslich der Nachweis der schon seit längerer Zeit bestehenden Syphilis der Eltern und eventuell das Vorhergehen von Aborten und Frühgeburten die Entscheidung geben. — Bezüglich der späteren Erscheinungen können wir auf die Besprechung der analogen Verhältnisse bei der acquirirten Syphilis hinweisen, und es sind nur einzelne Punkte hier hervorzuheben, so die Veränderungen an den Zähnen und Augen, die radiär den Mund umgebenden strichförmigen Narben, dann aber vor allem der Allgemeinzustand, das Zurückbleiben in der Entwickelung,

cachectische Hautfarbe. Ganz besonders häufig werden
scheinungen der Syphilis bei Kindern und jugendlichen
e in der Regel der hereditären, seltener der in frühester I
rirten Syphilis angehören, mit den verschiedenen Formen
se (Scrophulose, Lupus, Knochentuberculose) verwechselt,
s hereditär-syphilitische Kind wird jahrelang geätzt, gebr
pe t, ohne dass die Heilung erzielt wird, welche eine antis
nusche behandlung dann in wenigen Wochen bringt. In solchen F
kann selbst bei völligem Fehlen anderweitiger Bestätigung der Diag
auf Syphilis die versuchsweise eingeleitete antisyphilitische The
nicht dringend genug er n werden. — Auch in diesen F
kann es übrigens gelegentuicn schwer oder selbst unmöglich sein,
hereditäre von der in früher Kindheit erworbenen Syphilis zu m
scheiden.

Die Diagnose der hereditären Syphilis erhält aber noch eine we
liche Unterstützung von der anderen Seite, durch die *Constatirung*
Syphilis der Vererbenden. Manchmal freilich werden die in di
Richtung angestellten Nachforschungen ein negatives Resultat erge
zumal ja so häufig nur der eine Theil, die Mutter, untersucht we
kann, aber dafür ergiebt die *Anamnese über die früheren Entbind*
oft sehr wichtige Aufschlüsse. Bei einer längeren Reihe von Abo
und Frühgeburten ist schon ohne weiteres, wenigstens mit Wahrsch
lichkeit, Syphilis als Ursache anzunehmen, und wenn auch mit ge
gerer Sicherheit, rechtfertigt überhaupt schon der frühzeitige Tod e
grösseren Reihe von Kindern, die *Polyletalität* einer Familie, den V
dacht auf Syphilis der Eltern. — Auch bei der hereditären Sypl
ist dann schliesslich der *Einfluss der antisyphilitischen Therapie*
so eclatanter, dass er unter Umständen als wichtiges diagnostisc
Aushülfsmittel verwerthet werden kann.

ACHTZEHNTES CAPITEL.
Die Prognose der Syphilis.

Während früher die Syphilis meist als eine unheilbare Kran
angesehen wurde — und auch heute noch hegt ein Theil der Ae
diese Ansicht —, so wissen wir jetzt, dass diese Anschauung eine in
ist, dass in einer grossen Anzahl von Fällen bereits in einem frü
Stadium die Krankheit völlig erlischt, denn es treten weder irg
welche Krankheitserscheinungen im späteren Leben der Patienten

noch ist, von einer gewissen Zeit nach der Infection ab, die Krankheit
auf Andere oder auf die Nachkommenschaft übertragbar, welche letzteren
Kriterien allerdings insofern nicht massgebend sind, als sie in ganz
derselben Weise unter Umständen auch der floriden tertiären Syphilis
zukommen. Den strictesten Beweis der *Heilbarkeit der Syphilis* liefern
aber die allerdings selten vorkommenden Fälle von *Reinfection*, denn
nach unseren Anschauungen über allgemeine Infectionskrankheiten ist
eine Wiederansteckung nur möglich, nachdem der Körper von dem
Gifte vollständig gereinigt war.

Auf der anderen Seite ist aber die Syphilis trotz der Möglichkeit
einer vollständigen Heilung unter allen Umständen eine *sehr ernste*
Erkrankung, da in Folge derselben das betroffene Individuum stets
eine gewisse und oft eine längere Zeit hindurch an den verschiedensten
und oft genug auch an und für sich recht bedeutenden und gelegentlich
selbst lebensgefährlichen Krankheitserscheinungen leidet, da die Krankheit ferner längere Zeit auf Andere übertragbar ist und so der Sypbi-
litische in gewisser Hinsicht ein für seine Mitmenschen gefährliches
Individuum ist, da weiter in manchen Fällen selbst nach Ablauf der
eigentlichen Syphiliserscheinungen schwere Folgeerkrankungen Gesundheit und Leben bedrohen, und es wird schliesslich die prognostische
Bedenklichkeit der Syphilis in nicht geringem Grade dadurch erhöht,
dass es im einzelnen Falle schwer oder streng genommen gar nicht
möglich ist, den weiteren Verlauf im Voraus zu bestimmen.

Diese *Unsicherheit der prognostischen Beurtheilung* ist um so
grösser, je kürzere Zeit nach der Infection im betreffenden Falle erst
verflossen ist. Am allerunsichersten sind wir daher in der Beurtheilung
derjenigen Fälle, die sich noch vor dem Ausbruch der ersten Allgemeinerscheinungen, also in der sogenannten zweiten Incubationsperiode
befinden. Denn wenn man auch vielfach geglaubt hat, aus der Beschaffenheit und aus dem Sitz des Primäraffectes einen Schluss auf den
weiteren Verlauf der Krankheit ziehen zu können, und als Regel hingestellt hat, dass auf einen sehr umfangreichen oder auf einen zu
raschem Zerfall neigenden Primäraffect oder andererseits bei ungewöhn-
lichem, extragenitalem Sitz der Sclerose eine schwere Syphilis folgt, so
muss doch wenigstens im allgemeinen die Unzulässigkeit einer solchen
Schlussfolgerung betont werden, wir sehen oft auf einen unbedeutenden
Primäraffect eine schwere Syphilis folgen und umgekehrt bei starker
Entwickelung des ersteren im späteren Verlauf nur leichte Erscheinungen auftreten. Besonders der Ort des Primäraffectes ist für den weiteren
Verlauf völlig irrelevant, die Annahme, dass die Lage der Eingangs-

liftes an dieser oder jener Körperstelle von irgend welcher
leutung in dieser Hinsicht sein sollte, ist auch mit unseren allgemeinen Anschauungen nicht vereinbar, abgesehen von den Fällen, wo
urch bestimmte Bedingungen etwa eine ungewöhnlich rasche Verall-
meinerung des Giftes begünstigt ist, so bei directem Eindringen desselben in die Blutbahn (*Transfusion*).

Mit einer etwas grösseren Sicherheit ist die prognostische Beurtheilung der Syphilis im secundären Stadium möglich, denn hier können
wir bei vorhandenen schweren Symptomen wenigstens mit einiger Wahrscheinlichkeit vorhersagen, dass noch eine Reihe ähnlich intensiver Recidive folgen wird, während es andererseits bei leichten Erscheinungen
im Ganzen und Grossen wahrscheinlicher ist, dass auch der weitere
Verlauf sich zunächst günstiger gestalten wird, indem nur wenige und
unbedeutende Rückfälle erfolgen. Aber freilich über den bezüglich der
Prognose wichtigsten Punkt, nämlich die *Möglichkeit des späteren Auftretens tertiärer Erscheinungen*, gewähren die Krankheitssymptome an
und für sich gar keinen Anhaltspunkt und wir sind in dieser Hinsicht
lediglich auf einige gleich noch zu besprechende indirecte Momente
angewiesen.

Am allerleichtesten ist die Stellung des Arztes gegenüber man-
festen tertiären Erscheinungen, denn hier ist trotz der leichten Heilbarkeit der meisten tertiären Eruptionen an sich auch in den Fällen,
wo durch die bestehenden Krankheitserscheinungen z. B. an der Haut
oder an den Schleimhäuten nicht die geringste Gefahr für den Organismus bedingt ist, der Zustand der Kranken unter allen Umständen ein
besorgnisserregender, in jedem Augenblick kann sich eine tertiäre Erkrankung in einem lebenswichtigen Organ etabliren und zu den schwersten Folgen führen. Dass die Prognose um so ernster wird, je mehr in
solchen Fällen die Syphilis ihre Neigung, wichtige Organe, Lunge,
Leber, Gehirn u. s. w. zu befallen, bereits bewiesen hat, ist ganz selbstverständlich. — Und am allersichersten lässt sich die *ungünstige Prognose* bei jenen mehrfach erwähnten indirecten Folgen der Syphilis,
Cachexie, Tabes u. s. w. stellen, zumal dieselben auch der antisyphilitischen Therapie kaum oder gar nicht zugänglich sind.

Auf der anderen Seite müssen wir es versuchen, aus den individuellen *Verhältnissen* der Inficirten, zunächst aus den *Alters- und Con-
stitutionsverhältnissen* Anhaltspunkte für die Prognose der Syphilis zu
gewinnen. Aber wie schon aus der Erörterung über den Verlauf der
Krankheit ersichtlich ist, ergeben auch diese Betrachtungen keine besonders grosse Ausbeute. Wenn wir auch bei Kindern einen milden

Verlauf, bei bejahrten Personen einen schwereren Verlauf prognosticiren
können und wenn andererseits bei Vorhandensein von Anomalien, die
auf die Gesammtconstitution eine ungünstige Wirkung haben, Scrophulose, Tuberculose u. a. m: im Ganzen die Krankheit hartnäckigere Formen annimmt, so lässt uns die Berücksichtigung auch dieser Umstände
über die wichtigste Frage, nämlich die nach der Wahrscheinlichkeit
des Eintretens tertiärer Erscheinungen, völlig in Ungewissheit.

Wenn wir daher lediglich auf die bisher angegebenen Merkmale
angewiesen wären, so würden wir uns in der That dem einzelnen Fall
gegenüber — abgesehen von der tertiären Syphilis — in der grössten
Verlegenheit befinden, wir würden in jedem Falle mit Rücksicht auf
die Möglichkeit des späteren Auftretens tertiärer Erscheinungen eine
höchst bedenkliche Prognose stellen müssen. Dem gegenüber dürfen
wir nun aber nicht vergessen, dass, wie schon oben erörtert, die Syphilis
in einer *sehr grossen Mehrzahl von Fällen in einem frühen Stadium
erlischt*, dass nur bei einer verhältnissmässig kleinen Anzahl von Inficirten überhaupt tertiäre Erscheinungen auftreten und dass somit im
einzelnen Falle die Wahrscheinlichkeit des Eintretens dieser schweren
Affectionen an und für sich eine geringe ist. Die prognostische Beurtheilung des einzelnen Falles nach einer derartigen Wahrscheinlich-
keitsrechnung hat ja natürlich ihr missliches, aber sie ist berechtigt
und sogar geboten, denn es wäre das grösste Unrecht von Seiten des
Arztes, wenn er der grossen Anzahl von Kranken, bei denen diese Berechnung zutrifft, unnöthige schwere Sorgen bereiten wollte wegen des
einen entgegenstehenden ungünstigen Falles, bei dem sie nicht zutrifft.

Aber glücklicher Weise haben wir noch einen weiteren, zuverläs-
sigeren Anhaltspunkt für die prognostische Beurtheilung der Syphilis,
das ist die im *einzelnen Fall stattgehabte Behandlung*, und es ist dieser
Anhaltspunkt deswegen um so wichtiger, weil wir die durch denselben
im günstigen Sinne erfolgende Beeinflussung der Krankheit in unserer
Hand haben. Wie wir oben gesehen, treten im allgemeinen die tertiären Erscheinungen am häufigsten in den in der frühen Periode der
Krankheit gar nicht oder nur ungenügend behandelten Fällen auf, und
wir dürfen hieraus umgekehrt den Schluss ziehen, dass ein Kranker,
der im Anfange in ausreichender Weise behandelt ist, die geringste
Anwartschaft auf das Eintreten tertiärer Erscheinungen hat. Es bedarf
kaum der Erwähnung, dass diese Schlussfolgerung von noch grösserer
Wichtigkeit in einer anderen Richtung ist, sie ist der *Leitstern unseres
therapeutischen Handelns*.

Eine specielle Frage muss an dieser Stelle noch erörtert werden,

da sie mit den obigen Betrachtungen in engem Zusammenh
und gewissermassen die auf einen besonderen Fall
darstellt, nämlich die wichtige Frage, *ob und wann ein Syp
heiraten darf.* Während Manche in übertriebenem P
syphilitisch Inficirten ohne weiteres als untauglich zur Heirat
dürfen wir uns andererseits nicht verhehlen, dass vielfach 1
gewissenlosen Leichtsinn Syphilitischen zu ungeeigneter Zeit
gestattet und hierdurch leider oft genug schweres Unglück a
wird. Gerade bei der Beantwortung dieser Frage sollte sich
Arzt der schweren Verantwortlichkeit, die auf ihm ruht, bew
denn wie FOURNIER. in treffender Weise sagt: „hinter dem
Klienten steht die Familie, steht die menschliche Gesellscha

Nach zwei Richtungen hin müssen wir diesen Punkt erört
es fragt sich auf der einen Seite, ob ein Syphilitischer aus de
nicht heiraten soll, weil ihm möglicher Weise *in früherer ode*
Zeit tertiäre Erkrankungen drohen, die ihn zur Erhaltung d
untauglich machen und ihm im ungünstigsten Falle ein G
bereiten können. Es ist nach dem oben Gesagten nicht zwei
welcher Weise wir diese Frage beantworten sollen. Abgeseh
sonderen Umständen ist die Wahrscheinlichkeit des Eintreten
Erkrankungen, zumal unter dem Einflusse einer ausreichende
lung, eine so geringe, dass in dieser Hinsicht in der syphiliti
krankung ein Grund gegen das Eingehen der Ehe nicht gefu
den kann. Anders gestalten sich natürlich die Verhältnisse
Fällen, in denen schon tertiäre Erkrankungen bestehen oder
standen haben und hier wird selbstverständlich nach den im
Falle vorliegenden Umständen individualisirt werden müsse
giebt sich von selbst, dass man einem Kranken, der etwa an
Gehirn- oder Hodenaffectionen gelitten hat, nicht rathen kan
einzugehen, denn diesen macht die Gefahr des Recidivirens
leicht auch ein schon bestehender irreparabler Defect zur
tauglich.

Der eigentliche Kernpunkt liegt aber in der zweiten F
bei dem Eingehen der Ehe die *Gefahr der Uebertragung de*
auf den anderen Ehegatten, resp. auf die Nachkommenschaf
den? Auch hier ist die Beantwortung ohne weiteres dahin
beim Vorhandensein dieser Gefahr, wenn auch in noch so
Grade, die Ehe unter allen Umständen von ärztlicher Seite
werden muss. Freilich kommt es oft genug vor, dass dies
aus anderen Gründen übertreten wird; die Pflicht des Arztes

wenn er nach Möglichkeit das Zustandekommen eines derartigen Er-
eignisses zu verhindern sucht, für die üblen Folgen der gegen seinen
Willen unternommenen Verbindung ist er nicht mehr verantwortlich.

Es fragt sich nun weiter, *wann und wie lange besteht die Gefahr
der Uebertragung der Syphilis*, oder ist ein Syphilitischer etwa Zeit
seines Lebens geeignet, die Krankheit auf Andere zu übertragen? Diese
Fragen sind im wesentlichen schon in früheren Capiteln beantwortet.
Nach den vorausgegangenen Erörterungen erlischt die Uebertragbarkeit
mit dem Ablauf der secundären Periode, bei den in gewöhnlicher Weise
verlaufenden Fällen kann von den tertiären Krankheitsproducten die
Krankheit weder auf Andere noch auf die Nachkommenschaft übertragen werden, Tertiär-syphilitische zeugen in der Regel gesunde Kinder.
Nur bei Frauen erhält sich der Einfluss auf die Nachkommenschaft
oft länger, so dass auch noch im späten Stadium die Frucht erkranken
kann. Aber dies ist insofern von geringerer Bedeutung, als von Seiten
einer Frau die Frage der Heiratsfähigkeit nur in verschwindend seltenen
Fällen an uns herantritt, fast ausnahmslos sind es Männer, bei denen
diese Entscheidung zu treffen ist.

Während der secundären Periode dagegen müssen wir die Syphilis
stets als übertragbar ansehen und es kommt für die Beantwortung
unserer Frage nur darauf an, wie lange die secundäre Periode, die Zeit
der Uebertragbarkeit der Syphilis dauert. Es ist nach dem, was oben
über den Verlauf der Syphilis gesagt worden ist, selbstverständlich,
dass eine allgemein gültige, bestimmte Zeitangabe in dieser Richtung
nicht gemacht werden kann, schon aus dem einfachen Grunde, weil die
Verlaufsweisen der einzelnen Fälle zu sehr von einander abweichen, und
es ist daher stets gerathen, die ungefähre Zeitbestimmung eher etwas zu
weit, als zu eng zu bemessen. Im allgemeinen darf einem Syphilitischen niemals *vor Ablauf von drei Jahren* nach der Infection die Er-
laubniss zur Ehe ertheilt werden, und wenn nicht dringende äussere
Verhältnisse vorliegen, ist es besser, eine noch längere Zeit, mindestens
5—6 Jahre nach der Infection verstreichen zu lassen. Von dieser Zeit
ab aber kann die Gefahr der Uebertragung als gehoben angesehen
werden. Es versteht sich von selbst, dass gewisse Besonderheiten Modificationen dieser allgemeinen Bestimmung nöthig machen, so wird man
bei gehäuften und schwereren Recidiven während der ersten 2—3 Jahre
der Krankheit jene Termine besser noch etwas hinausschieben, während andererseits auch hier die *Behandlung* in mächtiger Weise ihre
günstige Wirkung entfaltet, so dass man nach energischer und hinreichend lange Zeit fortgesetzter Behandlung sich eher zu einer Ver-

kürzung jener Termine entschliessen kann. Je längere Zeit seit der Infection verflossen ist, und je energischer das Individuum, besonders in der frühen Periode der Krankheit, behandelt worden ist, desto günstiger gestaltet sich die Prognose bezüglich der Ehe, desto sicherer ist es, dass weder auf den anderen Gatten noch auf die Kinder die Krankheit übertragen wird.

NEUNZEHNTES CAPITEL.

Die Diagnose der Syphilis.

Die Diagnose der Syphilis hat sich in erster Linie auf den *objectiven Krankheitsbefund* zu stützen. Bei keiner anderen Krankheit ist es so wichtig, wie gerade bei der Syphilis, dass der Arzt sich *erst aus der Untersuchung* eine möglichst bestimmte Vorstellung des Krankheitsbildes zu verschaffen sucht, ehe er die Anamnese aufnimmt, ehe er den Kranken nach der Vorgeschichte des Leidens fragt. Der Hauptgrund hierfür ist der, dass gerade bei den durch den Geschlechtsverkehr erworbenen Krankheiten die Kranken theils aus falschem, theils aus berechtigtem Schamgefühl dem Arzte unrichtige Angaben über die Entwickelung der Krankheit machen, einen vorhergegangenen Coitus ganz leugnen oder denselben länger zurückdatiren, als es der Wirklichkeit entspricht, denn alte Sünden werden lieber gebeichtet, als ganz frische. Verlässt sich der Arzt daher auf diese Angaben, so wird er oft genug in der Beurtheilung des Krankheitsfalles auf falsche Wege geleitet. Es ist merkwürdig, wie nicht etwa bloss Kranke aus den unteren Schichten des Volkes, sondern selbst die Gebildeten so ausserordentlich oft, und häufig zu ihrem eigenen Schaden, den Arzt, zu dem sie doch nach jeder Richtung Vertrauen haben sollten, über diese Dinge zu täuschen versuchen. Dem Arzte, der nach der oben gegebenen Vorschrift verfährt, wird dies schon seltener vorkommen, denn eine ganze Anzahl von Kranken, die auf präliminäre und vielleicht noch etwas vorsichtig formulirte Fragen sicher geleugnet hätten, gestehen ohne weiteres die Wahrheit, wenn der Arzt nach der Untersuchung die Frage als erste an sie richtet: wann haben Sie einen Schanker gehabt? oder direct sagt: zu der oder der Zeit haben Sie einen Schanker gehabt! Oft lässt in diesen Fällen eine gewisse Verblüffung den Versuch des Leugnens gar nicht erst aufkommen.

In anderen Fällen ist die Täuschung eine unbeabsichtigte. Oft genug wird von Frauen, aber auch von Männern, der Primäraffect, der

„Schanker", nicht bemerkt oder nicht als solcher aufgefasst. Häufig hört man von Kranken, die hartnäckig leugneten, jemals einen Schanker gehabt zu haben, bei weiteren Nachfragen, dass allerdings früher einmal längere Zeit ein „kleiner rother Knoten" am Penis bestanden hätte. Ganz besonders kommt dies in Fällen vor, bei denen durch den innerhalb des Vorhautsackes gelegenen Primäraffect Phimose bedingt worden war, die Kranken haben „eine Schwellung der Vorhaut, etwas Ausfluss, Eicheltripper" gehabt, wissen aber natürlich nichts von einem Schanker. Ganz besonders aber gilt dies von den extragenitalen Primäraffecten, die so häufig selbst vom Arzte, der mit den Erscheinungen der Syphilis nicht hinreichend vertraut ist, verkannt werden.

Aber auch ganz abgesehen von diesen beabsichtigten und unbeabsichtigten Täuschungen verliert in jedem Fall die Anamnese um so mehr an Werth, je längere Zeit seit der Infection verflossen ist. Wenn wir bedenken, dass noch Jahrzehnte nach der Infection frische Erscheinungen auftreten können, so ist es leicht verständlich, dass die Kranken in diesen Fällen sich oft auf das längst vergessene erste Debut der Syphilis nicht mehr besinnen können, und besonders bei Leuten, die wenig auf sich achten, tritt dieses wirkliche Vergessen so „kleiner" Leiden schon viel früher ein. Die anamnestischen Erhebungen über die Anfangserscheinungen sind daher besonders bei der tertiären Syphilis von ziemlich untergeordneter Bedeutung und hierzu kommt ferner noch der Umstand, dass viele Kranke früher an mehreren Genitalaffectionen gelitten hatten und sich nun gar nicht mehr feststellen lässt, bei welcher derselben die syphilitische Infection stattgefunden hat.

Wenn nun auch die Anamnese für die Stellung der Diagnose nur in sehr beschränktem Masse zu verwerthende Resultate ergiebt und dieselbe unter keinen Umständen jemals allein als ausschlaggebend zu betrachten ist, so dürfen wir sie andererseits doch auch nicht vernachlässigen und ganz besonders für die ungefähre Bestimmung der Zeitepoche, in welcher sich die Krankheit befindet, kann sie von grossem Werthe sein. Bei der Aufnahme der Anamnese sind ganz besonders diejenigen Erscheinungen zu berücksichtigen, die *nicht an den Genitalien* localisirt sind, welche die Kranken nicht ohne weiteres mit dem Geschlechtsverkehr in Verbindung bringen und über die sie daher durchschnittlich wahrheitsgetreuere Angaben machen, als wenn sie über Genitalaffectionen inquirirt werden. Durch Fragen nach Ausschlägen, Pustel- oder Borkenbildungen auf dem Kopfe, Halsschmerzen, zu einer

bestimmten Zeit bestehenden heftigen Kopfschmerzen wie
toiden Schmerzen u. a. m. wird es, wenn natürlich
Angaben mit grosser Vorsicht aufzunehmen sind, manchmal
durch das Ensemble der geschilderten Krankheitserscheinung
eine ziemlich bestimmte und diagnostisch verwerthbare Vorste
machen. — Sehr werthvoll sind die Aufschlüsse, die uns — a
ja nur in gewissen Fällen — die *Nachkommenschaft der*
giebt, um so wichtiger, als die Patienten ebenfalls den Zusam
der darauf gerichteten Frage mit Syphilis meist nicht ahnen.
deutung mehrfach hintereinander auftretender Aborte oder Früh
in dieser Hinsicht ist schon in dem Capitel über hereditäre
besprochen, bei späten Syphilisformen gelingt es auf diese
sogar manchmal auch den Zeitpunkt der Infection festzustell
z. B. eine Frau zunächst mehrere normale Geburten durchm
dann nach einer Erkrankung, einem „Rheumatismus", wie die
oft sagen, nun eine Reihe von Aborten oder Frühgeburten todte
folgt, so lässt sich mit ziemlicher Sicherheit sagen, dass die
tische Infection zwischen jenen beiden differenten Reihen von
stattgefunden hat.

Das Hauptgewicht bei der Diagnose ist aber, wie schon
sagt, auf die *objectiven Krankheitserscheinungen* zu legen, und
sind ja glücklicher Weise in der Regel so charakteristisch, da
weitem in der Mehrzahl der Fälle möglich ist, allein nach d
eine sichere Diagnose zu stellen. Es ist nicht nöthig, an die
auf Einzelheiten zurückzukommen, da ja schon bei der Besprec
einzelnen Krankheitserscheinungen diese Verhältnisse in ausf
Weise erörtert worden sind. Nur daran mag noch einmal
werden, dass die Diagnose am allerschwierigsten, ja oft gera
möglich bei den tertiären Erkrankungen innerer Organe ist,
wir bei diesen am allermeisten genöthigt sind, auf gleichz
stehende andere Symptome und auf die Anamnese zu recurri
gerade bei diesen Fällen ist oft die sichere Diagnose erst „ex juv
durch den Erfolg einer versuchsweise eingeleiteten antisyphi
Therapie zu stellen. — Von ganz besonderer Wichtigkeit für
gnose sind natürlich diejenigen Erscheinungen, welche für läng
oder für immer persistiren, also für die frühe Periode die
schwellungen und das *Leucoderma syphiliticum*, für die s
Narben, die *Perforationen des Gaumens und der Nasensche*
und die *Knochenauftreibungen*. Während das Leucoderma u
wohl auch die Perforationen eine geradezu pathognomonische

tung haben, sind die anderen eben erwähnten diagnostischen Zeichen von untergeordneterem Werthe und ganz besonders die Narben dürfen nur mit der grössten Vorsicht für die Diagnose verwerthet werden. Auf die für die Diagnose der Syphilis so geringe Bedeutung der vielfach hervorgehobenen „Narben an den Genitalien" ist schon in dem Capitel über den Primäraffect hingewiesen worden, und von den nach tertiären Hautaffectionen zurückbleibenden Narben sind eigentlich nur die über den ganzen Körper in grosser Zahl verstreuten Narben, wie sie aus den ulcerösen Formen der galopirenden Syphilis hervorgehen, einigermassen charakteristisch.

Ganz besonders schwierig ist natürlich die Beurtheilung derjenigen Fälle, die zu einer Zeit, in der keine eigentlichen manifesten Syphiliserscheinungen vorhanden sind, also während einer „Latenzperiode" zur Untersuchung kommen, denn hier ist der Arzt auf die anamnestischen Angaben und auf die etwaigen, oft so wenig charakteristischen persistirenden Erscheinungen angewiesen, falls die letzteren nicht überhaupt ganz fehlen. Hier ist es oft genug nicht möglich, eine sichere Entscheidung zu treffen. — Im Ganzen genommen müssen wir den Standpunkt festhalten — und es gilt dies ganz besonders für die tertiäre Periode der Syphilis — dass es besser ist, *die Diagnose auf Syphilis einmal zu viel zu stellen, als sie zu verfehlen*, denn der erstere Irrthum lässt sich leichter wiedergutmachen und hat weniger schwere Folgen für den Kranken, als in vielen Fällen der letztere.

Es erscheint nicht überflüssig, schliesslich darauf hinzuweisen, dass der Arzt die Pflicht hat, sobald die Diagnose auf Syphilis sicher festgestellt ist, dem Kranken die Natur seines Leidens nicht zu verheimlichen. Gar nicht selten sind sociale und andere Umstände vorhanden, welche den Arzt zu dieser Verheimlichung verleiten könnten. Aber da die Täuschung des Kranken über die Natur seines Leidens, zumal in der Zeit, wo die Krankheit noch übertragbar ist, zu sehr üblen Folgen führen kann, so darf keine Rücksicht auf Stand, Geschlecht oder Alter des Patienten genommen werden. Nur in seltenen Fällen, so vielleicht bei von ihrem Manne inficirten Frauen, wenn die äusseren Verhältnisse die Weiterübertragung der Krankheit an und für sich sehr unwahrscheinlich machen, ist gelegentlich der Versuch gestattet, die Patienten über das Wesen ihrer Krankheit zu täuschen. Freilich sind auch diese Bemühungen meist fruchtlos, denn in der Regel weiss eine gute Freundin oder das Conversationslexikon, wozu eine Schmierkur gut ist. Abgesehen also von diesen wenigen Ausnahmen darf die Diagnose der Syphilis den Kranken oder in gewissen Fällen den Angehörigen der-

selben niemals verheimlicht werden, es muss im einzelnen Falle dem
Tactgefühl des Arztes überlassen bleiben, diese unliebsame Mittheilung
in die möglichst schonende Form zu kleiden.

ZWANZIGSTES CAPITEL.
Die Behandlung der Syphilis.
1. Die Behandlung des Primäraffectes.

Bei der Behandlung des Primäraffectes kommt zunächst die Indication in Frage, *durch Zerstörung oder Elimination desselben* das Gift
aus dem Körper zu entfernen, ehe es zur allgemeinen Infection gekommen ist, und es würde, wenn dieses Ziel erreicht wird, diese Behandlung eine ideale sein, eine wirkliche Abortivbehandlung, welche
dem Patienten volle Gesundheit bewahrt. Nach dem in einem früheren
Capitel Gesagten gehen unsere Anschauungen in der That dahin, dass
zu einer bestimmten Zeit das syphiltische Gift lediglich im Primäraffect enthalten ist, und es ist klar, dass die Krankheit coupirt wird,
wenn wir zu dieser Zeit den Primäraffect entfernen. Hier tritt uns allerdings die grosse Schwierigkeit entgegen, dass wir nicht im Stande sind,
den Zeitpunkt genauer zu bestimmen, von welchem ab die weitere Verbreitung des Giftes stattfindet, aber es versteht sich von selbst, dass
die Wahrscheinlichkeit der bereits stattgefundenen weiteren Verbreitung
immer grösser wird, je weiter wir uns von der Infection entfernen und
die Chancen um so günstiger sind, je früher die Abortivbehandlung
eingeleitet wird.   Da nun aber andererseits die Diagnose des syphilitischen Primäraffectes um so unsicherer wird, je kürzere Zeit derselbe
besteht, so wird hier eine neue Unsicherheit geschaffen, indem wir gerade
bei den für die Abortivbehandlung günstigsten Fällen am unsichersten
über die Diagnose der Syphilis sind. Diese Umstände erklären zu einem
gewissen Theile auch die verschiedenartige Beurtheilung, welche diese
Behandlungsmethode gefunden hat, indem diejenigen Autoren, welche
eine Elimination des syphilitischen Giftes nicht für möglich halten, die
günstigen Erfolge der anderen dadurch erklären, dass es sich in diesen
Fällen überhaupt nicht um Syphilis, sondern um irgend welche anderen
Zustände, z. B. um Ulcera mollia mit stark infiltrirter Basis, gehandelt
habe.   Indess sind doch eine ganze Reihe von Beobachtungen vorhanden, und auch wir haben mehrere derartige Fälle beobachtet, bei denen
die Diagnose der Syphilis theils aus den Erscheinungen des Primäraffectes selbst, theils aus der Confrontation mit der Infectionsquelle

mit einem sehr hohen Grade von Wahrscheinlichkeit zu erschliessen war, und bei denen nach Entfernung des Primäraffectes weitere Symptome nicht auftraten. Aber freilich ist die Zahl dieser günstigen Fälle eine geringe gegenüber der grösseren Zahl von Fällen, in denen der Verlauf ein ungünstiger ist, insofern, als nach der Entfernung des Primäraffectes in loco eine neue Induration auftritt und nun die gewöhnlichen Erscheinungen der Syphilis folgen. Immerhin kann man es auch in diesen Fällen noch versuchen, die indurirte Narbe wieder zu entfernen, und es ist dieses Unternehmen manchmal von Erfolg begleitet gewesen.

Von den beiden hier in Betracht kommenden Methoden, der Zerstörung des Primäraffectes durch *Cauterisation* und der operativen Entfernung, der *Excision* desselben, ist die erstere nicht zu empfehlen, da bei der Anwendung eines Aetzmittels die Tiefe der Wirkung nicht berechnet werden kann, und es somit immer unsicher bleibt, ob auch alles krankhafte zerstört ist, während wir bei der Excision durch Hinwegnahme eines hinreichend grossen Theiles der gesund scheinenden Umgebung viel sicherer sind, dass wirklich das ganze bereits inficirte Gewebe entfernt wird. Die Excision ist in der Weise vorzunehmen, dass mit der Pincette die Sclerose hochgehoben und dadurch eine Hautfalte gebildet wird, welche möglichst weit von der Sclerose entfernt mit einem Scherenschlage durchtrennt wird. Noch zweckmässiger ist die Einklemmung der Sclerose und eines hinreichend grossen Theiles der gesunden Umgebung in eine gefensterte Pincette, die nach Art der bei Operationen an den Augenlidern gebräuchlichen Pincetten construirt ist (MICHELSON, WOLFF), und Abtragung am Rande der Pincette. Hierbei wird auch sicherer die Benetzung der Schnittfläche mit dem etwaigen Secrete der Sclerose vermieden, die bei dem ersterwähnten Abtragungsverfahren leichter vorkommen kann und den Erfolg der Operation völlig illusorisch macht, denn aus der Schnittwunde, resp. der Narbe entwickelt sich dann natürlich stets eine neue Sclerose, falls nicht das syphilitische Gift überhaupt schon vorher weiter in den Körper eingedrungen war. Nach Stillung der meist unbedeutenden Blutung wird mit einigen Nähten die Wunde vereinigt, Jodoform aufgestreut und ein leichter Verband mit Carbol- oder Salicylwatte darüber gelegt. Nach 3—4 Tagen werden die Nähte entfernt und meist tritt die Heilung durch prima intentio ein. Manchmal nöthigt indess starke ödematöse Schwellung zu einer früheren Herausnahme der Nähte, dann klafft die Wunde meist auseinander und — da dieser ungünstige Ausgang gewöhnlich in Fällen von gemischtem Schanker, von Combination des

weichen Schankers mit syphilitischer Infection eintritt — wi
ganzen Ausdehnung schankrös.

Was nun die speciellen Indicationen der Excision anbetr
steht es sich nach dem oben Gesagten von selbst, dass
früh wie irgend möglich gemacht werden muss, selbst auf
hin, dass dann gelegentlich wegen der Unsicherheit der
einem so frühen Stadium ein Irrthum unterläuft und irge
schuldiges Krankheitsproduct excidirt wird. Denn hierdur
die Kranken niemals einen Schaden, während sie im anderen
die Unterlassung der Operation vielleicht der Syphilis verf
vor der sie möglicher Weise hätten bewahrt bleiben kön
Extrem nach der anderen Richtung bilden jene Fälle, in
bereits zu weiteren Erscheinungen, zu Erkrankungen der Ly
und der Lymphdrüsen gekommen ist. Auch hier hat ma
Excision des Primäraffectes und die gleichzeitige Entfernung
drüsen vorgenommen, indess dürfte in diesen Fällen die Wah
keit, das gesammte bereits inficirte Gewebe zu entfernen, eine g
ordentlich geringe sein und so der Zweck der Excision verfe

Ein weiterer Umstand erschwert oft die Vornahme der
hohem Grade, nämlich die *Localisation des Primäraffectes*
cision hat natürlich nur dann Aussicht auf Erfolg, wenn ni
Primäraffect, sondern auch noch ein Theil der gesund ers
Umgebung mit entfernt werden kann. Dies ist nur bei b
Localisationen überhaupt möglich, nämlich dann, wenn der P
sich an Stellen befindet, an denen die Haut nicht fest auf i
lage aufgeheftet ist und sich leicht in eine Falte erheben
an der Haut des Penis, am Präputium und an den klein
während ein Primäraffect der Harnröhrenmündung, der Glans
theilweise auch die Primäraffecte im Sulcus coronarius ni
werden können. Ganz dasselbe gilt natürlich von den Prim
an den Lippen, an den Fingern und an anderen Orten, ganz
davon, dass diese in der Regel erst in einem für die Excision
Stadium zur Kenntniss des Arztes kommen.

Um noch einmal zu resumiren, der Primäraffect ist in al
zu excidiren, wo seine Localisation dies zulässt, und wo nicht
lange Zeit seit der Infection verflossen ist, resp. weitere Fo
nungen aufgetreten sind.

In den anderen Fällen, wo es entweder wegen der Localis
möglich war, den Primäraffect zu excidiren, oder wo die
eine zu vorgeschrittene hierfür war, ist die vollständige H

Primäraffectes fast stets erst durch die Allgemeinbehandlung zu erzielen, die, wie wir gleich sehen werden, nicht von vornherein, sondern erst zu einer bestimmten Zeit, nämlich beim Ausbruch der Allgemeinerscheinungen, eingeleitet werden darf. Immerhin sind wir durch geeignete *Localbehandlung* auch schon vorher im Stande, den Primäraffect in Schranken zu halten, und die durch denselben hervorgerufenen Beschwerden zu verringern. Diese Behandlung muss selbstverständlich den jedesmaligen Eigenschaften des Primäraffectes angepasst werden. Bei starker Ulceration ist die Anwendung des *Jodoforms* zu empfehlen, besonders in den Fällen, wo der Grund des Geschwüres schmutzig, gangränös erscheint. Bei weniger tiefgreifendem Zerfall wirkt ein Verband mit *Unguentum Hydrarg. oxyd. flav.* (0,3 : 10,0) oder das Einstreuen von *Calomel* günstig. Bei nur erodirten oder von lediglich infiltrirter Haut bedeckten Sclerosen bewirkt das Belegen derselben mit *Quecksilberpflaster* meist auch schon vor Beginn der Allgemeinbehandlung eine auffällige Besserung. Das beste Präparat des Quecksilberpflasters ist unstreitig das amerikanische (*Empl. Hydr. americ.*), allerdings wirkt dasselbe manchmal etwas irritirend. Nicht zu empfehlen ist das vorräthig gehaltene, gestrichene officinelle Quecksilberpflaster, weil es meist nicht gut klebt. Bei Kranken, für welche das amerikanische Pflaster zu theuer ist, verordne man lieber *Quecksilber- und Seifenpflaster* zu gleichen Theilen und lasse das Pflaster von den Kranken selbst auf die Leinwand streichen. — Selbstverständlich ist den Kranken stets die grösste Reinlichkeit, mehrmaliges Baden des Penis während des Tages zu empfehlen, besonders bei stark eiternden Sclerosen. — Stets ist schon jetzt dem Kranken die später noch zu erörternde *Pflege des Mundes* vorzuschreiben.

Die Durchführung dieser rein localen Behandlung erfordert, zumal in den Fällen, wo der Primäraffect noch nicht lange besteht, also erst nach wochenlanger Frist der Ausbruch der Allgemeinerscheinungen zu erwarten ist, oft eine grosse Standhaftigkeit von Seiten des Arztes, denn es ist leicht verständlich, dass der Patient zur Vornahme der Allgemeinbehandlung drängt, er will vor allen Dingen von seinem Schanker befreit werden und findet es unbegreiflich, dass mit der Kur, welche diese Heilung bringt, noch so lange gezögert werden soll. Aber es ist sein eigener Vortheil, wenn er ausharrt.

2. Die Allgemeinbehandlung.

Von allen gegen die Syphilis angewandten Mitteln ist zweifellos das Quecksilber das mächtigste und wirksamste, es ist dasjenige Mittel,

ies wir nicht nur eine Beseitigung der momentan bestehe
me, sondern auch in vielen, wenn auch nicht in allen Fäl
he, *definitive Heilung* zu erzielen vermögen. Wenn es u
hierfür einen stricten Beweis zu erbringen, so spricht d
m lie schon mehrfach angeführte Beobachtung für die Rich
Annahme, dass s c h w e r e tertiäre S y m p t o m e a m hä
sten in unbehandelten oder ungenügend behandelt
r allen auftreten, während umgekehrt frühzeitige energisc
Quecksilberbehandlung den besten Schutz gegen dies
gewährt.

Ueber das eigentliche *Wesen der Quecksilberwirkung* sind
noch im Dunkeln. Sicher ist nur, dass das Quecksilber, gleichgül
in welcher Verbindung und auf welchem Wege es in den Körper
geführt wird, in löslicher Verbindung und zwar an Eiweisskörper g
bunden, in das Blut übergeht und durch die verschiedenen Secr
und Excrete, durch Speichel, Milch, Harn und Fäces wieder aus d
Körper ausgeschieden wird. Diese Ausscheidung ist stets eine la
same, um so langsamer, je schwerer löslich die eingeführte Verb
dung ist und je länger diese in Contact mit dem Organismus erhalt
wird. Mehrere Monate nach dem Aufhören einer Mercurialkur lä
sich in manchen Fällen noch Quecksilber im Urin nachweisen. — Ger
die *lange Dauer* der Quecksilberwirkung, die protrahirte Beeinfluss
des Organismus durch das in ihm circulirende Medicament sind e
schieden von grosser Bedeutung für den Effect. Es ist daher auch a
zunehmen, dass diejenigen Behandlungsmethoden, bei denen das Queck
silber am langsamsten ausgeschieden wird, die nachhaltigste Wirku
äussern.

Auch die genauen Beobachtungen der Erscheinungen der *chr*
nischen Quecksilberintoxication, des *constitutionellen Mercurialism*
(Quecksilbercachexie), die wir hauptsächlich KUSSMAUL verdanken, habe
wenig Aufklärung für die Wirkungsweise des Mittels gegen Syphili
gebracht. Nebenbei möge hier bemerkt werden, dass, abgesehen vo
den Affectionen der Mundschleimhaut, bei verständiger Quecksilberbe
handlung die wesentlichen Symptome des Mercurialismus, *psychische*
Erethismus, Tremor mercurialis, Muskelschwäche, die sich bis zu läh
mungsartigen Zuständen steigern kann, nicht vorkommen, sondern ebe
nur bei durch langdauernde Beschäftigung mit Quecksilber hervorg
rufener Intoxication (Arbeiter in Quecksilberbergwerken, Spiegelbelege
Vergolder u. s. w.). In früherer Zeit, bei der in unsinniger Weise übe
triebenen Anwendung des Quecksilbers, waren diese Erscheinunge

nichts ungewöhnliches und so mancher Kranke ist nicht der Syphilis, sondern der Behandlung erlegen. Noch einmal sei hier darauf hingewiesen, dass die Behauptung der Gegner der Quecksilberbehandlung, der Antimercurialisten, dass die tertiäre Syphilis lediglich oder doch zu einem gewissen Theile Quecksilberwirkung, Quecksilbercachexie sei, allein dadurch schon widerlegt ist, dass diese Erscheinungen des chronischen Mercurialismus nicht die geringste Aehnlichkeit mit den tertiären Syphiliserscheinungen haben.

Im wesentlichen kommen drei Applicationsmethoden des Quecksilbers in Betracht, nämlich die *endermatische Einverleibung* mittelst der Einreibungskur, die *hypodermatische Einverleibung* des Quecksilbers durch Einspritzungen von Quecksilberlösungen unter die Haut und die *interne Einverleibung* von Quecksilberpräparaten. Einige andere Anwendungsweisen werden nur noch selten in Gebrauch gezogen, wie die *Sublimatbäder*, die nur bei einzelnen Formen der hereditären Syphilis indicirt sind, oder die Anwendung von *quecksilberhaltigen Suppositorien*, während andere vollständig antiquirt sind, wie z. B. die *Quecksilberräucherungen*; nur in England sind die letzteren neuerdings von H. LEE wieder empfohlen worden.

Die älteste, verbreitetste und, um dies gleich vorweg zu bemerken, im Ganzen zuverlässigste dieser drei Methoden ist die Einreibungskur (*Inunctions- oder Schmierkur*). Wir begegnen derselben bereits kurze Zeit nach dem Ausbruch der Syphilisepidemie am Ende des fünfzehnten Jahrhunderts und sie hat sich unter den mannigfachsten Anpreisungen und Anfeindungen und allerdings auch unter erheblichen eigenen Modificationen als w i c h t i g s t e B e h a n d l u n g s m e t h o d e d e r S y p h i l i s bis auf den heutigen Tag erhalten, der beste Beweis für ihre Wirksamkeit! — Das Wesen der Einreibungskur beruht darin, dass eine quecksilberhaltige Salbe in der gleich zu beschreibenden Weise in die Haut eingerieben, ein Theil des Quecksilbers resorbirt wird und nun durch Aufnahme in das Blut im ganzen Körper seine Wirkung entfalten kann. Dass diese Resorption wirklich stattfindet, darüber kann ein Zweifel nicht bestehen, denn das Quecksilber wird durch die Nieren zum Theil wieder ausgeschieden, und es gelingt stets, dasselbe im Urin nachzuweisen, manchmal schon 24 Stunden nach der ersten Einreibung. Es fragt sich nun, auf welchem Wege die Resorption zu Stande kommt, und hier müssen wir die Behauptung zurückweisen, dass die Aufnahme lediglich oder auch nur wesentlich durch die Einathmung der mit Quecksilberdämpfen geschwängerten Luft zu Stande käme. Wäre diese Annahme richtig, so müsste die Wirkung

der Kur durch die vielfach übliche sorgfältige Einwickelung und
Abwaschung der eingeriebenen Theile beeinträchtigt werden, wa
der Fall ist, es müssten ferner Kranke, die in einem Zimmer
in welchem andere Kranke eine Schmierkur durchmachen, an
dieselben Wirkungen an sich erfahren, wie die letzteren, was c'
nicht zutrifft, wenn auch allerdings eine geringe Resorption von
silber bei den nicht mit Schmierkur behandelten Patienten unter
Umständen manchmal nachweisbar ist. Ueberdies wäre es, die l
keit jener Annahme vorausgesetzt, im höchsten Grade unpraktis
Quecksilber behufs der Verdunstung gerade auf der Haut des
auszubreiten, es liesse sich dies in einer sehr viel zweckmässige
den Kranken weniger belästigenden Weise veranstalten. Viel
scheinlicher ist die Annahme, dass das Quecksilber im wesentli
den *Ausführungsgängen der Schweiss- und Talgdrüsen* zur Res
gelangt, und dass die Aufnahme durch die Respiration nur ei
untergeordnete Rolle spielt. Durch anatomische Untersuchunge
dirter Hautstückchen vom Lebenden und der mit Quecksilbersal
geriebenen Haut von Leichen ist die Anwesenheit kleinster Quec
kügelchen in den Drüsenausführungsgängen bis zu einer beträch
Tiefe nachgewiesen worden und ist ferner constatirt worden, d
Anwesenheit kleiner Verletzungen der Haut Quecksilberkügelche
Corium eindringen, von welchem ebenfalls eine Resorption mögl
— Die Untersuchungen über den *Chemismus* dieses Vorganges
noch zu keinem abschliessenden Resultat geführt; es ist wahrsch
dass das regulinische Quecksilber durch die im Secrete der Hau
befindlichen Fettsäuren in lösliche Verbindungen übergeführt wi
gegen haben neuere Untersuchungen ergeben, dass die durch das
werden des Fettes bewirkte Oxydation eines Theiles des in der
Salbe enthaltenen Metalles von keiner Bedeutung für die Res
ist (NEGA). Als empfehlenswertheste Salbe für die Schmier
immer noch das alte *Unguentum Hydrargyri cinereum*, die grau
zu nennen, welche durch Verreiben von regulinischem Quecksil
Fett, im Verhältniss von 1 : 2, hergestellt wird, und zwar sollt
der früheren Vorschrift stets ⅓ alter Salbe zu der neu zu here
genommen werden, zum Theil wohl um die Oxydation des Quec
durch Ranzigwerden der Salbe zu begünstigen, anderentheils
Anfertigung der Salbe zu erleichtern [1]). Alle anderen Mittel,

---

1) Sehr empfehlenswerth ist die von LAZZUT angegebene Modificat
grauen Salbe. 1000 Grm. Quecksilber werden in einer starkwandigen Fla

theils auf Grund theoretischer Speculationen, theils um die Unannehmlichkeiten der Anwendung der grauen Salbe zu vermeiden, in die Praxis eingeführt wurden, z. B. das Quecksilberoleat, verschiedene quecksilberhaltige Seifen, haben bisher nicht vermocht, die graue Salbe zu verdrängen, wenn auch einzelne dieser Präparate ganz brauchbar sind, z. B. das *Mollinum Hydrargyri.* — Frauen, welchen man die Natur ihrer Krankheit verheimlichen will, kann man mit einem durch einen kleinen Zinnoberzusatz roth gefärbten Unguentum cinereum „massiren" lassen.

Die für die Schmierkur gegebenen Vorschriften zeigen mannigfache Modificationen, die im Ganzen von nur geringer Wichtigkeit sind, und es kommt im wesentlichen ja schliesslich auch nur darauf an, dass eine bestimmte Quantität Quecksilbersalbe in zweckmässiger Weise auf eine hinreichend grosse Hautfläche eingerieben wird. So wird auch die unten gegebene Vorschrift nach der einen oder anderen Seite hin in einzelnen Fällen Modificationen erleiden können oder müssen, ohne dass dadurch die Wirkung beeinträchtigt wird. Wir lassen die Schmierkur in der Weise vornehmen, dass der Patient, falls er sich selbst einreibt, Abends vor dem Schlafengehen den Inhalt eines Päckchens grauer Salbe (2,0—4,0—5,0 Ung. cin.) auf die Fläche der rechten Hand nimmt, die Salbe über den linken Arm von der Schulter bis zur Mitte des Vorderarmes vertheilt und nun ohne Unterbrechung 15 Minuten lang die ganze mit Salbe bedeckte Haut mit der Hand reibt, möglichst alle Stellen in gleichmässiger Weise und ohne einen zu starken Druck anzuwenden. Ist die Einreibung in gründlicher Weise gemacht, so sieht die Haut nicht mehr fettglänzend, sondern mattgrau oder blauschwarz aus. Darauf zieht der Kranke ein Unterhemd von Tricot mit langen Aermeln und nach der Einreibung der Beine eine Unterhose an, da während der Schmierkur die leinene Wäsche die frisch eingeriebenen

einer Capacität von ungefähr 5 – 6 mal dem Volumen des Quecksilbers mit ätherischer Benzoëtinctur (Aether sulf. 40,0, Benzoës 20,0, Ol. amygd. dulc. 5,0) tüchtig geschüttelt. Nach hinreichender Zertheilung des Quecksilbers lässt man es einige Secunden sich absetzen und giesst den grössten Theil der überschwimmenden Flüssigkeit ab. Durch neues Schütteln erhält man eine Art Paste, die mit der Hälfte einer aus 920,0 Fett und 60,0 Wachs bestehenden Masse in einem Marmormörser verrieben wird. Zu wiederholten Malen wird die Quecksilberflasche mit dem ursprünglich abgegossenen Theile der Tinctur ausgespült und die Flüssigkeit der im Mörser befindlichen Masse zugefügt. Nachdem 40—50 Minuten gerieben ist, hat sich der Aether verflüchtigt und ist die Extinction des Quecksilbers vollkommen. Dann wird der Rest des Fettes zugefügt und noch 15—20 Minuten gerieben. Die Salbe ist um die Hälfte stärker quecksilberhaltig, als das officinelle Unguentum Hydrargyri.

Stellen der Haut nicht berühren soll. Die Hand, mit welc
rieben wurde, darf abgewaschen werden. Die Patienten sin(
stets darauf aufmerksam zu machen, dass goldene Fingerrin|
Einreibung abgenommen werden müssen, da sie sonst a
werden. — Am zweiten Abend wird in derselben Weise
Arm eingerieben und am 3.—6. Abend successive der li|
schenkel, der rechte Oberschenkel, der linke Unterschenke
rechte Unterschenkel. Wenn es auch auf die Reihenfolge na|
nicht ankommt, so muss dieselbe den Patienten doch selbs
lich in ganz bestimmter Weise vorgeschrieben werden, damit
Theil eine möglichst lange Ruhepause bis zur nächsten Wie
der Einreibung gewahrt wird. Mit diesen sechs Einreibunge
ein Cyklus, eine „Tour", beendigt, am 7. Tage nimmt der
warmes Vollbad, reibt an diesem Tage nicht ein, und am 8.
ginnt die zweite Tour der Einreibungen wieder in der oben an|
Reihenfolge. Durchschnittlich sind fünf solche Touren, als
Einreibungen zu machen, welche incl. der Badetage genau fün
beanspruchen. Wenn nicht specielle Contraindicationen vorl
es nicht rathsam, kürzere Kuren anzuwenden, in manchen Fä
es dagegen nothwendig sein, mehr als dreissig Einreibunge|
und darüber zu appliciren.

 Die Durchführung einer solchen Kur erfordert eine nicht
liche Energie und Ausdauer von Seiten des Patienten und bei
bei denen man dieser Eigenschaften nicht ganz sicher ist,
es sich, die Einreibungen durch einen geübten Heildiener |
zu lassen. Eigentlich soll der letztere nicht, wie es meist
übrigens ohne ersichtlichen Nachtheil — geschieht, mit de|
sondern mit der mit einem Lederhandschuh bedeckten Hand |
weniger empfehlenswerth sind hierzu mit Gummipapier ü|
Polster oder stempelartige Instrumente. Es versteht sich v(
dass Schwerkranke, an Affectionen der Lungen, des Gehir|
Leidende stets von einem Anderen eingerieben werden müss|

 Von der grössten Wichtigkeit ist während einer Schmi|
Pflege des Mundes, auf welche, wenn irgend möglich, schor
ginn der Kur Rücksicht zu nehmen ist. Unter allen Umständ|
die Kranken den Mund regelmässig ausspülen, entweder m
Wasser, dem zweckmässig Ratanhia- oder Myrrhentinctur
wird, oder mit einer Lösung von chlorsaurem Kali, Alau|
(2—3 Proc.) oder *Liquor Alumin. acet.* (ein Theelöffel auf_
Wasser), und ganz besonders ist das Ausspülen des Mun|

noch besser das Putzen der Zähne mit einer weichen Zahnbürste nach jeder Mahlzeit nöthig. Rauchern ist das *Rauchen* ganz zu verbieten, oder wenn die Kranken sich gar zu sehr hiergegen sträuben, so ist dasselbe wenigstens möglichst einzuschränken.

Bezüglich der *Diät* haben die Anschauungen der Aerzte ganz auffallende Wandlungen durchgemacht, denn während früher Kranke, welche eine Schmierkur gebrauchten, auf knappe Diät gesetzt wurden, ja oft sogar gleichzeitig einer Hungerkur unterworfen wurden, geht die heute herrschende Anschauung dahin, dass es nothwendig ist, diese Kranken gut zu nähren, sie Bier und Wein trinken zu lassen, natürlich unter Vermeidung aller Excesse. Es muss unser Bestreben sein, den Körper des Syphilitischen möglichst kräftig zu erhalten oder zu kräftigen, denn so wird derselbe des syphilitischen Giftes eher Herr werden, als in einem elenden, entkräfteten Zustande. — Auch das *Ausgehen* ist den Patienten zu gestatten, wenn nicht ganz besondere Contraindicationen vorliegen, und ebenso ist in Krankensälen, in denen eine grössere Anzahl von Syphilitischen mit Schmierkuren behandelt wird, für ausreichende Lüftung zu sorgen, wo möglich in noch höherem Grade, als auf den mit anderen Kranken belegten Sälen.

Von den unangenehmen Wirkungen der Schmierkur ist in erster Linie die ebenso bei den anderen Quecksilberkuren vorkommende *Entzündung des Zahnfleisches*, die *Stomatitis mercurialis*, zu nennen. Im Beginne stellt sich in der Regel eine Schwellung und Röthung der Zahnfleischpyramiden zwischen den oberen und zwischen den unteren Schneidezähnen und derjenigen Theile des Zahnfleisches, welche die letzten Backzähne umgeben, ein und ebenso gehört auch eine leichte *Steigerung der Speichelsecretion* oft zu den ersten Symptomen der Stomatitis. Im weiteren Verlauf nimmt Schwellung und Röthung des Zahnfleisches zu, die Spitze der Pyramiden zerfällt und bildet eine schmierige, eiterige Masse und durch Weiterschreiten des Zerfalls kommt es zur Bildung tiefer Geschwüre, der *Mercurialgeschwüre*. Die Zähne werden gelockert, ja es kann sogar zum Ausfallen derselben kommen. Die Entzündung bleibt nicht auf das Zahnfleisch beschränkt, sondern ergreift auch die Zungenschleimhaut, besonders die Zungenränder und die untere Fläche der Zungenspitze, die Lippenschleimhaut, sie geht ferner von dem Winkel, in dem die Alveolarfortsätze des Ober- und Unterkiefers zusammenstossen, an der Wangenschleimhaut nach vorn, die Mitte der Wange einnehmend, gerade entsprechend der Stelle, wo die Wangenschleimhaut den Zähnen anliegt, und wir dürfen wohl diesen Umstand, die mechanische Irritation durch die Zähne, für diese Localisation und

ebenso für die Vorliebe der Mercurialstomatitis für die Sei
der Zunge verantwortlich machen. Auch reichlicher Zahns
begünstigt die Entstehung einer Stomatitis, die sich hier an
vorher bestehende Reizung des Zahnfleisches anschliesst. G
stellt sich ein höchst übler, fötider, sehr charakteristischer G
dem Munde ein, der die Patienten und ihre Umgebung sehr
Eine gewöhnliche Begleiterscheinung ist die schmerzhafte S
der submaxillaren Drüsen. Die leiseste Berührung der e
Mundschleimhaut ist ganz ausserordentlich schmerzhaft, und di
der Zunge an den Zähnen ist um so weniger zu vermeiden
selbe mehr oder weniger stark geschwollen ist. Die Patient
daher kaum und nur unter furchtbaren Qualen sprechen
und hierzu kommt nun noch eine abundante Speichelsecre
Kranken läuft der Speichel ununterbrochen aus dem halb
Munde und es wird während eines Tages diese Flüssigkeit in
pfundweise secernirt (*Speichelfluss, Salivation*). Die Kranken
und befinden sich, wie der obigen Beschreibung eigentlich ka
gefügt zu werden braucht, in einem geradezu jammervollen

Während wir jetzt das Eintreten einer derartigen Stom
allen uns möglichen Mitteln zu verhüten suchen, hielt m
gerade umgekehrt den Eintritt der Salivation für nothwendig
lung der Syphilis, und die in unvernünftiger Weise übertriebene
silberkuren (*Salivationskuren*) haben so manchem armen Pati
Leben gekostet.

Die Wirkung des Quecksilbers auf das Zahnfleisch bei
denen Individuen ist eine ausserordentlich verschiedene, indem
am Schluss einer gewissenhaft durchgeführten Schmierkur n
die geringste Veränderung des Zahnfleisches zeigt, während
Anderen schon nach wenigen Einreibungen eine heftige Stom
steht. Zum Theil beruht diese Prädisposition sicher auf *loc
hältnissen*, schon bestehender Entzündung oder Schwellung
fleisches in Folge schadhafter, cariöser oder mit Zahnstein
Zähne, aber wesentlicher scheinen allgemeine Zustände zu
einzelne Individuen besitzen eine *Idiosyncrasie gegen Quecks
sich schon nach Aufnahme ganz geringer Quantitäten in der
lung einer Stomatitis zeigt. Wir werden ganz dasselbe gleich
Mercurialerythem zu bemerken haben.

Hat sich eine stärkere Stomatitis entwickelt, so ist di
unterbrochen, durch ein Bad möglichst die noch auf dem K
findliche Salbe zu entfernen und neben sorgfältigster Anwen

vorhin schon erwähnten Mundspülungen sind die Mercurialgeschwüre täglich einmal mit 10 proc. Höllensteinlösung zu pinseln. Nur in den allerdringlichsten Fällen, bei Iritis, bei Gehirnaffectionen, wird trotz der Stomatitis die Kur unter Umständen fortgesetzt werden müssen, natürlich unter Anwendung aller Mittel, die geeignet sind, die Affection wenigstens in Schranken zu halten. — Wirklich gefahrdrohende Erscheinungen in Folge der Stomatitis, wie sie früher zu den regelmässigen Vorkommnissen gehörten, treten bei der hier geschilderten Anwendungsweise der Inunctionskur und bei genügender Beaufsichtigung des Patienten nie ein.

Eine weitere unangenehme Nebenwirkung der Quecksilbereinreibung ist das sogenannte *Mercurialecsem*. In vielen Fällen — und in ganz geringem Grade fast bei jeder Schmierkur — treten an etwas stärker behaarten, mit grauer Salbe eingeriebenen Stellen, also besonders an den Streckseiten der Extremitäten, kleine rothe Knötchen, die oft an ihrer Spitze ein kleines Pustelchen tragen und von einem Haar durchbohrt sind, auf. Diese kleinen Knötchen sind durch den Reiz der eingedrungenen Mercurialsalbe entzündete Follikel und nach strenger Terminologie müssten wir diese Eruptionen daher eigentlich als Mercurialacne bezeichnen. Falls diese Knötchen an einer Stelle in grösserer Zahl auftreten, darf bei der nächsten Tour dieselbe Stelle nicht wieder eingerieben werden, und da es sich hauptsächlich um die Streckseiten der Extremitäten und besonders der Unterextremitäten bei stärker behaarten Individuen handelt, ist es zweckmässig, solche Individuen von vornherein nur die Beugen einreiben zu lassen und das dadurch verloren gegangene Terrain in der Weise zu ersetzen, dass man nicht Ober- und Unterschenkel getrennt, sondern an demselben Tage die Beugeseite des ganzen Beines und den fünften und sechsten Tag die beiden Seitenflächen des Thorax einreiben lässt.

Anders verhält es sich mit den eigentlichen Mercurialdermatitiden, den *Quecksilbererythemen*, welche von den eingeriebenen Stellen ausgehend sich oft über grosse Körperstrecken oder den ganzen Körper ausbreiten, meist in symmetrischer Weise, wenn wir davon absehen, dass die mit der Salbe in Berührung gekommenen Theile gewöhnlich am stärksten afficirt sind. Die Haut ist entweder diffus, scharlachartig oder fleckenweise geröthet, oft stark ödematös und es besteht Juckgefühl, bei grosser Ausbreitung der Affection treten Temperatursteigerungen ein. Dem Abheilungsprocess dieser Erytheme ist eine starke *lamellöse Epidermisabschuppung* eigenthümlich, besonders an Händen und Füssen wird die Hornschicht in so zusammenhängenden Lamellen abgestossen,

dass man einen ganzen Finger von abgestorbener Hornschicht, ja
mal einen förmlichen Handschuh abziehen kann. — Das Auftreten
Mercurialerytheme ist sicher ebenfalls auf eine Prädisposition, ei
Idiosyncrasie zurückzuführen, denn sie treten stets gleich im I
der Kur, ja manchmal nach Anwendung ganz minimaler Menge
Quecksilbersalbe auf. Dieselben bilden daher eine absolute C
indication für die Einreibungskur. — Diese Erytheme gleichen
den allerdings nur sehr selten bei interner oder subcutaner Queck
darreichung auftretenden Arznei-Exanthemen und wir dürfen da!
nehmen, dass sie ebenso wie diese wahrscheinlich durch einen
welchen das im Blute circulirende Medicament auf die vasomotoi
Centren ausübt, hervorgerufen werden.   Die grössere Intensit
Krankheitserscheinungen am Orte der Einreibung lässt sich vie
durch die Annahme einer localen stärkeren Wirkung auf die v
torischen Nerven der betreffenden Blutgefässe erklären. — D
handlung dieser Ausschläge ist sehr einfach, nach Entfernun
Quecksilbers heilen sie unter reichlicher Anwendung von Streu
ohne weiteres, die Abstossung der Epidermislamellen nimmt alle
manchmal einige Zeit in Anspruch.

Die Einreibungskur ist dagegen nur sehr selten von unangen
Nebenerscheinungen seitens des Darmkanals begleitet, stärkerer I
fall tritt zumeist nur bei der internen Verabreichung des Queck
auf. Dagegen stellen sich häufiger rheumatoide Schmerzen in ve
denen Gelenken ein und überhaupt pflegen Patienten, die eine Sc
kur brauchen, für Erkältungseinflüsse leicht empfänglich zu sei

Die subcutane Application des Quecksilbers wurde zuerst von
versucht, ist dann aber wesentlich erst durch die Bemühungen L
in die Praxis eingeführt worden. Von der grossen Anzahl der zu
cutanen Injection empfohlenen Quecksilberverbindungen wollen w
nur einige wenige von den zweckmässigsten anführen.

Von LEWIN wurde ausschliesslich das *Sublimat* angewende
zwar in 1 proc. Lösung unter Zufügung von etwas Glycerin.   B
pfindlichen Patienten wurde eine kleine Quantität Morphium hi
setzt. Wenn auch das Sublimat, wie wir nachher sehen werden,
eins der besten Injectionsmittel ist, so ist doch die Anwendung der
Sublimatlösung wegen der an der Injectionsstelle eintretenden E
dung und der hierdurch bewirkten Schmerzhaftigkeit mit Unan
lichkeiten verknüpft, und einen grossen Fortschritt erzielten M
und STERN, indem sie der ½ proc. Sublimatlösung Kochsalz- I

zehnfachen Quantität des Sublimates zufügten, wodurch ein Doppelsalz, *Quecksilberchlorid-Chlornatrium*, gebildet wird, welches weit weniger irritirend wirkt, als das reine Sublimat. Von dieser Lösung werden 2 Grm. = 0,01 Sublimat injicirt. — Dann hat man versucht, durch vorherige Verbindung des Sublimates mit Eiweisssubstanzen die irritirende Wirkung desselben zu lindern, und sind die wichtigsten dieser Verbindungen das *Quecksilberalbuminat* und das *Peptonquecksilber* (BAMBERGER) und das *Serumalbuminquecksilber* (BOCKHART). Die Lösungen werden 1—1 ½ proc. angewandt und durchschnittlich 1 Grm. injicirt. — Auf anderem Wege kam LIEBREICH zur Darstellung und Einführung einer Quecksilberverbindung, welche das Körpereiweiss ebenfalls nicht fällt und daher nur geringe Irritationen hervorruft, des *ameisensauren Quecksilbers* (*Hydr. formamidatum*), welches in 1 proc. Lösung injicirt wird. — Einen grossen Fortschritt der subcutanen Syphilisbehandlung haben die letzten Jahre durch die Anwendung *unlöslicher Quecksilberpräparate* gebracht. In erster Linie ist hier das *Calomel* zu erwähnen, welches mit unter den ersten Mitteln zur subcutanen Behandlung der Syphilis von SCARENZIO empfohlen wurde, dann aber wegen der grossen Schmerzhaftigkeit und der sich häufig bis zur Abscessbildung steigernden Entzündungserscheinungen wieder verlassen worden ist. Neuerdings ist dieses Mittel wieder hervorgesucht und als sehr energisch wirkend befunden worden, und es hat sich gezeigt, dass sich die Abscessbildung durch sorgfältige Vornahme der Injectionen und besonders durch strenge Desinfection fast immer verhüten lässt, wenn auch die Schmerzhaftigkeit eine grössere ist, als bei den anderen Injectionsmitteln. Dafür besitzt das Calomel aber andererseits den grossen Vorzug, dass es in sehr viel höherer Dosis (0,1 pro injectione) injicirt werden kann, und so 4—5 durch achttägige Intervalle getrennte Injectionen für die Kur genügen. Es leuchtet ohne weiteres ein, wie wichtig dieser Vortheil z. B. bei der Behandlung auswärtiger Patienten ist. Als Suspensionsflüssigkeit — das Calomel ist bekanntlich unlöslich — ist reines Olivenöl am meisten zu empfehlen. Ferner ist noch ein anderes unlösliches Quecksilberpräparat in Anwendung gezogen worden, das *Hydrargyrum oxydatum flavum* (Hydr. oxyd. via humid. par.), welches in Oel suspendirt (0,5 : 10,0) und in der Dosis von 0,05 pro injectione in der Regel sehr viel geringere Reactionserscheinungen hervorruft, wie das Calomel.[1] Ganz besonders günstig sind aber die in den letzten

---

1) Ich habe ausnahmsweise bei einigen wenigen Patienten gefunden, dass die noch dazu um die Hälfte schwächeren Einspritzungen mit gelbem Quecksilber-

Jahren mit dem zuerst von Silva Araujo empfohlenen *Hy*
salicylicum, welches auch in Oelemulsion (1,0 : 10,0) in der
0,1 pro injectione eingespritzt wird. Wenn auch die Wirks.
Hydrargyrum salicylicum hinter der des Calomel etwas z
so wird es andererseits so gut vertragen, wie keine andere
lichen Quecksilberverbindungen. Die Einspritzungen mit die
letzterwähnten Mitteln — im Ganzen etwa 6 bis 8 — we
falls in wöchentlichen Intervallen gemacht. — In jüngste
schliesslich noch eine Emulsion von metallischem Queck
Oleum cinereum [1]) empfohlen worden (Lang, Neisser), vo
— dies bezieht sich auf das schwächere, 30 proc. Oel — n
neuesten Vorschriften zunächst 0,2—0,4 Ccm. und dann mi
lichen Pausen 0,1 zu injiciren sind, bis zum Verschwinden d
erscheinungen. Mehr als 1 bis allerhöchstens 1,5 im Ganz
ciren, dürfte nicht räthlich sein; zum mindesten dürfen erst
monatlicher Pause die Injectionen wieder aufgenommen we
jene Menge schon erreicht war. Die Wirkung ist eine schw
die der Calomelinjectionen, dafür sind aber auch die localen
erscheinungen sehr geringe.

Von ausserordentlicher Wichtigkeit ist die *Technik der*
Quecksilberinjectionen, da ganz besonders die Höhe der una
Nebenerscheinungen sehr wesentlich von der Art und Weis
cirens abhängt. — Als Injectionsstellen haben sich der R
die Nates am besten bewährt, während von der Vornahme
tionen an den Extremitäten völlig abzurathen ist. Am R
es wieder die zwischen und unter den Schulterblättern gele
tien, an welchen die Injectionen am besten vertragen we
diesen Stellen werden die Injectionen ganz in der gewöhnlic
ausgeführt, indem die Nadel in eine hoch erhobene Hautfalt
gestochen wird, bis sie sich vollständig frei im Unterhaut
bewegt. Nach der Injection der Flüssigkeit und Herausnahme
ist durch sanftes Streichen die Vertheilung der injicirten Flü
bewirken. — Eine etwas andere Methode ist bei der Injec

---

oxyd schlechter vertragen wurden, als vorher von denselben Kranken
einspritzungen.

2) Das Oleum cinereum (Lang) wird in der Weise hergestellt,
einer 50 proc. Quecksilbersalbe mit 4 Grm. Oel gemischt werden (30
Oel). — Neben diesem wendet Lang noch ein 50 proc. graues Oel an,
etwa die Hälfte der oben angegebenen Menge zu injiciren ist. Das gra
vor der Injection leicht erwärmt werden.

Nates zu befolgen, indem hier die Nadel etwa 4 Querfinger hinter dem Trochanter major ohne Erhebung einer Falte senkrecht auf die Haut aufgesetzt und direct etwa 2—3 Cm. tief, bis in die Musculatur, eingestossen wird, dann wird die Spritze entleert und nach Entfernung der Canüle die Stelle am besten nicht massirt oder geklopft. Die Einspritzungen mit den unlöslichen Quecksilberpräparaten sind nur auf die letzterwähnte Weise vorzunehmen und es sind bei Anwendung dieser Präparate die Injectionsflüssigkeiten möglichst zu jeder Einspritzung frisch zu bereiten.

Mit der allergrössten Sorgfalt ist stets die *peinlichste Reinigung und Desinfection* der Spritze vorzunehmen, welche ebenso wie die Canüle vor und nach jeder Injection mit einer Carbollösung und mit absolutem Alcohol auszuspritzen ist. Nachdem die Canüle nach jeder Injection gehörig durchgespritzt ist, muss der Hohlraum der Nadel dadurch getrocknet werden, dass mittelst eines kleinen Gummiballons ein kräftiger Luftstrom mehrmals durch die Nadel durchgeblasen wird; die Einführung eines Drahtes in die Canüle ist unnöthig. Die Vernachlässigung dieser Vorschriften ist die wesentlichste Veranlassung der starken Entzündungserscheinungen und der Abscessbildungen an den Injectionsstellen.

Die Wirksamkeit der oben angeführten Mittel ist zunächst dadurch eine verschiedene, dass die Schnelligkeit, mit welcher dieselben in die Circulation aufgenommen und aus derselben wieder ausgeschieden werden, nicht bei allen die gleiche ist. Am schnellsten aufgenommen und ausgeschieden wird zweifellos das Hydrarg. formamidatum, während das Calomel und die anderen unlöslichen Quecksilberpräparate jedenfalls bezüglich der Ausscheidung das andere Extrem bilden und das Sublimat zwischen beiden in der Mitte steht. Hieraus ergiebt sich bereits, dass das Hydrarg. formamid. das am wenigsten nachhaltig wirkende Mittel sein wird, während die Wirkung der unlöslichen Quecksilberpräparate am längsten andauern wird. Im allgemeinen lassen die letzteren auch bezüglich des schnellen Eintrittes der Wirkung nichts zu wünschen übrig. Das Calomel ist zweifellos von allen zur subcutanen Injection verwandten Präparaten das am energischsten wirkende Mittel. — Die *Zahl* der zu einer Kur zu verwendenden Injectionen beträgt — abgesehen von der Behandlung mit den unlöslichen Quecksilberpräparaten — durchschnittlich 30, über 40 Injectionen zu machen ist jedenfalls nicht räthlich.

Bei der Injectionskur treten nun auch eine Reihe unangenehmer Nebenwirkungen auf, die unsere Berücksichtigung in hohem Grade ver-

langen. Es ist zunächst die schon bei der Schmierkur besproch...
Stomatitis mercurialis zu erwähnen, welche unter denselben Bedin...
gungen zu Stande kommt und dieselben Erscheinungen zeigt, wie dort
Es ist daher in dieser Hinsicht lediglich auf das oben Gesagte zu ver.
weisen. In ausserordentlich seltenen Fällen treten ferner nach den
Injectionen *universelle Erytheme* auf, welche ganz den gelegentlich bei
den Inunctionen, in sehr seltenen Fällen auch bei interner Quecksilber.
darreichung vorkommenden Erythemen gleichen. — Dagegen müssen
wir hier ausführlicher die unangenehmen *localen Nebenwirkungen* betrachten, welche durch die Injectionen hervorgerufen werden, die in
einer an der Injectionsstelle sich bildenden Infiltration, in dem Auftreten eines spontan und ganz besonders bei Bewegungen und Berüh.
rungen schmerzhaften Knotens bestehen, der bei sehr starker Reaction
in Eiterung oder Schmelzung übergeht, während er anderenfalls allmälig
wieder resorbirt wird. Diese Entzündungserscheinungen und ebenso die
Schmerzen beruhen auf den irritirenden Eigenschaften der injicirten
Quecksilberlösung und es ist daher selbstverständlich, dass ihre Intensität sehr wesentlich von der Wahl des Injectionsmittels abhängt. Am
geringsten sind die Schmerzen bei der Anwendung des Hydrarg. form.
midatum, bei welcher auch am seltensten stärkere Infiltrationen auftreten, während die Injection von Calomelsuspension bei weitem die
schmerzhafteste Methode ist und selbst bei sorgfältiger Ausführung der
Injectionen regelmässig zu stärkeren Infiltrationen Veranlassung giebt,
die allerdings bei Anwendung der nöthigen Vorsicht nur selten in
Schmelzung übergehen. Von den Sublimatlösungen wird nach unseren
Erfahrungen die MÜLLER-STERN'sche Quecksilberchlorid-Chlornatrium-
lösung am besten vertragen, und da sie an Wirksamkeit den übrigen
Lösungen nicht nachsteht, so ist sie im Ganzen sicher als eins der
zweckmässigsten Injectionsmittel zu empfehlen.

Die kleineren Infiltrate verlangen keine besondere Behandlung, nur
ist es natürlich nothwendig, dass zunächst nicht wieder an derselben
Stelle eine neue Injection gemacht werde, es muss zu jeder Injection
möglichst eine bis dahin noch unberührte Stelle benutzt werden, was
gegen Ende einer Injectionskur manchmal schwierig werden kann. Ist
es aber zur Bildung eines grösseren Infiltrates gekommen, so ist Ruhe
und die Anwendung kalter Umschläge am meisten geeignet, die Schmerzen zu verringern und die Abscessbildung zu verhindern. Oefter bildet
sich entsprechend der Einstichsstelle ein kleiner gangränöser Schorf,
aber selbst in diesen Fällen tritt keineswegs immer Abscedirung ein.
Das einzige Präparat, bei welchem selbst bei richtiger Ausführung der

Injectionen ab und zu Erweichung des Infiltrates vorkommt, ist das Calomel. Aber auch in diesen Fällen kann, nachdem schon Fluctuation nachweisbar war, auch ohne Durchbruch durch die Haut Resorption eintreten. Daher ist es nur dann indicirt, den Erweichungsherd durch einen kleinen Einschnitt zu eröffnen, wenn die Haut über demselben schon sehr verdünnt, vorgewölbt und blauroth verfärbt ist, in welchem Falle sonst ein spontaner Durchbruch erfolgen würde. Es entleert sich gewöhnlich eine reichliche Menge einer nicht eiterigen, sondern chocoladenfarbigen oder blutrothen, dickflüssigen Masse und in auffallend kurzer Zeit tritt Heilung ein, ohne dass andere Massnahmen nöthig wären, als die Oeffnung mit einem Stückchen Heftpflaster zu bedecken.

Diese mehr oder weniger grosse Schmerzhaftigkeit, die empfindliche Personen beim Gehen und bei Bewegungen überhaupt hindert und sie auch im Schlafe, beim Liegen auf dem Rücken sehr stört, verbietet in vielen Fällen die Anwendung der Injectionskur. So wird dieselbe durchschnittlich besser von Männern als von Frauen vertragen, ferner von gut genährten Personen besser, als von stark abgemagerten, bei welchen letzteren sich die Anwendung einer anderen Behandlungsmethode empfiehlt. Auch auf die Beschäftigung der Patienten ist Rücksicht zu nehmen, indem Kranke, welche schwere körperliche Arbeit verrichten müssen, mehr durch die Injectionen behindert werden, als solche, welche sich während der Kur ruhig verhalten können. Ganz besonders gilt dies für die Calomelinjectionen, nach deren Vornahme es zur Vermeidung stärkerer Entzündungen und der Erweichung wünschenswerth ist, dass die Kranken sich nach jeder Injection einen oder einige Tage ruhig zu Hause verhalten.

Bei den Injectionen unlöslicher Quecksilberpräparate, bei denen stets eine relativ grosse Menge Quecksilber dem Körper auf einmal einverleibt wird, kommen manchmal — vermuthlich dann, wenn durch irgend welche Umstände die raschere Umwandlung in lösliche Verbindungen begünstigt wird — *Intoxicationserscheinungen* vor, welche vollständig den bei Sublimatintoxication auftretenden Symptomen gleichen. Die Patienten bekommen gewöhnlich einige Stunden nach der Einspritzung einen Frostanfall, dann stellen sich Erbrechen, heftige Leibschmerzen, Entleerung dünner, wässeriger, oft blutiger Stühle ein. Während in der Mehrzahl der Fälle diese Intoxicationen in Genesung endeten, ist leider in einigen Fällen nach Calomelinjectionen, einmal nach Injectionen von grauem Oel, der Exitus erfolgt. Die Sectionen wiesen die für Quecksilbervergiftung charakteristischen Verschwärungen des Darms und anderweitigen Veränderungen nach, in einem Falle

hatte schliesslich eine Perforationsperitonitis den Tod herbeigefü
Manchmal treten nach jeder Injection Frost und mässiges Fieb
ohne dass schwerere Intoxicationserscheinungen folgen; in ein
Fällen tritt nach den Injectionen jedesmal eine etwa einen Ta
haltende *Steigerung der Urinsecretion* ein. — QUINCKE sah in me
Fällen *entzündliche Affectionen der Respirationsorgane* den Ca
injectionen folgen. — Diese Vorkommnisse mahnen natürlich zur gr
Vorsicht und es muss vor Allem unser Bestreben sein, die Urs
welche in manchen Fällen zu einer so stürmischen Quecksilberreso
führen, kennen und vermeiden zu lernen. Manchmal ist es zw
die *directe Einführung der Injectionsflüssigkeit in die Blutbahn*
Anstechen einer Vene, welche die rasche Resorption bedingt, de
habe in mehreren Fällen der Injection unmittelbar Erschein
folgen sehen, welche mit Sicherheit auf eine Lungenembolie zu be
waren. Dieses üble Ereigniss lässt sich vermeiden, wenn man
dem Einstechen der Nadel die Spritze noch einmal von der
trennt und nun beobachtet, ob Blut aus der Canüle aussickert
letzteres der Fall, so ist eine Vene angestochen und die Einspr
darf dann nicht an dieser Stelle gemacht werden. Seit ich dies
sichtsmassregel befolge, habe ich jene unangenehmen Zwischenfä
wieder erlebt. — Aber diese Erklärung trifft sicher keineswegs i
zu; manchmal mag eine Idiosyncrasie gegen Quecksilber die U
der stürmischen Erscheinungen sein. — Bei schweren Intoxic
erscheinungen ist die *Excision* der ganzen Injectionsstelle dri
indicirt.

Zur internen Darreichung des Quecksilbers sind noch mehr,
den bisher besprochenen Methoden, die allerverschiedensten Queck
präparate benutzt worden und auch hier wollen wir nur eine
Auswahl der allerwichtigsten anführen. — Das *Sublimat*, welches
in alcoholischer Lösung (Liquor Van-Swietenii) sehr viel gegeben
ist in neuerer Zeit meist in Pillenform verordnet worden, 0,004—
pro dosi drei- bis viermal täglich, so dass 0,01—0,02 pro die geno
werden. Die leicht hervortretende irritirende Wirkung des Sub
auf Magen- und Darmschleimhaut wird in sehr zweckmässiger
durch einen Kochsalzzusatz bekämpft, ganz ebenso wie bei der
tionsflüssigkeit (Hydr. bichlor. corros. 0,12 Natr. chlor. 1,2 Succ. et
Liquir. ana 1,0, f. pil. N. 30, drei- bis viermal täglich eine Pille zu neh
— *Calomel,* das so vorzüglich von kleinen Kindern vertragen wir
bei der Behandlung Erwachsener nicht zu empfehlen. — Ein seh

gebrauchtes Mittel — besonders in Frankreich — ist das *Hydrargyrum jodatum flavum*, das Quecksilberjodür, während das *Hydrargyrum bijodatum rubrum*, das Quecksilberjodid, sich wegen seiner stark ätzenden Eigenschaften viel weniger zum internen Gebrauch eignet. Das erstere Mittel wird auch am besten in Pillen à 0,01—0,04 und bis zu 0,1—0,15 pro die gegeben. — Diese Mittel werden aber an Wirksamkeit durch das neuerdings von LUSTGARTEN in die Praxis eingeführte *Hydrargyrum tannicum oxydulatum* übertroffen, und zwar im wesentlichen wohl deshalb, weil dieses Mittel wegen seiner Leichtverträglichkeit in sehr viel höheren Dosen gegeben werden kann, als jene. Bei sonst gesunden Menschen werden 0,3 Hydr. tannic. pro die ohne weiteres vertragen.[1]) Auch dieses Mittel wird am besten in Pillen gegeben (Hydr. tannic. 3,0, Succ. et pulv. Liquir. ana 1,5, f. pil. N. 60. D. S. dreimal täglich 1—2 Pillen zu nehmen).

Bei der internen Quecksilberdarreichung treten ausser der Wirkung auf das Zahnfleisch die Reizerscheinungen von Seiten des Intestinaltractus ganz besonders in den Vordergrund und nöthigen uns zu gewissen Vorsichtsmassregeln. Zunächst darf kein Quecksilberpräparat auf leeren Magen genommen werden, sondern das Einnehmen hat stets unmittelbar oder doch bald nach den Mahlzeiten zu erfolgen. Dann ist sehr viel sorgfältiger, als bei den bisher besprochenen Behandlungsmethoden, auf die Diät zu achten, alle schwerverdaulichen oder leicht Durchfall erzeugenden Sachen, schwere Gemüse, sehr fette und saure Speisen, frisches Obst sind zu vermeiden und auch bezüglich der Getränke, besonders des Bieres, ist eine gewisse Einschränkung erforderlich. — Trotz der Befolgung dieser Vorschriften werden in vielen Fällen, zumal im Beginne der Kur, leichte Reizerscheinungen, besonders Durchfälle, nicht ausbleiben, während der Appetit zunächst weniger zu leiden pflegt. So lange der Durchfall mässig bleibt, ist eine Unterbrechung oder Aenderung der Kur nicht nöthig und oft beseitigt ein kleiner Zusatz von Extr. opii zu den Pillen (0,005—0,01 auf die Pille) diese Erscheinungen gänzlich. Wird aber der Durchfall stärker, gesellt sich dauernde Appetitlosigkeit hinzu, so muss die interne Behandlung aufgegeben und zu einer der anderen Methoden geschritten werden. Bei schon vorher bestehenden Störungen der Magen- und Darmfunctionen ist es gerathen, von vornherein von der internen Behandlung abzusehen.

1) Einer meiner Patienten nahm einmal — natürlich gegen die Verordnung — 0,45 in einer Dosis ohne irgend welche nachfolgende Störung.

Die *Zeit*, welche zur Durchführung der internen Behandlung
ist, muss, da sie an Wirksamkeit hinter der Schmierkur siche[r]
zurücksteht, durchschnittlich etwas länger sein, als bei jener.

Vergleichen wir nun die *Wirksamkeit dieser drei Appli[*
methoden des Quecksilbers* miteinander, so muss zunächst die [
rigkeit hervorgehoben werden, in dieser Hinsicht ein allgemein
Urtheil auszusprechen, eine Schwierigkeit, die noch dadurch
wird, dass dieses Urtheil im wesentlichen nicht durch irgend[
theoretische Betrachtungen, nicht durch Untersuchungen üb[
sorption und Ausscheidung des Quecksilbers begründet werde[
sondern dass schliesslich doch die klinische Beobachtung das
entscheidende Wort spricht. Und andererseits setzen sich ge[r
der Syphilis der umfassenden und unzweideutigen klinischen B[
tung viel mehr Schwierigkeiten entgegen, als bei der Mehr[z
anderen Krankheiten, ein Punkt, auf den wir schon bei der Besp[
des Verlaufes der Syphilis hinweisen mussten. Ausserdem komm[
noch individuelle Verhältnisse in Betracht, welche bewirken, [
einzelnen Falle gelegentlich eine Applicationsmethode sich wi[
erweist, als eine andere, abweichend von dem Verhalten in de[r
meinheit der Fälle, und wir dürfen uns daher nie zu einem, ohn[e
sicht auf die individuellen Eigenthümlichkeiten des Kranken
geführten Schematismus verleiten lassen.

Trotzdem lassen sich aber doch gewisse Sätze über die W[
keit dieser einzelnen Methoden aus der klinischen Beobachtu[
leiten, die wenigstens im allgemeinen auf Gültigkeit Anspruch
können. — Am wenigsten Zweifel herrscht über die Stell[u
Schmierkur, denn obwohl dieselbe eine roh empirische, unwisse[
liche Methode ist, bei der uns jede Controle über die wirkli[
genommene Menge des Medicamentes fehlt, so stimmt doch di[e
zahl der Aerzte darin überein, dass diese Kur die zuverlässig[
Wir sehen, dass selbst diejenigen Aerzte, welche im allgemein[
andere Applicationsmethode empfehlen, zur Schmierkur recurrire[n
es sich um die möglichst schnelle Beseitigung ernster, gefahrdr[
Symptome handelt, und hierin liegt doch das Zugeständniss, d[
der Schmierkur mit grösserer Sicherheit eine energische Wirk[u
erwartet werden kann, als von den anderen Applicationsweise[n
den Injectionen unlöslicher Quecksilberpräparate, besonders de[
melinjectionen, scheint nach den neuesten Erfahrungen eine d[
reibungskur ungefähr gleiche, ja in manchen Fällen wohl noch g[

Wirksamkeit zuzukommen. Bezüglich der beiden anderen Methoden, der Injectionskur, abgesehen von den Injectionen unlöslicher Quecksilberverbindungen, und der innerlichen Quecksilberbehandlung gehen die Meinungen sehr auseinander, indem z. B. in Deutschland im allgemeinen der Injectionskur eine grössere Wirksamkeit zugeschrieben wird, während die Mehrzahl der französischen Aerzte der innerlichen Behandlung das Wort redet. Wir stehen nicht an zu erklären, dass seit der Einführung des so ausserordentlich zweckmässigen Hydrargyrum tannicum eine erhebliche Differenz zwischen der Wirksamkeit dieser beiden Methoden nicht mehr besteht, während früher, wo wir für die innere Behandlung auf weniger leicht verträgliche und daher nur in kleineren Dosen anwendbare Präparate angewiesen waren, die interne Behandlung entschieden die am wenigsten wirksame war.

Auf die speciellen Indicationen der Quecksilberbehandlung kommen wir später noch zurück, nur das möge schon hier bemerkt werden, dass dieselbe ganz besonders in der secundären Periode indicirt ist, dass aber, wenn auch das Quecksilber an momentaner Wirksamkeit bei der Behandlung der tertiären Krankheitserscheinungen hinter dem Jodkalium meist zurücksteht, auch in der späten Periode das Mittel oft mit dem besten Erfolge angewandt wird und jedenfalls mehr als das Jodkalium geeignet ist, weitere Recidive zu verhüten.

Das zweitwichtigste Antisyphiliticum ist das Jod, welches durch LUGOL, besonders aber durch WALLACE (1836) als Heilmittel gegen Syphilis eingeführt wurde — oder um gleich die fast ausschliesslich gebrauchte Verbindung des Stoffes zu nennen — das Jodkalium. Das Jodkalium, welches ganz ausserordentlich schnell bei interner Anwendung vom Blute aufgenommen und ebenso schnell auch durch die verschiedenen Secrete und Excrete, Milch, Speichel, Urin u. s. w. wieder ausgeschieden wird, wirkt wahrscheinlich durch die im Körper stattfindende theilweise Abspaltung von freiem Jod, doch ist genaueres über das Wesen der Wirkung dieses Mittels bisher noch nicht bekannt.

Das Jodkalium wird fast ausschliesslich innerlich, per os, gegeben und nur ganz besondere Contraindicationen rechtfertigen in seltenen Fällen die Versuche, dem Kranken das Mittel subcutan oder per rectum beizubringen. Die in der Regel auf drei Einzeldosen zu vertheilende Tagesdosis schwankt von 1—3—5 Grm. und bei ganz besonderen Indicationen darf man wohl noch grössere Mengen des Mittels bis zu 8 und 10 Grm. geben. Im Ganzen wird unser Bestreben, abgesehen von den Fällen, in denen eine dringliche Indication vorliegt, darauf gerichtet sein, mit kleineren Dosirungen auszukommen, denn wenn das Mittel,

wie es gerade bei Syphilis so oft nöthig wird, längere Zeit hind:
oder immer wieder genommen werden muss, schwächt sich seine W
samkeit ab, und wir müssen so wie so später zu höheren Dosirun
schreiten. Die Darreichung geschieht am besten in Lösung ohne
satz eines Corrigens (Kal. jod. 5,0—10,0—15,0, Aqu. dest. 200,0. l
3 mal tägl. 1 Essl.) oder in Pillenform (Kal. jod. 10,0. Succ. Liquir.
Pulv. Alth. 1,0, Mucil. Gummi q. s. ad pil. No. 30. D. S. 3 mal täg
1—2 Pillen zu nehmen) und soll das Mittel nie auf leeren Magen, .
dern stets unmittelbar nach der Mahlzeit genommen werden. Wird
reine Jodkaliumlösung nicht vertragen, so wird in sehr zweckmäss
Weise die jedesmal zu nehmende Quantität in eine Tasse Milch (
Wasser, noch besser Selterwasser oder Sauerbrunnen gegossen, .
Darreichungsweise, die selbst bei sehr empfindlichen Personen oft :
Ziele führt und am besten überhaupt stets von vornherein empfol
wird. — Die anderen Jodpräparate und Jodverbindungen, welche :
an Stelle des Jodkalium in Anwendung zog, so Jodtinctur und Jo
form, haben sich nicht als bessere Mittel bewährt und höchstens
Jodnatrium, welches leichter vertragen wird, als Jodkalium, dafür :
auch weniger wirksam ist, dürfte in dem einen oder anderen Falle '
theilhaft angewendet werden können. — Ein ganz schwaches Jodpräp:
den *Jodeisensyrup*, werden wir noch bei der Behandlung der her
tären Syphilis zu berücksichtigen haben.

Die unangenehmen *Nebenwirkungen des Jod* beruhen einmal
der irritirenden Einwirkung desselben auf die Magenschleimhaut, in:
sich bei der Jodeinnahme Magenschmerzen, Appetitlosigkeit, Uebel
und wohl auch Erbrechen einstellen, aber diese unangenehmen V
kungen lassen sich gewöhnlich durch sorgfältige Beachtung der o
gegebenen Vorschriften verhüten. — Ungleich wichtiger sind die du
die Aufnahme des Jod in die Circulation hervorgerufenen Erscheinung
Auf der einen Seite ist es die *Haut*, an welcher nach Jodeinnal
gewisse Erkrankungen auftreten, die entweder nach Art der eigentlie
Arzneiexantheme höchst wahrscheinlich durch Reizung der vasomot
schen Nerven zu Stande kommen, Quaddeleruptionen, Erytheme, H:
blutungen an den Unterextremitäten und bullöse Exantheme selte
und das ist bei weitem der häufigere Fall — es werden höchstw:
scheinlich durch den Reiz des durch die Hautdrüsen wieder aus
schiedenen Medicamentes Entzündungen, Knoten- und Pustelbildun
hauptsächlich im Gesicht, auf der Brust und dem Rücken, aber a
auf anderen Körperstellen hervorgerufen, *Jodacne*. Die Exanthe
ersterer Art sind so ausserordentlich selten, dass von dieser Seite :

Contraindication für den Jodgebrauch nur ganz ausnahmsweise vorliegen dürfte. Um so häufiger ist dagegen die Jodacne, die freilich,
wenn sie sich in mässigen Grenzen hält, das Aussetzen des Mittels
nicht erforderlich macht, nur in den seltenen Fällen besonders reichlicher
Eruptionen und bei Bildung vieler grösserer und schmerzhafter Knoten
wird hieran gedacht werden müssen. In der Regel entwickelt sich die
Jodacne übrigens erst nach längerem Gebrauche des Mittels in stärkerem Grade, so dass der Zweck der Medication meist schon erreicht
ist, wenn das Aussetzen derselben in Frage kommt.

Am allerunangenehmsten ist aber die entzündungserregende Wirkung des Jodkalium auf gewisse *Schleimhäute*, nämlich auf die Nasenschleimhaut (*Jodschnupfen*) und den Schleimhautüberzug der angrenzenden Theile, der Thränengänge, der Conjunctiva und andererseits auf die
Rachen-, Kehlkopf- und Bronchialschleimhaut. In manchen Fällen
treten etwas empfindliche Schwellungen der Parotis und der Sublingualdrüsen und Speichelfluss auf. Bei starker Entwickelung dieser Erscheinungen bildet sich ein höchst unbehaglicher, als *Jodismus* bezeichneter
Zustand aus. Unter heftigen Kopfschmerzen, wohl durch Entzündung
der die Stirnhöhlen auskleidenden Schleimhaut, kommt es zu einer
solchen Intensität der katarrhalischen Erscheinungen an den vorhin
bezeichneten Organen, unter gleichzeitigem Thränenträufeln und Oedem
der Augenlider, dass die Kranken nicht schlafen können, zu jeder Thätigkeit unfähig sind und dass in der That die weitere Joddarreichung unmöglich ist. Selbst bedenkliche Erscheinungen von Glottisödem sind
beobachtet worden. Ferner sind *Trigeminusneuralgien* bei Jodismus
beobachtet worden (EHRMANN). Nach der Sistirung der Jodaufnahme
gehen die Symptome des Jodismus schnell zurück. — Anders ist es in
denjenigen Fällen, in denen nur leichte Erscheinungen auftreten, ein
mässiger Schnupfen, Trockenheit im Hals und ein selten fehlender
eigenthümlicher metallischer Geschmack, denn hier können wir mit der
Medication ruhig fortfahren, ja in der Regel tritt sogar eine Gewöhnung
an das Mittel ein, indem trotz des Fortgebrauches die katarrhalischen
Erscheinungen verschwinden. Der Jodschnupfen und die übrigen Erscheinungen des Jodismus stellen sich stets gleich im Beginne der
Jodaufnahme ein und bei den stärkeren Graden von Jodismus ist eine
individuelle Prädisposition, eine Art *Idiosyncrasie* anzunehmen, ganz
so wie bei den Arzneiexanthemen. Schon ein Löffel Jodkaliumlösung
genügt in solchem Falle, um den heftigsten Jodismus hervorzurufen,
aber glücklicher Weise ist diese hochgradige Empfindlichkeit gegen
Jod selten, während geringere Reactionserscheinungen häufig vor-

kommen. Nicht selten werden grössere Dosen besser vertragen
kleinere.

Nebenbei mag hier noch bemerkt werden, dass einem Kran
der innerlich Jodkalium oder irgend ein anderes jodhaltiges M
nimmt, *niemals Calomel* oder ein anderes quecksilberhaltiges Mitte
den Conjunctivalsack eingebracht werden darf, weil durch chemi
Umsetzung mit dem in der Thränenflüssigkeit enthaltenen Jod Qu
silberjodid entsteht, welches stark irritirend auf die Schleimhaut w
und heftige Conjunctivitiden hervorruft. Aus demselben Grunde
vermuthlich auch bei Jodgebrauch Sublimatinjectionen in die H
röhre zu vermeiden.

Wenn das Jodkalium auch bei einzelnen der secundären B
angehörigen Erscheinungen indicirt ist, so bei den Fiebererscheinun
den periostitischen Schwellungen und den so häufig von den latent
abhängigen Schmerzen und Neuralgien der Eruptionsperiode, fu
bei den ulcerirten Schleimhautpapeln, so entfaltet es seine Hauptw
samkeit doch erst bei den *Erscheinungen der tertiären Periode.*
Ulcerationen der Haut und der Schleimhäute heilen unter dem
brauch des Mittels, die Infiltrate, Gummata der verschiedensten Or
werden resorbirt und zwar mit einer geradezu unglaublichen Schne
keit. Aber freilich die Wirkung des Jodkalium reicht nicht über
Heilung der bestehenden Affectionen hinaus, es gewährt dasselbe ke
Schutz gegen spätere Recidive, und es erklärt sich diese Eigenth
lichkeit zum grossen Theile aus der schnellen Ausscheidung des M
aus der Circulation, im Gegensatz zu der langsamen, protrahirten A
scheidung des Quecksilbers.

Bei dem ersten epidemischen Auftreten der Syphilis kam bald
Behandlung der Krankheit durch verschiedene Pflanzendecocte, u
tränke, auf und das besonders durch die Schriften ULRICH V. HUTT
bekannt gewordene *Guajakholz* (lignum sanctum, Pocken- oder F
zosenholz) erfreute sich eines grossen Rufes.[1] Aber auch in spä
und selbst in neuerer Zeit ist von verschiedenen Seiten auf die W
samkeit dieser Behandlungsmethoden hingewiesen worden. Hier a
schliessen ist auch die in der ersten Hälfte dieses Jahrhunderts
fach geübte Behandlungsmethode *ohne alle specifischen Mittel,*

1) Es dürfte nicht allgemein bekannt sein, dass dieses jetzt allerding
nur noch zu anderen, erfreulicheren Zwecken, nämlich zur Herstellung
Kegelkugeln, benutzte Holz noch heute den aus jener Zeit stammenden
„Pockholz" trägt.

simple treatment der Engländer, bei welcher neben knapper Kost bei ruhigem Verhalten des Kranken lediglich reichliche Abführmittel gegeben wurden. — Von allen diesen Mitteln ist nur noch eines wirklich zu empfehlen, nämlich das *Zittmann'sche Decoct*, das allerdings streng genommen ein ganz schwaches Quecksilbermittel ist, ein Sarsaparilldecoct, welchem neben einigen unwesentlicheren Zusätzen etwas Folia Sennae zugefügt werden und in welches während des Abkochens ein Zinnober und Calomel enthaltender Beutel hineingehängt wird. Die auf diese Weise angefertigte Abkochung ist das „starke Zittmann'sche Decoct", während das „schwache Decoct" ohne Zusatz von Folia Sennae und ohne Hineinhängen des Quecksilberbeutels hergestellt wird.

Die Anwendungsweise des Zittmann'schen Decoctes ist folgende. Morgens trinkt der Patient im Bette 250—500 Grm. starkes Decoct heiss, wird darauf mit wollenen Decken tüchtig eingewickelt und muss 1—2 Stunden schwitzen. Nach der Abkühlung darf der Kranke dann aufstehen und hat Nachmittags dieselbe Quantität schwaches Decoct kalt zu trinken. Das Zittmann'sche Decoct wirkt stets stark abführend und bei Kranken, die zu Durchfall neigen oder an Magen- und Darmkatarrhen leiden, ist die Anwendung dieser Kur nicht zu empfehlen. — Im allgemeinen sind es *ganz späte und hartnäckige tertiäre Erscheinungen*, Hautaffectionen, so die tertiäre Psoriasis palmaris et plantaris und Knochenleiden, bei denen gelegentlich günstige Erfolge durch die Anwendung der Zittmann'schen Kur erzielt werden. Manche Aerzte verbinden auch gern die im Beginn der Erkrankung eingeleitete Schmierkur mit einer leichten Zittmann'schen Kur.

3. Die Localbehandlung der syphilitischen Krankheitsproducte.

Neben der allgemeinen Behandlung erfordert die Localbehandlung der einzelnen syphilitischen Krankheitsproducte die allergrösste Beachtung von Seiten des Arztes. In Deutschland hat vor allen Anderen SIGMUND immer und immer wieder darauf hingewiesen, wie durch sorgfältige, neben der Allgemeinkur eingeleitete Localbehandlung die Heilungsdauer vieler Syphiliserscheinungen ausserordentlich verkürzt, die Patienten früher von ihren Beschwerden befreit und gelegentlich weitere unangenehme Folgen verhindert werden können.

Die Localbehandlung des Primäraffectes ist bereits besprochen. — Die *Lymphdrüsenschwellungen*, und zwar sowohl die in unmittelbarer Abhängigkeit vom Primäraffect entstandenen, als die der universellen Lymphadenitis angehörigen können zweifellos durch regionäre Einrei-

bungen von grauer Salbe günstig beeinflusst werden, denn auch
anderen Syphiliserscheinungen ist die Beobachtung gemacht, dass
behufs der Allgemeinwirkung vorgenommenen Quecksilberappliati
(Einreibungen, Einspritzungen) die in ihrer unmittelbaren Nachbar
gelegenen Eruptionen am schnellsten zur Resorption bringen, dass
neben der allgemeinen, durch die Blutcirculation vermittelten Wir
auch ein localer Einfluss hervortritt.

Die *secundären Hauteruptionen* erfordern, so lange sie kein
siges Secret liefern, keine besondere Behandlung. Die Beseitigung
Roseola, der gewöhnlichen papulösen Exantheme kann man getro
Allgemeinkur allein überlassen. Höchstens bei gewissen Localisati
bei Papeln auf der Stirn oder überhaupt im Gesicht, ferner an
Händen, wird man bemüht sein, durch Einreibung mit weisser F
pitatsalbe oder durch Bedecken mit Empl. Hydrargyri während
Nacht die Resorption zu beschleunigen, um so die Patienten schn
von den verdächtigen Erscheinungen zu befreien.

Stets ist dagegen eine besondere Behandlung bei den nässe
Eruptionen der behaarten Stellen und den an Theilen, an denen
Berührung zweier Hautflächen stattfindet, localisirten Papeln,
nässenden Papeln, erforderlich. Die ersteren, die uns am häufi
unter der Form der Impetigo capitis entgegentreten, heilen rasch
täglich zweimaliger Einreibung mit weisser Präcipitatsalbe, g
Quecksilberoxydsalbe. Ganz besondere Triumphe feiert aber die L
behandlung der nässenden Papeln, ganz gleich ob sich dieselbe
ihrem Prädilectionssitze, den Genitalien, dem Anus und der Umge
dieser Theile, oder ob sie sich an den anderen, seltener befall
Körperstellen befinden. Da, wie wir früher gesehen haben, die
wöhnlich vernachlässigte Reinigung der erkrankten Theile eine H
ursache für die Verschlimmerung der Localaffection ist, so ist es
selbstverständlich, dass in jedem Fall auf die sorgfältigste Reini
die durch Localbäder, Sitzbäder oder Waschungen zu erzielen ist
drungen werden muss. Je nach der Hochgradigkeit der Affection
die Bäder zweimal oder öfter des Tages zu wiederholen. Von den
camentösen Massnahmen ist vor allen anderen das LABARRAQUE'
Verfahren zu empfehlen, welches darin besteht, dass die gerein
Papeln mit Chlorwasser oder Kochsalzlösung angefeuchtet und
mit Calomel eingestreut werden. Durch Einlegen von Wattebäusch
wird sodann für Auseinanderhaltung der sich anliegenden Hautflä
gesorgt, was an den weiblichen Genitalien und am Anus am mei
erforderlich ist. Es bildet sich bei diesem Verfahren Sublimat un

scheint, dass gerade das Sublimat in statu nascendi eine besonders energische Wirkung ausübt, wenigstens erweisen sich entsprechend concentrirte Sublimatlösungen weit weniger wirksam. Das Verfahren kann insofern noch vereinfacht werden, als das Anfeuchten mit Chlorwasser oder Salzlösung fortgelassen wird und die Papeln direct mit Calomel eingestreut werden. FÜRBRINGER hat nachgewiesen, dass auch bei dieser Modification aus dem Calomel unter der Einwirkung der chloridhaltigen Secrete Sublimat gebildet wird. Es ist oft fast unglaublich, in wie kurzer Zeit — oft in einer Woche — unter diesem Verfahren umfangreiche Beete nässender Papeln sich überhäuten, schrumpfen und vollständig, abgesehen von livider Röthung der Haut, verschwinden. — Bei Kranken, für welche das Einstreuen mit Pulver eine zu ungewohnte und daher schlecht ausgeführte Manipulation ist, kann man das obige Verfahren, wenn auch der Erfolg dadurch etwas verzögert wird, durch das Einlegen kleiner, mit gelber Quecksilberoxydsalbe bestrichener Wattebäusche ersetzen. — Nur bei ganz besonders mächtigen, stark infiltrirten und sehr derben Papeln ist zu einem energischeren Verfahren zu schreiten, nämlich zur Anwendung der PLENK'schen Solution (Spirit. Vini dilut., Acet. concentr. ana 45,0, Hydr. bichlor. corros. 4,0, Aluminis, Camphorae, Cerussae ana 2,0). Gewöhnlich genügt die einmalige Auftragung des Bodensatzes — nach der ursprünglichen Vorschrift soll die umgeschüttelte Flüssigkeit nur aufgepinselt werden, — die übrigens sehr schmerzhaft ist und stark ätzend wirkt, um die Papeln zum Schwinden zu bringen, anderenfalls muss mit mehrtägigen Pausen die Auftragung mehrmals wiederholt werden.

Von den *secundären Schleimhautaffectionen* sind es ganz besonders die Eruptionen der Mund- und Rachenschleimhaut, welche gebieterisch eine locale Behandlung verlangen, weil sie einmal gewöhnlich nicht unerhebliche Beschwerden verursachen und andererseits leicht Weiterübertragungen der Krankheit durch sie hervorgerufen werden können. Neben allgemeineren Verordnungen, die Reinlichkeit des Mundes und das wenn möglich ganz zu verbietende Rauchen betreffend, sind täglich einmal zu wiederholende Pinselungen der Plaques oder Ulcerationen mit starken Höllensteinlösungen (10 Proc.) oder mit Sublimatlösungen (1—4 Proc.) vorzunehmen. Wir empfehlen ganz besonders die letzteren und können auch den starken Lösungen, deren Anwendung allerdings einige Zeit anhaltende Schmerzen hervorruft, nur das beste nachsagen, auch hier ist der Einfluss der Localbehandlung — selbst ohne Allgemeinkur — eigentlich stets ein ganz ausserordentlich auffallender und

schnell eintretender. Schon nach einigen wenigen, ja manchmal nach
einer Aetzung verschwinden die Schmerzen und in wenigen Tagen kann
eine umfangreiche Schleimhauterosion zur Ueberhäutung gebracht sein.
Während man die Sublimatpinselungen an den Lippen und allenfalls
auch an der Zunge den Patienten selbst überlassen kann, wenn es
ihnen unmöglich ist, so oft zum Arzt zu kommen, so ist es nicht räthlich, Pinselungen des Rachens mit Sublimat von den Kranken selbst
vornehmen zu lassen, weil doch möglicher Weise bei Anwendung der
stärkeren Lösungen nicht unerhebliche Mengen von Sublimat bei un-
geschicktem Pinseln verschluckt werden können. — Bei Rhagadenbildung an den Naseneingängen ist Einreibung von Präcipitatsalbe zu
empfehlen. — Die *secundären Kehlkopfaffectionen* sind local ganz in
derselben Weise wie der nichtsyphilitische Kehlkopfkatarrh zu behandeln, also in der Regel mit· Höllensteinpinselungen (2—5 Proc.).

Die *tertiären Hautaffectionen*, sowohl die papulösen Exantheme,
wie die aus diesen hervorgegangenen Geschwüre gelangen schneller zur
Resorption, resp. Heilung, wenn dieselben — neben interner Darreichung
von Kal. jod. — mit *Emplastrum Hydrargyri* bedeckt werden. Auch
hier ist entweder Empl. Hydr. americ. zu verordnen oder Empl. Hydr.
und Empl. sapon. zu gleichen Theilen. Bei schnell fortschreitenden
und sehr stark secernirenden Geschwüren wird mit Vortheil anfänglich
Jodoform angewandt. Dagegen ist die Anwendung von Aetzmitteln
oder das Auskratzen mit dem scharfen Löffel bei diesen Formen der
syphilitischen Hautgeschwüre ganz und gar nicht zu empfehlen; die
Heilung erfolgt hierdurch keineswegs schneller, und die nach der Heilung zurückbleibenden Narben sind mächtiger entwickelt und störender,
als die bei der Behandlung mit Kal. jodatum und Quecksilberpflaster
sich bildenden. — Anders steht es mit den *tiefen Hautinfiltraten*, den
Gummiknoten des Unterhautzellgewebes, denn bei diesen ist, wenn sie
die Haut einmal durchbrochen haben, eine energische Aetzung, z. B.
mit Kali causticum in Substanz, wohl am Platze und beschleunigt
die sonst oft nur zögernd eintretende Heilung. — Ein Gumma darf
aber, selbst wenn bereits Fluctuation eingetreten ist, *niemals incidirt*
werden, denn sehr oft erfolgt noch die völlige Resorption mit Erhaltung der Haut.

Während viele Autoren bei der Behandlung der *tertiären Schleimhautulcerationen* energische Aetzungen mit Höllenstein in Substanz
oder in concentrirtester Lösung für nöthig erachten, können wir nach
unseren Erfahrungen nur constatiren, dass die Schleimhautulcerationen
lediglich bei Darreichung von Jodkalium *ohne jede Localbehandlung*

ganz ebenso rasch verheilen, als bei gleichzeitiger Anwendung der letzteren, dass Perforationen des weichen Gaumens, sobald sie nicht zu umfangreich sind, auch ohne jede Aetzung sich vollständig schliessen können, und wir halten die Vornahme der Aetzungen oder überhaupt einer Localbehandlung in diesen Fällen für überflüssig. Ist dagegen Necrose des unterhalb des Schleimhautgeschwürs gelegenen Knochens eingetreten oder hat der Erkrankungsprocess schon ursprünglich zur Necrose des Knochens geführt, so kann unter Umständen die Entfernung der abgestorbenen Theile und energische Auskratzung mit dem scharfen Löffel nöthig werden. — Bei cariösen Processen im Naseninneren, bei dem Bestehen einer *Osaena syphilitica*, sind ausserdem stets desinficirende Ausspülungen mit der Nasendouche, am besten mit ganz schwachen Lösungen von Kali hypermang. zu machen. — Bei *Gaumenperforationen* lässt sich in manchen Fällen durch eine geeignete Gaumenplatte ein künstlicher Verschluss herstellen, welcher die unangenehmen Störungen der Sprache und das Regurgitiren von Flüssigkeiten durch die Nase beseitigt, und es hat dies bei nicht zu grossen Perforationen im Bereich des harten Gaumens keine besonderen Schwierigkeiten. Sehr viel schwieriger ist der künstliche Verschluss der weiter nach hinten gelegenen Perforationen. Die Patienten stellen sich übrigens oft in wenig appetitlicher Weise einen künstlichen Verschluss selbst her, indem sie einfach eine zusammengedrehte Papierkugel in die Perforationsöffnung hineinstopfen. — Besondere Massnahmen bedingen die nach der Heilung von Schleimhautulcerationen durch Narbenbildung entstehenden *Stenosen am Rachen und am Kehlkopf.* Die ersteren lassen sich in einfacher Weise durch die Spaltung der Narbenmembranen beseitigen, bei den Kehlkopfstenosen kann dagegen die Indicatio vitalis die sofortige Vornahme der Tracheotomie erheischen. Letztere Operation kann übrigens auch in einem früheren Stadium der tertiären Kehlkopfsyphilis nothwendig werden, wenn durch starke Infiltration und besonders durch das oft in plötzlicher Weise zu einem schon länger bestehenden Erkrankungsprocess hinzutretende Oedem der Kehlkopfschleimhaut Erstickungsgefahr bedingt wird.

Von den Affectionen der anderen Organe erheischen nur die *Erkrankungen der Knochen und Gelenke* und die *Erkrankungen des Auges* — natürlich nur neben der stets anzuwendenden Allgemeinbehandlung — eine besondere Localbehandlung, doch glauben wir von einer Schilderung der hier in Betracht kommenden Massnahmen absehen zu können, weil dieselben völlig der bei den analogen nichtsyphilitischen Erkrankungen dieser Organe einzuleitenden Localbehandlung entsprechen.

4. Die specielle Durchführung der Syphilisbehandlung.

Nachdem wir somit die einzelnen Behandlungsmethoden kennen gelernt haben, erübrigt es noch, die *Durchführung derselben im einzelnen Fall* näher zu besprechen. Hier tritt uns zunächst die Frage entgegen: *wann soll die. Allgemeinbehandlung der Syphilis beginnen?* Während eine Reihe von Aerzten die Allgemeinkur so früh als irgend möglich, d. h. sofort nach der Erkennung des syphilitischen Primäraffectes als eines solchen eingeleitet wissen wollen, stehen dem die Erfahrungen Anderer gegenüber, welche dahin gehen, dass der Erfolg der antisyphilitischen Kur am schnellsten eintritt und sich am nachhaltigsten erweist, wenn dieselbe erst bei dem *Erscheinen der ersten secundären Symptome,* also zur Zeit der erstmaligen Ueberschwemmung der Körpersäfte mit dem syphilitischen Gifte, begonnen wird, und dass bei den früher in Behandlung genommenen Fällen nicht nur die von Manchen erwartete Möglichkeit einer Coupirung der Syphilis, einer Verhinderung der Allgemeininfection sich niemals verwirklicht, sondern dass auch der weitere Verlauf dieser Fälle sich in der Regel zu einem unangenehmeren gestaltet, indem die durch die frühzeitige Kur gewissermassen zurückgedrängten Allgemeinerscheinungen zwar später, oft aber doch noch während der Behandlung selbst zum Vorschein kommen und sich hartnäckiger erweisen und häufiger recidiviren, als bei den später in Behandlung genommenen Fällen. Ein weiterer Uebelstand bei diesem Verfahren ist auch der, dass sich gar nicht selten die secundären Erscheinungen einstellen, nachdem soeben eine energische Quecksilberkur durchgeführt ist und es natürlich nun bedenklich ist, sofort eine zweite Kur anzuschliessen.

Indess kommen doch Fälle vor, in welchen wir ohne besondere Rücksicht auf den späteren Verlauf durch die bestehenden Verhältnisse dazu gedrängt werden, sofort in möglichst energischer Weise einzugreifen, wenn nämlich der Primäraffect durch seine Lage oder Beschaffenheit die möglichst baldige Heilung wünschenswerth macht. Besonders sind dies einerseits sehr schmerzhafte Primäraffecte, z. B. bei Localisation an der männlichen Harnröhrenmündung, andererseits sehr entstellende und bezüglich der Weiterverbreitung der Krankheit gefährliche Sclerosen, besonders die im Gesicht und am häufigsten an den Lippen localisirten, welche letzteren übrigens oft ebenfalls recht schmerzhaft sind, die behufs möglichst baldiger Heilung eine sofortige Allgemeinbehandlung erheischen, ganz ohne Rücksicht darauf, ob die secundären Erscheinungen schon ausgebrochen sind oder nicht. Auch bei

Frauen, welche während der Gravidität inficirt wurden, darf man mit der Allgemeinbehandlung nicht zögern, sowie die Diagnose auf Syphilis sichergestellt ist. — An dieser Stelle möge gleich angeführt werden, dass bei syphilitischen Frauen überhaupt die *Gravidität* nicht nur keine Contraindication für eine Schmierkur ist, sondern im Gegentheil eine dringende Indication für eine möglichst energische Behandlung bildet. Wie der Nachweis des Quecksilbers im Fötus nach mercurieller Behandlung der graviden Frau lehrt, kann durch eine solche Behandlung während der Gravidität sogar in indirecter Weise der Fötus beeinflusst werden und die Krankheit desselben gehoben oder doch wenigstens gemildert werden.

Wenn wir aber von jenen Fällen absehen, ist es stets geboten, die Allgemeinbehandlung erst beim Ausbruch der secundären Erscheinungen zu beginnen, in einzelnen Fällen auch schon wegen der bis dahin bestehenden Unsicherheit der Diagnose, und es fragt sich nun weiter, *welche Methode im einzelnen Fall in Anwendung zu ziehen ist.* Da es gerade bei der ersten Kur von grosser Wichtigkeit ist, dass sie eine möglichst energische Wirkung entfalte, so ist es· nach dem oben Gesagten nicht zweifelhaft, dass wir an und für sich in diesem Falle der *Schmierkur* stets den Vorzug geben, der sich vielleicht noch die *Injectionen von Calomel und anderen unlöslichen Quecksilberverbindungen* als gleichwerthig an die Seite stellen lassen. Aber allerdings ist dies in Wirklichkeit nicht immer durchzuführen, da oft genug theils körperliche, theils sociale Hindernisse der Ausführung der Schmierkur entgegenstehen. So wird eine besonders starke Behaarung des Körpers oder ein nach der ersten Einreibung auftretendes Mercurialerythem die Durchführung der Schmierkur verhindern, andererseits giebt es zahlreiche Patienten, die aus anderen Rücksichten, weil sie in ihrer Familie leben, oder weil sie ein zu wenig sesshaftes Leben führen, wie Geschäftsreisende, eine Schmierkur nicht unternehmen können. Gerade der Ausführung der Schmierkur tritt der Wunsch, die Krankheit geheim zu halten, am allerhäufigsten entgegen, weil sich diese Behandlungsmethode am schwersten verheimlichen lässt. Derartige sociale Gründe werden auch oft für die Auswahl unter den beiden noch übrigen Hauptbehandlungsmethoden, der Injectionskur und der internen Behandlung, massgebend sein müssen.

Es fragt sich nun weiter, *wie lange Zeit die erste Allgemeinkur* fortzusetzen ist, und müssen wir hier für die Schmierkur als Minimum dreissig Einreibungen und für die anderen Behandlungsmethoden eine entsprechend lange Dauer, also für die Injectionskur, bei Anwendung löslicher Quecksilberverbindungen, ebenfalls etwa dreissig Einspritzungen, für die interne Kur eine etwa sechswöchentliche Dauer als mindestens erforderlich bezeichnen, selbst wenn die manifesten Erscheinungen der Syphilis schon vorher verschwunden sind, während in den im Ganzen selteneren Fällen, wo die Symptome selbst bei dieser Behandlungsdauer noch nicht geschwunden sind, die Kur noch fortgeführt werden muss. Eine zu lange Ausdehnung einer Kur ist übrigens nicht empfehlenswerth, und es ist in ganz besonders hartnäckigen Fällen oft besser, dann mit der Behandlung zu pausiren, um sie nach einiger Zeit, nachdem der Körper wieder empfänglich für die Quecksilberwirkung geworden ist, in vielleicht etwas modificirter Weise wieder zu beginnen. — Ueber die *weitere Behandlung während der secundären Periode* gehen die Ansichten insofern weit auseinander, als nach der Ansicht der einen Reihe von Autoren — und es ist diese Ansicht die im allgemeinen in Deutschland noch herrschende — eine neue Kur nur dann unternommen werden soll, wenn frische Erscheinungen, also Recidive der Syphilis, auftreten. Dem gegenüber verlangen Andere, und an ihrer Spitze FOURNIER und NEISSER, dass während der ganzen secundären Periode, also während der ersten 2—3 Jahre nach der Infection, stets von Zeit zu Zeit der Syphilitische einer Mercurialkur unterworfen werden müsse, ganz ohne Rücksicht auf das Erscheinen oder Nichterscheinen von Recidiven, weil eine chronische Krankheit auch eine chronische Behandlung erheische. Auch wir glauben dieser *intermittirenden Quecksilberbehandlung während der ersten Jahre nach der Infection* das Wort reden zu dürfen und empfehlen die Ausführung derselben in der Weise, dass etwa drei- bis viermal im Jahre, also mit Pausen von 2 bis 3 Monaten, eine Behandlung von durchschnittlich monatlicher Dauer stattzufinden hat. Es versteht sich von selbst, dass diese Behandlung stets dem individuellen Verlauf der Krankheit angepasst werden muss, dass sie bei intensiveren Krankheitsformen mit kürzeren Pausen und mit möglichst energischen Mitteln durchgeführt werden muss, während bei milderen Fällen längere Pausen gemacht und weniger eingreifende Kuren angewendet werden können. Es versteht sich ferner von selbst, dass dabei alle irgendwie eintretenden besonderen Indicationen auf das sorgfältigste berücksichtigt werden müssen, und ganz ebenso ist natürlich die Localbehandlung der dieselbe erheischenden Symptome in genauester Weise durchzuführen.

Von den einzelnen Krankheitserscheinungen der secundären Periode wollen wir hier nur noch die *Augenerkrankungen*, also im wesentlichen die *Iritis syphilitica* berücksichtigen, indem gerade bei dieser Affection von der schnellen Einleitung einer sachgemässen Therapie Alles abhängt. Bei dem Auftreten einer Iritis syphilitica ist stets sofort eine möglichst energisch wirkende Quecksilberkur einzuleiten, also wenn irgend angängig eine Schmierkur mit täglicher Einreibung von 3 bis 5 Grm. Ung. cin., und selbst bei sich entwickelnder Stomatitis darf, wenn die letztere nicht gar zu arg wird, die Kur nicht unterbrochen werden, natürlich müssen alle Mittel, die geeignet sind, die Stomatitis in Schranken zu halten, in Anwendung gezogen werden. — Selbstverständlich ist gleichzeitig energische Localbehandlung, also vor Allem Einträufelung von Atropin, in schweren Fällen wohl auch locale Blutentziehung einzuleiten.

Wenn auch das *Kalium jodatum*, wie wir schon oben besprachen, seine Hauptwirkung gegen die Producte der tertiären Syphilis entfaltet, so giebt es doch auch einige während der secundären Periode auftretende Zustände, welche in günstigster Weise durch den internen Gebrauch von Jodkalium beeinflusst werden. Dies sind vor allen Dingen die *Fieberbewegungen*, die *periostitischen Schwellungen*, die *neuralgischen Schmerzen* und überhaupt die gesammten Erscheinungen, welche das *Gefühl allgemeinen Krankseins* in der Eruptionsperiode bedingen, und ferner die gewöhnlich später auftretenden *zerfallenden Papeln der Mundschleimhaut*, ganz besonders die oft so tiefen und so ausserordentlich schmerzhaften *Geschwüre an den Seitenrändern der Zunge*. Auch die ausser den Periostitiden in der secundären Periode noch vorkommenden Erkrankungen des Bewegungsapparates, die *Gelenkergüsse*, die *Sehnenscheidenentzündungen* und die seltenen *Muskelcontracturen*, reagiren im Ganzen besser auf Jod als auf Quecksilber. — Die vielfach übliche Verbindung der Quecksilberkur mit Jodkaliumdarreichung oder das Nachschicken der letzteren nach voraufgegangener Quecksilberbehandlung, „um die Ausscheidung des Quecksilbers zu beschleunigen", halten wir nicht für indicirt oder, wenn dieser Zweck wirklich erfüllt werden sollte, geradezu für zweckwidrig. Ganz anders verhält es sich natürlich mit der besonders bei schweren tertiären Symptomen angezeigten gleichzeitigen Darreichung von Quecksilber und Jodkalium, denn hier handelt es sich um das Erzielen einer combinirten, möglichst starken Wirkung.

Bei der *Behandlung der bereits im tertiären Stadium stehenden Fälle* sind die Indicationen insofern sehr viel mannigfaltiger, als hier bei den Erkrankungen der inneren Organe die allerverschiedensten Functionsstörungen und Symptomencomplexe ein therapeutisches Eingreifen nöthig machen. Wir wollen an dieser Stelle ganz von der

symptomatischen Behandlung dieser Fälle, die sich im wesentlicl
der Behandlung der analogen, nicht durch Syphilis hervorge:
Organerkrankungen deckt, absehen und nur die *specifische Beha*
welche jene an Wichtigkeit natürlich sehr überragt, berücksic
Im allgemeinen ist, wie schon oben erwähnt, das *Jodkalium*
weitem am meisten bei der tertiären Syphilis indicirte Mittel, ı
tertiären Haut- und Schleimhautaffectionen sieht man unter al
Anwendung desselben, unterstützt allenfalls bei den Hautaff
von einer geeigneten Localbehandlung, in sehr kurzer Zeit, je n
Ausdehnung des Krankheitsprocesses etwa in 2 – 4 Wochen in]
übergehen. Sehr viel geringer ist der Einfluss des Quecksilb
diese Erscheinungen und besonders die schweren Schleimhau:
tionen heilen unter einer Mercurialbehandlung oft nicht nur niol
dern machen sogar weitere Fortschritte, während schon nach der
Löffeln Jodkaliumlösung eine wenigstens subjective Besserung
und gerade bei diesen Affectionen in ganz überraschend kurı
die Heilung der ausgedehntesten Geschwüre erfolgt. Der Unte
in der Wirksamkeit der beiden Medicamente ist ein so gewaltige
wir es, zumal da das Fortschreiten des Krankheitsprocesses v
zu Tage zur Vergrösserung des irreparablen Defectes führt, f
einen Kunstfehler bezeichnen möchten, wenn bei tertiären Schlei
ulcerationen Quecksilber und nicht Jodkalium verordnet wird. —
gegen durch einen mehrwöchentlichen Jodkaliumgebrauch eine I
erzielt worden, so ist es, besonders wenn der betreffende Patient
nicht in hinreichender Weise mit Quecksilber behandelt ward
wohl angezeigt, denselben einer mercuriellen Behandlung zu
werfen, denn wir dürfen von dieser viel eher die gänzliche T
der Krankheit und damit die Verhütung weiterer Recidive er
als vom Jodkalium, welches, wenn auch seine momentane W
eine ausserordentlich eclatante ist, keinen nachhaltigen Einfluss
Krankheit äussert und nicht vor späteren Rückfällen schützt.
manchen Fällen von tertiären Haut- und Schleimhautulceratio:
man indess gezwungen, das Jodkalium fort und fort und zwar l
gender Dosis zu geben; sowie das Mittel einige Zeit ausgesetz
brechen die eben geheilten Geschwüre wieder auf und machen
Fortschritte, eine von BÄUMLER erwähnte Beobachtung, die au
bestätigen kann.

Nach den bei der Behandlung der Haut- und Schleimhautaffe
gewonnenen und mit dem Auge controlirbaren Erfahrungen sellt
bei der *Behandlung tertiärer Erkrankungen innerer Organe* d

kaliumdarreichung zunächst eigentlich auch für ausreichend erachten, indess da es sich hier oft um die Erkrankung der wichtigsten Organe, z. B. der Nervencentra, handelt, bei denen der geringste Fortschritt des Krankheitsprocesses gelegentlich die allerschwersten und nicht wieder zu ersetzenden Verluste mit sich bringt, erscheint es allerdings gerathen, hier mit allen zur Verfügung stehenden Mitteln vorzugehen, um einen möglichst schnellen Stillstand und Rückgang des Krankheitsprocesses zu erzielen. Und so wird denn ganz besonders bei den syphilitischen Erkrankungen des Gehirns die Verbindung des Gebrauches von Jodkalium, und zwar in sehr hohen Dosen, mit einer energischen Schmierkur durchaus indicirt sein, und auch hier, gerade wie bei den Augenerkrankungen, wird das Auftreten einer Stomatitis, ausser wenn diese gleich einen besonders schweren Verlauf nimmt, nicht das Signal für die Sistirung der Mercurialbehandlung sein dürfen.

Bei der Behandlung eines jeden Syphilitischen ist der *allgemeine Körperzustand* stets mit grosser Sorgfalt zu berücksichtigen und wo sich aus demselben irgend eine Indication ergiebt, darf dieselbe niemals neben der eigentlichen antispecifischen Behandlung vernachlässigt werden. Wir müssen stets bestrebt sein, den allgemeinen Gesundheitszustand des Syphilitikers möglichst günstig zu gestalten, um so mehr, als nicht besonders kräftige Individuen durch energische Mercurialkuren doch oft etwas herunterkommen. So empfiehlt es sich, neben den besonderen Indicationen, z. B. bei bestehender Anämie, wie schon oben erwähnt, den Kranken kräftige Kost, mässigen Genuss von Alcoholicis, natürlich unter Vermeidung von Excessen, Bewegung im Freien, körperliche Uebungen, wie Schwimmen, Turnen, Reiten, anzurathen und wenn möglich, sie zu einem längeren Landaufenthalt oder zu Erholungsreisen — Seebäder, Gebirgsaufenthalt — zu veranlassen. — Bei dieser Gelegenheit ist auch die Frage zu beantworten, in wie weit überhaupt die *Behandlung der Syphilis in Bädern oder Kurorten* empfehlenswerth oder nöthig sei. Wir glauben nicht, dass irgend eines der Bäder, welche sich bezüglich der Heilung der Syphilis eines mehr oder weniger verbreiteten Rufes erfreuen, an und für sich durch Trink- oder Badekuren einen specifischen Einfluss auf die Krankheit ausübt, die eigentliche Heilwirkung wird auch in diesen Bädern durch Quecksilber und Jodkalium erzielt. Aber wir wollen es keineswegs in Abrede stellen, dass in vielen Fällen durch die Kur in einem dieser Badeorte ein sehr viel besserer Erfolg erzielt wird, als dies zu Hause möglich ist. Hierzu tragen die allerverschiedensten Umstände bei, die Schwierigkeit, ja

manchmal die Unmöglichkeit für den Patienten, die Kur sa Ha
regelmässiger Weise zu befolgen, die vielen Störungen durch B
pflichten und gesellschaftliche Rücksichtnahmen u. a. m. Im Ba
gegen lebt der Patient lediglich seiner Kur und braucht auf gar
anderes als auf seinen Körper Rücksicht zu nehmen. So dürf
uns nicht wundern, dass bei manchen Kranken dieselbe Kur,
zu Hause schlecht vertragen wurde und den Erfolg versagte, im
gut vertragen wird und ein gutes Resultat herbeiführt. Und se
lich kommen manchmal noch andere, nicht in der somatischen S
liegende Dinge in Betracht, welche die Vornahme der Kur in
Bade, das zeitweise Verschwinden aus der Gesellschaft wüns
werth machen, und so ist es in der That im geeigneten
das gerathenste, den Kranken zur Vornahme der Kur nach
der hier in Frage kommenden Badeorte, also in erster Linie
Aachen oder nach Wiesbaden oder einem anderen geeigneten Ba
schicken.

Die Rücksichtnahme auf das *Lebensalter* der Patienten bea
der Behandlung ist von nur untergeordneter Bedeutung, wenn e
natürlich selbstverständlich ist, dass bei Kindern entsprechend kl
Dosen angewendet werden müssen und dass auch bei alten Leut
allgemeinen etwas vorsichtiger vorgegangen werden muss. Bei
kleinen Kindern ist die Vornahme einer Schmierkur nicht anzur
zumal wir im Calomel ein in diesen Fällen so vorzüglich wirl
Mittel besitzen. Vom dritten oder vierten Jahre an können l
aber wohl einer Schmierkur unterworfen werden, nur ist gross
sicht nöthig, da viel leichter als bei Erwachsenen Intoxicationen, C
silberenteritis, auftreten. So ist es rathsam, ganz abgesehen v
entsprechenden Verringerung der Dosis, viel häufigere Pausen a
Erwachsenen zu machen, etwa jeden dritten Tag, oder überhaus
einen um den anderen Tag einreiben zu lassen. — Wichtiger i
gleichzeitige Bestehen anderweitiger schwerer Constitutionskanss
vor allen Dingen der *Phthise*, denn es ist eine feststehende That
dass Phthisiker zumal die Quecksilberkuren oft schlecht vertrage
werden wir uns bei diesen gelegentlich mit milderen Kuren begnüge
ganz besonders durch Medication und geeignete diätetische Massa
versuchen müssen, den Kräftezustand möglichst günstig zu ge
Bei Vorhandensein *chronischer Nierenleiden* mit Albuminurie is
dieselben nicht direct durch die Syphilis hervorgerufen sind, b
Anwendung des Quecksilbers mit grosser Vorsicht zu verfahren, d
leicht Salivation eintritt (BÄUMLER).

Eine besondere Besprechung erfordert noch die *Behandlung der galopirenden Syphilis,* indem wir bei dieser Form der Krankheit schon in der ersten Zeit nach der Infection das Quecksilber eine sehr viel geringere Wirkung ausüben sehen, als das Jodkalium, ja oft tritt unter der Anwendung des Quecksilbers in diesen Fällen eine directe Verschlimmerung ein. Die Anwendung des Zittmann'schen Decoctes erzielt dagegen oft günstige Wirkungen. Es steht diese Eigenthümlichkeit in vollem Einklang mit dem Wesen dieser besonderen Syphilisform, welche zu der Zeit, in welcher die gewöhnlichen Fälle sich noch im secundären Stadium befinden, bereits im tertiären Stadium steht, und für das letztere haben wir ja auch bei den in normaler Weise verlaufenden Fällen das Jodkalium als das zunächst entschieden wirksamere Mittel kennen gelernt. Die so ausgebreiteten ulcerösen Exantheme der galopirenden Syphilis heilen, nachdem sie sich unter einer Schmierkur wochenlang nicht zum guten verändert haben, nach dem Beginn einer Jodkaliumdarreichung oft in kurzer Zeit. Trotzdem werden wir auch bei der galopirenden Syphilis es versuchen müssen, dem Kranken Quecksilber beizubringen, wenn auch stets in vorsichtiger Weise und unter sorgfältigster Beobachtung, damit bei der geringsten Verschlimmerung die Quecksilberdarreichung sofort unterbrochen und durch die Anwendung des Jodkalium ersetzt werden kann. Gelegentlich wird es bei der galopirenden Syphilis gerade in den Pausen zwischen den Eruptionen zu versuchen sein, eine milde Quecksilberbehandlung zu instituiren, um die bei dieser Form der Syphilis so rasch sich folgenden Recidive etwas zurückzuhalten, und um so schliesslich die Krankheit schneller zum Erlöschen zu bringen, als dies bei alleiniger Jodkaliumdarreichung geschehen würde. Nach Ablauf der ersten Jahre scheint das Quecksilber in diesen Fällen manchmal günstiger zu wirken, als anfänglich. — Selbstverständlich ist auch hier die sorgfältigste *Localbehandlung* mit der Allgemeinkur zu verbinden. So sind bei den ulcerösen Ausschlägen die Geschwüre anfänglich mit Jodoform, später mit Quecksilberpflaster zu verbinden und bei einer grösseren Anzahl von Geschwüren ist tägliches Baden schon behufs der gründlichen Reinigung erforderlich oder doch erwünscht. — Gerade bei der galopirenden Syphilis ist mehr als in jedem anderen Falle durch Medication und sonstige Verordnungen für die *allgemeine Gesundheit* Sorge zu tragen und gerade diese Fälle eignen sich aus diesem Grunde ganz besonders für die Behandlung in Badeorten, oder wenn es sich um ärmere Patienten handelt, im Krankenhause, denn das letztere übernimmt für den Armen die Rolle, welche das Bad für den Reichen spielt.

An dieser Stelle mögen einige Bemerkungen über die Behandlung
einer Kategorie von Patienten Platz finden, welche oft eine wahre Crux
medicorum sind, nämlich der *Syphilophoben*. Wir können zwei Kategorien von Syphilophobie unterscheiden, nämlich einmal Kranke, die
früher wirklich syphilitisch inficirt waren und nun eine jede noch so
unbedeutende Erscheinung, jedes Acneknötchen, jeden Katarrh, als
Folge der Syphilis ansehen und den Arzt wegen einer antisyphilitischen
Behandlung bestürmen. Auf der anderen Seite stehen diejenigen, welche
überhaupt nicht syphilitisch sind, die aber von dem Gedanken, syphilitisch zu sein, so beherrscht sind, dass es sehr schwer hält, sie vom
Gegentheil zu überzeugen. Eine Hauptunterstützung der Syphilophobie
bildet die Lectüre medicinischer, besonders sogenannter populärer
Schriften, der Besuch anatomischer Museen u. s. w. Die Behandlung
dieser Patienten ist eine äusserst schwierige und wird gewöhnlich noch
dadurch erschwert, dass diese Kranken meist nicht sehr lange bei
demselben Arzte bleiben. Es ist selbstverständlich, dass nach den
jedesmaligen Umständen in ganz verschiedener Weise vorzugehen ist.
Bei den wirklich Syphilitischen wird gelegentlich einmal eine antisyphilitische Kur indicirt sein, bei den anderen Kranken wird der Arzt
sich in erster Linie das Vertrauen der Kranken zu erwerben haben —
das soll natürlich stets der Fall sein, bei diesen Kranken ist es aber
besonders wichtig und besonders schwierig und wird deswegen hier so
hervorgehoben — und dies geschieht nicht durch die Versicherung, dass
dem Kranken eigentlich nichts fehle, sondern durch ausführliches Eingehen auf die Beschwerden des Kranken, sorgfältige Untersuchung und
möglichste Erklärung etwa vorhandener, selbst unbedeutender Krankheitserscheinungen. Durch sorgsame Behandlung, durch rationelle
Körperpflege, Bewegung, Aufenthalt im Freien, körperliche Uebungen
und durch in geeigneter Weise angerathene Reisen, sowie durch den
psychischen Einfluss des Arztes kann so aus einem melancholischen,
zu jeder Thätigkeit unfähigen, sich gänzlich abschliessenden Individuum
wieder ein völlig gesunder und seine Stellung in der Gesellschaft aus-
füllender Mensch werden.

5. Die Behandlung der hereditären Syphilis.

Das zarte Alter der Kinder, in welchem die Behandlung der hereditären Syphilis zuerst in Frage kommt, verursacht natürlich ganz besondere Schwierigkeiten, da wir fürchten müssen, durch energischere
Massregeln den kindlichen Organismus schwer zu schädigen. Glücklicherweise besitzen wir in dem *Calomel* ein Mittel, welches selbst von

kleinen Kindern ausgezeichnet gut vertragen wird, und andererseits den günstigsten Einfluss auf die Krankheit ausübt. Kräftigeren Kindern, welche einige Wochen alt sind, kann man ruhig 6—8 Mgrm. Calomel 3 mal täglich geben, während Kindern von ¼ Jahr ein Ctgrm. und noch älteren 1½—2 Ctgrm. zu geben sind (Calomel 0,006—0,01—0,02, Saoch. Lact. 0,3. M. D. tal. dos. No. 15, S. 3 mal täglich ein Pulver zu geben). Die einzige Veränderung, welche die Verdauung der Kinder zu erleiden pflegt und auf welche die Mütter daher vorzubereiten sind, ist eine grünliche oder graugrünliche Färbung der Fäces. In der Regel tritt schon im Laufe einiger Tage ein ganz auffallender Einfluss auf die Krankheitserscheinungen hervor, und nach 2—3 Wochen pflegen die leichteren Symptome, maculöse und papulöse Exantheme und die entsprechenden Schleimhauteruptionen in Heilung übergegangen zu sein. Mit der Behandlung ist indess, wenn das Kind dieselbe gut verträgt, noch einige Zeit fortzufahren. — Sehr günstig wirkt auch die dauernde Bedeckung eines grösseren Theiles der Körperoberfläche, einer Extremität, des Rückens, mit Quecksilberpflaster oder Quecksilberpflastermull, wodurch eine allmälige und andauernde Quecksilberresorption hervorgerufen wird (UNNA).

In den Fällen intensiverer Erkrankung, bei pustulösen und bullösen Exanthemen, ist eine andere Behandlung angezeigt. Hier handelt es sich fast stets um zu früh geborene und daher sehr schwächliche Kinder, und fernerhin, da der Pemphigus syphiliticus entweder mit auf die Welt gebracht wird oder in der allerersten Zeit des extrauterinen Lebens zum Vorschein kommt, stets um sehr junge Kinder, meist in der ersten oder zweiten Lebenswoche, welche die interne Calomeldarreichung nicht vertragen würden. Für diese Fälle ist die Behandlung mit *Sublimatbädern* (1—2 Grm. pro balneo), die jeden Tag oder einen um den anderen Tag gegeben werden, sehr empfehlenswerth. Während durch die unverletzte Haut Sublimat höchst wahrscheinlich gar nicht durchzudringen vermag, ist hier durch die vielen und umfangreichen Erosionen an den Stellen geplatzter Pemphigusblasen die günstigste Gelegenheit für die Resorption geschaffen. Auch hier ist der Einfluss der Behandlung auf die Krankheitssymptome meist ein eclatanter, leider gehen die Kinder in der Regel doch früher oder später zu Grunde.

Die *Localbehandlung* in den ersten Zeiten der hereditären Syphilis beschränkt sich in der Regel auf das Einstreuen der nässenden Papeln an den Genitalien und dem Anus mit Calomel, auf das Einreiben nässender Herde auf dem behaarten Kopfe und ferner der erodirten

Nasenöffnungen mit weisser Präcipitatsalbe und allenfalls auf das Einpinseln von Ulcerationen der Mundschleimhaut mit schwachen Sublimatlösungen.

Von der allergrössten Bedeutung ist die *Ernährung der Kinder*
und es hängt die Prognose in recht wesentlicher Weise hiervon ab,
indem die Chancen für das künstlich genährte Kind sehr erheblich
geringere sind, als bei der Ernährung durch Muttermilch, der ungünstige Einfluss der künstlichen Ernährung macht sich bei syphilitischen
Kindern in Folge der durch die Krankheit bedingten Neigung zu Darmkatarrhen in viel höherem Grade geltend, als bei gesunden Kindern.
Und andererseits gelingt es öfter, schwersyphilitische Kinder durchzubringen, wirklich manchmal wider Erwarten, wenn dieselben von der
Mutter gestillt werden können. Aber hierbei muss ausdrücklich daran
erinnert werden, dass hereditär-syphilitische Kinder auch n u r v o n
i h r e r e i g e n e n M u t t e r gestillt werden dürfen, niemals darf ein
hereditär-syphilitisches Kind einer gesunden Amme übergeben werden,
denn auf jene ist die Krankheit vom Kinde nicht übertragbar (vergl.
das Capitel über hereditäre Syphilis), während bei dieser die Wahrscheinlichkeit der Ansteckung ausserordentlich gross ist. Weder durch
besondere Umstände, noch durch Drängen und Bitten von Seiten der
Eltern darf sich der Arzt zu einer Abweichung von dieser Vorschrift
bewegen lassen, die, mit vollem Bewusstsein ausgeführt, als Gewissen-
losigkeit bezeichnet werden muss und überdies noch zu Conflicten mit
den Gerichtsbehörden führen kann. Und schliesslich, auch von diesem
Standpunkte ganz abgesehen, ist es immer besser, dass ein hereditär-
syphilitisches Kind zu Grunde geht, als dass sein Leben, welches noch
dazu vielleicht später durch Krankheit und Entstellung zu einem traurigen gestaltet wird, mit der Infection einer gesunden Person erkauft werde.

Die bei den am Leben erhaltenen hereditär-syphilitischen Kindern
in späteren Jahren auftretenden *Recidive* sind nach denselben Principien zu behandeln, wie die gleichen Erscheinungen der gewöhnlichen
tertiären Syphilis. — Ganz besonderes Gewicht ist bei diesen Fällen
auf die *Kräftigung des Körpers im allgemeinen* zu legen, durch Landaufenthalt, Milchkuren und durch roborirende Medicamente, China,
Eisen — recht empfehlenswerth ist der Syrupus Ferri jodati — läst
sich viel zur schnelleren Heilung der Krankheitserscheinungen beitragen.

6. Die Prophylaxe der Syphilis.

Wir können das Capitel über die Behandlung der Syphilis nicht
schliessen, ohne nicht wenigstens mit einigen Worten der Prophylaxe

der Syphilis zu gedenken, die von einem allgemeineren Standpunkte
betrachtet viel wichtiger als jene für die Bekämpfung dieser Volksseuche ist. — Ueber die *persönliche Prophylaxe* ist wenig zu sagen,
da gerade bei der Syphilis die localen Vorsichtsmassregeln von einer
sehr viel geringeren Bedeutung sind, als bei den anderen Geschlechtskrankheiten, denn die Infection mit Syphilis findet nicht nur durch die
Berührung der Geschlechtstheile statt, auch an anderen Körperstellen
entwickeln sich Krankheitsproducte, welche das Gift übertragen können.

Von um so grösserer Bedeutung ist die *allgemeine Prophylaxe.*
Die *Prostitution* ist der nie versiegende unreine Quell, aus welchem
das Gift der Syphilis überallhin, in alle Schichten der menschlichen
Gesellschaft geleitet wird, und so ist es ganz selbstverständlich, dass
hier in erster Linie diejenigen Massregeln in Betracht kommen, welche
die *Regelung und Ueberwachung der Prostitution* und ferner die *Internirung und Behandlung der erkrankten Prostituirten* bezwecken. Es
würde den Rahmen dieses Buches weit überschreiten, wenn wir hier
auch nur in kurzen Zügen dieses wichtige und gleichzeitig so ausserordentlich schwierige Capitel der Hygiene besprechen wollten, und so
müssen denn einige Andeutungen, die wenigstens die Fundamentalsätze
enthalten, genügen.

Das zu den verschiedensten Zeiten und an den verschiedensten
Orten hervorgetretene Streben, die Prostitution einzuschränken oder gar
ganz zu unterdrücken, hat sich stets als die allerverkehrteste Massregel
erwiesen, denn der Erfolg war dem erstrebten Ziele gerade entgegengesetzt, um so mehr, je strenger die betreffenden Massregeln durchgeführt wurden. Denn je mehr die beaufsichtigte und hierdurch relativ
ungefährliche Prostitution eingeschränkt wurde, desto üppiger wucherte
in Folge natürlicher und daher unabänderlicher Verhältnisse die ge-
heime Prostitution, die in Bezug auf die Verbreitung von Geschlechtskrankheiten ungleich gefährlicher ist, als jene.

Das erste Erforderniss ist daher die *Duldung,* gewissermassen die
Anerkennung der Prostitution durch die staatliche Obrigkeit, denn nur
unter dieser Bedingung ist eine durchgreifende Regelung und Contro-
lirung derselben möglich, deren uns an dieser Stelle am meisten in-
teressirender Theil die *ärztliche Beaufsichtigung der Prostitution* ist.
Diese zerfällt wieder in die regelmässige, möglichst oft stattfindende
Untersuchung sämmtlicher Prostituirten und die Absonderung und Hei-
lung der erkrankten Prostituirten. — *Eine jede Prostituirte wird mit
Syphilis inficirt* und zwar meist bereits im Beginne ihrer Thätigkeit.
Dieser Satz ist in der That fast wörtlich zu nehmen, denn es sind

verschwindende Ausnahmefälle, in denen er nicht zutrifft, und e
giebt sich hieraus bei Berücksichtigung der langen Daner der Pc
in welcher die Syphilis übertragbar ist, bereits die Grösse der Schw
keiten, welche sich der erfolgreichen Ausführung der ärztlichen U
wachung der Prostitution entgegenstellen. Es ist am wenigster
Schuld der Aerzte, dass wir — hier ist zunächst nur von Deu
land die Rede — von dem in dieser Richtung wirklich erreich
Ziel noch weit entfernt sind. Die Zahl der angestellten Aerzte i
gering, resp. die Zahl der zu untersuchenden Prostituirten ist zu |
als dass die Untersuchung mit der nöthigen Ausführlichkeit und
reichend oft vorgenommen werden könnte. Und selbst die Behan
der Erkrankten leidet mehr oder weniger unter Verhältnissen, auf w
wir weiter unten noch zurückkommen werden. In dieser Richtun
eine Abhülfe nur möglich durch allgemein durchgreifende, von
staatlichen Obrigkeit ausgehende Massregeln.

Doch hier tritt uns schon wieder eine neue Schwierigkeit
gegen. Der internationale Verkehr hat heutzutage derartige Dimens
angenommen, dass an und für sich zweckmässige und streng d
geführte Massregeln so lange wenig fruchten, als sie nur in ei
Lande in Anwendung gezogen werden. Der Zufluss von aussen
der fortwährende Austausch mit anderen Ländern, die weniger str
Massregeln eingeführt haben oder überhaupt gar keine Aufsicht
die Prostitution üben, wie es noch heute in einem grossen Theile
lands geschieht, verhindern den Erfolg fast gänzlich. Ein sehr
reiches Beispiel hierfür bietet *Finnland*, wo schon seit längerer
an und für sich vortreffliche Gesetze zur Einschränkung der Sy
eingeführt sind, als deren wichtigstes die Bestimmung angeführt w
mag, dass jeder Syphilitische unentgeltlich in den Krankenhäuser
Landes behandelt wird. Obwohl Finnland ein vom grossen Ver
verhältnissmässig wenig berührtes Land ist, haben diese Massr
nur zu einer beträchtlichen Vermehrung der Ausgaben, nicht zu
Einschränkung der Syphilis geführt. Nur auf dem Wege gemein
internationalen Vorgehens wird dereinst in wirksamer Weise ein
schränkung der Syphilis angebahnt werden können, aber freilich
artige allgemeine Schritte sind so lange noch unausführbar, als i
einzelnen Ländern die Regelung dieser Materie noch derartig im A
liegt, wie jetzt.

Indess es ist doch nicht die zweckmässige Regelung der Pro
tion allein, von der wir eine Abnahme der Syphilis zu erhoffen h
es kommen hier noch einige andere Punkte in Betracht, die eben

von hoher Bedeutung sind. Es ist selbstverständlich, dass je besser die *Ausbildung der Aerzte* in der Erkenntniss und Behandlung der syphilitischen Krankheitserscheinungen ist, dass auch desto leichter der weiteren Verbreitung der Krankheit entgegengetreten werden kann, durch frühere Erkennung und zeitige, zweckmässige Behandlung, durch Verhinderung weiterer Uebertragungen und durch schnellere Heilung. Und ebenso wirken natürlich in dieser Richtung die *zur Heilung der syphilitischen Kranken vorhandenen Einrichtungen.* Je bequemere Gelegenheit den Kranken zur Behandlung geboten wird, je besser und verbreiteter die zur Heilung der Syphilis bestimmten Krankenanstalten sind, desto eher wird zunächst der einzelne Kranke zweckmässig behandelt werden, desto mehr wird aber auch durch leichter erreichbare und schnellere Heilung des Einzelnen die Ausbreitung der Krankheit im Ganzen vermindert werden.

Und wie weit sind wir — auch hier ist zunächst wieder nur an Deutschland gedacht — noch von diesen Zielen entfernt?! Die Ausbildung der Aerzte in der Lehre von der Syphilis wird vielfach noch als etwas Nebensächliches angesehen und dementsprechend behandelt. Anstatt dass den Syphilitischen die Erlangung einer zweckentsprechenden Behandlung möglichst erleichtert wird, begegnen sie oft genug den verschiedensten, in banalen Vorurtheilen begründeten Hindernissen, die so häufig die Veranlassung werden, dass sie unwissenden und gewissenlosen Pfuschern in die Hände fallen. — Und schliesslich wird in den Hospitälern vielfach der syphilitischen Station der schlechteste Raum angewiesen und dieselbe überhaupt nach manchen Richtungen hin stiefmütterlich behandelt, wenn wir auch die Barbarismen, unter denen in nicht zu entlegenen Zeiten die armen Syphilitischen zu leiden hatten, heute nur noch der Ueberlieferung nach kennen.

Diese kurzen Andeutungen mögen genügen, um zu zeigen, wie weit wir noch von der Möglichkeit entfernt sind, der Syphilis als Volkskrankheit in wirklich erfolgreicher Weise entgegenzutreten, dieser hochwichtigen und, abgesehen vielleicht von der Tuberkulose, zweifellos verbreitetsten Volksseuche der Gegenwart, von der HUFELAND in seiner Makrobiotik sagt: „Was sind alle, auch die tödtlichsten Gifte in Hinsicht auf die Menschheit im Ganzen gegen das venerische? Dies allein vergiftet die Quellen des Lebens selbst, verbittert den süssen Genuss der Liebe, tödtet und verdirbt die Menschensaat schon im Werden und wirkt also selbst auf die künftige Generation, schleicht sich selbst in die Zirkel stiller häuslicher Glückseligkeit ein, trennt Kinder von Eltern, Gatten von Gatten und löset die heiligsten Bande der Menschheit".

ANHANG.

Receptformeln.

Tripper.

1. Interne Mittel.

1. Bals. Copaiv. 0,5
   D. in caps. gelat. tal. dos. No. 24.
   S. 4 mal täglich 2—3 Stück zu nehmen.

2. Extr. Cubeb. aether.
   Bals. Copaiv. ana 0,25
   D.-in caps. gelat. tal. dos. No. 24.
   S. 3 mal tägl. 1—3 Stück zu nehmen.

3. Cubeb. pulv. 30,0.
   D. S. 4 mal täglich ein Theelöffel in
   Oblate zu nehmen.

4. Ol. Santali 0,5
   D. in caps. gelat. tal. Dos. No. 24.
   S. 3 mal täglich 1—2 Stück zu nehmen.

2. Externe Mittel.

5. Zinc. sulf. 0,3
   Aqu. dest. ad 100,0
   D. S. Einspritzung.

6. Zinc. sulfocarb. 0,3
   Aq. dest. ad 100,0
   D. S. Einspritzung.

7. Resorcin. resubl. 2,0—3,0
   Aqu. dest. ad 100,0
   D. S. Einspritzung.

8. Kal. hypermang. 0,03
   Aqu. dest. ad 100,0
   D. S. Einspritzung.

9. Acid. tannic. 0,3
   Aqu. dest. ad 100,0
   D. S. Einspritzung.

10. Hydr. bichlor. corros. 0,01
    Aqu. dest. ad 200,0
    D. S. Einspritzung.

11. Zinc. sulf.
    Plumb. acet. ana 0,3—0,5
    Aqu. dest. ad 100,0
    D. S. Einspritzung. Vor dem Gebrauch
    umzuschütteln.
    (Ricord'sche Emulsion.)

12. Zinc. acet. 0,3
    Aqu. dest. ad 100,0
    D. S. Einspritzung.

13. Plumb. acet. 0,5
    Aqu. dest. ad 100,0
    D. S. Einspritzung.

14. Bismut. subnitr. 2,0
    Aqu. dest. ad 100,0
    D. S. Einspritzung. Vor dem Gebrauch
    umzuschütteln.

15. Argent. nitr. 0,1
    Aqu. dest. ad 300,0
    D. S. Einspritzung.

16. Argent. nitr. 0,3—1,0
    Aqu. dest. ad 100,0
    D. S. Einspritzung.
    (Zur Instillation bei chronischem
    Tripper.)

17. Argent. nitr. 0,03
    Butyr. Cacao 3,0
    M. l. a. f. bacill. long. 3—4 Cm.
    D. S. Zum Einführen in die Harnröhre.

18. Argent. nitr. 1,0
    Butyr. Cacao 100,0
    Cerae 2,0—5,0
    M. l. a. D. S. Zum Ueberziehen der
    Bougies.

19. Argent. nitr. 0,2—0,4
    Lanolin. pur. 20,0
    M. D. S. Zur Einspritzung mit der
    Tripperpistole.

3. Complicationen des Trippers.

20. Tinct. Jodi 1,0
Ungt. Kalii jod. 15,0
M. D. S. Aeusserlich.
(Drüsenschwellung, Nebenhodenent-
zündung.)

21. Jodi pur. 0,2
Kalii jodat. 0,3
Lanolin. 20,0
M. D. S. Aeusserlich.
(Wie das Vorige.)

22. Natr. salicyl. 0,5
D. in caps. amyl. tal. dos. No. 20
S. 3—4mal täglich 2 Stück zu nehmen.
(Cystitis.)

23. Natr. salicyl. 12,0
Aqu. dest. 170,0
Syr. Aurant. Cort. 18,0
M. D. S. 4—5mal täglich ein Esslöffel
zu nehmen. (Cystitis.)

24. Kali chloric. 8,0—10,0
Aqu. dest. 170,0
Syr. Rub. Id. 20,0
M. D. S. 4—5 Esslöffel täglich zu
nehmen. (Cystitis.)

25. Fol. Uvae ursi. 50,0
S. Zum Thee; ein Esslöffel auf eine
Tasse kochendes Wasser. 3 Tas-
sen täglich zu trinken.
(Cystitis.)

26. Argent. nitr. 0,6
Aqu. dest. ad 200,0
M. D. S. Aeusserlich, zur Blasenaus-
spülung.

27. Extr. Bellad. 0,1
Butyr. Cacao 10,0
M. f. supp No, 10.
2—3mal täglich ein Stück einzuführen.
(Bei Prostatareizung.)

28. Morph. muriat. 0,1
Butyr. Cacao 10,0
M. f. supp. No. 10.
(Wie das Vorige.)

29. Summit. Sabin. pulv.
Aluminis pulv ana 5,0
M. D. S. Zum Einstreuen.
(Bei Papillomen.)

30. Summit. Sabin. pulv.
Lanolin ana 10,0
Ol. Terebinth. 5,0
M. D. S. Aeusserlich.
(Bei Papillomen.)

31. Acid. arsenicos.
seu Arsen. jod. 0,2
Ungt. ciner. 5,0
M. D. S. Aeusserlich.
(Bei Papillomen.)

4. Der Tripper des Weibes.

32. Zinc. sulf. 5,0
Aqu. dest. ad 500,0
D. S. Zur Ausspülung der Vagina.

33. Alumin. 5,0—10,0
Aqu. dest. ad 500,0
D. S. Zur Ausspülung.
(Bei Vaginaltripper.)

34. Tinct. Ratanh. 30,0
Alumin. 3,0
Aqu. dest. ad 300,0
M. D. S. Zur Ausspülung der Vagina.

35. Acid. tannic. 2,0
Glycerin. pur. 20,0
Aqu dest. ad 200,0
M. D. S. Mit der Flüssigkeit ge-
tränkte Wattetampons in die Va-
gina einzulegen.

36. Argent. nitric. 1,0
Bismut. subnitr. 9,0
Talc. pulv. 90,0
M. D. S. Auf Wattetampons in die
Vagina einzulegen.

Weicher Schanker.

37. Jodoform. desodor. 5,0
D. S. Aeusserlich

38. Jodoform desodor. 1,0
Aether sulf. 10,0—15,0
D S. Aeusserlich.

39. Jodoform. desodor. 1,0
Lanolin. 10,0
M. D. S. Aeusserlich.

40. Jodoform. desodor. 1,0
Butyr. Cacao 4,0
M. l. a. f. bacill. long. 2 - 3 Cm.
D. S. Zum Einführen, bei Harn-
röhrenschanker.

41. Argent. nitr. 0,1—0,15
Bals peruv. 1,5
Lanolin. 15,0
M. D. S. Aeusserlich.

42. Zinc. sulf. 0,5
Aqu. dest. 50,0
D. S. Aeusserlich. Zum Verbande.

43. Liqu. Alum. acet. 30,0
Aqu. dest. 170,0
D. S. Aeusserlich. Zu Umschlägen.

44. Vin. camphor. 100,0
D. S. Aeusserlich. Zu Umschlägen.

45. Argent. nitr. 0,03
Aqu. dest. 45,0
D. S. Zur subcut. Injection.
(Bei serpiginösem Schanker.)

46. Tinct. Jodi
Tinct. Gallar. ana 5,0.
M. D. S. Zum Einpinseln.
(Bei Bubo.)

Syphilis.

1. Allgemeinbehandlung.

47. Ungt. Hydr. ciner. 2,0—3,0—5,0
D. tal. dos. No. 12.
S. Zur Einreibung.

48. Ungt. Hydr. ciner. 3,0
Hydr. sulfurat. rubr. 0,5
M. S. tal. Dos. No. 12.
S. Einreibung.

49. Hydr. bichlor. corros. 0,2
Natr. chlor. 2,0
Aqu. dest. 40,0
M. D. S. Zur subcutanen Injection.

50. Hydr. formamid. sol. (1%) 15,0
D. S. Zur subcutanen Injection.

51. Calomel. v. hum. parat. 1,0
Ol. Oliv. opt. 10,0
M. D. S. Zur subcutanen Injection.
Umschütteln!

52. Hydr. oxyd. flav. 0,5
Ol. Oliv. opt. 10,0
M. D. S. Zur subcutanen Injection.
Umschütteln!

53. Hydr. salicyl. 1,0
Ol. Oliv. opt. 10,0
M. D. S. Zur subcutanen Injection.
Umschütteln!

54. Ungt. Hydr. cin. (50%) 6,0
Ol. Oliv. opt 4,0
M. D. S. Zur subcutanen Injection.
Vor dem Gebrauch leicht zu erwärmen
und umzuschütteln.
Oleum cinereum.

55. Hydr. jod. flav. 0,6—2,4
Succ. et pulv Liquir
q. s. ad pil No. 60
D. S. 3mal täglich eine Pille.

56. Hydr. bichlor. corros. 0,12
Natr. chlor. 1,2
Succ. et pulv. Liquir. ana 1,0
M. f. pil. No. 30. D. S. 3—4 mal täg-
lich eine Pille zu nehmen.

57. Hydr. tannic. 3,0
Succ. et pulv. Liquir. ana 1,5
M. f. pil. No. 60. D. S. 3mal täglich
1—2 Pillen zu nehmen.

58. Hydr. tannic. 3,0
Extr. Opii 0,3—0,6
Succ. et pulv. Liquir. ana 1,5
M. f. pil. No. 60. D. S. 3mal täglich
1—2 Pillen zu nehmen.

59. Hydr. bichlor. corros. 2,0—4,0
Aqu. dest. 50,0
D. s. s. veneni. S. Aeusserlich. Die
Hälfte zum Bade zu nehmen.
(Hereditäre Syphilis.)

60. Calomel. 0,006—0,01—0,015
Sacch. Lact. 0,3
M. D. tal. dos. No. 15. S. 3mal täg-
lich ein Pulver zu nehmen.
(Hereditäre Syphilis.)

61. Kal. chloric. 10,0
Aqu. dest. ad 300,0
D. S. Gurgelwasser.

62. Natr. bibor. 10,0
Aqu. dest. ad 300,0
D. S. Gurgelwasser.

63. Tinct. Ratanh.
Spirit. Colon. ana 25,0
M. D. S. Einen Theelöffel auf ein Glas
Wasser; zum Gurgeln.

64. Liquor. Alumin. acet.
Aqu. dest. ana 50,0
M. D. S. Einen Theelöffel auf ein Gla-
Wasser; zum Gurgeln.

65. Argent. nitr. 2,0
Aqu. dest. 20,0
M. D. S. Zum Einpinseln.
(Bei Mercurialstomatitis.)

66. Decoct. Sarsaparill. comp. fort. (Decoct. Zittmann. fort.) 500,0
D. tal. dos. No. 5.
S. Morgens eine halbe Flasche warm
zu trinken.

67. Decoct. Sarsaparill. comp. mit. (Decoct. Zittmann. mit.) 500,0
D. tal. dos. No. 5.
S. Abends eine halbe Flasche kalt zu
trinken.

68. Kalii jod. 5,0—10,0—15,0
    Aqu. dest. 200,0
    D. S. 3mal täglich ein Esslöffel.

69. Kalii jod. 10,0
    Succ. Liquir. 3,0
    Pulv. Alth. 1,0
    Mucil. Gummi q. s. ad pil. No. 30
    D. S. 3mal täglich 1—2 Pillen zu
    nehmen.

70. Natrii jod. 10,0
    Aqu. dest. 200,0
    D. S. 3mal täglich ein Esslöffel.

71. Syr. Ferri jodat. 50,0
    D. S. 3mal täglich 20 Tropfen bis
    ¹/₂ Theelöffel zu nehmen.

    2. Localbehandlung.

72. Empl. Hydr.
    Empl. sapon. ana 10,0
    M. l. a. D. S. Auf Leinwand zu
    streichen.

73. Empl. Hydr. americ. 400 bis
    2000 Quadratcm. =¹/₂ Meter.
    S. Aeusserlich.

74. Calomel. v. hum. parat. 10,0
    S. Zum Einstreuen.

75. Hydr. praecip. alb. 2,0
    Lanolin 18,0
    M. D. S. Aeusserlich.
    (Weisse Präcipitatsalbe.)

76. Hydr. oxyd. flav. 0,5
    Vaselin. flav. 15,0
    M. D. S. Aeusserlich.

77. Hydr. oxyd. rubr. 2,0
    Vaselin. flav. 18,0
    M. D. S. Aeusserlich.
    (Rothe Präcipitatsalbe.)

78. Hydr. bichlor. corros. 0,25—1,0
    Aqu. dest. 25,0
    M. D. S. Aeusserlich.
    (Bei Schleimhautpapeln.)

79. Spir. Vini dilut.
    Acet. concentr. ana 45,0
    Hydr. bichlor. corros. 4,0
    Aluminis
    Camphorae
    Cerussae ana 2,0
    M. D S. Der Bodensatz aufzupinseln.
    (Plenk'sche Lösung.)

80. Argent. nitric.
    Aqu. dest. ana 5,0
    M. D. S. Zum Aetzen tertiärer Schleim-
    hautgeschwüre.

REGISTER.

Druck von J. B. Hirschfeld in Leipzig.